The General Surgery Volume

Interpretation
of Clinical Pathway
and Therapeutic Drugs

2022年版

临床路径治疗药物释义

INTERPRETATION OF CLINICAL PATHWAY AND THERAPEUTIC DRUGS

普通外科分册

《临床路径治疗药物释义》专家组 编

中国协和医科大学出版社
北 京

图书在版编目（CIP）数据

临床路径治疗药物释义·普通外科分册／《临床路径治疗药物释义》专家组编. —北京：中国协和医科大学出版社，2023. 4

ISBN 978-7-5679-2173-3

Ⅰ. ①临… Ⅱ. ①临… Ⅲ. ①外科-疾病-用药法 Ⅳ. ①R452

中国国家版本馆 CIP 数据核字（2023）第 049549 号

临床路径治疗药物释义·普通外科分册

编：《临床路径治疗药物释义》专家组

责任编辑：杨小杰

丛书总策划：张晶晶 冯佳佳

本书策划：刘 雪 张晶晶

出版发行：中国协和医科大学出版社

（北京市东城区东单三条 9 号 邮编 100730 电话 010-65260431）

网址：www. pumcp. com

经销：新华书店总店北京发行所

印刷：北京天恒嘉业印刷有限公司

开本：787mm×1092mm 1/16 开

印张：54. 75

字数：1470 千字

版次：2023 年 4 月第 1 版

版次：2023 年 4 月第 1 次印刷

定价：312. 00 元

ISBN 978-7-5679-2173-3

普通外科临床路径及相关释义编审专家名单

（按姓氏笔画排序）

丁丽萍　浙江省人民医院
王　殊　北京大学人民医院
王肖然　首都医科大学宣武医院
王革非　中国人民解放军东部战区总医院
王星宇　首都医科大学宣武医院
田　文　中国人民解放军总医院第一医学中心
刘连新　哈尔滨医科大学附属第一医院
刘青光　西安交通大学第一附属医院
刘爱民　中国医学科学院北京协和医院
刘颖斌　上海交通大学医学院附属新华医院
汤朝晖　上海交通大学医学院附属新华医院
孙　辉　吉林大学中日联谊医院
杜晓辉　中国人民解放军总医院第一医学中心
李春雨　中国医科大学附属第四医院
杨尹默　北京大学第一医院
吴小剑　中山大学附属第六医院（广东省胃肠肛门医院）
吴高松　武汉大学中南医院
沈　凯　北京大学人民医院
沈文彬　首都医科大学附属北京世纪坛医院
张　帆　中国科学院大学重庆医院（重庆市人民医院）
陈　杰　首都医科大学附属北京朝阳医院
陈朝文　北京大学第三医院
胡三元　山东大学齐鲁医院
秦安京　首都医科大学附属复兴医院
袁玉峰　武汉大学中南医院
钱　群　武汉大学中南医院
徐泽宽　南京医科大学第一附属医院（江苏省人民医院）
郭　鹏　北京大学人民医院
唐小斌　首都医科大学附属北京安贞医院
陶凯雄　华中科技大学同济医学院附属协和医院
梁廷波　浙江大学医学院附属第一医院
程　琳　北京大学人民医院
程丽君　浙江大学医学院邵逸夫医院

《临床路径治疗药物释义》编审专家名单

编写指导专家

金有豫　首都医科大学
孙忠实　中国人民解放军总医院第六医学中心
李大魁　中国医学科学院北京协和医院
王汝龙　首都医科大学附属北京友谊医院
孙春华　北京医院
贡联兵　中国人民解放军第305医院
李玉珍　北京大学人民医院
王育琴　首都医科大学宣武医院
汤致强　中国医学科学院肿瘤医院
郭代红　中国人民解放军总医院第一医学中心
胡　欣　北京医院
史录文　北京大学医学部
翟所迪　北京大学第三医院
赵志刚　首都医科大学附属北京天坛医院
梅　丹　中国医学科学院北京协和医院
崔一民　北京大学第一医院

编　委（按姓氏笔画排序）

丁玉峰　华中科技大学同济医学院附属同济医院
卜书红　南方医科大学南方医院
马满玲　哈尔滨医科大学附属第一医院
王伟兰　中国人民解放军总医院第一医学中心
王咏梅　首都医科大学附属北京佑安医院
王晓玲　首都医科大学附属北京儿童医院
方建国　华中科技大学同济医学院附属同济医院
史亦丽　中国医学科学院北京协和医院
吕迁洲　复旦大学附属中山医院
朱　珠　中国医学科学院北京协和医院
朱　曼　中国人民解放军总医院第一医学中心
刘丽宏　首都医科大学附属北京朝阳医院
刘丽萍　中国人民解放军总医院第五医学中心
刘皋林　上海交通大学附属第一人民医院
孙路路　首都医科大学附属北京世纪坛医院

杜广清　首都医科大学附属北京康复医院
李　静　煤炭总医院
李国辉　中国医学科学院肿瘤医院
李雪宁　复旦大学附属中山医院
杨会霞　清华大学第二附属医院
杨莉萍　北京医院
吴建龙　深圳市第二人民医院
沈　素　首都医科大学附属北京友谊医院
张　渊　上海交通大学附属第六人民医院
张相林　中日友好医院
张艳华　北京大学肿瘤医院
陆奇志　广西壮族自治区江滨医院
陆瑶华　上海交通大学附属第六人民医院
陈瑞玲　首都医科大学附属北京天坛医院
林　阳　首都医科大学附属北京安贞医院
周　颖　北京大学第一医院
屈　建　中国科学技术大学附属第一医院（安徽省立医院）
侯　宁　山东第一医科大学附属省立医院（山东省立医院）
侯连兵　南方医科大学南方医院
徐小薇　中国医学科学院北京协和医院
郭海飞　北京大学第六医院
陶　玲　中山大学附属第三医院
蔡　芸　中国人民解放军总医院第一医学中心

《临床路径治疗药物释义·普通外科分册》参编专家名单

（按姓氏笔画排序）

丁玉峰	丁丽萍	卜书红	马满玲	王　殊	王伟兰	王汝龙	王肖然	王咏梅
王育琴	王革非	王星宇	王晓玲	方建国	田　文	史亦丽	史录文	吕迁洲
朱　珠	朱　曼	刘丽宏	刘丽萍	刘连新	刘青光	刘皋林	刘爱民	刘颖斌
汤致强	汤朝晖	孙　辉	孙忠实	孙春华	孙路路	贡联兵	杜广清	杜晓辉
李　静	李大魁	李玉珍	李国辉	李春雨	李雪宁	杨尹默	杨会霞	杨莉萍
吴小剑	吴建龙	吴高松	沈　凯	沈　素	沈文彬	张　帆	张　渊	张相林
张艳华	陆奇志	陆瑶华	陈　杰	陈朝文	陈瑞玲	林　阳	金有豫	周　颖
屈　建	赵志刚	胡　欣	胡三元	侯　宁	侯连兵	秦安京	袁玉峰	钱　群
徐小薇	徐泽宽	郭　鹏	郭代红	郭海飞	唐小斌	陶　玲	陶凯雄	梅　丹
崔一民	梁廷波	程　琳	程丽君	蔡　芸	翟所迪			

序　言

普通外科是外科系统最大的专科，是以手术为主要方法治疗肝、胆、胰、胃肠、肛肠、血管、甲状腺和乳房肿瘤及外伤等疾病的临床学科。包含多器官外科疾病，患病人数较多。随着时间的推移，外科领域的新药、新器械、新术式也在当今层出不穷。对于广大患者和医院管理者来说，规范医疗行为、提高医疗质量、保障患者安全和降低医疗费用等问题尤为重要。

研究与实践证明，临床路径管理是通过循证医学建立医师共识，以共识规范医疗行为，从而达到整合优化资源、避免不必要检查与药物应用、减轻疾病负担、减少人为疏失、提高医疗服务质量等诸多方面的目标。因此，实施临床路径管理是医疗质量管理的重要工作，在医药卫生体制改革中扮演着重要角色。卫生部于2011年1月公布的《2011年卫生工作要点》中特别把“继续制定常见病、多发病临床路径，增加实施病种数量，扩大临床路径实施覆盖面”作为一项公立医院的改革任务来布置。

迄今临床路径试点工作已进行多年，为更好地贯彻国务院办公厅医药卫生体制改革的有关精神，帮助各级医疗机构开展临床路径管理，保证临床路径试点工作顺利进行，受卫生部委托，中国医学科学院承担了组织编写《临床路径释义》的工作。中国协和医科大学出版社在组织专家编写《临床路径释义》过程中，根据临床合理用药原则，结合《临床路径》及《临床路径释义》内容，又组织国内临床药学、药理专家共同编写了《临床路径治疗药物释义》，就临床路径及释义的“治疗方案选择”“选择用药方案”中所涉及药物相关信息做了补充说明。

希望我推荐的这本《临床路径治疗药物释义·普通外科分册》能够帮助界内各位同仁更好地理解并开展临床路径管理工作，规范医疗行为，提高医疗质量。

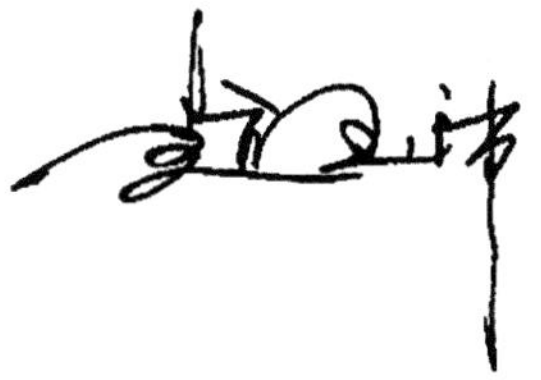

中华医学会理事会　会长

中国科学院　院士

前言

临床路径是由医院管理人员、医师、护师、药师、医技师等多学科专家共同参与，针对特定病种或病例组合的诊疗流程，整合检查、检验、诊断、治疗和护理等多种诊疗措施而制定的标准化、表格化的诊疗规范。开展临床路径工作是实现医疗保健优化、系统化、标准化和全程质量管理的重要途径。

为更好地贯彻国务院办公厅医药卫生体制改革的有关精神，帮助各级医疗机构开展临床路径管理，保证临床路径工作顺利开展，受卫生部委托，中国医学科学院承担了组织编写《临床路径释义》的工作。在此基础上，中国协和医科大学出版社组织国内临床药学、药理学等领域的专家共同编写了《临床路径治疗药物释义》，就临床路径及相关释义中涉及药物的部分进行了补充释义和拓展阅读。

参加本书编写的专家大多数亲身经历了医院临床路径试点工作。他们根据临床路径各病种的具体特点，设计了便于临床医师在诊疗过程中查阅的药品表单，对药物信息进行了系统、简明阐述。全书涵盖了药品的政策和学术来源，并在临床路径及相关释义中，对“治疗方案选择”“选择用药方案”“术前、术中、术后”用药、“医师表单医嘱用药”等项下涉及相关药物的信息进行了归纳整理。

随着医药科技的不断进步，临床路径将根据循证医学的原则动态修正；与此同时，不同地域的不同医疗机构也应根据自身情况，合理制定适合本地区、本院实际情况的临床路径。因时间和条件限制，书中难免存在不足之处，欢迎同行诸君批评指正。

编　者

2022 年 10 月

目录

第一篇　普通外科临床路径及相关释义

第二篇　普通外科临床路径释义药物信息表

第一篇

普通外科

临床路径及相关释义

Interpretation
of Clinical Pathway

第一章

急性单纯性阑尾炎临床路径释义

【医疗质量控制指标】

指标一、诊断需结合转移性右下腹痛病史、体格检查、实验室检查和影像学表现。

指标二、对确诊病例需早期手术治疗，手术风险较大或存在手术禁忌者抗炎保守治疗。

指标三、临床诊断病例可进行手术探查。

一、急性单纯性阑尾炎编码

1. 原编码：

疾病名称及编码：急性单纯性阑尾炎（ICD-10：K35.9）

手术操作名称及编码：开腹阑尾切除术或腹腔镜阑尾切除术（ICD-9-CM-3：47.01/47.09）

2. 修改编码：

疾病名称及编码：急性单纯性阑尾炎（ICD-10：K35.900）

手术操作名称及编码：开腹阑尾切除术或腹腔镜阑尾切除术（ICD-9-CM-3：47.01/47.09）

二、临床路径检索方法

K35.900 伴（47.01/47.09）

三、国家医疗保障疾病诊断相关分组（CHS-DRG）

MDCG 消化系统疾病及功能障碍

GD2 阑尾切除术

四、急性单纯性阑尾炎临床路径标准住院流程

（一）适用对象

第一诊断为急性单纯性阑尾炎（ICD-10：K35.1/K35.900），行阑尾切除术或腹腔镜阑尾切除术（ICD-9-CM-3：47.01/47.09）。

释义

■ 本临床路径适用对象是第一诊断为急性单纯性阑尾炎患者，急性化脓性阑尾炎、坏疽性及穿孔性阑尾炎及阑尾周围脓肿患者需进入其他相应路径。

■ 急性单纯性阑尾炎发病时间较长超过72小时者，手术操作难度增加，术后并发症多。如病情稳定，宜应用抗菌药物治疗，也需要进入其他相应路径。

（二）诊断依据

根据《临床诊疗指南·外科学分册》（中华医学会编，人民卫生出版社，2006年，第1版）。

1. 病史：转移性右下腹痛（女性包括月经史、婚育史）。

2. 体格检查：体温、脉搏、心肺查体、腹部查体、直肠指诊、腰大肌试验、结肠充气试验、闭孔内肌试验。

3. 实验室检查：血常规、尿常规，如可疑胰腺炎，查血尿淀粉酶。
4. 辅助检查：应常规行腹部超声检查，必要时可选择腹部盆腔 CT 检查明确诊断，排除阑尾周围脓肿及其他急腹症。
5. 鉴别诊断：疑似右侧输尿管结石时，请泌尿外科会诊；疑似妇科疾病时，请妇科会诊。

释义

■ 病史、临床症状和查体是诊断阑尾炎的主要依据。早期阑尾腔内梗阻引起的腹痛较轻，位于上腹部或脐部。炎症涉及腹壁腹膜，腹痛变为持续性并转移至右下腹。70%~80%的患者有典型的转移性右下腹痛病史。腹痛也有直接起于右下腹并持续位于右下腹。

■ 急性阑尾炎全身反应不重，常有低热（37.5~38℃），但当阑尾化脓、坏疽并有腹腔感染时可出现寒战、高热。急性阑尾炎最重要的体征是右下腹麦氏点或其附近压痛、反跳痛。当阑尾处于深部，黏附于腰大肌、闭孔内肌时，可出现腰大肌、闭孔内肌试验阳性。

■ 急性阑尾炎患者血液检查常有白细胞增多，但年老体弱及免疫力低下的患者白细胞不一定增多。急性阑尾炎患者尿液检查多无特殊，可以与泌尿系结石相鉴别。

■ 上消化道穿孔起病突然，腹痛位于中上腹及右上腹，穿孔漏出的胃肠液沿右结肠旁沟流至右下腹时可出现类似阑尾炎的转移性右下腹痛和局部压痛、反跳痛。立位腹平片发现膈下游离气体可以鉴别。阑尾充血水肿渗出在超声显示中呈低回声管状结构，诊断阑尾炎准确率较高，同时有助于判断有无阑尾周围脓肿形成。

（三）治疗方案的选择

根据《临床诊疗指南 · 外科学分册》（中华医学会编，人民卫生出版社，2006 年，第 1 版）。
1. 诊断明确者，建议手术治疗。
2. 对于手术风险较大者（高龄、妊娠期、合并较严重内科疾病等），要向患者或家属详细交代病情；如不同意手术，应充分告知风险，予加强抗炎保守治疗。
3. 对于有明确手术禁忌证者，予抗炎保守治疗。

释义

■ 急性阑尾炎诊断明确，发病 72 小时以内者建议手术治疗。对于临床高度怀疑阑尾炎者也可以手术探查。

■ 对于采取保守治疗的患者应充分告知风险，阑尾炎加重，坏疽、穿孔、形成阑尾周围脓肿的可能，延误手术时机、增加手术难度甚至无法切除阑尾。对于选择保守治疗的患者需严密观察病情变化，必要时手术治疗。

■ 有明确手术禁忌者需进入其他路径。

（四）标准住院日

≤7 天。

释义

■ 进入本路径的急性单纯性阑尾炎患者入院后安排急诊手术治疗，术后主要观察患者体温及腹部体征，根据患者胃肠道恢复情况进食。总住院时间不超过 7 天符合本路径要求。

（五）进入路径标准

1. 第一诊断符合 ICD-10：K35.1/K35.9 急性单纯性阑尾炎疾病编码。
2. 有手术适应证，无手术禁忌证。
3. 如患有其他疾病，但在住院期间无需特殊处理（检查和治疗），也不影响第一诊断时，亦可进入路径。

释义

■ 进入本路径的患者为第一诊断为急性单纯性阑尾炎，发病 72 小时以内，同意手术治疗。

■ 入院后常规检查发现以往没有发现的疾病或既往有基础病（如高血压、冠状动脉粥样硬化性心脏病、糖尿病、肝肾功能不全等），经系统评估后对手术治疗无特殊影响，仅需要药物维持治疗者，可进入本路径。但可能会增加医疗费用，延长住院时间。

（六）术前准备（术前评估）

1 天。

必须的检查项目：

1. 血常规、尿常规。
2. 凝血功能、肝肾功能。
3. 感染性疾病筛查（乙型肝炎、丙型肝炎、艾滋病、梅毒等）。
4. 心电图。
5. 其他根据病情需要而定：如血尿淀粉酶、胸透或胸部 X 线片、腹部立位 X 线片、腹部超声检查、妇科检查等。

释义

■ 血常规、尿常规是基本的常规检查，每个进入路径的患者均需完成。可以初步了解炎症的严重程度以及与其他疾病，如泌尿系结石相鉴别。肝肾功能、凝血功能、心电图、X 线胸片主要是评估有无基础病，可能会影响到手术风险、住院时间、费用以及治疗预后；感染性疾病筛查主要是用于手术前准备。

■ 血尿淀粉酶检查是为了与急性胰腺炎引起的腹痛相鉴别。怀疑有消化道穿孔或肠梗阻患者选择立位腹平片检查。腹部超声检查对明确阑尾炎诊断有很大帮助，同时可以判断有无阑尾周围脓肿形成。女性患者易与妇科疾病导致的腹痛混淆，必要时行妇科检查，请妇科会诊。

（七）预防性抗菌药物选择与使用时机

1. 按《抗菌药物临床应用指导原则》（卫医发〔2015〕43）选择用药。
2. 预防性用药时间为术前0.5~1.0小时内或麻醉开始时。
3. 如手术时间超过3小时，加用1次。
4. 无特殊情况，术后24~48小时内停止使用预防性抗菌药物。

释义

■ 急性单纯性阑尾炎预防性抗菌药物一般选用第二代头孢菌素+抗厌氧菌药物（如甲硝唑等）。对于感染较重者可选用第三代头孢菌素+抗厌氧菌药物（如甲硝唑等）；对青霉素过敏者不宜使用头孢菌素时可用氨曲南替代。

■ 预防性抗菌药物给药时机极为关键，应在术前0.5~2小时给药，以保证在发生细菌污染之前血清及组织中的药物达到有效浓度。

（八）手术日

住院当天。

1. 麻醉方式：连续硬膜外麻醉或联合麻醉，全身麻醉。
2. 手术方式：顺行或逆行切除阑尾或腹腔镜阑尾切除术。
3. 病理：术后标本送病理检查。
4. 实验室检查：术中局部渗出物宜送细菌培养及药敏试验检查。

释义

■ 剖腹探查或腹腔镜探查发现诊断与术前不符，而治疗方案改变者应进入其他路径。

■ 有开展腹腔镜手术能力的单位应将腹腔镜阑尾切除术作为首选，因为在减轻疼痛，降低手术部位感染发生率，减少住院时间，康复速度等方面具有明显优势。

■ 对阑尾周围粘连重或盲肠后位阑尾炎以及阑尾系膜过短游离阑尾有困难者，均可采用逆行阑尾切除术。

■ 根据术中情况，如局部炎症反应重、渗出物较多、可蘸取渗出物送细菌培养，如术后发生腹腔感染可根据培养结果选用适宜的抗菌药物。

（九）术后住院恢复

≤7天。

1. 术后回病房平卧6小时，继续补液抗炎治疗。
2. 术后6小时可下床活动，肠功能恢复后即可进流质饮食。
3. 术后2~3天切口换药。如发现切口感染，及时进行局部处理。
4. 术后复查血常规。

释义

■ 腰硬联合麻醉患者需去枕平卧 6 小时，恢复进食前静脉补液。术后 24~48 小时使用抗菌药物。短期禁食者无需静脉营养支持。

■ 患者排气后可以进水，如无不适可以进流质饮食，逐渐过渡到半流质饮食。

■ 术后换药主要观察切口有无红肿渗出，如有切口红肿时可使用 75% 酒精湿敷，如已有局部感染及时敞开切口，取除线结，充分引流。

（十）出院标准（围绕一般情况、切口情况、第一诊断转归）

1. 患者一般情况良好，恢复正常饮食。
2. 体温正常，腹部无阳性体征，相关实验室检查结果基本正常。
3. 切口愈合良好（可在门诊拆线）。

释义

■ 出院标准以患者症状、体征及临床化验为评判标准。发热、腹痛缓解，自主进半流或普通饮食无不适，腹部无明显压痛，血常规基本恢复正常。

■ 切口愈合良好的患者无需住院等待拆线，术后 6~7 天门诊拆线。

（十一）有无变异及原因分析

1. 对于阑尾周围脓肿形成者，先予抗炎治疗；如病情不能控制，行脓肿引流手术，或行超声引导下脓肿穿刺置管引流术；必要时行Ⅱ期阑尾切除术，术前准备同前。
2. 手术后继发切口感染、腹腔内感染或门脉系统感染等并发症，导致围手术期住院时间延长与费用增加。
3. 住院后出现其他内、外科疾病需进一步明确诊断，导致住院时间延长与费用增加。

释义

■ 变异是指入选临床路径的患者未能按路径流程完成医疗行为或未达到预期的医疗质量控制目标，包括有以下情况：①按路径流程完成治疗，但超出了路径规定的时限或限定的费用，如术后腹腔感染、切口感染、术后粘连性肠梗阻，导致术后住院时间延长。住院后发现的其他疾病，需本次住院期间诊断和治疗，导致住院时间延长与费用增加；②不能按路径流程完成治疗，患者需要中途退出本路径。检查发现阑尾周围脓肿形成则建议先行抗感染治疗，病情不能控制者行脓肿引流术或穿刺引流术，转入相应路径。围手术期出现严重并发症，需二次手术或需接受重症监护治疗。

■ 医师认可的变异原因主要指患者入选路径后，医师在检查及治疗过程中发现患者合并存在一些事前未预知的对本路径治疗可能产生影响的情况，需要中止执行路径或者是延长治疗时间、增加治疗费用。医师需在表单中明确说明。

■ 因患者方面的主观原因导致执行路径出现变异，也需要医师在表单中予以说明。

五、单纯性阑尾炎临床路径给药方案

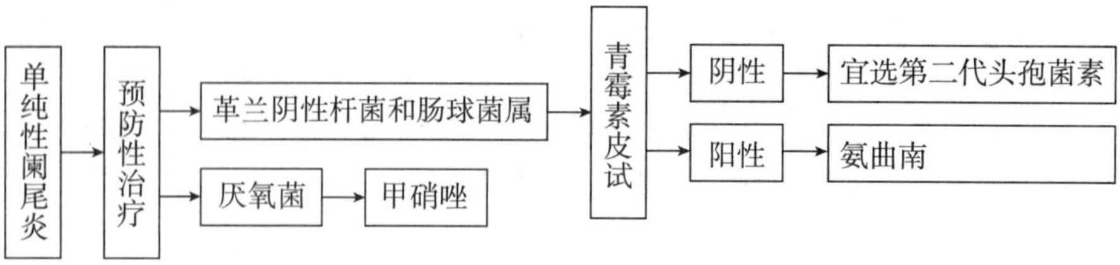

1. 用药选择：

（1）为预防术后切口感染，应针对革兰阴性杆菌、肠球菌属和厌氧菌选用药物。

（2）第二代头孢菌素常用的注射剂有头孢呋辛、头孢替安等。对于感染较重者可选用第三代头孢菌素+甲硝唑；对青霉素过敏者不宜使用头孢菌素时可用氨曲南替代。

（3）非手术患者可采用行气活血、通腑泻热、清热解毒、消痈排脓来进行中药外敷、内服、灌肠等治疗，对于炎症较重者可采用中药外敷联合抗菌药物的中西医联合治疗。

2. 药学提示：

（1）预防性抗菌药物给药时机极为关键，应在术前 0.5~2.0 小时给药，以保证在发生细菌污染之前血清及组织中的药物达到有效浓度。

（2）如手术时间超过 4 小时，加用 1 次。

（3）预防性抗菌药物应短程应用，术后再用一次或者用到 24 小时，特殊情况下可以延长到 48 小时。

（4）优先使用静脉注射抗菌药物，待患者病情平稳后再改用口服抗菌药物。

（5）中医药治疗常用的内服方剂有古方大黄牡丹汤加减（大黄、丹皮、桃仁、芒硝、冬瓜子，随证加减），外敷及灌肠多用自拟方剂治疗，外敷多敷于麦氏点或脐部，灌肠治疗多用于病情较轻但胃肠道症状较重者。

3. 注意事项：

（1）用药前必须详细询问患者先前有否对头孢菌素类、青霉素类或其他药物的过敏史。

（2）术中留取相关标本送培养，进行药敏试验，作为调整用药的依据。

六、单纯性阑尾炎临床路径护理规范

1. 护理评估：

（1）心理评估：评估患者对疾病的认识和对手术的心理反应。

（2）病情评估：观察患者病情，注意腹痛的部位、性质及是否持续加重。

（3）基本状况评估：评估患者基础疾病、对手术治疗的耐受程度。

2. 护理措施：

（1）术前患者采取半卧位，术后患者去枕平卧位 6 小时后取半卧位。

（2）禁食、禁水并做好输液护理。

（3）密切观察病情及治疗后反应，包括患者的精神状态、生命体征、腹部体征等。

（4）术前用药严禁镇静镇痛药，以免掩盖病情。

（5）术后鼓励患者下地活动，促进胃肠功能恢复，减少肠粘连。

七、单纯性阑尾炎临床路径营养治疗规范

1. 参考 2002 版营养风险筛查表对患者进行营养风险筛查，按照筛查风险将患者分为轻度、中度及重度营养不良。

2. 按患者营养筛查风险，术后应从术后第 2 天开始予患者 5~7 天的肠外营养，补充热量至

少 25kcal/（kg · d）的热量和 1.5~2g/（kg · d）的蛋白质。

3. 营养配方内可包括特殊氨基酸、维生素、矿物质等免疫营养。

八、单纯性阑尾炎临床路径患者健康宣教

1. 保持良好生活习惯，餐后不做剧烈运动。
2. 每日按时下地活动，减少肠粘连。
3. 定期复查，如有特殊不适及时就诊。

九、推荐表单

（一）医师表单

急性单纯性阑尾炎临床路径医师表单

适用对象：第一诊断为急性单纯性阑尾炎（ICD-10：K35.1/ K35.900）

行阑尾切除术或腹腔镜阑尾切除术（ICD-9-CM-3：47.01/47.09）

患者姓名：	性别：　年龄：　门诊号：	住院号：
住院日期：　年　月　日	**出院日期：**　年　月　日	**标准住院日：≤7 天**

时间	住院第 1 天 （急诊手术）	住院第 2 天 （术后第 1 日）	住院第 3 天 （术后第 2 日）
主要诊疗工作	□ 询问病史，体格检查 □ 书写病历 □ 上级医师、术者查房 □ 制订治疗方案 □ 完善相关检查和术前准备 □ 交代病情、签署手术知情同意书 □ 通知手术室，急诊手术	□ 上级医师查房 □ 汇总辅助检查结果 □ 完成术后第 1 天病程记录 □ 观察肠功能恢复情况	□ 观察切口情况 □ 切口换药 □ 完成术后第 2 天病程记录
重点医嘱	**长期医嘱** □ 一级护理 **临时医嘱** □ 术前禁食、禁水 □ 急查血常规、尿常规（如门诊未查） □ 急查凝血功能 □ 肝肾功能 □ 感染性疾病筛查 □ 心电图 □ 胸透或者胸部 X 线片、腹部立位 X 线片	**长期医嘱** □ 二级护理 □ 术后半流质饮食	**长期医嘱** □ 二级护理 □ 术后半流质饮食 **临时医嘱** □ 根据患者情况决定检查项目
病情变异记录	□ 无　□ 有，原因： 1. 2.	□ 无　□ 有，原因： 1. 2.	□ 无　□ 有，原因： 1. 2.
医师签名			

时间	住院第 4 天 （术后第 3 日）	住院第 5 天 （术后第 4 日）	住院第 6~7 天 （术后第 5~6 日）
主要诊疗工作	□ 上级医师查房 □ 复查血常规及相关生化指标 □ 完成术后第 3 天病程记录 □ 观察患者切口有无血肿、渗血 □ 进食情况及一般生命体征	□ 观察切口情况，有无感染 □ 检查及分析化验结果	□ 检查切口愈合情况与换药 □ 确定患者出院时间 □ 向患者交代出院注意事项、复查日期和拆线日期 □ 开具出院诊断书 □ 完成出院记录 □ 通知出院处
重点医嘱	**长期医嘱** □ 二级护理 □ 半流质饮食 **临时医嘱** □ 复查血常规及相关指标	**长期医嘱** □ 三级护理 □ 普通饮食	**临时医嘱** □ 通知出院
病情变异记录	□ 无　□ 有，原因： 1. 2.	□ 无　□ 有，原因： 1. 2.	□ 无　□ 有，原因： 1. 2.
医师签名			

（二）护士表单

急性单纯性阑尾炎临床路径护士表单

适用对象：第一诊断为急性单纯性阑尾炎（ICD-10：K35.1/ K35.900）

行阑尾切除术或腹腔镜阑尾切除术（ICD-9-CM-3：47.01/47.09）

患者姓名：	性别： 年龄： 门诊号：	住院号：
住院日期： 年 月 日	**出院日期：** 年 月 日	**标准住院日：≤7 天**

时间	住院第 1 天 （手术日）	住院第 2 天 （术后第 1 日）	住院第 3 天 （出院日）
健康宣教	□ 介绍环境、主管医师、护士 □ 介绍医院相关制度及注意事项 □ 介绍术前准备（备皮、配血）及手术过程 □ 术前用药的药理作用及注意事项 □ 告知术前洗浴、物品的准备 □ 告知签字及术前访视 □ 告知术后可能出现情况的应对方式 □ 告知监护设备、管路功能及注意事项 □ 告知术后饮食、体位要求 □ 告知疼痛注意事项 □ 告知术后探视及陪护制度	□ 饮食指导 □ 下床活动注意事项 □ 评价以前宣教效果 □ 相关检查及化验的目的及注意事项 □ 术后用药指导	□ 指导办理出院手续 □ 定时复查、随诊情况 □ 出院带药服用方法 □ 活动休息 □ 指导饮食
护理处置	□ 核对患者姓名，佩戴腕带 □ 建立入院护理病历 □ 卫生处置：剪指（趾）甲、沐浴，更换病号服 □ 防跌倒、坠床宣教 □ 协助完成相关检查，做好解释说明 □ 观察病情，协助完成治疗和用药 □ 送手术 核对患者并脱去衣物，保护患者 核对患者资料及带药 填写手术交接单 □ 接手术 核对患者及资料，填写手术交接单 □ 术后 遵医嘱完成治疗用药	□ 遵医嘱完成治疗、用药 □ 根据病情测量生命体征 □ 协助并指导患者床旁活动	□ 办理出院手续 □ 书写出院小结
基础护理	□ 一级护理 □ 晨晚间护理 □ 患者安全管理 □ 心理护理	□ 一级护理 □ 晨晚间护理 □ 患者安全管理 □ 协助生活护理 □ 协助饮水、流质饮食	□ 二级护理 □ 晨晚间护理 □ 协助或指导饮食 □ 安全护理措施到位 □ 心理护理

续　表

时间	住院第 1 天 （手术日）	住院第 2 天 （术后第 1 日）	住院第 3 天 （出院日）
专科护理	□ 护理查体 □ 需要时，填写跌倒及压疮防范表 □ 遵医嘱完成相关检查和治疗 □ 观察肠道准备情况 □ 观察患者生命体征 □ 观察患者伤口敷料	□ 观察患者生命体征 □ 观察患者伤口敷料、肛门排气、排便情况	□ 观察病情变化 □ 观察伤口敷料、肛门排气、排便情况以及排便次数、粪便性状
重点医嘱	□ 详见医嘱执行单	□ 详见医嘱执行单	□ 详见医嘱执行单
病情变异记录	□ 无　□ 有，原因： 1. 2.	□ 无　□ 有，原因： 1. 2.	□ 无　□ 有，原因： 1. 2.
护士签名			

（三）患者表单

急性单纯性阑尾炎临床路径患者表单

适用对象：第一诊断为急性单纯性阑尾炎（ICD-10：K35.1/ K35.900）
行阑尾切除术或腹腔镜阑尾切除术（ICD-9-CM-3：47.01/47.09）

患者姓名：	性别：　年龄：　门诊号：	住院号：
住院日期：　年　月　日	**出院日期：**　年　月　日	**标准住院日：≤7天**

时间	住院第1天 （急诊手术）	住院第2天 （术后第1日）	住院第3天 （出院日）
监测	□ 测量生命体征、体重	□ 测量生命体征（4次/日）	□ 测量生命体征
医患配合	□ 护士行入院护理评估和宣教 □ 接受介绍相关制度、环境 □ 医师询问病史、收集资料并进行体格检查 □ 配合完善术前相关化验、检查，如采血、留尿、心电图、X线胸片、肠镜 □ 医师向患者及家属介绍病情，并进行手术谈话、术前签字 □ 手术时家属在等候区等候 □ 配合检查生命体征、伤口敷料	□ 配合评估手术效果 □ 配合检查生命体征、伤口敷料、肛门排气、排便情况，记录出入量	□ 接受出院前指导 □ 知道复查程序 □ 获取出院诊断书
护患配合	□ 配合测量体温、脉搏、呼吸、血压、体重1次 □ 配合完成入院护理评估（简单询问病史、过敏史、用药史） □ 接受入院宣教（环境介绍、病室规定、订餐制度、贵重物品保管、防跌倒坠床等） □ 接受术前宣教、陪护探视制度 □ 接受会阴部备皮和肠道准备 □ 自行沐浴，加强会阴部清洁 □ 准备好必要用物，吸水管、纸巾等 □ 取下义齿、饰品等，贵重物品交家属保管 □ 送手术室前，协助完成核对，带齐影像资料，脱去衣物，上手术车 □ 返回病房后，协助完成核对，配合移至病床上 □ 配合术后吸氧、监护仪监测、输液、排尿用尿管、记录出入量 □ 配合缓解疼痛 □ 有任何不适请告知护士	□ 配合测量体温、脉搏、呼吸、询问排便情况1次 □ 配合检查生命体征、伤口敷料、肛门排气排便情况，记录出入量 □ 接受输液等治疗 □ 接受进水、进食、排便等生活护理 □ 注意活动安全，避免坠床或跌倒 □ 配合执行探视及陪护	□ 接受出院宣教 □ 办理出院手续 □ 获取出院带药 □ 知道服药方法、作用、注意事项 □ 知道护理伤口的方法 □ 知道复印病历方法
饮食	□ 连续硬膜外麻醉或腰硬联合麻醉者禁食、禁水6小时后可进水	□ 遵医嘱半流质饮食	□ 遵医嘱半流或流质饮食
排泄	□ 尿正常 □ 术前灌肠后排便，术后暂无排便	□ 正常排尿便	□ 正常排尿便 □ 保持排便通畅、防止便秘
活动	□ 连续硬膜外麻醉或腰硬联合麻醉者术后去枕平卧6小时后可下地	□ 可床旁活动	□ 正常适度活动，避免疲劳

附：原表单（2019 年版）

急性单纯性阑尾炎临床路径表单

适用对象：第一诊断为急性单纯性阑尾炎（ICD10：K35.1/ K35.9）

行阑尾切除术或腹腔镜阑尾切除术（ICD-9-CM-3：47.01/47.09）

患者姓名：	性别：　年龄：　门诊号：	住院号：
住院日期：　年　月　日	**出院日期：**　年　月　日	**标准住院日：≤7 天**

时间	住院第 1 天 （急诊手术）			住院第 2 天 （术后第 1 日）			住院第 3 天 （术后第 2 日）		
主要诊疗工作	□ 询问病史，体格检查 □ 书写病历 □ 上级医师、术者查房 □ 制订治疗方案 □ 完善相关检查和术前准备 □ 交代病情、签署手术知情同意书 □ 通知手术室，急诊手术			□ 上级医师查房 □ 汇总辅助检查结果 □ 完成术后第 1 天病程记录 □ 观察肠功能恢复情况			□ 观察切口情况 □ 切口换药 □ 完成术后第 2 天病程记录		
重点医嘱	**长期医嘱** □ 一级护理 **临时医嘱** □ 术前禁食、禁水 □ 急查血常规、尿常规（如门诊未查） □ 急查凝血功能 □ 肝肾功能 □ 感染性疾病筛查 □ 心电图 □ 胸透或者胸部 X 线片、腹部立位 X 线片			**长期医嘱** □ 二级护理 □ 术后半流质饮食			**长期医嘱** □ 二级护理 □ 术后半流质饮食 **临时医嘱** □ 根据患者情况决定检查项目		
主要护理工作	□ 入院评估：一般情况、营养状况、心理变化等 □ 术前准备 □ 术前宣教			□ 观察患者病情变化 □ 嘱患者下床活动以利于肠功能恢复			□ 观察患者一般状况，切口情况 □ 患者下床活动有利于肠功能恢复，观察患者是否排气 □ 饮食指导		
病情变异记录	□ 无　□ 有，原因： 1. 2.			□ 无　□ 有，原因： 1. 2.			□ 无　□ 有，原因： 1. 2.		
护士签名	白班	小夜班	大夜班	白班	小夜班	大夜班	白班	小夜班	大夜班
医师签名									

<table>
<tr><th>时间</th><th colspan="3">住院第 4 天
（术后第 3 日）</th><th colspan="3">住院第 5 天
（术后第 4 日）</th><th colspan="3">住院第 6~7 天
（术后第 5~6 日）</th></tr>
<tr><td>主要诊疗工作</td><td colspan="3">□ 上级医师查房
□ 复查血常规及相关生化指标
□ 完成术后第 3 天病程记录
□ 观察患者切口有无血肿，渗血
□ 进食情况及一般生命体征</td><td colspan="3">□ 观察切口情况，有无感染
□ 检查及分析化验结果</td><td colspan="3">□ 检查切口愈合情况与换药
□ 确定患者出院时间
□ 向患者交代出院注意事项、复查日期和拆线日期
□ 开具出院诊断书
□ 完成出院记录
□ 通知出院处</td></tr>
<tr><td>重点医嘱</td><td colspan="3">长期医嘱
□ 二级护理
□ 半流质饮食
临时医嘱
□ 复查血常规及相关指标</td><td colspan="3">长期医嘱
□ 三级护理
□ 普通饮食</td><td colspan="3">临时医嘱
□ 通知出院</td></tr>
<tr><td>主要护理工作</td><td colspan="3">□ 观察患者一般状况及切口情况
□ 鼓励患者下床活动，促进肠功能恢复</td><td colspan="3">□ 观察患者一般状况及切口情况
□ 鼓励患者下床活动，促进肠功能恢复</td><td colspan="3">□ 协助患者办理出院手续
□ 出院指导</td></tr>
<tr><td>病情变异记录</td><td colspan="3">□ 无 □ 有，原因：
1.
2.</td><td colspan="3">□ 无 □ 有，原因：
1.
2.</td><td colspan="3">□ 无 □ 有，原因：
1.
2.</td></tr>
<tr><td rowspan="2">护士签名</td><td>白班</td><td>小夜班</td><td>大夜班</td><td>白班</td><td>小夜班</td><td>大夜班</td><td>白班</td><td>小夜班</td><td>大夜班</td></tr>
<tr><td></td><td></td><td></td><td></td><td></td><td></td><td></td><td></td><td></td></tr>
<tr><td>医师签名</td><td colspan="3"></td><td colspan="3"></td><td colspan="3"></td></tr>
</table>

第二章

急性单纯性阑尾炎行腹腔镜阑尾切除术临床路径释义

【医疗质量控制指标】

指标一、术后阑尾残端漏的发生率。

指标二、术后切口感染发生率。

指标三、术后额外脏器组织损伤。

一、急性单纯性阑尾炎行腹腔镜阑尾切除术编码

1. 原编码：

疾病名称及编码：急性单纯性阑尾炎（ICD-10：K35.1/K35.9/K35.902）

手术操作名称及编码：腹腔镜阑尾切除术（ICD-9-CM-3：47.09）（47.01001）

2. 修改编码：

疾病名称及编码：急性单纯性阑尾炎（ICD-10：K35.900）

手术操作名称及编码：腹腔镜阑尾切除术（ICD-9-CM-3：47.01）

二、临床路径检索方法

K35.900 伴 47.01

三、国家医疗保障疾病诊断相关分组（CHS-DRG）

MDCG 消化系统疾病及功能障碍

GD2 阑尾切除术

四、急性单纯性阑尾炎临床路径标准住院流程

（一）适用对象

第一诊断为急性单纯性阑尾炎（ICD-10：K35.1/K35.9/K35.902），行腹腔镜阑尾切除术（ICD-9-CM-3：47.09）（47.01001）。

释义

■ 本临床路径适用对象是第一诊断为急性单纯性阑尾炎患者，急性化脓性阑尾炎、坏疽性及穿孔性阑尾炎及阑尾周围脓肿患者需进入其他相应路径。

■ 急性单纯性阑尾炎发病时间较长超过 72 小时者，手术操作难度增加，术后并发症多。如病情稳定，宜应用抗菌药物治疗，也需要进入其他相应路径。

（二）诊断依据

根据《临床诊疗指南·外科学分册》（中华医学会编，人民卫生出版社，2006 年，第 1 版）。

1. 病史：转移性右下腹痛（女性包括月经史、婚育史）。

2. 体格检查：体温、脉搏、心肺查体、腹部查体、直肠指诊、腰大肌试验、结肠充气试验、闭孔内肌试验。

3. 实验室检查：血常规、尿常规，如可疑胰腺炎，查血尿淀粉酶。
4. 辅助检查：腹部立位 X 线片除外上消化道穿孔、肠梗阻等；有右下腹包块者行腹部超声检查，有无阑尾周围炎或脓肿形成。
5. 鉴别诊断：疑似右侧输尿管结石时，请泌尿外科会诊；疑似妇科疾病时，请妇科会诊。

释义

■ 病史、临床症状和查体是诊断阑尾炎的主要依据。早期阑尾腔内梗阻引起的腹痛较轻，位于上腹部或脐部。炎症涉及腹壁腹膜，腹痛变为持续性并转移至右下腹。70%~80%的患者有典型的转移性右下腹痛病史。腹痛也有直接起于右下腹并持续位于右下腹。

■ 急性阑尾炎全身反应不重，常有低热（37.5~38℃），但当阑尾化脓、坏疽并有腹腔感染时可出现寒战、高热。急性阑尾炎最重要的体征是右下腹麦氏点或其附近压痛、反跳痛。当阑尾处于深部，黏附于腰大肌、闭孔内肌时，可出现腰大肌、闭孔内肌试验阳性。

■ 急性阑尾炎患者血液检查常有白细胞增多，但年老体弱及免疫力低下的患者白细胞不一定增多。急性阑尾炎患者尿液检查多无特殊，可以与泌尿系结石相鉴别。

■ 上消化道穿孔起病突然，腹痛位于中上腹及右上腹，穿孔漏出的胃肠液沿右结肠旁沟流至右下腹时可出现类似阑尾炎的转移性右下腹痛和局部压痛、反跳痛。立位腹平片发现膈下游离气体可以鉴别。阑尾充血水肿渗出在超声显示中呈低回声管状结构，诊断阑尾炎准确率较高，同时有助于判断有无阑尾周围脓肿形成。

（三）治疗方案的选择

根据《临床诊疗指南·外科学分册》（中华医学会编，人民卫生出版社，2006 年，第 1 版）。
1. 诊断明确者，建议手术治疗。
2. 对于手术风险较大者（高龄、妊娠期、合并较严重内科疾病尤以不能耐受全身麻醉疾病等），要向患者或家属详细交代病情；如不同意手术，应充分告知风险，予加强抗炎保守治疗。
3. 对于有明确手术禁忌证者，予抗炎保守治疗。
4. 如不能耐受全身麻醉，可行开腹阑尾切除术。

释义

■ 急性阑尾炎诊断明确，发病 72 小时以内者建议手术治疗。对于临床高度怀疑阑尾炎者也可以腹腔镜探查。

■ 对于采取保守治疗的患者应充分告知风险，阑尾炎加重，坏疽、穿孔、形成阑尾周围脓肿的可能，延误手术时机、增加手术难度甚至无法切除阑尾。对于选择保守治疗的患者需严密观察病情变化，必要时手术治疗。

■ 有明确手术禁忌者需进入其他路径。

（四）标准住院日

≤7 天。

释义

■ 进入本路径的急性单纯性阑尾炎患者入院后安排急诊手术治疗，术后主要观察患者体温及腹部体征，根据患者胃肠道恢复情况进食。总住院时间不超过7天符合本路径要求。

（五）进入路径标准

1. 第一诊断符合ICD-10：K35.1/K35.9急性单纯性阑尾炎疾病编码。
2. 有手术适应证，无手术禁忌证。
3. 如患有其他疾病，但在住院期间无需特殊处理（检查和治疗），也不影响第一诊断时，亦可进入路径。

释义

■ 进入本路径的患者为第一诊断为急性单纯性阑尾炎，发病72小时以内，同意手术治疗。

■ 入院后常规检查发现以往没有发现的疾病或既往有基础病（如高血压、冠状动脉粥样硬化性心脏病、糖尿病、肝肾功能不全等），经系统评估后对手术治疗无特殊影响，仅需要药物维持治疗者，可进入路径。但可能会增加医疗费用，延长住院时间。

（六）术前准备（术前评估）

1天。

必须的检查项目：

1. 血常规、尿常规。
2. 凝血功能、肝肾功能。
3. 感染性疾病筛查（乙型肝炎、丙型肝炎、艾滋病、梅毒等）。
4. 心电图，胸部X线片。
5. 其他根据病情需要而定：如血尿淀粉酶、胸透或腹部立位X线片、腹部超声检查、妇科检查等。

释义

■ 血常规、尿常规是基本的常规检查，每个进入路径的患者均需完成。可以初步了解炎症的严重程度以及与其他疾病，如泌尿系结石相鉴别。肝肾功能、凝血功能、心电图、X线胸片主要是评估有无基础病，可能会影响到手术风险、住院时间、费用以及治疗预后；感染性疾病筛查主要是用于手术前准备。

■ 血尿淀粉酶检查是为了与急性胰腺炎引起的腹痛相鉴别。怀疑有消化道穿孔或肠梗阻患者选择立位腹平片检查。腹部超声检查对明确阑尾炎诊断有很大帮助，同时可以判断有无阑尾周围脓肿形成。女性患者易与妇科疾病导致的腹痛混淆，必要时行妇科检查，请妇科会诊。

（七）预防性抗菌药物选择与使用时机

1. 按《抗菌药物临床应用指导原则》（卫医发〔2015〕43号）选择用药。
2. 预防性用药时间为术前0.5~2.0小时或麻醉开始时。

如手术时间超过3小时，加用1次。

释义

■ 急性单纯性阑尾炎预防性抗菌药物等，一般选用第二代头孢菌素+抗厌氧菌药物（如甲硝唑等）。对于感染较重者可选用第三代头孢菌素+抗厌氧菌药物（如甲硝唑等）；对青霉素过敏者不宜使用头孢菌素时可用氨曲南替代。

■ 预防性抗菌药物给药时机极为关键，应在术前0.5~2.0小时给药，以保证在发生细菌污染之前血清及组织中的药物达到有效浓度。

（八）手术日

住院当天。

1. 麻醉方式：全身麻醉。
2. 手术方式：腹腔镜阑尾切除术。
3. 病理：术后标本送病理检查。
4. 实验室检查：术中局部渗出物宜送细菌培养及药敏试验检查。

释义

■ 腹腔镜探查发现诊断与术前不符，而治疗方案改变者应进入其他路径。

■ 有条件单位应首选腹腔镜阑尾切除术，因为在减轻疼痛，降低手术部位感染发生率，减少住院时间，康复速度等方面具有明显优势。

■ 对阑尾周围粘连重或盲肠后位阑尾炎以及阑尾系膜过短游离阑尾有困难者，均可采用逆行阑尾切除术。

■ 根据术中情况，如局部炎症反应重、渗出物较多、可蘸取渗出物送细菌培养，如术后发生腹腔感染可根据培养结果选用适宜的抗菌药物。

（九）术后住院恢复

≤7天。

1. 术后回病房平卧6小时，继续补液抗炎治疗。
2. 术后12小时可下床活动，肠功能恢复后即可进流质饮食。
3. 术后2~3天切口换药。如发现切口感染，及时进行局部处理。
4. 术后复查血常规。

释义

■ 术后继续静脉补液。术后24~48小时使用抗菌药物。短期禁食者无需静脉营养支持。

■ 患者排气后可以进水，如无不适可以进流质饮食，逐渐过渡到半流质饮食。

（十）出院标准（围绕一般情况、切口情况、第一诊断转归）

1. 患者一般情况良好，恢复正常饮食。
2. 体温正常，腹部无阳性体征，相关实验室检查结果基本正常。
3. 切口愈合良好（可在门诊拆线）。

释义

■ 出院标准以患者症状、体征及临床化验为评判标准。发热、腹痛缓解，自主进半流或普通饮食无不适，腹部无明显压痛，血常规基本恢复正常。

■ 切口愈合良好的患者无需住院等待拆线，术后6~7天门诊拆线。

（十一）有无变异及原因分析

1. 对于阑尾周围脓肿形成者，先予抗炎治疗；如病情不能控制，行脓肿引流手术，或行超声引导下脓肿穿刺置管引流术；必要时行Ⅱ期阑尾切除术，术前准备同前。
2. 手术后继发切口感染、腹腔内感染或门脉系统感染等并发症，导致围手术期住院时间延长与费用增加。
3. 住院后出现其他内、外科疾病需进一步明确诊断，导致住院时间延长与费用增加。

释义

■ 变异是指入选临床路径的患者未能按路径流程完成医疗行为或未达到预期的医疗质量控制目标，包括有以下情况：①按路径流程完成治疗，但超出了路径规定的时限或限定的费用，如术后腹腔感染、切口感染、术后粘连性肠梗阻，导致术后住院时间延长。住院后发现的其他疾病，需本次住院期间诊断和治疗，导致住院时间延长与费用增加；②不能按路径流程完成治疗，患者需要中途退出路径。检查发现阑尾周围脓肿形成则建议先行抗感染治疗，病情不能控制者行脓肿引流术或穿刺引流术，转入相应路径。围手术期出现严重并发症，需二次手术或需接受重症监护治疗。

■ 医师认可的变异原因主要指患者入选路径后，医师在检查及治疗过程中发现患者合并存在一些事前未预知的对本路径治疗可能产生影响的情况，需要中止执行路径或者是延长治疗时间、增加治疗费用。医师需在表单中明确说明。

■ 因患者方面的主观原因导致执行路径出现变异，也需要医师在表单中予以说明。

五、单纯性阑尾炎临床路径给药方案

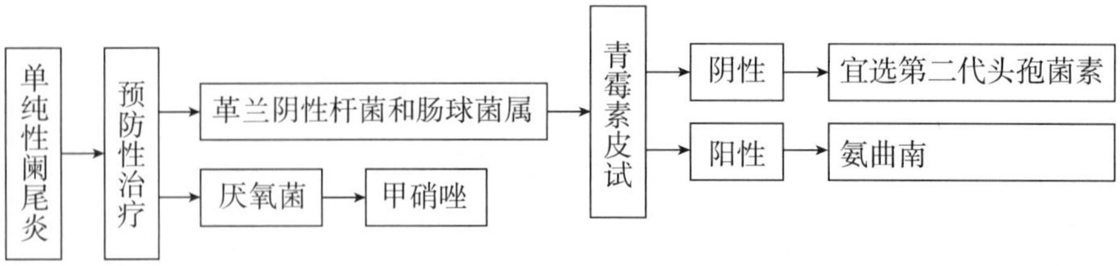

1. 用药选择：

（1）为预防术后切口感染，应针对革兰阴性杆菌、肠球菌属和厌氧菌选用药物。

（2）第二代头孢菌素常用的注射剂有头孢呋辛、头孢替安等。对于感染较重者可选用第三代头孢菌素+甲硝唑；对青霉素过敏者不宜使用头孢菌素时可用氨曲南替代。

（3）非手术患者可采用行气活血、通腑泻热、清热解毒、消痈排脓来进行中药外敷、内服、灌肠等治疗，对于炎症较重者可采用中药外敷联合抗菌药物的中西医联合治疗。

2. 药学提示：

（1）预防性抗菌药物给药时机极为关键，应在术前0.5~2.0小时给药，以保证在发生细菌污染之前血清及组织中的药物达到有效浓度。

（2）如手术时间超过4小时，加用1次。

（3）预防性抗菌药物应短程应用，术后再用一次或者用到24小时，特殊情况下可以延长到48小时。

（4）优先使用静脉注射抗菌药物，待患者病情平稳后再改用口服抗菌药物。

（5）中医药治疗常用的内服方剂有古方大黄牡丹汤加减（大黄、丹皮、桃仁、芒硝、冬瓜子，随证加减），外敷及灌肠多用自拟方剂治疗，外敷多敷于麦氏点或脐部，灌肠治疗多用于病情较轻但胃肠道症状较重者。

3. 注意事项：

（1）用药前必须详细询问患者先前有否对头孢菌素类、青霉素类或其他药物的过敏史。

（2）术中留取相关标本送培养，进行药敏试验，作为调整用药的依据。

六、单纯性阑尾炎临床路径护理规范

1. 护理评估：

（1）心理评估：评估患者对疾病的认识和对手术的心理反应。

（2）病情评估：观察患者病情，注意腹痛的部位、性质及是否持续加重。

（3）基本状况评估：评估患者基础疾病，对手术治疗的耐受程度。

2. 护理措施：

（1）术前患者采取半卧位，术后患者去枕平卧位6小时后取半卧位。

（2）禁食、禁水并做好输液护理。

（3）密切观察病情及治疗后反应，包括患者的精神状态、生命体征、腹部体征等。

（4）术前用药严禁镇静镇痛药，以免掩盖病情。

（5）术后鼓励患者下地活动，促进胃肠功能恢复，减少肠粘连。

七、单纯性阑尾炎临床路径营养治疗规范

1. 参考2002版营养风险筛查表对患者进行营养风险筛查，按照筛查风险将患者分为轻度、中度及重度营养不良。

2. 按患者营养筛查风险，术后应从术后第2天开始予患者5~7天的肠外营养，补充热量至

少 25kcal/（kg·d）和 1.5~2g/（kg·d）的蛋白质。

3. 营养配方内可包括特殊氨基酸、维生素、矿物质等免疫营养。

八、单纯性阑尾炎临床路径患者健康宣教

1. 保持良好生活习惯，餐后不做剧烈运动。
2. 每日按时下地活动，减少肠粘连。
3. 定期复查，如有特殊不适及时就诊。

九、推荐表单

（一）医师表单

急性单纯性阑尾炎临床路径医师表单

适用对象：第一诊断为急性单纯性阑尾炎（ICD-10：K35.1/ K35.900）
行腹腔镜阑尾切除术（ICD-9-CM-3：47.01）

患者姓名：	性别： 年龄： 门诊号：	住院号：
住院日期： 年 月 日	**出院日期：** 年 月 日	**标准住院日：≤7天**

时间	住院第1天 （急诊手术）	住院第2天 （术后第1日）	住院第3天 （术后第2日）
主要诊疗工作	□ 询问病史，体格检查 □ 书写病历 □ 上级医师、术者查房 □ 制订治疗方案 □ 完善相关检查和术前准备 □ 交代病情、签署手术知情同意书 □ 通知手术室，急诊手术	□ 上级医师查房 □ 汇总辅助检查结果 □ 完成术后第1天病程记录 □ 观察肠功能恢复情况	□ 观察切口情况 □ 切口换药 □ 完成术后第2天病程记录
重点医嘱	**长期医嘱** □ 一级护理 **临时医嘱** □ 术前禁食、禁水 □ 急查血常规、尿常规（如门诊未查） □ 急查凝血功能 □ 肝肾功能 □ 感染性疾病筛查 □ 心电图 □ 胸透或者胸部X线片、腹部立位X线片	**长期医嘱** □ 二级护理 □ 术后半流质饮食	**长期医嘱** □ 二级护理 □ 术后半流质饮食 **临时医嘱** □ 根据患者情况决定检查项目
病情变异记录	□ 无 □ 有，原因： 1. 2.	□ 无 □ 有，原因： 1. 2.	□ 无 □ 有，原因： 1. 2.
医师签名			

时间	住院第 4 天 （术后第 3 日）	住院第 5 天 （术后第 4 日）	住院第 6~7 天 （术后第 5~6 日）
主要诊疗工作	□ 上级医师查房 □ 复查血常规及相关生化指标 □ 完成术后第 3 天病程记录 □ 观察患者切口有无血肿、渗血 □ 进食情况及一般生命体征	□ 观察切口情况，有无感染 □ 检查及分析化验结果	□ 检查切口愈合情况与换药 □ 确定患者出院时间 □ 向患者交代出院注意事项、复查日期和拆线日期 □ 开具出院诊断书 □ 完成出院记录 □ 通知出院处
重点医嘱	**长期医嘱** □ 二级护理 □ 半流质饮食 **临时医嘱** □ 复查血常规及相关指标	**长期医嘱** □ 三级护理 □ 普通饮食	**临时医嘱** □ 通知出院
病情变异记录	□ 无　□ 有，原因： 1. 2.	□ 无　□ 有，原因： 1. 2.	□ 无　□ 有，原因： 1. 2.
医师签名			

（二）护士表单

急性单纯性阑尾炎临床路径护士表单

适用对象：第一诊断为急性单纯性阑尾炎（ICD-10：K35.1/ K35.900）
行腹腔镜阑尾切除术（ICD-9-CM-3：47.01）

患者姓名：	性别：　　年龄：　　门诊号：	住院号：
住院日期：　　年　月　日	出院日期：　　年　月　日	标准住院日：≤7 天

时间	住院第 1 天 （手术日）	住院第 2 天 （术后第 1 日）	住院第 3 天 （出院日）
健康宣教	□ 介绍环境、主管医师、护士 □ 介绍医院相关制度及注意事项 □ 介绍术前准备（备皮、配血）及手术过程 □ 术前用药的药理作用及注意事项 □ 告知术前洗浴、物品的准备 □ 告知签字及术前访视 □ 告知术后可能出现情况的应对方式 □ 告知监护设备、管路功能及注意事项 □ 告知术后饮食、体位要求 □ 告知疼痛注意事项 □ 告知术后探视及陪护制度	□ 饮食指导 □ 下床活动注意事项 □ 评价以前宣教效果 □ 相关检查及化验的目的及注意事项 □ 术后用药指导	□ 指导办理出院手续 □ 定时复查、随诊情况 □ 出院带药服用方法 □ 活动休息 □ 指导饮食
护理处置	□ 核对患者姓名，佩戴腕带 □ 建立入院护理病历 □ 卫生处置：剪指（趾）甲、沐浴，更换病号服 □ 防跌倒、坠床宣教 □ 协助完成相关检查，做好解释说明 □ 观察病情，协助完成治疗和用药 □ 送手术 核对患者并脱去衣物，保护患者 核对患者资料及带药 填写手术交接单 □ 接手术 核对患者及资料，填写手术交接单 □ 术后 遵医嘱完成治疗、用药	□ 遵医嘱完成治疗、用药 □ 根据病情测量生命体征 □ 协助并指导患者床旁活动	□ 办理出院手续 □ 书写出院小结
基础护理	□ 一级护理 □ 晨晚间护理 □ 患者安全管理 □ 心理护理	□ 一级护理 □ 晨晚间护理 □ 患者安全管理 □ 协助生活护理 □ 协助饮水、流质饮食	□ 二级护理 □ 晨晚间护理 □ 协助或指导饮食 □ 安全护理措施到位 □ 心理护理

续　表

时间	住院第 1 天 （手术日）	住院第 2 天 （术后第 1 日）	住院第 3 天 （出院日）
专科护理	□ 护理查体 □ 需要时，填写跌倒及压疮防范表 □ 遵医嘱完成相关检查和治疗 □ 观察肠道准备情况 □ 观察患者生命体征 □ 观察患者伤口敷料	□ 观察患者生命体征 □ 观察患者伤口敷料、肛门排气、排便情况	□ 观察病情变化 □ 观察伤口敷料、肛门排气、排便情况以及排便次数、粪便性状
重点医嘱	□ 详见医嘱执行单	□ 详见医嘱执行单	□ 详见医嘱执行单
病情变异记录	□ 无　□ 有，原因： 1. 2.	□ 无　□ 有，原因： 1. 2.	□ 无　□ 有，原因： 1. 2.
护士签名			

（三）患者表单

急性单纯性阑尾炎临床路径患者表单

适用对象：第一诊断为急性单纯性阑尾炎（ICD-10：K35.1/ K35.900）
行腹腔镜阑尾切除术（ICD-9-CM-3：47.01）

患者姓名：	性别： 年龄： 门诊号：	住院号：
住院日期： 年 月 日	**出院日期：** 年 月 日	**标准住院日：≤7天**

时间	住院第1天 （急诊手术）	住院第2天 （术后第1日）	住院第3天 （出院日）
监测	□ 测量生命体征、体重	□ 测量生命体征（4次/日）	□ 测量生命体征
医患配合	□ 护士行入院护理评估和宣教 □ 接受介绍相关制度、环境 □ 医师询问病史、收集资料并进行体格检查 □ 配合完善术前相关检查，如采血、留尿、心电图、X线胸片、肠镜 □ 医师向患者及家属介绍病情，并进行手术谈话、术前签字 □ 手术时家属在等候区等候 □ 配合检查生命体征、伤口敷料	□ 配合评估手术效果 □ 配合检查生命体征、伤口敷料、肛门排气排便情况，记录出入量	□ 接受出院前指导 □ 知道复查程序 □ 获取出院诊断书
护患配合	□ 配合测量体温、脉搏、呼吸、血压、体重1次 □ 配合完成入院护理评估（简单询问病史、过敏史、用药史） □ 接受入院宣教（环境介绍、病室规定、订餐制度、贵重物品保管、防跌倒坠床等） □ 接受术前宣教、陪护探视制度 □ 接受会阴部备皮和肠道准备 □ 自行沐浴，加强会阴部清洁 □ 准备好必要用物，吸水管、纸巾等 □ 取下义齿、饰品等，贵重物品交家属保管 □ 送手术室前，协助完成核对，带齐影像资料，脱去衣物，上手术车 □ 返回病房后，协助完成核对，配合移至病床上 □ 配合术后吸氧、监护仪监测、输液、排尿用尿管、记录出入量 □ 配合缓解疼痛 □ 有任何不适请告知护士	□ 配合测量体温、脉搏、呼吸、询问排便情况1次 □ 配合检查生命体征、伤口敷料、肛门排气、排便情况，记录出入量 □ 接受输液等治疗 □ 接受进水、进食、排便等生活护理 □ 注意活动安全，避免坠床或跌倒 □ 配合执行探视及陪护	□ 接受出院宣教 □ 办理出院手续 □ 获取出院带药 □ 知道服药方法、作用、注意事项 □ 知道护理伤口的方法 □ 知道复印病历方法
饮食	□ 连续硬膜外麻醉或腰硬联合麻醉者禁食、禁水6小时后，可进水	□ 遵医嘱半流质饮食	□ 遵医嘱半流质饮食或流质饮食
排泄	□ 尿正常 □ 术前灌肠后排便，术后暂无排便	□ 正常排尿便	□ 正常排尿便 □ 保持排便通畅、防止便秘
活动	□ 连续硬膜外麻醉或腰硬联合麻醉者术后去枕平卧6小时后可下地	□ 可床旁活动	□ 正常适度活动，避免疲劳

附：原表单（2016年版）

急性单纯性阑尾炎临床路径表单

适用对象：第一诊断为急性单纯性阑尾炎（ICD10：K35.1/ K35.9）（k35.902）

行腹腔镜阑尾切除术（ICD-9-CM-3：47.09）（47.01001）

患者姓名：	性别：　　年龄：　　门诊号：	住院号：
住院日期：　　年　月　日	**出院日期：**　　年　月　日	**标准住院日：≤7天**

时间	住院第1天 （急诊手术）			住院第2天 （术后第1日）			住院第3天 （术后第2日）		
主要诊疗工作	□ 询问病史，体格检查 □ 书写病历 □ 上级医师、术者查房 □ 制订治疗方案 □ 完善相关检查和术前准备 □ 交代病情、签署手术知情同意书 □ 通知手术室，急诊手术			□ 上级医师查房 □ 汇总辅助检查结果 □ 完成术后第1天病程记录 □ 观察肠功能恢复情况			□ 观察切口情况 □ 切口换药 □ 完成术后第2天病程记录		
重点医嘱	**长期医嘱** □ 一级护理 **临时医嘱** □ 术前禁食、禁水 □ 急查血常规、尿常规（如门诊未查） □ 急查凝血功能 □ 肝肾功能 □ 感染性疾病筛查 □ 心电图 □ 胸透或者胸部X线片、腹部立位X线片			**长期医嘱** □ 二级护理 □ 术后全流质饮食			**长期医嘱** □ 二级护理 □ 术后半流质饮食 **临时医嘱** □ 根据患者情况决定检查项目		
主要护理工作	□ 入院评估：一般情况、营养状况、心理变化等 □ 术前准备 □ 术前宣教			□ 观察患者病情变化 □ 嘱患者下床活动以利于肠功能恢复			□ 观察患者一般状况，切口情况 □ 患者下床活动有利于肠功能恢复，观察患者是否排气 □ 饮食指导		
病情变异记录	□ 无　□ 有，原因： 1. 2.			□ 无　□ 有，原因： 1. 2.			□ 无　□ 有，原因： 1. 2.		
护士签名	白班	小夜班	大夜班	白班	小夜班	大夜班	白班	小夜班	大夜班
医师签名									

时间	住院第 4 天 （术后第 3 日）	住院第 5 天 （术后第 4 日）	住院第 6~7 天 （术后第 5~6 日）
主要诊疗工作	□ 上级医师查房 □ 复查血常规及相关生化指标 □ 完成术后第 3 天病程记录 □ 观察患者切口有无血肿、渗血 □ 进食情况及一般生命体征	□ 观察切口情况，有无感染 □ 检查及分析化验结果	□ 检查切口愈合情况与换药 □ 确定患者出院时间 □ 向患者交代出院注意事项、复查日期和拆线日期 □ 开具出院诊断书 □ 完成出院记录 □ 通知出院处
重点医嘱	**长期医嘱** □ 二级护理 □ 半流质饮食 **临时医嘱** □ 复查血常规及相关指标	**长期医嘱** □ 三级护理 □ 普通饮食	**临时医嘱** □ 通知出院
主要护理工作	□ 观察患者一般状况及切口情况 □ 鼓励患者下床活动，促进肠功能恢复	□ 观察患者一般状况及切口情况 □ 鼓励患者下床活动，促进肠功能恢复	□ 协助患者办理出院手续 □ 出院指导
病情变异记录	□ 无 □ 有，原因： 1. 2.	□ 无 □ 有，原因： 1. 2.	□ 无 □ 有，原因： 1. 2.
护士签名	白班　小夜班　大夜班	白班　小夜班　大夜班	白班　小夜班　大夜班
医师签名			

第三章

克罗恩病临床路径释义

【医疗质量控制指标】

指标一、诊断需结合临床表现和辅助检查。

指标二、诊断后手术适应证容易明确，但手术时机相对模糊，需多学科会诊决定。

指标三、手术前需行预康复治疗，以改善患者状态后择期手术，减少急诊手术比例，降低变异率和并发症发生率。

一、克罗恩病编码

1. 原编码：

疾病名称及编码：克罗恩病（ICD-10：K50）

手术操作名称及编码：单肠段切除吻合术（ICD-9-CM-3：45.62/45.72-45.8）

2. 修改编码：

疾病名称及编码：克罗恩病（ICD-10：K50）

手术操作名称及编码：小肠部分切除术（ICD-9-CM-3：45.61-45.62）

大肠部分切除术（ICD-9-CM-3：45.7）

二、临床路径检索方法

K50 伴（45.61/45.62/45.7）

三、国家医疗保障疾病诊断相关分组（CHS-DRG）

MDCG 消化系统疾病及功能障碍

GT1 炎症性肠病

四、克罗恩病临床路径标准住院流程

（一）适用对象

第一诊断为克罗恩病（ICD-10：K50），行小肠部分切除术（ICD-9-CM-3：45.61-45.62），大肠部分切除术（ICD-9-CM-3：45.7）。

释义

■ 适用对象编码参见第一部分。

■ 本路径适用于诊断明确的克罗恩病患者，克罗恩病是一种以药物治疗为主的疾病，当其出现梗阻、出血、穿孔、内瘘、外瘘、肿瘤、发育不良等并发症以及药物治疗效果不佳时，可考虑外科治疗。具体手术时机和指征参见《炎症性肠病外科治疗专家共识（2020 年版）》。

■ 根据患者全身和局部情况，可选择病变肠管切除吻合手术，如全身中毒症状重、一般情况差、肠管炎症水肿、吻合危险度高，可选择病变肠管切除、近端肠管造瘘术，其中切除的小肠可为多段，也可为小肠部分切除合并大肠部分切除。

■手术方式应以解决症状为主。切除克罗恩病变肠段时，仅以切除有病变的部分为主，一是克罗恩病的病变呈节段性，二是为以后的再次、三次手术保留肠襻。再如，克罗恩病所致的狭窄，根据病变的程度和跨度也可采用狭窄成形术即狭窄部纵切横缝，还有在内镜下行狭窄部气囊扩张或针刀切开者，采取非手术治疗肠外瘘。目的在于保留肠襻，避免难以处理的短肠综合征。

（二）诊断依据

根据《临床诊疗指南·普通外科分册》（中华医学会编，人民卫生出版社，2006 年，第 1 版），《炎症性肠病诊断与治疗的共识意见（2018 年，北京）》［中华医学会消化病学分会炎症性肠病学组编，中国实用内科杂志，2018，38（9）：796-813］。

1. 临床表现：慢性、反复发作性右下腹或脐周腹痛、腹泻、腹胀，可伴腹部肿块、肠瘘和肛门部病变，以及发热、贫血、体重下降、发育迟缓、营养不良等全身症状。

2. 体征：消瘦体质，脐周轻压痛，常伴肠鸣音亢进，偶可有腹部或肛周边界清的包块或外瘘口。

3. 辅助检查：建议检查顺序：肠镜、CT 肠道成像（CTE）/磁共振肠道成像（MRE）、钡剂灌肠及钡剂小肠造影或纤维结肠镜检查及 CTE 或 MRE 可明确诊断，超声内镜检查有助于确定病变范围和深度，确诊需要病理结果支持。

释义

■克罗恩病的诊断缺乏“金标准”，需结合临床表现、实验室检查、内镜检查、影像学和病理检查综合分析。

■克罗恩病可发生于结肠和小肠，但以回肠末段及右半结肠最为常见。

■结肠镜和活检被列为克罗恩病诊断的首选检查，镜下表现为节段性、非对称性各种黏膜炎性反应。其中最具特征性表现为非连续性病变、纵行溃疡和卵石样外观。无论结肠镜检查结果如何，均需选择有关检查明确小肠和上消化道受累情况，以便为诊断提供证据。

■少部分克罗恩病可累及食管、胃和十二指肠，但很少单独累及，原则上胃镜检查应列为常规检查，尤其是有消化道症状者。

■CT 肠道成像（CTE）或磁共振肠道成像（MRE）是迄今评估小肠炎性病变的标准影像学检查。活动期克罗恩病的 CTE 表现为肠壁明显增厚（＞4mm），肠黏膜明显强化伴肠壁分层改变呈“双边征”，肠系膜血管增多、扩张、扭曲呈“梳齿征”。相应系膜脂肪密度增高、模糊，肠系膜淋巴结肿大。还可观察肠壁的炎性反应改变、病变分布部位和范围、肠管狭窄的存在、肠腔外并发症如瘘管形成、腹腔脓肿或蜂窝织炎。肛瘘行直肠磁共振检查有助于确定肛周病变的位置和范围，了解瘘管类型及其与周围组织的解剖关系。

（三）选择治疗方案的依据

根据《临床诊疗指南·普通外科分册》（中华医学会编，人民卫生出版社，2006 年，第 1 版），《炎症性肠病诊断与治疗的共识意见（2018 年，北京）》［中华医学会消化病学分会炎症性肠病学组编，中国实用内科杂志，2018，38（9）：796-813]。

1. 基本治疗：包括纠正代谢紊乱、心理支持及对症处理等。

2. 药物治疗：根据病情选择水杨酸制剂，病情重时改用免疫抑制剂或皮质类固醇激素，生物制剂及生物类药物，肠道继发感染时加用广谱抗菌药物。处于缓解期和活动期的患儿首选肠内营养药物治疗。

3. 有手术指征时手术治疗，手术前需根据情况进行优化治疗，常选择肠内营养，以降低手术风险。

释义

■ 各单位执行克罗恩病临床路径时，要根据患者具体情况选择名称。

■ 克罗恩病患者个体之间病情差异较大，要根据指南来选择适合患者具体情况的治疗方案。

■ 粪便微生物群移植作为一种治疗艰难梭菌感染的方法在2013年美国已将其写入了临床指南。

■ 药物治疗主要以联合用药为主：①水杨酸类药物，如柳氮磺吡啶、美沙拉秦等；②肾上腺皮质激素，如泼尼松龙，同时它还可以抑制机体免疫系统；③免疫调节剂，如硫唑嘌呤；④生物制剂，如肿瘤坏死因子α（TNF-α）抗体、英利昔单抗（infliximab）；⑤联合应用生物制剂与免疫调节剂，如硫唑嘌呤+TNF-α抗体。最近，又有其他的生物制剂维多珠单抗（vedolizumab，抗$\alpha_4\beta_7$），依曲利组单抗（etrolizumab，抗β_7抗体），PF-00547，659（抗MACLCAM-1抗体），tofacitinib（抑制Janus kinase 1、2与3）。还有用乌司奴单抗（ustekinumab）治疗顽固性克罗恩病；更有用干细胞治疗者，亦有以肠内营养作为调控缓解期的措施。上述药物的应用，可参照炎症性肠病学组《炎症性肠病诊断与治疗的共识意见（2018年，北京）》实施。

（四）标准住院日

9~18天。

释义

■ 针对已经进行完术前优化的克罗恩病患者，入院后常规检查包括CTE/MRE、肠镜等，术前准备3~6天。术后恢复7~11天。总住院时间小于18天均符合本路径要求。对于无法进行术前优化，而在此次住院过程中又须行限期手术或急诊手术的患者，考虑到情况的复杂性，总体住院时间可适当延长。

■ 住院前行胃肠镜检查和病理活检明确诊断，可缩短住院日，亦符合本路径要求。

（五）进入路径标准

1. 第一诊断必须符合ICD-10：K50克罗恩病疾病编码。

2. 当患者合并其他疾病，但住院期间不需要特殊处理也不影响第一诊断的临床路径流程实施时，可以进入路径。

3. 针对已经进行完术前优化的克罗恩病患者进入标准路径。

释义

■ 本路径适用对象为诊断明确的克罗恩病患者。对诊断不明确，需要与肠结核等疾病相鉴别时，应做相应检查或诊断性治疗，待诊断明确后再进入路径。

（六）术前准备检查项目

1. 必须的检查项目：
（1）血常规+血型、尿常规、大便常规+隐血。
（2）肝功能、肾功能、电解质、凝血功能、感染性疾病筛查（乙型肝炎、丙型肝炎、艾滋病、梅毒等）、血结明试验、结核杆菌斑点试验（T-SPOT）、EB 病毒检测 、巨细胞病毒检测、抗核抗体、血管炎指标。
（3）红细胞沉降率、超敏 C 反应蛋白、降钙素原。
（4）心电图、胸部正位 X 线片。
（5）营养筛查与评估：入院后 24 小时内完成。
2. 根据患者病情选择：肠镜（包括纤维结肠镜或小肠镜或胶囊内镜，可门诊完成）、腹部超声、消化道造影、CTE、MRE、肛周 MRI、肺功能测定、超声心动图等。

释义

■ 腹部 CTE/MRE 作为必需检查。

■ 必查项目是确保手术治疗安全、有效、顺利开展的基础，术前必须完成，即使在急诊手术情况下，亦要完成。

■ 为缩短平均住院日，有些检查项目可以在门诊完成。

■ 病理检查至关重要，非急诊情况下，应于术前完成。

（七）选择用药

1. 炎症相关药物：柳氮磺吡啶片或水杨酸类制剂，免疫抑制剂，地塞米松或泼尼松（必要时），生物制剂及生物类药物。
2. 灌肠剂：地塞米松、5-氨基水杨酸制剂。
3. 抗菌药物：按照《抗菌药物临床应用指导原则》（卫医发〔2015〕43 号）执行。建议使用第二代头孢菌素或头孢曲松或头孢噻肟，可加用甲硝唑；明确感染患者，可根据药敏试验结果调整抗菌药物。预防性用抗菌药物，时间为术前 0.5 小时，手术超过 3 小时加用 1 次抗菌药物；总预防性用药时间一般不超过 24 小时，个别情况可延长至 48 小时。
4. 营养治疗药物：有营养风险或存在营养不良的患者，应进行营养治疗。根据病情变化及营养耐受性选择或调整营养性药物方案。诱导克罗恩病缓解，推荐全肠内营养，选择鼻胃管或鼻肠管输注。部分患者可选择口服，肠内营养不能达到目标量 60%时，可选全合一的方式实施肠外营养。

释义

■ 抗菌药物选择与使用时间严格按照《抗菌药物临床应用指导原则（2015 年版）》要求实施。

■ 药物的选择，要根据疾病活动性严重程度及对治疗反应的情况选择相应治疗方案，临床上用克罗恩病活动指数（CDAI 计算法）来评估疾病活动性严重程度。具体药物的应用，可参照炎症性肠病学组《炎症性肠病诊断与治疗的共识意见（2018 年，北京）》实施。

（八）手术日

入院后第 4~7 天。

1. 麻醉方式：气管内插管全身麻醉和/或硬膜外麻醉。
2. 术中用药：麻醉常规用药。
3. 输血：根据术前血红蛋白状况及术中出血情况而定。
4. 根据患者病情使用空肠营养管，吻合器，外周中心静脉导管（PICC）。
5. 病理学检查：切除标本解剖后作病理学检查，必要时行术中冷冻病理学检查。

释义

■ 术前用抗菌药物参考《抗菌药物临床应用指导原则》执行。

■ 手术方法分为肠管切除吻合和肠管切除造瘘，根据患者局部和全身情况而定。

■ 手术剥离显露范围较广泛，且存在肠管和系膜的炎性状态，必要时可使用止血药。

■ 根据情况可使用微创入路，包括纯腔镜或手辅助腔镜。

（九）术后住院恢复

1. 术后复查项目：

（1）必须复查的项目：血常规、肝肾功能、电解质。

（2）可选择的复查项目：C 反应蛋白，红细胞沉降率。

2. 术后用药：

（1）抗菌药物：按照《抗菌药物临床应用指导原则》（卫医发〔2015〕43 号）选用药物。

（2）可选择用药：生长抑素、营养药物、生长激素（必要时）。

3. 术后饮食指导，液体和营养治疗。

4. 出院 1 个月内门诊复诊。

释义

■ 术后可根据患者恢复情况做必须复查的项目，并根据病情变化增加检查的频次。

■ 病理检查在患者出院前完成，要根据病理检查结果为患者制订药物治疗方案。

■ 克罗恩病肠切除术后复发率高。有高危因素者（年轻发病、病变范围广泛、吸烟、肛周病变、穿透性疾病行为、有肠切除术史等），术后可行全肠内或半肠内营养治疗，进而向药物治疗过渡。术后需要早期开始药物预防性治疗（术后 2~4 周开始用药），并定期复查肠镜。

（十）出院标准

1. 无发热，恢复肛门排气排便，营养摄入状况改善或营养状态稳定。
2. 没有需要住院处理的并发症和/或合并症。

释义

■ 主治医师在出院前仔细评估，排除发生并发症（如伤口感染、吻合口漏或瘘、肠腔出血等）的可能性后决定出院。

（十一）变异及原因分析

1. 术前合并重度营养不良或合并腹盆腔脓肿、内瘘以及其他基础疾病影响手术的患者，不进入本路径。
2. 临床症状改善不明显，调整药物治疗，导致住院时间延长。
3. 复杂性病例以及需要多肠段切除，再次手术或复发性病例，不进入本路径。
4. 出现术后并发症（手术切口不愈合，吻合口瘘、术后早期炎性肠梗阻等），则转入相应临床路径。

释义

■ 对于轻微变异，不会影响最终治疗效果，仅是没有完成某一天的操作而延期，不会增加更多住院天数和住院费用，可不退出本路径。

■ 对于无法进行术前优化须行限期手术或急诊手术的患者，不进入本路径。

■ 除上述变异原因外，如出现其他影响治疗效果和费用的因素要及时退出路径。同时对这些因素进行分析总结，以便日后完善路径。

五、克罗恩病临床路径给药方案

1. 用药选择：

（1）氨基水杨酸制剂：包括柳氮磺吡啶、巴柳氮、奥沙拉秦、美沙拉秦。使用方法参考下表。

表　氨基水杨酸制剂用药方案

药品名称	结构特点	释放特点	制剂	推荐剂量[a]
柳氮磺吡啶	5-氨基水杨酸与磺胺吡啶的偶氮化合物	结肠释放	口服：片剂	
5-氨基水杨酸前体药				
巴柳氮	5-氨基水杨酸与P-氨基苯甲酰β丙氨酸的偶氮化合物	结肠释放	口服：片剂、胶囊剂、颗粒剂	
奥沙拉秦	两分子5-氨基水杨酸的偶氮化合物	结肠释放	口服：片剂、胶囊剂	

续　表

药品名称	结构特点	释放特点	制剂	推荐剂量[a]
5-氨基水杨酸				
美沙拉秦	甲基丙烯酸酯控释 pH 值依赖	pH 值依赖药物，释放部位为回肠末端和结肠	口服：颗粒剂、片剂	
	乙基纤维素半透膜控释时间依赖	纤维素膜控释时间依赖药物，释放部位为远端空肠、回肠、结肠	局部：栓剂、灌肠剂、泡沫剂、凝胶剂	美沙拉秦栓剂 0.5～1.0g/次，1～2 次/d；美沙拉秦灌肠剂 1～2g/次，1～2 次/d。激素如氢化泼尼松琥珀酸钠盐（禁用酒石酸制剂）每晚 100～200mg；布地奈德泡沫剂 2mg/次，1～2 次/d，适用于病变局限在直肠者，布地奈德的全身不良反应少。不少中药灌肠剂如锡类散亦有效，可试用

注：[a] 以 5-氨基水杨酸含量计，柳氮磺吡啶、巴柳氮、奥沙拉秦 1g 相当于美沙拉秦的 0.40g、0.36g、1.00g。

（2）激素：泼尼松 0.75～1mg/（kg·d）（其他类型全身作用激素的剂量按相当于上述泼尼松剂量折算），再增加剂量不会提高疗效，反而会增加不良反应。达到症状完全缓解开始逐步减量，每周减 5mg，减至 20mg/d 时每周减 2.5mg 至停用，快速减量会导致早期复发。注意药物相关不良反应并进行相应处理，宜同时补充钙剂和维生素 D。

布地奈德为口服 3mg/次，3 次/d，一般在 8～12 周临床缓解后改为 3mg/次，2 次/d。延长疗程可提高疗效，但超过 6～9 个月则再无维持作用。该药为局部作用激素，全身不良反应显著少于全身作用激素。

（3）硫嘌呤类药物：

1）硫唑嘌呤：用药剂量和疗程应足够。但该药不良反应常见，且可发生严重不良反应，应在严密监测下应用。

合适目标剂量以及治疗过程中的剂量调整：欧洲共识意见推荐的目标剂量为 1.5～2.5mg/（kg·d），有研究认为中国患者剂量在 1.0～1.5mg/（kg·d）亦有效。硫唑嘌呤存在量效关系，剂量不足会影响疗效，增加剂量会增加药物不良反应风险，有条件的单位建议行 6-硫鸟嘌呤核苷酸（6-TGN）药物浓度测定指导调整剂量。

硫唑嘌呤治疗过程中应根据疗效、外周血白细胞计数和 6-TGN 进行剂量调整。目前临床上比较常用的剂量调整方案是，一开始即给予目标剂量，用药过程中进行剂量调整。另有逐步增量方案，即从低剂量开始，每 4 周逐步增量，直至有效或外周血白细胞计数降至临界值或达到推荐的目标剂量。该方案判断药物疗效需时较长，但可能减少剂量依赖的不良反应。

对于使用硫唑嘌呤维持撤离激素缓解有效的患者，疗程一般不少于 4 年。如继续使用，其获益和风险应与患者商讨，大多数研究认为使用硫唑嘌呤的获益超过发生淋巴瘤的风险。

严密监测硫唑嘌呤的不良反应：不良反应以服药3个月内常见，又尤以1个月内最常见。但骨髓抑制可迟发，甚至有发生在1年及以上者。用药期间应全程监测，定期随诊。最初1个月内每周复查1次全血细胞，第2~3个月内每2周复查1次全血细胞，之后每月复查全血细胞，半年后全血细胞检查间隔时间可视情况适当延长，但不能停止；最初3个月每月复查肝功能，之后视情况复查。

欧美的共识意见推荐在使用硫唑嘌呤前检查巯嘌呤甲基转移酶（TPMT）基因型，对基因突变者避免使用或严密监测下减量使用。TPMT基因型检查预测骨髓抑制的特异性很高，但灵敏性低（尤其是在汉族人群中），应用时须充分认识此局限性。研究显示，NUDT15基因多态性检测对预测包括我国在内的亚洲人群发生骨髓抑制的灵敏性与特异性高，有条件的单位使用硫唑嘌呤前可行检测。

2）6-巯嘌呤：欧美共识意见推荐的目标剂量为0.75~1.50mg/（kg·d）。使用方法和注意事项与硫唑嘌呤相同。

（4）甲氨蝶呤：国外推荐诱导缓解期的甲氨蝶呤剂量为每周25mg，肌内或皮下注射。12周达到临床缓解后，可改为每周15mg，肌内或皮下注射，亦可改口服，但疗效可能降低。疗程可持续1年，更长疗程的疗效和安全性目前尚无共识。我国人群的剂量和疗程尚无共识。注意监测药物不良反应：早期胃肠道反应常见，叶酸可减轻胃肠道反应，应常规同时使用。最初4周内每周、之后每月定期检查全血细胞和肝功能。妊娠为甲氨蝶呤使用禁忌证，用药期间和停药后数月内应避免妊娠。

（5）抗TNF-α单克隆抗体：英利昔单抗使用方法为5mg/kg，静脉滴注，在第0、2、6周给予作为诱导缓解；随后每隔8周给予相同剂量行长程维持治疗。使用英利昔单抗前接受激素治疗时应继续原来治疗，在取得临床完全缓解后将激素逐步减量直至停用。对原先使用免疫抑制剂无效者，没有必要继续合用免疫抑制剂；但对英利昔单抗治疗前未接受过免疫抑制剂治疗者，英利昔单抗与硫唑嘌呤合用可提高撤离激素缓解率和黏膜愈合率。

维持治疗期间复发者，应查找原因，包括药物谷浓度及抗药抗体浓度检测。如为浓度不足，可增加剂量或缩短给药间隔时间；如为抗体产生而未合用免疫抑制剂者，可加用免疫抑制剂，也可换用其他治疗方案。目前，尚无足够资料提出何时可以停用英利昔单抗。对英利昔单抗维持治疗达1年，维持无激素缓解伴黏膜愈合和C反应蛋白正常者，可考虑停用英利昔单抗，继以免疫抑制剂维持治疗。对停用英利昔单抗后复发者，再次使用英利昔单抗可能仍然有效。

注意事项：禁忌证和不良反应详见《抗肿瘤坏死因子-α单克隆抗体治疗炎症性肠病专家共识（2017）》。

2. 药学提示：

（1）克罗恩病复发率高，轻度和中度活动性患者以药物治疗为主。即使是重度活动者，手术前后亦要密切配合药物治疗。药物的选择，可参考《中国炎症性肠病诊断治疗规范的共识意见》。激素和英利昔单抗，主要用于诱导重度活动性克罗恩病的缓解，氨基水杨酸类制剂用于维持缓解。对于高危患者，宜开展早起积极治疗，不必进行“递进式”模式治疗，一开始即给予更强的治疗方案，一是激素联合免疫抑制剂，或者直接给予英夫利昔单抗。

（2）克罗恩病患者接受常规切除手术者，应在术前0.5~2.0小时给予抗菌药物，或麻醉开始时给药，使手术切口暴露时局部组织中已达到足以杀灭手术过程中入侵切口细菌的药物浓度。手术时间较短（＜2小时）的清洁手术，术前用药1次即可。手术时间超过3小时，或失血量大（＞1500ml），可手术中给予第2剂。

3. 注意事项：

（1）需要手术的克罗恩病患者多半病情较重，长期使用激素或者其他免疫抑制剂药物，往往合并严重营养不良和感染，存在巨大手术风险。围手术期处理非常重要。手术前后要加强营养支持。

(2) 用药前必须详细询问患者先前有否对头孢菌素类、青霉素类或其他药物的过敏史。

(3) 巯嘌呤类药物常有骨髓抑制作用，有些用药1年后出现。可检测巯嘌呤甲基转移酶基因型，预测骨髓抑制的发生。

六、克罗恩病临床路径护理规范

1. 术前护理：

(1) 休息与活动：

1) 指导患者卧床休息，如有疼痛可用听音乐等方法转移注意力，减轻疼痛。

2) 评估自理能力，给予压疮评分及跌倒评分，加强翻身，防压疮，防跌例，落实口腔护理，会阴冲洗、床上浴等基础护理。

3) 合并有出血或贫血严重的患者需卧床休息。

(2) 饮食护理：术前可口服全肠内营养或配合肠外营养，如行鼻肠管肠内营养，需告知按时通管预防堵塞，同时避免呛咳等问题。

(3) 协助检查：配合完成B超、CT、血常规、血型，肝肾功能、凝血功能、心电图、X线胸片、肠镜等术前常规检查。

(4) 病情观察：

1) 观察疼痛的特点，注意疼痛的程度、性质、部位及伴随症状。

2) 观察大便颜色，有活动性出血患者要告知绝对卧床休息，及时使用止血药。

3) 观察排便次数及是否有腹胀、腹痛，对便秘者及时采用开塞露或清洁灌肠等通便措施。

(5) 治疗护理：

1) 根据医嘱给予围手术期等肠内肠外营养支持治疗。

2) 多数情况下术前不进行肠道准备。

(6) 皮肤护理：给予术前备皮，指导进行手术野皮肤的清洁。

(7) 呼吸道管理：注意保暖，避免受寒。患者需戒烟，指导患者进行深呼吸运动和有效咳嗽练习。

(8) 心理护理：了解患者有无焦虑、恐惧心理，对疾病、手术的认知程度及社会支持情况，给予安慰与支持。

2. 术后护理：

(1) 按麻醉护理常规护理。

(2) 休息与体位：术后采取平卧位，血压稳定后给予半坐卧位，根据病情鼓励患者早期离床活动。

3. 饮食护理：术后禁食，待肛门排气后进食流质，逐渐过渡到半流质，以及肠内营养或普通饮食。饮食遵循少量多餐原则，避免生、冷、刺激的食物，少吃产气的食物。

4. 病情观察：

(1) 心电监护监测并记录血压、脉博、呼吸、血氧饱和度。

(2) 遵医嘱监测中心静脉压的变化，记录24小时尿量或出入量。

(3) 保持有效胃肠减压，观察并记录腹部症状，引流液的色、质、量。

(4) 观察腹部切口敷料有无渗血、有无渗液，并及时更换敷料。

(5) 术后并发症的观察及护理：

1) 腹腔出血，变现为局部少量渗血及活动性出血。若患者腹部引流管持续引出鲜红色液体≥100ml/h或24小时≥300ml，患者出现心悸、气短、烦躁等症状甚至有生命体征改变时，应立即通知医师进行处理。

2) 腹腔积液及脓肿，观察患者体温有无升高或持续下降，出现腹胀腹痛、呃逆、脉速、白细胞增多等表现。

3）吻合口瘘或残端破裂，观察引流液的性质、颜色、腹部症状、体征、体温的变化，有异常及时报告医师。

4）肠道粘连、梗阻，观察腹部胀痛、患者排气排便情况，有无恶心、呕吐、腹泻、出汗、全身无力、面色苍白和头晕等。

5. 治疗护理：

（1）根据患者的病情遵医嘱给予患者吸氧。

（2）遵医嘱予患者抗炎、制酸、营养支持等治疗。

（3）禁食期间口腔护理每天2次，留置尿管期间会阴抹洗每天2次，卧床期间协助患者床上浴每天1次，根据需要进行翻身拍背。

6. 肠造口患者的指导：对患者及家属进行造口的肠黏膜颜色及造口周围皮肤情况观察及护理方法指导，鼓励患者参加适当活动。

7. 出院指导：出院后多以肠内营养作为能量来源，术后2~4周到炎症性肠病门诊复查，遵医嘱接受预防性药物治疗。注意后续复发，6个月无明显不适也要复查肠镜，以调整药物治疗。

七、克罗恩病临床路径营养治疗规范

1. 推荐将NRS 2002作为克罗恩病术前营养风险筛查工具。

2. 建议多种指标联合应用，综合评估克罗恩病患者营养状况。推荐PG-SGA作为克罗恩病患者营养状况主观评价工具。

3. 建议对克罗恩病患者进行人体组成成分分析，尤其是少肌症的评估。

4. 在克罗恩病的缓解期，静息能量消耗并未增加。建议使用基于体重的简单公式［25~30kcal/（kg·d）］来估算能量需求。条件许可，建议使用间接能量测定法确定能量需求。

5. 在克罗恩病缓解期，蛋白质需要量约为1.0g/（kg·d）。在克罗恩病活动期，蛋白质需要量增加，成人为1.2~1.5g/（kg·d）。

6. 围手术期克罗恩病患者常合并微量营养素缺乏，以铁缺乏最常见。活动期克罗恩病患者应每3个月进行1次检测，缓解期克罗恩病患者应每6~12个月进行1次检测。

7. 轻度贫血的缓解期克罗恩病患者，首选口服补铁。处于克罗恩病活动期、口服铁剂不耐受、血红蛋白<100g/L以及需要使用促红细胞生成素的患者，首选静脉补铁。

8. 克罗恩病患者至少每年检测1次维生素B_{12}及叶酸水平，不使用硫嘌呤的患者出现巨细胞增多症时也需要检测。回肠病变或切除回肠>20cm的克罗恩病患者须密切监测维生素B_{12}水平。

9. 存在营养不良的克罗恩病患者，建议推迟择期手术并积极予以营养支持，严重营养不良患者，术前营养支持时间至少4周以上。

10. 术前营养支持过程中应重视评估监测，如果患者病情无好转甚至恶化，应权衡继续进行营养支持和转换手术的利弊，及时调整治疗方案。如选择手术，术中应遵循损伤控制外科理念制订手术方案。

11. 肠内营养治疗途径首选鼻饲，补充性肠内营养支持治疗可选择口服途径。

12. 术前肠内营养管饲途径首选鼻饲，如时间较长，可考虑行胃或空肠插管造口术。

13. 术前肠内营养治疗可选择家庭肠内营养。

14. 肠内营养剂型和配方不影响营养不良的改善，可依据患者耐受情况合理选择。

15. 肠内营养不能达到60%目标量，患者无法耐受肠内营养，或存在其他肠内营养禁忌证时，推荐使用肠外营养作为肠内营养的补充。

16. 严重营养不良、高分解代谢、肠外营养应用早期（3~7天内）建议容许性低热量肠外营养［≤20kcal/（kg·d）或<80%目标量］，待病情稳定后，恢复完全能量供应。

17. 推荐给予少肌症患者含有高支链氨基酸的足量蛋白质供应［≥1.2g/（kg·d）］。

18. 克罗恩病术前不必常规行机械性肠道准备，结肠、直肠克罗恩病术前建议口服抗菌药物。

19. 术中发现十二指肠瘘、残余小肠广泛炎症性病变、高位小肠造口、存在短肠综合征风险时，须术中建立肠内营养途径。

20. 根据肠功能恢复情况，术后应尽快恢复饮水及经口进食，口服营养补充是重要的营养补充方法。

21. 不论克罗恩病患者术前是否存在糖尿病，术后均应常规监测血糖，并采取严格的血糖控制目标（血糖水平≤8.3mmol/L）。围手术期高血糖可采用皮下或静脉注射胰岛素的方式。

八、克罗恩病临床路径患者健康宣教

1. 饮食应清淡，少吃辛辣刺激性及坚硬的食物；除乳糖不耐受者限制乳制品和严重腹泻者限制咖啡因外，营养应均衡；少食多餐。这些都可以帮助患者缓解症状、促进修复。

2. 帮助患者正确认识克罗恩病，充分理解克罗恩病的治疗是一个长期、综合性的过程，提高患者依从性。

3. 告知治疗药物的服药注意事项，不良反应的观察及简单处理，养成按时遵嘱服药的好习惯。

4. 关注患者精神心理状态，积极沟通，帮助其建立良好的应对策略。

九、推荐表单

（一）医师表单

克罗恩病临床路径医师表单

适用对象：第一诊断为克罗恩病（ICD-10：K50）

行单肠段切除吻合术（ICD-9-CM-3：45.62/45.72-45.8）

患者姓名：	性别： 年龄： 门诊号：	住院号：
住院日期： 年 月 日	**出院日期：** 年 月 日	**标准住院日：9~18 天**

时间	住院第 1 天	住院第 2 天	住院第 3~4 天 （手术前日）
主要诊疗工作	□ 询问病史和体格检查 □ 完成首次病程记录、住院病历 □ 开具实验室检查单 □ 评估有无急性并发症（如大出血、穿孔等） □ 上级医师查房	□ 上级医师查房 □ 改善一般情况，完善术前准备 □ 请相应科室会诊 □ 根据各项检查结果，进行术前讨论，确定治疗方案 □ 基础疾病治疗	□ 上级医师查房并确定下一步诊疗计划，完成上级医师查房记录，疑难病例需要全科讨论 □ 完成术前准备与术前评估 □ 完成必要的相关科室会诊 □ 向患者及家属介绍手术方案和可能出现的并发症，交代围手术期注意事项 □ 签署各种医疗文书（病理活检、输血、麻醉、手术同意书）
重点医嘱	**长期医嘱** □ 普通外科护理常规 □ 二级护理 □ 饮食（根据患者病情） □ 必要时 5-氨基水杨酸制剂、激素或免疫抑制剂 □ 对症处理 **临时医嘱** □ 血常规+血型、尿常规、大便常规+隐血、肝肾功能、电解质、凝血功能、感染性疾病筛查、红细胞沉降率、C 反应蛋白 □ 心电图、胸部 X 线正位片 □ 必要时行肠镜（包括消化内镜检查）、腹部超声、消化道钡剂造影、CT □ 必要时行肺功能测定和超声心动图 □ 排除肠结核检查如结核菌素纯蛋白衍生物（PPD）试验等	**长期医嘱** □ 患者既往基础用药 □ 若有轻中度营养不良者，则予肠内肠外营养治疗 □ 其他相关治疗 **临时医嘱** □ 相关专科医师的会诊单 □ 必要时术前营养支持 □ 复查有异常的检查	**长期医嘱** □ 普通外科护理常规 □ 二级护理 □ 饮食（视情况） □ 必要时 5-氨基水杨酸制剂、激素或免疫抑制剂 □ 对症处理 **临时医嘱** □ 既往基础用药 □ 拟明日在硬膜外麻醉或全身麻醉下行病变肠段切除吻合术 □ 术前或术中留置胃管、尿管 □ 常规皮肤准备 □ 术前麻醉辅助药 □ 预防性抗菌药物 □ 必要时行肠道准备 □ 药物过敏试验

续　表

时间	住院第 1 天	住院第 2 天	住院第 3~4 天 （手术前日）
病情变异记录	□ 无　□ 有，原因： 1. 2.	□ 无　□ 有，原因： 1. 2.	□ 无　□ 有，原因： 1. 2.
医师签名			

时间	住院第4~7天 （手术日）		住院第5~8天 （术后第1日）
	术前与术中	术后	
主要诊疗工作	□ 送患者入手术室 □ 麻醉准备，监测生命体征 □ 施行手术 □ 保持各引流管通畅 □ 必要时冷冻病理检查	□ 完成术后各项处理 □ 住院医师完成常规病程记录书写 □ 完成手术记录、麻醉记录和术后当天的病程记录（常规情况术后24小时内） □ 向患者及家属介绍手术情况，交代病情及术后注意事项 □ 防治肺部感染和深静脉血栓形成 □ 实施镇痛措施	□ 上级医师查房 □ 监测术后病情。观察、预判和处理可能出现的并发症（肺部感染、腹腔感染、深静脉血栓），修订监测和治疗方案 □ 实施镇痛 □ 促进肠功能早日恢复 □ 指导下地活动计划 □ 完成常规病程记录
重点医嘱	**长期医嘱** □ 长期医嘱 □ 今日在硬膜外麻醉和/或全身麻醉下行病变肠段切除并一期吻合或造口术 □ 二级护理 □ 禁食 **临时医嘱** □ 手术切开前30分钟使用抗菌药物 □ 液体治疗 □ 相应治疗（视情况）	**长期医嘱** □ 外科术后护理常规和肠外瘘术 □ 护理常规 □ 一级护理 □ 禁食 □ 相关监护 □ 合理氧治疗 □ 记24小时出入量 □ 胃肠减压记量、腹腔引流记量、尿管接袋记量 □ 患者既往基础用药 **临时医嘱** □ 液体治疗及纠正水电解质失衡 □ 抗菌药物：手术时间长或污染重，可加用 □ 根据病情变化施行相关治疗	**长期医嘱** □ 一级护理 □ 防治肺部感染，拍背、雾化吸入 □ 下肢静脉气压泵使用、弹力袜穿戴 □ 相应监护和氧治疗记24小时出入量记录相关引流量 □ 饮食指导 □ 镇痛泵使用，镇痛药物 **临时医嘱** □ 相关检验复查 □ 引流管管理和引流记量 □ 必要时抗菌药物（非常规使用） □ 必要时抑酸剂（非常规使用） □ 必要时生长抑素（非常规使用） □ 液体和营养治疗（如根据情况小剂量开始肠内营养，逐日递进） □ 其他特殊医嘱
病情变异记录	□ 无 □ 有，原因： 1. 2.	□ 无 □ 有，原因： 1. 2.	□ 无 □ 有，原因： 1. 2.
医师签名			

时间	住院第 7~13 天 （术后第 2~6 日）	住院第 10~18 天 （术后第 7~11 日，出院日）
主要诊疗工作	□ 上级医师查房 □ 监测术后恢复情况。观察、预判和处理可能出现的并发症（肺部感染、腹腔感染、深静脉血栓） □ 根据病情变化修订治疗措施 □ 处置各种管路 □ 完成病历书写 □ 根据胃肠功能恢复情况指导饮食、减少补液 □ 早期恢复肠内营养 □ 早起下床活动	□ 上级医师查房 □ 手术效果、术后并发症、伤口愈合评估 □ 明确是否出院 □ 通知患者及其家属出院 □ 向患者及其家属交代出院后注意事项，预约复诊日期及拆线日期 □ 完成出院记录、病案首页、出院证明书 □ 将出院小结的副本交给患者或家属
重点医嘱	**长期医嘱** □ 二级或三级护理 □ 饮食指导、液体和营养治疗 □ 记录相关引流量 □ 防治肺部感染，拍背、雾化吸入 □ 下肢静脉气压泵使用、弹力袜穿戴 **临时医嘱** □ 引流管和伤口处理（视情况） □ 复查必要检验（视病情） □ 必要时预防性抗凝用药	**临时医嘱** □ 根据患者全身状况决定检查项目 □ 拆线、换药 □ 出院带药
病情变异记录	□ 无　□ 有，原因： 1. 2.	□ 无　□ 有，原因： 1. 2.
医师签名		

（二）护士表单

克罗恩病临床路径护士表单

适用对象：第一诊断为克罗恩病（ICD-10：K50）

行小肠部分切除术（ICD-9-CM-3：45.61-45.62），大肠部分切除术（ICD-9-CM-3：45.7）

患者姓名：	性别： 年龄： 门诊号：	住院号：
住院日期： 年 月 日	**出院日期：** 年 月 日	**标准住院日：9~18 天**

时间	住院第 1 天	住院第 2 天	住院第 3~4 天 （手术前日）
健康宣教	□ 入院宣教 介绍主管医师、护士 介绍环境、设施 介绍住院注意事项	□ 术前宣教，宣教疾病知识 □ 主管护士与患者沟通，了解并指导心理应对 □ 饮食、心理、生活指导 □ 服药指导	□ 术前宣教，术前准备 □ 告知准备物品、沐浴 □ 告知术后饮食、活动及探视注意事项 □ 告知术后可能出现的情况及应对方式 □ 告知家属等候区位置
护理处置	□ 核对患者姓名，佩戴腕带 □ 建立入院护理病历 □ 卫生处置：剪指（趾）甲、沐浴，更换病号服 □ 完成入院评估	□ 静脉抽血 □ 指导患者到相关科室进行检查	□ 术前准备配血、抗菌药物皮试、备皮、药物灌肠、禁食、禁水
基础护理	□ 三级护理 □ 晨晚间护理 □ 患者安全管理	□ 三级护理 □ 晨晚间护理 □ 患者安全管理	□ 三级护理 □ 晨晚间护理 □ 患者安全管理
专科护理	□ 护理查体，检查腹部情况 □ 瞳孔、意识监测 □ 需要时，填写跌倒及压疮防范表 □ 需要时，请家属陪护		□ 术前禁食、禁水、备皮
重点医嘱	□ 详见医嘱执行单	□ 详见医嘱执行单	□ 详见医嘱执行单
病情变异记录	□ 无 □ 有，原因： 1. 2.	□ 无 □ 有，原因： 1. 2.	□ 无 □ 有，原因： 1. 2.
护士签名			

时间	住院第 4~7 天 （手术日）	住院第 5~9 天 （术后第 1~6 日）	住院第 10~18 天 （术后第 7~11 日，出院日）
健康宣教	□ 术后当日宣教 □ 告知监护设备、管路功能及注意事项，告知饮食、体位要求，告 知疼痛注意事项，告知术后可能出现情况及应对方式，告知用药情况 □ 给予患者及家属心理支持 □ 再次明确探视陪护须知	□ 术后宣教 □ 药物作用及频率，饮食、活动指导，复查患者对术前宣教内容的掌握程度 □ 疾病恢复期注意事项（若有肠造口的宣教） □ 拔尿管后注意事项 □ 防治深静脉血栓意义 □ 防治肺部感染的意义 □ 早期下床活动意义	□ 出院宣教 复查时间，服药方法，活动休息，指导饮食 □ 康复训练方法 □ 指导办理出院手续
护理处置	□ 送手术 摘除患者各种活动物品 核对患者资料及带药 填写手术交接单，签字确认 □ 接手术，核对患者及资料，签字确认 □ 遵医嘱予输液、抗感染、止血、抑酸、激素、控制血糖等治疗	□ 夹闭尿管，锻炼膀胱功能 □ 遵医嘱予输液、抗感染、抑酸、激素、控制血糖等治疗 □ 防治深静脉血栓（弹力袜，下肢气压治疗） □ 雾化吸入，拍背，防治肺部感染	□ 办理出院手续 □ 书写出院小结
基础护理	□ 特级或一级护理 □ 病情观察，制订特护记录 □ 每 2 小时 1 次评估生命体征、瞳孔、意识、皮肤情况 □ 排泄护理 □ 防治深静脉血栓形成 □ 患者安全管理	□ 特级或二级护理 □ 晨晚间护理 □ 协助早期进食、进水 □ 排泄护理 □ 协助更衣 □ 患者安全管理 □ 预防深静脉血栓形成	□ 三级护理 □ 晨晚间护理 □ 协助指导进食、进水 □ 协助或指导下地活动，每天 4~8 小时 □ 患者安全管理
专科护理	□ 卧位护理：麻醉清醒后半卧位，协助翻身、床上移动、预防压疮 □ 病情观察，写特护记录 □ 皮肤情况、伤口敷料、各种引流管情况、出入量 □ 术后观察意识、生命体征、腹部体征	□ 病情观察，必要时写特护记录 □ 观察腹部症状和体征、伤口敷料、各种引流管情况、出入量 □ 半卧位 □ 遵医嘱予抗感染、激素、控制血糖治疗 □ 需要时，联系主管医师给予相关处置	□ 病情观察 □ 腹部情况，伤口愈合、引流管路情况
重点医嘱	□ 详见医嘱执行单	□ 详见医嘱执行单	□ 详见医嘱执行单
病情变异记录	□ 无　□ 有，原因： 1. 2.	□ 无　□ 有，原因： 1. 2.	□ 无　□ 有，原因： 1. 2.
护士签名			

（三）患者表单

克罗恩病临床路径患者表单

适用对象：第一诊断为克罗恩病（ICD-10：K50）

行小肠部分切除术（ICD-9-CM-3：45.61-45.62），大肠部分切除术（ICD-9-CM-3：45.7）

患者姓名：	性别：　　年龄：　　门诊号：	住院号：
住院日期：　　年　月　日	出院日期：　　年　月　日	标准住院日：9~18天

时间	住院第1天	住院第2天	住院第3~4天 （手术前日）
监测	□ 测量生命体征、体重	□ 每日测量生命体征、询问排便情况，术前1晚测量生命体征	□ 手术清晨测量生命体征、血压1次
医患配合	□ 护士行入院护理评估（简单询问病史） □ 接受入院宣教 □ 医师询问病史、既往病史、用药情况，收集资料 □ 进行体格检查	□ 配合完善术前相关检查 □ 接受术前宣教 □ 克罗恩病知识、临床表现、治疗方法	□ 医师与患者及家属介绍病情及手术谈话 □ 术前宣教，术前用物准备 □ 告知准备物品、沐浴 □ 告知术后饮食 □ 告知术后探视及陪护制度 □ 告知术后可能出现的情况及应对方式 □ 告知家属手术室等候区位置 □ 手术室接患者，配合核对
重点诊疗及检查	**重点诊疗** □ 三级护理 □ 既往基础用药	**重点诊疗** □ 三级护理 □ 既往基础用药 □ 重要检查 □ 心电图、X线胸片、肠镜、活检 □ 必要时查肺功能、心脏彩色多普勒超声检查	**重点诊疗** □ 术前准备 □ 术前准备配血、抗菌药物皮试、备皮、药物灌肠、禁食、禁水、皮肤准备 □ 术前各种知情同意书签字（输血、病理活检、麻醉、手术）
重点诊疗及检查	□ 三级护理 □ 晨晚间护理 □ 患者安全管理	□ 三级护理 □ 晨晚间护理 □ 患者安全管理	□ 三级护理 □ 晨晚间护理 □ 患者安全管理
饮食及活动	□ 根据病情半流质饮食或鼻饲 □ 根据病情选用配方制剂 □ 正常活动	□ 根据病情半流质饮食或鼻饲 □ 根据病情选用配方制剂 □ 卧床休息，自主体位	□ 术前12小时禁食、禁水 □ 正常活动

时间	住院第 4~7 天 (手术日)	住院第 5~10 天 (术后第 1~6 日)	住院第 11~18 天 (术后第 7~11 日)
监测	□ 定时监测生命体征，各种管道情况	□ 定时监测生命体征 □ 每日询问肠功能恢复、静脉血栓和肺部感染情况	□ 每日询问腹部症状和体征
医患配合	**术后宣教** □ 术后体位：麻醉未醒时平卧，清醒后，4~6 小时无不适反应可垫枕或根据医嘱予监护设备、吸氧 □ 配合护士定时监测生命体征、瞳孔、伤敷料和引流管等 □ 不要随意动引流管 □ 疼痛的注意事项及处理 □ 告知医护不适及异常感受	□ 医师巡视了解病情 □ 配合饮食、活动指导 □ 护士协助进食、进水、排泄等生活护理 □ 配合防治深静脉血栓防治、肺部感染 □ 护士行晨晚间护理 □ 配合监测出入量 □ 膀胱功能锻炼，成功后可将尿管拔除 □ 注意探视及陪护时间	□ 护士行晨晚间护理 □ 医师拆线 □ 伤口注意事项 □ 配合康复训练（必要时） **出院宣教** □ 接受出院前康复宣教 □ 学习出院注意事项 □ 了解复查程序 □ 办理出院手续，取出院带药
重点诊疗及检查	**重点诊疗** □ 特级护理 □ 予监护设备、吸氧 □ 注意留置管路安全与通畅 □ 用药：抗菌药物、止血药、抑酸、激素、补液药物的应用 □ 护士协助记录出入量	**重点诊疗** □ 特级或一级护理 □ 静脉用药逐渐过渡至口服药医师定时予伤口换药 **重要检查** □ 定期实验室检查 □ 必要时行腹部影像学检查	**重点诊疗** □ 二级或三级护理 □ 普通饮食或配方制剂 □ 医师观察伤口（必要时） **重要检查** □ 定期实验室检查（必要时）
饮食及活动	□ 根据病情半流质饮食或鼻饲 □ 卧床休息，自主体位	□ 协助早期进食、进水。根据病情逐渐由半流质饮食过渡到普通饮食 □ 协助下地活动，每天 5~7 次，每次 10~30 分钟。过渡到每天 4~8 小时	□ 半流质饮食、普通饮食，或膳食配方制剂 □ 协助或指导下地活动，每天 4~8 小时

附：原表单（2011 年版）

克罗恩病临床路径表单

适用对象：第一诊断为克罗恩病（ICD-10：K50）
行单肠段切除吻合术（ICD-9-CM-3：45.62/45.72-45.8）

患者姓名：	性别： 年龄： 门诊号：		住院号：
住院日期： 年 月 日	**出院日期：** 年 月 日		**标准住院日：9~18 天**

时间	住院第 1 日	住院第 2 天	手术前日
主要诊疗工作	□ 询问病史和体格检查 □ 完成首次病程记录、住院病历 □ 开具实验室检查单 □ 评估有无急性并发症（如大出血、穿孔等） □ 营养筛查与评估 □ 上级医师查房	□ 上级医师查房 □ 完成术前准备与术前评估 □ 完成必要的相关科室会诊 □ 根据各项检查检验结果，进行术前讨论，确定治疗方案	□ 上级医师查房并确定下一步诊疗计划，完成上级医师查房记录，疑难病例需要全科讨论 □ 改善一般情况，完善术前准备 □ 请相应科室会诊 □ 向患者及家属交代围手术期注意事项、签署各种医疗文书
重点医嘱	**长期医嘱** □ 普通外科护理常规 □ 二级护理 □ 饮食（根据患者病情） □ 必要时 5-氨基水杨酸制剂、激素或免疫抑制剂 □ 营养治疗药物（视评估情况） □ 对症处理 **临时医嘱** □ 血常规+血型、尿常规、大便常规+隐血 □ 肝肾功能、电解质、凝血功能、感染性疾病筛查 □ 心电图、胸部正位片 □ 红细胞沉降率、C 反应蛋白 □ 必要时行肠镜（包括消化内镜检查）、腹部超声、消化道钡剂造影、CT、MRI □ 必要时行肺功能测定和超声心动图 □ 排除肠结核检查如 PPD 试验等	**长期医嘱** □ 患者既往基础用药 □ 营养治疗药物 □ 其他相关治疗 **临时医嘱** □ 相关专科医师的会诊单 □ 复查有异常的检查	**长期医嘱** □ 普通外科护理常规 □ 二级护理 □ 饮食（视情况） □ 必要时 5-氨基水杨酸制剂、激素或免疫抑制剂 □ 对症处理 □ 营养治疗药物 **临时医嘱** □ 既往基础用药 □ 拟明日在硬膜外麻醉或全身麻醉下行病变肠段切除吻合术 □ 术前或术中 □ 留置胃管、尿管 □ 常规皮肤准备 □ 术前麻醉辅助药 □ 预防性抗菌药物 □ 必要时行肠道准备 □ 药物过敏试验
主要护理工作	□ 环境介绍、护理评估 □ 制定护理计划 □ 静脉取血（明晨取血） □ 指导患者到相关科室进行检查 □ 营养筛查与评估 □ 营养治疗护理（遵医嘱） □ 饮食、心理、生活指导 □ 服药指导 □ 造口的宣教	□ 饮食、心理指导 □ 静脉抽血 □ 术前指导 □ 营养治疗护理	□ 饮食、心理指导 □ 静脉抽血 □ 术前指导 □ 术前准备：备皮、肠道准备等 □ 告知患者及家属术前流程及注意事项 □ 术前手术物品准备 □ 造口的宣教 □ 营养治疗护理

续　表

时间	住院第 1 日	住院第 2 天	手术前日
病情变异记录	□ 无　□ 有，原因： 1. 2.	□ 无　□ 有，原因： 1. 2.	□ 无　□ 有，原因： 1. 2.
护士签名			
医师签名			

<table>
<tr><td rowspan="2">时间</td><td colspan="2">住院第 4~7 天（手术日）</td><td rowspan="2">住院第 5~8 天
（术后第 1 日）</td></tr>
<tr><td>术前与术中</td><td>术后</td></tr>
<tr><td>主要诊疗工作</td><td>□ 送患者入手术室
□ 麻醉准备，监测生命体征
□ 施行手术
□ 保持各引流管通畅
□ 必要时冷冻病理检查</td><td>□ 完成术后各项处理
□ 住院医师完成常规病程记录书写
□ 完成手术记录、麻醉记录和术后当天的病程记录（常规情况术后 24 小时内）
□ 向患者及家属交代病情及术后注意事项</td><td>□ 上级医师查房
□ 监测术后病情，修订监测和治疗方案
□ 完成常规病程记录
□ 再次营养筛查与评估</td></tr>
<tr><td>重点医嘱</td><td>长期医嘱
□ 今日在硬膜外麻醉和/或全身麻醉下行病变肠段切除吻合术
□ 一级护理
□ 禁食
临时医嘱：
□ 手术切开前 30 分钟使用抗菌药物
□ 液体治疗
□ 相应治疗（视情况）</td><td>长期医嘱
□ 外科术后护理常规和肠外瘘术后护理常规
□ 一级护理
□ 禁食
□ 相关监护
□ 合理氧治疗
□ 记 24 小时出入量
□ 胃肠减压记量
□ 腹腔引流记量
□ 尿管接袋记量
□ 患者既往基础用药
临时医嘱
□ 液体治疗及纠正水电解质失衡
□ 抗菌药物：手术时间长或污染重，可加用
□ 营养治疗药物
□ 根据病情变化施行相关治疗</td><td>长期医嘱
□ 今日在硬膜外麻醉或全身麻醉下行病变肠段切除吻合术
□ 一级护理
□ 相应监护和氧治疗
□ 记 24 小时出入量
□ 记录相关引流量
□ 饮食指导
□ 营养治疗药物（视评估情况）
临时医嘱
□ 相关检验复查
□ 引流管管理和引流记量
□ 必要时造口记量
□ 必要时抗菌药物
□ 必要时抑酸剂
□ 必要时生长抑素
□ 液体治疗
□ 其他特殊医嘱</td></tr>
<tr><td>主要护理工作</td><td>□ 术晨按医嘱清洁肠道、留置胃管、尿管
□ 术前注射麻醉用药（酌情）
□ 指导术前注射麻醉用药后注意事项
□ 术前护理、饮食指导
□ 安排陪送患者入手术室
□ 心理支持</td><td>□ 指导和协助体位与活动
□ 生活护理（一级护理）
□ 饮食指导
□ 密切观察患者病情变化
□ 观察患者腹部体征及肠道功能恢复的情况
□ 管道护理及指导
□ 记录 24 小时出入量
□ 疼痛护理
□ 皮肤护理
□ 营养治疗护理
□ 伤口和造口护理
□ 心理支持（患者及家属）
□ 康复指导（运动指导）</td><td>□ 指导体位和活动
□ 生活护理（一级护理）
□ 密切观察患者病情变化
□ 观察患者腹部体征及肠道功能恢复的情况
□ 管道护理及指导
□ 记录 24 小时出入量
□ 疼痛护理
□ 皮肤护理
□ 营养治疗护理
□ 治疗护理
□ 造口护理（必要时）
□ 心理支持（患者及家属）</td></tr>
</table>

续　表

时间	住院第 4~7 天（手术日）		住院第 5~8 天（术后第 1 日）
	术前与术中	术后	
病情变异记录	□无　□有，原因： 1. 2.	□无　□有，原因： 1. 2.	□无　□有，原因： 1. 2.
护士签名			
医师签名			

时间	住院第 6~9 天 （术后第 2 日）	住院第 7~13 天 （术后第 3~6 日）	住院第 10~18 天 （术后第 7~11 日，出院日）
主要诊疗工作	□ 上级医师查房 □ 监测术后恢复情况 □ 根据病情变化修订观察指标和治疗措施 □ 完成病历书写 □ 根据胃肠功能恢复情况指导、减少补液	□ 上级医师查房 □ 监测术后恢复情况 □ 根据病情变化修订观察指标和治疗措施 □ 完成病历书写 □ 根据胃肠功能恢复情况指导、减少补液	□ 上级医师查房 □ 手术效果、术后并发症、伤口愈合评估 □ 明确是否出院 □ 通知患者及其家属出院 □ 向患者及其家属交代出院后注意事项，预约复诊日期及拆线日期 □ 完成出院记录、病案首页、出院证明书 □ 将出院小结的副本交给患者或其家属
重点医嘱	**长期医嘱** □ 二级或三级护理 □ 饮食指导、液体治疗（鼓励早期恢复饮食、减少输液） □ 营养治疗药物 □ 记录相关引流量 **临时医嘱** □ 引流管和伤口处理（视情况） □ 复查必要检验（视病情）	**长期医嘱** □ 二级或三级护理 □ 饮食指导、液体治疗（鼓励早期恢复饮食、减少输液） □ 营养治疗药物 □ 记录相关引流量 **临时医嘱** □ 引流管和伤口处理（视情况） □ 复查必要检验（视病情）	**临时医嘱** □ 根据患者全身状况决定检查项目 □ 再次营养筛查与评估 □ 拆线、换药 □ 出院带药
主要护理工作	□ 观察病情变化和康复情况 □ 指导体位与活动 □ 协助生活护理 □ 协助指导饮食 □ 营养治疗护理 □ 伤口和造口护理（视病情）	□ 观察病情变化和康复情况 □ 指导体位与活动 □ 协助生活护理 □ 协助指导饮食 □ 营养治疗护理 □ 伤口和造口护理（视病情）	□ 出院指导 □ 办理出院手续 □ 复诊时间 □ 服药指导 □ 康复指导 □ 疾病知识及后续治疗 □ 造口护理指导 □ 营养、防护等健康宣教
病情变异记录	□ 无 □ 有，原因： 1. 2.	□ 无 □ 有，原因： 1. 2.	□ 无 □ 有，原因： 1. 2.
护士签名			
医师签名			

第四章

直肠息肉临床路径释义

【医疗质量控制指标】

指标一、诊断需结合临床表现及内镜检查等，符合指征者行手术治疗。

指标二、围手术期需防治感染，术后注意防治肛瘘、直肠肛门功能损伤。

一、直肠息肉编码

1. 原编码：

疾病名称及编码：直肠息肉（ICD-10：K62.1；D12.8，M8210/0）

手术操作名称及编码：息肉切除术（ICD-9-CM-3：48.36）

2. 修改编码：

疾病名称及编码：直肠息肉（ICD-10：K62.1）

腺瘤样息肉（ICD-10：D12.8，M8210/0）

手术操作名称及编码：息肉切除术（ICD-9-CM-3：48.36）

二、临床路径检索方法

（K62.1/ D12.8 M8210/0）伴 48.36

三、国家医疗保障疾病诊断相关分组（CHS-DRG）

MDCG 消化系统疾病及功能障碍

GF2 直肠其他手术

GZ1 其他消化系统诊断

四、直肠息肉临床路径标准住院流程

（一）适用对象

第一诊断为直肠息肉（ICD-10：K62.1；D12.8，M8210/0），行息肉切除术（ICD-9-CM-3：48.36）。

释义

■ 本临床路径适用对象是第一诊断为单发的良性直肠息肉患者，直肠息肉癌变应视为直肠癌，患者需进入其他相应路径。结直肠息肉病也需进入其他相应路径。

（二）诊断依据

根据《临床诊疗指南·外科学分册》（中华医学会编，人民卫生出版社，2006 年，第 1 版）。

1. 症状：大便带血，肛门肿物脱出，大便次数增多，黏液便或黏液血便。
2. 体征：直肠指检触及质软、有弹性或带蒂的肿物，指套或带血或黏液。
3. 肠镜（如无法作肠镜可考虑 CT 等检查）。
4. 经直肠超声或盆腔 MRI 检查（必要时）。

释义

■ 直肠息肉体积较小者，患者常无特异性症状，多于查体或结肠镜检查时无意中发现。随着直肠息肉体积增大，患者会出现相应症状，如粪便带血，肛门肿物脱出，排便次数增多，黏液便或黏液血便。通过直肠指检或结肠镜检查可以诊断。

■ 直肠息肉应注意与直肠癌鉴别。直肠癌患者多有排便习惯改变和粪便带血。中晚期可出现急性或慢性肠梗阻表现，大便隐血为阳性，血清癌胚抗原（CEA）可升高。腹部增强 CT 可见直肠壁增厚、异常强化或肠腔狭窄等征象。结肠镜检查和活检可明确诊断。

■ 结直肠息肉病与直肠息肉的区别首先在于息肉或腺瘤数目之分。根据 Morson 的标准为 100 个以上腺瘤者属息肉（腺瘤）病。另外，不同结直肠息肉病有各自的特征，如黑斑息肉病患者口腔黏膜、口唇、口周、肛周及双手指掌底、足常有斑是色素沉着；加德纳综合征患者常并发胃及小肠腺瘤、骨瘤病和皮肤软组织肿瘤。上述特征有助于鉴别。

（三）治疗方案的选择

根据《临床诊疗指南·外科学分册》（中华医学会编，人民卫生出版社，2006 年，第 1 版）。

1. 对于有蒂息肉，直径小于 2cm 的广基息肉，非息肉病者，可行经肛门的切除术或行内镜下圈套摘除、活检钳钳除、高频电凝凝除。

2. 对直径大于 2cm 的广基息肉，可根据临床实际情况选择手术方案：

（1）经肛门手术：适用于位于腹膜反折以下直肠息肉。

（2）经腹手术：适应于腹膜反折以上基底直径大于 2cm 的息肉。

（3）内镜黏膜下剥离术：直径大于 2cm 的广基息肉，病变仅位于黏膜层。

（4）对于距肛缘 5~15cm 者，有条件可行经肛门内镜下的息肉切除术（TEM 术）。

（5）对于距肛缘 5~10cm，也可行经肛门括约肌途径的切除术（Mason 术）。

释义

■ 息肉是直肠常见疾病，由于其临床及病理特征，处理正确与否涉及其预后。

■ 直肠息肉的外科手术切除有多种方法可供选择，应综合考虑息肉的具体部位、大小、术前活检的病理结果以及手术者的经验，选择合适的手术方式。常见手术方式包括：①EMR 术；②ESD 术；③经肛手术；④TEM 手术；⑤腹腔镜手术。

■ 局部切除术在现代直肠肿瘤患者的治疗中起着有限的但又十分重要的作用，其优势是创伤小、保留肛门括约肌功能、消除永久性肠造口所带来的极大不便。

（四）标准住院日

4~9 天。

释义

■ 进入本路径的直肠息肉患者入院后一般住院后第 2~3 天安排手术治疗，术后主要观察患者体温、腹部体征、伤口及排便情况，根据患者胃肠道恢复情况进食。总住院时间不超过 9 天符合本路径要求。

（五）进入路径标准

1. 第一诊断必须符合 ICD-10：K62.1；D12.8，M8210/0 直肠息肉疾病编码。
2. 门诊纤维内镜不能切除的广基息肉，病理未排除腺瘤癌变、家族性腺瘤性息肉病的患者。
3. 当患者同时具有其他疾病诊断，但在住院期间不需要特殊处理也不影响第一诊断的临床路径流程实施时，可以进入路径。

释义

■ 进入本路径的患者第一诊断为直肠息肉，需要外科手术治疗。

■ 入院后常规检查发现以往没有发现的疾病或既往有基础病（如高血压、冠状动脉粥样硬化性心脏病、糖尿病、肝肾功能不全等），经系统评估后对手术治疗无特殊影响，仅需要药物维持治疗者，可进入路径。但可能会增加医疗费用，延长住院时间。

（六）术前准备

1 天。

必须的检查项目：

1. 血常规、尿常规、大便常规+隐血。
2. 肝肾功能、电解质、血型、凝血功能、感染性疾病筛查（乙型肝炎、丙型肝炎、梅毒、艾滋病等）。
3. X 线胸片、心电图。

释义

■ 血常规、尿常规、大便常规+隐血是基本的常规检查，每个进入路径的患者均需完成。肝肾功能、凝血功能、心电图、X 线胸片主要是评估有无基础病，可能会影响到手术风险、住院时间、费用以及治疗预后；感染性疾病筛查主要是用于手术前准备。

（七）预防性抗菌药物选择与使用时机

预防性抗菌药物按照《抗菌药物临床应用指导原则》（卫医发〔2015〕43 号）执行，并结合患者的病情决定抗菌药物的选择，预防性用药时间为 1 天。

释义

■ 直肠息肉手术预防性抗菌药物应用首选第二代头孢菌素及部分第三代头孢菌素（头孢曲松钠）；对青霉素过敏者不宜使用头孢菌素时可用喹诺酮类替代。

■ 预防性抗菌药物给药时机极为关键，应在术前0.5~2小时1次性给药，以保证在发生细菌污染之前血清及组织中的药物达到有效浓度。术后如无感染并发症不再使用抗菌药物。

（八）手术日

入院第2天。

1. 麻醉方式：全身麻醉或局部麻醉。
2. 手术内固定物：吻合器的应用。
3. 术中用药：麻醉常规用药。
4. 输血：视术中情况而定。
5. 病理学检查：冷冻加石蜡切片。

释义

■ 根据不同的手术方式选择不同的麻醉方式，可供选择的麻醉方式包括全身麻醉、腰麻及硬膜外麻醉或局部麻醉。

■ 经腹手术行肠切除肠吻合，可能需用吻合器。

■ 如怀疑直肠息肉癌变，术中需送冷冻病理检查。

（九）术后住院恢复

2~7天。

1. 根据患者情况复查血常规、肝功能、电解质。
2. 术后用药：预防性抗菌药物使用，按照《抗菌药物临床应用指导原则》（卫医发〔2015〕43号）执行，并结合患者的病情决定抗菌药物的选择，用药时间1天。

释义

■ 腰麻或硬膜外麻醉患者需去枕平卧6小时，恢复进食前静脉补液。短期禁食者无需静脉营养支持。严格遵循预防性抗菌药物应用的原则，术后如无感染并发症不再使用抗菌药物。

■ 患者排气后可以进水，如无不适可以进流质饮食，逐渐过渡到半流质饮食。

■ 术后换药主要观察切口有无红肿渗出，如有切口红肿时可使用75%酒精湿敷，如已有局部感染及时敞开切口，取除线结，充分引流。

（十）出院标准

1. 伤口愈合好：伤口无感染及皮下积液，引流管拔除或无便血，体温正常。
2. 没有需要住院处理的并发症。

释义

■ 出院标准以患者症状、体征及临床化验为评判标准。无便血及手术并发症，自主进半流无不适，局部无明显压痛，血常规基本恢复正常。

■ 切口愈合良好的患者无需住院等待拆线，术后7~14天门诊拆线。

（十一）变异及原因分析

1. 息肉性质判断与术中情况或术后病理不符，需进行相关检查和治疗，导致住院时间延长。
2. 腺瘤癌变术前病理分期，需进行相关检查。
3. 息肉大小、数目、性质影响手术方式的选择。
4. 腺瘤癌变者（高级别上皮内瘤变）患者，按直肠癌临床路径执行。
5. 有影响手术的并发症，需要进行相关的诊断和治疗。

释义

■ 变异是指入选临床路径的患者未能按路径流程完成医疗行为或未达到预期的医疗质量控制目标，包含以下情况：①按路径流程完成治疗，但超出了路径规定的时限或限定的费用，如术后腹腔感染、切口感染、术后粘连性肠梗阻，导致术后住院时间延长。住院后发现的其他疾病，需本次住院期间诊断和治疗，导致住院时间延长与费用增加；②不能按路径流程完成治疗，患者需要中途退出路径。检查发现直肠息肉癌变则建议行直肠癌根治术，转入相应路径。围手术期出现严重并发症，需二次手术或需接受重症监护治疗。

■ 医师认可的变异原因主要指患者入选路径后，医师在检查及治疗过程中发现患者合并存在一些事前未预知的对本路径治疗可能产生影响的情况，需要终止执行路径或者是延长治疗时间、增加治疗费用。医师需在表单中明确说明。

■ 因患者方面的主观原因导致执行路径出现变异，也需要医师在表单中予以说明。

五、直肠息肉手术临床路径给药方案

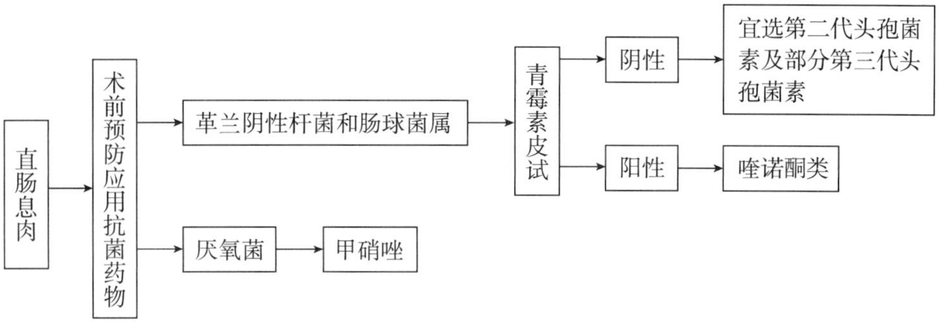

1. 用药选择：

（1）为预防术后切口或手术部位感染，应针对革兰阴性杆菌、肠球菌属和厌氧菌选用药物。

（2）第三代头孢菌素常用的注射剂有头孢曲松、头孢他啶等。对于感染较重者可选用第三代头孢菌素+甲硝唑；对青霉素过敏者不宜使用头孢菌素时可用喹诺酮类抗菌药物替代。

2. 药学提示：

（1）预防性抗菌药物给药时机极为关键，应在术前0.5~2.0小时给药，以保证在发生细菌污染之前血清及组织中的药物达到有效浓度。

（2）预防用药时间不超过24小时，必要时延长至48小时。

3. 注意事项：

（1）用药前必须详细询问患者先前有否对头孢菌素类、青霉素类或其他药物的过敏史。

（2）如果手术当中发生手术部位污染者治疗时间应根据患者的症状、体温、血常规检查等综合决定。

六、直肠息肉手术临床路径护理规范

1. 嘱患者术前8~12小时禁食，术前4小时禁饮，并完成肠道准备。

2. 术后密切观察患者各项体征变化，检查排便量与性质，警惕消化道出血，关注患者疼痛情况，及时对症处理。

3. 给予患者术后饮食指导，根据患者恢复情况逐步给予流质饮食、半流质饮食，直至过渡为普通饮食。嘱患者避免食用富含粗纤维的食物，并严格禁食刺激性食物。

4. 给予患者运动指导，鼓励患者下地活动，术后7天内避免重体力活动。

七、直肠息肉手术临床路径营养治疗规范

1. 术前评估患者一般营养情况。

2. 术后根据患者恢复情况给予营养支持，每日应补充热量25~30kcal/kg和蛋白质1.5~2g/kg，尽早恢复肠内营养，逐步过渡至普通饮食。

八、直肠息肉手术临床路径患者健康宣教

1. 术后关注排便情况，如有异常及时复诊。

2. 保持良好饮食习惯，营养均衡，避免食用富含粗纤维及刺激性食物。

3. 按时复查，及时发现和处理肠道黏膜异常增生。

九、推荐表单

（一）医师表单

直肠息肉临床路径医师表单

适用对象：第一诊断为直肠息肉（ICD-10：K62.1；D12.8，M8210/0）
行息肉切除术（ICD-9-CM-3：48.36）

患者姓名：	性别：　　年龄：　　门诊号：	住院号：
住院日期：　　年　月　日	出院日期：　　年　月　日	标准住院日：4~9天

时间	门诊	住院第1~2天 （手术准备日）	住院第2天 （手术日）
主要诊疗工作	□ 询问病史与体格检查 □ 完成门诊病历 □ 完善检查 □ 完成电子结肠镜检查及病理学检查	□ 上级医师查房 □ 完成术前准备与术前评估 □ 根据体检、肠镜、病理等，行术前讨论，确定手术方案 □ 完成必要的相关科室会诊 □ 向患者及家属交代病情，签署手术同意书 □ 麻醉师访视并签麻醉同意书	□ 上级医师查房 □ 手术 □ 根据术中病理决定手术方式 □ 术者完成手术记录 □ 住院医师完成术后病程 □ 向患者及家属交代病情及术后注意事项
重点医嘱	□ 门诊处方 □ 血常规、凝血功能（可术前完成） □ 电子结肠镜	□ 门诊处方 □ 血常规、凝血功能（可术前完成） □ 电子结肠镜 **长期医嘱** □ 普通外科护理常规 □ 二级护理 **临时医嘱** □ 血常规、尿常规、大便常规+隐血 □ 肝肾功能、电解质、血型、凝血功能、感染性疾病筛查 □ 心电图、正侧位X线胸片 □ 术前准备 □ 拟明日全身麻醉或局部麻醉行息肉切除术 □ 禁食、禁水 □ 留置尿管 □ 抗菌药物（术中） □ 术前肠道准备：口服泻药+ 清洁灌肠 □ 麻醉辅助药（术前30分钟）	**长期医嘱** □ 今日行直肠息肉切除术 □ 普通外科术后护理常规 □ 一级护理 □ 禁食、禁水 □ 低流量吸氧 □ 尿管接无菌引流袋、记量 □ 会阴擦洗，bid □ 记24小时尿量 □ 抗菌药物 **临时医嘱** □ 术中抗菌药物 □ 心电监护（必要时） □ 血常规、电解质 □ 镇痛、镇静（必要时） □ 更换敷料
病情变异记录	□ 无　□ 有，原因： 1. 2.	□ 无　□ 有，原因： 1. 2.	□ 无　□ 有，原因： 1. 2.
医师签名			

时间	住院第 3~4 天 （术后第 1 日）	住院第 4~9 天 （出院日）
主要诊疗工作	□ 上级医师查房，注意病情变化 □ 完成常规病历书写 □ 注意观察心率、血压、血氧、呼吸、体温 □ 评估伤口情况 □ 根据病情可考虑拔除尿管	□ 上级医师查房，进行手术评估，确定是否出院 □ 评估肠鸣音及注意肛门排气、排便情况 □ 视情况予流质饮食 □ 完成常规病历、出院记录、病案首页、出院证明书 □ 向患者交代出院后的注意事项 □ 将出院小结的副本交给患者
重点医嘱	**长期医嘱** □ 直肠息肉切除术后常规护理 □ 一级护理 □ 根据病情可进水和清流饮食 □ 低流量吸氧 □ 尿管接无菌引流袋 □ 会阴擦洗，bid □ 记 24 小时尿量 □ 停用抗菌药物（酌情） **临时医嘱** □ 更换敷料（视情况）	**出院医嘱** □ 拔除尿管 □ 更换敷料 □ 切口拆线 □ 门诊随诊
病情变异记录	□ 无 □ 有，原因： 1. 2.	□ 无 □ 有，原因： 1. 2.
医师签名		

（二）护士表单

直肠息肉临床路径护士表单

适用对象：第一诊断为直肠息肉（ICD-10：K62.1；D12.8，M8210/0）
　　　　　行息肉切除术（ICD-9-CM-3：48.36）

患者姓名：	性别：　　年龄：　　门诊号：		住院号：
住院日期：　　年　月　日	**出院日期：**　　年　月　日		**标准住院日：4~9 天**

时间	住院第 1 天 （手术日）	住院第 2~3 天 （手术准备日）	住院第 4 天 （手术日）
健康宣教	□ 入院宣教 介绍主管医师、护士 介绍环境、设施 介绍住院注意事项	□ 术前宣教 宣教疾病知识、术前准备，特别是肠道准备方法及手术过程 告知准备物品、沐浴 告知术后饮食、活动及探视注意事项 告知术后可能出现的情况及应对方式 □ 主管护士与患者沟通，了解并指导心理应对告知家属等候区位置	□ 术后当日宣教 告知监护设备、管路功能及注意事项 告知饮食、体位要求 告知疼痛注意事项 告知术后可能出现情况的应对方式 □ 给予患者及家属心理支持 □ 再次明确探视陪护须知
护理处置	□ 核对患者姓名，佩戴腕带 □ 建立入院护理病历 □ 卫生处置：剪指（趾）甲、沐浴，更换病号服 □ 防跌倒、坠床宣教	□ 协助医师完成术前检查化验 □ 术前准备 □ 抗菌药物皮试 □ 备会阴部皮肤 □ 肠道准备：术前 2 日禁食、不禁水，口服肠内营养制剂及导泻药物；术前 1 日禁食予静脉补液及口服泻药，术前 12 小时禁食、禁水	□ 送手术 摘除患者各种活动物品 核对患者资料及带药 填写手术交接单，签字确认 □ 接手术 核对患者及资料，签字确认
基础护理	□ 三级护理 □ 晨晚间护理 □ 患者安全管理	□ 三级护理 □ 晨晚间护理 □ 患者安全管理	□ 特级护理 □ 卧位护理：协助翻身、床上移动、预防压疮 □ 排泄护理 □ 患者安全管理
专科护理	□ 护理查体 □ 填写跌倒及压疮防范表（需要时） □ 请家属陪护（需要时） □ 心理护理	□ 遵医嘱完成相关检查和治疗 □ 观察肠道准备是否干净 □ 观察有无肠道准备不良反应 □ 心理护理	□ 病情观察，写特护记录日间至少 q2h，夜间至少 q4h □ 评估生命体征、出入量、伤口敷料情况 □ 遵医嘱予抑酸禁食补液治疗 □ 心理护理

续 表

时间	住院第1天 （手术日）	住院第2~3天 （手术准备日）	住院第4天 （手术日）
重点医嘱	□ 详见医嘱执行单	□ 详见医嘱执行单	□ 详见医嘱执行单
病情变异记录	□ 无 □ 有，原因： 1. 2.	□ 无 □ 有，原因： 1. 2.	□ 无 □ 有，原因： 1. 2.
护士签名			

时间	住院第 5~6 天 （术后第 1~2 日）	住院第 7~9 天 （术后第 3~5 日）
健康宣教	□ 术后宣教 饮食、活动指导 下床活动注意事项 复查患者对术前宣教内容的掌握程度 疾病恢复期注意事项 □ 下床活动注意事项 □ 拔尿管后注意事项	□ 出院宣教 复查时间 服药方法 活动休息 指导饮食 □ 指导办理出院手续
护理处置	□ 遵医嘱完成相关检查 □ 夹闭尿管，锻炼膀胱功能	□ 办理出院手续 □ 书写出院小结
基础护理	□ 一级或二级护理 □ 晨晚间护理 □ 协助饮水、进食米汤 □ 协助翻身、床上移动及床旁活动、预防压疮 □ 排泄护理 □ 协助更衣 □ 患者安全管理	□ 二级护理 □ 晨晚间护理 □ 协助或指导进食半流少渣饮食 □ 协助或指导床旁活动 □ 患者安全管理
专科护理	□ 病情观察，写一般护理记录 □ 评估生命体征、出入量、伤口敷料、肛周皮肤、肛门排气排便情况 □ 遵医嘱给予抑酸、补液治疗 □ 需要时，联系主管医师给予相关治疗及用药 □ 心理护理	□ 病情观察 □ 评估生命体征、伤口敷料、排尿、肛周皮肤、肛门排气排便情况以及排便次数、大便性状 □ 心理护理
重点医嘱	□ 详见医嘱执行单	□ 详见医嘱执行单
病情变异记录	□ 无　□ 有，原因： 1. 2.	□ 无　□ 有，原因： 1. 2.
护士签名		

（三）患者表单

直肠息肉临床路径患者表单

适用对象：第一诊断为直肠息肉（ICD-10：K62.1；D12.8，M8210/0）
行息肉切除术（ICD-9-CM-3：48.36）

患者姓名：	性别：　年龄：　门诊号：	住院号：
住院日期：　年　月　日	出院日期：　年　月　日	标准住院日：4~9天

时间	入院	手术前	手术当天
医患配合	□ 配合询问病史、收集资料，请务必详细告知既往史、用药史、过敏史 □ 如服用抗凝剂，请明确告知 □ 配合进行体格检查 □ 有任何不适请告知医师	□ 配合完善术前相关检查、化验，如采血、留尿、心电图、X线胸片、经肛门直肠腔内超声（ERUS）、电子结肠镜 □ 医师与患者及家属介绍病情及手术谈话、术前签字 □ 麻醉师与患者进行术前访视	□ 配合评估手术效果 □ 配合检查生命体征、伤口敷料、肛门排气排便情况；记录出入量
护患配合	□ 配合测量体温、脉搏、呼吸、血压、体重1次 □ 配合完成入院护理评估（简单询问病史、过敏史、用药史） □ 接受入院宣教（环境介绍、病室规定、订餐制度、贵重物品保管、防跌倒坠床等） □ 有任何不适请告知护士	□ 配合测量体温、脉搏、呼吸、询问排便情况1次 □ 接受术前宣教 □ 接受会阴部备皮 □ 抗菌药物皮试 □ 肠道准备：术前2日禁食、不禁水，口服肠内营养制剂及导泻药物大量饮水；术前1日禁食停用肠内营养制剂给予静脉补液，继续口服泻药大量饮水；术前12小时禁食、禁水 □ 自行沐浴，加强会阴部清洁 □ 准备好必要用物，如吸水管、纸巾等 □ 取下义齿、饰品等，贵重物品交家属保管	□ 清晨测量体温、脉搏、呼吸1次 □ 送手术室前，协助完成核对，带齐影像资料，脱去衣物，上手术车 □ 返回病房后，协助完成核对，配合移至病床 □ 配合检查生命体征、伤口敷料、肛门排气排便情况；记录出入量 □ 配合术后吸氧、监护仪监测、输液、排尿用尿管 □ 配合缓解疼痛 □ 有任何不适请告知护士
饮食	□ 遵医嘱半流质饮食或全流质饮食	□ 术前2日禁食、不禁水，口服肠内营养制剂；术前1日禁食，停用肠内营养制剂给予静脉补液，术前12小时禁食、禁水	□ 禁食、禁水
排泄	□ 正常排尿便	□ 尿：正常 □ 便：机械性肠道准备	□ 保留尿管、无排便活动
活动	□ 正常活动	□ 正常活动	□ 麻醉清醒后，头高位或半坐卧位 □ 卧床休息，保护管路 □ 双下肢床上活动

时间	手术后	出院
医患配合	□ 配合检查观察生命体征、伤口情况、肛门排气排便情况 □ 需要时，配合伤口换药 □ 配合拔除尿管	□ 接受出院前指导 □ 知道复查程序 □ 获取出院诊断书
护患配合	□ 配合定时测量生命体征、每日询问排便情况 □ 配合检查伤口敷料、肛门排气排便情况，记录出入量 □ 接受输液等治疗 □ 配合夹闭尿管、锻炼膀胱功能 □ 接受进水、进食、排便等生活护理 □ 注意活动安全，避免坠床或跌倒 □ 配合执行探视及陪护	□ 接受出院宣教 □ 办理出院手续 □ 获取出院带药 □ 知道服药方法、作用、注意事项 □ 知道护理伤口的方法 □ 知道复印病历方法饮食
饮食	□ 根据医嘱，可进水或清流饮食	□ 根据医嘱予以少渣半流质饮食
排泄	□ 保留尿管、无排便或稀便 □ 避免便秘	□ 拔除尿管：正常排尿，无排便或稀便 □ 避免便秘
活动	□ 可床边或下床活动 □ 注意保护管路，勿牵拉、脱出等	□ 正常适度活动，避免疲劳

附：原表单（2019年）

直肠息肉临床路径表单

适用对象：第一诊断为直肠息肉（ICD-10：K62.1；D12.8，M8210/0）
行息肉切除术（ICD-9-CM-3：48.36）

患者姓名：	性别： 年龄： 门诊号：		住院号：
住院日期： 年 月 日	**出院日期：** 年 月 日		**标准住院日：4~9天**

时间	门诊	住院第1天 （手术准备日）	住院第2天 （手术日）
主要诊疗工作	□ 询问病史与体格检查 □ 完成门诊病历 □ 完善检查 □ 完成纤维结肠镜检查及病理学检查 □ 经直肠超声或盆腔MRI检查（必要时）	□ 上级医师查房 □ 完成术前准备与术前评估 □ 根据体检、肠镜、病理等，行术前讨论，确定手术方案 □ 完成必要的相关科室会诊 □ 向患者及家属交代病情，签署手术同意书 □ 麻醉师访视并签麻醉同意书	□ 上级医师查房 □ 手术 □ 根据术中病理决定手术方式 □ 术者完成手术记录 □ 住院医师完成术后病程 □ 向患者及家属交代病情及术后注意事项
重点医嘱	□ 门诊处方 □ 血常规、凝血功能（可术前完成） □ 纤维结肠镜	**长期医嘱** □ 普通外科护理常规 □ 二级护理 **临时医嘱** □ 血常规、尿常规、大便常规+隐血 □ 肝肾功能、电解质、血型、凝血功能、感染性疾病筛查 □ 心电图、正侧位胸片 □ 术前准备 □ 拟明日全身麻醉或局部麻醉下行息肉切除术 □ 禁食、禁水 □ 留置尿管 □ 抗菌药物（术中） □ 术前肠道准备：口服泻药+清洁灌肠 □ 麻醉辅助药（术前30分钟）	**长期医嘱** □ 今日行直肠息肉切除术 □ 普通外科术后护理常规 □ 一级护理 □ 禁食、禁水 □ 低流量吸氧 □ 尿管接无菌引流袋、记量 □ 会阴擦洗，一天两次 □ 记24小时尿量 □ 抗菌药物 **临时医嘱** □ 术中抗菌药物 □ 心电监护（必要时） □ 血常规、电解质 □ 镇痛、镇静（必要时） □ 更换敷料
主要护理工作	□ 患者活动：无限制 □ 饮食：半流质饮食或流质饮食 □ 肠道准备等检查说明及指导 □ 心理支持	□ 患者活动：无限制 □ 禁食 □ 心理支持 □ 入院护理评估 □ 术前准备	□ 饮食：禁食、禁水 □ 观察患者病情变化 □ 术后生活、心理护理 □ 术后疼痛护理及指导 □ 留置管道护理及指导 □ 记录出入量

续　表

时间	门诊	住院第 1 天 （手术准备日）	住院第 2 天 （手术日）
病情变异记录	□ 无　□ 有，原因： 1. 2.	□ 无　□ 有，原因： 1. 2.	□ 无　□ 有，原因： 1. 2.
护士签名			
医师签名			

<table>
<tr><th>时间</th><th>住院第3天
(术后第1日)</th><th>住院第4~9天
(出院日)</th></tr>
<tr><td>主要诊疗工作</td><td>□ 上级医师查房，注意病情变化
□ 完成常规病历书写
□ 注意观察心率、血压、血氧、呼吸、体温
□ 评估伤口情况
□ 根据病情可考虑拔除尿管</td><td>□ 上级医师查房，进行手术评估，确定是否出院
□ 评估肠鸣音及注意肛门排气、排便情况
□ 视情况予流质饮食
□ 完成常规病历、出院记录、病案首页、出院证明书
□ 向患者交代出院后的注意事项
□ 将出院小结的副本交给患者</td></tr>
<tr><td>重点医嘱</td><td>长期医嘱
□ 直肠息肉切除术后常规护理
□ 一级护理
□ 根据病情可进水和清流饮食
□ 低流量吸氧
□ 尿管接无菌引流袋
□ 会阴擦洗，一天两次
□ 记24小时尿量
□ 停用抗菌药物（酌情）
临时医嘱
□ 更换敷料（视情况）</td><td>出院医嘱
□ 拔除尿管
□ 更换敷料
□ 切口拆线
□ 门诊随诊</td></tr>
<tr><td>主要护理工作</td><td>□ 观察患者病情变化
□ 术后心理护理
□ 术后疼痛护理及指导
□ 术后生活护理
□ 留置管道护理及指导
□ 会阴或伤口皮肤护理
□ 记录出入量</td><td>□ 指导患者术后康复锻炼
□ 指导出院后饮食及活动
□ 帮助患者办理出院手续、交费等事项</td></tr>
<tr><td>病情变异记录</td><td>□ 无 □ 有，原因：
1.
2.</td><td>□ 无 □ 有，原因：
1.
2.</td></tr>
<tr><td>护士签名</td><td></td><td></td></tr>
<tr><td>医师签名</td><td></td><td></td></tr>
</table>

第五章

肠外瘘临床路径释义

【医疗质量控制指标】

指标一、诊断需结合病史、临床表现、体格检查和影像学检查。

指标二、术前应进行详细病例讨论，制订手术治疗方案。

指标三、重视营养学评估与治疗。

指标四、抗菌药物需有指征用药。

一、肠外瘘编码

1. 原编码：

疾病名称及编码：肠外瘘（ICD-10：K31.6/K63.2）

手术操作名称及编码：病变肠段切除肠吻合术（ICD-9-CM-3：45.6/45.7）

2. 修改编码：

疾病名称及编码：胃和十二指肠瘘（ICD-10：K31.6）

肠瘘（ICD-10：K63.2）

手术操作名称及编码：胃瘘闭合术（ICD-9-CM-3：44.63）

小肠部分切除术（ICD-9-CM-3：45.62）

大肠部分切除术（ICD-9-CM-3：45.7）

十二指肠瘘闭合术（ICD-9-CM-3：46.72）

小肠瘘闭合术（ICD-9-CM-3：46.74）

大肠瘘闭合术（ICD-9-CM-3：46.76）

二、临床路径检索方法

（K31.6/K63.2）伴（44.63/45.62/45.7/46.72/46.74/46.76）

三、国家医疗保障疾病诊断相关分组（CHS-DRG）

MDCG 消化系统疾病及功能障碍

GZ1 其他消化系统诊断

MDCH 肝、胆胰疾病及功能障碍

HJ1 与肝、胆或胰腺疾患有关的其他手术

四、肠外瘘临床路径标准住院流程

（一）适用对象

第一诊断为胃和十二指肠瘘（ICD-10：K31.6），肠瘘（ICD-10：K63.2），行胃瘘闭合术（ICD-9-CM-3：44.63），小肠部分切除术（ICD-9-CM-3：45.62），大肠部分切除术（ICD-9-CM-3：45.7），十二指肠瘘闭合术（ICD-9-CM-3：46.72），小肠瘘闭合术（ICD-9-CM-3：46.74），大肠瘘闭合术（ICD-9-CM-3：46.76）。

释义

■ 适用对象编码参见第一部分。

■ 本路径适用对象为肠外瘘，包括胃外瘘、十二指肠外瘘、空回肠外瘘和结肠外瘘。不包括伴有伤口裂口、腹壁缺损和严重腹腔感染者，不包括伴有肠衰竭、营养和水电解质严重障碍以及全身情况不佳的患者。

（二）诊断依据

根据《临床诊疗指南·普通外科分册》（中华医学会编，人民卫生出版社，2006年，第1版），《肠外瘘》（黎介寿主编，人民军医出版社，2004年，第2版）。

1. 病史：手术、创伤、炎症、疾病以及放射治疗、先天异常等诱因。

2. 症状体征：肠内容物从引流物或创口中流出腹壁，经过非手术治疗肠外瘘未自行愈合。

3. 辅助检查：

（1）口服染料或炭末：记录瘘口染料或炭末排出的时间、量。

（2）瘘管造影：明确瘘的部位、大小，瘘管的长短、走行及脓腔范围，了解肠襻情况。

（3）胃肠道造影：了解是否胃肠道内瘘，判断瘘的位置，瘘远端肠道是否梗阻，瘘口远近段肠管质量，有无基础疾病。

（4）胸腹部X线片：了解胸腹是否积液、膈下游离气体或肠梗阻。

（5）超声、CT和/或MRI：了解有无深部脓肿、积液或梗阻因素，观察脓肿、积液与胃肠道的关系，充分评估腹腔粘连尤其是瘘口周围粘连情况。

释义

■ 有消化液外漏的患者，诊断肠外瘘多无困难。但是，对选择恰当的手术方式和手术时机仍然需要了解瘘的大小、部位和数目，了解瘘口周围是否有脓腔形成，并明确腹腔粘连程度，这就需要进行各种影像学检查来明确诊断。

■ 部分检查可以在门诊进行，这样可以缩短住院时间。

（三）治疗方案的选择

根据《临床诊疗指南·普通外科分册》（中华医学会编，人民卫生出版社，2006年，第1版），《肠外瘘》（黎介寿主编，人民军医出版社，2004年，第2版）。①治疗原则：纠正贫血、水电解质平衡失调、营养不良，合理有效引流、控制感染，加强瘘口管理，重视营养治疗，维持重要器官功能，防治并发症，设法闭合瘘口；②手术方案：腹腔粘连松解后行瘘口病变肠段切除、肠吻合术。

释义

■ 肠外瘘术后失败发生率较高，为5%~10%，治疗方法选择不当常容易造成手术失败。常见的失败原因有以下几点：①术前未了解肠道通畅情况，术中未探查整个肠道解除肠管狭窄；②手术时机不恰当，患者有严重腹腔感染，肠壁组织水肿炎症，全身处于SIRS状态，此时选择肠瘘修补或肠切除吻合，愈合不良，术后容易再次形成肠瘘；③术前应评估营养状况，营养不良会增加术后肠外瘘术后再瘘的概率；

④术后应评估腹腔粘连程度，粘连严重者会增加手术分离难度，并增加术后再瘘的概率。因此，应当选择全身和局部最佳状态时手术来提高手术成功率。

（四）标准住院日

9~18天。

释义

■ 肠外瘘患者入院后完成常规检查2~4天，术后恢复7~10天，总住院时间小于18天应符合本路径要求。

（五）进入路径标准

1. 第一诊断符合胃和十二指肠瘘（ICD-10：K31.6），肠瘘（ICD-10：K63.2）。
2. 当患者合并其他疾病，但住院期间不需要特殊处理也不影响第一诊断的临床路径流程实施时，可以进入路径。

释义

■ 本路径适用对象为肠外瘘患者，包括胃外瘘、十二指肠外瘘、小肠外瘘和结肠外瘘。

■ 入院后进行急性生理学和既往健康评分（APACHEⅡ评分），同时行脏器功能障碍严重度评分（SOFA评分）。

■ 但是对于伴有严重腹腔感染、腹腔脓肿、全身严重营养不良（NRS2002评分＞3分）水电解质代谢紊乱的患者，其治疗过程复杂，变异较多，建议不进入本路径。

■ 肠瘘原因复杂，如炎症性肠炎，肠结核等引起的肠瘘，医疗单位可以根据情况决定是否进入路径。

（六）明确诊断及入院常规检查

≤5天。

1. 常规检查：

（1）实验室检查：血型、血常规、尿常规、大便常规+隐血、电解质、肝功能、肾功能、凝血功能，感染性疾病筛查（乙型肝炎、丙型肝炎、HIV、梅毒等）。

（2）辅助检查：心电图、胸部X线检查等。

（3）营养筛查与评估：入院后24小时内进行。

2. 明确诊断检查：

（1）实验室检查：引流液常规检查、营养与感染指标检测、肝肾等脏器功能检测、细菌培养及药物敏感试验等。

（2）辅助检查：口服染料或炭末、瘘管造影、胃肠道造影、超声及腹部CT和/或MRI。

释义

■ 必查项目是确保手术成功的关键，术前必须完成。

■ 为缩短患者住院等待时间，检查项目可以在患者入院前于门诊完成。

■ 高龄患者或有心肺疾病患者，术前根据病情增加心脏彩超、肺功能、血气分析等。

■ 由炎症性肠炎、肠结核等复杂原因引起的肠外瘘，可选择肠镜（结肠、小肠镜）等检查，并完善病理活检。

（七）选择用药

1. 抗菌药物：按照《抗菌药物临床应用指导原则》（卫医发〔2015〕43号）执行。建议使用针对革兰阴性菌的第二代头孢菌素或第三代头孢菌素，可加用抗厌氧菌的硝基咪唑类抗菌药物；明确存在瘘口周围感染患者，根据细菌培养药敏试验结果选用敏感的抗菌药物。在合并腹腔感染或者全身性感染时，应静脉给予针对性强的抗菌药物；注意导管相关感染的发生。

2. 营养治疗药物：根据营养筛查与评估情况，有营养风险或存在营养不良的患者，应进行营养治疗。

释义

■ 抗菌药物选择与使用时间严格按照《抗菌药物临床应用指导原则（2015年版）》要求建议。

■ 肠外瘘手术切口，属于Ⅲ类切口，瘘管中常会有肠道中常见的细菌，通常按规定给予预防和术后应用抗菌药物。

■ 营养制剂：患者术后需行营养支持及维持水电解质平衡治疗，如静脉输注氨基酸、葡萄糖及电解质溶液等。氨基酸一般选用种类完整的平衡氨基酸溶液（如复方氨基酸）和能更快纠正负氮平衡的高支链复方氨基酸溶液（如六合氨基酸）等，以促进损伤的组织细胞愈合及器官功能恢复，防止术后疲劳综合征。

■ 肠外营养虽有补充营养的功效，但存在明显不足：①与中心静脉置管有关的并发症，特别是导管相关性感染的发生率较高；②产生与代谢有关的并发症，特别是肝功能损害、淤胆；③旷置了肠道，引起肠屏障功能障碍与肠组织失用性萎缩，不利于后期肠道修补手术，肠组织愈合功能降低。2009年美国肠内肠外学会的营养支持指南中指出，当危重患者入院后24~48小时需要给予肠内营养，在5天后仍不能经肠道给予营养或不足时，开始给予肠外营养。肠外瘘患者的营养支持，亦进入采用肠内营养为主的阶段。由于肠外瘘患者肠道的完整性受损，尤其是高流量瘘的消化液丢失量大，常规经鼻胃管/鼻肠管给予肠内营养不能满足患者的营养需要量。因此，现在衍生了多种给予肠内营养的方法：①在高位瘘如十二指肠瘘、高位空肠瘘可采用长鼻肠管，将导管尖端置于肠瘘以下的肠管部分，或是在肠瘘口以下肠管行置管造口进行喂养；②在低位瘘口，瘘的近、远端均有较长的肠管可利用时，可收集近端瘘口的肠液或肠液加营养液，再从远端灌入（fistuloclysis）；③瘘口的位置很低，瘘以上的肠段有消化吸收功能，可经鼻肠管滴入，瘘口部做好有效的引流；④如为多发瘘，可根据瘘的发生部位建立肠液收集回输的方案，如经鼻胃管/鼻肠管给予肠内营养，从第1处瘘口收集肠液，从第2处瘘口回输，再从第3处瘘口收集，第4处瘘口回输，成为接力灌注；⑤空气肠瘘由于肠瘘直接暴露在空气中，因此利用肠瘘灌注有一定的困难，但现在也有设计用硅胶片或3D打印支架进行肠腔隔绝后，进行肠内营养灌注。因此，肠外瘘的营养支持也从20世纪80年代以后由肠外营养改为肠内营养为主。

（八）手术日

入院第3~6天。

1. 麻醉方式：气管内插管全身麻醉和/或硬膜外麻醉。
2. 术中用药：麻醉常规用药、补充血容量药物（晶体、胶体）、止血药、血管活性药物。
3. 手术植入物：根据患者病情使用空肠营养管、吻合器。
4. 输血：根据术前血红蛋白状况及术中出血情况而定。
5. 病理：切除标本解剖后作病理学检查，必要时行术中冷冻病理学检查。

释义

■ 术前用抗菌药物参考《抗菌药物临床应用指导原则》执行。

■ 病变肠段切除肠吻合术剥离显露范围较广泛，可使用补充血容量的药物，必要时可使用止血药。

■ 术中是否输血，依照术中出血量而定。

（九）术后住院恢复

≤12天。

1. 必须复查的检查项目：血常规、肝肾功能、电解质。
2. 术后用药：

（1）抗菌药物：按照《抗菌药物临床应用指导原则（2015年版）》（国卫办医发〔2015〕43号）执行。术后预防用药时间一般不超过24小时。如可疑感染，需做相应的微生物学检查，必要时做药敏试验。

（2）营养治疗药物：有营养风险或营养不良的患者，入院24~48小时内尽早启动肠内营养。肠内营养不能达到目标量60%时，可选全合一的方式实施肠外营养。

3. 出院1个月内门诊复诊。

释义

■ 术后可根据患者恢复情况做必须复查的检查项目，并根据病情变化增加检查的频次。复查项目不限于路径中的项目。

（十）出院标准

1. 患者一般情况良好，伤口愈合。

2. 体温正常，腹部无阳性体征，相关实验室检查结果基本正常。
3. 没有需要住院处理的并发症和/或合并症。
4. 营养摄入状况改善或营养状态稳定。

释义

■ 主治医师在出院前复查各项检查，以及患者症状和体征。如有并发症超出了路径规定的时间，应先处理并发症，符合出院条件后再准许患者出院。

（十一）变异及原因分析

1. 存在严重影响预后的因素，无治愈可能者，须退出本路径，如结核、肿瘤以及无法解除的肠梗阻等。
2. 出现难治性并发症如大出血、吻合口再瘘、腹腔感染、多器官衰竭等时退出本路径，转入相应路径处理。
3. 由外院转入经治疗后稳定的患者，经评估后可进入相应的治疗阶段。
4. 重度营养不良或合并其他脏器疾病，有手术禁忌证者，不进入本路径。

释义

■ 对于轻微变异，不会影响最终治疗效果，仅是没有完成某一天的操作而延期，不会增加更多住院天数和住院费用，可不退出本路径。

■ 除上述变异原因外，如出现其他影响治疗效果和费用的因素要及时退出路径。同时对这些因素进行分析总结，以便日后完善路径。

五、肠外瘘临床路径给药方案

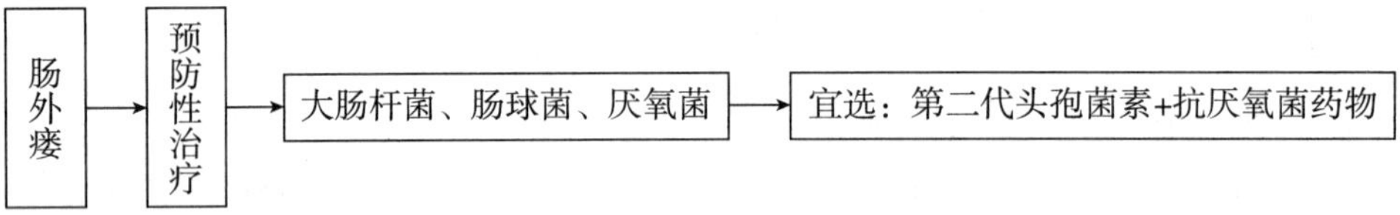

1. 用药选择：为预防肠外瘘术后手术部位感染，应针对肠道常见菌群选用抗菌药物。建议使用针对革兰阴性菌的第二代头孢菌素或第三代头孢菌素，并加用抗厌氧菌的硝基咪唑类抗菌药物；如对头孢菌素类或者青霉素类过敏可选择喹诺酮类抗菌药物。明确存在瘘口周围感染患者，可根据细菌培养药敏试验结果调整选用敏感的抗菌药物。
2. 药学提示：
（1）接受肠外瘘手术者，应在术前 0.5~2.0 小时给药，或麻醉开始时给药，使手术切口暴露时局部组织中已达到足以杀灭手术过程中入侵切口细菌的药物浓度。
（2）手术时间较短（＜2 小时）的清洁手术，术前用药 1 次即可。手术时间超过 3 小时，或失血量大（＞1500ml），可手术中给予第 2 剂。
3. 注意事项：
（1）肠外瘘手术切口属于Ⅲ类切口，易导致感染。因此可按规定适当预防性和术后应用抗菌药物，但需注意应尽可能单一、短程、较小剂量给药。

（2）用药前必须详细询问患者先前有否对头孢菌素类、青霉素类或其他药物的过敏史。

六、肠外瘘临床路径护理规范

1. 术前用药必须详细询问患者先前有否对头孢菌素类、青霉素类或其他药物的过敏史。
2. 于术前 0.5~2.0 小时给予抗菌药物。
3. 术后应保持腹腔引流管通畅，并严密观察腹腔引流液颜色、性质与量。
4. 协助患者翻身，给予被动机体锻炼，预防压疮及深静脉血栓的发生。
5. 鼓励患者尽早下床活动并进行呼吸锻炼。
6. 使用外周静脉途径进行肠外营养期间，注意观察是否有静脉炎的发生。
7. 在使用肠内营养期间，应观察患者肠内营养耐受情况。
8. 使用肠外营养或者肠内营养期间注意检测血糖。

七、肠外瘘临床路径营养治疗规范

1. 术前应进行营养筛查与营养不良风险评估。
2. 存在营养风险或存在营养不良的患者，应给予术前营养预康复治疗。
3. 存在营养风险或存在营养不良的患者，术后应尽早开始营养治疗，在胃肠道功能尚未恢复时，可选择全合一的方式实施肠外营养。
4. 由于肠外瘘患者手术难度较大，术后再瘘的概率较高，在胃肠道功能恢复后逐步恢复肠内营养，建议选用预消化的肠内营养配方。

八、肠外瘘临床路径患者健康宣教

1. 保持腹腔引流管通畅，并观察腹腔引流液颜色、性质与量。
2. 在医护人员的协助下进行被动及主动功能锻炼。
3. 使用肠外营养期间，如出现静脉红肿、疼痛等情况，及时与医务人员反映。
4. 使用肠内营养期间，如出现腹胀、腹泻、恶心、呕吐等情况，及时与医务人员反映。

九、推荐表单

（一）医师表单

肠外瘘临床路径医师表单

适用对象：第一诊断为胃和十二指肠瘘（ICD-10：K31.6），肠瘘（ICD-10：K63.2）
行胃瘘闭合术（ICD-9-CM-3：44.63），小肠部分切除术（ICD-9-CM-3：45.62），大肠部分切除术（ICD-9-CM-3：45.7），十二指肠瘘闭合术（ICD-9-CM-3：46.72），小肠瘘闭合术（ICD-9-CM-3：46.74），大肠瘘闭合术（ICD-9-CM-3：46.76）

患者姓名：	性别：　　年龄：　　门诊号：	住院号：
住院日期：　　年　月　日	出院日期：　　年　月　日	标准住院日：9~18 天

时间	住院第 1 天	住院第 2 天	住院第 3~4 天（手术前日）
主要诊疗工作	□ 询问病史和体格检查 □ 完成首次病程记录、住院病历 □ 开具实验室检查单 □ 评估有无急性并发症（如腹腔脓肿等） □ 上级医师查房	□ 上级医师查房 □ 完成术前准备与术前评估 □ 完成必要的相关科室会诊 □ 根据各项检查检验结果，进行术前讨论，尽量明确肠瘘原因（有无结核、炎性肠病），肠瘘部位，确定治疗方案 □ 基础疾病诊治	□ 上级医师查房并确定下一步诊疗计划，完成上级医师查房记录，疑难病例需要全科讨论 □ 改善一般情况，完善术前准备 □ 请相应科室会诊 □ 向患者及家属介绍手术方案和可能出现的并发症，交代围手术期注意事项 □ 签署各种医疗文书（病理活检、输血、麻醉和手术）
重点医嘱	**长期医嘱** □ 普通外科护理常规 □ 二级护理 □ 饮食（根据患者病情） □ 必要时给予肠内营养制剂 □ 对症处理 **临时医嘱** □ 血常规+血型、尿常规、大便常规+隐血、肝肾功能、电解质、凝血功能、感染性疾病筛查、红细胞沉降率、C 反应蛋白 □ 心电图、胸部正位片 □ 肠瘘造影或消化道钡剂造影 □ 必要时行肠镜、腹部超声、CT □ 必要时行肺功能测定和超声心动图 □ 排除肠结核检查如 PPD 试验等	**长期医嘱** □ 患者既往基础用药 □ 若有轻中度营养不良者，则予肠内和肠外营养治疗 □ 其他相关治疗 **临时医嘱** □ 相关专科医师的会诊单 □ 必要时术前营养支持 □ 复查有异常的检查及化验	**长期医嘱** □ 普通外科护理常规 □ 二级护理 □ 饮食（视情况） □ 对症处理 **临时医嘱** □ 既往基础用药 □ 拟明日在硬膜外麻醉或全身麻醉下行病变肠段切除吻合术 □ 术前或术中留置胃管、尿管 □ 常规皮肤准备 □ 术前麻醉辅助药 □ 预防性抗菌药物 □ 必要时行肠道准备 □ 药物过敏试验
病情变异记录	□ 无　□ 有，原因： 1. 2.	□ 无　□ 有，原因： 1. 2.	□ 无　□ 有，原因： 1. 2.
医师签名			

<table>
<tr><td rowspan="2">时间</td><td colspan="2">住院第 4~7 天
（手术日）</td><td rowspan="2">住院第 5~8 天
（术后第 1 日）</td></tr>
<tr><td>术前与术中</td><td>术后</td></tr>
<tr><td>主要诊疗工作</td><td>□ 送患者入手术室
□ 麻醉准备，监测生命体征
□ 施行手术
□ 保持各引流管通畅
□ 必要时冷冻病理检查</td><td>□ 完成术后各项处理
□ 住院医师完成常规病程记录书写
□ 完成手术记录、麻醉记录和术后当天的病程记录（常规情况术后 24 小时内）
□ 向患者及家属介绍手术情况，交代病情及术后注意事项
□ 防治肺部感染和深静脉血栓形成
□ 实施完善镇痛</td><td>□ 上级医师查房
□ 监测术后病情，观察、预判和处理可能出现的并发症（肺部感染、腹腔感染、深静脉血栓），修订监测和治疗方案
□ 实施镇痛
□ 促进肠功能早日恢复
□ 指导下地活动计划
□ 完成常规病程记录</td></tr>
<tr><td>重点医嘱</td><td>长期医嘱
□ 今日在硬膜外麻醉和/或全身麻醉下行病变肠段切除吻合术
□ 二级护理禁食
临时医嘱
□ 手术切开前 30 分钟使用抗菌药物
□ 液体治疗
□ 相应治疗（视情况）</td><td>长期医嘱
□ 外科术后护理常规和肠外瘘术后护理常规
□ 一级护理
□ 禁食
□ 相关监护
□ 合理氧治疗
□ 记 24 小时出入量
□ 胃肠减压记量、腹腔引流记量、尿管接袋记量
□ 患者既往基础用药
临时医嘱
□ 液体治疗及纠正水电解质失衡
□ 抗菌药物：手术时间长或污染重，可加用
□ 根据病情变化施行相关治疗</td><td>长期医嘱
□ 今日在硬膜外麻醉或全身麻醉下行病变肠段切除吻合术
□ 一级护理
□ 防治肺部感染，拍背、雾化吸入
□ 下肢静脉气压泵使用、弹力袜佩戴
□ 记 24 小时出入量记录相关引流量饮食指导
□ 镇痛泵使用，镇痛药物服用
临时医嘱
□ 相关检验复查
□ 引流管管理和引流记量
□ 必要时抗菌药物（非常规使用）；必要时抑酸剂（非常规使用）；必要时生长抑素（非常规使用）
□ 液体和营养治疗（如根据情况小剂量开始肠内营养，逐日递进）
□ 其他特殊医嘱</td></tr>
<tr><td>病情变异记录</td><td>□ 无　□ 有，原因：
1.
2.</td><td>□ 无　□ 有，原因：
1.
2.</td><td>□ 无　□ 有，原因：
1.
2.</td></tr>
<tr><td>医师签名</td><td></td><td></td><td></td></tr>
</table>

时间	住院第7~13天 （术后第2~6日）	住院第10~18天 （术后第7~11日，出院日）
主要诊疗工作	□ 上级医师查房 □ 监测术后病情。观察、预判和处理可能出现的并发症（肺部感染、腹腔感染、深静脉血栓），修订监测和治疗方案 □ 根据病情变化修订治疗措施 □ 处置各种管路 □ 完成病历书写 □ 根据胃肠功能恢复情况指导饮食、减少补液 □ 指导下地活动计划 □ 完成常规病程记录	□ 上级医师查房 □ 手术效果、术后并发症、伤口愈合评估 □ 明确是否出院 □ 通知患者及其家属出院 □ 向患者及其家属交代出院后注意事项，预约复诊日 □ 期及拆线日期 □ 完成出院记录、病案首页、出院证明书 □ 将出院小结的副本交给患者或家属
重点医嘱	**长期医嘱** □ 二级或三级护理 □ 饮食指导、液体和营养治疗 □ 记录相关引流量 □ 防治肺部感染，拍背、雾化吸入 □ 下肢静脉气压泵使用、弹力袜佩戴 **临时医嘱** □ 引流管和伤口处理（视情况） □ 复查必要检验（视病情）	**临时医嘱** □ 根据患者全身状况决定检查项目 □ 拆线、换药 □ 出院带药
病情变异记录	□ 无 □ 有，原因： 1. 2.	□ 无 □ 有，原因： 1. 2.
医师签名		

（二）护士表单

肠外瘘临床路径护士表单

适用对象：第一诊断为胃和十二指肠瘘（ICD-10：K31.6），肠瘘（ICD-10：K63.2）
行胃瘘闭合术（ICD-9-CM-3：44.63），小肠部分切除术（ICD-9-CM-3：45.62），大肠部分切除术（ICD-9-CM-3：45.7），十二指肠瘘闭合术（ICD-9-CM-3：46.72），小肠瘘闭合术（ICD-9-CM-3：46.74），大肠瘘闭合术（ICD-9-CM-3：46.76）

患者姓名：	性别：　　年龄：　　门诊号：	住院号：
住院日期：　　年　月　日	出院日期：　　年　月　日	标准住院日：9~18 天

时间	住院第 1 天	住院第 2 天	住院第 3~4 天 （手术前日）
健康宣教	□ 入院宣教 介绍主管医师、护士 介绍环境、设施 介绍住院注意事项 饮食指导	□ 术前宣教，宣教疾病知识 □ 主管护士与患者沟通，了解并指导心理应对 □ 饮食、心理、生活指导 □ 服药指导	□ 术前宣教，术前准备 □ 告知准备物品、沐浴 □ 告知术后饮食、活动及探视注意事项 □ 告知术后可能出现的情况及应对方式 □ 告知家属等候区位置
护理处置	□ 核对患者姓名，佩戴腕带 □ 建立入院护理病历 □ 卫生处置：剪指（趾）甲、沐浴，更换病号服 □ 完成入院评估	□ 静脉抽血 □ 指导患者到相关科室进行检查	□ 术前准备配血、抗菌药物皮试、备皮、药物灌肠、禁食禁水、外瘘口周围皮肤的准备
基础护理	□ 三级护理 □ 晨晚间护理 □ 患者安全管理	□ 三级护理 □ 晨晚间护理 □ 患者安全管理	□ 三级护理 □ 晨晚间护理 □ 患者安全管理
专科护理	□ 护理查体，检查腹部情况 □ 生命体征 □ 需要时，填写跌倒及压疮防范表 □ 需要时，请家属陪护	□ 必要时护理查体，检查腹部情况	□ 术前禁食、禁水、备皮
重点医嘱	□ 详见医嘱执行单	□ 详见医嘱执行单	□ 详见医嘱执行单
病情变异记录	□ 无　□ 有，原因： 1. 2.	□ 无　□ 有，原因： 1. 2.	□ 无　□ 有，原因： 1. 2.
护士签名			

时间	住院第 4~7 天 （手术日）	住院第 5~9 天 （术后第 1~6 日）	住院第 10~18 天 （术后第 7~11 日，出院日）
健康宣教	□ 术后当日宣教 告知监护设备、管路功能及注意事项，告知饮食、体位要求，告知疼痛注意事项，告知术后可能出现情况及应对方式，告知用药情况 □ 给予患者及家属心理支持 □ 再次明确探视陪护须知	□ 术后宣教，药物作用及频率，饮食、活动指导 □ 复查患者对术前宣教内容的掌握程度 □ 疾病恢复期注意事项（若有肠造口的宣教） □ 拔尿管后注意事项 □ 防治深静脉血栓意义 □ 防治肺部感染的意义 □ 早期下床活动意义	□ 出院宣教，复查时间，服药方法，活动休息，指导饮食 □ 康复训练方法 □ 指导办理出院手续
护理处置	□ 送手术 摘除患者各种活动物品 核对患者资料及带药 填写手术交接单，签字确认 □ 接手术 核对患者及资料，签字确认 □ 遵医嘱予输液、抗感染、止血、抑酸、激素、控制血糖等治疗	□ 夹闭尿管锻炼膀胱功能 □ 遵医嘱予输液、抗感染、抑酸、激素、控制血糖等治疗 □ 防治深静脉血栓（弹力袜，下肢气压治疗） □ 雾化吸入，拍背，防治肺部感染	□ 办理出院手续 □ 书写出院小结
基础护理	□ 特级或一级护理 □ 病情观察，制订特护计划 □ q2h 评估生命体征、瞳孔、意识、皮肤情况 □ 排泄护理 □ 防治深静脉血栓形成 □ 患者安全管理	□ 特级或二级护理 □ 晨晚间护理 □ 协助早期进食、进水 □ 排泄护理 □ 协助下地活动 □ 协助更衣 □ 患者安全管理 □ 预防深静脉血栓形成	□ 三级护理 □ 晨晚间护理 □ 协助指导进食、进水 □ 协助或指导下地活动，每天 4~8 小时 □ 患者安全管理
专科护理	□ 卧位护理：麻醉清醒后半卧位，协助翻身、床上移动、预防压疮 □ 病情观察，写特护记录 □ 皮肤情况、伤口敷料、各种引流管情况、出入量 □ 术后观察意识、生命体征、腹部体征	□ 病情观察，必要时写特护记录 □ 观察腹部症状和体征、伤口敷料、各种引流管情况、出入量 □ 半卧位 □ 遵医嘱予抗感染、激素、控制血糖治疗 □ 需要时，联系主管医师给予相关处置	□ 病情观察 □ 腹部情况，伤口愈合、引流管路情况
重点医嘱	□ 详见医嘱执行单	□ 详见医嘱执行单	□ 详见医嘱执行单
病情变异记录	□ 无 □ 有，原因： 1. 2.	□ 无 □ 有，原因： 1. 2.	□ 无 □ 有，原因： 1. 2.
护士签名			

（三）患者表单

肠外瘘临床路径患者表单

适用对象：第一诊断为胃和十二指肠瘘（ICD-10：K31.6），肠瘘（ICD-10：K63.2）
行胃瘘闭合术（ICD-9-CM-3：44.63），小肠部分切除术（ICD-9-CM-3：45.62），大肠部分切除术（ICD-9-CM-3：45.7），十二指肠瘘闭合术（ICD-9-CM-3：46.72），小肠瘘闭合术（ICD-9-CM-3：46.74），大肠瘘闭合术（ICD-9-CM-3：46.76）

患者姓名：	性别：　年龄：　门诊号：	住院号：
住院日期：　年　月　日	**出院日期：**　年　月　日	**标准住院日：9~18天**

时间	住院第1天	住院第2天	住院第3~4天 （手术前日）
监测	□测量生命体征、体重	□每日测量生命体征、询问排便情况，术前1晚测量生命体征	□手术清晨测量生命体征、血压1次
医患配合	□护士行入院护理评估（简单询问病史） □接受入院宣教 □医师询问病史、既往病史、用药情况，收集资料 □进行体格检查	□配合完善术前相关检查 □接受术前宣教 □疾病知识、临床表现、治疗方法	□医师与患者及家属介绍病情及手术谈话 □术前宣教，术前用物准备 □告知准备物品、沐浴 □告知术后饮食 □告知术后探视及陪护制度 □告知术后可能出现的情况及应对方式 □告知家属手术室等候区位置 □手术室接患者，配合核对
重点诊疗及检查	**重点诊疗** □三级护理 □既往基础用药	**重点诊疗** □三级护理 □既往基础用药 □重要检查 □心电图、X线胸片、肠镜、活检 □必要时查肺功能、心脏彩超	**重点诊疗** □术前准备 □术前准备配血、抗菌药物皮试、备皮、药物灌肠、禁食禁水、皮肤准备 □术前各种知情同意书签字（输血、病理活检、麻醉、手术）
基础护理	□三级护理 □晨晚间护理 □患者安全管理	□三级护理 □晨晚间护理 □患者安全管理	□三级护理 □晨晚间护理 □患者安全管理
饮食及活动	□根据病情半流质饮食或鼻饲 □根据病情选用配方制剂 □正常活动	□根据病情半流质饮食或鼻饲 □根据病情选用配方制剂 □卧床休息，自主体位	□术前12小时禁食、禁水 □正常活动

时间	住院第 4~7 天 （手术日）	住院第 5~10 天 （术后第 1~6 日）	住院第 11~18 天 （术后第 7~11 日）
监测	□ 定时监测生命体征，各种管道情况	□ 定时监测生命体征，每日询问肠功能恢复、静脉血栓和肺部感染情况	□ 每日询问腹部症状和体征
医患配合	**术后宣教** □ 术后体位：麻醉未醒时平卧，清醒后，4~6 小时无不适反应可垫枕或根据医嘱予监护设备、吸氧 □ 配合护士定时监测生命体征、瞳孔、伤敷料和引流管等 □ 不要随意动引流管 □ 疼痛的注意事项及处理 □ 告知医护不适及异常感受	□ 医师巡视了解病情 □ 配合饮食、活动指导 □ 护士协助进食、进水、排泄等生活护理 □ 配合防治深静脉血栓防治、肺部感染 □ 护士行晨晚间护理 □ 配合监测出入量 □ 膀胱功能锻炼，成功后可将尿管拔除 □ 注意探视及陪护时间	□ 护士行晨晚间护理 □ 医师拆线 □ 伤口注意事项 □ 配合康复训练（必要时） □ 出院宣教 □ 接受出院前康复宣教 □ 学习出院注意事项 □ 了解复查程序 □ 办理出院手续，取出院带药
重点诊疗及检查	**重点诊疗** □ 特级护理 □ 予监护设备、吸氧 □ 注意留置管路安全与通畅 □ 用药：抗菌药、止血药、抑酸、激素、补液药物的应用 □ 护士协助记录出入量	**重点诊疗** □ 特级或一级护理 □ 静脉用药逐渐过渡至口服药医师定时予伤口换药 **重要检查** □ 定期抽血化验 □ 必要时行腹部影像学检查	**重点诊疗** □ 二级或三级护理 □ 普通饮食或配方制剂 □ 医师观察伤口（必要时） **重要检查** □ 定期抽血化验（必要时）
饮食及活动	□ 根据病情半流质饮食或鼻饲 □ 卧床休息，自主体位	□ 协助早期进食、进水。根据病情逐渐由半流质饮食过渡到普通饮食 □ 协助下地活动，5~7 次/天，10~30 分/次。过渡到每天 4~8小时	□ 半流质饮食、普通饮食，或膳食配方制剂 □ 协助或指导下地活动，每天 4~8 小时

附：原表单（2011年版）

肠外瘘临床路径表单

适用对象：第一诊断为胃和十二指肠瘘（ICD-10：K31.6），肠瘘（ICD-10：K63.2）行胃瘘闭合术（ICD-9-CM-3：44.63），小肠部分切除术（ICD-9-CM-3：45.62），大肠部分切除术（ICD-9-CM-3：45.7），十二指肠瘘闭合术（ICD-9-CM-3：46.72），小肠瘘闭合术（ICD-9-CM-3：46.74），大肠瘘闭合术（ICD-9-CM-3：46.76）

患者姓名：	性别：　年龄：　门诊号：	住院号：
住院日期：　年　月　日	**出院日期：**　年　月　日	**标准住院日：9~18天**

时间	住院第1天	住院第2天	住院第3~6天（手术日前）
主要诊疗工作	□ 询问病史和体格检查 □ 完成首次病程记录、住院病历 □ 开实验室检查单 □ 评估有无急性并发症（如大出血、穿孔等） □ 进行营养筛查与评估 □ 上级医师查房	□ 上级医师查房 □ 进行术前准备与术前评估 □ 进行必要的相关科室会诊 □ 根据各项检验及检查结果，进行术前讨论，初步制订治疗方案	□ 上级医师查房并确定下一步诊疗计划，完成上级医师查房记录，疑难病例需要全科讨论 □ 改善一般情况，完善术前准备 □ 完成相应科室会诊 □ 向患者及家属交代围手术期注意事项、签署各种医疗文书
重点医嘱	**长期医嘱** □ 普通外科护理常规 □ 二级护理 □ 饮食（视情况） □ 对症处理 □ 伤口处理 □ 营养治疗药物（视评估情况） **临时医嘱** □ 血常规+血型、尿常规、大便常规+隐血 □ 肝肾功能、电解质、凝血功能、感染性疾病筛查 □ 心电图、胸部正位片 □ 必要时引流液常规检查、胆红素浓度、细菌培养及药物敏感试验等，口服染料或炭末、瘘管造影、胃肠道造影、B超及腹部CT和/或MRI	**长期医嘱** □ 患者既往基础用药 □ 营养治疗药物 □ 其他相关治疗 **临时医嘱** □ 相关专科医师的会诊单 □ 根据病情复查有异常的检查及化验	**长期医嘱** □ 普通外科护理常规 □ 二级护理 □ 饮食（视情况） □ 营养治疗 □ 对症处理 **临时医嘱** □ 既往基础用药临时下达 □ 拟明日在硬膜外麻醉和/或全身麻醉下行病变肠段切除吻合术 □ 饮食指导 □ 术前或术中留置胃管、尿管 □ 常规皮肤准备 □ 术前麻醉辅助药 □ 预防性抗菌药物 □ 必要时行肠道准备 □ 药物过敏试验 □ 术前营养治疗药物

续　表

时间	住院第 1 天	住院第 2 天	住院第 3~6 天（手术日前）
主要护理工作	□ 环境介绍、护理评估 □ 制订护理计划 □ 静脉取血（明晨取血） □ 指导患者到相关科室进行检查 □ 饮食、心理、生活指导 □ 填写营养筛查与评估表 □ 营养治疗护理（遵医嘱） □ 服药指导	□ 饮食、心理指导 □ 静脉抽血 □ 术前指导 □ 营养治疗护理	□ 饮食、心理指导 □ 静脉抽血 □ 术前指导 □ 术前准备：备皮、肠道准备等 □ 告知患者及家属术前流程及注意事项 □ 术前手术物品准备 □ 营养治疗护理
病情变异记录	□ 无　□ 有，原因： 1. 2.	□ 无　□ 有，原因： 1. 2.	□ 无　□ 有，原因： 1. 2.
护士签名			
医师签名			

时间	住院第4~7天（手术日）		住院第5~8天 （术后第1日）
	术前	术后	
主要诊疗工作	□ 送患者入手术室 □ 麻醉准备，监测生命体征 □ 施行手术 □ 必要时冷冻病理检查	□ 完成术后各项处理 □ 住院医师完成病程记录 □ 完成手术记录、麻醉记录和术后当天的病程记录 □ 向患者及家属交代病情及术后注意事项	□ 上级医师查房 □ 实施术后治疗 □ 监测术后病情 □ 完成常规病程记录 □ 再次进行营养筛查与评估
重点医嘱	**长期医嘱** □ 硬膜外麻醉或（和）全身麻醉下行病变肠段切除吻合术 **临时医嘱** □ 术前0.5小时使用抗菌药物 □ 液体治疗 □ 相应治疗（视情况）	**长期医嘱** □ 外科术后护理常规和肠外瘘术后护理常规 □ 一级护理 □ 禁食 □ 相关监护 □ 合理氧治疗 □ 记24小时出入量 □ 胃肠减压记量 □ 腹腔引流记量 □ 尿管接袋记量 □ 患者既往基础用药 **临时医嘱** □ 液体治疗及纠正水电解质失衡 □ 抗菌药物：手术时间长或污染重，可加用 □ 根据病情变化施行相关治疗	**长期医嘱** □ 一级护理 □ 饮食指导 □ 液体管理 □ 营养治疗药物（视评估情况） □ 记录24小时出入量 □ 记录相关引流量 □ 必要时抗菌药物 □ 必要时制酸剂 □ 必要时生长抑素 **临时医嘱** □ 相关检验复查 □ 其他特殊医嘱
主要护理工作	□ 术晨按医嘱清洁肠道、留置胃管、尿管 □ 术前注射麻醉用药 □ 健康教育 □ 饮食指导 □ 指导术前注射麻醉用药后注意事项 □ 安排陪送患者入手术室 □ 心理支持	□ 指导和协助体位与活动 □ 生活护理（一级护理） □ 饮食指导 □ 密切观察患者病情变化 □ 观察患者腹部体征及肠道功能恢复的情况 □ 管道护理及指导 □ 记录24小时出入量 □ 疼痛护理 □ 皮肤护理 □ 营养治疗护理 □ 伤口和造口护理 □ 心理支持（患者及家属） □ 康复指导（运动指导）	□ 指导体位与活动 □ 生活护理（一级护理） □ 密切观察患者病情变化 □ 观察患者腹部体征及肠道功能恢复的情况 □ 管道护理及指导 □ 记录24小时出入量 □ 疼痛护理 □ 皮肤护理 □ 治疗护理 □ 造口护理（必要时） □ 心理支持 □ 营养评估 □ 营养治疗护理（遵医嘱）
病情变异记录	□ 无　□ 有，原因： 1. 2.	□ 无　□ 有，原因： 1. 2.	□ 无　□ 有，原因： 1. 2.
护士签名			
医师签名			

时间	住院第6~9天 （术后第2日）	住院第7~10天 （术后第3日）	住院第8~11天 （术后第4~5日）	住院第9~18天 （出院日）
主要诊疗工作	□ 上级医师查房 □ 监测术后恢复情况 □ 根据病情变化修订观察和治疗措施 □ 液体治疗 □ 记录相关引流量 □ 完成常规病程记录	□ 上级医师查房 □ 监测术后恢复情况 □ 根据病情变化修订观察和治疗措施 □ 完成常规病程记录等 □ 根据病情行伤口换药	□ 上级医师查房 □ 监测术后恢复情况 □ 根据病情变化修订观察指标和治疗措施 □ 完成病历书写 □ 根据胃肠功能恢复情况指导、减少补液	□ 手术效果、术后并发症、伤口愈合评估 □ 明确是否出院 □ 通知患者及其家属出院 □ 向患者及其家属交代出院后注意事项，预约复诊及拆线日期 □ 完成出院记录、病案首页、出院证明书 □ 将出院小结的副本交给患者或其家属
重点医嘱	**长期医嘱** □ 一级或二级护理 □ 液体治疗 □ 记录相关引流量 □ 饮食指导 □ 营养治疗药物 **临时医嘱** □ 引流管管理（视病情拔除或继续使用） □ 伤口处理（视病情） □ 复查必要检验（视病情）	**长期医嘱** □ 一级或二级护理 □ 液体治疗（鼓励早期恢复饮食、减少输液） □ 记录相关引流量 □ 营养治疗药物 **临时医嘱** □ 引流管管理（视病情拔除或继续使用） □ 伤口处理（视病情） □ 复查必要检查检验项目（视病情）	**长期医嘱** □ 二级或三级护理 □ 饮食指导、液体治疗（鼓励早期恢复饮食、减少输液） □ 记录相关引流量 □ 营养治疗药物 **临时医嘱** □ 引流管和伤口处理（视情况） □ 复查必要检查检验项目（视病情） □ 营养筛查或评估	**临时医嘱** □ 根据患者全身状况决定检查项目 □ 预约拆线 □ 换药 □ 出院带药
主要护理工作	□ 指导体位与活动 □ 生活护理（一级或二级护理） □ 观察患者病情变化 □ 观察患者腹部体征及肠道功能恢复的情况 □ 管道护理及指导 □ 记录相关引流量 □ 皮肤护理 □ 营养治疗护理 □ 造口护理 □ 心理支持、疼痛护理 □ 康复指导	□ 指导体位与活动 □ 协助饮食指导和生活护理 □ 静脉抽血 □ 观察病情变化和修订护理计划 □ 营养治疗护理 □ 造口护理（必要时） □ 心理支持 □ 康复指导 □ 饮食指导	□ 观察病情变化和康复情况 □ 指导体位与活动 □ 协助生活护理 □ 协助指导饮食 □ 营养治疗护理 □ 伤口和造口护理（视病情）	□ 出院指导 □ 办理出院手续 □ 复诊时间 □ 服药指导 □ 康复指导 □ 疾病知识及后续治疗 □ 造口护理指导 □ 营养、防护等健康宣教

续　表

时间	住院第 6~9 天 （术后第 2 日）	住院第 7~10 天 （术后第 3 日）	住院第 8~11 天 （术后第 4~5 日）	住院第 9~18 天 （出院日）
病情变异记录	□无　□有，原因： 1. 2.	□无　□有，原因： 1. 2.	□无　□有，原因： 1. 2.	□无　□有，原因： 1. 2.
护士签名				
医师签名				

第六章

肠梗阻临床路径释义

【医疗质量控制指标】

指标一、诊断需结合临床表现和实验室检查。

指标二、对于绞窄性肠梗阻，以及非手术治疗无效的患者，应行急诊手术。

指标三、抗菌药物的合理使用。

一、肠梗阻编码

1. 原编码：

疾病名称及编码：肠梗阻（ICD-10：K56）

手术操作名称及编码：肠粘连松解术、小肠部分切除吻合术、肠短路吻合术、肠外置术、结肠造口术（ICD-9-CM-3：45.62/ 45.91/46.01 /46.10/54.59）

2. 修改编码：

疾病名称及编码：肠梗阻（ICD-10：K56）

手术操作名称及编码：肠粘连松解术（ICD-9-CM-3：54.5）

小肠部分切除吻合术（ICD-9-CM-3：45.62）

肠短路吻合术（ICD-9-CM-3：45.9）

肠外置术（ICD-9-CM-3：46.01）

结肠造口术（ICD-9-CM-3：46.1）

二、临床路径检索方法

K56 伴（54.5/45.62/45.9/46.1）

三、国家医疗保障疾病诊断相关分组（CHS-DRG）

MDCG 消化系统疾病及功能障碍

GV1 消化道梗阻或腹痛

四、肠梗阻临床路径标准住院流程

（一）适用对象

第一诊断为肠梗阻（ICD-10：K56.0/K56.2 /K56.5- K56.7），行肠粘连松解术、小肠部分切除吻合术、肠短路吻合术、肠外置术、结肠造口术（ICD-9-CM-3：45.62/45.91/46.01 /46.10/54.59）。

（二）诊断依据

根据《临床诊疗指南·外科学分册》（中华医学会编，人民卫生出版社，2006 年，第 1 版），《外科学》（陈孝平，汪建平，赵继宗主编，人民卫生出版社，2018 年，第 9 版），《胃肠外科学》（王吉甫主编，人民卫生出版社，2000 年）。

1. 病史：腹痛、腹胀、呕吐并肛门停止排气排便。

2. 体征：单纯梗阻早期患者表情痛苦，严重患者可出现脱水、虚弱或休克现象。

3. 查体：腹部查体可见腹胀、肠型、蠕动波，触诊可有压痛，叩诊鼓音，听诊肠鸣音活跃，可闻及气过水声及高调金属音或振水音。绞窄性肠梗阻，可表现为腹膜炎体征，有时可有移动性浊音，腹壁压痛，肠鸣音微弱或消失。

4. 辅助检查：白细胞计数、血红蛋白和红细胞比容都可增高，尿比重增高，血气分析、血生化、肾功能紊乱。腹部立位平片、腹部 CT 和钡剂灌肠检查可辅助诊断。

释义

■ 在临床实践中，以粘连性肠梗阻最为常见，多发生在以往有过腹部手术、损伤或腹膜炎病史的患者。肿瘤所致的肠梗阻约占 20%，需特别提高警惕。嵌顿性腹外疝或绞窄性腹外疝是常见的肠梗阻原因之一，约占所有肠梗阻的 10%。新生儿以肠道先天性畸形为多见。2 周岁以内小儿，则肠套叠多见。蛔虫团所致的肠梗阻常发生于儿童。老年人则以肿瘤及粪块阻塞为常见。

■ 有以下表现者，应考虑绞窄性肠梗阻可能：①腹痛发作急骤，起始即为持续性剧烈疼痛，或在阵发性加重之间仍有持续性疼痛。肠鸣音可不亢进。有时出现腰背部痛，呕吐出现早、剧烈而频繁；②病情发展迅速，早期出现休克，抗休克治疗后改善不显著；③有明显腹膜刺激征，体温升高、脉率增快、白细胞计数增高；④腹胀不对称，腹部有局部隆起或触及有压痛的肿块（胀大的肠襻）；⑤呕吐物、胃肠减压抽出液、肛门排出物为血性，或腹腔穿刺抽出血性液体；⑥经积极非手术治疗而症状体征无明显改善；⑦腹部 X 线检查见孤立、突出胀大的肠襻、不因时间而改变位置，或有假肿瘤状阴影；或肠间隙增宽，提示有腹腔积液。

■ 腹部立位平片：一般在肠梗阻发生 4~6 小时，X 线检查即显示出肠腔内气体；立位或侧卧位透视或拍片，可见液平面及气胀肠襻。但无上述征象，也不能排除肠梗阻的可能。由于肠梗阻的部位不同，X 线表现也各有其特点：如空肠黏膜环状皱襞可显示“鱼肋骨刺”状；回肠黏膜则无此表现；结肠胀气位于腹部周边，显示结肠袋形。

■ 腹部 CT 和钡剂灌肠用于怀疑肠套叠、乙状结肠扭转或结肠肿瘤时，同时可以初步判断梗阻部位及梗阻的原因。钡剂消化道造影检查可用于一些可疑的肠梗阻患者。但腹部 CT 不建议作为肠梗阻的早期诊断。腹部立位平片可用于 60% 左右的肠梗阻患者，而 20%~30% 的肠梗阻患者需要腹部 CT 检查。

■ 血气分析主要用于对电解质紊乱和酸碱失衡的判断。

■ 在肠梗阻的诊断中应该重点辨明是单纯性肠梗阻还是绞窄性肠梗阻。

（三）选择治疗方案的依据

根据《临床诊疗指南・外科学分册》（中华医学会编，人民卫生出版社，2006 年，第 1 版），《外科学》（陈孝平，汪建平，赵继宗主编，人民卫生出版社，2018 年，第 9 版），《胃肠外科学》（王吉甫主编，人民卫生出版社，2000 年）。

经保守治疗无效拟行肠粘连松解术、小肠部分切除吻合术、肠短路吻合术、肠外置术、结肠造口术。

释义

■ 只有少部分完全性肠梗阻的患者经保守治疗好转，多数患者需要手术治疗。手术风险较大者（高龄、妊娠期、合并较严重内科病），需向患者或家属交代病情；

如不同意手术，应当充分告知风险，履行签字手续，并予严密观察。

■ 肠粘连松解术：主要用于粘连或束带造成的肠管折叠成角、肠管形成内疝、肠襻间粘连等未造成肠管坏死的病变。

■ 小肠部分切除吻合术：主要用于绞窄性肠梗阻，如肠扭转、绞窄性疝所造成的小肠坏死。

■ 肠短路吻合术：当梗阻部位的肠管切除有困难，如肿瘤向周围组织广泛侵犯，或是粘连广泛难以分离，但肠管无坏死现象，为解除梗阻，可分离梗阻部远、近端肠管做短路吻合，旷置梗阻部。

■ 肠外置术或肠造口术：主要适用于低位肠梗阻，如急性结肠梗阻，由于回盲瓣的作用，结肠完全性梗阻时多形成闭襻性肠梗阻，肠腔压力很高，结肠的血液供应也不如小肠丰富，容易发生肠壁血运障碍，且结肠内细菌较多，所以一期肠切除吻合，常不易顺利愈合。因此采用梗阻近端造口，以解除梗阻。如已有肠坏死或肠肿瘤，可切除坏死或肿瘤肠段，将肠管两断端外置做造口术，以后再行二期手术重建肠道的连续性。

■ 对于肠梗阻症状较轻、高位肠梗阻的患者可选择腹腔镜手术治疗。腹腔镜手术可缩短住院时间，减少二次粘连的可能。

■ 肠梗阻的非手术治疗，胃肠减压、纠正水、电解质紊乱和酸碱失衡、抗感染、加强营养支持是重要的治疗措施。

■ 诊断不明确时，禁用强烈镇痛药。

■ 本病多为急症，各种类型的绞窄性肠梗阻，以及非手术治疗无效的患者，应行急诊手术。

（四）标准住院日

9~18 天。

释义

■ 肠梗阻多为急症，在急诊完善相关检查（血常规、生化、心电图、凝血功能、腹部立位平片、腹部 CT）后，即可行手术治疗，术后恢复 7~10 天；对于保守治疗 48~72 小时后，症状不缓解的患者可行手术治疗，或在保守治疗中出现症状加重者，可立刻行手术治疗，术后恢复 7~10 天。如术后出现切口感染、腹腔内感染、肠瘘、肠梗阻、吻合口出血等并发症，可适当延长住院时间。

（五）进入路径标准

1. 第一诊断必须符合 ICD-10：K56.0/K56.2/K56.5- K56. 7 肠梗阻疾病编码。
2. 当患者合并其他疾病，但住院期间不需要特殊处理也不影响第一诊断的临床路径流程实施时，可以进入路径。

释义

■ 本路径适用对象为肠梗阻患者。

■ 患者如果合并高血压、糖尿病、冠状动脉粥样硬化性心脏病、慢性阻塞性肺疾病、慢性肾病等其他慢性疾病，需要术前对症治疗时，如果不影响麻醉和手术，不影响术前准备的时间，可进入本路径。上述慢性疾病如果需要经治疗稳定后才能手术，或抗凝、抗血小板治疗等，术前需特殊准备的，先进入其他相应内科疾病的诊疗路径。

（六）术前准备

1~3 天。

1. 必须的检查项目：

（1）血常规、尿常规。

（2）肝功能、肾功能、电解质、凝血功能、血型、血淀粉酶、感染性疾病筛查（乙型肝炎、丙型肝炎、艾滋病、梅毒等）。

（3）腹部立卧位片。

（4）心电图、胸部正位片。

2. 其他根据病情可考虑选择：如消化系统肿瘤标志物检查、腹部超声检查、腹部 CT、肺功能测定、钡灌肠或结肠镜、动脉血气分析、超声心动图等。

释义

■ 必查项目是确保手术治疗安全、有效开展的基础，术前必须完成，对保证围手术期的安全提供治疗依据。

■ 部分患者需行急诊手术治疗，检查项目可以在急诊入院时完成，如血常规、肝功能、肾功能、电解质、凝血功能、血型、血淀粉酶、腹部立卧位片、心电图、腹部 CT。血淀粉酶的检查一般用于排除胰腺炎等疾病。腹部 CT 的检查，在明确梗阻病因、梗阻部位和程度等方面与腹部平片相比有一定优势。

■ 高龄患者或有心肺功能异常患者，术前可根据病情，增加心脏彩超、肺功能、血气分析等检查。

（七）选择用药

1. 按照《抗菌药物临床应用指导原则》（卫医发〔2015〕43 号）执行。建议使用第二代头孢菌素或第三代头孢菌素，如头孢曲松或头孢噻肟，可加用甲硝唑；明确感染患者，可根据药敏试验结果调整抗菌药物。

2. 根据患者病情，可考虑选择：

（1）静脉用制酸剂：H_2受体阻断剂或质子泵抑制剂。

（2）注射用电解质：氯化钾、氯化钠、葡萄糖酸钙、碳酸氢钠等。

（3）循环、呼吸系统用药：维持血流动力学和气体交换稳定。

（4）通便、灌肠药物。

释义

■肠梗阻可以造成细菌的移位或肠腔内细菌直接穿透肠壁，引起继发性腹腔感染，常是混合感染，以革兰阴性杆菌和厌氧菌为主，因此应该常规使用抗菌药物。非手术治疗的患者，梗阻缓解、无全身症状即可停用抗菌药物。患者合并糖尿病、贫血、低蛋白血症、营养不良，应适当延长术后使用抗菌药物的时间。

■肠梗阻一般是等渗或低渗性脱水，各种电解质有不同程度的丧失，首先应输注5%葡萄糖盐水或平衡盐溶液。碳酸氢钠用于纠正代谢性酸中毒。输液所需的容量和配方，根据脱水程度、尿量、尿比重、血细胞比容、电解质及血气分析等结果来调整。

■严重的缺水、血液浓缩、血容量减少、电解质紊乱、酸碱平衡失调、细菌感染、中毒等，可引起严重休克。肠坏死、穿孔，发生腹膜炎时，全身中毒尤为严重。肠腔膨胀使腹压增高，膈肌上升，腹式呼吸减弱，影响肺内气体交换，同时妨碍下腔静脉血液回流，而致呼吸、循环功能障碍。为维持血流动力学和气体交换稳定，应使用循环、呼吸系统药物。

（八）手术日

入院第4~7天。

1. 麻醉方式：气管插管全身麻醉或硬膜外麻醉。
2. 手术植入物：吻合器（可选用）。
3. 术中用药：麻醉常规用药。
4. 输血：根据术前血红蛋白状况及术中出血情况决定。

释义

■原则上动力性肠梗阻采用非手术治疗，机械性完全性肠梗阻采用手术治疗，绞窄性肠梗阻应急诊手术。

■行肠切除和肠吻合时，使用吻合器可以提高手术效率，应熟悉各种吻合器的性能和型号，选用合适的管型吻合器或一次性切割吻合器。吻合完成后，必要时应加强缝合，直至满意为止。

■单纯性肠梗阻的晚期或绞窄性肠梗阻时因丢失大量血浆，有效循环血量进一步减少，胶体渗透压降低，在适当补液后应输注血浆。外科患者血红蛋白＜70g/L或术中出血量超过800ml时，应考虑输注红细胞悬液；血红蛋白在70~100g/L之间，应根据患者的贫血程度、心肺代偿功能及有无代谢率增高等因素决定。

（九）术后住院恢复

5~11天。

1. 必须复查的检查项目：血常规、肝功能、肾功能、电解质、血尿淀粉酶。
2. 复查安排：

（1）出院1个月后门诊复诊。

（2）出院3个月后复查肠镜。

3. 术后用药：
抗菌药物：按照《抗菌药物临床应用指导原则》（卫医发〔2015〕43 号）选用抗菌药物，用药时间 1~3 天。
4. 术后饮食指导。

释义

■ 术后可根据患者恢复情况做必须复查的检查项目，并根据病情变化增加检查的频次。复查项目并不仅局限于路径中的项目。

■ 术后饮食指导：宜选择清淡、纤维素含量多、易消化并富有营养的食物；应少食多餐，不可暴饮暴食，避免饭后剧烈活动。忌食生冷水果、过酸食物及产气食物。

■ 出院 3 个月后复查电子肠镜，排除结肠的器质性病变。肠道准备充分、并且术者有一定的操作经验，其准确率可达 95%以上。尤其对怀疑低位肠梗阻或排便习惯及性状异常者，此项检查更有意义。

（十）出院标准

1. 患者一般情况良好，恢复正常饮食，恢复肛门排气排便。
2. 切口愈合良好：引流管拔除，伤口无感染，无皮下积液（或门诊可处理的少量积液）。
3. 体温正常，腹部无阳性体征，相关实验室检查结果和腹平片基本正常，没有需要住院处理的并发症和/或合并症。

释义

■ 主治医师应在出院前，通过复查的各项检查并结合患者恢复情况决定是否能出院。如果确有需要继续留院治疗的情况，超出了路径所规定的时间，应先处理并发症待符合出院条件后再准许患者出院。

■ 如果出现并发症，是否需要继续住院处理，由主管医师具体决定。

（十一）变异及原因分析

1. 术前合并其他影响手术的基础疾病，需要进行相关的诊断和治疗。
2. 术前根据患者病情初步确定手术方式，根据患者术中情况更改手术方式。
3. 机械性肠梗阻患者术中活检提示肿瘤、结核、Crohn's 病、胰腺炎等，转入相应临床路径管理。
4. 手术后继发切口感染、腹腔内感染、肠瘘、肠梗阻、吻合口出血等并发症，导致围手术期住院时间延长与费用增加。
5. 住院后出现其他内、外科疾病需进一步明确诊断，导致住院时间延长与费用增加。

释义

■ 微小变异：如由于某种原因，路径指示应当于某一天的操作不能如期进行而要延期的；因为节假日不能按照要求完成检查；患者不愿配合完成相应检查，短期不愿按照要求出院随诊。这种改变不会对最终结果产生重大改变，也不会更多的增加住院天数和住院费用，可不出本路径。

■ 重大变异：如因基础疾病需要进一步诊断和治疗；因各种原因需要其他治疗措施；医院与患者或家属发生医疗纠纷，患者要求离院或转院；不愿按照要求出院随诊而导致入院时间明显延长。此时应阐明变异相关问题的重要性，必要时须及时退出本路径，并应将特殊的变异原因进行归纳、总结，以便重新修订路径时作为参考，不断完善和修订路径。

五、肠梗阻临床路径给药方案

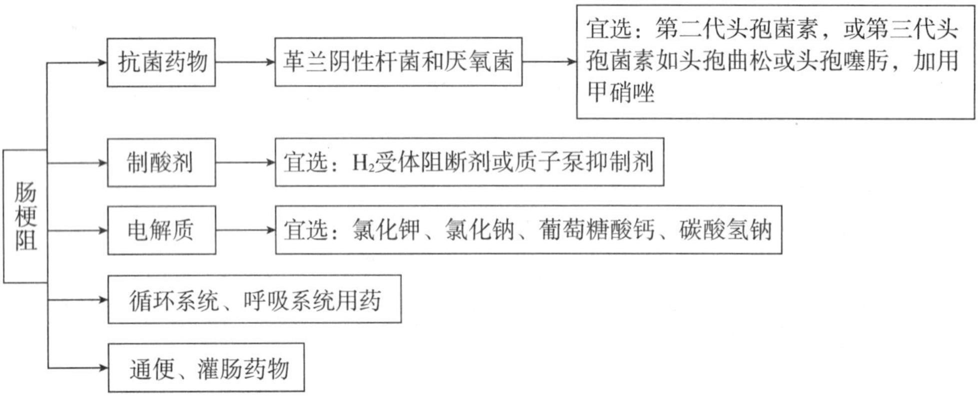

1. 用药选择：

（1）肠梗阻常是混合感染，以革兰阴性杆菌和厌氧菌为主，因此建议使用第二代头孢菌素，或第三代头孢菌素如头孢曲松或头孢噻肟，加用甲硝唑；明确感染患者，可根据药敏试验结果调整抗菌药物。第二代头孢菌素注射剂有头孢呋辛、头孢替安等。头孢菌素过敏者可考虑使用氨曲南。

（2）为减少消化液分泌量或预防急性胃黏膜病变，可选用 H_2受体阻断剂或质子泵抑制剂，如西咪替丁、雷尼替丁、法莫替丁、奥美拉唑或埃索美拉唑等。

（3）根据患者电解质及血气分析结果，适当补充氯化钾、氯化钠、葡萄糖酸钙、碳酸氢钠等。

（4）血流动力学和气体交换不稳定，可适当使用循环系统、呼吸系统药物，如多巴胺，去甲肾上腺素、前列腺素 E_1等。

（5）肠梗阻时可根据病情适当选用通便、灌肠药物，如开塞露等。

2. 药学提示：

（1）接受手术者，应在术前 0.5~1.0 小时给药，或麻醉开始时给药，使手术切口暴露时局部组织中已达到足以杀灭手术过程中入侵切口细菌的药物浓度。

（2）手术时间超过 3 小时，或失血量大（> 1500ml），可手术中给予第 2 剂。抗菌药物的有效覆盖时间应包括整个手术过程和手术结束后 4 小时。污染手术可依据患者情况酌量延长。对手术前已形成感染者，抗菌药物使用时间应按治疗性应用而定。

3. 注意事项：

（1）肠梗阻可以造成细菌的移位或肠腔内细菌直接穿透肠壁，引起继发性腹腔感染，常是混合感染，以革兰阴性杆菌和厌氧菌为主，因此应该常规使用抗菌药物。

（2）患者合并糖尿病、贫血、低蛋白血症、营养不良，应适当延长术后使用抗菌药物的时间。

（3）用药前必须详细询问患者先前有否对头孢菌素类、青霉素类或其他药物的过敏史。

六、肠梗阻临床路径护理规范

1. 术前护理：

（1）一般护理：

1）生命体征稳定者给予半卧位。

2）禁饮食，肠梗阻解除后遵医嘱指导患者进流质饮食，忌食产气的甜食和牛奶，观察进食后有无腹胀、腹痛。

3）急性完全性肠梗阻禁忌灌肠。

4）呕吐的护理：呕吐时嘱患者坐起或头侧向一边，以免引起吸入性肺炎或窒息，给予漱口，保持口腔清洁，观察并记录呕吐物的颜色、性状及量。

（2）病情观察：

1）定时监测记录生命体征、意识等，密切观察腹痛、腹胀及腹部体征情况，了解疾病转归。

2）若患者症状及体征不见好转或反有加重，应考虑有绞窄性肠梗阻的可能。

3）必要时准确记录 24 小时出入量。

（3）用药护理：

1）用药前进行血管条件评估，必要时给予深静脉置管。

2）静脉补充液体，维持水、电解质和酸碱平衡。

3）遵医嘱正确应用抗菌药物，同时观察用药效果和不良反应。

4）观察期间禁用镇痛剂，可根据病情适当应用解痉剂。

（4）引流管的护理：保持胃肠减压通畅，观察和记录引流液的颜色、性质和量。

（5）症状护理：执行腹痛、腹胀、恶心呕吐的护理常规。

2. 术后护理：

（1）一般护理：

1）体位：术后清醒后枕枕头，生命体征平稳者可抬高床头 10°～20°并给予翻身垫翻身，术后第 1 天予半卧位，并执行术后康复指导（每 2 小时给予床上抬臀、踝泵运动等）。

2）术后禁食、禁饮期间给予小喷壶内装温开水给患者湿润口腔，提高舒适度。

3）疼痛护理：运用疼痛评估表情图进行疼痛评分，并根据评分情况采取措施。镇痛泵使用期间给予低流量持续吸氧，减少镇痛药使用期间不良反应的发生。

4）饮食护理：禁食、禁饮，待肠蠕动恢复、肛门排气后，可拔除胃管，遵医嘱拔管当日可少量饮水或米汤，首次：20～30ml，根据胃肠道耐受情况逐渐增加进食量。原则：流质饮食→半流质饮食→软食→普通饮食，逐步过渡。食物宜温、软、易于消化，少量多餐。

5）排除禁忌者（高龄、佩戴义齿、神志不清不能配合等患者），术后第一天给予无糖醇口香 糖进行咀嚼 5～10 分钟，bid，减少口腔异味，并利用假饲原理促进肠蠕动的恢复。

6）鼓励早期活动：鼓励患者早期活动，预防术后肠粘连。根据患者病情，执行术后首次下床护理流程，腹腔镜手术第 1 天协助术后首次下床活动，开放性手术第 2 天协助首次下床活动。

7）鼓励患者深呼吸，有效咳嗽排痰，并给予拍背排痰仪，bid，预防肺部并发症的发生。

8）运用 Caprini 血栓风险评估量表给予评分，并根据评分情况采取措施。

9）遵医嘱使用微波治疗仪进行伤口护理，qd。

10）做好基础护理工作。

（2）病情观察：密切观察生命体征、腹部症状和体征的变化。

3. 用药护理：

(1) 静脉补充液体，维持水、电解质和酸碱平衡。

(2) 遵医嘱正确应用抗菌药物，同时观察用药效果和不良反应。

4. 引流管的护理：保持各引流管畅通，观察和记录引流液的颜色、性质和量。

5. 症状护理：执行腹痛、腹胀、恶心呕吐的护理常规。

6. 并发症的护理：

(1) 肠粘连：鼓励患者术后早期活动，术后回室病情平稳，意识清晰即可开始床上活动，以促进机体和胃肠道功能的恢复，防止肠粘连。一旦出现阵发性腹痛、腹胀、呕吐等，应积极采取非手术治疗措施。

(2) 腹腔内或切口感染及肠瘘：若出现腹部胀痛、持续发热、白细胞计数增高，腹壁切口处红肿或腹腔引流管周围流出较多带有粪臭味液体时应及时报告医师处理，警惕腹腔内或切口感染及肠瘘的可能。

7. 行肠造瘘口者，执行肠造瘘口护理常规。

七、肠梗阻临床路径营养治疗规范

1. 肠梗阻患者体液状态评估与营养风险筛查。

(1) 根据患者肠梗阻持续时间长短、部位高低和严重程度，患者可出现不同程度的体液丢失和电解质紊乱。护士接诊患者时，评估患者是否存在低血容量、电解质紊乱，应遵医嘱予适当补液，维持体液平衡和稳定状态。

(2) 根据 ESPEN 指南，采用营养风险筛查工具 NRS 2002 对患者进行营养状态评估，根据营养不足的严重程度、是否手术和手术方式制订营养支持计划。

2. 肠梗阻患者营养支持：

(1) 营养时机：进食和营养实施的时机要根据肠梗阻患者梗阻的时间和部位、疾病的严重程度和术中情况等多种因素决定。

对肠造口的患者，造口排气或排便即可进食或给予肠内营养；对实施肠切除和/或肠吻合的患者，进食或吻合口近端的肠内营养开始时间由术者根据吻合风险来决定。总体而言，进食和肠内营养实施与否或开始时机，应以胃和小肠功能恢复为依据。

(2) 营养方式：由于肠梗阻部分患者术后早期存在肠管潜在缺血或肠功能恢复延迟，医嘱予禁食、禁饮；多数患者术后早期胃肠道功能较差，流质饮食提供的热量和蛋白质不能满足患者需求，因此肠外营养仍是维持患者营养状态、改善预后的重要手段。回盲瓣功能良好的结肠梗阻，其小肠功能无受损，术后可与普通腹部择期手术一样早期进食和实施肠内营养。急性肠系膜缺血患者术后肠管由于缺血-再灌注或仍存在缺血风险，过早的进食和肠内营养可增加肠管血运要求而导致相对缺血。因此，禁食和肠外营养使肠管休息是明智之举。

(3) 手术后全身肠管情况恢复良好的患者可早期进食，由清流质饮食逐步过渡至普通饮食。在流质饮食阶段，摄入营养量不足和营养素组分也不尽合理，口服营养补充（ONS）是重要的肠内营养方式。

八、肠梗阻临床路径患者健康宣教

1. 疾病知识：肠梗阻是由于任何原因引起的肠内容物不能正常运行或通过发生障碍。临床表现：腹痛，呕吐，腹胀，排气、排便停止。这里肠道通常是指小肠（空肠、回肠）、结肠（升结肠、横结肠、降结肠、乙状结肠）和直肠。急性肠梗阻是最常见的外科急腹症之一。

2. 饮食：少食刺激性强的辛辣食物，宜食营养丰富、易消化吸收的食物；反复发生粘连性肠梗阻的患者少食粗纤维食物；避免暴饮、暴食，饭后忌剧烈活动。注意饮食及个人卫生，饭前、便后洗手，不吃不洁食品。若出现腹痛、腹胀等症状并有持续加剧请暂禁饮食并及时就医。完全性梗阻者禁饮食，非完全性梗阻者可进食无渣半流质饮食，以减少胃内容物潴留。梗阻解除后进流质饮食，忌食产气的甜食和牛奶。

3. 休息和活动：每日下床活动的时间和强度根据患者的身体状况来决定，适当参加轻度运动，身体状况恢复后可照常术前运动。注意坚持体育锻炼，以身体耐受力为准。

4. 用药指导：遵医嘱输液应用抗菌药物防治感染，营养液补充营养。对症处理：镇静、解痉、镇痛、补液等。

5. 出院指导：

（1）便秘者应注意通过调整饮食、腹部按摩等方法保持大便通畅，无效者可适当予以口服缓泻剂。

（2）自我管理：加强自我监测，若出现腹痛、腹胀、呕吐、停止排便等不适，及时就诊。

九、推荐表单

（一）医师表单

肠梗阻临床路径医师表单

适用对象：第一诊断为肠梗阻（ICD-10：K56.0/K56.2 /K56.5- K56.7）
行肠粘连松解术、小肠部分切除吻合术、肠短路吻合术、肠外置术、结肠造口术（ICD-9-CM-3：45.62/ 45.91/46.01 /46.10/54.59）

患者姓名：	性别：　年龄：　门诊号：	住院号：
住院日期：　年　月　日	**出院日期：**　年　月　日	**标准住院日：9~18 天**

日期	住院第 1 天	住院第 2~4 天
主要诊疗工作	□ 询问病史和体格检查 □ 完成住院病历和首次病程记录 □ 开实验室检查单 □ 上级医师查房 □ 初步确定诊治方案和特殊检查项目	□ 上级医师查房 □ 完成术前准备与术前评估 □ 完成必要的相关科室会诊 □ 根据各项检验及检查结果，进行术前讨论，确定治疗方案
重点医嘱	**长期医嘱** □ 普通外科护理常规 □ 一级或二级护理 □ 饮食：禁食、禁水 □ 测生命体征 □ 留置胃管、胃肠减压、记量（必要时） □ 记尿量 □ 记 24 小时液体出入量 □ 通便灌肠（必要时） □ 药物治疗：抑酸剂（必要时） □ 维持水电解质平衡 □ 应用抗菌药物 **临时医嘱** □ 血常规、尿常规 □ 肝肾功能、电解质、凝血功能、血型、血尿淀粉酶、感染性疾病筛查 □ 腹部立卧位片、心电图、胸部正位片 □ 肺功能测定、超声心动图、CT、动脉血气分析（必要时）	**长期医嘱** □ 患者既往基础用药 □ 若有梗阻或轻中度营养不良者，则予静脉肠外营养治疗 □ 其他相关治疗 **临时医嘱** □ 相关专科医师会诊 □ 术前营养支持（必要时） □ 复查有异常的检查
病情变异记录	□ 无　□ 有，原因： 1. 2.	□ 无　□ 有，原因： 1. 2.
医师签名		

日期	住院第 3~5 天 （术前第 1 日）	入院第 4~7 天 （手术日）	
		术前与术中	术后
主要诊疗工作	□ 手术医嘱 □ 完成上级医师查房记录、术前小结等，术前造口评估 □ 完成术前总结 □ 向患者及家属交代病情、手术安排及围手术期注意事项 □ 签署手术知情同意书、自费用品协议书、输血同意书、麻醉同意书、授权委托书 □ 必要时预约 ICU	□ 送患者入手术室 □ 麻醉准备，监测生命体征 □ 施行手术 □ 保持各引流管通畅 □ 解剖标本，送病理检查	□ 完成手术记录、麻醉记录和术后当天的病程记录 □ 上级医师查房 □ 手术后医嘱 □ 向患者及家属交代病情及术后注意事项 □ 有切除标本时送病理检查
重点医嘱	**长期医嘱** □ 外科二级护理常规 □ 半流质饮食 **临时医嘱** □ 术前医嘱 常规准备明日在气管内插管全身麻醉下行肠梗阻松解术 □ 备皮及造口定位 □ 术前禁食 4~6 小时，禁水 2~4 小时 □ 必要时行肠道准备 □ 麻醉前用药 □ 术前留置胃管和尿管 □ 术中特殊用药带药 □ 备血 □ 药物过敏试验	**长期医嘱** □ 肠梗阻常规护理 □ 一级护理 □ 禁食 **临时医嘱** □ 术前 0.5 小时使用抗菌药物 □ 液体治疗 □ 相应治疗（视情况）	**长期医嘱** □ 普通外科术后常规护理 □ 一级护理 □ 禁食、禁水 □ 记 24 小时出入量 □ 留置胃管、胃肠减压、记量 □ 腹腔引流记量 □ 尿管接袋记量 □ 抗菌药物 □ 制酸剂、生长抑素（必要时） □ 液体治疗 **临时医嘱** □ 术后查血生化、肝肾功能、血常规、血淀粉酶 □ 心电监护、吸氧 □ 其他特殊医嘱
病情变异记录	□ 无　□ 有，原因： 1. 2.	□ 无　□ 有，原因： 1. 2.	□ 无　□ 有，原因： 1. 2.
医师签名			

日期	住院第5~8天 （术后第1日）	住院第6~9天 （术后第2日）	住院第7~10天 （术后第3日）
主要诊疗工作	□ 上级医师查房 □ 注意胃管、腹腔引流量及性状 □ 注意观察体温、血压等生命体征 □ 观察肠功能恢复情况 □ 观察切口情况 □ 完成常规病程记录 □ 评估镇痛效果（视情况）	□ 上级医师查房 □ 观察病情变化 □ 观察引流量和性状 □ 评估镇痛效果（视情况） □ 复查实验室检查 □ 住院医师完成常规病程记录 □ 必要时进行相关特殊检查	□ 上级医师查房 □ 住院医师完成病历书写 □ 注意病情变化、引流量 □ 注意观察体温、血压等 □ 根据引流情况明确是否拔除引流管 □ 复查实验室检查
重点医嘱	**长期医嘱** □ 一级或二级护理 □ 禁食、禁水 □ 记24小时液体出入量 □ 留置胃管、胃肠减压、胃管记量（视情况早期拔除） □ 腹腔引流记量 □ 尿管接袋记量（视情况） □ 心电监护、吸氧 □ 液体治疗 **临时医嘱** □ 早期拔除胃管、尿管、引流管（视情况）	**长期医嘱** □ 继续监测生命体体征（视情况） □ 肠外营养支持或液体治疗 □ 无感染证据时停用抗菌药物 **临时医嘱** □ 营养支持或液体支持 □ 血常规、血液生化、肝功能	**长期医嘱** □ 二级或三级护理 □ 禁食、禁水 □ 停止引流记量 □ 停尿管接袋记量 □ 停胃肠减压、胃管记量 □ 液体治疗 **临时医嘱** □ 手术伤更换敷料 □ 复查血常规、肝肾功能、电解质
病情变异记录	□ 无 □ 有，原因： 1. 2.	□ 无 □ 有，原因： 1. 2.	□ 无 □ 有，原因： 1. 2.
医师签名			

时间	住院第 8~12 天 （术后第 4~5 日）	住院第 9~13 天 （术后第 6 日）	住院第 10~18 天 （出院日）
主要诊疗工作	□ 上级医师查房，确定有无手术并发症和手术切口感染 □ 住院医师完成病程记录 □ 根据肠功能恢复情况，逐步恢复到流质饮食，减少补液 □ 注意观察体温、血压等 □ 复查化验检查	□ 上级医师查房，确定有无手术并发症和手术切口感染 □ 完成日常病程记录	□ 上级医师查房，进行手术及伤口评估，确定有无手术并发症和切口愈合不良情况，明确是否出院 □ 通知患者及其家属办理出院 □ 向患者及其家属交代出院后注意事项，预约复诊日期及拆线日期 □ 完成出院记录、病案首页、出院证明书 □ 将出院小结的副本交给患者或家属
重点医嘱	**长期医嘱** □ 二级或三级护理 □ 流质饮食 □ 补液 **临时医嘱** □ 伤口换药	**长期医嘱** □ 三级护理 □ 半流质饮食 **临时医嘱** □ 复查血常规、电解质、肝肾功能	**临时医嘱** □ 根据患者全身状况决定检查项目 □ 拆线、换药 □ 出院带药
病情变异记录	□ 无 □ 有，原因： 1. 2.	□ 无 □ 有，原因： 1. 2.	□ 无 □ 有，原因： 1. 2.
医师签名			

（二）护士表单

肠梗阻临床路径护士表单

适用对象：第一诊断为肠梗阻（ICD-10：K56.0/K56.2 /K56.5- K56.7）
行肠粘连松解术、小肠部分切除吻合术、肠短路吻合术、肠外置术、结肠造口术（ICD-9-CM-3：45.62/ 45.91/46.01 /46.10/54.59）

患者姓名：	性别： 年龄： 门诊号：	住院号：
住院日期： 年 月 日	**出院日期：** 年 月 日	**标准住院日：9~18 天**

日期	住院第 1 天	住院第 2~4 天
主要护理工作	□ 入院介绍 □ 入院评估 □ 协助生活护理 □ 留置胃管 □ 留置尿管（必要时） □ 记录 24 小时出入量（必要时） □ 健康教育：活动指导、饮食指导、患者相关检查配合的指导、疾病知识指导、术前指导、用药指导、心理支持 □ 留置管道护理及指导 □ 治疗护理 □ 密切观察患者病情变化	□ 静脉抽血 □ 健康教育 □ 饮食：术前禁食、禁水 □ 术前沐浴、更衣，取下义齿、饰物 □ 告知患者及家属术前流程及注意事项 □ 备皮、配血、药物过敏试验等 □ 术前手术物品准备 □ 促进睡眠（环境、药物） □ 心理支持（患者及家属）
重点医嘱	**长期医嘱** □ 普通外科护理常规 □ 一级或二级护理 □ 饮食：禁食、禁水 □ 测生命体征（必要时） □ 留置胃管、胃肠减压、记量（必要时） □ 洗胃（必要时） □ 记尿量（必要时） □ 记 24 小时液体出入量（必要时） □ 通便灌肠（必要时） □ 药物治疗：抑酸剂（必要时） □ 维持水电解质平衡 □ 应用抗菌药物 **临时医嘱** □ 血常规、尿常规 □ 肝肾功能、电解质、凝血功能、血型、血尿淀粉酶、感染性疾病筛查 □ 腹部立卧位片、心电图、胸部正位片 □ 肺功能测定、超声心动图、CT、动脉血气分析（必要时）	**长期医嘱** □ 患者既往基础用药 □ 若有梗阻或轻中度营养不良者，则予静脉肠外营养治疗 □ 其他相关治疗 **临时医嘱** □ 相关专科医师会诊 □ 术前营养支持（必时） □ 复查有异常的检查
病情变异记录	□ 无 □ 有，原因 1. 2.	□ 无 □ 有，原因 1. 2.
护士签名		

日期	住院第 3~5 天 （术前第 1 日）	住院第 4~7 天 （手术日） 术前与术中	住院第 4~7 天 （手术日） 术后
主要诊疗工作	□ 手术医嘱 □ 完成上级医师查房记录、术前小结等，术前造口评估 □ 完成术前总结 □ 向患者及家属交代病情、手术安排及围手术期注意事项 □ 签署手术知情同意书、自费用品协议书、输血同意书、麻醉同意书、授权委托书 □ 必要时预约 ICU	□ 送患者入手术室 □ 麻醉准备，监测生命体征 □ 施行手术 □ 保持各引流管通畅 □ 解剖标本，送病理检查	□ 完成手术记录、麻醉记录和术后当天的病程记录 □ 上级医师查房 □ 手术后医嘱 □ 向患者及家属交代病情及术后注意事项 □ 有切除标本时送病理检查
重点医嘱	**长期医嘱** □ 外科二级护理常规 □ 半流质饮食 **临时医嘱** □ 术前医嘱 常规准备明日在气管内插管全身麻醉下行肠梗阻松解术 □ 备皮及造口定位 □ 术前禁食 4~6 小时，禁水 2~4 小时 □ 必要时行肠道准备 □ 麻醉前用药 □ 术前留置胃管和尿管 □ 术中特殊用药带药 □ 备血 □ 药物过敏试验	**长期医嘱** □ 肠梗阻常规护理 □ 一级护理 □ 禁食 **临时医嘱** □ 术前 0.5 小时使用抗菌药物 □ 液体治疗 □ 相应治疗（视情况）	**长期医嘱** □ 普通外科术后常规护理 □ 一级护理 □ 禁食、禁水 □ 记 24 小时出入量 □ 留置胃管、胃肠减压、记量 □ 腹腔引流记量 □ 尿管接袋记量 □ 抗菌药物 □ 制酸剂、生长抑素（必要时） □ 液体治疗 **临时医嘱** □ 术后查血生化、肝肾功能、血常规、血淀粉酶 □ 心电监护、吸氧 □ 其他特殊医嘱
病情变异记录	□ 无　□ 有，原因： 1. 2.	□ 无　□ 有，原因： 1. 2.	□ 无　□ 有，原因： 1. 2.
护士签名			

日期	住院第 5~8 天 （术后第 1 日）	住院第 6~9 天 （术后第 2 日）	住院第 7~10 天 （术后第 3 日）
主要诊疗工作	□ 上级医师查房 □ 注意胃管、腹腔引流量及性状 □ 注意观察体温、血压等生命体征 □ 观察肠功能恢复情况 □ 观察切口情况 □ 完成常规病程记录 □ 评估镇痛效果（视情况）	□ 上级医师查房 □ 观察病情变化 □ 观察引流量和性状 □ 评估镇痛效果（视情况） □ 复查实验室检查 □ 住院医师完成常规病程记录 □ 必要时进行相关特殊检查	□ 上级医师查房 □ 住院医师完成病历书写 □ 注意病情变化、引流量 □ 注意观察体温、血压等 □ 根据引流情况明确是否拔除引流管 □ 复查实验室检查
重点医嘱	**长期医嘱** □ 一级或二级护理 □ 禁食、禁水 □ 记 24 小时液体出入量 □ 留置胃管、胃肠减压、胃管记量（视情况早期拔除） □ 腹腔引流记量 □ 尿管接袋记量（视情况） □ 心电监护、吸氧 □ 液体治疗 **临时医嘱** □ 早期拔除胃管、尿管、引流管（视情况）	**长期医嘱** □ 继续监测生命体体征（视情况） □ 肠外营养支持或液体治疗 □ 无感染证据时停用抗菌药物 **临时医嘱** □ 营养支持或液体支持 □ 血常规、血液生化、肝功能	**长期医嘱** □ 二级或三级护理 □ 禁食、禁水 □ 停止引流记量 □ 停尿管接袋记量 □ 停胃肠减压、胃管记量 □ 液体治疗 **临时医嘱** □ 手术伤更换敷料 □ 复查血常规、肝肾功能、电解质
病情变异记录	□ 无　□ 有，原因： 1. 2.	□ 无　□ 有，原因： 1. 2.	□ 无　□ 有，原因： 1. 2.
护士签名			

时间	住院第 8~12 天 （术后第 4~5 日）	住院第 9~13 天 （术后第 6 日）	住院第 10~18 天 （出院日）
主要护理工作	□ 体位与活动：自主体位，鼓励离床活动 □ 协助生活护理 □ 清流质饮食指导 □ 密切观察患者病情变化 □ 营养支持护理 □ 造口护理（必要时） □ 康复指导	□ 体位与活动：离床活动 □ 协助生活护理 □ 半流质饮食指导 □ 密切观察患者病情变化 □ 造口护理（必要时） □ 静脉抽血 □ 康复指导	□ 出院指导 □ 办理出院手续 □ 预约复诊时间 □ 作息、饮食、活动指导 □ 服药指导 □ 日常保健 □ 清洁卫生 □ 疾病知识及后续治疗宣教 □ 造口护理教育
重点医嘱	**长期医嘱** □ 二级或三级护理 □ 流质饮食 □ 补液 **临时医嘱** □ 伤口换药	**长期医嘱** □ 三级护理 □ 半流质饮食 **临时医嘱** □ 复查血常规、电解质、肝肾功能	**临时医嘱** □ 根据患者全身状况决定检查项目 □ 拆线、换药 □ 出院带药
病情变异记录	□ 无 □ 有，原因： 1. 2.	□ 无 □ 有，原因： 1. 2.	□ 无 □ 有，原因： 1. 2.
护士签名			

（三）患者表单

肠梗阻临床路径患者表单

适用对象：第一诊断为肠梗阻（ICD-10：K56.0/K56.2 /K56.5- K56.7）
行肠粘连松解术、小肠部分切除吻合术、肠短路吻合术、肠外置术、结肠造口术
（ICD-9-CM-3：45.62/ 45.91/46.01 /46.10/54.59）

患者姓名：	性别：　　年龄：　　门诊号：	住院号：
住院日期：　　年　月　日	**出院日期：**　　年　月　日	**标准住院日：9～18 天**

日期	住院第 1 天	住院第 2～4 天及术前 1 天	住院第 4～7 天 （手术日）
医患配合	□ 护士行入院护理评估（简单询问病史） □ 接受入院宣教 □ 医师询问病史、既往病史、用药情况，收集资料 □ 进行体格检查	□ 上级医师查房 □ 完成术前准备与术前评估 □ 根据各项检验及检查结果，进行术前讨论，确定治疗方案	**术后宣教** □ 术后体位：麻醉未醒时平卧，清醒后，4～6 小时无不适反应可垫枕或根据医嘱予监护设备、吸氧 □ 配合护士定时监测生命体征、腹腔引流液、尿量、伤口敷料等 □ 不要随意动引流管 □ 疼痛的注意事项及处理 □ 告知医护不适及异常感受 □ 配合评估手术效果
重点诊疗及检查	**重点诊疗** □ 普通外科护理常规 □ 一级或二级护理 □ 饮食：禁食、禁水 □ 测生命体征 □ 留置胃管、胃肠减压、记量（必要时） □ 记尿量 □ 记 24 小时液体出入量 □ 通便灌肠（必要时） □ 药物治疗：抑酸剂（必要时） □ 维持水电解质平衡 □ 应用抗菌药物 □ 如需急诊手术应急诊行如下检查：血常规、尿常规 □ 肝肾功能、电解质、凝血功能、血型、血尿淀粉酶 □ 腹部立卧位片、心电图、CT、动脉血气分析（必要时） □ 暂行保守治疗（在急诊检查的前提下还需行如下检查）：肺功能测定、超声心动图、感染性疾病筛查、胸部正位片	**重点诊疗** □ 患者既往基础用药的调整 □ 若有梗阻或轻中度营养不良者，则予静脉肠外营养治疗 □ 其他相关治疗 □ 配合相关专科医师会诊 □ 术前营养支持（必要时） □ 复查有异常的检查 □ 向患者及家属交代病情、手术安排及围手术期注意事项 □ 签署手术知情同意书、自费用品协议书、输血同意书、麻醉同意书、授权委托书 □ 必要时预约 ICU □ 术前禁食 4～6 小时，禁水 2～4小时 □ 必要时行肠道准备 □ 麻醉前用药 □ 术前留置胃管和尿管 □ 备血 □ 药物过敏试验	**重点诊疗** □ 特级护理 □ 予监护设备、吸氧 □ 注意留置管路安全与通畅 □ 用药：抗菌药物、止血药、抑酸、化痰、生长抑素（必要时）、补液药物的应用 □ 护士协助记录出入量 □ 术后查血生化、肝肾功能、血常规、血淀粉酶等检查
饮食及活动	□ 饮食：禁食、禁水 □ 正常活动	□ 饮食：禁食、禁水 □ 正常活动	□ 饮食：禁食、禁水 □ 卧床休息，自主体位

时间	住院第5~8天 （术后第1日）	住院第6~9天 （术后第2日）	住院第7~10天 （术后第3日）
医患配合	□ 医师巡视，了解病情 □ 各项生命体征的观察、腹腔引流液、胃管、尿量、伤口敷料、造口、腹部切口的检查 □ 护士行晨晚间护理 □ 护士协助擦身等生活护理，造口护理（必要时）配合监测出入量 □ 膀胱功能锻炼，成功后可将尿管拔除 □ 注意探视及陪护时间	□ 医师巡视，了解病情 □ 各项生命体征的观察、腹腔引流液、胃管、尿量、伤口敷料、造口、腹部切口的检查 □ 护士行晨晚间护理 □ 护士协助擦身等生活护理，造口护理（必要时）配合监测出入量 □ 注意探视及陪护时间	□ 医师巡视，了解病情 □ 各项生命体征的观察、腹腔引流液、胃管、伤口敷料、造口、腹部切口的检查 □ 护士行晨晚间护理 □ 护士协助擦身等生活护理，造口护理（必要时）配合监测出入量 □ 注意探视及陪护时间
重点诊疗及检查	**重点诊疗** □ 一级或二级护理 □ 禁食、禁水 □ 留置胃管、胃肠减压、胃管记量（视情况早期拔除） □ 腹腔引流记量 □ 尿管接袋记量（视情况） □ 心电监护、吸氧 □ 液体治疗 □ 用药：抗菌药物、止血药、抑酸、化痰、生长抑素（必要时）的应用 **重要检查** □ 定期抽血化验	**重点诊疗** □ 一级或二级护理 □ 禁食、禁水 □ 腹腔引流记量 □ 尿管接袋记量（视情况） □ 营养支持或液体支持 **重要检查** □ 血常规、血液生化、肝功能	**重点诊疗** □ 二级或三级护理 □ 禁食、禁水 □ 停止引流记量 □ 停尿管接袋记量 □ 停胃肠减压、胃管记量 □ 液体治疗 □ 手术伤口更换敷料 **重要检查** □ 复查血常规、肝肾功能、电解质
饮食及活动	□ 饮食：禁食、禁水 □ 卧床休息，自主体位	□ 饮食：禁食、禁水 □ 早期下床活动	□ 饮食：禁食、禁水 □ 下床活动

时间	住院第 8~12 天 （术后第 4~5 日）	住院第 9~13 天 （术后第 6 日）	住院第 10~18 天 （出院日）
医患配合	□ 上级医师查房，确定有无手术并发症和手术切口感染 □ 观察腹腔引流液、造口的检查，根据情况可拔出腹腔引流管 □ 护士行晨晚间护理 □ 护士协助造口护理（必要时） □ 注意探视及陪护时间	□ 上级医师查房，确定有无手术并发症和手术切口感染 □ 造口的检查，有无造口并发症 □ 护士行晨晚间护理 □ 护士协助造口护理（必要时） □ 注意探视及陪护时间	□ 上级医师查房，进行手术及伤口评估，确定有无手术并发症和切口愈合不良情况，明确是否出院 □ 通知患者及其家属办理出院 □ 向患者及其家属交代出院后注意事项，预约复诊日期 □ 将出院小结的副本交给患者或家属
重点诊疗及检查	**重点诊疗** □ 二级或三级护理 □ 流质饮食 □ 补液 □ 手术伤口更换敷料	**重点诊疗** □ 三级护理 □ 半流质饮食 □ 检查：复查血常规、电解质、肝肾功能	**重点诊疗** □ 根据患者全身况决定检查项目 □ 拆线、换药 □ 出院带药
饮食及活动	□ 饮食：流质饮食 □ 下床活动	□ 饮食：半流质饮食 □ 自由活动	□ 饮食：半流质饮食 □ 自由活动

附：原表单（2011 年版）

肠梗阻临床路径表单

适用对象：第一诊断为肠梗阻（ICD-10：K56.0/K56.2 /K56.5- K56.7）
行肠粘连松解术、小肠部分切除吻合术、肠短路吻合术、肠外置术、结肠造口术（ICD-9-CM-3：45.62/ 45.91/46.01 /46.10/54.59）

患者姓名：	性别：　年龄：　门诊号：	住院号：
住院日期：　年　月　日	出院日期：　年　月　日	标准住院日：9~18 天

日期	住院第 1 天	住院第 2~4 天
主要诊疗工作	□ 询问病史和体格检查 □ 完成住院病历和首次病程记录 □ 开实验室检查单 □ 上级医师查房 □ 初步确定诊治方案和特殊检查项目	□ 上级医师查房 □ 完成术前准备与术前评估 □ 完成必要的相关科室会诊 □ 根据各项检验及检查结果，进行术前讨论，确定治疗方案
重点医嘱	**长期医嘱** □ 普通外科护理常规 □ 一级或二级护理 □ 饮食：禁食、禁水 □ 测生命体征 □ 留置胃管、胃肠减压、记量（必要时） □ 记尿量 □ 记 24 小时液体出入量 □ 通便灌肠（必要时） □ 药物治疗：抑酸剂（必要时） □ 维持水电解质平衡 □ 应用抗菌药物 **临时医嘱** □ 血常规、尿常规 □ 肝肾功能、电解质、凝血功能、血型、血尿淀粉酶、感染性疾病筛查 □ 腹部立卧位片、心电图、胸部正位片 □ 肺功能测定、超声心动图、CT、动脉血气分析（必要时）	**长期医嘱** □ 患者既往基础用药 □ 若有梗阻或轻中度营养不良者，则予静脉肠外营养治疗 □ 其他相关治疗 **临时医嘱** □ 相关专科医师会诊 □ 术前营养支持（必要时） □ 复查有异常的检查及化验
主要护理工作	□ 入院介绍 □ 入院评估 □ 协助生活护理 □ 停留胃管 □ 停留尿管（必要时） □ 记录 24 小时出入量 □ 健康教育：活动指导、饮食指导、患者相关检查配合的指导、疾病知识指导、术前指导、用药指导、心理支持 □ 留置管道护理及指导 □ 治疗护理 □ 密切观察患者病情变化	□ 静脉抽血 □ 健康教育 □ 饮食：术前禁食、禁水 □ 术前沐浴、更衣，取下义齿、饰物 □ 告知患者及家属术前流程及注意事项 □ 备皮、配血、药物过敏试验等 □ 术前手术物品准备 □ 促进睡眠（环境、药物） □ 心理支持（患者及家属）

续 表

日期	住院第 1 天	住院第 2~4 天
病情变异记录	□ 无 □ 有，原因： 1. 2.	□ 无 □ 有，原因： 1. 2.
护士签名		
医师签名		

<table>
<tr><td rowspan="2">日期</td><td rowspan="2">住院第 3~5 天
（术前第 1 日）</td><td colspan="2">住院第 4~7 天
（手术日）</td></tr>
<tr><td>术前与术中</td><td>术后</td></tr>
<tr><td>主要诊疗工作</td><td>□ 手术医嘱
□ 完成上级医师查房记录、术前小结等，术前造口评估
□ 完成术前总结
□ 向患者及家属交代病情、手术安排及围手术期注意事项
□ 签署手术知情同意书、自费用品协议书、输血同意书、麻醉同意书、授权委托书
□ 必要时预约 ICU</td><td>□ 送患者入手术室
□ 麻醉准备，监测生命体征
□ 施行手术
□ 保持各引流管通畅
□ 解剖标本，送病理检查</td><td>□ 完成手术记录、麻醉记录和术后当天的病程记录
□ 上级医师查房
□ 开术后医嘱
□ 向患者及家属交代病情及术后注意事项
□ 有切除标本时送病理检查</td></tr>
<tr><td>重点医嘱</td><td>长期医嘱
□ 外科二级护理常规
□ 半流质饮食
临时医嘱
□ 术前医嘱
□ 常规准备明日在气管内插管全身麻醉下行肠梗阻松解术
□ 备皮及造口定位
□ 术前禁食 4~6 小时，禁水 2~4 小时
□ 必要时行肠道准备
□ 麻醉前用药
□ 术前留置胃管和尿管
□ 术中特殊用药带药
□ 备血
□ 药物过敏试验</td><td>长期医嘱
□ 肠梗阻常规护理
□ 一级护理
□ 禁食
临时医嘱
□ 术前 0.5 小时使用抗菌药物
□ 液体治疗
□ 相应治疗（视情况）</td><td>长期医嘱
□ 普通外科术后常规护理
□ 一级护理
□ 禁食、禁水
□ 记 24 小时出入量
□ 留置胃管、胃肠减压、记量
□ 腹腔引流记量
□ 尿管接袋记量
□ 抗菌药物
□ 抑酸剂、生长抑素（必要时）
□ 液体治疗
临时医嘱
□ 术后、查血生化、肝肾功能、血常规、血淀粉酶
□ 心电监护、吸氧
□ 其他特殊医嘱</td></tr>
<tr><td>主要护理工作</td><td>□ 患者活动：无限制
□ 饮食：禁食（术前 1 天晚上 8 点后）
□ 心理支持
□ 进行备皮、肠道准备等术前准备
□ 告知患者手术流程及注意事项</td><td>□ 术晨按医嘱清洁肠道、留置胃管、尿管
□ 术前注射麻醉用药
□ 健康教育
□ 饮食指导：禁食、禁水
□ 指导术前注射麻醉用药后注意事项
□ 安排陪送患者入手术室
□ 心理支持（患者及家属）</td><td>□ 体位与活动：去枕平卧 6 小时，协助改变体位及足部活动，指导有效咳嗽排痰
□ 生活护理（一级护理）
□ 禁食、禁水
□ 密切观察患者病情变化，观察患者腹部体征及观察肠功能恢复情况
□ 疼痛护理、皮肤护理、管道护理及指导、治疗护理
□ 记录 24 小时出入量
□ 营养支持护理
□ 造口护理（必要时）
□ 心理支持（患者及家属）</td></tr>
</table>

续 表

日期	住院第 3~5 天 （术前 1 日）	住院第 4~7 天 （手术日）	
		术前与术中	术后
病情变异记录	□ 无 □ 有，原因： 1. 2.	□ 无 □ 有，原因： 1. 2.	□ 无 □ 有，原因： 1. 2.
护士签名			
医师签名			

日期	住院第 5~8 天 （术后第 1 日）	住院第 6~9 天 （术后第 2 日）	住院第 7~10 天 （术后第 3 日）
主要诊疗工作	□ 上级医师查房 □ 注意胃管、腹腔引流量及性状 □ 注意观察体温、血压等生命体征 □ 观察肠功能恢复情况 □ 观察切口情况 □ 完成常规病程记录 □ 评估镇痛效果（视情况）	□ 上级医师查房 □ 观察病情变化 □ 观察引流量和性状 □ 评估镇痛效果（视情况） □ 复查实验室检查 □ 住院医师完成常规病程记录 □ 必要时进行相关特殊检查	□ 上级医师查房 □ 住院医师完成病历书写 □ 注意病情变化、引流量 □ 注意观察体温、血压等 □ 根据引流情况明确是否拔除引流管 □ 复查实验室检查
重点医嘱	**长期医嘱** □ 一级或二级护理 □ 禁食、禁水 □ 记 24 小时液体出入量 □ 留置胃管、胃肠减压、胃管记量（视情况早期拔除） □ 腹腔引流记量 □ 尿管接袋记量（视情况） □ 心电监护、吸氧 □ 液体治疗 **临时医嘱** □ 早期拔除胃管、尿管、引流管（视情况）	**长期医嘱** □ 继续监测生命体征（视情况） □ 肠外营养支持或液体治疗 □ 无感染证据时停用抗菌药物 **临时医嘱** □ 营养支持或液体支持 □ 血常规、血液生化、肝功能	**长期医嘱** □ 二级或三级护理 □ 禁食、禁水 □ 停止引流记量 □ 停尿管接袋记量 □ 停胃肠减压、胃管记量 □ 液体治疗 **临时医嘱** □ 手术伤口更换敷料 □ 复查血常规、肝肾功能、电解质
主要护理工作	□ 体位与活动：协助翻身、取半坐或斜坡卧位，指导床上活动 □ 生活护理（一级护理） □ 饮食：禁食、禁水 □ 密切观察患者病情变化 □ 观察患者腹部体征及肠道功能恢复的情况 □ 记录 24 小时出入量 □ 疼痛护理 □ 皮肤护理 □ 管道护理及指导营养支持护理 □ 治疗护理 □ 造口护理（必要时） □ 康复指导（运动指导）	□ 体位与活动：取半卧位，指导床上或床边活动 □ 禁食、禁水 □ 疼痛护理 □ 留置管道护理及指导（腹腔、深静脉管） □ 生活护理（一级护理） □ 观察患者腹部体征、伤口敷料、胃肠道功能恢复等情况 □ 皮肤护理 □ 营养支持护理 □ 心理支持（患者及家属） □ 康复指导	□ 体位与活动：斜坡卧位，协助下床活动 □ 协助生活护理 □ 饮食：禁食、禁水 □ 密切观察患者病情变化 □ 观察患者腹部体征及肠道功能恢复的情况 □ 遵医嘱拔除胃管、尿管 □ 营养支持护理 □ 造口护理（必要时） □ 心理支持（患者及家属） □ 康复指导 □ 静脉抽血
病情变异记录	□ 无　□ 有，原因： 1. 2.	□ 无　□ 有，原因： 1. 2.	□ 无　□ 有，原因： 1. 2.
护士签名			
医师签名			

时间	住院第 8~12 天 （术后第 4~5 日）	住院第 9~13 天 （术后第 6 日）	住院第 10~18 天 （出院日）
主要诊疗工作	□ 上级医师查房，确定有无手术并发症和手术切口感染 □ 住院医师完成病程记录 □ 根据肠功能恢复情况，逐步恢复到流质饮食、减少补液 □ 注意观察体温、血压等 □ 复查化验检查	□ 上级医师查房，确定有无手术并发症和手术切口感染 □ 完成日常病程记录	□ 上级医师查房，进行手术及伤口评估，确定有无手术并发症和切口愈合不良情况，明确是否出院 □ 通知患者及其家属办理出院 □ 向患者及其家属交代出院后注意事项，预约复诊日期及拆线日期 □ 完成出院记录、病案首页、出院证明书 □ 将出院小结的副本交给患者或其家属
重点医嘱	**长期医嘱** □ 二级或三级护理 □ 流质饮食 □ 补液 **临时医嘱** □ 伤口换药	**长期医嘱** □ 三级护理 □ 半流质饮食 **临时医嘱** □ 复查血常规、电解质、肝肾功能	**临时医嘱** □ 根据患者全身状况决定检查项目 □ 拆线、换药 □ 出院带药
主要护理工作	□ 体位与活动：自主体位，鼓励离床活动 □ 协助生活护理 □ 清流质饮食指导 □ 密切观察患者病情变化 □ 营养支持护理 □ 造口护理（必要时） □ 康复指导	□ 体位与活动：离床活动 □ 协助生活护理 □ 半流质饮食指导 □ 密切观察患者病情变化 □ 造口护理（必要时） □ 静脉抽血 □ 康复指导	□ 出院指导 □ 办理出院手续 □ 预约复诊时间 □ 作息、饮食、活动指导 □ 服药指导 □ 日常保健 □ 清洁卫生 □ 疾病知识及后续治疗宣教 □ 造口护理教育
病情变异记录	□ 无 □ 有，原因： 1. 2.	□ 无 □ 有，原因： 1. 2.	□ 无 □ 有，原因： 1. 2.
护士签名			
医师签名			

第七章

小肠憩室临床路径释义

【医疗质量控制指标】

指标一、诊断需结合临床表现、影像学表现和消化内镜检查，必要时可行腹腔镜探查。

指标二、对临床确诊病例应同时注意合并症诊断。

指标三、伴有憩室出血、梗阻、穿孔等合并症的重症患者应尽早给予对症治疗。

指标四、预防性抗菌药物应用须符合抗菌药物使用原则。

一、结肠憩室病编码

疾病名称及编码：空肠憩室（ICD-10：K57.103）

回肠憩室（ICD-10：K57.105）

二、临床路径检索方法

K57.103/K57.105

三、国家医疗保障疾病诊断相关分组（CHS-DRG）

MDCG 消化系统疾病及功能障碍

GW1 食管炎、胃肠炎

四、小肠憩室临床路径标准住院流程

（一）适用对象

第一诊断符合小肠憩室（ICD-10：K57.105）。

释义

■ 第一诊断符合小肠憩室，包括空肠憩室（ICD-10：K57.103）和回肠憩室（ICD-10：K57.105）。

■ 本路径适用对象包括位于小肠的空肠憩室和回肠憩室，不包括十二直肠憩室、回盲部憩室。

（二）诊断依据

1. 病史、体格检查（腹痛、消化道出血、穿孔、肠梗阻）。
2. 影像学检查（消化道造影、CT 或 MRI）。
3. 胶囊镜或小肠镜检查。

释义

■ 临床表现：小肠憩室病可能与非特异性症状有关，如慢性腹痛、消化不良、恶心、呕吐、大便不适和排便习惯改变等，这些非特异性症状可能部分是由憩室扩张引起的，而憩室扩张又可能是潜在的肠道运动障碍所致。憩室大小与症状程度无关。大部分小肠憩室病患者没有症状，通常在针对其他情况的影像学检查中被发现，或者在合并憩室炎、憩室出血、肠梗阻、憩室穿孔时通过影像学检查、消化道内镜检查或者术中检查发现。

■ 诊断：①小肠憩室首选的检查方法为影像学检查，包括 CT、MRI 以及钡剂造影等，目前最常用的检查方法是腹部 CT 或 MRI。常见的 CT 表现包括小肠腔外离散的圆形或卵圆形小肠突出，不显示小肠皱褶，其内可含有空气、液体或造影剂。造影剂的使用通过口服和静脉注射的方式效果是相似的，不过当小肠憩室伴有急性出血时，不建议使用口服造影剂，因为造影剂可能干扰后续控制出血的内镜或血管造影检查；②小肠内镜检查（胶囊内镜或双气囊内镜）在诊断小肠憩室病继发出血方面效果更好；③剖腹探查被认为是诊断小肠憩室的“金标准”。

（三）进入路径标准

1. 第一诊断符合小肠憩室疾病编码。
2. 15 岁≤年龄 ≤ 65 岁。
3. 有明显症状（腹痛、慢性失血、不全肠梗阻）的单发憩室。
4. 憩室不位于十二指肠、十二指肠悬韧带起始部或回盲部。
5. 无小肠穿孔、急性消化道出血、完全性肠梗阻、肠套叠、肠坏死、腹腔内瘘或外瘘形成。
6. 无严重心肺疾患或其他脏器严重疾病、休克。
7. 同时有其他疾病诊断，但住院期间不需特殊处理也不影响第一诊断的临床路径流程实施。

释义

■ 进入路径的患者第一诊断为小肠憩室包括空肠憩室及小肠憩室，不包括位于十二指肠及回盲部位的小肠憩室。当患者同时诊断有其他疾病如高血压、糖尿病等，需全面评估，如果对小肠憩室的治疗没有影响，可以进入路径。

（四）标准住院日

12 天。

释义

■ 无症状的小肠憩室不需要治疗，有症状的小肠憩室，如果非手术治疗（包括调节饮食、使用广谱抗菌药物等）有效，不建议进行预防性手术，以上情况的小肠憩室均不需要住院治疗。

■ 小肠憩室患者入院后完成常规检查 2~4 天，术后恢复 6~8 天，总住院时间小于 12 天应符合本路径要求。

（五）住院期间的检查项目

1. 必须的检查项目：

（1）血常规、尿常规、大便常规及隐血、血型、肝肾功能、肿瘤标志物、感染性疾病筛查、凝血功能。

（2）心电图、心脏超声、胸部X线片、肺功能。

（3）腹X线平片和消化道造影。

（4）腹腔CT。

（5）消化道内镜。

2. 根据患者病情进行的检查项目：冠脉造影、冠脉CT血管成像及其他脏器功能评估检查。

释义

■ 必查项目是确保手术成功的关键，术前必须完成。

■ 为缩短患者住院等待时间，检查项目可以在患者入院前于门诊完成。

■ 常规检查：血常规、尿常规、大便常规及隐血、血型、肝肾功能、肿瘤标志物、感染性疾病筛查、凝血功能为常规检查项目。当小肠憩室伴有出血时，可出现大便隐血阳性。

■ 手术前检查：心电图、心脏超声、胸部X线片、肺功能，筛查心肺系统疾病，保证手术安全性。

■ 消化道内镜检查（胶囊内镜或双气囊内镜），当小肠憩室伴有出血时可作为首选检查项目。

（六）治疗方案的选择

1. 根据病史、患者意愿选择开腹或经腹腔镜。

2. 根据憩室位置、大小等，选择憩室及部分肠壁切除术、小肠节段切除术、憩室内翻或肠造口术。

释义

■ 腹腔镜技术在外科手术中的应用日趋成熟，不仅可以手术探查确诊小肠憩室，还可以同时行手术切除，具有手术效果确切、损伤小、恢复快等特点，是诊断和治疗小肠憩室的理想方法。

■ 具体手术方法应根据术中探查的情况而决定，憩室及部分肠壁切除术、小肠节段切除术、憩室内翻或肠造口术是可以选择的手术方式。

（七）预防性抗菌药物选择与使用时机

该手术为Ⅱ类切口，预防性使用第二代头孢菌素，术后无需追加；术后出现腹腔、切口、血行等明确感染表现时，依据体液培养、血培养或分泌物培养+药敏试验等证据按原则使用相应药物。

释义

■ 抗菌药物选择与使用时间严格按照《抗菌药物临床应用指导原则（2015 年版）》的指导原则执行。

■ 小肠憩室手术切口，属于Ⅱ类切口，憩室中常会有肠道中常见的细菌，通常按规定给予预防和术后应用抗菌药物。手术预防性抗菌药物应用首选一代头孢菌素及二代头孢菌素，对青霉素过敏者可用克林霉素或氨曲南替代，应用时机应在术前 0.5~2.0 小时一次性给药，以保证在发生细菌污染之前血清及肌组织中达到药物有效浓度。

（八）手术日

入院第 3~4 日可能为手术日。

释义

■ 术前用抗菌药物：参考《抗菌药物临床应用指导原则（2015 年版）》执行。

■ 麻醉方式：气管内插管全身麻醉和/或硬膜外麻醉。

■ 术中用药：麻醉常规用药、补充血容量药物（晶体、胶体）、止血药、血管活性药物。

■ 手术植入物：根据患者病情使用空肠营养管、吻合器、腹腔引流管等。

■ 输血：根据术前血红蛋白状况及术中出血情况而定。

■ 病理：切除标本解剖后做病理学检查，必要时行术中冷冻病理学检查。

（九）术后恢复

术后观察腹腔情况、消化道功能、吻合口功能、水电解质平衡、有无感染、切口愈合，通常 3~6 天。

释义

■ 应根据患者的手术方式和患者的恢复情况制订术后的恢复方案，判断术后的恢复时间。可根据患者恢复情况做必要复查的检查项目，并根据病情变化增加检查的频次。复查项目不限于路径中的项目。

（十）出院标准

1. 生命体征平稳，无 37.5℃以上体温。
2. 无重要脏器功能障碍，无电解质紊乱。
3. 胃肠功能基本正常，可经口进流质饮食、半流质饮食、普通饮食。
4. 无肠梗阻征象。
5. 引流已拔除。
6. 无切口愈合不良。

释义

■ 患者出院前需全面评估患者恢复情况，基础生命体征平稳、无发热，复查各项实验室检查结果正常或在术后恢复的合理范围，已恢复排气排便，饮食恢复满意。

■ 确保伤口愈合良好的情况下，伤口换药及拆线可安排在门诊进行。

■ 如有并发症发生，应先处理并发症，符合出院条件后再准许患者出院。

（十一）变异及原因分析

1. 多发憩室或恶变可能。
2. 憩室位于特殊位置或合并急性穿孔、出血、肠梗阻等。
3. 因上述原因可能导致手术方式改变。
4. 术后严重并发症如感染、出血、胃肠功能障碍、吻合口狭窄、伤口愈合不良。

释义

■ 对于轻微变异，不会影响最终治疗效果，不会增加更多住院天数和住院费用，可不退出本路径。

■ 除上述变异原因外，如出现其他影响治疗效果和费用的因素要及时退出路径，同时对这些因素进行分析总结，以便日后完善路径。

五、小肠憩室临床路径给药方案

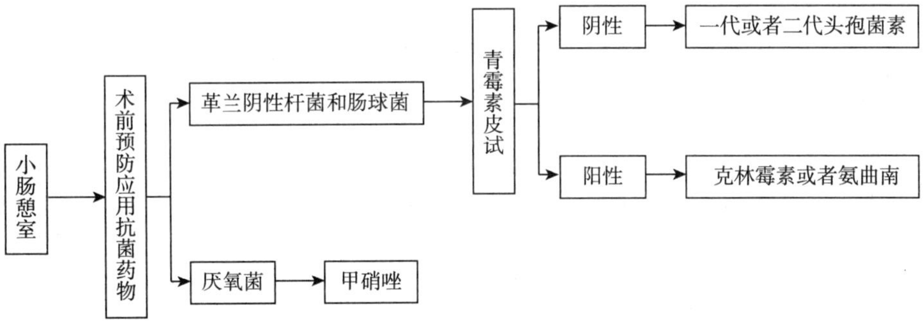

1. 用药选择：
为预防术后切口感染，应针对肠道常见菌群选用药物。
（1）空肠手术：对于择期的空肠手术选用头孢一代（首选头孢唑林）和头孢二代（首选头孢呋辛）或者头孢西丁，如果对头孢菌素类过敏可选用克林霉素或者氨曲南替代。
（2）远端回肠手术：对于远端回肠手术，头孢二代（首选头孢呋辛）联合甲硝唑或者单用头孢西丁、头孢美唑；若患者存在肠梗阻并有感染体征、肠穿孔、消化道出血等情况可选用头孢噻肟、氨苄西林、舒巴坦等广谱β-内酰胺类抗菌药物，同时加用甲硝唑。如果对头孢类或青霉素类抗菌药物过敏可选用克林霉素或者氨曲南替代，在耐甲氧西林金黄色葡萄球菌检出率高的病区还可以考虑使用万古霉素。
2. 用药提示：
（1）接受小肠憩室手术者，应在术前0.5~2.0小时给药，或麻醉开始时给药，使手术切口暴露时局部组织中已达到足以杀灭手术过程中入侵切口细菌的药物浓度。

（2）手术时间较短（＜2小时）的清洁手术，术前用药1次即可。手术时间超过3小时，或失血量大（＞1500ml），可手术中给予第2剂。

（3）预防用药时间不超过24小时，必要时延长至48小时。

3. 注意事项：

（1）药前必须详细询问患者先前有否对头孢菌素类、青霉素类或其他药物的过敏史。

（2）如果手术当中发生手术部位污染，治疗时间应根据患者的症状、体温、血常规等检查综合决定。

六、小肠憩室临床路径护理规范

1. 无症状小肠憩室病不需要治疗。

2. 憩室炎是小肠憩室病最常见的并发症，这种并发症通常表现为急腹症，也可表现出类似于胆绞痛、肾绞痛、乙状结肠憩室炎和胰腺炎的症状，应注意鉴别。

3. 小肠憩室患者治疗期间应注意补充维生素，避免便秘。维生素B_{12}缺乏症可导致小肠憩室内的细菌菌群过渡生长，肠道内容物的滞留也会导致厌氧细菌生长和胆盐的解离，并可能随后发展为脂溶性维生素缺乏症。

4. 在那些对保守治疗有反应的病例中，不建议进行预防复发的手术，因为憩室炎可能会在不同的位置复发。

5. 目前尚无有效预防结肠憩室病复发的方法，手术后也会出现复发。

七、小肠憩室临床路径营养治疗规范

1. 减少红肉的摄入，多吃蔬菜、水果、粗粮等高纤维素的食物。

2. 伴有憩室出血、穿孔、梗阻等不能经口饮食时，适量补液及营养支持。

3. 术后逐步过渡饮食，恢复胃肠道功能。

八、小肠憩室病临床路径患者健康宣教

1. 减少红肉的摄入，多吃蔬菜、水果、粗粮等高纤维素的食物。

2. 积极和规律的体育活动。

3. 避免超重和肥胖。

4. 戒烟，戒酒。

5. 积极进行糖尿病治疗，控制血糖。

6. 监测血脂，控制血清三酰甘油水平。

7. 避免身体出现维生素缺乏症，尤其是维生素B_{12}。

8. 保持大便通畅，避免便秘。

九、推荐表单

（一）医师表单

小肠憩室临床路径医师表单

适用对象：第一诊断为小肠憩室（ICD-10：K57.105）

行憩室及部分肠壁切除术、小肠节段切除术、肠造口术

患者姓名：	性别：　年龄：　门诊号：	住院号：
住院日期：　年　月　日	**出院日期：**　年　月　日	**标准住院日：12 天**

时间	住院第 1 天	住院第 2~3 天	住院第 3~4 天 （手术日）
主要诊疗工作	□ 询问病史和体格检查 □ 完成首次病程记录、住院病历 □ 开具实验室检查单 □ 评估有无急性并发症（如憩室出血等） □ 上级医师查房	□ 上级医师查房 □ 完成术前准备与术前评估 □ 完成必要的相关科室会诊 □ 根据各项检查结果，进行术前讨论，尽量明确小肠憩室部位，有无并发症（出血、穿孔、梗阻等）确定治疗方案 □ 基础疾病诊治 □ 向患者及家属介绍手术方案和可能出现的并发症，交代围手术期注意事项 □ 签署各种医疗文书（病理活检、输血、麻醉和手术）	□ 完成术后各项处理 □ 住院医师完成常规病程记录书写 □ 完成手术记录、麻醉记录和术后当天的病程记录（常规情况术后 24 小时内） □ 向患者及家属介绍手术情况，交代病情及术后注意事项 □ 防治肺部感染和深静脉血栓形成 □ 实施完善镇痛
重点医嘱	**长期医嘱** □ 普通外科护理常规 □ 二级护理 □ 饮食（根据患者病情） □ 必要时给予肠内营养制剂 □ 对症处理 **临时医嘱** □ 血常规+血型、尿常规、大便常规+隐血、肝肾功能、电解质、凝血功能、感染性疾病筛查、红细胞沉降率、C 反应蛋白 □ 心电图、胸部 X 线正位片 □ 腹 X 线平片或消化道钡剂造影 □ 腹部 CT □ 消化道内镜（胶囊内镜或双气囊小肠镜） □ 必要时行冠脉造影、冠脉 CT 血管成像、肺功能测定和超声心动图	**长期医嘱** □ 患者既往基础用药 □ 若有轻中度营养不良者，则予肠内和肠外营养治疗 □ 若伴有憩室炎，则予抗菌药物治疗 □ 其他相关治疗 **临时医嘱** □ 相关专科医师的会诊单 □ 既往基础用药 □ 拟明日在硬膜外麻醉或全身麻醉下行憩室及部分肠壁切除术（或者小肠节段切除术、憩室内翻或肠造口术） □ 术前或术中留置胃管、尿管 □ 常规皮肤准备 □ 术前麻醉辅助药 □ 预防性抗菌药物 □ 必要时行肠道准备 □ 必要时术前营养支持 □ 复查有异常的检查 □ 药物过敏试验	**长期医嘱** □ 外科术后护理常规和小肠憩室术后护理常规 □ 一级护理 □ 禁食 □ 相关监护 □ 合理氧治疗 □ 记 24 小时出入量 □ 胃肠减压记量、腹腔引流记量、尿管接袋记量 □ 患者既往基础用药 **临时医嘱** □ 液体治疗及纠正水电解质失衡 □ 抗菌药物：手术时间长或污染重，可加用 □ 根据病情变化施行相关治疗

续 表

时间	住院第 1 天	住院第 2~3 天	住院第 3~4 天 （手术日）
病情变异记录	□ 无 □ 有，原因： 1. 2.	□ 无 □ 有，原因： 1. 2.	□ 无 □ 有，原因： 1. 2.
医师签名			

时间	住院第 4~5 天 （术后第 1 日）	住院第 6~9 天 （术后第 2~5 日）	住院第 10~12 天 （术后第 6~8 日，出院日）
主要诊疗工作	□ 上级医师查房 □ 监测术后病情，观察、预判和处理可能出现的并发症（肺部感染、腹腔感染、深静脉血栓），修订监测和治疗方案 □ 实施镇痛 □ 促进肠功能早日恢复 □ 指导下地活动计划 □ 完成常规病程记录	□ 上级医师查房 □ 监测术后病情。观察、预判和处理可能出现的并发症（肺部感染、腹腔感染、深静脉血栓），修订监测和治疗方案 □ 根据病情变化修订治疗措施 □ 处置各种管路 □ 完成病历书写 □ 根据胃肠功能恢复情况指导饮食、减少补液 □ 指导下地活动计划 □ 完成常规病程记录	□ 上级医师查房 □ 手术效果、术后并发症、伤口愈合评估 □ 明确是否出院 □ 通知患者及其家属出院 □ 向患者及其家属交代出院后注意事项，预约复诊日期及拆线日期 □ 完成出院记录、病案首页、出院证明书 □ 将出院小结的副本交给患者或家属
重点医嘱	**长期医嘱** □ 一级护理 □ 防治肺部感染，拍背、雾化吸入 □ 下肢静脉气压泵使用、弹力袜佩戴 □ 记 24 小时出入量、记录相关引流量、饮食指导 □ 镇痛泵使用，镇痛药物服用 **临时医嘱** □ 相关检验复查 □ 引流管管理和引流记量 □ 必要时抗菌药物（非常规使用）；必要时抑酸剂（非常规使用）；必要时生长抑素（非常规使用） □ 液体和营养治疗（如根据情况小剂量开始肠内营养，逐日递进） □ 其他特殊医嘱	**长期医嘱** □ 二级或三级护理 □ 饮食指导、液体和营养治疗 □ 记录相关引流量 □ 防治肺部感染，拍背、雾化吸入 □ 下肢静脉气压泵使用、弹力袜佩戴 **临时医嘱** □ 引流管和伤口处理（视情况） □ 复查必要检验（视病情）	**临时医嘱** □ 根据患者全身状况决定检查项目 □ 换药、拆线（视恢复情况） □ 出院带药
病情变异记录	□ 无 □ 有，原因： 1. 2.	□ 无 □ 有，原因： 1. 2.	□ 无 □ 有，原因： 1. 2..
医师签名			

（二）护士表单

小肠憩室临床路径护士表单

适用对象：第一诊断为小肠憩室（ICD-10：K57.105）

行憩室及部分肠壁切除术、小肠节段切除术、肠造口术

患者姓名：	性别：　年龄：　门诊号：	住院号：
住院日期：　年　月　日	**出院日期：**　年　月　日	**标准住院日：12 天**

时间	住院第 1 天	住院第 2~3 天	住院第 3~4 天 （手术日）
健康宣教	□ 入院宣教 介绍主管医师、护士 介绍环境、设施 介绍住院注意事项 饮食指导	□ 术前宣教，宣教疾病知识 □ 主管护士与患者沟通，了解并指导心理应对 □ 服药指导 □ 告知准备物品、沐浴 □ 告知术后饮食、活动及探视注意事项 □ 告知术后可能出现的情况及应对方式 □ 告知家属等候区位置	□ 术后当日宣教 告知监护设备、管路功能及注意事项，告知饮食、体位要求，告知疼痛注意事项，告知术后可能出现情况及应对方式，告知用药情况 □ 给予患者及家属心理支持 □ 再次明确探视陪护须知
护理处置	□ 核对患者姓名，佩戴腕带 □ 建立入院护理病历 □ 卫生处置：剪指（趾）甲、沐浴，更换病号服 □ 完成入院评估	□ 指导患者到相关科室进行检查 □ 静脉抽血、术前准备配血 □ 抗菌药物皮试、备皮、药物灌肠、禁食、禁水	□ 送手术 摘除患者各种活动物品 核对患者资料及带药 填写手术交接单，签字确认 □ 接手术 核对患者及资料，签字确认 □ 遵医嘱予输液、抗感染、止血、抑酸、激素、控制血糖等治疗
基础护理	□ 三级护理 □ 晨晚间护理 □ 患者安全管理	□ 三级护理 □ 晨晚间护理 □ 患者安全管理	□ 特级或一级护理 □ 病情观察，制订特护计划 □ 每 2 小时 1 次评估生命体征、瞳孔、意识、皮肤情况 □ 排泄护理 □ 防治深静脉血栓形成 □ 患者安全管理
专科护理	□ 护理查体，检查腹部情况 □ 生命体征 □ 需要时，填写跌倒及压疮防范表 □ 需要时，请家属陪护	□ 必要时护理查体，检查腹部情况 □ 术前禁食、禁水、备皮	□ 卧位护理：麻醉清醒后半卧位，协助翻身、床上移动、预防压疮 □ 病情观察，写特护记录 □ 皮肤情况、伤口敷料、各种引流管情况、出入量 □ 术后观察意识、生命体征、腹部体征

续　表

时间	住院第 1 天	住院第 2~3 天	住院第 3~4 天 （手术日）
重点医嘱	□ 详见医嘱执行单	□ 详见医嘱执行单	□ 详见医嘱执行单
病情变异记录	□ 无　□ 有，原因： 1. 2.	□ 无　□ 有，原因： 1. 2.	□ 无　□ 有，原因： 1. 2.
护士签名			

时间	住院第4~5天 （术后第1日）	住院第6~9天 （术后第2~5日）	住院第10~12天 （术后第6~8日，出院日）
健康宣教	□ 术后宣教，药物作用及频率，饮食、活动指导 □ 复查患者对术前宣教内容的掌握程度 □ 疾病恢复期注意事项（若有肠造口的宣教） □ 防治深静脉血栓意义 □ 防治肺部感染的意义 □ 早期下床活动意义	□ 疾病恢复期注意事项（若有肠造口的宣教） □ 拔尿管后注意事项 □ 防治深静脉血栓意义 □ 防治肺部感染的意义 □ 早期下床活动意义	□ 出院宣教，复查时间，服药方法，活动休息，指导饮食 □ 康复训练方法 □ 指导办理出院手续
护理处置	□ 夹闭尿管锻炼膀胱功能 □ 遵医嘱予输液、抗感染、抑酸、激素、控制血糖等治疗 □ 防治深静脉血栓（弹力袜，下肢气压治疗） □ 雾化吸入，拍背，防治肺部感染	□ 夹闭尿管锻炼膀胱功能 □ 遵医嘱予输液、抗感染、抑酸、激素、控制血糖等治疗 □ 防治深静脉血栓（弹力袜，下肢气压治疗） □ 雾化吸入，拍背，防治肺部感染	□ 办理出院手续 □ 书写出院小结
基础护理	□ 特级护理 □ 晨晚间护理 □ 协助早期进食、进水 □ 排泄护理 □ 协助下地活动 □ 协助更衣 □ 患者安全管理 □ 预防深静脉血栓形成	□ 特级或二级护理 □ 晨晚间护理 □ 协助早期进食、进水 □ 排泄护理 □ 协助下地活动 □ 协助更衣 □ 患者安全管理 □ 预防深静脉血栓形成	□ 三级护理 □ 晨晚间护理 □ 协助指导进食、进水 □ 协助或指导下地活动，每天4~8小时 □ 患者安全管理
专科护理	□ 病情观察，必要时写特护记录 □ 观察腹部症状和体征、伤口敷料、各种引流管情况、出入量 □ 半卧位 □ 遵医嘱予抗感染、控制血糖等治疗 □ 需要时，联系主管医师给予相关处置	□ 病情观察，必要时写特护记录 □ 观察腹部症状和体征、伤口敷料、各种引流管情况、出入量 □ 半卧位 □ 遵医嘱予抗感染、控制血糖等治疗 □ 需要时，联系主管医师给予相关处置	□ 病情观察 □ 腹部情况，伤口愈合、引流管路情况
重点医嘱	□ 详见医嘱执行单	□ 详见医嘱执行单	□ 详见医嘱执行单
病情变异记录	□ 无 □ 有，原因： 1. 2.	□ 无 □ 有，原因： 1. 2.	□ 无 □ 有，原因： 1. 2..
护士签名			

（三）患者表单

小肠憩室临床路径患者表单

适用对象：第一诊断为小肠憩室（ICD-10：K57.105）

行憩室及部分肠壁切除术、小肠节段切除术、肠造口术

患者姓名：	性别： 年龄： 门诊号：	住院号：
住院日期： 年 月 日	**出院日期：** 年 月 日	**标准住院日：12 天**

时间	住院第 1 天	住院第 2~3 天	住院第 3~4 天 （手术日）
医患配合	□ 医师询问病史、既往病史、用药情况，收集资料 □ 进行体格检查	□ 配合完善术前相关检查 □ 手术前一天医师与患者及家属介绍病情及手术谈话 □ 麻醉医师与患者进行术前访视	□ 配合检查生命体征，各种管道情况、肛门排气排便情况
护患配合	□ 测量生命体征、体重 □ 护士行入院护理评估（简单询问病史） □ 接受入院宣教 □ 晨晚间护理 □ 患者安全管理	□ 每日测量生命体征、询问排便情况，术前 1 晚测量生命体征 □ 手术清晨测量生命体征、血压 1 次 □ 术前准备配血、抗菌药物皮试、备皮、药物灌肠、禁食、禁水、皮肤准备 □ 术前宣教，术前用物准备 □ 告知准备物品、沐浴 □ 告知术后饮食 □ 告知术后探视及陪护制度 □ 告知术后可能出现的情况及应对方式 □ 告知家属手术室等候区位置 □ 手术室接患者，配合核对 □ 晨晚间护理 □ 患者安全管理	□ 术后体位：麻醉未醒时平卧，清醒后，4~6 小时无不适反应可垫枕或根据医嘱予监护设备、吸氧 □ 配合护士定时监测生命体征、瞳孔、伤敷料和引流管等 □ 不要随意动引流管 □ 疼痛的注意事项及处理 □ 告知医护不适及异常感受 □ 用药：抗菌药物、止血药、抑酸、激素、补液药物的应用 □ 护士协助记录出入量
饮食	□ 根据病情半流质饮食或全流质饮食	□ 术前 12 小时禁食、禁水	□ 禁食、禁水
排泄	□ 正常排尿便	□ 正常排尿便：术前肠道准备	□ 保留尿管、无排便活动
活动	□ 正常活动	□ 正常活动	□ 麻醉清醒后，头高位或半坐卧位 □ 卧床休息，双下肢床上活动，保护管路

时间	住院第4~5天 （术后第1日）	住院第6~9天 （术后第2~5日）	住院第10~12天 （术后第6~8日，出院日）
医患配合	□ 配合医师检查生命体征，询问肠功能恢复、静脉血栓和肺部感染情况	□ 配合医生检查生命体征，询问肠功能恢复、静脉血栓和肺部感染情况 □ 配合医师定时予伤口换药	□ 配合医师检查生命体征，询问肠功能恢复、静脉血栓和肺部感染情况、切口愈合情况 □ 配合医师定时予伤口换药，拆线（视切口愈合情况） □ 接受出院指导 □ 知晓复查程序 □ 获取出院证及诊断证明
护患配合	□ 配合饮食、活动指导 □ 护士协助进食、进水、排泄等生活护理 □ 配合防治深静脉血栓防治、肺部感染 □ 护士行晨晚间护理 □ 配合监测出入量 □ 膀胱功能锻炼，成功后可将尿管拔除 □ 注意探视及陪护时间	□ 配合饮食、活动指导 □ 护士协助进食、进水、排泄等生活护理 □ 配合防治深静脉血栓防治、肺部感染 □ 护士行晨晚间护理 □ 配合监测出入量 □ 膀胱功能锻炼，成功后可将尿管拔除 □ 注意探视及陪护时间 □ 定期抽血化验 □ 必要时行腹部影像学检查	□ 接受出院前康复宣教 □ 学习出院注意事项（切口护理、用药方法、病理复印、康复锻炼等） □ 办理出院手续 □ 获取出院带药
饮食	□ 根据医嘱，禁食、禁水或可进水	□ 配合早期进食、进水。根据病情逐渐由半流质饮食过渡到普通饮食	□ 根据医嘱，半流质饮食、普通饮食或膳食配方制剂
排泄	□ 保留尿管、无排便或稀便	□ 拔除尿管，正常排尿 □ 无便或者稀便	□ 正常排尿，稀便或正常排便 □ 避免便秘
活动	□ 根据医嘱可床边或下床活动 □ 注意保护管路	□ 配合下地活动，每天5~7次，每次10~30分。过渡到每天4~8小时	□ 适度活动，避免疲劳

附：原表单（2017年）

小肠憩室临床路径表单

适用对象：第一诊断为小肠憩室（ICD-10：K57.105）

行憩室及部分肠壁切除术、小肠节段切除术、肠造口术

患者姓名：	性别：　　年龄：　　门诊号：	住院号：
住院日期：　　年　月　日	出院日期：　　年　月　日	标准住院日：12天

时间	住院第1天	住院第2~3天	住院第3~4天 （手术日）
主要诊疗工作	□ 询问病史及体格检查 □ 完成病历书写 □ 完善检查 □ 上级医师查房与术前评估 □ 初步确定手术方式和日期	□ 上级医师查房 □ 完成术前准备与术前评估 □ 完成必要的相关科室会诊 □ 完成术前小结、上级医师查房记录等病历书写 □ 签署手术知情同意书 □ 签署自费用品协议书、输血同意书（必要时） □ 向患者及家属交代围手术期注意事项	□ 手术 □ 根据术中情况决定手术方式 □ 术者完成手术记录 □ 住院医师完成术后病程 □ 向患者及家属交代病情及术后注意事项
重点医嘱	**长期医嘱** □ 二级护理 □ 流质饮食或禁食 □ 全肠外营养 **临时医嘱** □ 血常规、尿常规、大便常规 □ 肝肾功能、凝血功能、血型、感染性疾病筛查 □ X线胸片、心电图 □ 腹盆腔CT □ 消化道造影 □ 胃肠镜 □ 肺功能、超声心动图（视情况而定）	**长期医嘱** □ 患者既往基础用药 □ 术前医嘱 □ 在全身麻醉下开腹或经腹腔镜行憩室及部分肠壁切除术、小肠节段切除术、肠造口术 □ 术前置胃管、尿管 □ 术前6小时禁食、禁水 □ 备皮 □ 配血 □ 抗菌药物（术中） □ 术前肠道准备：口服泻药+清洁灌肠（视情况而定） □ 静脉或肠内营养（视情况而定）	**长期医嘱** □ 普通外科术后护理常规 □ 一级护理 □ 禁食、禁水 □ 低流量吸氧 □ 心电监护 □ 尿管接无菌引流袋 □ 记24小时尿量、引流管流出液性状和数量 **临时医嘱** □ 必要时给予镇痛药物 □ 抗菌药物（视情况而定） □ 静脉输液
主要护理工作	□ 介绍病房环境、设施及设备 □ 入院护理评估 □ 执行入院后医嘱 □ 指导进行相关检查等	□ 晨起静脉取血 □ 手术知识宣教 □ 嘱患者禁食、禁水时间 □ 药敏试验 □ 备皮	□ 饮食：禁食、禁水 □ 观察患者病情变化 □ 术后生活、心理护理 □ 术后疼痛护理及指导 □ 留置管道护理及指导 □ 记录出入量

续 表

时间	住院第 1 天	住院第 2~3 天	住院第 3~4 天 （手术日）
病情变异记录	□ 无 □ 有，原因： 1. 2.	□ 无 □ 有，原因： 1. 2.	□ 无 □ 有，原因： 1. 2.
护士签名			
医师签名			

时间	住院第 4~5 天 （术后第 1 日）	住院第 6~9 天 （术后第 2~5 日）	住院第 10~12 天 （术后第 6~8 日，出院日）
主要诊疗工作	□ 主刀医师查房 □ 病程记录、查房记录 □ 病情观察 □ 根据病情可考虑拔除尿管	□ 上级医师查房 □ 病程记录、查房记录 □ 拔除胃管、尿管、腹腔引流管 □ 伤口换药、拔除引流管 □ 病情观察	□ 主刀医师查房 □ 病程记录、查房记录 □ 出院记录、证明书 □ 伤口换药 □ 伤口拆线 □ 向家属说明出院后诊治计划
重点医嘱	**长期医嘱** □ 一级护理 □ 禁食、禁水 □ 静脉营养（酌情） □ 胃管、尿管、腹腔引流管接袋或负压计量 **临时医嘱** □ 拔除尿管（酌情）	**长期医嘱** □ 一级或二级护理 □ 禁食、禁水或流质饮食、半流质饮食、普通饮食 □ 静脉营养（酌情） □ 胃管、尿管、腹腔引流管接袋或负压计量 **临时医嘱** □ 换药 □ 停止静脉营养	**出院医嘱** □ 拔除引流管 □ 切口拆线 □ 门诊随诊
主要护理工作	□ 观察患者病情变化 □ 术后心理护理 □ 术后疼痛护理及指导 □ 术后生活护理 □ 留置管道护理及指导 □ 会阴或伤口皮肤护理 □ 记录出入量	□ 观察病情变化及饮食情况 □ 心理与生活护理 □ 术后康复锻炼	□ 指导患者术后康复锻炼 □ 指导出院后饮食及活动 □ 帮助患者办理出院手续、交费等事项
病情变异记录	□ 无　□ 有，原因： 1. 2.	□ 无　□ 有，原因： 1. 2.	□ 无　□ 有，原因： 1. 2..
护士签名			
医师签名			

第八章

小肠-胃肠间质瘤临床路径释义

【医疗质量控制指标】

指标一、诊断需结合临床表现、影像学检查及病理学检查。

指标二、对临床诊断病例和确诊病例尽早手术。

指标三、伴梗阻、出血或穿孔病例应行急诊手术。

指标四、辅助治疗需有用药指征。

一、小肠-胃肠间质瘤编码

1. 原编码：

疾病名称及编码：小肠间质瘤（ICD-10：D13.3 伴 M8936/1 或 M8936/3）

手术操作名称及编码：小肠切除术（ICD-9-CM-3：45.6）

2. 修改编码：

疾病名称及编码：小肠良性肿瘤（ICD-10：D13.2/ D13.3+ M89360/0）

小肠动态未定肿瘤（ICD-10：D37.2 + M89360/1）

小肠恶性肿瘤（ICD-10：C17 + M89360/3）

手术操作名称及编码：小肠切除术（ICD-9-CM-3：45.6）

二、临床路径检索方法

（D13.2/D13.3/D37.2/C17）+（M89360/0/M89360/1/M89360/3）伴 45.6

注：胃肠间质瘤的形态学编码在 ICD-10 中没有，是采用 ICD-0 的编码。

三、国家医疗保障疾病诊断相关分组（CHS-DRG）

MDCG 消化系统疾病及功能障碍

GB2 小肠、大肠（含直肠）的大手术

四、小肠-胃肠间质瘤临床路径标准住院流程

（一）适用对象

第一诊断为小肠良性肿瘤（ICD-10：D13.2/ D13.3+ M89360/0），小肠动态未定肿瘤（ICD-10：D37.2 + M89360/1），小肠恶性肿瘤（ICD-10：C17 + M89360/3），行小肠切除术（ICD-9-CM-3：45.6）。

行小肠-胃肠间质瘤根治术（ICD-9-CM-3：45.62）。

释义

■ 适用对象编码参见第一部分。

■ 本路径适用对象为第一诊断为小肠-胃肠间质瘤且术前评估能行根治性切除病例。

■ 小肠-胃肠间质瘤根治术方案的选择，对于瘤体较小且包膜完整、无出血坏死者可适当减少切缘距离，切除后行小肠吻合即可。

（二）诊断依据

根据全国高等学校教材《外科学》（陈孝平，汪建平，赵继宗主编，人民卫生出版社，2018年，第9版），NCCN《软组织肉瘤临床实践指南（第2版）》（美国国家癌症协作网，2010年）。

1. 有以下临床表现者须高度警惕有小肠-胃肠间质瘤的可能性：

（1）原因不明的小肠梗阻，或反复发作的不完全性小肠梗阻，并可以除外术后肠粘连及腹壁疝的患者。

（2）原因不明的下腹部及脐周肿块患者。

（3）原因不明食欲减退、消瘦、腹痛、反复消化道出血或伴有贫血或持续大便隐血阳性，经食管、胃、结肠等部位各种检查未发现病变者。

（4）原因不明的慢性腹泻或有慢性小肠穿孔及腹部伴有压痛者。

2. 小肠-胃肠间质瘤的确诊需要多学科方法的综合应用，目前主要依靠影像学、病理组织学、免疫组织化学等手段。

（1）组织学符合典型小肠-胃肠间质瘤、CD117阳性的病例可做出小肠-胃肠间质瘤的诊断。

（2）对于组织学符合典型小肠-胃肠间质瘤、CD117阴性的肿瘤，应检测c-kit或PDGFRA基因的突变，以协助明确小肠-胃肠间质瘤诊断。

（3）对于组织学符合典型小肠-胃肠间质瘤、CD117阴性、且c-kit或PDGFRA基因无突变的病例，在排除其他肿瘤（如平滑肌肿瘤、神经源性肿瘤等）后也可做出小肠-胃肠间质瘤的诊断。

释义

■ 小肠-胃肠间质瘤是原发于小肠的胃肠间质瘤，为小肠最常见的间叶源性肿瘤，由突变的c-kit或血小板源性生长因子受体α（PDGFRα）基因驱动；小肠-胃肠间质瘤因术前行病理检查确诊比较困难，一般是根据临床特点进行临床诊断，螺旋CT扫描是其最有意义的检查方法之一，能清楚显示瘤体及其与邻近结构的关系，为手术方案的制订提供必要的影像信息。

■ 病理检查是确诊小肠-胃肠间质瘤的唯一方法，目前主要依靠病理组织学、免疫组织化学等手段。在组织学上，依据细胞形态可将小肠-胃肠间质瘤分为三大类：梭形细胞型（70%）、上皮样细胞型（20%）和梭形细胞/上皮样细胞混合型（10%）；对疑似间质瘤病例必须进行CD117检测，推荐CD34联合检测。条件允许的情况下，建议同时进行DOG-1检测，同时鉴别诊断推荐进行SMA、Desmin、S-100和Ki-67等免疫组化检测。

■ 诊断思路和标准：①对于组织学形态符合间质瘤，同时CD117阳性的病例，可以做出诊断；②对于组织学形态符合间质瘤，但是CD117阴性和DOG-1阳性的肿瘤，可以做出间质瘤的诊断；③组织学形态符合间质瘤，但CD117和DOG-1均为阴性的肿瘤，应交由专业的分子生物学实验室检测是否存在c-kit或PDGFRα基因的突变，以协助明确间质瘤的诊断（如果存在该基因的突变，则可做出间质瘤的诊断）；④对于组织学形态符合间质瘤，但CD117和DOG-1均为阴性，并且无c-kit或PDGFRα基因突变的病例，如果能够排除平滑肌肿瘤、神经源性肿瘤等其他肿瘤，可以做出间质瘤可能的诊断。

（三）选择治疗方案的依据

根据NCCN《软组织肉瘤临床实践指南（第2版）》（美国国家癌症协作网，2010），全国高等学校教材《外科学》（陈孝平，汪建平，赵继宗主编，人民卫生出版社，2018年，第9版）。

小肠-胃肠间质瘤的治疗原则仍然是以手术为主的综合治疗，手术治疗是首选的治疗方法，一般可进行肠段切除肠吻合术。

手术治疗的基本原则是进行肿瘤所在肠段及其相应的肠系膜的整块切除，对于低危的小肠-胃肠间质瘤，通常不需要进行区域淋巴结清扫。切除肠段的范围应根据结扎血管后的血运而定，至少需切除肉眼所见肿瘤边缘的近侧和远侧的正常肠段。

释义

■ 完整的手术切除是治疗小肠-胃肠间质瘤的首选方法，手术目标是尽量争取达到R0切除；如果初次手术仅为R1切除，目前认为，无需进行再切除，而首选术后辅助治疗；在完整切除肿瘤的同时，应设法避免肿瘤破裂和术中播散，肿瘤一旦向腹腔破溃，术后复发和腹腔种植转移风险极高。

■ 对于局限性的小肠-胃肠间质瘤，原则上应行手术切除；而不能切除的局限性间质瘤，或临界可切除，但切除风险较大或严重影响脏器功能者，宜先行术前药物治疗，待肿瘤缩小后再行手术。

■ 手术方式决定于肿瘤大小、部位等，一般行肠段切除，分离病变肠管的血管并于根部切断，保证切缘阴性，如有邻近器官浸润，可考虑多脏器联合切除。

■ 腹腔镜手术容易引起肿瘤破裂和腹腔种植，因此不推荐常规应用。如果肿瘤直径≤5cm，可以考虑在有经验的中心进行腹腔镜手术；术中使用取物袋，特别注意避免肿瘤破裂播散；如果肿瘤直径>5cm，除临床研究外，原则上不推荐进行腹腔镜手术。

■ 对于术后切缘阳性者，目前国内外学者倾向于采用分子靶向药物治疗。

■ 对于不可切除或转移性GIST，伊马替尼是首选。外科手术适用于伊马替尼治疗后局部肿瘤进展，或服用伊马替尼获得较好的疗效，使原本无法切除的病灶缩小至可切除。

（四）标准住院日

11~18天。

释义

■ 小肠-胃肠间质瘤患者入院后，常规检查、包括CT检查等准备3~6天，术后恢复7~11天，总住院时间小于18天均符合本路径要求。

（五）进入路径标准

1. 第一诊断必须符合小肠良性肿瘤（ICD-10：D13.2/ D13.3+ M89360/0），小肠动态未定肿瘤（ICD-10：D37.2 + M89360/1），小肠恶性肿瘤（ICD-10：C17 + M89360/3）疾病编码。
2. 当患者合并其他疾病，但住院期间不需要特殊处理也不影响第一诊断的临床路径流程实施时，可以进入路径。

释义

■ 本路径适用对象为第一诊断为小肠-胃肠间质瘤，并行小肠-胃肠间质瘤根治术的患者。

■ 患者如果合并高血压、糖尿病、冠状动脉粥样硬化性心脏病、慢性阻塞性肺炎、慢性肾病等内科合并病，需要术前对症治疗时，没有麻醉和手术禁忌证，不影响术前准备的时间，可进入本路径；上述内科合并病如需治疗后才能耐受手术，或患者正在接受抗凝、抗血小板治疗，应先进入其他相应内科疾病的诊疗路径。

■ 以下情况需穿刺活检明确诊断后行术前辅助治疗，不进入该路径：①术前评估难以达到 R0 切除；②肿瘤体积巨大，术中可能出血、破裂导致肿瘤播散；③手术可能损害重要脏器功能或需要进行联合脏器切除。

（六）术前准备

3~6 天。

1. 必须的检查项目：

（1）血常规、血型、尿常规、大便常规+隐血。

（2）肝功能、肾功能、电解质、凝血功能、肿瘤标志物检查、感染性疾病筛查（乙型肝炎、丙型肝炎，HIV、梅毒）。

（3）X 线胸片、心电图、腹部/盆腔 CT 平扫和增强。

2. 为明确术前诊断，可考虑进一步检查：

（1）消化道气钡双重造影：了解肿瘤部位及性质，有无肠梗阻等。

（2）腹部/盆腔 MRI：进一步了解肿瘤侵犯情况及查找肿瘤转移证据。

（3）超声心动图：了解心脏形态及其功能。

3. 改善患者全身情况：如改善营养状况（能口服者首选肠内营养，梗阻者可给予肠外营养），纠正贫血和低蛋白血症。

4. 对症处理：如使用止泻药和解痉药物治疗患者腹泻和腹痛等。

5. 如果患者有其他系统的合并症可及时请相关科室会诊，协助处理及评估手术风险等，降低手术的风险。

释义

■ 必查项目是确保手术安全基础，术前必须完成。

■ 为缩短患者术前住院时间，检查项目可在门诊完成。

■ 高龄或心肺功能异常患者，术前根据病情追加心脏彩超、肺功能、血气分析等检查。

（七）预防性抗菌药物选择与使用时机

1. 抗菌药物：按照《抗菌药物临床应用指导原则》（卫医发〔2015〕43 号）执行。可考虑使用第一、二代头孢菌素+甲硝唑；明确感染患者，可根据药敏试验结果调整抗菌药物。

2. 如有继发感染征象，尽早开始抗菌药物的经验治疗。经验治疗需选用能覆盖肠道革兰阴性杆菌、肠球菌属等需氧菌和脆弱拟杆菌等厌氧菌的药物。

3. 预防性用抗菌药物，时间为术前 0.5 小时，手术超过 3 小时加用 1 次抗菌药物；总预防性用药时间一般不超过 24 小时，个别情况可延长至 48 小时。

释义

■ 小肠-胃肠间质瘤手术切口属于Ⅱ类切口，需要预防性用抗菌药物，可使用第一代或二代头孢菌素+甲硝唑；如出现明确感染可进一步根据药敏试验结果调整抗菌药物治疗方案。

（八）手术日

入院第 4~7 天。

1. 麻醉方式：气管内插管全身麻醉或硬膜外麻醉。
2. 手术方式：根据肿瘤的病变部位及大小选择不同的术式及范围。
3. 手术内置物：吻合器、肠内营养穿刺套管和引流管等。
4. 术中用药：麻醉常规用药和补充血容量药物（晶体、胶体），视情况使用止血药、血管活性药物。
5. 输血：根据术前血红蛋白状况及术中出血情况而定。
6. 病理学检查：切除标本解剖后做病理学检查，必要时行术中冷冻病理学检查。
7. 术中注意防止肿瘤种植和残留：与一般胃肠道肿瘤不同，小肠-胃肠间质瘤仅有一薄层包膜，且存在一定张力，稍一触碰极易出血破溃，导致腹腔播散。因此，原则上不主张瘤体触摸探查，强调行非接触性手术切除，避免过度翻动肠管和系膜。如果肿瘤即将破溃，可用纱布垫覆盖肿瘤并缝于边缘正常系膜上，防止医源性播散。

释义

■ 完整的手术切除是治疗小肠-胃肠间质瘤的首选方法，手术方式取决于肿瘤大小、部位等因素。一般行肠段切除术，如有邻近器官浸润，可考虑多脏器联合切除术。十二指肠部位间质瘤可视具体情况行局部切除术、十二指肠节段切除术、胰十二指肠切除术、胃大部切除术。

■ 间质瘤淋巴转移罕见，因此一般情况下不必常规清扫局部淋巴结，如术中发现局部淋巴结肿大，则应清扫该血管周围淋巴结并清扫肠系膜上血管根部淋巴结。

■ 间质瘤瘤体通常质地较脆，尤其体积较大肿瘤，往往有瘤内出血和坏死，术前或术中瘤体破裂是预后差的主要原因之一。因此，术中应尽量完整切除肿瘤，注意保持包膜完整，应设法避免肿瘤破裂和术中医源性播散。

■ 术中除麻醉常规用药外，根据患者术前 RBC、Hb 等指标及术中出血量情况，可输注悬浮红细胞、血浆、晶体人工胶体，必要时使用血管活性药物及止血药物（如注射用尖吻蝮蛇血凝酶）。

■ 手术是否输血依照术中出血量、有无合并贫血及程度而定。

■ 手术后的标本必须及时固定，标本离体后应在 30 分钟内送至病理科，采用足够的 10%甲醛溶液（至少 3 倍于标本体积）完全浸泡固定；对于长径≥2cm 的肿瘤组织，应该每隔 1cm 予以切开，达到充分固定；固定时间应为 12~48 小时，以保证后续的免疫组化和分子生物学检测的可行性和准确性；有条件的单位，应留取新鲜组织妥善冻存，以备日后进行分子遗传学研究。

（九）术后住院恢复

7~11 天。

1. 复查的检查项目：根据患者情况复查：血常规、电解质、肝功能、凝血功能、肿瘤相关标志物等。必要时行 CT、B 超、造影等其他检查。

2. 术后用药：

（1）抗菌药物：按照《抗菌药物临床应用指导原则》（卫医发〔2015〕43 号）执行。可考虑使用第一、第二代头孢菌素+甲硝唑；明确感染患者，可根据药敏试验结果调整抗菌药物。

（2）根据病情选择：制酸剂、止血药、化痰药等。

3. 根据患者病情尽早拔除胃管、尿管、引流管、深静脉穿刺管。

4. 监测胃肠道功能恢复情况，指导患者术后饮食。

5. 观察伤口。

释义

■ 术后可根据患者恢复情况做必须复查的检查项目，并根据病情变化增加检查的频次。复查项目不局限于路径中的项目。

■ 如有继发感染征象，尽早开始抗菌药物的经验治疗。经验治疗需选用能覆盖肠道革兰阴性杆菌、肠球菌属等需氧菌和脆弱拟杆菌等厌氧菌的药物，可考虑使用第二、第三代头孢菌素+甲硝唑；并根据药敏试验结果调整抗菌药物种类和剂量。

■ 根据患者实际情况，可选用加速康复外科措施：早期活动，早期拔除胃管、尿管、引流管、深静脉穿刺管，早期进食等均有助于快速康复。

（十）出院标准

1. 生命体征平稳。

2. 伤口无感染、引流管拔除。

3. 无发热、血白细胞正常。

4. 饮食恢复，无需静脉补液。

5. 不需要住院处理的其他并发症和/或合并症。

释义

■ 主治医师应在出院前，通过复查的各项检查并结合患者恢复情况决定能否出院。如果确有需要继续留院治疗的情况，超出了路径所规定的时间，应先处理并发症，符合出院条件后再准许患者出院。

（十一）变异及原因分析

1. 对手术产生影响的合并症及并发症，如肠梗阻、腹腔感染等，需要进行相关的诊断和治疗。

2. 术前危险度评估不准确者，术中可根据探查结果改变术式。

3. 术中必要时可留置空肠营养管。

4. 术后出现严重并发症及合并症者，则转入相应临床路径。

释义

■ 轻微变异，如由于某种原因，路径指示应当于某一天的操作不能如期进行而要延期的，这种情况不会对最终结果产生重大影响，也不会更多的增加住院天数和住院费用，可不退出本路径。

■ 除以上所列变异及原因之外的其他重大变异，例如：因基础疾病需要进一步诊断和治疗，发生医疗纠纷，患方要求离院或转院，患方不愿按照要求出院而导致住院时间明显延长等，应阐明变异相关问题的重要性，必要时退出本路径，并将特殊的变异原因进行归纳、总结，以便重新修订路径时作为参考，不断完善和修订路径。

五、小肠-胃肠间质瘤临床路径给药方案

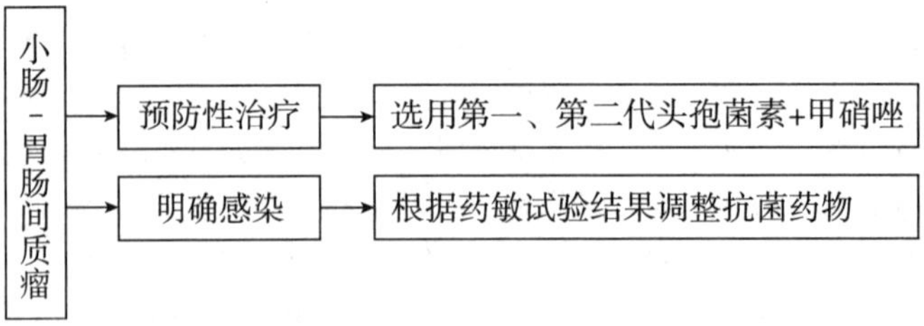

1. 用药选择：

（1）小肠-胃肠间质瘤手术切口属于Ⅱ类切口，为预防术后手术部位感染，需要预防性用抗菌药物，可使用第一代或第二代头孢菌素+甲硝唑。

（2）第一代头孢菌素常用的注射剂有头孢唑林、头孢噻吩、头孢拉定等，口服制剂有头孢拉定、头孢氨苄和头孢羟氨苄等；第二代头孢菌素注射剂有头孢呋辛、头孢替安等，口服制剂有头孢克洛、头孢呋辛酯和头孢丙烯等。

2. 药学提示：

（1）接受小肠-胃肠间质瘤根治性切除手术者，应在术前0.5小时内给药，或麻醉开始时给药，使手术切口暴露时局部组织中已达到足以杀灭手术过程中入侵切口的细菌的药物浓度。

（2）手术时间较短（<2小时）的清洁手术，术前用药1次即可。手术时间超过3小时，或失血量大（>1500ml），可手术中给予第2剂；总预防性用药时间一般不超过24小时，个别情况可延长至48小时。

3. 注意事项：

（1）小肠-胃肠间质瘤手术切口属于Ⅱ类切口，可按规定适当预防性和术后应用抗菌药物，同时注意应尽可能单一、短程、较小剂量给药；如术中出现肿瘤破裂或肠内容物污染手术部位，可适当延长抗菌药物使用时间。

（2）用药前必须详细询问患者先前有否对头孢菌素类、青霉素类或其他药物的过敏史。

六、小肠-胃肠间质瘤临床路径护理规范

1. 严密监测生命体征，早期予持续心电监护监测心率、血氧饱和度、血压、体温的变化。

2. 观察患者腹部体征、伤口及引流管情况，如伤口有无出血、渗血、渗液及敷料脱落等；观察引流管引流液性状、颜色、量。

3. 协助患者拍背、咳嗽、深呼吸、必要时雾化。

4. 患者病情平稳，能下床活动后应鼓励其进行主动运动。

七、小肠-胃肠间质瘤临床路径营养治疗规范

1. 定期运用营养评估量表对患者进行营养评估，作为进行营养支持治疗的凭证。
2. 早期以肠外营养为主，补充足够的热量、蛋白质、维生素、脂肪及微量元素。
3. 定期监测患者有无水电解质及酸碱失衡，及时予以纠正。
4. 注意观察输注营养药物所引起的发热反应，肝肾功能损害等。
5. 根据患者情况合理使用肠内营养制剂；注意控制营养液输注速度。

八、小肠-胃肠间质瘤临床路径患者健康宣教

1. 医师对患者讲解医学知识，解除患者疑虑心理；术前与患者进行合理有效的沟通，向患者介绍麻醉、手术及术后恢复等诊疗过程，安抚患者情绪并获得其理解配合。
2. 护士做好患者护理安全的宣教工作，如预防跌倒、预防压疮、预防深静脉血栓形成，预防引流管的滑脱，确保护理安全和护理质量。

九、推荐表单

（一）医师表单

小肠-胃肠间质瘤临床路径医师表单

适用对象：第一诊断为小肠-胃肠间质瘤［ICD-10：D13.3 伴（M8936/1 或 M8936/3）］
行小肠-胃肠间质瘤根治术（ICD-9-CM-3：45.62）

患者姓名：	性别： 年龄： 门诊号：	住院号：
住院日期： 年 月 日	**出院日期：** 年 月 日	**标准住院日：11~18 天**

时间	住院第 1 天	住院第 2~5 天	住院第 3~6 天
主要诊疗工作	□ 询问病史及体格检查 □ 完成住院病历和首次病程记录 □ 开实验室检查单 □ 上级医师查房 □ 初步确定诊治方案和特殊检查项目	□ 上级医师查房 □ 完成术前准备与术前评估 □ 完成必要的相关科室会诊 □ 根据检查检验结果，进行术前讨论，确定治疗方案	□ 申请手术及开手术医嘱 □ 住院医师完成上级医师查房记录、术前讨论、术前小结等 □ 向患者及家属交代病情、手术安排及围手术期注意事项 □ 签署手术知情同意书（含标本处置）、自费用品协议书、输血同意书、麻醉同意书或签授权委托书
重点医嘱	**长期医嘱** □ 外科二级或三级护理常规 □ 饮食：根据患者情况而定 **临时医嘱** □ 血常规+血型、尿常规、大便常规+隐血 □ 凝血功能、电解质、肝功能、肾功能、消化系统肿瘤标志物、感染性疾病筛查 □ 心电图、X 线胸片、腹部/盆腔 CT □ 平扫+增强 □ 必要时行血气分析、肺功能、超声心动图、消化道气钡双重造影、腹部/盆腔 MRI	**长期医嘱** □ 患者既往基础用药 □ 若并发肠梗阻者，则予肠外营养治疗和液体治疗，同时按肠梗阻进行相应治疗 □ 其他相关治疗 **临时医嘱** □ 会诊单 □ 复查有异常的检查结果	**长期医嘱** □ 患者既往基础用药 **临时医嘱** □ 术前医嘱： （1）常规准备明日在气管内全身麻醉或硬膜外麻下行小肠-胃肠间质瘤根治术 （2）备皮 （3）术前禁食 4~6 小时，禁水 2~4 小时 （4）肠道准备（清洁肠道和抗菌药物） （5）麻醉前用药 （6）术前留置胃管和尿管 □ 术中特殊用药：带药入手术室 □ 备血 □ 带影像学资料入手术室 □ 必要时准备术中内镜检查 □ 必要时预约 ICU
病情变异记录	□ 无 □ 有，原因： 1. 2.	□ 无 □ 有，原因： 1. 2.	□ 无 □ 有，原因： 1. 2.
医师签名			

<table>
<tr><td rowspan="2">日期</td><td colspan="2">住院第 4~7 天
（手术日）</td><td rowspan="2">住院第 5~8 天
（术后第 1 日）</td></tr>
<tr><td>术前与术中</td><td>术后</td></tr>
<tr><td>主要诊疗工作</td><td>□ 送患者入手术室
□ 麻醉准备，监测生命体征
□ 施行手术
□ 保持各引流管通畅
□ 解剖标本，送病理检查</td><td>□ 麻醉医师完成麻醉记录
□ 完成术后首次病程记录
□ 完成手术记录
□ 向患者及家属说明手术情况</td><td>□ 上级医师查房
□ 观察病情变化
□ 观察引流量和颜色
□ 检查手术伤口，更换敷料
□ 分析实验室检验结果
□ 维持水电解质平衡
□ 住院医师完成常规病程记录</td></tr>
<tr><td>重点医嘱</td><td>长期医嘱
□ 小肠-胃肠间质瘤常规护理
□ 一级或二级护理
□ 禁食
临时医嘱
□ 术前 0.5 小时使用抗菌药物
□ 液体治疗
□ 相应治疗（视情况）</td><td>长期医嘱
□ 小肠-胃肠间质瘤根治术后常规护理
□ 一级护理
□ 禁食
□ 监测生命体征
□ 记录 24 小时液体出入量
□ 常规雾化吸入
□ 术后镇痛常规护理
□ 胃管接负压瓶吸引并记量（视情况）
□ 腹腔引流管接负压瓶吸引并记量
□ 尿管接尿袋记尿量
□ 预防性抗菌药物使用
□ 监测血糖（视情况）
□ 必要时测定中心静脉压
□ 必要时使用化痰药、制酸剂及生长抑素等
临时医嘱
□ 吸氧
□ 液体治疗
□ 术后当天查血常规和血生化
□ 必要时查血尿淀粉酶、凝血功能等
□ 明晨查血常规、生化和肝功能等</td><td>长期医嘱（参见左列）
□ 患者既往基础用药
□ 肠外营养治疗
临时医嘱
□ 液体治疗及纠正水电解质失衡
□ 更换手术伤口敷料
□ 必要时测定中心静脉压
□ 根据病情变化施行相关治疗
□ 明晨查血常规、生化等</td></tr>
<tr><td>病情变异记录</td><td>□ 无　□ 有，原因：
1.
2.</td><td>□ 无　□ 有，原因：
1.
2.</td><td>□ 无　□ 有，原因：
1.
2.</td></tr>
<tr><td>医师签名</td><td></td><td></td><td></td></tr>
</table>

日期	住院第6~9天 （术后第2~3日）	住院第8~10天 （术后第4~6日）	住院第11~18天 （出院日）
主要诊疗工作	□ 上级医师查房 □ 观察病情变化 □ 观察引流量和颜色 □ 复查实验室检查 □ 住院医师完成常规病程 □ 必要时予相关特殊检查	□ 上级医师查房 □ 观察腹部、肠功能恢复情况 □ 观察引流量和颜色 □ 根据手术情况和术后病理结果，进行肿瘤分期与后续治疗评定 □ 住院医师完成常规病程记录 □ 必要时予相关特殊检查	□ 上级医师查房 □ 伤口拆线 □ 明确是否符合出院标准 □ 完成出院记录、病案首页、出院证明书等 □ 通知出入院处（住院部） □ 通知患者及家属 □ 向患者告知出院后注意事项，如康复计划、返院复诊、后续治疗，及相关并发症的处理等出院小结、疾病证明书及出院须知交予患者
重点医嘱	**长期医嘱** □ 继续监测生命体征（视情况） □ 拔除引流管（视情况） □ 拔除胃管（视情况） □ 拔除尿管（视情况） □ 肠外营养支持或液体治疗 **临时医嘱** □ 其他相关治疗 □ 血常规、生化、肝肾功能等 □ 无感染证据时停用抗菌药物	**长期医嘱** □ 二级或三级护理（视情况） □ 肛门排气后改流质饮食 □ 拔除深静脉留置管（视情况） □ 停止记24小时出入量 □ 逐步减少或停止肠外营养或液体治疗 **临时医嘱** □ 补充进食不足的液体支持 □ 复查血常规、电解质、肝功能等 □ 必要时行X线胸片、CT、B超、造影等检查	**临时医嘱** □ 伤口拆线 **出院医嘱** □ 出院后相关用药
病情变异记录	□ 无 □ 有，原因： 1. 2.	□ 无 □ 有，原因： 1. 2.	□ 无 □ 有，原因： 1. 2.
医师签名			

（二）护士表单

小肠-胃肠间质瘤临床路径护士表单

适用对象：第一诊断为小肠-胃肠间质瘤［ICD-10：D13.3 伴（M8936/1 或 M8936/3）］
行小肠-胃肠间质瘤根治术（ICD-9-CM-3：45.62）

患者姓名：	性别：　年龄：　门诊号：	住院号：	
住院日期：　年　月　日	**出院日期：**　年　月　日	**标准住院日：11~18 天**	

时间	住院第 1 天	住院第 2~5 天	住院第 3~6 天
主要护理工作	□ 入院介绍 □ 入院评估 □ 健康教育 □ 活动指导 □ 饮食指导 □ 患者相关检查配合的指导 □ 病情观察 □ 心理支持	□ 静脉抽血 □ 健康教育 □ 饮食指导 □ 疾病知识教育 □ 术前指导 □ 治疗护理 □ 病情观察 □ 心理支持	□ 健康教育 □ 饮食：术前禁食、禁水 □ 术前沐浴、更衣，取下义齿、饰物等 □ 告知患者及家属术前流程及注意事项 □ 备皮、配血、肠道准备等 □ 术前手术物品准备 □ 治疗护理 □ 病情观察 □ 促进睡眠（环境、药物） □ 心理支持
护理处置	□ 核对患者姓名，佩戴腕带 □ 建立入院护理病历 □ 卫生处置：剪指（趾）甲、剃须，更换病号服	□ 协助医师完成术前检查	□ 术前准备 □ 配血、抗菌药物皮试备皮、肠道准备禁食、禁水
基础护理	□ 二级护理 □ 晨晚间护理 □ 患者安全管理	□ 二级护理 □ 晨晚间护理 □ 患者安全管理	□ 二级护理 □ 晨晚间护理 □ 患者安全管理
专科护理	□ 护理评估：填写入院评估表，书写护理记录，必要时进行压疮高危评分及跌倒风险评分 □ 病情观察：注意有无肠梗阻、腹膜炎或消化道出血症状 □ 对症处理 □ 饮食护理：高热量、高维生素、高蛋白、低渣易消化饮食	□ 完成各项术前检查、检验，做好相应指导及护理 □ 病情观察：注意有无肠梗阻、腹膜炎或消化道出血症状 □ 对症处理 □ 饮食护理：高热量、高维生素、高蛋白、低渣易消化饮食 □ 呼吸道管理：戒严，注意保暖，避免受寒。指导呼吸功能训练，有咳嗽咳痰者报告医师处理	□ 休息与活动：多卧床休息，避免劳累；保证充足睡眠，必要时给予安眠药物 □ 饮食指导：流质饮食，注意热量的补充；术前禁食、禁水 8~12 小时 □ 术前宣教：个人卫生；手术前物品准备及贵重物品保管；费用准备；陪护指导（留陪人的指征及需要配合事项）；手术室、ICU 环境介绍；术前禁食、禁水的时间及目的；指导床上排便、有效咳痰咳嗽、床上活动方法；服泻药的方法及注意事项；服镇静药的目的及安全指导 □ 病情观察：服泻药后的排便情况，有无腹胀、腹痛、便血的症状；生命体征的监测，有异常时及时告知医师

续 表

时间	住院第 1 天	住院第 2~5 天	住院第 3~6 天
重点医嘱	□ 详见医嘱执行单	□ 详见医嘱执行单	□ 详见医嘱执行单
病情变异记录	□ 无 □ 有，原因： 1. 2.	□ 无 □ 有，原因： 1. 2.	□ 无 □ 有，原因： 1. 2.
护士签名			

时间	住院第 4~7 天 （手术日）		住院第 5~8 天 （术后第 1 日）
	术前与术中	术后	
主要护理工作	□ 术晨按医嘱清洁肠道、停留胃管、尿管 □ 健康教育 □ 饮食指导：禁食、禁水 □ 指导术前注射麻醉用药后注意事项 □ 安排陪送患者入手术室 □ 心理支持 □ 术后麻醉单位准备	□ 术后活动：去枕平卧 6 小时，协助改变体位及足部活动 □ 禁食、禁水 □ 密切观察患者情况 □ 并发症的观察与预防 □ 疼痛护理 □ 生活护理（一级护理） □ 皮肤护理 □ 管道护理及指导 □ 营养支持护理 □ 记录 24 小时出入量 □ 心理支持（患者及家属）	□ 体位与活动：协助翻身、取半坐或斜坡卧位 □ 密切观察患者病情变化 □ 并发症的观察与预防 □ 疼痛护理 □ 生活护理（一级护理） □ 皮肤护理 □ 管道护理及指导 □ 营养支持护理 □ 记录 24 小时出入量 □ 心理支持（患者及家属） □ 康复指导（运动指导）
护理处置	□ 身份识别，检查是否佩戴腕带 □ 做好术晨准备 □ 安排陪送患者入手术室	□ 病情观察 □ 术后常规护理 □ 术后健康教育执行 □ 生活护理	□ 病情观察 □ 术后常规护理 □ 术后健康教育执行 □ 生活护理
基础护理	□ 一级护理 □ 更换床单位 □ 患者安全管理	□ 一级护理 □ 晨晚间护理 □ 患者安全管理	□ 一级护理 □ 晨晚间护理 □ 生活护理 □ 患者安全管理

续 表

<table>
<tr><td rowspan="2">时间</td><td colspan="2">住院第 4~7 天
（手术日）</td><td rowspan="2">住院第 5~8 天
（术后第 1 日）</td></tr>
<tr><td>术前与术中</td><td>术后</td></tr>
<tr><td>专科护理</td><td>□ 身份识别，检查是否佩戴腕带
□ 测量生命体征、询问月经情况、询问过敏史
□ 宣教术前各项操作的意义及配合
□ 填写术前准备单及护理记录单</td><td>□ 观察生命体征
□ 专科病情观察及记录：腹部体征（有无腹胀、腹痛、腹部压痛、腹肌紧张的表现，怀疑有腹腔出血时监测腹围）、伤口（有无渗血、渗液，伤口疼痛的评估）、引流（引流液颜色、量、性状的变化，密切注意有无出血的征象）
□ 术后饮食指导：按医嘱给予禁食、禁水
□ 术后体位：全身麻醉未清醒前予去枕平卧、头偏一侧，麻醉清醒后予斜坡卧位
□ 术后活动的时间与方法：手术当天给予卧床休息，协助进行床上翻身、四肢伸屈活动
□ 观察有无喉头水肿和呼吸困难发生，停留咽通气导管者，在咽反射未恢复前不得取出，必要时床边备吸痰装置及物品
□ 吸氧的注意事项：防火宣教
□ 心电监护的注意事项：防电磁波干扰
□ 用药指导
□ 术后疼痛、寒战、恶心呕吐、腹胀等并发症的观察及处理</td><td>□ 休息与活动：卧床休息，给予斜坡卧位或半坐卧位；进行床上活动（床上翻身、四肢伸屈活动）
□ 饮食护理：术后禁食
□ 病情观察：根据病情测量血压、脉搏、呼吸；测量体温 qid；并发症的观察（出血、感染）；注意观察肛门有无排气排便及腹部体征情况做好护理记录
□ 呼吸道管理：注意保暖，避免受凉；鼓励患者进行深呼吸、有效咳嗽、咳痰，咳嗽无力者给予拍背协助排痰，必要时使用机器排痰；按医嘱给予雾化吸入
□ 对症处理
□ 用药护理：按医嘱使用抗炎、止血等药物，观察有无药物不良反应，及时给予处理
□ 生活护理：床上浴 qd、口腔护理 bid、会阴擦洗 bid、及时巡视，满足患者生活所需
□ 管道护理：保持管道引流通畅、有效，做好标志；观察引流液颜色、量、性状并做好记量；按要求更换引流袋，更换时注意无菌操作；做好固定，防止脱管的发生
□ 术后健康指导：活动指导（早期活动的重要性、床上活动的方法、深呼吸、有效咳嗽、咳痰的意义及方法）；讲解术后各项治疗及护理的意义</td></tr>
<tr><td>重点医嘱</td><td>□ 详见医嘱执行单</td><td>□ 详见医嘱执行单</td><td>□ 详见医嘱执行单</td></tr>
<tr><td>病情变异记录</td><td>□ 无 □ 有，原因：
1.
2.</td><td>□ 无 □ 有，原因：
1.
2.</td><td>□ 无 □ 有，原因：
1.
2.</td></tr>
<tr><td>护士签名</td><td></td><td></td><td></td></tr>
</table>

时间	住院第 6~9 天 （术后第 2~3 日）	住院第 8~10 天 （术后第 4~6 日）	住院第 11~18 天 （出院日）
主要护理工作	□ 体位与活动：取半坐或斜坡卧位，指导床上或床边活动 □ 饮食：禁食 □ 疼痛护理 □ 遵医嘱拔除胃管、尿管 □ 观察腹部体征及肠道功能恢复的情况 □ 并发症的观察与预防生活护理（一级护理） □ 皮肤护理 □ 营养支持护理 □ 心理支持（患者及家属） □ 康复指导	□ 体位与活动：自主体位，鼓励离床活动 □ 指导流质饮食至半流质饮食协助或指导生活护理 □ 并发症的观察与预防营养支持护理 □ 康复指导	□ 出院指导 □ 办理出院手续 □ 复诊时间 □ 作息、饮食、活动 □ 服药指导 □ 日常保健 □ 清洁卫生 □ 疾病知识及后续治疗
护理处置	□ 病情观察 □ 遵医嘱完成相关治疗 □ 术后健康教育 □ 执行生活护理	□ 病情观察 □ 遵医嘱完成相关治疗 □ 术后健康教育 □ 执行生活护理	□ 办理出院手续 □ 书写出院小结 □ 整理出院病历
基础护理	□ 一级护理 □ 晨晚间护理 □ 生活护理 □ 患者安全管理	□ 一级护理 □ 晨晚间护理 □ 生活护理 □ 患者安全管理	□ 一级护理 □ 晨晚间护理 □ 生活护理 □ 患者安全管理

续 表

时间	住院第6~9天 （术后第2~3日）	住院第8~10天 （术后第4~6日）	住院第11~18天 （出院日）
专科护理	□ 休息与活动：卧床休息，给予斜坡卧位或半坐卧位；进行床上活动；病情许可协助床边活动 □ 术后禁食，待肛门排气后（或按医嘱）进食流质饮食，逐渐过渡到半流质饮食 □ 病情观察：根据病情测量血压、脉搏、呼吸；测量体温 qid；并发症的观察（出血、感染）；注意观察肛门有无排气、排便及腹部体征情况 □ 做好护理记录 □ 呼吸道管理：注意保暖，避免受凉；鼓励患者进行深呼吸、有效咳嗽、咳痰，咳嗽无力者给予拍背协助排痰，必要时使用机器排痰；按医嘱给予雾化吸入 □ 对症处理 □ 用药护理：按医嘱使用抗炎、止血等药物，观察有无药物不良反应，及时给予处理 □ 生活护理：床上浴 qd、口腔护理 bid、会阴擦洗 bid；及时巡视，满足患者生活所需 □ 管道护理：保持管道引流通畅、有效，做好标志；观察引流液颜色、量、性状并做好记量；按要求更换引流袋，更换时注意无菌操作；做好固定，防止脱管的发生 □ 术后健康指导：①活动指导（早期活动的重要性、床上活动的方法、深呼吸、有效咳嗽、咳痰的意义及方法）；②讲解术后各项治疗及护理的意义	□ 休息与活动：鼓励多下床活动，注意协助及指导患者，预防跌倒 □ 饮食指导：指导患者避免进食牛奶、豆浆、甜品、汽水等产气食物，以防腹胀的发生；饮食原则遵循少量多餐、避免生、冷、刺激饮食 □ 病情观察：并发症的观察：①吻合口瘘；②感染；③消化道梗阻 □ 做好护理记录 □ 生活护理：协助生活护理，满足患者生活所需 □ 术后健康指导：①鼓励患者多下床活动，离床活动注意预防跌倒的发生；②用药指导；③讲解术后各项治疗及护理的意义；④保证大小便通畅的目的；⑤伤口护理的注意事项	□ 出院宣教 □ 如何办理出院手续（结账时间、地点、方式，复印病历的手续） □ 出院后按医嘱服药 □ 保持心情舒畅愉快，乐观对待疾病 □ 鼓励多下床活动，适当进行体育锻炼，仍需注意预防跌倒的发生 □ 饮食指导：少量多餐、细嚼慢咽，进食高热量、高维生素、高蛋白、易消化、低粗纤维食物，忌辛辣、浓咖啡、浓茶及油炸、坚硬食物，忌酒戒烟 □ 伤口护理：未拆线者按医嘱回院拆线，拆线后2~3天可去除敷料，观察伤无红、肿、热、痛、渗液后可沐浴。有上述异常时及时回院就诊 □ 出院后一年内每3个月复查1次，第二年每半年复查1次，以后一年1次直至终身。必要时接受甲磺酸伊马替尼或舒尼替尼治疗 □ 出现腹痛、腹胀、消瘦、食欲缺乏、黑便、呕血，肛门排便、排气停止等及时就诊
重点医嘱	□ 详见医嘱执行单	□ 详见医嘱执行单	□ 详见医嘱执行单
病情变异记录	□ 无 □ 有，原因： 1. 2.	□ 无 □ 有，原因： 1. 2.	□ 无 □ 有，原因： 1. 2.
护士签名			

（三）患者表单

小肠-胃肠间质瘤临床路径患者表单

适用对象：第一诊断小肠-胃肠间质瘤［ICD-10：D13.3 伴（M8936/1 或 M8936/3）］
行小肠-胃肠间质瘤根治术（ICD-9-CM-3：45.62）

患者姓名：	性别：　年龄：　门诊号：	住院号：
住院日期：　年　月　日	出院日期：　年　月　日	标准住院日：11~18 天

时间	住院第 1 天	住院第 2~5 天	住院第 3~6 天
监测	□ 测量生命体征、体重	□ 测量生命体征、体重	□ 每日测量生命体征、询问排便情况，手术前 1 天晚测量生命体征
医患配合	□ 护士行入院护理评估（简单询问病史） □ 接受入院宣教 □ 医师询问病史、既往病史、用药情况，收集资料 □ 进行体格检查	□ 配合完善术前相关检查 □ 小肠-胃肠间质瘤疾病知识、临床表现、治疗方法的术前宣教 □ 术前用物准备：奶瓶、湿巾等 □ 手术室接患者，配合核对 □ 医师与患者及家属介绍病情及手术谈话 □ 手术时家属在等候区等候 □ 探视及陪护制度	□ 术前用物准备：奶瓶、湿巾等 □ 手术室接患者，配合核对 □ 医师与患者及家属介绍病情及手术谈话 □ 手术时家属在等候区等候 □ 探视及陪护制度
重点诊疗及检查	**重点诊疗** □ 三级护理 □ 既往基础用药	**重点诊疗** □ 三级护理 □ 既往基础用药	**重点诊疗** □ 术前准备 备皮、剃头、配血 药物灌肠术前签字 **重要检查** □ 心电图、X 线胸片 □ MRI、CT
饮食及活动	□ 普通饮食 □ 正常活动	□ 普通饮食 □ 正常活动	□ 术前 12 小时禁食、禁水 □ 正常活动

日期	住院第4~7天 （手术日）		住院第5~8天 （术后第1日）
	术前与术中	术后	
监测	□ 手术清晨测量生命体征、血压1次	□ 定时监测生命体征	□ 定时监测生命体征，每日询问排便情况
医患配合	**术后宣教** □ 术后体位：麻醉未醒时平卧，清醒后，4~6小时无不适反应可垫枕或根据医嘱予监护设备、吸氧 □ 配合护士定时监测生命体征、瞳孔、肢体活动、伤口敷料等 □ 不要随意动引流管 □ 疼痛的注意事项及处理 □ 告知医护不适及异常感受 □ 配合评估手术效果	□ 医师巡视，了解病情 □ 护士行晨晚间护理 □ 护士协助排泄等生活护理 □ 配合监测出入量 □ 配合功能恢复训练（必要时） □ 注意探视及陪护时间	□ 医师巡视，了解病情 □ 护士行晨晚间护理 □ 护士协助排泄等生活护理 □ 配合监测出入量 □ 注意探视及陪护时间
重点诊疗及检查	**重点诊疗** □ 特级护理 □ 予监护设备、吸氧 □ 注意留置管路安全与通畅 □ 用药：抗菌药物、止血药、抑酸药、激素、补液药物的应用 □ 护士协助记录出入量	**重点诊疗** □ 特级护理 □ 予监护设备、吸氧 □ 注意留置管路安全与通畅 □ 用药：抗菌药物、止血药、抑酸、激素、补液药物的应用 □ 护士协助记录出入量	**重点诊疗** □ 特级或一级护理 □ 静脉用药逐渐过渡至口服药 □ 医师定时予伤口换药 **重要检查** □ 定期抽血化验
饮食及活动	□ 禁食 □ 卧床休息，自主体位	□ 禁食 □ 卧床休息，自主体位	□ 饮水或全流质饮食 □ 卧床休息，自主体位

日期	住院第 6~9 天 （术后第 2~3 日）	住院第 8~10 天 （术后第 4~6 日）	住院第 11~18 天 （出院日）
监测	□ 定时监测生命体征，每日询问排便情况	□ 定时监测生命体征，每日询问排便情况	□ 定时监测生命体征，每日询问排便情况
医患配合	□ 医师巡视，了解病情 □ 护士行晨晚间护理 □ 护士协助进食、进水、排泄等生活护理 □ 配合监测出入量 □ 膀胱功能锻炼，成功后可将尿管拔除 □ 配合功能恢复训练（必要时） □ 注意探视及陪护时间	□ 医师巡视，了解病情 □ 护士行晨晚间护理 □ 护士协助进食、进水、排泄等生活护理 □ 配合监测出入量 □ 配合功能恢复训练（必要时） □ 注意探视及陪护时间	□ 护士行晨晚间护理 □ 医师拆线 □ 伤口注意事项 □ 配合功能恢复训练（必要时 **出院宣教** □ 接受出院前康复宣教 □ 学习出院注意事项 □ 了解复查程序 □ 办理出院手续，取出院带药
重点诊疗及检查	**重点诊疗** □ 特级或一级护理 □ 静脉用药逐渐过渡至口服药 □ 医师定时予伤口换药 □ 定期抽血化验	**重点诊疗** □ 二级或三级护理 **重要检查** □ 医师定时予伤口换药 □ 定期抽血化验	**重点诊疗** □ 二级或三级护理 **重要检查** □ 医师定时予伤口换药 □ 定期抽血化验
饮食及活动	□ 根据病情逐渐由全流质饮食过渡至半流质高蛋白、低脂肪、易消化，避免产气食物（牛奶、豆浆）及油腻食物。鼓励多食汤类食物，必要时鼻饲饮食 □ 卧床休息时可头高位，渐坐起 □ 术后第 2~3 天可视体力情况渐下床活动，循序渐进，注意安全行功能恢复锻炼（必要时）	□ 根据病情逐渐由全流质饮食过渡至半流质高蛋白、低脂肪、易消化，避免产气食物（牛奶、豆浆）及油腻食物。鼓励多食汤类食物，必要时鼻饲饮食 □ 卧床休息时可头高位，渐坐起 □ 术后第 2~3 天可视体力情况渐下床活动，循序渐进，注意安全行功能恢复锻炼（必要时）	□ 半流质饮食，营养均衡 □ 勿吸烟、饮酒 □ 正常活动 □ 行功能恢复训练（必要时）

附：原表单（2011年版）

小肠-胃肠间质瘤临床路径表单

适用对象：第一诊断小肠-胃肠间质瘤［ICD-10：D13.3伴（M8936/1或M8936/3）］
行小肠-胃肠间质瘤根治术（ICD-9-CM-3：45.62）

患者姓名：	性别： 年龄： 门诊号：	住院号：
住院日期： 年 月 日	出院日期： 年 月 日	标准住院日：11~18天

日期	住院第1天	住院第2~5天	住院第3~6天
主要诊疗工作	□ 询问病史及体格检查 □ 完成住院病历和首次病程记录 □ 开实验室检查单 □ 上级医师查房 □ 初步确定诊治方案和特殊检查项目	□ 上级医师查房 □ 完成术前准备与术前评估 □ 完成必要的相关科室会诊 □ 根据检查检验结果，进行术前MDT讨论，确定治疗方案	□ 申请手术及开手术医嘱 □ 住院医师完成上级医师查房记录、术前讨论、术前小结等 □ 向患者及家属交代病情、手术安排及围手术期注意事项 □ 签署手术知情同意书（含标本处置）、自费用品协议书、输血同意书、麻醉同意书或签授权委托书
重点医嘱	**长期医嘱** □ 外科二级或三级护理常规 □ 饮食：根据患者情况而定 **临时医嘱** □ 血常规+血型、尿常规、大便常规+隐血 □ 凝血功能、电解质、肝功能、肾功能、消化系统肿瘤标志物、感染性疾病筛查 □ 心电图、X线胸片、腹部/盆腔CT平扫+增强 □ 必要时行血气分析、肺功能、超声心动图、腹部/盆腔MRI	**长期医嘱** □ 患者既往基础用药 □ 若并发肠梗阻者，则予肠外营养治疗和液体治疗，同时按肠梗阻进行相应治疗 □ 其他相关治疗 **临时医嘱** □ 会诊单 □ 复查有异常的检查结果	**长期医嘱** □ 患者既往基础用药 **临时医嘱** □ 术前医嘱： （1）常规准备明日在气管内全身麻醉或硬膜外麻醉下行小肠-胃肠间质瘤根治术 （2）备皮 （3）术前禁食4~6小时，禁水2~4小时 （4）肠道准备（清洁肠道和抗菌药物） （5）麻醉前用药 □ 术中特殊用药：带药入手术室 □ 备血 □ 带影像学资料入手术室 □ 必要时预约ICU
主要护理工作	□ 入院介绍 □ 入院评估 □ 健康教育 □ 活动指导 □ 饮食指导 □ 患者相关检查配合的指导 □ 病情观察 □ 心理支持	□ 静脉抽血 □ 健康教育 □ 饮食指导 □ 疾病知识教育 □ 术前指导 □ 治疗护理 □ 病情观察 □ 心理支持	□ 健康教育 □ 饮食：术前禁食、禁水 □ 术前沐浴、更衣，取下义齿、饰物等 □ 告知患者及家属术前流程及注意事项 □ 备皮、配血、肠道准备等 □ 术前手术物品准备 □ 治疗护理 □ 病情观察 □ 促进睡眠（环境、药物） □ 心理支持

续 表

日期	住院第 1 天	住院第 2~5 天	住院第 3~6 天
病情变异记录	□ 无 □ 有，原因： 1. 2.	□ 无 □ 有，原因： 1. 2.	□ 无 □ 有，原因： 1. 2.
护士签名			
医师签名			

日期	住院第 4~7 天 （手术日） 术前与术中	住院第 4~7 天 （手术日） 术后	住院第 5~8 天 （术后第 1 日）
主要诊疗工作	□ 送患者入手术室 □ 麻醉准备，监测生命体征 □ 施行手术 □ ERAS 原则 □ 关键手术步骤拍照 □ 解剖标本，送病理检查	□ 麻醉医师完成麻醉记录 □ 完成术后首次病程记录 □ 完成手术记录 □ 向患者及家属展示标本并说明手术情况	□ 上级医师查房 □ 观察病情变化 □ 观察引流量和性状（视情况） □ 检查手术伤口，更换敷料 □ 分析实验室检验结果 □ 维持水电解质平衡 □ 住院医师完成常规病程记录
重点医嘱	**长期医嘱** □ 小肠-胃肠间质瘤常规护理 □ 一级或二级护理 □ 禁食 **临时医嘱** □ 术前 0.5 小时使用抗菌药物 □ 液体治疗 □ 相应治疗（视情况）	**长期医嘱** □ 小肠-胃肠间质瘤根治术后常规护理 □ 一级护理 □ 禁食/清流质饮食 □ 监测生命体征 □ 记录 24 小时液体出入量 □ 常规雾化吸入 □ 术后镇痛常规护理 □ 胃管接负压瓶吸引并记量（视情况） □ 腹腔引流管接负压瓶吸引并记量（视情况） □ 尿管接尿袋记尿量（视情况） □ 预防性抗菌药物使用 □ 监测血糖（视情况） □ 必要时测定中心静脉压 □ 必要时使用化痰药、制酸剂及生长抑素等 **临时医嘱** □ 吸氧 □ 液体治疗 □ 术后当天查血常规和血生化 □ 必要时查血尿淀粉酶、凝血功能等 □ 明晨查血常规、生化和肝功能等	**长期医嘱**（参见左列） □ 患者既往基础用药 □ 肠外营养治疗 **临时医嘱** □ 液体治疗及纠正水电解质失衡 □ 更换手术伤口敷料 □ 必要时测定中心静脉压 □ 根据病情变化施行相关治疗 □ 床上或床旁活动
主要护理工作	□ 术晨按医嘱清洁肠道、胃管和尿管带入手术室根据需要留置 □ 健康教育 □ 饮食指导：禁食、禁水 □ 指导术前注射麻醉用药后注意事项 □ 安排陪送患者入手术室 □ 心理支持 □ 术后麻醉单位准备	□ 术后活动：去枕平卧 6 小时，协助改变体位及足部活动 □ 禁食、禁水 □ 密切观察患者情况 □ 并发症的观察与预防 □ 疼痛护理 □ 生活护理（一级护理） □ 皮肤护理 □ 管道护理及指导 □ 营养支持护理 □ 记录 24 小时出入量 □ 心理支持（患者及家属）	□ 体位与活动：协助翻身、取半坐或斜坡卧位 □ 密切观察患者病情变化 □ 并发症的观察与预防 □ 疼痛护理 □ 生活护理（一级护理） □ 皮肤护理 □ 管道护理及指导 □ 营养支持护理 □ 记录 24 小时出入量 □ 心理支持（患者及家属） □ 康复指导（运动指导）

续　表

日期	住院第 4~7 天 （手术日）		住院第 5~8 天 （术后第 1 日）
	术前与术中	术　后	
病情变异记录	□无　□有，原因： 1. 2.	□无　□有，原因： 1. 2.	□无　□有，原因： 1. 2.
护士签名			
医师签名			

日期	住院第 6~9 天 （术后第 2~3 日）	住院第 8~10 天 （术后第 4~6 日）	住院第 11~18 天 （出院日）
主要诊疗工作	□ 上级医师查房 □ 观察病情变化 □ 观察引流量和性状（视情况） □ 复查实验室检查 □ 住院医师完成常规病程 □ 必要时予相关特殊检查	□ 上级医师查房 □ 观察腹部、肠功能恢复情况 □ 观察引流量和颜色（视情况） □ 根据手术情况和术后病理结果，进行肿瘤分期与后续治疗评定 □ 住院医师完成常规病程记录 □ 必要时予相关特殊检查	□ 上级医师查房 □ 伤口拆线 □ 明确是否符合出院标准 □ 完成出院记录、病案首页、出院证明书等 □ 通知出入院处 □ 通知患者及家属 □ 向患者告知出院后注意事项，如康复计划、返院复诊、后续治疗，及相关并发症的处理等 □ 出院小结、疾病证明书及出院须知交予患者
重点医嘱	**长期医嘱** □ 继续监测生命体征（视情况） □ 拔除引流管（视情况） □ 拔除胃管（视情况） □ 拔除尿管（视情况） □ 肠外营养支持或液体治疗 **临时医嘱** □ 其他相关治疗 □ 血常规、生化、肝肾功能等 □ 无感染证据时停用抗菌药物	**长期医嘱** □ 二级或三级护理（视情况） □ 流质饮食 □ 拔除深静脉留置管（视情况） □ 停止记 24 小时出入量 □ 逐步减少或停止肠外营养或液体治疗 **临时医嘱** □ 补充进食不足的液体支持 □ 复查血常规、电解质、肝功能等 □ 必要时行 X 线胸片、CT、超声等检查	**临时医嘱** □ 伤口拆线 **出院医嘱** □ 出院后相关用药
主要护理工作	□ 体位与活动：取半坐或斜坡卧位，指导床上或床边活动 □ 饮食：禁食 □ 疼痛护理 □ 遵医嘱拔除胃管、尿管（视情况） □ 观察腹部体征及肠道功能恢复的情况 □ 并发症的观察与预防 □ 生活护理（一级护理） □ 皮肤护理 □ 营养支持护理 □ 心理支持（患者及家属） □ 康复指导	□ 体位与活动：自主体位，鼓励离床活动 □ 指导流质饮食至半流质饮食 □ 协助或指导生活护理 □ 并发症的观察与预防 □ 营养支持护理 □ 康复指导	□ 出院指导 □ 办理出院手续 □ 复诊时间 □ 作息、饮食、活动 □ 服药指导 □ 日常保健 □ 清洁卫生 □ 疾病知识及后续治疗
病情变异记录	□ 无 □ 有，原因： 1. 2.	□ 无 □ 有，原因： 1. 2.	□ 无 □ 有，原因： 1. 2.
护士签名			
医师签名			

第九章

腹股沟疝临床路径释义

【医疗质量控制指标】

指标一、诊断需临床表现和辅助检查。

指标二、诊断明确尽早行手术治疗。

指标三、如合并感染、嵌顿或绞窄等急症需联合抗菌药物治疗。

一、腹股沟疝编码

1. 原编码：

疾病名称及编码：腹股沟疝（不伴有梗阻或坏疽者）（ICD-10：K43.9）

手术操作名称及编码：腹股沟疝无张力修补术

2. 修改编码：

疾病名称及编码：腹股沟疝（不伴有梗阻或坏疽者）（ICD-10：K40.2/K40.9/K41.2/K41.9）

手术操作名称及编码：腹腔镜腹股沟疝无张力修补术（ICD-9-CM-3：17.1/17.2）

腹股沟疝无张力修补术（ICD-9-CM-3：53.03-53.05/53.14-53.17）

股疝无张力修补术（ICD-9-CM-3：53.21/53.31）

二、临床路径检索方法

（K40.2/K40.9/K41.2/K41.9）伴（17.1/17.2/53.03-53.05/53.14-53.17/53.21/53.31）

三、国家医疗保障疾病诊断相关分组（CHS-DRG）

MDCG 消化系统疾病及功能障碍

GE1 腹股沟及腹疝手术

四、腹股沟疝临床路径标准住院流程

（一）适用对象

第一诊断为腹股沟疝（不伴有梗阻或坏疽者）（ICD-10：K43.9）行腹股沟疝无张力修补术。

释义

■ 本临床路径适用于腹股沟区的斜疝、直疝、股疝等，难复性疝可以进入此路径。

■ 如患者发生包块无法回纳，还需考虑嵌顿性疝甚或绞窄性疝，应行急诊处理，进入其他相应路径。

■ 腹股沟疝无张力修补术包含开放手术及腹腔镜手术（TAPP、TEP 和 IPOM）。

（二）诊断依据

根据《临床诊疗指南·外科学分册》（中华医学会编，人民卫生出版社，2006 年，第 1 版），

《成人腹股沟疝、股疝修补手术治疗方案（修订稿）》（中华医学会外科分会疝与腹壁外科学组，2003 年）。

1. 有明确体征：腹股沟区可复性包（肿）块。患者一般无特殊不适或仅有坠胀感等轻微不适。长时站立或出现包块较久时偶伴局部胀痛和牵涉痛。分为腹股沟斜疝、腹股沟直疝和股疝。
2. 腹股沟斜疝：多见于儿童及青壮年，位于腹股沟韧带上内方，疝块外形呈梨形或椭圆，经腹股沟管途径突出。
3. 腹股沟直疝：多见于老年人，位于腹股沟韧带上方，疝块外形呈半球形，基底较宽，由直疝三角突出。
4. 股疝：多见于女性，位于腹股沟韧带下方临近大腿根部，常伴有局部疼痛不适，较易发生嵌顿。
5. 排除鞘膜积液、腹股沟淋巴结、附睾炎等其他疾病。

释义

■ 最新文献可参考《成人腹股沟疝诊断和治疗指南（2018 年版）》[中华疝和腹壁外科杂志（电子版），2018，12（4）：244-246]。

■ 术前无需强调对腹股沟斜疝、直疝和股疝进行鉴别。

■ 为避免发生对非疝患者进行疝的手术，对腹股沟区存在包块患者需要鉴别以下疾病：鞘膜积液、异位睾丸、附睾炎、腹股沟淋巴结肿大、动（静）脉瘤、软组织肿瘤、脓肿及女性的妇科肿瘤、圆韧带囊肿等；对局部有疼痛不适症状且包块不明显的患者需鉴别以下疾病：髋关节炎、肌腱炎、滑囊炎、辐射性腰痛、子宫内膜异位症等。

■ 腹股沟疝可同时合并鞘膜积液、精索脂肪瘤、睾丸下降不全和隐睾及圆韧带囊肿等病。

■ 超声检查对腹股沟疝的诊断及鉴别有帮助：嘱患者腹部用力，可见疝内容物进出疝环口。但并不是常规项。

■ 针对术前伴有排尿困难和排便异常的病例，可怀疑为滑疝，而建议行腹部 CT 检查，必要时需要术前膀胱造影检查。

（三）治疗方案的选择

根据《临床诊疗指南·外科学分册》（中华医学会编，人民卫生出版社，2006 年，第 1 版），《成人腹股沟疝、股疝修补手术治疗方案（修订稿）》（中华医学会外科分会疝与腹壁外科学组，中华普通外科杂志，2003 年）。

1. 1 周岁以内婴儿，可暂不手术。如反复发生嵌顿的 1 周岁以内婴儿，可根据情况选择手术治疗。
2. 儿童腹股沟疝仅做疝囊高位结扎即可（可腹腔镜下行疝囊高位结扎术）。
3. 成人腹股沟疝需使用人工材料行无张力疝修补术（开放式或腹腔镜）。

释义

■ 最新文献可参考《成人腹股沟疝诊断和治疗指南（2018 年版）》[中华疝和腹壁外科杂志（电子版），2018，12（4）：244-246]。

■ 对于非手术治疗患者不进入此路径。

■ 非急诊的腹股沟疝手术属无菌手术，因此，凡手术区域（腹腔镜术式包含脐部）存在感染病灶应视为手术禁忌证。

■ 存在明显的腹腔高压因素者，如严重腹腔积液、便秘、咳嗽、前列腺肥大等，术前应行相应处理，待情况稳定或控制后择期行手术治疗。

■ 疝囊高位结扎仅适用于儿童及未发育成熟的青少年，术式包括开放手术及腹腔镜手术。

■ 针对疝囊高位结扎术后复发的儿童病例以及疝囊较大的学龄期儿童（6 周岁~18 周岁）可以考虑使用可吸收型修补材料进行修补手术。（包括腹腔镜下应用可吸收型修补材料）

■ 疝修补术是指组织对组织的张力缝合修补，因其复发率高、术后疼痛率高，不建议常规使用，仅用于因特殊情况无法放置补片的患者。

■ 无张力疝修补术指使用补片行疝修补，术式包含李金斯坦手术、网塞-平片及腹膜前疝修补术。

■ 腹腔镜下的腹股沟疝修补术包括 TAPP、TEP 术式，因其复发率低、术后恢复快等优势，已成为腹股沟疝修补术的主要术式之一。

■ 针对特殊的复发腹股沟疝病例，腹膜难以关闭，腹腔镜下的腹股沟疝修补术 TAPP、TEP 术式难以完成，可以考虑行腹腔内放置防粘连修补材料的 IPOM 术式。

（四）标准住院日

24~48 小时。

（五）进入路径标准

1. 第一诊断必须符合 ICD-10：K43.9 腹股沟疝疾病编码。
2. 当患者同时具有其他疾病诊断时，但不需要特殊处理也不影响第一诊断的临床路径流程实施时，可以进入路径。
3. 已在门诊完成各项术前检查，无手术禁忌，经手术医师评估适合经行且经患者同意的病例，可进入路径。

（六）术前准备已完成

1. 必须的检查项目：
（1）血、尿、大便常规。
（2）肝肾功能、电解质、血糖、血型、凝血功能、感染性疾病筛查（乙型肝炎、丙型肝炎、梅毒、艾滋病）。
（3）心电图及正位 X 线胸片。
2. 必要时行肺功能、超声心动图、立位阴囊/腹股沟 B 超及 CT 检查。

释义

■ 腹股沟疝患者较多为老年人，术前行肺功能、超声心动图有助于评估患者心肺功能、围手术期手术及麻醉安全性。

■ 腹股沟 B 超有助于鉴别腹股沟区包块及明确疝内容物性质。腹部 CT 检查并非必需，对于诊断困难或复杂的腹股沟疝，既往有腹部手术史的病例可行腹部 CT 检查。

■ 对于既往有心脑血管疾病的患者，可疑长期应用抗凝药，应着重检查凝血功能，必要时需要调整抗凝药使用，预防围手术期静脉血栓栓塞方面的疾病。

（七）预防性抗菌药物选择与使用时机

按照《抗菌药物临床应用指导原则（2015 年版）》（国卫办医发〔2015〕43 号）执行，可选用二代头孢类，预防性用药时间为手术前 1 小时。

释义

■ 非急诊腹股沟疝手术为无菌手术，一般不需要常规预防性应用抗菌药物，仅对高危人群（如高龄、体弱、免疫力低下及患有糖尿病等全身性疾病）可适当预防性使用抗菌药物。抗菌药物选择可以覆盖革兰阳性菌的抗菌药物，如二代头孢类。术后无明确感染并发症无需继续使用抗菌药物。

（八）手术日

入院当天。

1. 麻醉方式：局部浸润麻醉联合神经安定麻醉，硬膜外麻醉，或全身麻醉。
2. 手术内固定物：人工合成疝修补网片或可吸收型修补材料。
3. 术中用药：麻醉常规用药。
4. 输血：通常无需输血。

释义

■ 麻醉方式根据手术方式进行选择，开放手术可选择局部麻醉、硬膜外麻醉或全身麻醉，腹腔镜术式选择全身麻醉。可根据患者具体情况合理选择麻醉及手术方式。

■ 手术内植入的选择：腹股沟疝补片推荐使用轻质大网孔补片，发育良好的青少年及生育期青壮年可选择可吸收型疝修补材料。

（九）术后住院恢复

12~24 小时。

1. 必须复查的检查项目：根据患者病情变化情况而定。
2. 术后用药：一般不用抗菌药物，除非患者属高危感染人群，如糖尿病、肥胖、高龄、化疗或放疗等可致人体免疫力低下的病情等。

释义

■ 腹股沟疝术后无常规特殊的实验室检查，手术当日注意患者生命体征、腹部情况、阴囊情况，尤其是肥胖患者、疝缺损较大患者注意术后伤口下或阴囊内有无血肿及积液。术后可使用沙袋或紧身弹力裤加压固定。术后早期注意患者排便、排尿情况，避免便秘及排尿困难的发生。

■ 术后出现短时间的低热属术后机体反应，可对症处理。

■ 术后1~2天患者可因麻醉反应、牵拉腹膜反应出现头晕、恶心、呕吐等不适，可对症处理。注意宣教防止跌倒受伤方面的知识。

■ 术后镇痛：术后应评估患者的疼痛强度，进行管理及监测。腹股沟疝术后预期疼痛强度为轻中度疼痛，可使用非甾体抗炎药、曲马多、阿片类等镇痛药物实施多模式镇痛。

（十）出院标准

1. 伤口无渗血渗液。
2. 阴囊无水肿或血肿，无尿潴留等。
3. 没有需要住院处理的并发症。

（十一）有无变异及原因分析

1. 伴有影响手术的合并症，需进行相关诊断和治疗等。
2. 出现手术并发症，需进一步诊断和治疗。
3. 根据患者具体情况手术后尽早下地，如腹壁缺损巨大或内科疾病不稳定者应推迟。

释义

■ 按标准治疗方案如患者中途出现包块无法还纳或发现其他严重基础疾病，需行急诊手术或继续其他基础疾病的治疗，则终止本路径，并做好原因记录及分析。

■ 按标准治疗方案如患者手术中有特殊情况，如合并术前未知的腹腔内粘连，腹腔内其他脏器病损等，影响术后康复，推迟出院。

■ 按标准治疗方案如患者因病情需要，术后需要控制内科疾病，影响治疗进程，推迟出院。

五、腹股沟疝（初诊）临床路径护理规范

1. 术前准备：

（1）严格遵循医嘱完成术前各项检查，如有检查异常上报医师。

（2）完成术前备皮，腹股沟疝开放手术上至肚脐平面，下至大腿上1/3，患侧至腋中线，对侧至腋前线，腹股沟疝腹腔镜手术，上至剑突，下至大腿上1/3，双侧至腋中线，尤其要注意肚脐部位的清理和消毒。

（3）术前配合麻醉科完成麻醉评估和访视。

（4）针对需要预防性使用抗菌药物的患者，完成皮试并记录。

（5）针对需要全身麻醉的患者，术前叮嘱禁食、禁水开始时间。

（6）准备好紧身裤等术后需要使用的医疗辅助器械。

2. 手术日：

（1）术前：

1）核查禁食、禁水情况，确保禁食、禁水时间满足麻醉要求。

2）接患者进手术室前叮嘱患者排尿1次，如有排尿困难患者，进手术室前需留置尿管。

3）核对术前预防用抗菌药物情况。

4）核对手术部位。

（2）术后：

1）根据术后医嘱，给予术后禁食、禁水、心电监护、吸氧。叮嘱患者去枕平卧位休息。

2）根据术后医嘱，决定抗菌药物等药物的使用。

3）腹股沟区使用沙袋或紧身裤压迫束缚。

4）全身麻醉苏醒后，床上活动指导踝泵运动。协助患者下床，防摔倒宣教。

5）必要时使用镇痛药物。

6）预防腹内压升高相关知识宣教。

7）术后伤口敷料的观察。

（3）出院：

1）交代出院带药的使用和禁忌。

2）叮嘱患者门诊复查时间。

3）紧身裤的使用频率和使用时间。

4）预防腹内压升高相关知识宣教，保持大便通畅。

5）伤口敷料一周内不沾水，预防感染。

六、腹股沟疝（初诊）临床路径营养治疗规范

加入临床路径的腹股沟疝患者无营养支持治疗，但围手术期应注意调理饮食，避免便秘。

七、腹股沟疝（初诊）临床路径患者健康宣教

1. 术前：

（1）宣教腹股沟疝的发病机制和症状，拖延治疗的危害等。

（2）宣教合理化选择手术治疗方案的必要性。

（3）宣教内科合并疾病围手术期危害。

2. 术后：

（1）宣教手术后复查的必要性和注意事项。

（2）宣教影响腹股沟疝复发的因素及注意事项。

（3）宣教腹股沟疝正常恢复期和恢复期内的注意事项。

八、推荐表单

（一）医师表单

腹股沟疝临床路径医师表单

适用对象：第一诊断为腹股沟疝（不伴有梗阻或坏疽）（ICD-10：K43.9）
拟行腹股沟疝无张力修补术

患者姓名：	性别：　年龄：　门诊号：	住院号：
住院日期：　年　月　日	**出院日期：**　年　月　日	**标准住院日：24~48 小时**

时间	住院 24~48 小时		
主要诊疗工作	□ 病史询问与体格检查，完善病历，上级医师查房与手术前评估，签署手术知情同意书、自费/贵重用品协议书，向患者及其家属交代围手术期注意事项 □ 手术，完成手术记录和术后病程记录，向患者及家属交代病情及术后注意事项，确定有无术后并发症 □ 通知患者及其家属出院 □ 完成出院记录、病案首页、出院证明书 □ 向患者及其家属交代出院后注意事项，预约复诊日期及拆线日期 □ 将出院小结及出院证明书交患者或其家属		
重点医嘱	**临时医嘱** □ 今日拟在全身麻醉下/硬膜外/局部麻醉+神经安定麻醉下行开放/腹腔镜左/右侧腹股沟疝无张力修补术 □ 术前禁食、禁水（必要时） □ 预防性抗菌药物应用（可选） □ 术后禁食 6 小时、补液（必要时） □ 心电监护、吸氧时间 □ 伤口处沙袋或弹力裤加压固定 □ 观察伤口情况 □ 出院带药 □ 其他特殊医嘱		
主要护理工作	□ 介绍病房环境、设施和设备，入院护理评估，护理计划 □ 术前宣教，送手术 □ 观察患者病情变化，术后心理与生活护理 □ 指导并监督患者手术后活动，指导患者术后康复锻炼 □ 帮助患者办理出院手续、交费等事项		
病情变异记录	□ 无　□ 有，原因： 1. 2.		
护士签名	白班	小夜班	大夜班
医师签名			

（二）护士表单

腹股沟疝临床路径护士表单

适用对象：第一诊断为腹股沟疝（不伴有梗阻或坏疽）（ICD-10：K43.9）

拟行腹股沟疝无张力修补术

患者姓名：	性别： 年龄： 门诊号：	住院号：
住院日期： 年 月 日	**出院日期：** 年 月 日	**标准住院日：24~48小时**

时间	住院24~48小时
健康宣教	□ 介绍主管医师、护士 □ 介绍医院内相关制度、环境、设施 □ 介绍住院注意事项、疾病相关知识 □ 介绍术前准备（备皮、禁食、禁水）方法及手术过程 □ 告知术前沐浴、物品管理 □ 告知签字及麻醉科访视事宜 □ 告知监护设备、管路功能及注意事项 □ 告知术后饮食、体位要求 □ 告知术后可能出现情况及应对方式 □ 指导办理出院手续
护理处置	□ 核对患者姓名，佩戴腕带条，更换病号服 □ 建立入院护理病历 □ 防跌倒、坠床宣教 □ 了解患者基础疾病，遵医嘱予以相应处理 □ 协助完成相关术前检查，做好解释说明 □ 送手术：核对患者及资料并摘除衣物；PDA扫描腕带信息，填写手术交接单 □ 接手术：核对患者及资料，填写手术交接单 □ 术后：核对患者及资料，填写手术交接单 □ 遵医嘱完成治疗、用药 □ 根据病情测量生命体征 □ 办理出院手续，书写出院小结
基础护理	□ 二级或一级护理 □ 晨晚间护理 □ 患者安全管理 □ 心理护理 □ 伤口部位的护理
专科护理	□ 护理查体 □ 填写跌倒及压疮防范表（需要时） □ 密切监测患者生命体征及伤口情况
重点医嘱	□ 详见医嘱执行单
病情变异记录	□ 无 □ 有，原因： 1. 2.
护士签名	

（三）患者表单

腹股沟疝临床路径患者表单

适用对象：第一诊断为腹股沟疝（不伴有梗阻或坏疽）（ICD-10：K43.9）
拟行腹股沟疝无张力修补术

患者姓名：	性别：　　年龄：　　门诊号：	住院号：
住院日期：　　年　月　日	出院日期：　　年　月　日	标准住院日：24~48 小时

时间	住院 24~48 小时
监测	□ 监测生命体征、体重、24 小时出入量（必要时）
医患配合	□ 接受介绍相关制度 □ 医师询问现病史、既往病史、用药情况，收集资料并进行体格检查 □ 配合完善相关术前检查 □ 配合进行病情介绍、手术谈话、术前签字 □ 配合检查生命体征、伤口敷料、肛门排气排便情况 □ 接受出院前指导、复查程序宣教 □ 获取出院诊断书
护患配合	□ 配合测量生命体征、身高、体重 □ 配合完成入院护理评估 □ 接受入院宣教及术前宣教 □ 接受备皮等术前准备 □ 送手术室前，协助完成核对 □ 返回病房后，协助完成核对 □ 配合术后心电监护、吸氧、输液等 □ 接受出院宣教 □ 办理出院手续 □ 获取出院带药，知道服药方法、作用、注意事项 □ 知道护理伤口方法 □ 知道复印病历方法
饮食	□ 遵医嘱普通饮食 □ 术前禁食、禁水 4~6 小时，予以补液治疗（必要时） □ 术后可予清流质饮食或半流质饮食
排泄	□ 避免便秘
活动	□ 术前正常活动 □ 麻醉清醒后，可垫枕卧床休息，保护管路，双下肢床上活动 □ 术后可床边或下床活动，避免疲劳

附：原表单（2016年版）

腹股沟疝临床路径表单

适用对象：第一诊断为腹股沟疝（不伴有梗阻或坏疽）（ICD-10：K43.9）
拟行腹股沟疝无张力修补术

患者姓名：	性别：　年龄：　门诊号：	住院号：
住院日期：　年　月　日	**出院日期：**　年　月　日	**标准住院日：24~48小时**

时间	住院24~48小时
主要诊疗工作	□ 病史询问与体格检查，完善病历，上级医师查房与手术前评估，签署手术知情同意书、自费/贵重用品协议书，向患者及其家属交代围手术期注意事项 □ 手术，完成手术记录和术后病程记录，向患者及家属交代病情及术后注意事项，确定有无术后并发症 □ 通知患者及其家属出院 □ 完成出院记录、病案首页、出院证明书 □ 向患者及其家属交代出院后注意事项，预约复诊日期及拆线日期 □ 将出院小结及出院证明书交患者或其家属
重点医嘱	**临时医嘱** □ 今日拟在全身麻醉下/硬膜外/局部麻醉+神经安定麻醉下行开放/腹腔镜左/右侧腹股沟疝无张力修补术 □ 术前禁食、禁水 □ 预防性抗菌药物应用（可选） □ 术后禁食6小时、补液 □ 心电监护、吸氧小时 □ 伤口处沙袋加压 □ 观察伤口情况 □ 出院带药 □ 其他特殊医嘱
主要护理工作	□ 介绍病房环境、设施和设备，入院护理评估，护理计划 □ 术前宣教，送手术 □ 观察患者病情变化，术后心理与生活护理 □ 指导并监督患者手术后活动，指导患者术后康复锻炼 □ 帮助患者办理出院手续、交费等事项
病情变异记录	□ 无　□ 有，原因： 1. 2.

护士签名	白班	小夜班	大夜班

医师签名	

第十章

肛裂临床路径释义

一、肛裂编码

疾病名称及编码：肛裂（ICD-10：K60.0-K60.2）

手术操作名称及编码：肛裂切除术（ICD-9-CM-3：49.04）

二、临床路径检索方法

（K60.0/K60.1/K60.2）伴 49.04

三、国家医疗保障疾病诊断相关分组（CHS-DRG）

MDCG 消化系统疾病及功能障碍

GZ1 其他消化系统诊断

四、肛裂临床路径标准住院流程

（一）适用对象

第一诊断为肛裂（ICD-10：K60.0-K60.2），行肛裂切除术（ICD-9-CM-3：49.04）。

释义

■ 适用对象编码参见第一部分。

■ 肛裂是指肛管齿状线以下皮肤的纵向椭圆形溃疡。早期或急性肛裂表现为肛管黏膜的单纯撕裂，而慢性肛裂是指症状持续 8~12 周，表现为溃疡肿胀和纤维化。

■ 本路径适用对象为急性或慢性肛裂，但不包括其他疾病所致的肛裂，如：克罗恩病、结核、梅毒、艾滋病、银屑病、肛管癌等。

（二）诊断依据

根据《临床诊疗指南·外科学分册》（中华医学会编，人民卫生出版社，2006 年，第 1 版）。

1. 病史：排便时、排便后肛门疼痛，便秘，出血。

2. 体格检查：肛门视诊可见单纯肛管皮肤全层溃疡，可伴有“前哨痔”、肛乳头肥大，称为肛裂“三联征”。

释义

■ 早期或急性肛裂表现为肛管黏膜的单纯性撕裂，而慢性肛裂是指症状持续 8~12 周，其特点表现为溃疡肿胀和纤维化。

■ 慢性肛裂典型的炎症表现为：裂口远端的前哨痔和裂口近端的肛乳头肥大，在裂口基底部常可看见内括约肌纤维。

■ 排便时，特别是排便后的肛门疼痛是肛裂典型的临床特征。病史中通常有粪便干硬或急性腹泻时肛门撕裂感。直肠出血不多见，通常也只是手纸少量带血。

（三）选择治疗方案的依据

根据《临床诊疗指南·外科学分册》（中华医学会编，人民卫生出版社，2006 年，第 1 版），行肛裂切除术。

释义

■ 非手术治疗安全、不良反应少，仍是肛裂治疗的首选方法。将近半数的急性肛裂患者能够在非手术治疗的干预下愈合。

■ 非手术治疗包括坐浴、服用车前子和容积性腹泻药，无需使用局部麻醉剂或抗炎药物。上述治疗可以使肛裂愈合，也有缓解疼痛和出血症状的作用，几乎没有不良反应。

■ 非手术治疗无效的病例，可以选择手术治疗；未经非手术治疗的病例也可以直接选择手术治疗。

（四）标准住院日

4~7 天。

释义

■ 肛裂患者入院后，常规检查、术前准备等 1~2 天，术后恢复 2~3 天，总住院时间小于 7 天的均符合本路径要求。

（五）进入路径标准

1. 第一诊断必须符合 ICD-10：K60. 0-K60. 2 肛裂疾病编码。
2. 当患者合并其他疾病，但住院期间不需要特殊处理也不影响第一诊断的临床路径流程实施时，可以进入路径。
3. 表浅的、经过保守治疗可以治愈或症状严重，需要加行内括约肌切断术的肛裂患者不进入本路径。

释义

■ 本路径适用对象为急性或慢性肛裂，但不包括其他疾病所致的肛裂，如克罗恩病、结核、梅毒、艾滋病、银屑病、肛管癌等。

■ 拟单纯采用非手术治疗的患者，不进入本路径；预计需要选择内括约肌切开术的患者，无论是否进行肛裂切除术，均不进入本路径；预计需要选择除肛裂切除术之外的任何肛裂术式的患者，无论是否进行肛裂切除术，均不进入本路径。

■ 患者如果合并高血压、糖尿病、冠状动脉粥样硬化性心脏病、慢性阻塞性肺炎、慢性肾病等其他慢性疾病，需要术前对症治疗时，如果不影响麻醉和手术，不影响术前准备的时间，可进入本路径。上述慢性疾病如果需要经治疗稳定后才能手术或抗凝、抗血小板治疗等，术前需特殊准备的，先进入其他相应内科疾病的诊疗路径。

（六）术前准备（术前评估）

1~2 天。

1. 必须的检查项目：

（1）血常规、尿常规、大便常规+隐血。

（2）肝功能、肾功能、电解质、凝血功能、感染性疾病筛查（乙型肝炎、丙型肝炎、梅毒、艾滋病等）。

（3）心电图、胸部 X 线平片。

2. 必要时行肛管直肠压力测定或纤维结肠镜检查。

3. 根据患者年龄和病情可行肺功能、超声心动图检查。

释义

■ 必查项目是确保手术治疗安全、有效开展的基础，术前必须完成。

■ 为缩短患者住院等待时间，检查项目可以在患者入院前于门诊完成。

■ 纤维肠镜检查可排除伴发的结直肠疾病，可进行结肠镜检查；长期便秘的患者，可进行肛管直肠压力测定、气钡灌肠检查。

■ 高龄患者或有心肺功能异常患者，术前根据病情增加心脏彩超、肺功能、血气分析等检查。

（七）预防性抗菌药物选择与使用时机

预防性抗菌药物：按照《抗菌药物临床应用指导原则》（卫医发〔2015〕43 号）执行，并结合患者的病情决定抗菌药物的选择。

释义

■ 肛裂切除术属于Ⅱ类切口，手术部位感染的可能性较高。因此可按规定适当预防性和术后应用抗菌药物，通常选用第一代、第二代头孢菌素。

（八）手术日

入院第 3~4 天。

1. 麻醉方式：局部麻醉、腰麻或连续硬膜外麻醉，特殊情况可选用静脉麻醉。

2. 手术行肛裂切除术。

3. 必要时标本送病理。

释义

■ 肛裂切除术：麻醉完成后，沿肛裂行梭形或下宽上窄的扇形切口，切除肛裂周围及底部的瘢痕组织。切除底部瘢痕时，沿内括约肌表层分离，勿过多损伤内括约肌。如有前哨痔及肛乳头肥大应一并切除。

■ 有条件的单位，应将切除标本送病理。

（九）术后住院恢复

4~5天。

1. 局部麻醉患者术后即可进食，半小时后可下床活动。
2. 连续硬膜外麻醉或腰硬联合麻醉者，术后去枕平卧、禁食6小时，补液治疗；术后6小时可下床活动，可进流质饮食。
3. 每天切口换药1~2次，创面较深时，放置纱条引流并保持引流通畅；创面变浅后可改为坐浴。
4. 术后用药：局部用药（栓剂、膏剂、洗剂）、口服药物和物理治疗等。
5. 必须复查的检查项目：血常规、尿常规。
6. 术后异常反应处理：

（1）疼痛处理：酌情选用镇静药、镇痛药等。
（2）术后尿潴留的预防及处理：理疗、针灸或导尿。
（3）伤口渗血处理：换药、出血点压迫或使用止血剂。
（4）排便困难：口服软化大便药物，必要时诱导灌肠。
（5）创面水肿：使用局部或全身消水肿药。
（6）术后继发大出血的处理：结扎或电凝出血点。
（7）其他处理：呕吐、发热、头痛等，对症处理。

释义

■ 术后可根据患者恢复情况做必须复查的检查项目，并根据病情变化增加检查的频次。复查项目并不仅局限于路径中的项目。

■ 伤口渗血时可换药、压迫出血或使用止血剂。

■ 如出现排便困难，可酌情给予通便治疗，尽可能减少因干硬便导致创面出血，如口服山梨醇、乳果糖等通便药物。

（十）出院标准

1. 体温正常，无需要住院处理的并发症和/或合并症。
2. 肛门部创面无异常分泌物，引流通畅，无明显水肿、出血。

释义

■ 主治医师应在出院前，通过复查的各项检查并结合患者恢复情况决定是否能出院。如果确有需要继续留院治疗的情况，超出了路径所规定的时间，应先处理并发症并符合出院条件后再准许患者出院。

（十一）变异及原因分析

1. 手术后出现继发感染或大出血等并发症时，导致住院时间延长与费用增加。
2. 伴发其他基础疾病需要进一步明确诊断，导致住院时间延长与费用增加。

释义

■ 对于轻微变异，如由于某种原因，路径指示应当于某一天的操作不能如期进行而要延期的，这种改变不会对最终结果产生重大改变，也不会更多地增加住院天数和住院费用，可不出本路径。

■ 除以上所列变异及原因外，如还出现医疗、护理、患者、环境等多方面的变异原因，应阐明变异相关问题的重要性，必要时须及时退出本路径，并应将特殊的变异原因进行归纳、总结，以便重新修订路径时作为参考，不断完善和修订路径。

五、肛裂临床路径给药方案

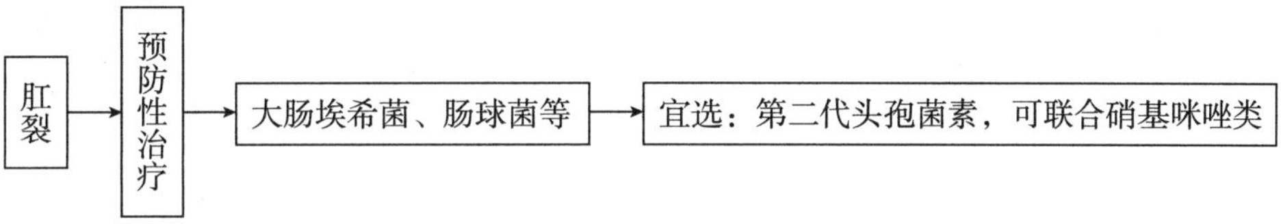

1. 用药选择：
（1）为预防术后手术部位感染，应针对大肠埃希菌、肠球菌及厌氧菌选用药物。
（2）第二代头孢菌素注射剂有头孢呋辛、头孢替安等，口服制剂有头孢克洛、头孢呋辛酯和头孢丙烯等。可联合应用硝基咪唑类抗菌药物，有甲硝唑、奥硝唑等。
2. 药学提示：
接受肛裂手术患者，应在术前0.5~2.0小时给药，使手术切口暴露时局部组织中已达到足以杀灭手术过程中入侵切口细菌的药物浓度。
3. 注意事项：
（1）肛裂切除手术切口属于Ⅱ类切口，可按规定适当预防性和术后应用抗菌药物，但需注意应尽可能单一、短程、较小剂量给药。
（2）用药前必须详细询问患者先前有否对头孢菌素类、青霉素类或其他药物的过敏史。

六、推荐表单

（一）医师表单

肛裂临床路径医师表单

适用对象：第一诊断为肛裂（ICD-10：K60.0- K60.2）

行肛裂切除术（ICD-9-CM-3：49.04）

患者姓名：	性别： 年龄： 门诊号：	住院号：
住院日期： 年 月 日	出院日期： 年 月 日	标准住院日：4~7 天

日期	住院第 1~2 天	住院第 2~3 天（手术日）术前与术中	住院第 2~3 天（手术日）术后
主要诊疗工作	□ 病史询问和体格检查 □ 完成首次病程记录、住院病历 □ 开常规实验室检查单 □ 上级医师查房和手术评估 □ 向患者及家属交代围手术期注意事项、签署各种医疗文书 □ 手术医嘱	□ 麻醉和手术 □ 术前 0.5 小时使用抗菌药物 □ 向患者及家属交代病情及术后注意事项	□ 向患者及家属说明手术情况 □ 完成手术记录、麻醉记录和术后病程记录 □ 开术后医嘱 □ 确定有无麻醉、手术并发症
重点医嘱	**长期医嘱** □ 普通外科护理常规 □ 二级护理 □ 流质饮食 **临时医嘱** □ 查血常规、尿常规、肝肾功能、电解质、凝血功能、感染性疾病筛查 □ 心电图、胸部 X 线平片 □ 必要时行肛管直肠压力测定和/或结肠镜检查 □ 肺功能测定和超声心动图（必要时） □ 术前准备（通便灌肠、术前镇静、备皮等） □ 药物过敏试验	**长期医嘱** □ 肛裂常规护理 □ 禁食 **临时医嘱** □ 液体治疗 □ 相应治疗（视情况）	**长期医嘱** □ 肛裂切除术后常规护理 □ 二级护理 □ 半流质饮食 □ 坐浴，bid（排便后） □ 肛门部理疗，bid（红外线治疗、激光照射治疗等） □ 口服相应对症处理药物 **临时医嘱** □ 必要时液体治疗 □ 必要时使用止血药 □ 视情况静滴或口服抗菌药物和口服镇痛药 □ 创面渗出物较多时，伤口换药
病情变异记录	□ 无 □ 有，原因： 1. 2.	□ 无 □ 有，原因： 1. 2.	□ 无 □ 有，原因： 1. 2.
医师签名			

时间	住院第 3~4 天 （术后第 1 日）	住院第 4~6 天 （术后第 2~4 日）	住院第 7 天 （出院日）
主要诊疗工作	□ 上级医师查房 □ 观察切口（观察内容：渗血、分泌物、水肿等）、有无疼痛及排便情况 □ 完成常规病程记录	□ 上级医师查房 □ 注意观察切口情况有无疼痛 □ 评估昨日检验结果 □ 完成常规病程记录	□ 上级医师查房，进行手术及伤口评估，确定有无手术并发症，明确是否出院 □ 通知患者及其家属出院 □ 向患者及其家属交代出院后创面注意事项，预约复诊日期 □ 完成出院记录、病案首页、出院证明书 □ 将出院小结的副本交给患者或家属
重点医嘱	**长期医嘱** □ 二级护理 □ 半流质饮食 □ 坐浴，bid □ 根据创面水肿情况，选择肛门部理疗，bid（红外线治疗、激光照射治疗等） □ 口服相应对症处理药物 **临时医嘱** □ 视情况应用口服镇痛药 □ 创面换药 □ 复查血尿常规、肝肾功能等	**长期医嘱** □ 二级护理 □ 普通饮食 □ 坐浴，bid □ 视创面情况选用肛内用药：栓剂或膏乳剂 □ 视创面情况选用肛门部理疗，bid（红外线治疗、激光照射治疗等） **临时医嘱** □ 视情况口服镇痛药 □ 创面渗出物较多时，伤口换药	**临时医嘱** □ 根据患者状况决定检查项目 □ 换药 □ 出院带药
病情变异记录	□ 无 □ 有，原因： 1. 2.	□ 无 □ 有，原因： 1. 2.	□ 无 □ 有，原因： 1. 2.
医师签名			

（二）护士表单

肛裂临床路径护士表单

适用对象：第一诊断为肛裂（ICD-10：K60.0-K60.2）
行肛裂切除术（ICD-9-CM-3：49.04）

患者姓名：	性别： 年龄： 门诊号：	住院号：
住院日期： 年 月 日	**出院日期：** 年 月 日	**标准住院日：4~7 天**

日期	住院第 1~2 天	住院第 2~3 天 （手术日）	
		术前与术中	术后
健康宣教	□ 入院宣教 介绍主管医师、护士 介绍环境、设施 介绍住院注意事项	□ 术前宣教 宣教疾病知识、术前准备及手术过程 告知准备物品、沐浴 告知术后饮食、活动及探视注意事项 告知术后可能出现的情况及应对方式 主管护士与患者沟通，了解并指导心理应对告知家属等候区位置	□ 术后宣教 告知饮食、体位要求 告知疼痛注意事项 告知术后可能出现情况及应对方式 告知用药情况 尿管后注意事项 腰椎穿刺后注意事项给予患者及家属心理支持 再次明确探视陪护须知
护理处置	□ 核对患者姓名，佩戴腕带 □ 建立入院护理病历 □ 卫生处置：剪指（趾）甲、沐浴，更换病号服 □ 协助医师完成术前检查	□ 术前准备 配血、抗菌药物皮试 备皮、药物灌肠、禁食、禁水 □ 送手术 摘除患者各种活动物品 核对患者姓名资料及带药 填写手术交接单，签字确认	□ 接手术 核对患者姓名及资料，签字确认
基础护理	□ 三级护理 □ 晨晚间护理 □ 患者安全管理	□ 二级护理 □ 晨晚间护理 □ 患者安全管理	□ 二级护理 □ 晨晚间护理 □ 患者安全管理
专科护理	□ 护理查体 □ 术前肠道准备药物指导	□ 观察患者生命体征 □ 术前心理、生活护理	□ 遵医嘱予抗感染、止血、镇痛等治疗 □ 观察患者生命体征 □ 嘱患者保持肛门清洁，切忌用力排便 □ 观察手术创面有无渗血 □ 术后心理、生活护理 □ 疼痛护理
重点医嘱	□ 详见医嘱执行单	□ 详见医嘱执行单	□ 详见医嘱执行单
病情变异记录	□ 无 □ 有，原因： 1. 2.	□ 无 □ 有，原因： 1. 2.	□ 无 □ 有，原因： 1. 2.
护士签名			

时间	住院第3~4天 （术后第1日）	住院第4~6天 （术后第2~4日）	住院第7天 （出院日）
健康宣教	□ 术后宣教 告知饮食要求 告知疼痛注意事项 告知术后可能出现情况及应对方式 告知用药情况 □ 给予患者及家属心理支持	□ 术后宣教 告知饮食要求 告知疼痛注意事项 告知术后可能出现情况及应对方式 告知用药情况 □ 给予患者及家属心理支持	□ 出院宣教 复查时间 服药方法 活动休息 指导饮食 □ 指导办理出院手续
护理处置	□ 遵医嘱完成相关检查 □ 拔除尿管	□ 遵医嘱完成相关检查	□ 办理出院手续 □ 书写出院小结
基础护理	□ 二级护理 □ 晨晚间护理 □ 患者安全管理	□ 三级护理 □ 晨晚间护理 □ 患者安全管理	□ 三级护理 □ 晨晚间护理 □ 患者安全管理
专科护理	□ 观察患者生命体征 □ 嘱患者保持肛门清洁，切忌用力排便 □ 观察手术创面有无渗血 □ 术后心理、生活护理 □ 疼痛护理	□ 观察患者生命体征 □ 嘱患者保持肛门清洁，切忌用力排便 □ 观察手术创面有无渗血 □ 术后心理、生活护理 □ 疼痛护理	□ 观察患者生命体征 □ 嘱患者保持肛门清洁，切忌用力排便 □ 观察手术创面有无渗血 □ 术后心理、生活护理 □ 疼痛护理
重点医嘱	□ 详见医嘱执行单	□ 详见医嘱执行单	□ 详见医嘱执行单
病情变异记录	□ 无 □ 有，原因： 1. 2.	□ 无 □ 有，原因： 1. 2.	□ 无 □ 有，原因： 1. 2.
护士签名			

（三）患者表单

肛裂临床路径患者表单

适用对象：第一诊断为肛裂（ICD-10：K60.0- K60.2）
行肛裂切除术（ICD-9-CM-3：49.04）

患者姓名：	性别：　年龄：　门诊号：	住院号：
住院日期：　年　月　日	出院日期：　年　月　日	标准住院日：4~7 天

日期	住院第 1~2 天	住院第 2~3 天（手术日）术前与术中	住院第 2~3 天（手术日）术后
监测	□ 测量生命体征、体重	□ 术前测量生命体征、询问排便情况	□ 术后测量生命体征、血压 1 次
医患配合	□ 护士行入院护理评估（简单询问病史） □ 接受入院宣教 □ 医师询问病史、既往病史、用药情况，收集资料 □ 进行体格检查 □ 配合完善术前相关	□ 配合完成术前宣教 □ 肛裂疾病知识、临床表现、治疗方法 □ 术前用物准备 □ 手术室接患者，配合核对 □ 医师与患者及家属介绍病情及手术谈话 □ 手术时家属在等候区等候 □ 探视及陪护制度	**术后宣教** □ 术后体位：术后去枕平卧 6 小时 □ 配合护士定时监测生命体征、伤口敷料等 □ 疼痛的注意事项及处理 □ 告知医护不适及异常感受 □ 配合评估手术效果
重点诊疗及检查	**重点诊疗** □ 三级护理 □ 既往基础用药	**重点诊疗** □ 术前准备 备皮 配血 药物灌肠 术前签字 **重要检查** □ 心电图、X 线胸片	**重点诊疗** □ 二级护理 □ 注意留置管路安全与通畅 □ 用药：抗菌药物、止血药物的应用 □ 护士协助记录出入量
饮食及活动	□ 普通饮食 □ 正常活动	□ 术前 12 小时禁食、禁水 □ 正常活动	□ 术后 6 小时普通饮食 □ 术后 6 小时正常活动

时间	住院第 3~4 天 （术后第 1 日）	住院第 4~6 天 （术后第 2~4 日）	住院第 7 天 （出院日）
监测	□ 定时监测生命体征，每日询问排便及疼痛情况	□ 定时监测生命体征，每日询问排便及疼痛情况	□ 定时监测生命体征，每日询问排便及疼痛情况
医患配合	□ 医师巡视，了解病情 □ 护士行晨晚间护理 □ 配合监测出入量 □ 膀胱功能锻炼，成功后可将尿管拔除 □ 注意探视及陪护时间	□ 医师巡视，了解病情 □ 护士行晨晚间护理 □ 配合监测出入量	□ 接受出院前康复宣教 □ 学习出院注意事项 □ 了解复查程序 □ 办理出院手续，取出院带药
重点诊疗及检查	**重点诊疗** □ 二级护理 □ 半流质饮食	**重点诊疗** □ 三级护理 □ 普通饮食	**重点诊疗** □ 三级护理 □ 普通饮食
饮食及活动	□ 半流质饮食 □ 正常活动	□ 普通饮食 □ 正常活动	□ 普通饮食 □ 正常活动

附：原表单（2010年版）

肛裂临床路径表单

适用对象：第一诊断为肛裂（ICD-10：K60.0- K60.2）
行肛裂切除术（ICD-9-CM-3：49.04）

患者姓名：	性别：　　年龄：　　门诊号：	住院号：
住院日期：　　年　月　日	出院日期：　　年　月　日	标准住院日：4~7天

日期	住院第1~2天	住院第2~3天（手术日）	
		术前与术中	术后
主要诊疗工作	□ 病史询问和体格检查 □ 完成首次病程记录、住院病历 □ 开常规实验室检查单 □ 上级医师查房和手术评估 □ 向患者及家属交代围手术期注意事项、签署各种医疗文书 □ 手术医嘱	□ 麻醉和手术 □ 术前0.5小时使用抗菌药物 □ 向患者及家属交代病情及术后注意事项	□ 向患者及家属说明手术情况 □ 完成手术记录、麻醉记录和术后病程记录 □ 开术后医嘱 □ 确定有无麻醉、手术并发症
重点医嘱	**长期医嘱** □ 普通外科护理常规 □ 二级护理 □ 流质饮食 **临时医嘱** □ 查血常规、尿常规、肝肾功能、电解质、凝血功能、感染性疾病筛查 □ 心电图、胸部X线平片 □ 必要时行肛管直肠压力测定和/或结肠镜检查 □ 肺功能测定和超声心动图（必要时） □ 术前准备（通便灌肠、术前镇静、备皮等） □ 药物过敏试验	**长期医嘱** □ 肛裂常规护理 □ 禁食 **临时医嘱** □ 液体治疗 □ 相应治疗（视情况）	**长期医嘱** □ 按腰硬外麻醉下行肛裂切除术后常规护理 □ 二级护理 □ 半流质饮食 □ 坐浴，bid（排便后） □ 肛门部理疗，bid（红外线治疗、激光照射治疗等） □ 口服相应对症处理药物 **临时医嘱** □ 必要时液体治疗 □ 必要时使用止血药 □ 视情况静滴或口服抗菌药物和口服镇痛药 □ 创面渗出物较多时，伤口换药
主要护理工作	□ 环境介绍 □ 护理评估 □ 制订护理计划 □ 静脉取血（明晨取血） □ 指导患者到相关科室进行检查 □ 饮食、心理、生活指导 □ 服药指导 □ 术前准备	□ 观察患者生命体征 □ 嘱患者保持肛门清洁，切忌用力排便 □ 观察手术创面有无渗血 □ 术后心理、生活护理 □ 疼痛护理	□ 记录患者一般状况，营养状况 □ 嘱患者继续注意保持大便通畅，保持肛门局部清洁

续　表

日期	住院第 1~2 天	住院第 2~3 天（手术日）	
		术前与术中	术后
病情变异记录	□无　□有，原因： 1. 2.	□无　□有，原因： 1. 2.	□无　□有，原因： 1. 2.
护士签名			
医师签名			

时间	住院第 3~4 天 （术后第 1 日）	住院第 4~6 天 （术后第 2~4 日）	住院第 7 天 （出院日）
主要诊疗工作	□ 上级医师查房 □ 观察切口（观察内容：渗血、分泌物、水肿等）、有无疼痛及排便情况 □ 完成常规病程记录	□ 上级医师查房 □ 注意观察切口情况有无疼痛 □ 评估昨日检验结果 □ 完成常规病程记录	□ 上级医师查房，进行手术及伤口评估，确定有无手术并发症，明确是否出院 □ 通知患者及其家属出院 □ 向患者及其家属交代出院后创面注意事项，预约复诊日期 □ 完成出院记录、病案首页、出院证明书 □ 将出院小结的副本交给患者或家属
重点医嘱	**长期医嘱** □ 二级护理 □ 半流质饮食 □ 坐浴，bid □ 根据创面水肿情况，选择肛门部理疗，bid（红外线治疗、激光照射治疗等） □ 口服相应对症处理药物 **临时医嘱** □ 视情况应用口服镇痛药 □ 创面换药 □ 复查血尿常规、肝肾功能等	**长期医嘱** □ 二级护理 □ 普通饮食 □ 坐浴，bid □ 视创面情况选用肛内用药：栓剂或膏乳剂 □ 视创面情况选用肛门部理疗，bid（红外线治疗、激光照射治疗等） **临时医嘱** □ 视情况口服镇痛药 □ 创面渗出物较多时，伤口换药	**临时医嘱** □ 根据患者状况决定检查项目 □ 换药 □ 出院带药
主要护理工作	□ 记录患者一般状况，营养状况 □ 嘱患者注意保持大便通畅，保持肛门局部清洁	□ 记录患者一般状况，营养状况 □ 嘱患者继续注意保持大便通畅，保持肛门局部清洁	□ 指导对疾病的认识及日常保健 □ 指导患者坐浴、清洁伤口（出院后创面不再换药） □ 指导作息、饮食及活动 □ 指导复诊时间 □ 指导办理出院手续、结账等事项 □ 进行出院宣教
病情变异记录	□ 无 □ 有，原因： 1. 2.	□ 无 □ 有，原因： 1. 2.	□ 无 □ 有，原因： 1. 2.
护士签名			
医师签名			

第十一章

肛瘘临床路径释义

【医疗质量控制指标】

指标一、诊断需结合临床表现和辅助检查。

指标二、诊断明确尽早行手术治疗。

指标三、如合并感染需联合抗菌药物治疗，抗菌药物选择需结合药敏试验。

一、肛瘘编码

1. 原编码：

疾病名称及编码：肛瘘（ICD-10：K60.301）

2. 修改编码：

疾病名称及编码：低位肛瘘（ICD-10：K60.302）

复杂性肛瘘（ICD-10：K60.303）

手术操作名称及编码：肛瘘切开或切除术、肛瘘闭合术（ICD-9-CM-3：49.1/49.73）

二、临床路径检索方法

（K60.302/K60.303）伴（49.1/49.73）（不包括：高位肛瘘 K60.301/高位复杂性肛瘘 K60.304）

三、国家医疗保障疾病诊断相关分组（CHS-DRG）

MDCV 创伤、中毒及药物毒性反应

VJ1 其他损伤的手术

四、肛瘘临床路径标准住院流程

（一）适用对象

第一诊断为肛瘘（ICD-10：K60.301），行肛瘘挂线术、肛瘘切除术、肛瘘切开术。

释义

■ 适用对象编码参见第一部分。

■ 本路径适用对象为临床诊断为低位单纯性肛瘘或低位复杂性肛瘘的患者，如为高位单纯性肛瘘、高位复杂性肛瘘，或合并严重感染、肛门狭窄、肛门失禁等并发症，需进入其他相应路径。

（二）诊断依据

根据《临床诊疗指南·外科学分册》（中华医学会编，人民卫生出版社，2006 年，第 1 版）。

1. 病史：反复发作的肛周肿痛、流脓病史，急性期可发热。（就诊时可无明显症状）

2. 体格检查：体温、脉搏、肛周及会阴部查体、直肠指诊。

3. 实验室检查：血常规、分泌物培养。

4. 辅助检查：肛周彩超、直肠腔内彩超，必要时瘘管造影，肛周增强 CT、肛周（增强）MRI。
5. 鉴别诊断：肛周皮脂腺感染、肛周毛囊腺感染、大汗腺炎等。

释义

■ 本路径的制订主要参考国内权威参考书籍和诊疗指南。

■ 临床症状和专科查体是诊断肛瘘的初步依据，肛瘘在不同时期其临床表现亦不同。肛瘘一般由原发性内口、瘘道和继发性外口三部分组成，但也有仅具有内口或外口者。若引流通畅分泌物少，患者可无任何症状或肛周仅有轻微不适；如外口封闭，脓液积存，则出现红、肿、热、痛等炎症表现。由于炎症浸润，封闭的外口可再次破溃排出脓液，或脓液穿透邻近皮肤流出，形成新的外口。脓液排出后，症状消失。部分患者临床表现不典型，可表现为肛门瘙痒，甚至肛周皮肤发生湿疹样改变。专科查体于肛周可见肛瘘外口、直肠指诊可触及齿线处结节（内口），并可触及条索状瘘管则可诊断。极少数患者为内盲瘘或外盲瘘，查体可未及内口或外口。盆腔 CT 或盆腔 MRI 常有助于诊断。肛周增强 CT 或肛周（增强）MRI 常有助于诊断。

（三）进入路径标准

1. 第一诊断符合 ICD-10：K60.301 疾病编码。
2. 有手术适应证，无手术禁忌证。
3. 当患者合并其他疾病，但住院期间不需要特殊处理也不影响第一诊断的临床路径流程实施时，可以进入路径。

释义

■ 本路径适用对象为临床诊断为低位单纯性肛瘘或低位复杂性肛瘘的患者，如为高位单纯性肛瘘、高位复杂性肛瘘，或合并严重感染、肛门狭窄、肛门失禁等并发症，需进入其他相应路径。

■ 入院后常规检查发现有基础疾病，如高血压、冠状动脉粥样硬化性心脏病、糖尿病、肝肾功能不全等，经系统评估后对肛瘘手术治疗无特殊影响且无特殊专科治疗者，可进入路径。但可能加重基础疾病，增加医疗费用，延长住院时间。

（四）标准住院日

5~7 天。

释义

■ 怀疑肛瘘的患者入院后，完善相关病史采集、专科查体、术前检查，明确是否符合路径要求，完善术前准备 1~2 天，第 2 天行肛瘘手术治疗。术后开始抗炎、换药等对症支持治疗，观察感染控制情况及局部创面愈合情况，总住院时间不超过 7 天符合本路径要求。

注：因合并基础疾病，如高血压、冠状动脉粥样硬化性心脏病、糖尿病、肝肾功能不全等明显增加住院时间者应退出路径。

（五）住院期间的检查项目

1. 必须的检查项目：

（1）血常规+血型、尿常规、大便常规+隐血。

（2）凝血功能、肝肾功能、感染性疾病筛查（乙型肝炎、丙型肝炎、艾滋病、梅毒等）。

（3）心电图。

（4）X 线胸片。

（5）肛周彩超。

2. 根据患者病情进行的检查项目：

肛周（骶尾部）增强 CT、肛周（增强）MRI、肠镜、心脏彩超，肺 CT 等。

释义

■ 血常规、尿常规、大便常规+隐血是最基本的三大常规检查，进入路径的患者均需完成。便隐血试验和血红蛋白检测可以进一步了解患者有无急性或慢性失血；肝肾功能、电解质、血糖、凝血功能、心电图、X 线胸片可评估有无基础疾病，是否影响住院时间、费用及其治疗预后；血型、Rh 因子、感染性疾病筛查用于手术前准备；所有患者均应行肛周彩超，明确病变部位及程度。

■ 本病需与其他相关疾病相鉴别，如骶尾部囊肿，除查肛周彩超外，应行肛周（骶尾部）增强 CT；骶尾部骨髓炎破溃瘘口，应行肛周 MRI 检查；血清肿瘤标志物可协助鉴别肛瘘有无恶变。此外建议术前常规行肠镜检查，排除同时伴有的结直肠疾患。

■ 由于部分肛瘘患者病情较为复杂，指诊及彩超无法判断瘘管走形复杂程度时应行瘘管造影，或盆腔 CT 或盆腔 MRI。针对心脏基础疾病患者可增加心脏彩超检查，评估术中心血管风险。

（六）治疗方案的选择

根据《临床诊疗指南·外科学分册》（中华医学会编，人民卫生出版社，2006 年，第 1 版）。

1. 诊断明确者，建议手术治疗。

2. 对于手术风险较大者（高龄、合并较严重内科疾病等），需向患者或家属详细交代病情；如不同意手术，应充分告知风险，予加强抗炎保守治疗。

3. 对于有明确手术禁忌证者，予抗炎保守治疗。

释义

■ 由于肛瘘自愈的机会很低，不及时治疗会反复发作，加重病情，形成新的瘘管或继发感染。因此，对于诊断明确患者均应行手术治疗。肛瘘切开术、肛瘘切除术、肛瘘挂线术是治疗低位肛瘘的常用术式。肛瘘切开术适用于低位肛瘘。因瘘管在外括约肌深部以下，切开后只损伤外括约肌皮下部及浅部，术后不会出现肛门失禁。肛瘘切除术适用于低位单纯性肛瘘。肛瘘挂线术适用于3~5cm内，有内外口的低位或高位单纯性肛瘘，或作为复杂性肛瘘切开切除的辅助治疗。

■ 对于明确手术禁忌无法手术患者，充分向患者及家属告知病情，合并感染者应给予单纯抗炎姑息治疗。应选用革兰阴性杆菌敏感抗菌药物足疗程充分抗炎，同时给予温水坐浴理疗等，缓解患者症状。

（七）预防性抗菌药物选择与使用时机

抗菌药物：建议使用第二代头孢菌素联合抗厌氧菌抗菌药物；明确感染患者，可根据药敏试验结果调整抗菌药物。

对本药或其他头孢菌素类药过敏者，对青霉素类药有过敏性休克史者禁用；肝肾功能不全、有胃肠道疾病史者慎用。

1. 使用本药前须进行皮试。
2. 若头孢类药物过敏，可替代应用其他种类抗菌药物。

释义

■ 对于无明显感染征象的肛瘘患者应给予第二代头孢菌素±甲硝唑，或头霉素类，或头孢曲松±甲硝唑预防性给药。输注时间因为皮肤或黏膜切开前0.5~1.0小时，手术时间小于2小时于术前输注1次即可，若手术时间大于2小时则应于术中加用1次抗菌药物。

（八）手术日

住院第2天。

1. 麻醉方式：局部麻醉、连续硬膜外麻醉、联合麻醉和全身麻醉。
2. 手术方式：肛瘘挂线术、肛瘘切除术、肛瘘切开术。
3. 病理：术后标本送病理检查。
4. 实验室检查：术中局部渗出物宜送细菌培养及药敏试验检查。

释义

■ 由于患者腰椎疾病或其他不适合连续硬膜外、联合麻醉的患者可行全身麻醉，可能增加手术费用。

■ 所有手术患者均应行术后病理检查，如为恶性，则应退出路径。

■ 患者术中少量出血，可能应用特殊卫材止血纱布等，有增加手术费用的可能。

■ 术中局部渗出物送细菌培养及药敏试验，可指导患者诊断敏感菌制订抗菌药物方案。

（九）术后住院恢复

≤5天。

1. 连续硬膜外麻醉、联合麻醉和全身麻醉患者，术后回病房平卧6小时后可进流质饮食，继续补液抗感染治疗；局部麻醉患者术后即可进食，半小时后可下床活动。
2. 术后逐步恢复正常进食。
3. 术后用药：局部用药（栓剂、膏剂、洗剂）；应用广谱抗菌药物和抗厌氧菌药物抗感染3~5天，可根据具体情况决定抗菌药物使用频率及使用时间。
4. 术后每天换药1~2次，创面较深时，放置纱条引流并保持引流通畅。同时辅助以切口理疗（中药泡洗等）。
5. 术后复查血常规。
6. 术后异常反应处理：
（1）疼痛处理：酌情选用镇静、镇痛药物、患者自控镇痛泵等。
（2）术后尿潴留的预防及处理：控制输液速度及输液量，理疗，导尿等。
（3）切口渗血处理：换药、出血点压迫、使用止血剂。
（4）排便困难：口服软化大便药物，必要时诱导灌肠。
（5）创面水肿：使用局部或全身消肿药物。
（6）术后继发大出血处理。
（7）其他情况处理：呕吐、发热、头痛等，对症处理。

释义

■ 术后48小时复查血常规，如血常规正常，即可停用抗菌药物，后定期复查血常规至术后第5日；如术后48小时复查血常规，白细胞总数、中性粒细胞比率明显增高则应继续应用抗菌药物至术后第5日，再次复查血常规，如仍异常则应退出路径，并寻找感染原因。

■ 术后24小时之内应充分镇痛，至72小时应逐步过渡为口服镇痛药或换药时局部麻醉剂。

■ 术后继发大出血时寻找出血原因，如为血液病等内科疾病，血管变异等原因，则应退出路径。

■ 术后72小时之内应帮助患者首次排便，以免大便嵌顿，压迫周围创面，影响血运，延迟愈合，增加感染概率。

（十）出院标准

1. 患者一般情况良好，正常流质饮食或半流质饮食，排便通畅，无明显肛门周围疼痛，体温正常，无需要住院的并发症或合并症。
2. 肛门部创面无异常分泌物，引流通畅，无明显水肿及出血。

释义

■ 出院前，患者应血常规正常，无明显感染指征，无需继续抗炎治疗，且无便嵌顿情况出现。

■ 局部创面无脓性分泌物，无假性愈合，无明显水肿、出血。

（十一）变异及原因分析

1. 手术后出现继发切口感染或持续性大出血，下肢静脉血栓等其他严重并发症时，导致住院时间延长及费用增加。

2. 住院后出现其他内、外科疾病需进一步明确诊断，导致住院时间延长与费用增加。

释义

■ 存在明显手术禁忌证患者，按标准保守治疗方案治疗，如患者局部症状缓解不明显，所有入路径患者发现其他严重基础疾病，需调整药物治疗或继续其他基础疾病的治疗，则终止本路径；个别肛瘘患者反复感染，治疗疗程长、治疗费用高者，需退出本路径；出现肛门失禁、肛门狭窄，术后感染等并发症时，需转入相应路径。

■ 认可的变异原因主要是指患者入选路径后，在检查及治疗过程中发现患者合并存在事前未预知的、对本路径治疗可能产生影响的情况，需要中止执行路径或延长治疗时间、增加治疗费用。医师需在表单中明确说明。

■ 因患者方面的主观原因导致执行路径出现变异，需医师在表单中予以说明。

五、肛瘘临床路径给药方案

1. 用药选择：

（1）术前预防用药：肛瘘手术，应于术前给予预防性用药。根据《抗菌药物临床应用指导原则（2015年版）》（国卫办医发〔2015〕43号附件），抗菌药物应于术前0.5~1.0小时静脉滴注。肛瘘局部分泌物细菌培养结果多为包括革兰阴性杆菌、革兰阳性球菌及厌氧菌的混合细菌感染，建议使用第二代头孢菌素预防感染，且预防用药术后应用不超过48小时。常用二代头孢菌素包括头孢孟多酯钠、头孢西汀、头孢呋辛等，如头孢孟多酯钠2.0g，一日2次静脉滴注；明确感染者，可应用第三代头孢菌素联合抗厌氧菌药物抗炎治疗，并根据药敏试验结果及时调整抗菌方案。第三代头孢菌素包括头孢哌酮、头孢地嗪、头孢甲肟等。建议给予头孢地嗪2.0g+奥硝唑0.5g，一日2次静脉滴注抗炎治疗，连用5~7天，根据血常规结果停止抗炎治疗。

（2）使用头孢菌素前须进行皮试。对于头孢菌素过敏者可应用其他种类抗菌药物如氨曲南或比阿培南等。

（3）局部创面每日换药，应用中药坐浴洗剂熏洗，促进创面坏死组织脱落，预防感染。痔疮膏剂及栓剂塞入肛内，以收敛止血、消肿镇痛。局部创面外用镇痛凝胶，以减少换药带来的痛苦。

（4）若排便困难，可给予润肠通便药物，口服麻仁软胶囊，必要时给予灌肠。

2. 药学提示：头孢菌素较为安全，可能出现的不良反应有药物热、皮疹、胃肠道功能紊乱、血小板减少、白细胞减少、嗜酸性粒细胞增多、血清谷丙转氨酶和尿素氮暂时升高以及腹泻。主要为过敏性皮疹、荨麻疹等。

3. 注意事项：

（1）头孢菌素和青霉素存在交叉过敏，头孢菌素存在迟发过敏，应严密监测。

（2）应用头孢菌素饮酒会出现双硫仑样反应，应严格禁酒。

（3）头孢菌素应用于肝肾功能障碍、儿童患者等应适当较少药物用量。

（4）应用抗菌药物应监测血常规、血培养，及时调整抗菌药物方案。

（5）市场上，中药痔疮膏（栓）种类繁多，有的含有麝香成分，妊娠期及哺乳期妇女慎用。

六、肛瘘临床路径护理规范

1. 术前护理：

（1）合理饮食：嘱患者多饮水，多进食新鲜蔬菜、水果，多吃粗粮，少吃辛辣刺激性食物，忌烟酒。养成良好生活习惯。适当增加运动量，促进肠蠕动，切忌久站、久坐、久蹲。

（2）热水坐浴：便后及时清洗，保持局部清洁舒适。必要时给予药液温水熏洗坐浴，控制温度在43~46℃，每日2次，每次20~30分钟。经常性的热水坐浴不仅可以保持局部清洁，还可以促进血液循环，减缓炎症，缓解括约肌痉挛所致疼痛。

（3）应用抗菌药物：急性炎症期，遵医嘱给予抗菌药物。有条件时穿刺抽取脓液，并根据药敏试验结果合理选择抗菌药物，控制感染。

（4）肠道准备：手术前一般不需要限制饮食，或进少渣饮食。手术当日禁食，术晨2小时甘油灌肠剂110ml，肛内注入，以清除积粪，清洁肠道，并应在术前排空小便。

（5）心理护理：详细向患者讲解疾病及手术相关知识，根据患者自身特点，了解患者心理动向，充分告知，打消患者顾虑，增加手术信任感。

2. 术后护理：

（1）饮食及活动护理：术后当日应禁食或给无渣流质饮食，次日半流质饮食，以后逐渐恢复普通饮食。术后6小时内尽量卧床休息，减少活动。6小时后可适当下床活动，排尿、散步等，逐渐延长活动时间，并指导患者进行轻体力活动。

（2）疼痛的护理：因肛周末梢神经丰富，痛觉十分敏感，或因括约肌痉挛、排便时粪便对创面的刺激、敷料堵塞过多导致大多数肛肠术后患者创面剧烈疼痛。疼痛轻微者可不予处理，但疼痛剧烈者应给予处理。指导患者采取各种有效镇痛措施，如分散注意力、听音乐等，必要时遵医嘱予镇痛药物治疗。

（3）局部坐浴：术后每次排便或换药前均用药液熏洗坐浴，控制温度在43~46℃，每日2次，每次20~30分钟，坐浴后用凡士林油纱覆盖及再用纱垫盖好并固定。

（4）保持大便通畅：术后早期患者有肛门下坠感或便意，告知其是敷料压迫刺激所致；术后第2日应多吃新鲜蔬菜和水果，保持大便通畅。如有便秘，可口服液体石蜡或首荟通便胶囊等润肠通便药物，宜用缓泻剂，忌用峻下剂或灌肠。避免久站、久坐、久蹲。

（5）切开挂线的护理：①皮肤护理：保持肛门皮肤清洁，瞩患者局部皮肤瘙痒时不可搔抓，避免皮肤损伤感染；②挂线橡皮筋护理：嘱患者术后7~15日至门诊收紧橡皮筋，直到橡皮筋脱落。脱落后局部创面可外敷中药生肌散，以促进创面愈合。

（6）肛门收缩训练，具体做法：戴手套，示指涂石蜡油，轻轻插入患者肛内，嘱患者收缩会阴、肛门肌肉，感觉肛门收缩强劲有力为正确有效的收缩，嘱患者每次持续30秒以上。患者掌握正确方法后，嘱每日上午、中午、下午、睡前各锻炼1次，每次连续缩肛100下，每下30秒以上，术后早期锻炼次数依据患者耐受情况而定，要坚持，不可间断，至术后3个月。

（7）并发症的观察与护理：

1）尿潴留：因手术、麻醉刺激、疼痛等原因造成术后尿潴留。若术后8小时仍未排尿且感下腹胀痛、隆起时，可行诱导、热敷或针刺帮助排尿。对膀胱平滑肌收缩无力者，肌内注射新斯的明1mg（1支），增强膀胱平滑肌收缩，可以排尿。必要时导尿。

2）创面出血：因患者新生肉牙质地较脆，切口感染、用力排便等导致创面出血。如患者出现恶心、呕吐、头晕、眼花、心悸、出冷汗、面色苍白等并伴肛门坠胀感和急迫排便感进行性加重，敷料渗血较多，应及时通知医师行相应消除处理。

3）切口感染：直肠肛管部位由于易受粪便、尿液等的污染，术后易发生切口感染。应注意术前改善全身营养状况；术后2日内控制好排便；保持肛门周围皮肤清洁，便后清水洗净；切口定时换药，充分引流。

4）肛门狭窄：术后观察患者有无排便困难及大便变细，以排除肛门狭窄。术后15日左右应行直肠指诊如有肛门狭窄，定期扩肛。

七、肛瘘临床路径营养治疗规范

肛瘘治疗对饮食没有绝对控制，无需绝对洁净。适当控制饮食的目的是减少排便造成患者疼痛增加，创面感染概率增加。基本原则为：术前 1 日流质饮食，术前 2 小时给予灌肠。术后 3 日内适当控制饮食，循序渐进，手术当日及术后第一日给予患者全流质饮食，术后第二日给予半流质饮食，术后第三日给予患者普通饮食。由于双阻滞麻醉原因，成人择期手术前 6 小时禁食，4 小时禁水；小儿术前 4~8 小时禁食（奶），2~3 小时禁水。

八、肛瘘临床路径患者健康宣教

1. 肛瘘是肛肠科常见疾病之一，应系统认识疾病，不应因羞耻等因素延误治疗。

2. 饮酒、辛辣饮食、久坐久站、肛门手术、感染、状态较差合并糖尿病等基础疾病人群为易感人群。

3. 一旦确诊应尽快手术治疗。

4. 术前充分完善术前检查及术前准备，向患者告知疾病及手术相关知识，帮助准备围手术期用品，针对个人消除其焦虑心理，建立信任体系。

5. 术后充分告知护理常识，饮食治疗，换药，治疗，心理等指导。

6. 符合出院条件详细告知患者自行家中护理原则及指标，定期回院复查。

九、推荐表单

（一）医师表单

肛瘘临床路径医师表单

适用对象：第一诊断为肛瘘（ICD-10：K60.301）
行肛瘘挂线术/肛瘘切除术/肛瘘切开（ICD-9-CM-3：49.73002/49.12002/49.11004）

患者姓名：	性别：　　年龄：　　门诊号：	住院号：
住院日期：　　年　月　日	出院日期：　　年　月　日	标准住院日：6 天

时间	住院第 1 天	住院第 2 天	住院第 3 天
主要诊疗工作	□ 病史询问，体格检查 □ 完善病例 □ 完善相关检查 □ 上级医师查看患者，制订治疗方案 □ 医患沟通，签署手术同意书，通知手术室 □ 完成术前辅助检查 □ 完成术前小结	□ 完成手术治疗并 24 小时内完成手术记录及术后首次病程 □ 观察生命体征及创面渗血情况 □ 评估疼痛程度 □ 了解术后排尿情况，必要时导尿	□ 抗炎 □ 消肿 □ 切口坐浴 □ 切口换药 □ 肛门部理疗
重点医嘱	**长期医嘱** □ 肛肠科护理常规 □ 二级护理 □ 半流质饮食 □ 自主体位 □ 生命体征检测 **临时医嘱** □ 血常规、血型 □ 凝血 □ 病房生化 □ 乙型肝炎五项、感染疾病筛查 □ 心电图 □ X 线胸片 □ 必要时盆腔 MRI 及直肠镜检查 □ 手术名称（肛瘘挂线术或肛瘘切开术或肛瘘切除术） □ 术前准备（肠道准备、备皮、佩戴腕带）	**长期医嘱** □ 肛肠科术后护理常规 □ 二级护理 □ 全流质饮食 □ 自主体位 **临时医嘱** □ 心电监护 □ 氧气吸入 □ 血压、脉搏检测 □ 抗炎、消肿、补液治疗	**长期医嘱** □ 术后护理常规 □ 二级护理 □ 全流质饮食 □ 自主体位 **临时医嘱** □ 切口坐浴 □ 切口换药 □ 肛门部理疗
病情变异记录	□ 无　□ 有，原因： 1. 2.	□ 无　□ 有，原因： 1. 2.	□ 无　□ 有，原因： 1. 2.
医师签名			

时间	住院第 2 天 （手术日） 术前	住院第 2 天 （手术日） 术后	住院第 3 天 （术后第 1 日）
主要诊疗工作	□ 完善术前准备 □ 上级医师查房 □ 完成手术治疗	□ 书写手术记录 □ 书写术后病程记录 □ 观察生命体征 □ 评估疼痛程度	□ 医师查房及病程记录 □ 观察术后生命体征 □ 观察手术切口情况 □ 评估疼痛程度
重点医嘱	**长期医嘱** □ 肛肠科护理常规 □ 二级护理 □ 禁食、禁水 **临时医嘱** □ 口服其他内科疾病用药	**长期医嘱** □ 停术前长期医嘱 □ 肛肠科术后护理常规 □ 二级护理 □ 禁食、禁水 6 小时后改全流质饮食 □ 平卧 6 小时后改自主体位 □ 必要时保留导尿 □ 口服润肠通便药物、消肿镇痛药物 **临时医嘱** □ 静脉输液（抗炎、消肿药物等） □ 其他内科疾病用药	**长期医嘱** □ 肛肠科术后护理常规 □ 二级护理 □ 抗炎、消肿治疗 □ 注意切口疼痛及渗出 □ 必要时口服通便药物 □ 口服消肿药物 □ 切口坐浴 □ 切口换药 **临时医嘱** □ 静脉输液（抗炎、消肿药物等） □ 其他内科疾病用药
病情变异记录	□ 无 □ 有，原因： 1. 2.	□ 无 □ 有，原因： 1. 2.	□ 无 □ 有，原因： 1. 2.
医师签名			

时间	住院第 4 天 （术后第 2 日）	住院第 5 天 （术后第 3 日）	住院第 6 天 （术后第 4 日）
主要诊疗工作	□ 书写病程记录 上级医师查房记录 □ 观察患者切口情况，疼痛情况，切口有无渗血 □ 切口换药及理疗	□ 书写病程记录 □ 观察患者切口情况，疼痛情况，切口有无渗血 □ 切口换药及理疗	□ 书写病程记录 □ 观察患者切口情况，疼痛情况，切口有无渗血 □ 切口换药及理疗
重点医嘱	**长期医嘱** □ 肛肠科术后护理常规 □ 二级护理 □ 半流质饮食或低盐低脂饮食或糖尿病饮食 □ 使用抗菌药物 □ 口服对症治疗药物 □ 切口坐浴 □ 切口换药 **临时医嘱** □ 适当补液 □ 创面渗血较多时使用止血药	**长期医嘱** □ 肛肠科术后护理常规 □ 二级护理 □ 半流质饮食或低盐低脂饮食或糖尿病饮食 □ 使用抗菌药物 □ 口服对症治疗药物 □ 切口坐浴 □ 切口换药 **临时医嘱** □ 适当补液 □ 创面渗血较多时使用止血药	**长期医嘱** □ 肛肠科术后护理常规 □ 二级护理 □ 半流质饮食或低盐低脂饮食或糖尿病饮食 □ 使用抗菌药物 □ 口服对症治疗药物 □ 切口坐浴 □ 切口换药 **临时医嘱** □ 适当补液 □ 复查血常规 □ 创面渗血较多时使用止血药物
病情变异记录	□ 无　□ 有，原因： 1. 2.	□ 无　□ 有，原因： 1. 2.	□ 无　□ 有，原因： 1. 2.
医师签名			

（二）护士表单

肛瘘临床路径护士表单

适用对象：第一诊断为肛瘘（ICD-10：K60.301）
行肛瘘挂线术/肛瘘切除术/肛瘘切开术（ICD-9-CM-3：49.73002/49.12002/49.11004）

患者姓名：	性别：　　年龄：　　门诊号：	住院号：
住院日期：　　年　月　日	出院日期：　　年　月　日	标准住院日：6天

时间	住院第1天	住院第2天 （手术日）	住院第3天
健康宣教	□ 入院宣教、术前宣教 介绍主管医师、护士 介绍环境、设施 介绍住院注意事项 介绍探视和陪护制度 告知手术所需物品准备	□ 术前、术后宣教 □ 告知饮食、体位要求 □ 告知术后需禁食6小时 □ 给予患者及家属心理支持 再次明确探视陪护须知	□ 术后宣教 □ 饮食活动指导 □ 告知用药作用及频率 □ 告知局部换药坐浴熏洗时间及方法 □ 告知换药准备、时间及要求 □ 强调探视及陪护制度
护理处置	□ 协助医师完成术前的相关化验 □ 核对患者姓名，佩戴腕带 □ 建立入院护理病历 □ 协助患者留取各种标本 □ 测量生命体征 □ 测量体重	□ 术前准备，送患者至手术中心，摘除患者义齿 □ 核对患者资料及术中带药 □ 接患者核对患者及资料 □ 禁食、禁水 □ 静脉输液 □ 观察创面渗出及渗血情况	□ 带患者熏洗坐浴室 □ 遵医嘱完成相关护理
基础护理	□ 二级护理 □ 晨晚间护理 □ 排泄管理 □ 患者安全管理	□ 一级护理 □ 晨晚间护理 □ 排泄管理 □ 患者安全管理	□ 二级或一级护理 □ 晨晚间护理 □ 患者安全管理
专科护理	□ 护理查体 □ 病情观察 □ 大便的观察 □ 局部体征的观察 □ 需要时，填写跌倒及压疮防范表 □ 需要时，请家属陪护 □ 确定饮食种类 □ 心理疏导	□ 病情观察 □ 监测生命体征 □ 创面渗出及渗血情况 □ 患者术后排尿及疼痛情况 □ 遵医嘱完成相关护理 □ 心理护理	□ 病情观察 □ 创面渗出及渗血情况 □ 患者排尿、排便及疼痛情况 □ 遵医嘱完成相关护理 □ 心理护理
重点医嘱	□ 详见医嘱执行单	□ 详见医嘱执行单	□ 详见医嘱执行单
病情变异记录	□ 无　□ 有，原因： 1. 2.	□ 无　□ 有，原因： 1. 2.	□ 无　□ 有，原因： 1. 2.
护士签名			

时间	住院第 4~5 天 （术后第 2 日）	住院第 6 天 （出院日）
健康宣教	□ 术后宣教 □ 饮食、活动指导 □ 引导患者熟悉换药流程	□ 出院宣教 □ 出院门诊换药 □ 活动休息 □ 指导饮食 □ 指导办理出院手续
护理处置	□ 遵医嘱完成相关护理	□ 办理出院手续 □ 书写出院小结
基础护理	□ 二级护理 □ 晨晚间护理 □ 排泄管理 □ 患者安全管理	□ 二级护理 □ 晨晚间护理 □ 协助或指导进食、进水 □ 协助或指导活动 □ 患者安全管理
专科护理	□ 病情观察 □ 创面渗出及渗血情况 □ 患者排尿、排便及疼痛情况 □ 心理护理	□ 病情观察 □ 创面渗出及渗血情况 □ 患者排尿、排便及疼痛情况 □ 出院指导 □ 心理护理
重点医嘱	□ 详见医嘱执行单	□ 详见医嘱执行单
病情变异记录	□ 无　□ 有，原因： 1. 2.	□ 无　□ 有，原因： 1. 2.
护士签名		

（三）患者表单

肛瘘临床路径患者表单

适用对象：第一诊断为肛瘘（ICD-10：K60.301）
行肛瘘挂线术/肛瘘切除术/肛瘘切开（ICD-9-CM-3：49.73002/49.12002/49.11004）

患者姓名：	性别： 年龄： 门诊号：	住院号：
住院日期： 年 月 日	**出院日期：** 年 月 日	**标准住院日：6 天**

时间	入院	手术前	胃镜检查当天
医患配合	□ 配合询问病史、收集资料，请务必详细告知既往史、用药史、过敏史 □ 配合进行体格检查 □ 有任何不适请告知医师	□ 配合完善术前相关检查，如采血、留尿、心电图、X 线胸片 □ 医师与患者及家属介绍病情及术前谈话、术前签字	□ 配合相关术前准备 □ 配合医师摆好手术体位
护患配合	□ 配合测量体温、脉搏、呼吸 3 次、血压、体重 1 次 □ 配合完成入院护理评估（简单询问病史、过敏史、用药史） □ 接受入院宣教（环境介绍、病室规定、订餐制度、贵重物品保管等） □ 配合执行探视和陪护制度 □ 有任何不适请告知护士	□ 配合测量体温、脉搏、呼吸 3 次、询问大便情况 1 次 □ 接受术前宣教 □ 接受饮食宣教 □ 接受药物宣教 □ 完善手术相关物品准备	□ 配合测量体温、脉搏、呼吸 3 次、询问大便情况 1 次 □ 送手术中心前，协助完成核对，带齐影像资料及术中用药 □ 返回病房后，配合接受生命体征的监测 □ 配合检查意识（全身麻醉者） □ 配合缓解疼痛 □ 接受术后宣教 □ 接受饮食宣教：手术当天术后 6 小时禁食 □ 接受药物宣教 □ 有任何不适请告知护士
饮食	□ 遵医嘱饮食	□ 遵医嘱饮食	□ 术前禁食、禁水 □ 术后，根据医嘱 6 小时后试饮水，无恶心呕吐进少量流质饮食或者半流质饮食
排泄	□ 正常排尿便	□ 正常排尿便	□ 正常排尿便
活动	□ 正常活动	□ 正常活动	□ 正常活动

时间	手术后	出院
医患配合	□ 配合局部检查及换药 □ 配合完善术后检查：如采血、留尿便等	□ 接受出院前指导 □ 知道门诊换药程序 □ 获取出院诊断书
护患配合	□ 配合定时测量生命体征、每日询问大便及术区疼痛情况 □ 配合检查局部 □ 接受输液、服药等治疗 □ 接受进食、进水、排便等生活护理 □ 配合活动，预防皮肤压力伤 □ 注意活动安全，避免坠床或跌倒 □ 配合执行探视及陪护	□ 接受出院宣教 □ 办理出院手续 □ 获取出院带药 □ 知道服药方法、作用、注意事项 □ 知道复印病历程序
饮食	□ 遵医嘱饮食	□ 遵医嘱饮食
排泄	□ 正常排尿便	□ 正常排尿便
活动	□ 正常适度活动，避免疲劳	□ 正常适度活动，避免疲劳

附：原表单（2016年版）

肛瘘临床路径表单

适用对象：第一诊断为肛瘘（ICD-10：K60.301）
行肛瘘挂线术/肛瘘切除术/肛瘘切开（ICD：49.73002/49.12002/49.11004）

患者姓名：	性别：　年龄：　门诊号：	住院号：
住院日期：　年　月　日	出院日期：　年　月　日	标准住院日：6天

时间	住院第1天	住院第2天	住院第3天
主要诊疗工作	□ 病史询问，体格检查 □ 完善病例 □ 完善相关检查 □ 上级医师查看患者，制订治疗方案 □ 医患沟通，签署手术同意书，通知手术室 □ 完成术前辅助检查 □ 完成术前小结	□ 完成手术治疗并24小时内完成手术记录及术后首次病程 □ 观察生命体征及创面渗血情况 □ 评估疼痛程度 □ 了解术后排尿情况，必要时导尿	□ 抗炎 □ 消肿 □ 切口换药 □ 肛门部理疗
重点医嘱	**长期医嘱** □ 肛肠科护理常规 □ 二级护理 □ 半流质饮食 □ 自主体位 □ 生命体征检测 **临时医嘱** □ 血常规、血型 □ 凝血 □ 病房生化 □ 乙型肝炎五项、感染疾病筛查 □ 心电图 □ X线胸片 □ 必要时盆腔MRI及直肠镜检查 □ 手术名称（肛瘘挂线术或肛瘘切开术或肛瘘切除术） □ 术前准备（肠道准备、备皮、佩戴腕带）	**长期医嘱** □ 肛肠科术后护理常规 □ 二级护理 □ 全流质饮食 □ 自主体位 **临时医嘱** □ 心电监护 □ 氧气吸入 □ 血压、脉搏检测 □ 抗炎、消肿、补液治疗	**长期医嘱** □ 术后护理常规 □ 二级护理 □ 全流质饮食 □ 自主体位 **临时医嘱** □ 切口坐浴 □ 切口换药 □ 肛门部理疗
护理工作	□ 登记患者基本信息 □ 辅助完善术前准备 □ 宣教 □ 心理疏导	□ 静脉输液 □ 观察创面渗出及渗血情况 □ 宣教 □ 心理疏导	□ 静脉输液 □ 宣教 □ 心理疏导
病情变异记录	□ 无　□ 有，原因： 1. 2.	□ 无　□ 有，原因： 1. 2.	□ 无　□ 有，原因： 1. 2.
护士签名			
医师签名			

时间	住院第 2 天 （手术日） 术前	术后	住院第 3 天 （术后第 1 日）
主要诊疗工作	□ 完善术前准备 □ 上级医师查房 □ 完成手术治疗	□ 书写手术记录 □ 书写术后病程记录 □ 观察生命体征 □ 评估疼痛程度	□ 医师查房及病程记录 □ 观察术后生命体征 □ 观察手术切口情况 □ 评估疼痛程度
重点医嘱	**长期医嘱** □ 肛肠科护理常规 □ 二级护理 □ 禁食、禁水 **临时医嘱** □ 口服其他内科疾病用药	**长期医嘱** □ 停术前长期医嘱 □ 肛肠科术后护理常规 □ 二级护理 □ 禁食、禁水 6 小时后改全流质饮食 □ 平卧 6 小时后改自主体位 □ 必要时保留导尿 □ 口服润肠通便药物、消肿镇痛药物 **临时医嘱** □ 静脉输液（抗炎、消肿药物等） □ 其他内科疾病用药	**长期医嘱** □ 肛肠科术后护理常规 □ 二级护理 □ 抗炎、消肿治疗 □ 注意切口疼痛及渗出 □ 必要时口服通便药物 □ 口服消肿药物 **临时医嘱** □ 静脉输液（抗炎、消肿药物等） □ 其他内科疾病用药
护理工作	□ 交接患者 □ 输液治疗 □ 观察创面渗出情况 □ 术后饮食指导 □ 健康咨询	□ 输液治疗 □ 观察患者一般情况，创面渗出及渗血情况 □ 饮食指导	□ 输液治疗 □ 观察创面渗出及渗血情况 □ 饮食指导
病情变异记录	□ 无　□ 有，原因： 1. 2.	□ 无　□ 有，原因： 1. 2.	□ 无　□ 有，原因： 1. 2.
护士签名			
医师签名			

时间	住院第4天 （术后第2日）	住院第5天 （术后第3日）	住院第6天 （术后第4日）
主要诊疗工作	□ 书写病程记录 上级医师查房记录 □ 观察患者切口情况，疼痛情况，切口有无渗血 □ 切口坐浴 □ 切口换药及理疗	□ 书写病程记录 □ 观察患者切口情况，疼痛情况，切口有无渗血 □ 切口坐浴 □ 切口换药及理疗	□ 书写病程记录 □ 观察患者切口情况，疼痛情况，切口有无渗血 □ 切口坐浴 □ 切口换药及理疗
重点医嘱	**长期医嘱** □ 肛肠科术后护理常规 □ 二级护理 □ 半流质饮食或低盐低脂饮食或糖尿病饮食 □ 使用抗菌药物 □ 口服对症治疗药物 □ 切口坐浴 □ 切口换药 **临时医嘱** □ 适当补液 □ 创面渗血较多时使用止血药	**长期医嘱** □ 肛肠科术后护理常规 □ 二级护理 □ 半流质饮食或低盐低脂饮食或糖尿病饮食 □ 使用抗菌药物 □ 口服对症治疗药物 □ 切口坐浴 □ 切口换药 **临时医嘱** □ 适当补液 □ 创面渗血较多时使用止血药	**长期医嘱** □ 肛肠科术后护理常规 □ 二级护理 □ 半流质饮食或低盐低脂饮食或糖尿病饮食 □ 使用抗菌药物 □ 口服对症治疗药物 □ 切口坐浴 □ 切口换药 **临时医嘱** □ 适当补液 □ 复查血常规 □ 创面渗血较多时使用止血药物
护理工作	□ 输液治疗 □ 观察创面渗出及渗血情况 □ 饮食指导	□ 输液治疗 □ 观察创面渗出及渗血情况 □ 饮食指导	□ 输液治疗 □ 观察创面渗出及渗血情况 □ 饮食指导
病情变异记录	□ 无 □ 有，原因： 1. 2.	□ 无 □ 有，原因： 1. 2.	□ 无 □ 有，原因： 1. 2.
护士签名			
医师签名			

第十二章

肛周脓肿临床路径释义

【医疗质量控制指标】

指标一、明确诊断需要结合患者病史、体格检查、血常规、脓肿穿刺，有条件可查肛周超声、盆腔 MRI 或盆腔 CT 等。

指标二、诊断明确有脓肿形成需尽早手术，以防止感染扩散。

指标三、手术方式可选择肛周脓肿切开引流或者肛周脓肿切开加挂线等方式。

指标四、肛周脓肿反复发作应考虑脓肿引流不畅、肛周囊肿继发感染以及肠道克罗恩病等可能，应进一步检查治疗。

指标五、手术是肛周脓肿的首选治疗，没有手术条件患者需积极保守治疗，包括联合使用抗菌药物。

一、肛周脓肿编码

疾病名称及编码：肛周、直肠区脓肿（ICD-10：K61）

手术操作名称及编码：肛周脓肿切开引流术（ICD-9-CM-3：49.01）

二、临床路径检索方法

K61 伴 49.01

三、国家医疗保障疾病诊断相关分组（CHS-DRG）

MDCG 消化系统疾病及功能障碍

GZ1 其他消化系统诊断

四、肛周脓肿临床路径标准住院流程

（一）适用对象

第一诊断为肛周、直肠周围脓肿（ICD-10：K61），行肛周脓肿切开引流术（ICD-9-CM-3：49.01）。

（二）诊断依据

根据《临床诊疗指南・外科学分册》（中华医学会编，人民卫生出版社，2006 年，第 1 版），《外科学》（陈孝平，汪建平，赵继宗主编，人民卫生出版社，2018 年，第 9 版），《黄家驷外科学》（吴孟超，吴在德主编，人民卫生出版社，2021 年，第 8 版）等国内、外临床诊疗指南。

临床表现、查体及辅助检查：

（1）肛门周围脓肿：位于肛门两侧方边缘或后方；全身感染不明显；局部持续钝痛，排便加重；局部红肿、发硬、压痛，脓肿形成后出现波动感；穿刺可抽出脓液。必要时行肛周超声，或盆腔 MRI、CT、结肠镜检查。

（2）坐骨直肠窝脓肿：位于坐骨直肠间隙内，会阴及骶尾部钝痛，全身症状明显，寒战、发热、乏力等；患侧肛门旁可有肿胀及触痛。指诊检查：患侧有明显触痛，有饱满及波动感，穿刺可抽出脓液。血白细胞计数增高，直肠腔内超声、盆腔 MRI 或盆腔 CT 提示坐骨直肠窝液性占位，结肠镜检查可见直肠壁水肿。

（3）骨盆直肠窝脓肿：位于骨盆直肠窝内，全身感染症状明显，寒战、发热、乏力、头痛等；可有排尿困难及肛门部坠胀感。指诊检查：直肠壁饱满，有明显触痛；穿刺可抽出脓液。血白细胞计数增高，直肠腔内超声、盆腔 MRI 或盆腔 CT 可见骨盆直肠窝液性占位，结肠镜检查可见直肠壁水肿。

释义

■ 肛周脓肿一般可根据患者症状和肛门部查体明确诊断。但需除外肛门直肠周围其他疾病导致的肛周感染，如肛周粉瘤、大汗腺炎、骶前和直肠后间隙皮样囊肿、骶尾部慢性窦道、前列腺精囊感染、子宫内膜异位症、克罗恩病肛门病变等疾病；要特别注意除外会阴部坏死性筋膜炎，该病发病迅速，全身感染中毒症状较重，多伴发糖尿病或全身免疫力低下，有一定的死亡风险。

■ 明确肛周脓肿诊断后，需进一步确定感染波及的范围。一般来讲，浅表感染局部表现较重，可触及明显的波动感，无明显全身症状；深部感染患者往往全身症状明显，伴发热、白细胞计数增高等，而局部仅见皮肤水肿或深部压痛；直肠周围感染患者，直肠指诊可触及直肠壁水肿、饱满，甚至肠外囊性肿物伴触痛。

■ 除必要的血常规和生化检查外，肛周或直肠腔内超声、盆腔 MRI 或盆腔 CT 检查可帮助明确诊断，并显示脓肿的部位及范围。如怀疑克罗恩病应行结肠镜检查，排除伴发的其他结直肠疾病。

（三）治疗方案的选择

根据《临床诊疗指南·外科学分册》（中华医学会编，人民卫生出版社，2006 年，第 1 版），《外科学》（陈孝平，汪建平，赵继宗主编，人民卫生出版社，2018 年，第 9 版），《黄家驷外科学》（吴孟超，吴在德主编，人民卫生出版社，2021 年，第 8 版）等国内、外临床诊疗指南。

行肛周脓肿切开引流术。

释义

■ 肛周脓肿是外科常见的疾病，需通过外科手术治疗。手术方式包括肛周脓肿切开引流、肛周脓肿切开加挂线术等。糖尿病患者伴发严重肛周脓肿可导致血生化异常，特别是血糖增高难以控制，可在内科会诊控制血糖同时进行手术。

（四）标准住院日

1~7 天。

释义

■ 肛周脓肿术后住院时间根据脓肿的严重程度和手术方式不同，以及是否有伴发疾病，有较大的差异。简单的脓肿切开引流可以在门诊或日间病房进行，深部脓肿或有伴发疾病患者住院时间相对较长。脓肿切开引流术后多数会形成肛瘘，需要再次手术，术前需与患者充分沟通，避免不必要的医患纠纷。

（五）进入路径标准

1. 第一诊断必须符合 ICD-10：K61 肛周、直肠周围脓肿疾病编码。

2. 若患者伴有其他疾病，但在住院期间不需要特殊处理，也不影响第一诊断的临床路径流程实施，可以进入路径。

（六）术前准备（术前评估）

急诊入院当天。

1. 必须的检查项目：

（1）血常规、尿常规。

（2）肝肾功能、电解质、血糖、凝血功能、感染性疾病筛查（乙型肝炎、丙型肝炎、梅毒、艾滋病等）。

（3）心电图、X 线胸片。

2. 必要时行肛管直肠压力测定、肛周或直肠腔内超声、盆腔 MRI 或盆腔 CT、结肠镜检查。

释义

■ 首选肛周超声检查，深部脓肿建议行盆腔 MRI 或盆腔 CT 检查。直肠腔内超声检查可以比较好的显示脓肿的部位和范围，但疼痛比较明显，若患者难以耐受，可在麻醉下进行。

■ 注意血常规检查，白细胞不高时注意中性粒细胞分类。严重感染时血糖、肝功能指标和凝血功能都可能有一定异常，注意与系统性疾病相鉴别。

（七）抗菌药物选择与使用时机

1. 抗菌药物：按照《抗菌药物临床应用指导原则》（卫医发〔2015〕43 号）执行。明确感染患者，可根据药敏试验结果调整抗菌药物。

2. 在给予抗菌药物治疗之前应尽可能留取相关标本送培养，进行药敏试验，作为调整用药的依据。并于术中采集病变部位标本做细菌培养及药敏试验。

3. 治疗性使用抗菌药物一般宜用至体温正常、症状消退后 72~96 小时。

释义

■ 详见《抗菌药物临床应用指导原则》（卫医发〔2015〕43 号）。肛周脓肿属于Ⅳ类感染性切口，抗菌药物为治疗性应用，一般选用第三代头孢菌素或氟喹诺酮类抗菌药物，根据患者情况可加替硝唑或奥硝唑类抗菌药物。严重感染者，可根据药敏结果调整抗菌药物。

■ 建议取消时间限制，以体温正常，复查血常规，血像基本正常为条件。

（八）手术日

入院当天。

1. 麻醉方式：局部麻醉、蛛网膜下腔麻醉、连续硬膜外麻醉或硬膜外蛛网膜下腔联合阻滞麻醉、气管插管全身麻醉。

2. 手术行肛周脓肿切开引流术或肛周脓肿切开引流加挂线术。

3. 脓肿壁组织液标本送常规、细菌培养和药敏试验。

释义

■ 诊断明确的肛周脓肿应尽早手术治疗。

■ 除条件不许可或简单浅表脓肿行切开引流手术外，均不建议采用局部麻醉；脓肿范围大，波及骶尾部，建议采用蛛网膜下腔阻滞麻醉或静脉麻醉。坏死性筋膜炎应采用气管插管全身麻醉。

■ 根据患者情况采用切开引流、一次性切开引流加挂线治疗等。

■ 如感染来源不明确应切取部分囊壁送病理检查。

（九）术后住院恢复

1~7天。

1. 局部麻醉患者术后即可进食，半小时后可下床活动。
2. 连续硬膜外麻醉或腰硬联合麻醉者，术后去枕平卧、禁食、禁水6小时，补液治疗；术后6小时可下床活动，可进流质饮食。
3. 伤口每天换药1~2次，创面较深时，放置碘仿纱条或胶管凡士林引流条，并保持引流通畅。
4. 术后用药：治疗性使用抗菌药物、局部用药（栓剂、膏剂、洗剂）、口服药和物理治疗等。
5. 术后异常反应处理：

（1）疼痛处理：酌情选用镇静药、镇痛药。
（2）术后尿潴留的预防及处理：理疗、针灸、局部封闭、导尿等。
（3）伤口渗血处理：换药、出血点压迫或使用止血剂。
（4）排便困难：口服软化大便药物，必要时诱导灌肠。
（5）创面水肿：使用局部或全身消水肿药。
（6）术后继发大出血的处理：压迫、填塞止血，必要时手术止血。
（7）其他处理：呕吐、发热、头痛等，对症处理。

释义

■ 术后可根据患者恢复情况安排复查的项目，并根据病情变化增加检查频次。复查项并不仅局限路径中的项目；切口渗血时可通过换药、压迫出血点或静脉使用止血药物等止血。

■ 术中与术后均可应用复方多粘菌素B软膏来预防和治疗手术伤口的细胞感染，缓解创面的疼痛与不安。

（十）出院标准

1. 患者一般情况良好，正常流质饮食或半流质饮食，排便顺畅，无明显肛门周围疼痛，体温正常，无需要住院处理的并发症和/或合并症。
2. 肛门部创面无异常分泌物，引流通畅，无明显水肿、出血。

释义

■ 患者感染控制、一般状态好转、疼痛减轻至中度、排便排尿正常、切口无明显并发症即可出院治疗。根据肛周脓肿的严重程度和手术方式不同，以及患者是否有伴发疾病，住院时间相差很大，简单脓肿切开引流可在门诊或日间病房手术，深部脓肿或有伴发疾病患者住院时间相对较长。

（十一）变异及原因分析

1. 术后出现继发切口感染或持续性大出血、下肢静脉血栓等其他严重并发症时，导致住院时间延长与费用增加。
2. 伴发其他基础疾病需要进一步明确诊断，导致住院时间延长与费用增加

释义

■ 变异是指进入临床路径的患者未能按照路径流程完成医疗行为，或未达到预期的医疗质量控制目标，包括以下情况：①按路径流程完成治疗，但超出了路径规定的时限或限定的费用，如切口感染导致住院时间延长；住院后发现其他疾病，需本次住院期间诊断和治疗，导致住院时间延长和费用增加；②不能按路径流程完成治疗，患者需中途退出路径；③围手术期出现严重并发症，需二次手术或接受重症监护治疗。

■ 医师认可的变异原因主要指患者入选路径后，医师在检查和治疗过程中发现患者合并事前未预知的，对本路径治疗可能产生影响的情况，需要终止执行路径或者延长治疗时间、增加治疗费用。医师需要在表单中明确说明。

■ 因患者方面主观原因导致执行路径出现变异，也需医师在表单中予以说明。

五、肛周脓肿临床路径给药方案

1. 用药选择：

（1）应尽早开始抗菌药物经验治疗。应选用能覆盖革兰阴性杆菌和厌氧菌的广谱抗菌药物。

（2）患者入院后应立即采取脓液标本，最好在应用抗菌药物之前或在手术中同时采取，送细菌培养和药敏试验。

（3）最好选用静脉途径给药，待临床表现显著改善并能口服时，改为口服给药。

2. 药学提示：

（1）头孢类抗菌药物安全有效，应作为首选用药，根据患者情况加替硝唑或奥硝唑类抗菌药物，氟喹诺酮类药物大部分以原形经肾脏排泄，在体内代谢较少，故肾功能不全患者应根据肌酐清除率减量或延迟给药时间。

（2）应在术前0.5~1.0小时或麻醉开始时给药，使手术切口暴露时局部组织中已达到足以杀灭手术过程中入侵切口细菌的血药浓度。氟喹诺酮类药物滴注时间较长，应在手术前1~2小时给药。

3. 注意事项：

（1）肛周脓肿手术切口属于Ⅲ~Ⅳ类切口，对于单纯的低位脓肿治疗用药时间要短，一般选用单一的抗菌药物；对于复杂的深部脓肿，或克罗恩病肛门感染，可联合用药，控制感染后改用口服给药。

（2）用药前必需详细询问患者是否有头孢类、青霉素类或其他药物过敏史。

六、肛周脓肿临床路径护理规范

1. 术前护理：

（1）合理饮食：嘱患者多饮水，多进食新鲜蔬菜、水果，多吃粗粮，少吃辛辣刺激性食物，忌烟酒。养成良好生活习惯。

（2）温水坐浴：便后及时清洗，保持局部清洁舒适。必要时给予温水坐浴，可以保持局部清洁，促进血液循环，减缓炎症，缓解括约肌痉挛所致疼痛。

（3）应用抗菌药物：急性炎症期，遵医嘱给予抗菌药物。有条件时穿刺抽取脓液，并根据药敏试验结果合理选择抗菌药物，控制感染。

（4）肠道准备：术前一般不需要限制饮食，或进少渣饮食。手术当日禁食，术晨2小时开塞露肛内注入，清除积粪，清洁肠道，并应在术前排空小便。

（5）心理护理：详细讲解疾病及手术相关知识，增加手术信任感。

2. 术后护理：

（1）饮食及活动护理：术后当日应禁食或给无渣流质饮食，次日半流质饮食，以后逐渐恢复普通饮食。术后6小时内尽量卧床休息，减少活动。6小时后可适当下床活动，排尿、散步等，逐渐延长活动时间，并指导患者进行轻体力活动。

（2）疼痛的护理：疼痛轻微者可不予处理，疼痛剧烈者应指导患者采取有效镇痛措施，必要时遵医嘱予镇痛药物治疗。

（3）冲洗伤口。

（4）局部坐浴：术后每次排便后或换药前用温水，或中药温水坐浴，根据创面情况可适当添加复方黄柏液等中药制剂，坐浴后创面用凡士林油纱及纱垫盖好、固定。

（5）保持大便通畅：术后多吃新鲜蔬菜和水果，保持大便通畅。如有便秘，可口服液体石蜡、乳果糖或聚乙二醇等缓泻剂。避免久站、久坐、久蹲。

（6）切开挂线的护理：①皮肤护理：保持肛门皮肤清洁，避免皮肤损伤感染；②挂线橡皮筋护理：术后7~15日至门诊收紧橡皮筋，直到橡皮筋脱落。脱落后局部创面可外敷中药生肌散，以促进创面愈合。

（7）肛门收缩训练：收缩会阴、肛门肌肉，每次持续30秒以上，每日4次，每次缩肛100下，持续3个月。

（8）并发症的观察与护理：

1）尿潴留：若术后8小时仍未排尿且感下腹胀痛、隆起，可行下腹热敷或针刺帮助排尿。对膀胱平滑肌收缩无力者，可肌内注射新斯的明1mg（1支），必要时导尿。

2）创面出血：术后若患者创面渗血较多，甚至出现心悸、出冷汗、面色苍白，或者排便感急迫，应及时通知医师行相应消除进行处理。

3）切口感染：术后保持大便顺畅，保持肛门周围皮肤清洁，便后清水洗净；切口定时换药，充分引流。

4）肛门狭窄：术后观察有无排便困难及大便变细，排除肛门狭窄。术后15日左右应行直肠指诊如有肛门狭窄，定期扩肛。

七、肛周脓肿临床路径营养治疗规范

术前1日流质饮食，术后3日内适当控制饮食，循序渐进，手术当日应禁食或流质饮食，术后次日给予半流质饮食，术后第3日给予患者普通饮食。

八、肛周脓肿临床路径患者健康宣教

1. 肛周脓肿是肛肠科常见疾病之一，不应因羞耻等因素延误治疗。

2. 饮酒、辛辣饮食、慢性腹泻、久坐久站、糖尿病等基础疾病人群为易感人群。

3. 一旦确诊应尽快手术治疗。

4. 术前充分完善术前检查及术前准备，向患者告知疾病及手术相关知识，帮助准备围手术期用品，针对个人消除其焦虑心理，建立信任体系。

5. 术后充分告知护理常识，饮食治疗，换药，治疗，心理等指导。

6. 符合出院条件详细告知患者自行家中护理原则及指标，定期回院复查。

九、推荐表单

（一）医师表单

肛周脓肿临床路径医师表单

适用对象：第一诊断为肛周、直肠区脓肿（ICD-10：K61）

行肛周脓肿切开引流术（ICD-9-CM-3：49.01）

患者姓名：	性别： 年龄： 门诊号：	住院号：
住院日期： 年 月 日	**出院日期：** 年 月 日	**标准住院日：1~7 天**

时间	住院第 1 天 （急诊手术）	
	术前与术中	术后
主要诊疗工作	□ 询问病史及体格检查 □ 完成住院病历和首次病程记录 □ 开具实验室检查单 □ 上级医师查房，初步确定诊治方案和特殊检查项目 □ 手术医嘱 □ 向患者及家属交代病情、手术安排及围手术期注意事项 □ 签署手术知情同意书、自费用品协议书、输血同意书、麻醉同意书或授权委托书 □ 签署手术麻醉知情同意书，通知手术室急诊手术	□ 麻醉医师完成麻醉记录 □ 完成术后首次病程记录 □ 完成手术记录 □ 向患者及家属说明手术情况，交代病情观察及术后注意事项 □ 观察术后病情：排便情况、有无便血、切口情况（分泌物、水肿等） □ 完成术后病程记录
重点医嘱	**长期医嘱** □ 按普外科常规护理 □ 二级护理 □ 禁食或流质饮食 □ 使用抗菌药物 **临时医嘱** □ 急查血常规、尿常规、肝肾功能、电解质、凝血功能、感染性疾病筛查 □ 急查心电图、X 线胸片 □ 必要时行肛管直肠压力测定、肛周或直肠 B 超或盆腔 CT、纤维肠镜检查 □ 术前准备（通便灌肠、术前镇静、备皮等） □ 今日急诊在局部麻醉或硬膜外麻醉下行肛周脓肿切开引流术	**长期医嘱** □ 按腰硬外麻醉下肛周脓肿切开引流术后常规护理 □ 一级或二级护理 □ 禁食或流质饮食 □ 使用抗菌药物 □ 适当补液 **临时医嘱** □ 创面渗血较多时，加用止血药 □ 伤口更换敷料
主要护理工作	□ 入院介绍、入院评估、健康教育、心理支持 □ 生活护理 □ 静脉抽血 □ 患者相关检查配合的指导 □ 饮食：术前禁食、禁水 □ 术前沐浴、更衣，取下义齿、饰物 □ 告知患者及家属术前流程及注意事项 □ 指导术前注射麻醉用药后注意事项 □ 备皮、药物过敏试验、肠道准备等 □ 术前手术物品准备 □ 术前注射麻醉用药	□ 术后活动：去枕平卧 6 小时，协助改变体位，6 小时后可离床活动 □ 生活护理（一级或二级护理） □ 观察患者生命体征及伤口情况 □ 疼痛护理 □ 指导术后排尿 □ 健康教育 □ 饮食：禁食或流质饮食 □ 保持肛门清洁，切忌用力排便 □ 心理支持

续　表

时间	住院第 1 天 （急诊手术）	
	术前与术中	术　后
病情变异记录	□ 无　□ 有，原因： 1. 2.	□ 无　□ 有，原因： 1. 2.
护士签名		
医师签名		

时间	住院第 2 天	住院第 3~5 天
主要诊疗工作	□ 上级医师查房 □ 观察术后病情：排便情况、有无便血、切口情况（分泌物、水肿等） □ 完成术后的病程记录 □ 切口换药	□ 上级医师查房 □ 观察生命体征、术后病情及伤口评估 □ 观察切口及排便情况：有无便血、切口情况（分泌物、水肿等）、有无疼痛 □ 评估辅助检查结果 □ 完成病程记录 □ 必要时门诊肛门部理疗
重点医嘱	**长期医嘱** □ 二级护理 □ 半流质饮食 □ 使用抗菌药物 □ 坐浴，bid □ 必要时肛门部理疗，bid（红外线治疗、激光照射治疗等） □ 口服对症处理药物 **临时医嘱** □ 适当补液 □ 创面渗血较多时，加用止血药 □ 伤口换药	**长期医嘱** □ 二级护理 □ 半流质饮食 □ 使用抗菌药物 □ 坐浴，bid □ 必要时肛门部理疗，bid（红外线治疗、激光照射治疗等） □ 口服相应对症处理药物 **临时医嘱** □ 静脉滴注抗菌药物 □ 伤口冲洗、换药
主要护理工作	□ 协助生活护理 □ 观察患者生命体征及伤口情况 □ 疼痛护理 □ 服药指导 □ 半流饮食指导 □ 坐浴、肛门部理疗指导 □ 健康教育 □ 保持肛门清洁，切忌用力排便 □ 心理支持	□ 协助生活护理 □ 观察患者生命体征及伤口情况 □ 疼痛护理 □ 服药指导 □ 半流饮食指导 □ 坐浴、肛门部理疗指导 □ 健康教育 □ 保持肛门清洁，切忌用力排便 □ 心理支持
病情变异记录	□ 无 □ 有，原因： 1. 2.	□ 无 □ 有，原因： 1. 2.
护士签名		
医师签名		

时间	住院第 6 天 （术后第 5 日）	住院第 7 天 （出院日）
主要诊疗工作	□ 上级医师查房 □ 注意观察生命体征及切口及排便情况：有无便血、切口情况（分泌物、水肿等）、有无疼痛 □ 评估辅助检查结果 □ 完成常规病程记录 □ 评估患者术后康复情况	□ 上级医师查房，进行手术及伤口评估，确定有无手术并发症和切口愈合不良情况，明确是否出院 □ 通知患者及其家属出院 □ 向患者及其家属交代出院后注意事项，预约换药、复诊或有并发肛瘘时行第 2 次肛瘘切除时间 □ 完成出院记录、病案首页、出院证明书 □ 将出院小结的副本交给患者或家属
重点医嘱	**长期医嘱** □ 二级护理 □ 普通饮食 □ 坐浴，bid □ 肛内用药：栓剂或膏乳剂 □ 肛门部理疗，bid（红外线治疗、激光照射治疗等） □ 口服软化大便药、消水肿药 **临时医嘱** □ 伤口冲洗、换药	**临时医嘱** □ 根据患者状况决定检查项目 □ 门诊换药 □ 出院带药
主要护理工作	□ 协助生活护理 □ 观察患者生命体征及伤口情况 □ 疼痛护理 □ 服药指导 □ 坐浴、肛门部理疗指导 □ 健康教育 □ 饮食：普通饮食 □ 保持肛门清洁，切忌用力排便 □ 心理支持	□ 出院指导 □ 协助办理出院手续 □ 复诊时间 □ 作息、饮食、活动 □ 服药指导 □ 日常保健 □ 清洁卫生 □ 疾病知识及后续治疗 □ 切口护理指导
病情变异记录	□ 无　□ 有，原因： 1. 2.	□ 无　□ 有，原因： 1. 2.
护士签名		
医师签名		

（二）护士表单

肛周脓肿临床路径护士表单

适用对象：第一诊断为肛周、直肠区脓肿（ICD-10：K61）

行肛周脓肿切开引流术（ICD-9-CM-3：49.01）

患者姓名：	性别：　　年龄：　　门诊号：	住院号：
住院日期：　　年　月　日	出院日期：　　年　月　日	标准住院日：1~7 天

时间	住院第 1 天 （手术日）	住院第 2 天 （术后第 1~6 日）	住院第 3 天 （出院日）
健康宣教	□ 介绍主管医师、护士 □ 介绍医院相关制度及注意事项、 □ 介绍术前准备（通便灌肠、术前镇痛、备皮等）及手术过程 □ 术前用药的药理作用及注意事项 □ 告知术前洗浴、物品准备 □ 告知签字及术前访视 □ 告知手术可能出现情况的应对方式 □ 告知监护设备、管路功能及注意事项 □ 告知术后饮食、体位要求 □ 告知疼痛注意事项 □ 告知术后探视及陪护制度	□ 饮食指导 □ 下床活动注意事项 □ 评价以前宣教效果 □ 相关检查的目的及注意事项 □ 术后用药指导 □ 术后相关治疗情况	□ 指导办理出院手续 □ 定时复查、随诊情况 □ 出院带药服用方法 □ 活动及休息 □ 指导饮食及排便
护理处置	□ 核对患者姓名，佩戴腕带 □ 建立入院护理病历 □ 卫生处置：剪指（趾）甲、沐浴、更换病号服 □ 防跌倒、坠床宣教 □ 协助患者留取各种标本，完成相关检查，做好解释说明 □ 测量体重	□ 遵医嘱完成治疗、用药 □ 根据病情测量生命体征 □ 协助并指导患者坐浴	□ 办理出院手续 □ 书写出院小结
基础护理	□ 二级护理 □ 晨晚间护理 □ 心理护理 □ 患者安全管理	□ 二级护理 □ 晨晚间护理 □ 患者安全管理 □ 协助生活护理 □ 协助饮水、进食（创面较大或有肛周缝合切口者，禁食，限制排便，予以静脉补液）	□ 二级护理 □ 晨晚间护理 □ 协助或指导饮食 □ 安全护理措施到位 □ 心理护理
专科护理	□ 护理查体 □ 需要时，填写跌倒及压疮防范表 □ 遵医嘱完成相关检查及治疗 □ 观察肠道准备情况 □ 观察有无肠道准备不良反应 □ 观察患者生命体征 □ 观察患者切口敷料、肛周皮肤	□ 观察患者生命体征 □ 观察患者切口敷料、肛周皮肤、肛门排便排气情况 □ 遵医嘱坐浴和口服减轻水肿药物	□ 观察病情变化 □ 观察切口敷料、排尿、肛周皮肤、肛门排气排便情况及排便次数、粪便性状

续　表

时间	住院第 1 天 （手术日）	住院第 2 天 （术后第 1~6 日）	住院第 3 天 （出院日）
重点医嘱	□ 详见医嘱执行单	□ 详见医嘱执行单	□ 详见医嘱执行单
病情变异记录	□ 无　□ 有，原因： 1. 2.	□ 无　□ 有，原因： 1. 2.	□ 无　□ 有，原因： 1. 2.
护士签名			

（三）患者表单

肛周脓肿临床路径患者表单

适用对象：第一诊断为肛周、直肠区脓肿（ICD-10：K61）
行肛周脓肿切开引流术（ICD-9-CM-3：49.01）

患者姓名：	性别：　　年龄：　　门诊号：	住院号：
住院日期：　　年　月　日	出院日期：　　年　月　日	标准住院日：1~7天

时间	住院第1天 （急诊手术）	住院第2~7天 （术后第1~6日）	住院第7天 （出院日）
监测	□ 测量生命体征、体重	□ 测量生命体征（4次/日）	□ 测量生命体征
医患配合	□ 护士行入院护理评估和宣教 □ 接受介绍相关制度和环境 □ 医师询问病史、收集资料并进行体格检查 □ 配合完成术前相关化验、检查，如采血、留尿、心电图、X线胸片、肠镜等 □ 医师向患者及家属介绍病情，并进行手术谈话、术前签字 □ 手术时家属在等候区等候 □ 配合医护检查生命体征、切口敷料	□ 配合评估手术效果 □ 配合检查生命体征、切口敷料、肛门排气排便情况、记录出入量	□ 接受出院前指导 □ 知道复查程序 □ 获取出院诊断书
护患配合	□ 配合测量体温、脉搏、呼吸3次、血压、体重1次 □ 配合完成入院护理评估（简单询问病史、过敏史、用药史） □ 接受入院宣教（环境介绍、病室规定、订餐制度、贵重物品保管、防跌倒和坠床等） □ 接受术前宣教、探视和陪护制度 □ 接受会阴部备皮和肠道准备 □ 自行沐浴，加强会阴部清洁 □ 准备好必要物品 □ 取下义齿、饰品等，贵重物品交家属保管 □ 送手术室前，协助完成核对，带齐影响资料，脱去衣物，上手术车 □ 返回病房后，协助完成核对，配合移动至病床上 □ 配合术后吸氧、监护仪监测、输液、导尿、记录出入量 □ 配合缓解疼痛 □ 有任何不适请告知护士	□ 配合测量体温、脉搏、呼吸3次、询问大便情况1次 □ 配合检查生命体征、切口敷料、肛门排气排便情况、记录出入量 □ 配合坐浴 □ 接受输液等治疗 □ 接受进水、进食、排便等生活护理 □ 注意活动安全，避免坠床或跌倒 □ 配合执行探视制度及陪护	□ 接受出院宣教 □ 办理出院手续 □ 获取出院带药 □ 告知服药方法、作用、注意事项 □ 知道护理切口方法 □ 知道复印病历方法
饮食	□ 局部麻醉患者术后即可进食 □ 连续硬膜外麻醉或蛛网膜下腔阻滞麻醉患者禁食、禁水6小时后可进食	□ 遵医嘱半流质饮食（创面较大或有肛周缝合切口者，应先禁食1~2天）	□ 遵医嘱半流质饮食或流质饮食

续　表

时间	住院第 1 天 （急诊手术）	住院第 2~7 天 （术后第 1~6 日）	住院第 7 天 （出院日）
排泄	□ 正常排尿 □ 术前经过灌肠，术后暂时无排便（创面较大者或肛周切口缝合者，应禁食 1~2 天，限制排便）	□ 正常排尿便（创面较大者或肛周切口缝合者，应禁食 1~2 天，限制排便）	□ 正常排尿便 □ 保持排便通畅，避免便秘 □ 保持肛门部清洁
活动	□ 局部麻醉患者术后半小时即可下床活动 □ 连续硬膜外麻醉或蛛网膜下腔阻滞麻醉患者术后去枕头平卧 6 小时后可下床活动	□ 可床边或下床活动	□ 正常活动，避免疲劳

附：原表单（2019 年版）

肛周脓肿临床路径表单

适用对象：第一诊断为肛周、直肠区脓肿（ICD-10：K61）

行肛周脓肿切开引流术（ICD-9-CM-3：49.01）

患者姓名：	性别： 年龄： 门诊号：	住院号：
住院日期： 年 月 日	出院日期： 年 月 日	标准住院日：1~7 天

时间	住院第 1 天 （急诊手术） 术前与术中	住院第 1 天 （急诊手术） 术 后
主要诊疗工作	□ 询问病史及体格检查 □ 完成住院病历和首次病程记录 □ 开具实验室检查单 □ 上级医师查房，初步确定诊治方案和特殊检查项目 □ 手术医嘱 □ 向患者及家属交代病情、手术安排及围手术期注意事项 □ 签署手术知情同意书、自费用品协议书、输血同意书、麻醉同意书或授权委托书 □ 签署手术麻醉知情同意书，通知手术室急诊手术	□ 麻醉医师完成麻醉记录 □ 完成术后首次病程记录 □ 完成手术记录 □ 向患者及家属说明手术情况，交代病情观察及术后注意事项 □ 观察术后病情：排便情况、有无便血、切口情况（分泌物、水肿等） □ 完成术后病程记录
重点医嘱	**长期医嘱** □ 按普外科常规护理 □ 二级护理 □ 禁食或流质饮食 □ 使用抗菌药物 **临时医嘱** □ 急查血常规、尿常规、肝肾功能、电解质、凝血功能、感染性疾病筛查 □ 急查心电图、X 线胸片 □ 必要时行肛管直肠压力测定、肛周或直肠 B 超或盆腔 CT、纤维肠镜检查 □ 术前准备（通便灌肠、术前镇静、备皮等） □ 今日急诊在局部麻醉或硬膜外麻醉下行肛周脓肿切开引流术	**长期医嘱** □ 按腰硬外麻醉下肛周脓肿切开引流术后常规护理 □ 一级或二级护理 □ 禁食或流质饮食 □ 使用抗菌药物 □ 适当补液 **临时医嘱** □ 创面渗血较多时，加用止血药 □ 伤口更换敷料
主要护理工作	□ 入院介绍、入院评估、健康教育、心理支持 □ 生活护理 □ 静脉抽血 □ 患者相关检查配合的指导 □ 饮食：术前禁食、禁水 □ 术前沐浴、更衣，取下义齿、饰物 □ 告知患者及家属术前流程及注意事项 □ 指导术前注射麻醉用药后注意事项 □ 备皮、药物过敏试验、肠道准备等 □ 术前手术物品准备 □ 术前注射麻醉用药	□ 术后活动：去枕平卧 6 小时，协助改变体位，6 小时后可离床活动 □ 生活护理（一级或二级护理） □ 观察患者生命体征及伤口情况 □ 疼痛护理 □ 指导术后小便 □ 健康教育 □ 饮食：半流质饮食 □ 保持肛门清洁，切忌用力排便 □ 心理支持

续　表

<table>
<tr><td rowspan="2">时间</td><td colspan="2">住院第 1 天
（急诊手术）</td></tr>
<tr><td>术前与术中</td><td>术　后</td></tr>
<tr><td>病情
变异
记录</td><td>□ 无　□ 有，原因：
1.
2.</td><td>□ 无　□ 有，原因：
1.
2.</td></tr>
<tr><td>护士
签名</td><td></td><td></td></tr>
<tr><td>医师
签名</td><td></td><td></td></tr>
</table>

时间	住院第 2 天	住院第 3~5 天
主要诊疗工作	□ 上级医师查房 □ 观察术后病情：排便情况、有无便血、切口情况（分泌物、水肿等） □ 完成术后的病程记录 □ 切口换药	□ 上级医师查房 □ 观察生命体征、术后病情及伤口评估 □ 观察切口及排便情况：有无便血、切口情况（分泌物、水肿等）、有无疼痛 □ 评估辅助检查结果 □ 完成病程记录 □ 必要时门诊肛门部理疗
重点医嘱	**长期医嘱** □ 二级护理 □ 半流质饮食 □ 使用抗菌药物 □ 坐浴，bid □ 必要时肛门部理疗，bid（红外线治疗、激光照射治疗等） □ 口服对症处理药物 **临时医嘱** □ 适当补液 □ 创面渗血较多时，加用止血药 □ 伤口换药	**长期医嘱** □ 二级护理 □ 半流质饮食 □ 使用抗菌药物 □ 坐浴，bid □ 必要时肛门部理疗，bid（红外线治疗、激光照射治疗等） □ 口服相应对症处理药物 **临时医嘱** □ 静脉滴注抗菌药物 □ 伤口冲洗、换药
主要护理工作	□ 协助生活护理 □ 观察患者生命体征及伤口情况 □ 疼痛护理 □ 服药指导 □ 半流饮食指导 □ 坐浴、肛门部理疗指导 □ 健康教育 □ 保持肛门清洁，切忌用力排便 □ 心理支持	□ 协助生活护理 □ 观察患者生命体征及伤口情况 □ 疼痛护理 □ 服药指导 □ 半流饮食指导 □ 坐浴、肛门部理疗指导 □ 健康教育 □ 保持肛门清洁，切忌用力排便 □ 心理支持
病情变异记录	□ 无 □ 有，原因： 1. 2.	□ 无 □ 有，原因： 1. 2.
护士签名		
医师签名		

时间	住院第 6 天 （术后第 5 日）	住院第 7 天 （出院日）
主要诊疗工作	□ 上级医师查房 □ 注意观察生命体征及切口及排便情况：有无便血、切口情况（分泌物、水肿等）、有无疼痛 □ 评估辅助检查结果 □ 完成常规病程记录 □ 评估患者术后康复情况	□ 上级医师查房，进行手术及伤口评估，确定有无手术并发症和切口愈合不良情况，明确是否出院 □ 通知患者及其家属出院 □ 向患者及其家属交代出院后注意事项，预约换药、复诊或有并发肛瘘时行第 2 次肛瘘切除时间 □ 完成出院记录、病案首页、出院证明书 □ 将出院小结的副本交给患者或家属
重点医嘱	**长期医嘱** □ 二级护理 □ 普通饮食 □ 坐浴，bid □ 肛内用药：栓剂或膏乳剂 □ 肛门部理疗，bid（红外线治疗、激光照射治疗等） □ 口服软化大便药、消水肿药 **临时医嘱** □ 伤口冲洗、换药	**临时医嘱** □ 根据患者状况决定检查项目 □ 门诊换药 □ 出院带药
主要护理工作	□ 协助生活护理 □ 观察患者生命体征及伤口情况 □ 疼痛护理 □ 服药指导 □ 坐浴、肛门部理疗指导 □ 健康教育 □ 饮食：普通饮食 □ 保持肛门清洁，切忌用力排便 □ 心理支持	□ 出院指导 □ 协助办理出院手续 □ 复诊时间 □ 作息、饮食、活动 □ 服药指导 □ 日常保健 □ 清洁卫生 □ 疾病知识及后续治疗 □ 切口护理指导
病情变异记录	□ 无　□ 有，原因： 1. 2.	□ 无　□ 有，原因： 1. 2.
护士签名		
医师签名		

第十三章

血栓性外痔临床路径释义

【医疗质量控制指标】

指标一、临床症状和查体是诊断血栓性外痔的主要依据。

指标二、单纯血栓性外痔无需手术，当疼痛重或有形成嵌顿坏死可能时可选择手术治疗。

指标三、局部热浴和药物对血栓性外痔有效。

一、血栓性外痔编码

疾病名称及编码：血栓性外痔（ICD-10：I84.3）

手术操作名称及编码：血栓性外痔切除术（ICD-9-CM-3：49.47）

二、临床路径检索方法

I84.3 伴 49.47

三、国家医疗保障疾病诊断相关分组（CHS-DRG）

MDCG 消化系统疾病及功能障碍

GZ1 其他消化系统诊断

四、血栓性外痔临床路径标准住院流程

（一）适用对象

第一诊断为血栓性外痔（ICD-10：I84.3），行血栓性外痔切除术（ICD-9-CM-3：49.47）。

（二）诊断依据

根据《临床诊疗指南·外科学分册》（中华医学会编，人民卫生出版社，2006 年，第 1 版），《外科学》（陈孝平，汪建平，赵继宗主编，人民卫生出版社，2018 年，第 9 版），《黄家驷外科学》（吴孟超，吴在德主编，人民卫生出版社，2021 年，第 8 版）等国内、外临床诊疗指南。

1. 临床症状：肛门不适、潮湿不洁。发生血栓时，肛门局部剧痛，起病突然。
2. 体格检查：肛门直肠指检，必要时行直肠、乙状结肠硬镜或纤维肠镜检查。

释义

■ 血栓性外痔诊断简单，临床症状和查体是诊断血栓性外痔的主要依据，早起可以有肛门不适、潮湿不洁。一般可有明显诱因，如便秘、腹泻、劳累、久坐、吃刺激性食物等。起病突然，肛门局部剧烈疼痛，查体可见肛周蓝紫色类圆形肿块，单发或多发。

■ 血栓性外痔一般无明显全身症状，当血栓较大时，局部疼痛较明显，尤其是排便和行走时疼痛加重。

■ 血栓性外痔如果没有明显嵌顿、坏死感染时，一般血液检查白细胞计数正常，可以与炎性外痔相鉴别。

■ 血栓性外痔表现为肛周暗紫色长条圆形肿物，表面皮肤水肿、质硬、压痛明显。但不伴有排便出血，可以和出血性内痔、直肠息肉和直肠癌相鉴别。慢性发病者还需和肛周黑色素痣（瘤）相鉴别。

（三）治疗方案的选择

根据《临床诊疗指南·外科学分册》（中华医学会编，人民卫生出版社，2006 年，第 1 版），《外科学》（陈孝平，汪建平，赵继宗主编，人民卫生出版社，2018 年，第 9 版），《黄家驷外科学》（吴孟超，吴在德主编，人民卫生出版社，2021 年，第 8 版）等国内、外临床诊疗指南。

1. 一般治疗：包括增加水分摄入及膳食纤维，保持大便通畅，防治便秘和腹泻，温热坐浴，保持会阴清洁等。

2. 手术治疗：血栓性外痔通常伴有明显的疼痛，应急诊手术减压、去除血栓。

（四）标准住院日

3 天。

释义

■ 单纯血栓性外痔无需手术，局部热浴和药物对血栓性外痔有效，口服药物和抗菌药物无效，当疼痛重或有形成嵌顿坏死可能时可选择手术治疗。

■ 血栓性外痔切除术一般在门诊即可完成，也可以短期住院或 1 日手术，一般住院 1~3 天。

（五）进入路径标准

1. 第一诊断必须符合 ICD-10：I84.3 血栓性外痔疾病编码。

2. 当患者同时具有其他疾病诊断，但在住院期间不需要特殊处理也不影响第一诊断的临床路径流程实施时，可以进入路径。

释义

■ 进入本路径的患者为第一诊断为血栓性外痔，一般治疗对大部分血栓性外痔治疗效果良好，仅在疼痛剧烈、血栓痔巨大、孤立或张力高时，可采取手术治疗。

■ 入院后常规检查发现有基础疾病，如高血压、冠状动脉粥样硬化性心脏病、糖尿病、肝肾功能不全等，经系统评估后对血栓痔手术治疗无特殊影响者，可进入路径。但可能增加医疗费用，延长住院时间。

（六）术前准备（术前评估）

1 天。

1. 必须完成的检查：

（1）血常规、尿常规。

（2）肝肾功能、电解质、血糖、凝血功能、感染性疾病筛查（乙型肝炎、丙型肝炎、艾滋病、梅毒等）。
（3）心电图、胸部X线片。
2. 必要时行直肠、乙状结肠镜或纤维结肠镜检查。

释义

■ 血常规、尿常规、大便常规+隐血是最基本的三大常规检查，进入路径的患者均需完成。便隐血试验和血红蛋白检测可以进一步了解患者有无急性或慢性失血，可初步了解血栓性外痔的严重程度以及其他疾病，如与嵌顿性内痔、直肠癌等相鉴别；肝肾功能、电解质、血糖、凝血功能、心电图、X线胸片可评估有无基础疾病，是否影响手术风险、住院时间、费用及其治疗预后；感染性疾病筛查主要用于手术前准备。

■ 如果患者伴发出血、消化道其他症状等可采用直肠、乙状结肠镜或纤维结肠镜检查。

■ 有系统疾病患者做相关系统疾病评估和检查。

（七）预防性抗菌药物选择与使用时机

1. 预防性抗菌药物：按照《抗菌药物临床应用指导原则》（卫医发〔2015〕43号）执行。建议使用第一、第二代头孢菌素或头霉素类，或头孢曲松加甲硝唑；明确感染患者，可根据药敏试验结果调整抗菌药物。
（1）推荐头孢呋辛钠静脉注射。
1）成人每次0.75~1.5g，每日3次。
2）儿童平均一日剂量为60mg/kg，严重感染可用到100mg/kg，分3~4次给予。
3）肾功能不全患者，按照肌酐清除率制订给药方案，肌酐清除率>20ml/min，每日3次，每次0.75~1.5g；肌酐清除率10~20ml/min患者，每次0.75g，1日2次；肌酐清除率<10ml/min患者，每次0.75g，一日1次。
4）对本药或其他头孢菌素类药过敏者，对青霉素类药物有过敏性休克史患者禁用；肝肾功能不全者、有胃肠道疾病史患者慎用。
5）使用本药前须进行皮试。
（2）建议甲硝唑静脉滴注：0.5g，一日3次。
2. 预防性应用抗菌药物，用药时间一般不超过24小时，个别情况可延长至48小时。

释义

■ 血栓性外痔预防性应用抗菌药物一般选用第一、第二代头孢菌素或头霉素类，或头孢曲松+甲硝唑；对内酰胺类抗菌药物过敏者，可选用克林霉素+氨基糖苷类或氨基糖苷类+甲硝唑。明确感染患者，可根据药敏试验结果调整抗菌药物。

■ 预防性使用抗菌药物给药时机极为关键，应在切开皮肤、黏膜前0.5~1.0小时或麻醉开始时给药，以保证在发生细菌污染之前血清和组织内的药物达有效浓度。

■ 预防性应用抗菌药物，用药时间一般不超过24小时，个别情况可延长至48小时。

（八）手术日

入院当天。

1. 麻醉方式：局部麻醉、脊椎麻醉、连续硬膜外麻醉或腰硬联合麻醉。
2. 急诊手术行血栓性外痔切除术。
3. 术后标本送病理。

释义

■ 根据患者具体情况选择麻醉方式，较小的血栓性外痔选用局部麻醉；较大的血栓性外痔或病情可能发生者，选用连续硬膜外麻醉或腰硬联合麻醉。

■ 有条件的医院手术一般当天完成。

■ 各国行业协会并未对血栓性外痔术后标本做强制性规定。因肉眼诊断有误诊可能，且一旦遗漏黑色素瘤可能导致严重后果，建议常规送病理检查。

（九）术后住院恢复

2天。

1. 局部麻醉患者如无异常术后即可进食，半小时后可下床活动。
2. 选用连续硬膜外麻醉或腰硬联合麻醉患者，术后去枕平卧、禁食、禁水6小时，补液治疗，术后6小时可下床活动，可进流质饮食。
3. 每天切口换药1~2次，创面较深时，放置纱条引流并保持引流通畅。
4. 术后用药：局部用药（栓剂、膏剂、洗剂）、口服药、物理治疗等。
5. 术后异常反应处理：

（1）疼痛处理：酌情选用镇静药、镇痛药、患者自控镇痛泵等。

（2）术后尿潴留的预防及处理：理疗、针灸、局部封闭、导尿等。

（3）伤口渗血处理：换药、出血点压迫，使用止血剂。

（4）排便困难：软化大便药物口服，必要时诱导灌肠。

（5）创面水肿：使用局部或全身消水肿药。

（6）术后继发性大出血的处理。

（7）其他情况处理：呕吐、发热、头痛等，对症处理。

释义

■ 选用连续硬膜外麻醉或硬膜外蛛网膜下腔联合阻滞麻醉患者，术后去枕平卧、禁食、禁水6小时，补液治疗；术后6小时如无头痛、头晕、恶心、呕吐等症状，可下床活动，进流质饮食，如有不适对症治疗。

■ 患者如无不适可以进流质饮食，逐渐过渡到半流质饮食和普通饮食。

■ 若术后伤口渗血过多可使用止血药。

■ 术后换药主要观察切口有无红肿渗出，如局部感染时要及时敞开切口、热水坐浴（可加苯扎氯铵溶液消毒创面），充分引流。出现创面水肿时可使用静脉活性药物（如七叶皂苷钠、迈之灵等），以减轻术后水肿和疼痛。

■ 术后切口出血时，经压迫止血后大多数可以停止，如不停止可以缝合或电凝止血。

（十）出院标准

1. 患者一般情况良好，正常饮食，排便顺畅，无明显排便时肛门疼痛，各项实验室检查结果正常，体温正常。
2. 肛门部创面无异常分泌物，引流通畅，无明显水肿、出血。

释义

■ 患者普通饮食后可多食富含膳食纤维食物，多饮水，保持大便松软和排便顺畅，可减轻排便时肛门疼痛。肛门疼痛较轻，患者能耐受可出院。

■ 有条件医院可采用当日手术，一般住院1~3天。

（十一）变异及原因分析

1. 手术后出现继发切口感染或持续性大出血等并发症时，导致住院时间延长与费用增加。
2. 伴发其他基础疾病需要进一步明确诊断，导致住院时间延长与费用增加。

释义

■ 变异是指进入临床路径的患者未能按照路径流程完成医疗行为或未达到预期的医疗质量控制目标，包括以下情况：①按路径流程完成治疗，但超出了路径规定的时限或限定的费用，如切口感染导致住院时间延长；住院后发现其他疾病，需本次住院期间诊断和治疗，导致住院时间延长和费用增加；②不能按路径流程完成治疗，患者需中途退出路径。围手术期出现严重并发症，需二次手术或接受重症监护治疗。

■ 医师认可的变异原因主要指患者入选路径后，医师在检查和治疗过程中发现患者合并事前未预知的对本路径治疗可能产生影响的情况，需要中止执行路径或者延长治疗时间、增加治疗费用。医师需要在表单中明确说明。

■ 因患者方面主观原因导致执行路径出现变异，也需医师在表单中予以说明。

五、血栓性外痔临床路径给药方案

1. 用药选择：

（1）血栓性外痔术后预防性应用抗菌药物治疗，一般选用能覆盖革兰阴性杆菌的广谱抗菌药物。

（2）最好选用静脉途径给药，对于单一或小血栓性外痔也可以口服抗菌药物治疗。

2. 药学提示：

（1）头孢类抗菌药物安全有效，应作为首选用药。

（2）应在术前0.5~1.0小时或麻醉开始时给药，以保证在发生细菌污染之前血清和组织内的药物达有效浓度。

3. 注意事项：

（1）血栓性外痔手术切口属于Ⅱ类切口，用药疗程短，一般选用单一抗菌药物，也可口服给药。

（2）用药前必需详细询问患者是否对头孢菌素类、青霉素类或其他药物有过敏史。

六、血栓外痔临床路径护理规范

1. 术前护理：

（1）合理饮食：嘱患者多饮水，多进食新鲜蔬菜、水果，多吃粗粮，少吃辛辣刺激性食物，忌烟酒。养成良好生活习惯。适当增加运动量，促进肠蠕动，切忌久站、久坐、久蹲。

（2）温水坐浴：便后及时清洗，保持局部清洁舒适。必要时给予药液温水坐浴，控制温度在39~41℃，每日2次，每次20~30分钟。经常性的温水坐浴不仅可以保持局部清洁，还可以促进血液循环，减缓炎症，缓解括约肌痉挛所致疼痛。

（3）肠道准备：手术前一般不需要限制饮食，或进少渣饮食。术前一日晚0.5%肥皂水500~1000ml灌肠，以清除积粪，清洁肠道。手术当日禁食，术前排空小便。

（4）心理护理：详细向患者讲解疾病及手术相关知识，根据患者自身特点，了解患者心理动向，充分告知，打消患者顾虑，增加手术信任感。

2. 术后护理：

（1）饮食及活动护理：术后当日6小时后进半流质饮食，次日进食清淡易消化普通饮食。术后6小时内卧床休息，减少活动，术后6小时后可适当下床活动，排尿、散步等，逐渐延长活动时间，并指导患者进行轻体力活动。

（2）局部熏洗坐浴：术后24小时后熏洗坐浴，依靠药物的药力和热力的双重作用起到消肿镇痛、减轻局部坠胀感。熏洗坐浴，控制温度在39~41℃，每日2次，每次20~30分钟，坐浴后用无菌纱布覆盖。

（3）保持大便通畅：术后早期患者有肛门下坠感或便意，告知其是伤口分泌物刺激直肠黏膜所致；术后第2日应多吃新鲜蔬菜和水果，保持大便通畅。如有便秘，可口服聚乙二醇等润肠通便药物。每次排便时间控制在5~10分钟，不可过分用力，避免久站、久坐、久蹲。

（4）伤口护理：保持肛门皮肤清洁，瞩患者局部皮肤瘙痒时不可搔抓，避免皮肤损伤感染；局部创面可外涂药物，以促进创面愈合。

（5）并发症的观察与护理：

1）出血：观察患者出血的颜色、性质、量的变化。如患者出现头晕、心悸、面色苍白等并伴肛门坠胀感和急迫排便感进行性加重，敷料渗血较多，应及时通知医师行相应处理。必要时监测生命体征，开通静脉通路补液，减轻活动，保证患者的安全。安抚患者，解除恐惧心理。保持大便通畅，必要时给予通便药物。遵医嘱给予患者急查血红蛋白、血凝血变化。

2）疼痛：因肛周末梢神经丰富，痛觉十分敏感，或因括约肌痉挛、排便时粪便对创面的刺激、敷料堵塞过多导致大多数肛肠术后患者创面剧烈疼痛。术后4~6小时遵医嘱口服镇痛药，采取超前镇痛，按需按时服药原则，缓解患者疼痛；若因肛门填塞物过多，可适当松解敷料；指导患者采取多种有效镇痛措施，如分散注意力、听音乐等。

3）尿潴留：因手术、麻醉刺激、疼痛等原因造成术后尿潴留。患者既往合并前列腺病史者，遵医嘱予以口服坦索罗辛等药物，以改善因前列腺增生所致的尿频、排尿困难等症状。若术后8小时仍未排尿且膀胱查体示耻骨上浊音时，可行诱导、热敷等方法诱导排尿。经诱导排尿无效者，遵医嘱予以留置导尿管。

3. 出院指导：

（1）遵嘱定期复查。

（2）饮食清淡易消化，禁辛辣刺激性食物。

（3）保持大便通畅，预防便秘。

（4）每天坚持坐浴，直到伤口完全愈合。

（5）观察出血情况，如大量出血及时就医

（6）术后1个月避免跑、跳、爬山等剧烈运动，避免久坐久站。

七、血栓外痔临床路径营养治疗规范

适当控制饮食的目的是减少排便造成的患者疼痛以及创面感染概率。基本原则为：术前一日流质饮食，术前一日晚给予灌肠。术后适当控制饮食，循序渐进，手术当日及术后 6 小时后予半流质饮食，术后第二日给予患者清淡易消化普通饮食。由于麻醉原因，成人择期手术前 6 小时禁食、禁水。

八、血栓外痔临床路径患者健康宣教

1. 血栓外痔是肛肠科常见疾病之一，应系统认识疾病，不应因羞耻等因素延误治疗。
2. 饮酒、辛辣饮食、久坐久站、肛门手术、感染、状态较差合并糖尿病等基础疾病人群为易感人群。
3. 多数患者保守治疗可缓解。
4. 术前充分完善术前检查及术前准备，向患者告知疾病及手术相关知识，帮助准备围手术期用品，针对个人消除其焦虑心理，建立信任体系。
5. 术后充分告知护理常识，饮食治疗，换药，治疗，心理等指导。
6. 符合出院条件详细告知患者自行家中护理原则及指标，定期回院复查。

九、推荐表单

（一）医师表单

血栓性外痔临床路径医师表单

适用对象：第一诊断为血栓性外痔（ICD-10：I84.3）（无并发症患者）
行血栓性外痔切除术（ICD-9-CM-3：49.47）

患者姓名：	性别：　年龄：　门诊号：	住院号：
住院日期：　年　月　日	**出院日期：**　年　月　日	**标准住院日：3 天**

时间	住院第 1 天 （急诊手术）	住院第 2 天 （术后第 1 日）	住院第 3 天 （出院日）
主要诊疗工作	□ 完成询问病史和体格检查，完善病历 □ 进行相关检验检查 □ 按要求完成病历书写 □ 上级医师查看患者，制订治疗方案 □ 医患沟通，签订手术同意书，通知手术室，急诊手术 □ 手术后 24 小时内完成手术记录、术后首次病程记录	□ 上级医师查房 □ 评估辅助检查结果 □ 观察术后病情：排便情况、有无便血、切口情况（水肿、出血、渗出） □ 切口换药 □ 明确下一步诊疗计划 □ 完成上级医师查房记录	□ 上级医师查房 □ 确定符合出院指征 □ 向患者交代出院注意事项、复查日期 □ 完成三级查房记录 □ 完成病历 □ 通知出院
重点医嘱	**长期医嘱** □ 术前禁食、禁水 □ 二级护理 **临时医嘱** □ 急查血常规、尿常规、肝肾功能、电解质、血糖、凝血功能、感染性疾病筛查 □ 急查心电图、X 线胸片 □ 必要时行直肠、乙状结肠镜或纤维肠镜检查 □ 术前准备（通便灌肠、术前镇痛、备皮等） □ 今日急诊性血栓性外痔切除术	**长期医嘱** □ 二级护理 □ 半流质饮食（创面较大或有肛周缝合切口者，应禁食、禁水 1~2 天，并限制排便） □ 坐浴，每日 2 次 □ 肛门部理疗，每日 2 次（红外线治疗、激光照射治疗等） □ 口服软化粪便药物、消除水肿药物 **临时医嘱** □ 创面渗血较多时，加止血药物	**出院医嘱** □ 出院带药 □ 门诊随诊
主要护理工作	□ 患者一般状况资料登记，建立护理记录 □ 术前准备 □ 术后护理	□ 观察患者一般状况，营养状况 □ 嘱患者保持肛门清洁，避免用力排便	□ 记录患者一般状况，营养状况 □ 嘱患者出院后继续注意保持排便通畅，保持肛门部清洁
病情变异记录	□ 无　□ 有，原因： 1. 2.	□ 无　□ 有，原因： 1. 2.	□ 无　□ 有，原因： 1. 2.
护士签名			
医师签名			

（二）护士表单

血栓性外痔临床路径护士表单

适用对象：第一诊断为血栓性外痔（ICD-10：I84.3）（无并发症患者）
行血栓性外痔切除术（ICD-9-CM-3：49.47）

患者姓名：	性别： 年龄： 门诊号：	住院号：
住院日期： 年 月 日	**出院日期：** 年 月 日	**标准住院日：3天**

时间	住院第1天 （手术日）	住院第2天 （术后第1日）	住院第3天 （出院日）
健康宣教	□ 介绍主管医师、护士 □ 介绍医院相关制度及注意事项、介绍术前准备（通便灌肠、术前镇痛、备皮等）及手术过程 □ 术前用药的药理作用及注意事项 □ 告知术前洗浴、物品准备 □ 告知签字及术前访视 □ 告知手术可能出现情况的应对方式 □ 告知监护设备、管路功能及注意事项 □ 告知术后饮食、体位要求 □ 告知疼痛注意事项 □ 告知术后探视及陪护制度	□ 饮食指导 □ 下床活动注意事项 □ 评价以前宣教效果 □ 相关检查目的及注意事项 □ 术后用药指导 □ 术后相关治疗情况	□ 指导办理出院手续 □ 定时复查、随诊情况 □ 出院带药服用方法 □ 活动及休息 □ 指导饮食及排便
护理处置	□ 核对患者姓名，佩戴腕带 □ 建立入院护理病历 □ 卫生处置：剪指（趾）甲、沐浴、更换病号服 □ 防跌倒、坠床宣教 □ 协助患者留取各种标本，完成相关检查，做好解释说明 □ 测量体重	□ 遵医嘱完成治疗、用药 □ 根据病情测量生命体征 □ 协助并指导患者坐浴	□ 办理出院手续 □ 书写出院小结
基础护理	□ 二级护理 □ 晨晚间护理 □ 心理护理 □ 患者安全管理	□ 二级护理 □ 晨晚间护理 □ 患者安全管理 □ 协助生活护理 □ 协助进水、进食（创面较大或有肛周缝合切口者，限制排便，予以静脉补液）	□ 二级护理 □ 晨晚间护理 □ 协助或指导饮食 □ 安全护理措施到位 □ 心理护理
专科护理	□ 护理查体 □ 需要时，填写跌倒及压疮防范表 □ 遵医嘱完成相关检查及治疗 □ 观察肠道准备情况 □ 观察有无肠道准备不良反应 □ 观察患者生命体征 □ 观察患者切口敷料、肛周皮肤	□ 观察患者生命体征 □ 观察患者切口敷料、肛周皮肤、肛门排便排气情况 □ 遵医嘱坐浴和口服减轻水肿药物	□ 观察病情变化 □ 观察切口敷料、排尿、肛周皮肤、肛门排气排便情况及排便次数、粪便性状

续　表

时间	住院第 1 天 （手术日）	住院第 2 天 （术后第 1 日）	住院第 3 天 （出院日）
重点医嘱	□ 详见医嘱执行单	□ 详见医嘱执行单	□ 详见医嘱执行单
病情变异记录	□ 无　□ 有，原因： 1. 2.	□ 无　□ 有，原因： 1. 2.	□ 无　□ 有，原因： 1. 2.
护士签名			

（三）患者表单

血栓性外痔临床路径患者表单

适用对象：第一诊断为血栓性外痔（ICD-10：I84.3）（无并发症患者）
行血栓性外痔切除术（ICD-9-CM-3：49.47）

患者姓名：	性别：　年龄：　门诊号：		住院号：
住院日期：　年　月　日	**出院日期：**　年　月　日		**标准住院日：3天**

时间	住院第1天 （急诊手术）	住院第2天 （术后第1日）	住院第3天 （出院日）
监测	□ 测量生命体征、体重	□ 测量生命体征（4次/日）	□ 测量生命体征
医患配合	□ 接受入院护理评估和宣教 □ 接受介绍相关制度和环境 □ 医师询问病史、收集资料并进行体格检查 □ 配合完成术前相关检查，如采血、留尿、心电图、X线胸片、肠镜等 □ 医师向患者及家属介绍病情，并进行手术谈话、术前签字 □ 手术时家属在等候区等候 □ 配合医护检查生命体征、切口敷料	□ 配合评估手术效果 □ 配合检查生命体征、切口敷料、肛门排气排便情况、记录出入量	□ 接受出院前指导 □ 知道复查程序 □ 获取出院诊断书
护患配合	□ 配合测量体温、脉搏、呼吸3次，血压、体重1次 □ 配合完成入院护理评估（简单询问病史、过敏史、用药史） □ 接受入院宣教（环境介绍、病室规定、订餐制度、贵重物品保管、防跌倒和坠床等） □ 接受术前宣教、探视和陪护制度 □ 接受会阴部备皮和肠道准备 □ 自行沐浴，加强会阴部清洁 □ 准备好必要物品 □ 取下义齿、饰品等，贵重物品交家属保管 □ 送手术室前，协助完成核对，带齐影响资料，脱去衣物，上手术车 □ 返回病房后，协助完成核对，配合移动至病床上 □ 配合术后吸氧、监护仪监测、输液、导尿、记录出入量 □ 配合缓解疼痛 □ 有任何不适告知护士	□ 配合测量体温、脉搏、呼吸3次，询问大便情况1次 □ 配合检查生命体征、切口敷料、肛门排气排便情况、记录出入量 □ 配合坐浴 □ 接受输液等治疗 □ 接受进水、进食、排便等生活护理 □ 注意活动安全，避免坠床或跌倒 □ 配合执行探视制度及陪护	□ 接受出院宣教 □ 办理出院手续 □ 获取出院带药 □ 告知服药方法、作用、注意事项 □ 知道护理切口方法 □ 知道复印病历方法
饮食	□ 局部麻醉患者术后即可进食 □ 连续硬膜外麻醉或脊椎麻醉患者禁食、禁水6小时后可进食	□ 遵医嘱半流质饮食（创面较大或有肛周缝合切口者，应先禁食1~2天）	□ 遵医嘱半流质饮食或流质饮食

续　表

时间	住院第 1 天 （急诊手术）	住院第 2 天 （术后第 1 日）	住院第 3 天 （出院日）
排泄	□ 正常排尿 □ 术前经过灌肠，术后暂时无排便（创面较大者或肛周切口缝合者，应禁食 1~2 天，限制排便）	□ 正常排尿便（创面较大者或肛周切口缝合者，应禁食 1~2 天，限制排便）	□ 正常排尿便 □ 保持排便通畅，避免便秘 □ 保持肛门部清洁
活动	□ 局麻患者术后半小时即可下床活动 □ 连续硬膜外麻醉或脊椎麻醉患者术后去枕头平卧 6 小时后可下床活动	□ 可床边或下床活动	□ 正常活动，避免疲劳

附：原表单（2019年版）

血栓性外痔临床路径表单

适用对象：第一诊断为血栓性外痔（ICD-10：I84.3）（无并发症患者）
行血栓性外痔切除术（ICD-9-CM-3：49.47）

患者姓名：	性别： 年龄： 门诊号：	住院号：
住院日期： 年 月 日	出院日期： 年 月 日	标准住院日：3天

时间	住院第1天 （急诊手术）	住院第2天 （术后第1日）	住院第3天 （出院日）
主要诊疗工作	□ 病史询问，体格检查，完善病历 □ 进行相关检查 □ 完成病历 □ 上级医师查看患者，制订治疗方案 □ 医患沟通，签署手术知情同意书，通知手术室，急诊手术 □ 手术24小时内完成手术记录、术后首次病程记录	□ 上级医师查房 □ 评估辅助检查结果 □ 观察术后病情：排便情况、有无便血、切口情况（分泌物、水肿等） □ 完成术后病程记录 □ 切口换药	□ 观察术后病情 □ 确定符合出院指征 □ 向患者交代出院注意事项、复查日期 □ 完成病历 □ 通知出院
重点医嘱	**长期医嘱** □ 术前禁食 □ 二级护理 **临时医嘱** □ 急查血常规、尿常规、血型、肝肾功能、电解质、凝血功能、感染性疾病筛查 □ 急查心电图、X线胸片 □ 必要时行直肠、乙状结肠硬镜或纤维肠镜检查 □ 术前准备（通便灌肠、术前镇静、备皮等） □ 今日急诊行血栓性外痔切除术	**长期医嘱** □ 二级护理 □ 半流质饮食（创面较大或有肛周缝合切口者，应先禁食1~2天，并限制排便） □ 坐浴，一天2次 □ 肛门部理疗，一天2次（红外线治疗、激光照射治疗等） □ 口服软化大便药、消水肿药 **临时医嘱** □ 创面渗血较多时，加用止血药	**出院医嘱** □ 出院带药 □ 门诊随诊
主要护理工作	□ 患者一般状况资料登记，建立护理记录 □ 术前准备 □ 术后护理	□ 观察患者一般状况，营养状况 □ 嘱患者保持肛门清洁，切忌用力排便	□ 记录患者一般状况，营养状况 □ 嘱患者出院后继续注意保持大便通畅，保持肛门局部清洁
病情变异记录	□ 无 □ 有，原因： 1. 2.	□ 无 □ 有，原因： 1. 2.	□ 无 □ 有，原因： 1. 2.
护士签名			
医师签名			

第十四章

细菌性肝脓肿临床路径释义

一、细菌性肝脓肿编码

疾病名称及编码：细菌性肝脓肿（ICD-10：K75.0）

手术操作名称及编码：肝脓肿穿刺引流术或肝脓肿切开引流术（ICD-9-CM-3：50.0/50.91）

二、临床路径检索方法

K75.0 伴（50.0/50.91）

三、国家医疗保障疾病诊断相关分组（CHS-DRG）

MDCH 肝、胆、胰疾病及功能障碍

HZ1 其他肝脏疾患

四、细菌性肝脓肿临床路径标准住院流程

（一）适用对象

第一诊断为细菌性肝脓肿（ICD-10：K75.0），行肝脓肿穿刺引流术或肝脓肿切开引流术（ICD-9-CM-3：50.0/50.91）。

释义

■ 细菌性肝脓肿（bacterial liverabscess）是指由细菌侵入肝脏形成的肝内化脓性感染病灶，是肝脏外科最常见的感染性疾病，多为继发性病变。可分为腹腔源性肝脓肿、创伤或手术后肝脓肿和血行性肝脓肿。

■ 细菌性肝脓肿的致病菌多为大肠埃希菌、克雷伯杆菌、链球菌、金黄色葡萄球菌、厌氧链球菌、类杆菌属等。

（二）诊断依据

根据《临床诊疗指南·外科学分册》（中华医学会编著，人民卫生出版社，2006年，第1版），《黄家驷外科学》（吴孟超，吴在德主编），全国高等学校教材《外科学》（陈孝平，汪建平，赵继宗主编，人民卫生出版社，2018年，第9版）。

1. 症状：起病急，主要是寒战、高热、肝区疼痛和肝脏增大，体温常可高达39~40℃，伴恶心、呕吐、食欲缺乏和周身乏力；有时也可没有明显临床症状，或仅以消耗性症状为主。

2. 体征：有时可触及肝脏增大，肝区有压痛。

3. 实验室检查：白细胞计数增高，明显核左移；有时可出现贫血。血培养或脓液培养有时可明确病原菌种类。

4. 影像学检查：B超、CT或MRI检查可明确脓肿位置和大小。

释义

■ 注意与阿米巴肝脓肿相鉴别：后者是由于溶组织内阿米巴滋养体从肠道病变处经血流进入肝脏，肝发生坏死而形成。大多起病缓慢，有不规则发热、盗汗等症状，发热以间歇型或弛张型居多。脓肿较大，多为单发，多见于肝右叶。阿米巴肝脓肿患者粪便中偶可找到阿米巴包囊或滋养体。若肝穿刺获得典型的脓液（棕褐色，无臭味），或脓液中找到阿米巴滋养体，或对特异性抗阿米巴药物治疗有良好效应即可确诊为阿米巴性肝脓肿。

■ 影像学检查：X线检查可见右侧膈肌抬高，活动度受限，有时可见胸膜反应或积液。B超检查对诊断及确定脓肿部位有较肯定的价值，早期脓肿液化不全时需与肝癌鉴别。CT检查可见单个或多个圆形或卵圆形界限清楚、密度不均的低密区，内可见气泡。增强扫描脓腔密度无变化，腔壁有密度不规则增高的强化，称为"环月征"或"日晕征"。鉴于无法排除肝脏恶性肿瘤合并脓肿的可能性，多数患者应完善肝脏二（三）期增强CT等影像学检查，以排除肿瘤性病变（如肝内胆管细胞癌）的可能。

（三）选择治疗方案的依据

根据《临床诊疗指南·外科学分册》（中华医学会编著，人民卫生出版社，2006年，第1版），《黄家驷外科学》（吴孟超，吴在德主编，人民卫生出版社，2021年，第8版），全国高等学校教材《外科学》（陈孝平，汪建平，赵继宗主编，人民卫生出版社，2018年，第9版）。

1. 全身支持治疗：给予充分营养；纠正水、电解质失衡，必要时多次少量输血和血浆等纠正低蛋白血症；增强机体抵抗力。
2. 全身使用抗菌药物。
3. 经皮肝穿刺脓肿置管引流术：适用于单个脓肿。在B超引导下行穿刺。
4. 切开引流术：适用于较大或经抗感染治疗无效的脓肿，评估脓肿有穿破可能，或已穿破胸腔或腹腔。

释义

■ 细菌性肝脓肿患者感染程度深，患者全身情况差，应给予支持治疗，积极补液，纠正电解质失衡。细菌性肝脓肿多需穿刺引流或切开引流，现多选用超声引导下经皮穿刺引流。对于没有液化坏死或只处于组织坏死前的肝脓肿不宜穿刺引流。穿刺引流一般选择经皮经肝途径，以减少脓汁渗漏，亦可配合冲洗。脓汁减少或没有时，冲洗液清亮，肝组织生长良好时可拔出引流管。

（四）标准住院日

8~14天。

释义

■ 如果患者条件允许，住院时间可以低于上述住院天数。

（五）进入路径标准

1. 第一诊断必须符合 ICD-10：K75.0 细菌性肝脓肿疾病编码。

2. 当患者合并其他疾病，但住院期间不需要特殊处理也不影响第一诊断的临床路径流程实施时，可以进入路径。

释义

■ 患者同时具有其他疾病影响第一诊断的临床路径流程实施时均不适合进入本临床路径。

■ 重症感染或需要入住 ICU 的患者不适合进入本临床路径。

（六）术前准备

2~4 天。

1. 必须的检查项目：

（1）血常规+血型、尿常规、大便常规+隐血。

（2）凝血功能、肝功能、肾功能、血型、感染性疾病筛查（乙型肝炎、丙型肝炎、HIV、梅毒等）。

（3）消化系统肿瘤标志物。

（4）心电图、胸部 X 线片。

（5）肝胆彩超、CT 或 MRI 及术前定位。

2. 根据患者病情可选择：肺功能、血气分析、超声心动图、血培养或脓液培养+药敏检测等。

释义

■ 部分检查可以在门诊完成，除上述检查外，还应检查血糖、糖化血红蛋白。

■ 根据病情部分检查可以不进行。

■ 如果进行了胸部 CT 检查可以不进行胸部 X 线正侧位片。

（七）抗菌药物的选择与使用时机

抗菌药物：按照《抗菌药物临床应用指导原则》（卫医发〔2015〕43 号）执行。

1. 在给予抗菌药物治疗之前应尽可能留取相关标本送培养，获病原菌后进行药敏试验，作为调整用药的依据。

2. 尽早开始抗菌药物的经验治疗，需选用能覆盖肠道革兰阴性杆菌、肠球菌属等需氧菌和脆弱拟杆菌等厌氧菌的药物。

3. 经验性抗菌治疗可选用青霉素类、头孢菌素类、甲硝唑等，一日数次给药。

释义

■ 抗菌药物选择：依据经验，怀疑胆源性或其他腹腔源性肝脓肿，可首先针对大肠埃希菌、克雷伯杆菌、厌氧类杆菌，选用广谱青霉素哌拉西林、第三代头孢菌素头孢哌酮和头孢曲松。这几种抗菌药物均经肝脏排泄，对铜绿假单胞菌也有较强的杀菌活性。此外还应同时加用抗厌氧菌药物替硝唑或奥硝唑，也可选用莫西沙星单药治疗。第二代头孢菌素和氨基糖苷类抗菌药物（庆大霉素、阿米卡星）在肝组织和胆汁中的浓度均低于其血清浓度，一般不作为首选方案，但可与β-内酰胺类抗菌药物配伍使用。严重感染病例，可以直接使用氟喹诺酮类的莫西沙星，或碳青霉烯类的亚胺培南或美洛培南。需要提示的是，耐甲氧西林葡萄球菌、屎肠球菌、嗜麦芽窄食单胞菌等对亚胺培南和美洛培南均耐药。怀疑血行性肝脓肿，主要应针对金黄色葡萄球菌和链球菌，选用苯唑西林、氯唑西林或第一代头孢菌素。严重感染病例也可以直接使用万古霉素。为了兼顾可能存在的革兰阴性杆菌，最好与一种氨基糖苷类抗菌药物或氟喹诺酮类药物联用。在经验用药早期，一般无须覆盖肠球菌。

（八）手术日

入院第3~5天。

1. 麻醉方式：气管插管全身麻醉、硬膜外麻醉或局部麻醉。
2. 手术方式：肝脓肿穿刺引流术或肝脓肿切开引流术。
3. 手术内置物：无。
4. 术中用药：麻醉常规用药、补充血容量药物（晶体、胶体）、止血药、血管活性药物、术后镇痛（视情况）。
5. 输血：根据术中出血情况而定。
6. 病理：术后标本送病理行石蜡切片（必要时术中行冷冻病理检查）；取（炎症）肿物或脓腔壁组织及脓液送细菌培养+药敏试验，根据结果调整抗菌药物种类。

释义

■ 肝脓肿穿刺引流术指征：在全身使用抗菌药物的同时，对于单个较大的肝脓肿可在B超引导下穿刺吸脓，尽可能吸尽脓液后注入抗菌药物至脓腔内，可以隔数日反复穿刺吸脓，也可置管引流脓液，同时冲洗脓腔并注入抗菌药物，待脓肿缩小，无脓液引出后再拔出引流管。

■ 肝脓肿切开引流术指征：对于较大的肝脓肿，估计有穿破可能，或已穿破并引起腹膜炎、脓胸以及胆源性肝脓肿或慢性肝脓肿，在全身应用抗菌药物的同时，应积极进行脓肿外科切开引流术。

■ 肝脓肿外科切除手术指征：对于慢性厚壁肝脓肿和肝脓肿切开引流后脓肿壁不塌陷、留有无效腔或窦道长期流脓不愈合，以及肝内胆管结石合并左外叶多发性肝脓肿，且肝叶已严重破坏、失去正常功能者，可行肝叶切除术。多发性肝脓肿一般不适于手术治疗。

■ 肝脓肿穿刺引流术或肝脓肿切开引流术剥离显露范围较广泛，需要补充血容量药物，必要时可使用止血药，如注射用尖吻蝮蛇血凝酶。

（九）术后住院恢复

5~9 天。

1. 必须复查的检查项目：血常规，肝功能、肾功能、电解质、凝血功能。
2. 术后用药：支持治疗用药。
3. 术后抗菌用药：按照《抗菌药物临床应用指导原则》（卫医发〔2015〕43 号）执行，并根据血培养或脓液培养+药敏检测结果选择抗菌药物。抗菌药物用至体温正常后 3~6 天。
4. 严密观察有无胆漏、出血等并发症，并作相应处理。
5. 术后饮食指导。

释义

■ 术后可选择应用保肝药物，患侧局部热敷，加快肝实质恢复。

■ 患者长期应用广谱抗菌药物要警惕真菌感染可能。

（十）出院标准

1. 体温正常、引流通畅或已拔除。
2. 常规实验室指标指标无明显异常。
3. 没有需要住院处理的并发症和/或合并症。
4. 伤口无感染征象，也可门诊拆线。

释义

■ 患者出院时不必要求一定拔除引流管，但要嘱其定期返院复查，保持引流管通畅，择期拔管。

■ 如果出现并发症，是否需要继续住院处理，由主管医师具体决定。

（十一）变异及原因分析

1. 有影响手术的其他疾病，需要进行相关的诊断和治疗，住院时间延长。
2. 出现新发脓肿，需要继续治疗，将延长住院时间，增加治疗费用。
3. 术中发现胆管癌、肝癌，进入相应路径。
4. 有并发症（胆漏、出血等）的患者，转入相应临床路径。

释义

■ 微小变异：因为医院检验项目的及时性，不能按照要求完成检查；因为节假日不能按照要求完成检查；患者不愿配合完成相应检查，短期不愿按照要求出院随诊。

■ 重大变异：因基础疾病需要进一步诊断和治疗；因各种原因需要其他治疗措施；医院与患者或家属发生医疗纠纷，患者要求离院或转院；不愿按照要求出院随诊而导致入院时间明显延长。

五、细菌性肝脓肿临床路径给药方案

1. 用药选择：

（1）在治疗原发病灶的同时，使用大剂量有效抗菌药物和全身支持疗法来控制炎症，促使脓肿吸收自愈。目前主张有计划地联合应用抗菌药物，如先选用对需氧菌和厌氧菌均有效的药物，待细菌培养和药敏结果再选用敏感抗菌药物。

（2）依据经验，怀疑胆源性或其他腹腔源性肝脓肿，可首先针对大肠埃希菌、克雷伯杆菌、厌氧类杆菌，选用广谱青霉素哌拉西林、第三代头孢菌素头孢哌酮和头孢曲松。这几种抗菌药物均经肝脏排泄，对铜绿假单胞菌也有较强的杀菌活性。此外，还应同时加用抗厌氧菌药物替硝唑或奥硝唑，也可选用莫西沙星单药治疗。怀疑血行性肝脓肿，主要应针对金黄色葡萄球菌和链球菌，选用苯唑西林、氯唑西林或第一代头孢菌素。严重感染病例也可以直接使用万古霉素。为了兼顾可能存在的革兰阴性杆菌，最好与一种氨基糖苷类抗菌药物或氟喹诺酮类药物联用。在经验用药早期，一般无须覆盖肠球菌。

2. 药学提示：

（1）第二代头孢菌素和氨基糖苷类抗菌药物（庆大霉素、阿米卡星）在肝组织和胆汁中的浓度均低于其血清浓度，一般不作为首选方案，但可与β-内酰胺类抗菌药物配伍使用。

（2）严重感染病例，可以直接使用氟喹诺酮类的莫西沙星，或碳青霉烯类的亚胺培南或美洛培南。

（3）耐甲氧西林葡萄球菌、屎肠球菌、嗜麦芽窄食单胞菌等对亚胺培南和美洛培南均耐药。

3. 注意事项：

（1）由于细菌性肝脓肿患者中毒症状严重，全身状况差，故在应用大剂量抗菌药物控制感染的同时，应积极补液，纠正水与电解质紊乱，必要时可反复多次输入小剂量新鲜红细胞、血浆和免疫球蛋白，以纠正低蛋白血症，改善肝功能。

（2）用药前必须详细询问患者先前有否对头孢菌素类、青霉素类或其他药物的过敏史。

六、推荐表单

（一）医师表单

细菌性肝脓肿临床路径医师表单

适用对象：第一诊断为细菌性肝脓肿（ICD-10：K75.0）

行肝脓肿穿刺引流术或肝脓肿切开引流术（ICD-9-CM-3：50.0/50.91）

患者姓名：	性别： 年龄： 门诊号：	住院号：
住院日期： 年 月 日	**出院日期：** 年 月 日	**标准住院日：8~14 天**

日期	住院第 1 天	住院第 2~4 天 （术前准备日）
主要诊疗工作	□ 询问病史及体格检查 □ 完成住院病历和首次病程记录 □ 开实验室检查单 □ 上级医师查房 □ 初步确定诊治方案和特殊检查项目	□ 手术医嘱 □ 住院医师完成上级医师查房记录、术前小结等书写 □ 完成术前小结（拟行手术方式、手术关键步骤、术中注意事项等） □ 向患者及家属交代病情、手术安排及围手术期注意事项 □ 签署手术知情同意书（含标本处置）、自费用品协议书、输血同意书、麻醉同意书、授权委托书 □ 必要时预约 ICU
重点医嘱	**长期医嘱** □ 外科二级护理常规 □ 饮食：根据患者情况决定 □ 患者既往基础用药 □ 使用广谱抗菌药物 **临时医嘱** □ 血常规+血型、尿常规、大便常规+隐血 □ 凝血功能、血电解质、肝功能、肾功能、消化系统肿瘤标志物、感染性疾病筛查 □ 心电图、胸部 X 线平片 □ 腹部 B 超、上腹部 CT 平扫+增强或上腹部 MRI □ 必要时行血气分析、肺功能、超声心动图、胃镜、超声内镜、钡餐检查 □ 必要时女性患者行盆腔 CT 或 B 超	**长期医嘱** □ 外科二级护理常规 □ 患者既往基础用药 □ 使用广谱抗菌药物 **临时医嘱** □ 术前医嘱 □ 常规准备明日在全身麻醉或硬膜外麻醉或局部麻醉下行肝脓肿切开引流术/肝脓肿穿刺引流术 □ 备皮 □ 药敏试验 □ 术前禁食 4~6 小时，禁水 2~4 小时 □ 必要时行肠道准备（清洁肠道、抗菌药物） □ 麻醉前用药 □ 术前留置胃管和尿管 □ 术中特殊用药（如抗菌药物、胰岛素等） □ 备血
病情变异记录	□ 无 □ 有，原因： 1. 2.	□ 无 □ 有，原因： 1. 2.
医师签名		

日期	住院第3~5天 （手术日）	
	术前与术中	术后
主要诊疗工作	□ 麻醉准备，监测生命体征 □ 施行手术 □ 保持各引流管通畅 □ 解剖标本，送病理检查	□ 麻醉医师完成麻醉记录 □ 完成术后首次病程记录 □ 完成手术记录 □ 向患者及家属说明手术情况
重点医嘱	**临时医嘱** □ 手术开始前30分钟使用抗菌药物 □ 术中液体治疗 □ 术中相应治疗（视情况）	**长期医嘱** □ 肝脓肿术后常规护理 □ 一级护理 □ 禁食 □ 监测生命体征 □ 吸氧 □ 记录24小时液体出入量 □ 常规雾化吸入，bid □ 术后镇痛（酌情） □ 肝脓肿引流管接袋负压吸引并记量 □ 胃管接负压瓶吸引并记量（视情况） □ 尿管接尿袋，记尿量 □ 使用广谱抗菌药物 □ 营养支持治疗 □ 监测血糖（视情况） □ 必要时测定中心静脉压 □ 必要时使用制酸剂及生长抑素 **临时医嘱** □ 肝脓肿脓液细菌培养及药敏试验 □ 液体治疗 □ 必要时术后当天查血常规和血生化 □ 明晨查血常规、血生化和肝功能等 □ 必要时查血尿淀粉酶、凝血功能等
病情变异记录	□ 无 □ 有，原因： 1. 2.	□ 无 □ 有，原因： 1. 2.
医师签名		

日期	住院第 4~7 天 （术后第 1~2 日）	住院第 6~9 天 （术后第 3~4 日）	住院第 8~14 天 （出院日）
主要诊疗工作	□ 上级医师查房 □ 观察病情变化 □ 观察引流量和性状 □ 检查手术伤口 □ 分析实验室检验结果 □ 维持水电解质平衡 □ 评估镇痛效果 □ 住院医师完成常规病程记录	□ 上级医师查房 □ 观察腹部、肠功能恢复情况 □ 观察引流量和性状 □ 检查手术伤口，更换敷料 □ 根据引流情况决定是否拔除引流管 □ 住院医师完成常规病程记录书写	□ 上级医师查房 □ 明确是否符合出院标准 □ 完成出院记录、病案首页、出院证明书等 □ 通知出入院处 □ 通知患者及家属 □ 向患者告知出院后注意事项，如康复计划、返院复诊、后续治疗及相关并发症的处理等 □ 出院小结、疾病证明书及出院须知交予患者
重点医嘱	**长期医嘱** □ 一级护理 □ 禁食 □ 记录 24 小时液体出入量 □ 常规雾化吸入，bid □ 肝脓肿引流管接负压吸引并记量 □ 胃管接负压吸引并记量（视情况） □ 患者既往基础用药 □ 使用广谱抗菌药物 □ 营养支持治疗（肠内或肠外营养） □ 监测血糖（视情况） □ 必要时使用制酸剂及生长抑素 **临时医嘱** □ 液体治疗及纠正水、电解质失衡 □ 必要时测定中心静脉压 □ 根据病情变化施行相关治疗	**长期医嘱** □ 二级护理 □ 流质饮食 □ 使用抗菌药物 □ 肝脓肿引流管接袋、记量 **临时医嘱** □ 液体治疗及纠正水、电解质失衡 □ 更换手术伤口敷料 □ 根据病情变化施行相关治疗	**出院医嘱** □ 出院后相关用药 □ 定期门诊伤口换药及拆线 □ 门诊拔除引流管
病情变异记录	□ 无　□ 有，原因： 1. 2.	□ 无　□ 有，原因： 1. 2.	□ 无　□ 有，原因： 1. 2.
医师签名			

（二）护士表单

细菌性肝脓肿临床路径护士表单

适用对象：第一诊断为细菌性肝脓肿（ICD-10：K75.0）
行肝脓肿穿刺引流术或肝脓肿切开引流术（ICD-9-CM-3：50.0/50.91）

患者姓名：	性别：　年龄：　门诊号：	住院号：
住院日期： 年 月 日	**出院日期：** 年 月 日	**标准住院日：8~14天**

日期	住院第1天	住院第2~4天 （术前准备日）
健康宣教	□ 入院宣教 介绍主管医师、护士 介绍环境、设施 介绍住院注意事项	□ 术前宣教 宣教疾病知识、术前准备及手术过程 告知准备物品、沐浴
护理处置	□ 核对患者姓名，佩戴腕带 □ 建立入院护理病历 □ 卫生处置：剪指（趾）甲、沐浴，更换病号服	□ 协助医师完成术前检查 □ 术前准备 配血、抗菌药物皮试 禁食、禁水
基础护理	□ 二级护理 □ 晨晚间护理 □ 患者安全管理	□ 二级护理 □ 晨晚间护理 □ 患者安全管理
专科护理	□ 护理查体 □ 需要时，填写跌倒及压疮防范表 □ 需要时，请家属陪护	□ 协助医师完成术前检查
重点医嘱	□ 详见医嘱执行单	□ 详见医嘱执行单
病情变异记录	□ 无　□ 有，原因： 1. 2.	□ 无　□ 有，原因： 1. 2.
护士签名		

日期	住院第3~5天 （手术日）	
	术前与术中	术后
健康宣教	□ 告知术后饮食、活动及探视注意事项 告知术后可能出现的情况及应对方式 主管护士与患者沟通，了解并指导心理应对 告知家属等候区位置	□ 术后宣教 药物作用及频率 饮食、活动指导 复查患者对术前宣教内容的掌握程度 拔尿管后注意事项 下床活动注意事项
护理处置	□ 送手术 摘除患者各种活动物品 核对患者资料及带药 填写手术交接单，签字确认 □ 接手术 核对患者及资料，签字确认	□ 遵医嘱完成相关检查 □ 夹闭尿管，锻炼膀胱功能
基础护理	□ 二级护理 □ 晨晚间护理 □ 患者安全管理	□ 一级护理 □ 晨晚间护理 □ 患者安全管理
专科护理	□ 协助医师完成术前检查	□ 病情观察，写护理记录 评估生命体征、肢体活动、伤口敷料、各种引流管情况、出入量 遵医嘱予抗感染、止血、抑酸、控制血糖等治疗
重点医嘱	□ 详见医嘱执行单	□ 详见医嘱执行单
病情变异记录	□ 无　□ 有，原因： 1. 2.	□ 无　□ 有，原因： 1. 2.
护士签名		

日期	住院第4~7天 （术后第1~2日）	住院第6~9天 （术后第3~4日）	住院第8~14天 （出院日）
健康宣教	□ 术后宣教 药物作用及频率 饮食、活动指导 复查患者对术前宣教内容的掌握程度 拔尿管后注意事项 下床活动注意事项	□ 术后宣教 药物作用及频率 饮食、活动指导	□ 出院宣教 复查时间 服药方法 活动休息 指导饮食 指导办理出院手续
护理处置	□ 遵医嘱完成相关检查 □ 夹闭尿管，锻炼膀胱功能	□ 遵医嘱完成相关检查	□ 办理出院手续 □ 书写出院小结
基础护理	□ 一级护理 □ 晨晚间护理 □ 患者安全管理	□ 二级护理 □ 晨晚间护理 □ 患者安全管理	□ 二级护理 □ 晨晚间护理 □ 协助或指导饮食 □ 患者安全管理
专科护理	□ 病情观察，写护理记录 评估生命体征、肢体活动、伤口敷料、各种引流管情况、出入量 遵医嘱予抗感染、止血、抑酸、控制血糖等治疗	□ 协助医师完成前检查化验 术后观察伤口敷料、各种引流管情况、出入量 遵医嘱予抗感染、控制血糖等治疗	□ 病情观察 评估肢体活动、肝脏功能情况
重点医嘱	□ 详见医嘱执行单	□ 详见医嘱执行单	□ 详见医嘱执行单
病情变异记录	□ 无 □ 有，原因： 1. 2.	□ 无 □ 有，原因： 1. 2.	□ 无 □ 有，原因： 1. 2.
护士签名			

（三）患者表单

细菌性肝脓肿临床路径患者表单

适用对象：第一诊断为细菌性肝脓肿（ICD-10：K75.0）
行肝脓肿穿刺引流术或肝脓肿切开引流术（ICD-9-CM-3：50.0/50.91）

患者姓名：	性别：　年龄：　门诊号：	住院号：
住院日期：　年　月　日	**出院日期：**　年　月　日	**标准住院日：8~14 天**

日期	住院第 1 天	住院第 2~4 天 （术前准备日）
监测	□ 测量生命体征、体重	□ 每日测量生命体征、询问排便情况
医患配合	□ 护士行入院护理评估（简单询问病史） □ 接受入院宣教 □ 医师询问病史、既往病史、用药情况，收集资料 □ 进行体格检查	□ 配合完善术前相关检查术前宣教 □ 肝脏感染性疾病知识、临床表现、治疗方法 □ 术前用物准备：尿垫、湿巾等
重点诊疗及检查	**重点诊疗** □ 二级护理 □ 既往基础用药	**重点诊疗** □ 术前准备 备皮 配血 心电图、X 线胸片 MRI、CT
饮食及活动	□ 普通饮食 □ 正常活动	□ 普通饮食 □ 正常活动

日期	住院第3~5天 （手术日）	
	术前与术中	术后
监测	□ 定时监测生命体征，每日询问排便情况，手术前1天晚测量生命体征	□ 定时监测生命体征、每日询问排便情况
医患配合	□ 手术时家属在等候区等候 □ 探视及陪护制度	**术后宣教** □ 术后体位：麻醉未醒时平卧，清醒后，4~6小时无不适反应可垫枕或根据医嘱予监护设备、吸氧 □ 配合护士定时监测生命体征、肢体活动、伤口敷料等 □ 不要随意动引流管 □ 疼痛的注意事项及处理 □ 告知医护不适及异常感受 □ 配合评估手术效果
重点诊疗及检查	**重点诊疗** □ 术前签字	**重点诊疗** □ 一级护理 □ 予监护设备、吸氧 □ 注意留置管路安全与通畅 □ 用药：抗菌药物、止血药、抑酸补液药物的应用 □ 护士协助记录出入量
饮食及活动	□ 根据病情指导饮食 □ 卧床休息	□ 根据病情指导饮食 □ 卧床休息

日期	住院第 4~7 天 （术后第 1~2 日）	住院第 6~9 天 （术后第 3~4 日）	住院第 8~14 天 （出院日）
监测	□ 定时监测生命体征、每日询问排便情况	□ 定时监测生命体征、每日询问排便情况	□ 定时监测生命体征、每日询问排便情况
医患配合	**术后宣教** □ 根据医嘱予监护设备、吸氧 □ 配合护士定时监测生命体征、肢体活动、伤口敷料等 □ 不要随意动引流管 □ 疼痛的注意事项及处理 □ 告知医护不适及异常感受，配合评估手术效果	□ 遵医嘱完成相关检查	□ 办理出院手续 □ 书写出院小结
重点诊疗及检查	**重点诊疗** □ 一级护理 □ 予监护设备、吸氧 □ 注意留置管路安全与通畅 □ 用药：抗菌药物、止血药、抑酸补液药物的应用	□ 二级护理 □ 晨晚间护理 □ 患者安全管理 □ 用药：抗菌药物	□ 二级护理 □ 晨晚间护理 □ 协助或指导饮食 □ 患者安全管理
饮食及活动	□ 适量饮水，根据病情逐渐过渡至流质饮食 □ 勿吸烟、饮酒 □ 卧床休息，自主体位	□ 根据病情逐渐过渡至流质饮食，营养均衡，高蛋白、低脂肪、易消化，避免产气食物（牛奶、豆浆）及油腻食物 □ 卧床休息时可头高位，渐坐起 □ 术后第 2~4 天可视体力情况渐下床活动，循序渐进，注意安全	□ 普通饮食，营养均衡 □ 勿吸烟、饮酒 □ 正常活动

附：原表单（2011年版）

细菌性肝脓肿临床路径表单

适用对象：第一诊断为细菌性肝脓肿（ICD-10：K75.0）
行肝脓肿穿刺引流术或肝脓肿切开引流术（ICD-9-CM-3：50.0/50.91）

患者姓名：	性别：　　年龄：　　门诊号：	住院号：
住院日期：　　年　月　日	出院日期：　　年　月　日	标准住院日：8~14天

日期	住院第1天	住院第2~4天 （术前准备日）
主要诊疗工作	□ 询问病史及体格检查 □ 完成住院病历和首次病程记录 □ 开实验室检查单 □ 上级医师查房 □ 初步确定诊治方案和特殊检查项目	□ 手术医嘱 □ 住院医师完成上级医师查房记录、术前小结等书写 □ 完成术前小结（拟行手术方式、手术关键步骤、术中注意事项等） □ 向患者及家属交代病情、手术安排及围手术期注意事项 □ 签署手术知情同意书（含标本处置）、自费用品协议书、输血同意书、麻醉同意书、授权委托书 □ 必要时预约ICU
重点医嘱	**长期医嘱** □ 外科二级护理常规 □ 饮食：根据患者情况决定 □ 患者既往基础用药 □ 使用广谱抗菌药物 **临时医嘱** □ 血常规+血型、尿常规、大便常规+隐血 □ 凝血功能、电解质、肝功能、肾功能、消化系统肿瘤标志物、感染性疾病筛查 □ 心电图、胸部X线平片 □ 腹部B超、上腹部CT平扫+增强或上腹部MRI □ 必要时行血气分析、肺功能、超声心动图、胃镜、超声内镜、钡餐检查 □ 必要时女性患者行盆腔CT或B超	**长期医嘱** □ 外科二级护理常规 □ 患者既往基础用药 □ 使用广谱抗菌药物 **临时医嘱** □ 术前医嘱 □ 常规准备明日在全身麻醉或硬膜外麻醉或局部麻醉下行肝脓肿切开引流术/肝脓肿穿刺引流术 □ 备皮 □ 药物过敏试验 □ 术前禁食4~6小时，禁水2~4小时 □ 必要时行肠道准备（清洁肠道、抗菌药物） □ 麻醉前用药 □ 术前留置胃管和尿管 □ 术中特殊用药（如抗菌药物、胰岛素等） □ 备血
主要护理工作	□ 入院介绍 □ 入院评估 □ 执行入院后医嘱 □ 健康教育 □ 活动指导 □ 饮食指导 □ 患者相关检查配合的指导 □ 心理支持	□ 健康教育 □ 饮食：术前禁食、禁水 □ 术前沐浴、更衣，取下活动义齿、饰物 □ 告知患者及家属手术流程及注意事项 □ 静脉取血 □ 手术备皮、配血、药敏试验 □ 术前手术物品准备 □ 促进睡眠（环境、药物） □ 心理支持

续　表

日期	住院第 1 天	住院第 2~4 天 （术前准备日）
病情变异记录	□ 无　□ 有，原因： 1. 2.	□ 无　□ 有，原因： 1. 2.
护士签名		
医师签名		

<table>
<tr><td rowspan="2">日期</td><td colspan="2">住院第 3~5 天
（手术日）</td></tr>
<tr><td>术前与术中</td><td>术 后</td></tr>
<tr><td>主要诊疗工作</td><td>□ 麻醉准备，监测生命体征
□ 施行手术
□ 保持各引流管通畅
□ 解剖标本，送病理检查</td><td>□ 麻醉医师完成麻醉记录
□ 完成术后首次病程记录
□ 完成手术记录
□ 向患者及家属说明手术情况</td></tr>
<tr><td>重点医嘱</td><td>临时医嘱
□ 手术开始前 30 分钟使用抗菌药物
□ 术中液体治疗
□ 术中相应治疗（视情况）</td><td>长期医嘱
□ 肝脓肿术后常规护理
□ 一级护理
□ 禁食
□ 监测生命体征
□ 吸氧
□ 记录 24 小时液体出入量
□ 常规雾化吸入，bid
□ 术后镇痛（酌情）
□ 肝脓肿引流管接袋负压吸引并记量
□ 胃管接负压瓶吸引并记量（视情况）
□ 尿管接尿袋记尿量
□ 使用广谱抗菌药物
□ 营养支持治疗
□ 监测血糖（视情况）
□ 必要时测定中心静脉压
□ 必要时使用制酸剂及生长抑素
临时医嘱
□ 肝脓肿脓液细菌培养及药敏试验
□ 液体治疗
□ 必要时术后当天查血常规和血生化
□ 明晨查血常规、生化和肝功能等
□ 必要时查血尿淀粉酶、凝血功能等</td></tr>
<tr><td>主要护理工作</td><td>□ 术晨按医嘱留置胃管、尿管
□ 健康教育
□ 术前更衣
□ 饮食指导：禁食、禁水
□ 指导术前注射麻醉用药后注意事项
□ 安排陪送患者入手术室
□ 心理支持</td><td>□ 术后活动：去枕平卧 6 小时，协助改变体位及足部活动
□ 禁食、禁水
□ 密切观察患者情况
□ 疼痛护理
□ 生活护理（一级护理）
□ 皮肤护理
□ 管道护理及指导
□ 营养支持护理
□ 心理支持（患者及家属）</td></tr>
<tr><td>病情变异记录</td><td>□ 无 □ 有，原因：
1.
2.</td><td>□ 无 □ 有，原因：
1.
2.</td></tr>
<tr><td>护士签名</td><td></td><td></td></tr>
<tr><td>医师签名</td><td></td><td></td></tr>
</table>

日期	住院第 4~7 天 （术后第 1~2 日）	住院第 6~9 天 （术后第 3~4 日）	住院第 8~14 天 （出院日）
主要诊疗工作	□ 上级医师查房 □ 观察病情变化 □ 观察引流量和性状 □ 检查手术伤口 □ 分析实验室检验结果 □ 维持水电解质平衡 □ 评估镇痛效果 □ 住院医师完成常规病程记录	□ 上级医师查房 □ 观察腹部、肠功能恢复情况 □ 观察引流量和性状 □ 检查手术伤口，更换敷料 □ 根据引流情况决定是否拔除引流管 □ 住院医师完成常规病程记录书写	□ 上级医师查房 □ 明确是否符合出院标准 □ 完成出院记录、病案首页、出院证明书等 □ 通知出入院处 □ 通知患者及家属 □ 向患者告知出院后注意事项，如康复计划、返院复诊、后续治疗，及相关并发症的处理等 □ 出院小结、疾病证明书及出院须知交予患者
重点医嘱	**长期医嘱** □ 一级护理 □ 禁食 □ 记录 24 小时液体出入量 □ 常规雾化吸入，bid □ 肝脓肿引流管接负压吸引并记量 □ 胃管接负压吸引并记量（视情况） □ 患者既往基础用药 □ 使用广谱抗菌药物 □ 营养支持治疗（肠内或肠外营养） □ 监测血糖（视情况） □ 必要时使用制酸剂及生长抑素 **临时医嘱** □ 液体治疗及纠正水电解质失衡 □ 必要时测定中心静脉压 □ 根据病情变化施行相关治疗	**长期医嘱** □ 二级护理 □ 流质饮食 □ 使用抗菌药物 □ 肝脓肿引流管接袋、记量 **临时医嘱** □ 液体治疗及纠正水电解质失衡 □ 更换手术伤口敷料 □ 根据病情变化施行相关治疗	**出院医嘱** □ 出院后相关用药 □ 定期门诊伤口换药及拆线 □ 门诊拔除引流管
主要护理工作	□ 体位与活动：取半坐或斜坡卧位，指导床上或床边活动 □ 饮食：禁食 □ 疼痛护理 □ 生活护理（一级护理） □ 观察患者引流管情况，腹部体征及肠道功能恢复的情况 □ 皮肤护理 □ 营养支持护理 □ 心理支持（患者及家属） □ 康复指导	□ 体位与活动：自主体位，鼓励离床活动 □ 指导流质饮食 □ 协助或指导生活护理 □ 观察患者腹部体征及肠道功能恢复的情况 □ 营养支持护理 □ 康复指导	**出院指导** □ 办理出院手续 □ 复诊时间 □ 作息、饮食、活动 □ 服药指导 □ 日常保健 □ 清洁卫生 □ 疾病知识及后续治疗
病情变异记录	□ 无　□ 有，原因： 1. 2.	□ 无　□ 有，原因： 1. 2.	□ 无　□ 有，原因： 1. 2.
护士签名			
医师签名			

第十五章

肝动脉栓塞术临床路径释义

一、肝动脉栓塞术编码

疾病名称及编码：肝和肝内胆管恶性肿瘤（ICD-10：C22）

肝血管瘤（ICD-10：D18.013）

手术操作名称及编码：动脉化疗栓塞（ICD-9-CM-3：99.2501）

肝局部灌注（ICD-9-CM-3：50.93）

二、临床路径检索方法

C22/D18.013 伴（50.93+99.2501）

三、国家医疗保障疾病诊断相关分组（CHS-DRG）

MDCH 肝、胆、胰疾病及功能障碍

HZ1 其他肝脏疾患

四、肝动脉栓塞术临床路径标准住院流程

（一）适用对象

主要诊断为肝细胞癌、肝癌破裂出血、肝恶性肿瘤、肝良性肿瘤、肝胆管恶性肿瘤、肝胆管细胞癌、肝占位性病变、肝肿物、肝血管瘤、肝血管肉瘤、肝动脉动脉瘤。

释义

■ 原发性肝癌指恶性肿瘤来源于肝脏上皮组织者，主要包括肝细胞癌（Hepatocellular carcinoma，HCC）、肝内胆管细胞癌（Intrahepatic cholangiocarcinoma，ICC）和肝细胞癌-肝内胆管细胞癌混合型三种主要类型。肝占位性病变、肝肿物、肝动脉动脉瘤属于血管外科疾病，多采用覆膜支架、弹簧圈栓塞。

■ 肝血管瘤是肝脏最常见的良性肿瘤，其中以海绵状血管瘤（Hepatic cavernous hemangioma，HCH）最为常见，系肝脏血窦于胚胎阶段的发育障碍所致。

■ 本路径适用主要对象为中晚期不可切除的原发性肝癌、原发性肝癌复发、符合介入治疗指征的肝血管瘤等病例。

（二）诊断依据

根据《临床诊疗指南·外科学分册》（中华医学会编，人民卫生出版社，2006 年，第 1 版）。

1. 病史：肝硬化，体重进行性下降，随访肿物进行性增大，邻近组织器官转移等。
2. 临床症状：肝区不适、疼痛、胀痛等或检查发现，无临床表现。
3. 体征：肝脏增大，肝区叩击痛，腹水、胸腔积液等。
4. 血管彩色多普勒超声检查或 CT/MRI 检查明确病变存在。
5. AFP 异常增高（肝癌）。

释义

■ 肝癌患者因感染慢性病毒性肝炎，临床表现多以肝炎肝硬化为主，如消瘦、慢性肝病面容、肝掌、蜘蛛痣、黄疸、腹水等，肿瘤进展则可出现肝区肿痛、恶病质及副癌综合征等表现。

■ 肝良性肿瘤如肝血管瘤一般无明显临床表现，当瘤体巨大压迫周围脏器或肿瘤位于肝包膜下引起疼痛才有临床表现，而瘤体破裂并发出血少见。

■ 血清 AFP 作为原发性肝癌定性诊断，60%以上病例血清 AFP > 400μg/L，其特异性高于其他肿瘤相关标志物。原发性肝癌诊断参照《原发性肝癌诊断规范（2017 年版）》。

■ 对于肝脏占位常用影像学检查有腹部超声检查、腹部 CT 增强、腹部增强 MRI 等。原发性肝癌以腹部增强 CT 或 MRI 为主要诊断手段，而腹部增强 MRI 对肝血管瘤的诊断有较高的特异性和准确性。

（三）治疗方案的选择

根据《临床诊疗指南·外科学分册》（中华医学会编，人民卫生出版社，2006 年，第 1 版）。

1. 手术：介入手术治疗。
2. 手术方式：肝动脉化疗栓塞术；肝血管瘤超选择性栓塞术；肝动脉碘油栓塞术。

释义

■ 根据中华医学会放射学分会介入学组协作组《原发性肝细胞癌经导管肝动脉化疗性栓塞治疗技术操作规范专家共识》制定的原发性肝细胞癌行 TACE 的适应证：①外科手术不能切除，或虽能手术切除，但患者不愿接受手术的肝癌病灶；②巨块型肝癌，肿瘤占整个肝脏的比例< 70%；③多发结节型肝癌；④肝癌术前的减瘤治疗，以减低肿瘤分期，为二期手术切除创造机会；⑤肝功能 Child-Pugh 分级 A、B 级，美国东部肿瘤协作组（ECOG）评分 0~2 分；⑥门静脉主干未完全阻塞，或虽然门静脉主干完全阻塞，但肝门有较多代偿性侧支血管形成；⑦外科手术失败，或切除术后复发的肝癌患者；⑧肝癌破裂出血及肝动脉-门静脉分流造成的门静脉高压出血；⑨肝癌切除术后预防性肝动脉灌注化疗；⑩肝癌肝脏移植术后复发。

■ 经肝动脉栓塞治疗肝脏海绵状血管瘤的适应证和禁忌证：①适应证：肝脏海绵状血管瘤较大，邻近脏器受压致压迫症状明显者；血管瘤直径大于 5cm，致肝脏包膜受压张力高导致上腹部疼痛者；肿瘤虽小，但位于肝脏包膜下导致疼痛症状明显，且有破裂之虞，同时对疼痛一般治疗效果不佳者；②禁忌证：血管瘤直径小于 4cm，且趋于稳定、无明显临床症状者；有血管造影禁忌者。

■ 手术方式通常不包括肝动脉碘油栓塞术。

（四）标准住院日

3~10 天。

释义

■ 行肝动脉栓塞术患者入院后，术前常规检查及准备1~3天，术后恢复1~7天，无明显术后并发症，总住院时间小于10天均符合本路径要求。

（五）进入路径标准

1. 诊断为下列疾病者：肝细胞癌、肝癌破裂出血、肝恶性肿瘤、肝良性肿瘤、肝胆管恶性肿瘤、肝胆管细胞癌、肝占位性病变、肝肿物、肝血管瘤、肝血管肉瘤、肝动脉动脉瘤。
2. 当患者同时具有其他疾病诊断，但在住院期间以主要诊断为治疗目的，其他疾病的处理不影响主要诊断的临床路径流程实施时，可以进入路径。

释义

■ 本路径适用对象为中晚期不可切除的原发性肝癌、原发性肝癌复发、符合介入治疗指征的肝血管瘤等病例。

■ 患者合并高血压、糖尿病、冠状动脉粥样硬化性心脏病、COPD、慢性肾功能不全等慢性疾病，需要术前治疗稳定后才能手术或存在抗凝、抗血小板等治疗，术前需特殊准备，则不进入本路径。

■ 对于术前评估患者情况不符合原发性肝癌行TACE适应证、肝血管瘤存在肝动脉栓塞术治疗禁忌证，不进入本路径。

（六）入院检查

1~3天。
1. 必须检查的项目或有三个月内的结果：
（1）血常规、尿常规。
（2）肝功能、肾功能、电解质、血糖、凝血功能、感染性疾病筛查（乙型肝炎、丙型肝炎、艾滋病、梅毒等）；AFP、CEA、CA19-9。
（3）X线胸片、心电图、腹部彩超或CT增强或磁共振检查。
2. 根据患者病情选择：超声心动、肺功能、全身骨扫描。肿瘤科会诊。

释义

■ 必查项目是评估患者病情、确保手术治疗安全有效开展的基础。

■ 为缩短术前等待时间，检查项目可在患者入院前门诊完成。

■ 高龄、高危合并心肺功能异常者，术前需增加心脏彩超、肺功能等检查。

■ 对于肝恶性肿瘤患者可加行全身骨扫描等检查评估有无远处骨转移，并请肿瘤科会诊协同治疗。

（七）选择用药

抗菌药物：按照《抗菌药物临床应用指导原则（2015年版）》（国卫办医发〔2015〕43号）

执行。

释义

■ 建议术前预防性使用抗菌药物，选用第一、第二代头孢菌素±甲硝唑。

（八）术前准备

1~5天。

1. 麻醉方式：局部麻醉、全身麻醉。
2. 术中用药：麻醉常规用药、术后镇痛、止吐、镇静、抑酸、对症用药。
3. 术前保肝治疗。
4. 术日空腹，开放静脉，抑酸治疗。
5. 术日必要时，保留导尿。
6. 术前充分评估心、肺、肾、脑功能，必要时相关科室会诊。

释义

■ 术中预防性抗菌药物应用参考《抗菌药物临床应用指导原则（2015年版）》执行。

■ 手术日可以使用止吐、抑酸、镇痛等对症治疗药物。TACE常并发上消化道出血，可能系门静脉高压性出血，可给予止血药（如重组活化凝血因子Ⅶa、去氨加压素）及抑酸药，此外根据病情增加使用降低门脉压力药物。

（九）术后处理

1~10天。

1. 必须复查的检查项目：根据患者具体情况而定。
2. 术后用药：抗菌药物按照《抗菌药物临床应用指导原则（2015年版）》（国卫办医发〔2015〕43号）执行。
3. 保肝治疗。
4. 营养支持治疗
5. 对症治疗。

释义

■ 术后可根据患者恢复情况做相应复查项目（血常规、肝功能等），并根据病情变化调整检查频次。

■ 肝动脉栓塞术后肝功能可能出现不同程度的损伤，可适当选用护肝药促进肝功能恢复。

（十）出院日

3~10天。

1. 患者无严重感染迹象。

2. 没有需要住院处理的并发症。

释义

■ 主管医师及上级医师评估患者术后恢复是否达到出院条件。若确实存在术后并发症需继续住院治疗，超出本路径规定的时间，则优先处理并发症待痊愈后再准许患者出院。

（十一）变异及原因分析

1. 严重基础疾病可能对手术造成影响者，术前准备时间会延长。
2. 术后出现肝坏死、感染、肝衰竭、黄疸等并发症时，住院恢复时间相应延长。

释义

■ 对于轻微变异，而对最终结果不会产生重大改变，也不会增加住院天数和费用，可不出本路径。

■ 术后发生严重并发症，如胆管节段性坏死、急性坏疽性胆囊炎、急性肝功能不全等，需进一步加强治疗，导致住院时间延长、费用增加，需在医师表单中说明。

■ 因患者方面的主观原因导致执行路径出现变异，需医师在表单中予以说明。

五、肝动脉栓塞术临床路径给药方案

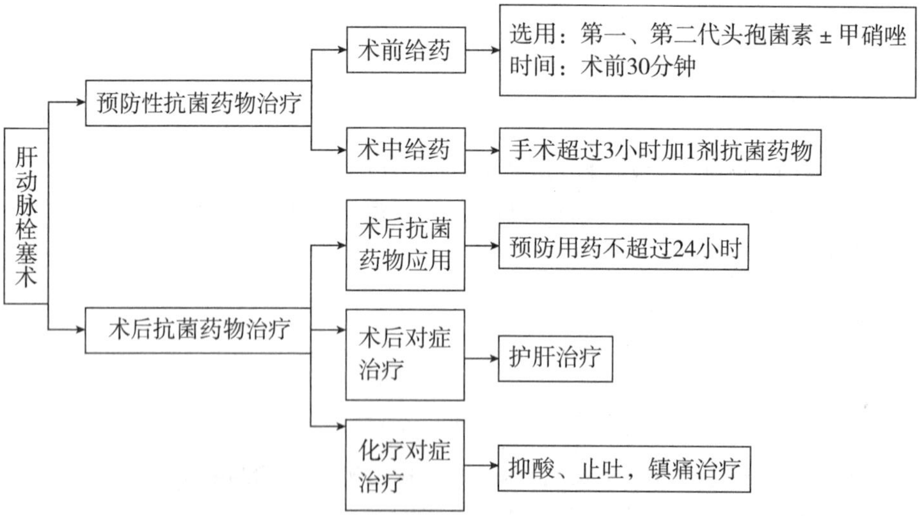

1. 用药选择：

（1）为预防术后感染，选用第一、第二代头孢菌素±甲硝唑类药物。

（2）行肝动脉栓塞术后常伴有肝功能损伤，术后需根据病情予以护肝类药物治疗，促进术后肝功能的恢复。

（3）行 TACE 患者由于化疗药物作用，术后根据病情予以止吐、护胃抑酸等对症治疗。

2. 药学提示：

（1）预防性抗菌药物用药时间为静脉输注应在操作前 0.5～1.0 小时或麻醉开始时给药，在输注完毕后开始手术，保证手术部位暴露时局部组织中抗菌药物已达到足以杀灭手术过程中沾染细菌的药物浓度。

（2）若手术时间超过 3 小时，术中应追加 1 次抗菌药物。术后预防用药时间不超过 24 小时。

3. 注意事项：

（1）肝动脉栓塞术后常合并肝功能损伤，特别是肝癌行 TACE 患者更容易出现急性肝功能不全，术后需常规检测肝功能，同时予以相关护肝药物支持。

（2）建议禁用或慎用肝损伤类药物，以免加重病情。

六、推荐表单

（一）医师表单

肝动脉栓塞术临床路径医师表单

适用对象：第一诊断为原发性肝癌行肝动脉化疗栓塞术；或第一诊断为肝血管瘤行肝血管瘤超选择性栓塞术

患者姓名：	性别： 年龄： 住院号：	门诊号：
住院日期： 年 月 日	出院日期： 年 月 日	标准住院日：3~10 天

时间	住院第 1~3 天	住院第 3~4 天 （术前准备）
主要诊疗工作	□ 询问病史、体格检查，病历书写 □ 向患者及家属交代住院诊疗流程及时间 □ 上级医师查房及术前评估 □ 发放入院指导 □ 开具检查单 □ 对症保肝治疗	□ 上级医师查房，根据体检及辅助检查结果讨论制订手术方案 □ 完成术前准备及评估 □ 完成术前小结、上级医师查房记录等书写 □ 签署手术同意书等文件 □ 向患者及家属交代围手术期注意事项 □ 改善肝功能及一般情况
重点医嘱	**长期医嘱** □ 外科疾病护理常规 □ 二级或三级护理 □ 相关饮食 □ 患者既往基础用药，保肝 **临时医嘱** □ 血常规、尿常规、肝肾功能、电解质、血糖、凝血指标、感染性疾病筛查；AFP、CEA、CA19-9 □ X 线胸片、心电图、腹部 B 超、肝脏 CT；必要时超声心动图、肺功能、全身骨扫描检查	**临时医嘱** □ 必要的会诊意见及处理 □ 术前准备 □ 术前禁食、禁水 □ 保肝治疗 □ 术前补液
病情变异记录	□ 无 □ 有，原因： 1. 2.	□ 无 □ 有，原因： 1. 2.
医师签名		

时间	住院第 4~8 天 （术后处理）	住院第 8~10 天 （出院）
主要诊疗工作	□ 手术 □ 完成手术记录书写 □ 术后病程记录书写 □ 向患者及家属交代术后注意事项 □ 检测肝功能变化	□ 观察生命体征及穿刺肢体伤口情况 □ 上级医师查房，进行伤口评估，决定是否可以出院 □ 术后病程记录书写 □ 完成出院记录、病案首页、出院证明等文件 □ 交代出院后注意事项如复查时间、出现手术相关意外情况的处理等 □ 发放出院指导
重点医嘱	**长期医嘱** □ 今日在局部麻醉下行肝动脉造影、肠系膜上动脉造影、间接门静脉造影；肝动脉化疗栓塞术/肝血管瘤超选择性栓塞术；肝动脉造影，碘油栓塞术 □ 术后护理常规 □ 一级护理 □ 易消化饮食 □ 肝肾功能、电解质、血常规 **临时医嘱** □ 补液，营养支持 □ 抗菌药物 □ 对症保肝药物治疗	**长期医嘱** □ 二级护理 **临时医嘱** □ 出院 □ 出院带药
病情变异记录	□ 无　□ 有，原因： 1. 2.	□ 无　□ 有，原因： 1. 2.
医师签名		

（二）护士表单

肝动脉栓塞术临床路径护士表单

适用对象：第一诊断为原发性肝癌行肝动脉化疗栓塞术；或第一诊断为肝血管瘤行肝血管瘤超选择性栓塞术

患者姓名：	性别： 年龄： 住院号：	介入血管外科
住院日期： 年 月 日	**出院日期：** 年 月 日	**标准住院日：3~10 天**

时间	住院第 1~3 天 （入院）	住院第 3~4 天 （术前准备）
健康宣教	□ 入院宣教 介绍主管医师、护士 介绍环境、设施 介绍住院注意事项 介绍探视和陪护制度 介绍贵重物品制度	□ 健康宣教 □ 心理支持
护理处置	□ 核对患者姓名，佩戴腕带 □ 建立入院护理病历 □ 协助患者留取各种标本 □ 测量体重	□ 常规检查 □ 饮食指导 □ 术前指导 □ 治疗护理
基础护理	□ 三级护理 □ 晨晚间护理 □ 患者安全管理	□ 三级护理 □ 晨晚间护理 □ 患者安全管理
专科护理	□ 护理查体 □ 需要时，填写跌倒及压疮防范表 □ 需要时，请家属陪护 □ 确定饮食种类 □ 心理护理	□ 护理查体 □ 需要时，请家属陪护
重点医嘱	□ 详见医嘱执行单	□ 详见医嘱执行单
病情变异	□ 无 □ 有，原因： 1. 2.	□ 无 □ 有，原因： 1. 2.
护士签名		

时间	住院第 4~8 天 （术后处理）	住院第 8~10 天 （出院）
健康宣教	□ 术后宣教 药物作用及频率 饮食、活动指导 复查患者对术前宣教内容的掌握 □ 下床活动注意事项	□ 出院宣教 复查时间 服药防范 活动休息 指导饮食 康复训练方法 □ 指导办理出院手续
护理处置	□ 遵医嘱完成相关检查	□ 办理出院手续
基础护理	□ 体位与活动：平卧位，指导床上或床边活动 □ 饮食：半流质饮食 □ 二级护理 □ 皮肤护理	□ 心理和生活护理 □ 指导办理出院手续
专科护理	□ 观察患者腹部体征、股动脉穿刺处伤口等情况 □ 疼痛护理	□ 疾病知识及随访
重点医嘱	□ 详见医嘱执行单	□ 详见医嘱执行单
病情变异记录	□ 无　□ 有，原因： 1. 2.	□ 无　□ 有，原因： 1. 2.
护士签名		

（三）患者表单

肝动脉栓塞术临床路径患者表单

适用对象：第一诊断为原发性肝癌行肝动脉化疗栓塞术；或第一诊断为肝血管瘤行肝血管瘤超选择性栓塞术

患者姓名：	性别：　年龄：　住院号：	介入血管外科
住院日期：　年　月　日	**出院日期：**　年　月　日	**标准住院日：3~10 天**

时间	住院第 1 天 （入院）	住院第 2~3 天 （术前）	住院第 3~4 天 （手术当日）
医患配合	□ 配合询问病史、收集资料，请务必详细告知既往史、用药史、过敏史 □ 配合进行体格检查 □ 有任何不适请告知医师	□ 配合完善术前相关检查，如采血、心电图、X 线胸片、腹部 CT 增强等 □ 医师与患者及家属介绍病情及术前谈话、签字	□ 术后体位：平卧位，股动脉穿刺处压迫 12 小时 □ 告知不适及异常感受 □ 配合评估手术效果
护患配合	□ 配合测量体温、脉搏、呼吸、血压、体重 □ 配合完成入院护理评估（简单询问病史、过敏史、用药史） □ 接受入院宣教（环境介绍、病室规定、订餐制度、贵重物品保管等） □ 配合执行探视和陪护制度 □ 有任何不适请告知护士	□ 配合测量体温、脉搏、呼吸 □ 接受术前宣教 □ 接受饮食宣教 □ 接受药物宣教	□ 配合护士定时监测体温、脉搏、呼吸、血压生命体征 □ 配合检查意识（全身麻醉者） □ 疼痛注意事项及处理 □ 注意留置管路安全与通畅 □ 护士协助记录出入量
饮食	□ 遵医嘱饮食	□ 术前 12 小时禁食、禁水	□ 半流质饮食
活动	□ 正常活动	□ 正常活动	□ 卧床休息，自主体位

时间	住院第 4~8 天 （术后第 1~5 日）	住院第 8~10 天 （术后第 5~7 日）
医患配合	□ 医师巡视，了解病情 □ 配合腹部检查，伤口情况 □ 配合完善术后检查：血常规、肝功能 □ 伤口换药	□ 接受出院前指导 □ 知道复查程序 □ 获取出院诊断书
护患配合	□ 接受输液治疗 □ 配合活动，预防皮肤压力伤 □ 注意活动安全，避免坠床或跌倒 □ 配合执行探视及陪护	□ 接受出院宣教 □ 办理出院手续 □ 获取出院带药 □ 知道服药方法、作用、注意事项 □ 知道复印病历程序
饮食	□ 半流质饮食	□ 普通饮食
活动	□ 卧床休息，床边活动	□ 功能恢复训练，正常活动

附：原表单（2016年版）

肝动脉栓塞术临床路径表单

适用对象：第一诊断为原发性肝癌行肝动脉化疗栓塞术；或第一诊断为肝血管瘤行肝血管瘤超选择性栓塞术

患者姓名：	性别：　　年龄：　　住院号：	介入血管外科
住院日期：　　年　月　日	出院日期：　　年　月　日	标准住院日：3~10天

时间	住院第1~3天 （入院）	住院第1~5天 （术前准备）
主要诊疗工作	□ 询问病史、体格检查，病历书写 □ 向患者及家属交代住院诊疗流程及时间 □ 上级医师查房及术前评估 □ 发放入院指导 □ 开具实验室检查单 □ 对症保肝治疗	□ 上级医师查房，根据体检及辅助检查结果讨论制订手术方案 □ 完成术前准备及评估 □ 完成术前小结、上级医师查房记录等书写 □ 签署手术同意书等文件 □ 向患者及家属交代围手术期注意事项 □ 改善肝功能及一般情况
重点医嘱	**长期医嘱** □ 外科疾病护理常规 □ 二级或三级护理 □ 相关饮食 □ 患者既往基础用药，保肝 **临时医嘱** □ 血常规、尿常规、肝肾功能、电解质、血糖、凝血指标、感染性疾病筛查；AFP、CEA、CA19-9 □ X线胸片、心电图、腹部B超、肝脏CT；必要时超声心动图、肺功能、全身骨扫描检查	**临时医嘱** □ 必要的会诊意见及处理 □ 术前准备 □ 术前禁食、禁水 □ 保肝治疗 □ 灌肠 □ 术前补液
主要护理工作	□ 介绍病房环境及设施 □ 告知医院规章制度 □ 入院护理评估	□ 宣传教育及心理护理 □ 执行术前医嘱 □ 告知手术相关注意事项
病情变异记录	□ 无　□ 有，原因： 1. 2.	□ 无　□ 有，原因： 1. 2.
护士签名		
医师签名		

时间	住院第1~10天 （术后处理）	住院第3~10天 （出院）
主要诊疗工作	□ 手术 □ 完成手术记录书写 □ 术后病程记录书写 □ 向患者及家属交代术后注意事项 □ 检测肝功能变化	□ 观察生命体征及穿刺肢体伤口情况 □ 上级医师查房，进行伤口评估，决定是否可以出院 □ 术后病程记录书写 □ 完成出院记录、病案首页、出院证明等文件 □ 交代出院后注意事项如复查时间、出现手术相关意外情况的处理等 □ 发放出院指导
重点医嘱	**长期医嘱** □ 今日在局部麻醉下行肝动脉造影、肠系膜上动脉造影、间接门静脉造影；肝动脉化疗栓塞术/肝血管瘤超选择性栓塞术；肝动脉造影，碘油栓塞术 □ 术后护理常规 □ 一级护理 □ 易消化饮食 □ 肝肾功能、电解质、血常规 **临时医嘱** □ 补液，营养支持 □ 抗菌药物 □ 对症保肝药物治疗	**长期医嘱** □ 二级护理 **临时医嘱** □ 出院 □ 出院带药（抗炎、保肝、对症）
主要护理工作	□ 观察生命体征情况 □ 胃肠道反应及栓塞不良反应 □ 股动脉穿刺处有无出血、血肿情况 □ 心理和生活护理	□ 心理和生活护理 □ 指导办理出院手续
病情变异记录	□ 无　□ 有，原因： 1. 2.	□ 无　□ 有，原因： 1. 2.
护士签名		
医师签名		

第十六章

原发性肝癌（肝癌切除术）临床路径释义

【医疗质量控制指标】

指标一、诊断时应充分结合病史，特别是临床症状、肝炎病毒感染史、实验室及影像学检查结果等。

指标二、力求早诊早治，优先选择以手术为主的综合治疗。

指标三、术后应根据肝肾功能等情况对用药及剂量进行相应调整。

指标四、本病对患者心理影响大，应重视患者的心理状况，必要时及时干预。

一、原发性肝癌（肝癌切除术）编码

1. 原编码：

疾病名称及编码：原发性肝癌（ICD-10：C22.900）

2. 修改编码：

疾病名称及编码：原发性肝癌和肝内胆管细胞癌（ICD-10：C22）

手术操作名称及编码：肝组织或肝病损局部切除术、肝叶切除术（ICD-9-CM-3：50.2/50.3）

二、临床路径检索方法

C22 伴（50.2/50.3）

三、国家医疗保障疾病诊断相关分组（CHS-DRG）

MDCH 肝、胆、胰疾病及功能障碍

HR1 肝胆胰系统恶性肿瘤

四、原发性肝癌临床路径标准住院流程

（一）适用对象

第一诊断为原发性肝癌 ICD-10：C22.900。

释义

■ 第一诊断为肝细胞癌（C22.000）、肝内胆管癌（C22.100）、混合性肝癌（M81800/3）。

■ 原发性肝癌主要包括肝细胞癌（hepatocellular carcinoma，HCC）、肝内胆管癌（intrahepatic cholangiocarcinoma，ICC）和混合性肝癌三种类型。其中 HCC 占 75%~85%，ICC 占 10%~15%。

■ 本路径适用对象为临床诊断为原发性肝癌，但不包括肝癌破裂出血、中晚期不可切除原发性肝癌、原发性肝癌复发不可切除等病例，需进入其他临床路径。

（二）诊断依据

根据《2012 EASL/EORTC 临床实践指南：肝细胞癌的管理》《NCCN 临床实践指南：肝胆肿瘤（2015. V1）》《内科学》（葛均波，徐永健，王辰主编，人民卫生出版社，2018 年，第 9 版），《外科学》（陈孝平，汪建平，赵继宗主编，人民卫生出版社，2018 年，第 9 版），《黄家驷外科学》（吴孟超，吴在德主编，人民卫生出版社，2021 年，第 8 版）。

1. 临床表现：肝区疼痛，肝大，黄疸，肝硬化征象，伴癌综合征，进行性消瘦、发热、食欲缺乏、乏力、营养不良和恶病质等全身性表现。

2. 实验室检查：肝炎标志物，肿瘤标志物 AFP，AFP 异质体，异常凝血酶原（DCP），血清岩藻糖苷酶（AFU），GGTⅡ，肝功能等。

3. 辅助检查：腹部超声，增强 CT 或 MRI，选择性肝动脉造影，超声引导下肝穿刺活体组织检查。

释义

■ 根据《原发性肝癌诊疗指南（2022 年版）》《EASL 临床实践指南：肝细胞癌的管理（2018 年版）》《NCCN 临床实践指南：肝胆肿瘤（2022. V1）》《外科学（第 9 版）》《黄家驷外科学（第 8 版）》《内科学（第 9 版）》《中国肝癌规范诊疗质量控制指标（2022 版）》（国家癌症中心，国家肿瘤质控中心肝癌专家委员会. 中华肿瘤杂志 2022 年 44 卷第 6 期）。

■ 临床表现：可无任何不适主诉或出现肝区疼痛、肝大、黄疸、肝硬化征象、伴癌综合征、进行性消瘦、发热、食欲缺乏、乏力、营养不良和恶病质等全身性表现。

■ 实验室检查：肝肾功能、血常规、凝血功能、肝炎标志物，肿瘤标志物如 AFP、AFP 异质体、异常凝血酶原（PIVKAⅡ）、血清岩藻糖苷酶（AFU）、miRNA 检测等。

■ 辅助检查：腹部超声、腹部增强 CT 或 MRI、胸部 CT 等。

■ 我国肝癌高危人群主要包括：乙型病毒性肝炎（HBV）和/或丙型病毒性肝炎（HCV）感染、过度饮酒、非酒精性脂肪性肝炎、各种原因引起的肝硬化以及有肝癌家族史等的人群，尤其是年龄>40 岁的男性风险较大。临床表现多以肝炎肝硬化为主，如消瘦、慢性肝病面容、肝掌、蜘蛛痣、黄疸、腹水等，肿瘤进展则可出现肝区肿痛、恶病质及副癌综合征等表现。

■ 实验室检查中血清 AFP、AFP 异质体、异常凝血酶原等可作为肝癌早期诊断标志物。而肝功能 Child-Pugh 评分、吲哚菁绿（ICG）清除试验或者瞬时弹性成像测定肝脏硬度等检查可以用来评估术前肝脏储备功能。

■ 影像学检查：①腹部超声检查为非侵入性检查，操作简单、费用低廉，用于肝癌的普查和随访；②腹部增强 CT 可清楚地显示肝癌的大小、数目、形态、部位、边界、肿瘤血供丰富程度以及与肝内管道的关系，对门静脉、肝静脉和下腔静脉是否有癌栓，肝门和腹腔淋巴结是否有转移，肝癌是否侵犯邻近组织器官有重要的诊断价值；③腹部增强 MRI 可提高小肝癌检出率，利于肝癌与肝脏局灶性增生结节、肝腺瘤等的鉴别诊断；④选择性肝动脉造影是侵入性检查，可同时进行化疗和碘油栓塞，常用于诊断合并需要治疗的病例；⑤PET-CT/MRI 可作为其他影像学检查的辅助和补充，在肝癌的分期和疗效评价方面具有优势。

■ 对于临床诊断及影像学诊断困难病例，可行超声/CT 引导下肝穿刺活体组织检查帮助明确诊断。

（三）选择治疗方案的依据

根据《2012 EASL/EORTC 临床实践指南：肝细胞癌的管理》《NCCN 临床实践指南：肝胆肿瘤（2015. V1）》《内科学》（葛均波，徐永健，王辰主编，人民卫生出版社，2018 年，第 9 版），《外科学》（陈孝平，汪建平，赵继宗主编，人民卫生出版社，2018 年，第 9 版），《黄家驷外科学》（吴孟超，吴在德主编，人民卫生出版社，2021 年，第 8 版）。

1. 治疗原则：早期诊断、早期采用以手术为主的综合治疗是提高长期治疗效果的关键。

（1）规则肝癌切除术。

（2）肝移植。

2. 局部治疗：

（1）经皮穿刺瘤内注射无水乙醇（PEI）。

（2）射频消融 RF。

（3）肝动脉栓塞 TAE。

释义

■ 根据《原发性肝癌诊疗指南（2022 年版）》《EASL 临床实践指南：肝细胞癌的管理（2018 年版）》《NCCN 临床实践指南：肝胆肿瘤（2022. V1）》《外科学（第 9 版）》《黄家驷外科学（第 8 版）》《内科学（第 9 版）》《中国肝癌规范诊疗质量控制指标（2022 版）》（国家癌症中心，国家肿瘤质控中心肝癌专家委员会．中华肿瘤杂志 2022 年 44 卷第 6 期）。

■ 治疗原则：采用以手术为主的综合治疗是提高长期治疗效果的关键。

■ 肝切除仍是治疗原发性肝癌的首选治疗方式。根据手术入腹方式分为开腹肝切除、经腹腔镜肝切除和机器人辅助下经腹腔镜肝切除。根据手术方式分为解剖性肝切除和非解剖性肝切除。根据肿瘤切除的彻底性分为根治性肝切除和非根治性肝切除。

■ 手术指征：①患者一般情况较好，无明显心、肺、肾等重要脏器器质性病变；②肝功能正常，或仅有轻度损害，按肝功能 Child-Pugh 分级属 A 级；或肝功能分级属 B 级，经短期护肝治疗后肝功能恢复到 A 级；③肝储备功能（如吲哚菁绿清除试验）基本在正常范围以内；④无不可切除的肝外转移性肿瘤。

■ 根治性肝切除术标准：①肝静脉、门静脉、胆管以及下腔静脉未见肉眼癌栓；②无邻近脏器侵犯，无肝门淋巴结或远处转移；③肝脏切缘距肿瘤边界≥1cm；如切缘＜1cm，则切除肝断面组织学检查无肿瘤细胞残留，即切缘阴性。

（四）标准住院日

12~15 天。

原发性肝癌患者入院后，术前常规检查及准备 1~4 天，术后恢复 1~9 天，无明显术后并发症，总住院时间小于 15 天均符合本路径要求。

（五）进入路径标准

1. 第一诊断需符合原发性肝癌。

2. 排除有严重并发症的患者（合并心、肺、肾、脑等脏器功能损害）及非肝癌切除术患者。

3. 排除继发性肝癌、其他肝脏肿瘤或病变如血管瘤、肝腺瘤等、需要肝癌局部治疗及需要肝移植者。

4. 当患者同时具有其他疾病诊断，但在住院期间不需要特殊处理也不影响第一诊断的临床路径流程实施时，可以进入本路径。

释义

■ 本路径适用对象为原发性肝癌，不包括肝癌破裂出血、中晚期不可切除原发性肝癌、原发性肝癌复发不可切除等病例。

■ 患者合并高血压、糖尿病、冠状动脉粥样硬化性心脏病、慢性阻塞性肺病（COPD）、慢性肾功能不全等慢性疾病，需要术前治疗稳定后才能手术或存在抗凝、抗血小板等治疗，术前需特殊准备，则不进入本路径。

■ 对于术前评估患者情况不符合根治性肝切除术或中晚期不可根治性切除肝癌需行其他治疗者，不进入本路径。

（六）术前准备（术前评估）

2~3 天。

1. 必须的检查项目：

（1）血常规、尿常规、大便常规。

（2）肝肾功能、ICG 检测、电解质、血型、凝血功能、血氨、甲胎蛋白（AFP）、异常凝血酶原、癌胚抗原（CEA）、糖类抗原 19-9（CA19-9）、各种肝炎病毒学指标检测（乙型肝炎五项、抗 HCV、乙型肝炎 DNA 定量）、感染性疾病筛查（抗 HIV、TPHA）等。

（3）X 线胸片或胸部 CT、心电图、腹部超声、腹部 CT（增强）或腹部 MRI（增强及 MRCP）等。

2. 根据患者情况选择：超声心动图和肺功能等。

释义

■ 建议术前准备（术前评估）为入院第 1~3 天。

■ 必查项目是评估患者病情、确保手术治疗安全有效开展的基础。

■ 为缩短术前等待时间，检查项目可在患者入院前门诊完成。

■ 高龄、高危合并心肺功能异常者，术前需增加心脏彩超、肺功能等检查。根据患者肿瘤情况可增加 PET-CT/MRI 等检查。

（七）选择用药

抗菌药物：按照《抗菌药物临床应用指导原则（2015 年版）》（国卫办医发〔2015〕43 号）执行，并结合患者的病情决定抗菌药物的选择和使用时间。

释义

■ 根治性肝切除术属于Ⅱ类切口，术前需预防性使用抗菌药物，抗菌药物主要选择针对革兰阴性杆菌、厌氧菌类药物，如第二代头孢菌素或头孢曲松钠±甲硝唑。

■ 预防性抗菌药物用药时间：静脉输注应在皮肤切开前0.5~1.0小时内或麻醉开始时给药，在输注完毕后开始手术。手术时间超过3小时或出血量超过1500ml，术中应追加1次。术后预防用药时间不超过24小时。

■ 抗病毒治疗：根据中华医学会感染病学分会和肝病学分会颁布的《慢性乙型肝炎防治指南（2019年版）》和《丙型肝炎防治指南（2019年版）》，对于HBV感染需要治疗的肝癌患者给予核苷类似物抗病毒治疗，对于HCV感染需要治疗的肝癌患者给予直接抗病毒药物（DAAs）。

（八）手术日

入院第3~4天。

1. 麻醉方式：全身麻醉。
2. 术中用药：麻醉常规用药、术后镇痛泵。
3. 输血：视术中情况而定。

释义

■ 麻醉方式根据实际情况选择全身麻醉或全身麻醉联合硬膜外麻醉。

■ 术中预防性抗菌药物应用参考《抗菌药物临床应用指导原则（2015年版）》执行。

■ 手术是否输血依照术中出血量定，可根据术中血常规或血栓弹力图（TEG）等检查结果。

（九）术后住院恢复

9~12天。

1. 必须复查的检查项目：血常规、尿常规、肝肾功能、电解质、血氨、凝血功能、肿瘤标志物、腹部超声或增强CT等。
2. 术后用药：

（1）抗菌药物：按照《抗菌药物临床应用指导原则（2015年版）》（国卫办医发〔2015〕43号）选择抗菌药物，并结合患者的病情决定抗菌药物的选择和使用时间。

（2）根据患者情况使用护肝药、抑酸剂、白蛋白等。

释义

■ 推荐术后住院恢复入院第4~14天。

■ 术后可根据患者恢复情况做相应复查，并根据病情变化调整检查频次。

■ 肝切除后肝功能出现不同程度的损伤，可适当选用护肝药促进肝功能恢复。

（十）出院标准

1. 肝功能逐渐恢复，一般情况好，可进半流质饮食。

2. 伤口愈合良好，无皮下积液（或门诊可处理的少量积液），引流管拔除。
3. 没有需住院处理的并发症和/或合并症。

释义

■ 主管医师及上级医师评估患者术后恢复是否达到出院条件。若确实存在术后并发症需继续住院治疗，超出本路径规定的时间，则优先处理并发症待痊愈后再准许患者出院。

（十一）变异及原因分析

1. 有影响手术的合并症，需要进行相关的诊断和治疗，住院时间、费用延长。
2. 出现手术并发症，需要进行相关的诊断和治疗，住院时间延长、费用增加。
3. 考虑行肝癌切除手术以外的其他肝癌治疗方式的患者，退出本路径。

释义

■ 对于轻微变异，而对最终结果不会产生重大改变，也不会增加住院天数和费用，可不退出本路径。

■ 术后发生严重并发症，如腹腔出血、胆漏、急性肝功能不全，需进一步加强治疗，导致住院时间延长、费用增加，需在医师表单中说明。

■ 因患者方面的主观原因导致执行路径出现变异，需医师在表单中予以说明。

五、原发性肝癌临床路径给药方案

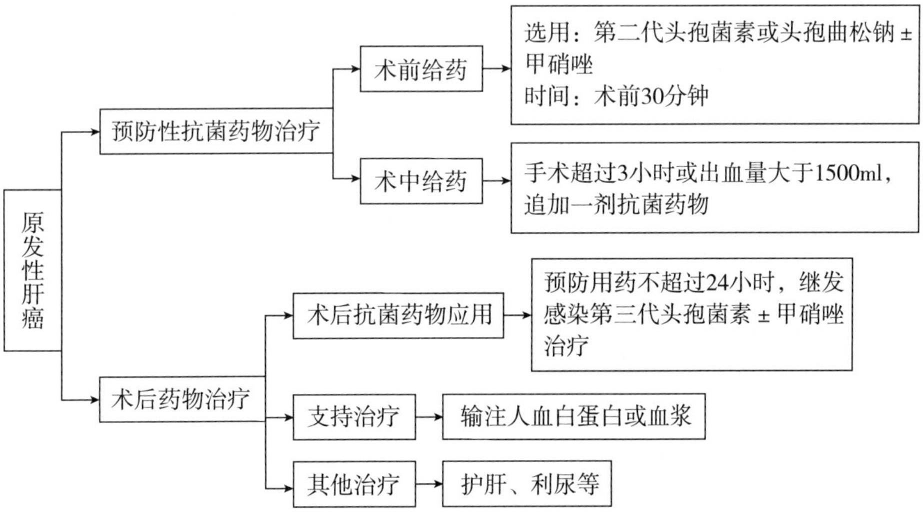

1. 用药选择：
（1）对于术后出现腹腔感染者选用第三代头孢菌素±甲硝唑药物经验性治疗；同时应明确致病菌，根据药敏试验结果调整抗菌药物。
（2）行肝切除术常伴有肝功能损伤，术后需根据病情予以输注人血白蛋白、新鲜冰冻血浆、冷沉淀等，促进术后肝功能的恢复。

(3) 原发性肝癌患者多有肝炎肝硬化病史，围手术期可给予维生素 K_1 调整凝血功能，术后根据病情予以护肝类药物、利尿剂等对症治疗。

(4) 在病证辨治中西医结合临床医学体系指导下，采取病证结合临床诊疗模式，配合西医治疗以控制症状、延长生存的作用。晚期肝癌可酌情使用华蟾素、慈丹胶囊等具有一定的疗效的中成药，但需要进一步开展规范化临床研究以获得高级别的循证医学证据支持。

2. 药学提示：

(1) 预防性抗菌药物用药时间为皮肤切开前 0.5~1.0 小时或麻醉开始时静脉输注给药，在输注完毕后开始手术，保证手术部位暴露时局部组织中抗菌药物已达到足以杀灭手术过程中沾染细菌的药物浓度。

(2) 根治性肝切除术切口属于Ⅱ类切口，手术时间超过 3 小时或出血量超过 1500ml，术中应追加一次抗菌药物。术后预防用药时间一般不超过 24 小时。

3. 注意事项：

(1) 根治性肝切除术后常合并肝功能损伤，特别是残余肝体积不够代偿时，更容易出现急性肝功能不全，术后第 1 天需常规检测肝功能、凝血功能等，及时补充人血白蛋白或新鲜冷冻血浆，同时予以相关护肝药物支持。

(2) 建议禁用或慎用肝肾损伤类药物，以免加重病情。

(3) 术后使用利尿类药物预防或治疗腹水时，需监测尿量及电解质，以免引起严重的水电解质紊乱。

六、原发性肝癌（肝癌切除术）临床路径护理规范

1. 落实生活护理，保持患者身体及床单位的清洁舒适，病室通风良好。

2. 加强皮肤护理，对于长期卧床的患者，应注意保护受压部位皮肤，预防并警惕有无压力性损伤的发生。

3. 定时巡视，注意患者病情和生命体征的变化，严密观察术后患者是否出现出血、感染等症状，做好各留置导管的护理，发现异常及时报告医师，并积极配合处理。

4. 评估患者疼痛情况，患者主诉疼痛明显时应及时报告医师并协助处理。

5. 加强呼吸道管理，指导患者深呼吸和有效咳嗽。

6. 遵医嘱给药，妥善保管药品，注意观察患者用药后反应。

7. 做好心理护理，帮助患者克服焦虑、恐惧等负面情绪，必要时报告医师并协助处理。

8. 给予安全防护教育和各项健康指导。

七、原发性肝癌（肝癌切除术）临床路径营养治疗规范

1. 应进食高蛋白、高热量、低脂饮食。

2. 应多食用水果、蔬菜，补充维生素。

3. 伴有腹水的患者应注意饮食清淡，且应注意少食多餐。

4. 无法自行进食者，应遵医嘱予充足肠内或肠外营养支持。

八、原发性肝癌（肝癌切除术）临床路径患者健康宣教

1. 告知患者及家属术后并发症的症状及应急措施，发现异常时应及时就医。

2. 避免抽烟、饮酒，保持充足睡眠，并需定时随访。

3. 避免劳累，在体能允许范围内适当活动。

4. 对于不能给予患者充分心理支持的家属，应及时宣教，争取其合作。

5. 鼓励患者参与一般社会活动，参加力所能及的学习、工作，在此过程中重新树立对自我价值的认同感。

九、推荐表单

（一）医师表单

原发性肝癌临床路径医师表单

适用对象：第一诊断为肝细胞癌（C22.000）、肝内胆管癌（C22.100）、混合性肝癌（M81800/3）行根治性肝切除术

患者姓名：	性别：　　年龄：　　门诊号：	住院号：
住院日期：　　年　月　日	出院日期：　　年　月　日	标准住院日：12~15天

时间	住院第1天	住院第2~3天 （手术准备日）	住院第3~4天 （手术日）
主要诊疗工作	□ 询问病史与体格检查 □ 完成病历书写 □ 完善检查 □ 上级医师查房 □ 完成上级医师查房记录 □ 确定诊断和初定手术日期 □ 预约各种特殊检查（腹部增强CT、彩色多普勒超声等）	□ 上级医师查房 □ 改善肝脏储备功能 □ 术前讨论，确定手术方案 □ 完成必要的相关科室会诊 □ 患者及/或家属签署手术知情同意书、自费用品协议书、输血知情同意书 □ 术前小结和上级医师查房记录 □ 向患者及其家属交代围手术期注意事项	□ 手术 □ 术者完成手术记录 □ 麻醉师完成麻醉记录 □ 完成术后病程记录 □ 上级医师查房 □ 向患者及/或家属交代手术情况和术后注意事项
重点医嘱	**长期医嘱** □ 普通外科护理常规 □ 二级护理 □ 低脂软食 □ 抗肝炎病毒治疗 **临时医嘱** □ 血常规、尿常规、大便常规+隐血 □ 肝肾功能、电解质、血型、凝血功能、血氨、肿瘤标志物、各种肝炎病毒学指标检测、感染性疾病筛查 □ X线胸片或胸部CT、心电图、腹部超声、腹部增强CT或腹部MRI □ 超声心动图和肺功能等（必要时）	**长期医嘱** □ 患者既往基础用药 □ 改善肝脏储备功能的药物 **临时医嘱** □ 术前医嘱：常规准备明日在全身麻醉下行肝部分切除术，术前禁食、禁水 □ 抗菌药物：术前30分钟使用 □ 配同型红细胞、血浆	**长期医嘱** □ 普通外科术后护理常规 □ 一级护理 □ 禁食、禁水 □ 尿管接袋，记量 □ 腹腔引流管接袋，记量 □ 记24小时出入量 □ 抗菌药物 □ 抗肝炎病毒治疗 □ 抑酸剂×3天 **临时医嘱** □ 心电监护、吸氧（必要时） □ 补液 □ 复查血常规、肝肾功能、电解质、血氨、凝血功能（必要时） □ 其他特殊医嘱
病情变异记录	□ 无　□ 有，原因： 1. 2.	□ 无　□ 有，原因： 1. 2.	□ 无　□ 有，原因： 1. 2.
医师签名			

时间	住院第 4~5 天 （术后第 1~2 日）	住院第 5~14 天 （术后第 3~9 日）	住院第 12~15 天 （出院日）
主要诊疗工作	□ 注意观察体温、血压等生命体征及神志 □ 注意腹部体征、引流量及性状 □ 上级医师查房，对手术及手术切口进行评估，确定有无早期手术并发症和切口感染 □ 完成病程记录	□ 上级医师查房 □ 根据体温、引流情况明确是否拔除引流管，是否停用抗菌药物 □ 评价肝功能，注意有无门脉系统血栓形成 □ 完成日常病程记录和上级医师查房记录	□ 上级医师查房，确定出院日期 □ 通知患者及家属出院 □ 向患者及其家属交代出院后注意事项，预约复诊日期及拆线日期 □ 完成出院小结 □ 完成病历书写
重点医嘱	**长期医嘱** □ 普通外科术后护理常规 □ 一级护理 □ 禁食、禁水 □ 尿管接袋，记量 □ 腹腔引流管接袋，记量 □ 记 24 小时出入量 □ 抗菌药物 □ 保肝支持、抗肝炎病毒治疗 **临时医嘱** □ 换药 □ 对症处理 □ 补液 □ 复查血常规、肝肾功能、血氨、凝血功能、电解质、血糖	**长期医嘱** □ 普通外科术后护理常规 □ 二级护理 □ 饮食根据病情 □ 保肝支持、抗肝炎病毒治疗 □ 停用抗菌药物 **临时医嘱** □ 换药 □ 对症处理 □ 补液 □ 肝及门脉系统彩超检查 □ 复查血常规、肝肾功能、血氨、凝血功能、电解质、血糖、肿瘤标志物等	**出院医嘱** □ 出院带药 □ 门诊随诊 □ 嘱术后 4 周复查
病情变异记录	□ 无 □ 有，原因： 1. 2.	□ 无 □ 有，原因： 1. 2.	□ 无 □ 有，原因： 1. 2.
医师签名			

（二）护士表单

原发性肝癌临床路径护士表单

适用对象：第一诊断为肝细胞癌（C22.000）、肝内胆管癌（C22.100）、混合性肝癌（M81800/3）

行根治性肝切除术

患者姓名：	性别：　年龄：　门诊号：	住院号：
住院日期：　年　月　日	**出院日期：**　年　月　日	**标准住院日：12～15天**

时间	住院第1天	住院第2～3天 （手术准备日）	住院第3～4天 （手术日）
健康宣教	□ 入院须知 □ 饮食指导 □ 安全告知 □ 根据危险因素评估予相应的指导 □ 相应的入院检查宣教	□ 手术的相关知识及流程 □ 术前宣教 □ 术后活动宣教 □ 疼痛宣教 □ 术后注意事项 □ 根据危险因素评估予相应的指导	□ 手术 □ 术后宣教 □ 活动指导 □ 用药指导 □ 饮食指导 □ 有效咳嗽指导 □ 疼痛宣教 □ 康复指导 □ 术后注意事项 □ 根据危险因素评估予相应的指导
护理处置	□ 核对患者姓名，佩戴腕带 □ 建立入院护理病历 □ 协助患者留取各种标本 □ 测量体重	□ 常规检查 □ 饮食指导 □ 术前指导 □ 治疗护理 □ 术前禁食、禁水 □ 术前沐浴、更衣，取下义齿、饰物等 □ 备皮、配血 □ 术中物品准备 □ 促进睡眠	□ 至少0.5～1.0小时巡视、观察、记录 □ T、P、R、BP、SPO_2 □ 伤口观察 □ 各引流管的观察 □ 补液巡视 □ 用药的观察 □ 深静脉置管护理 □ 镇痛泵运作的观察 □ 体位的安置 □ 皮肤的护理 □ 并发症 □ 其他
基础护理	□ 三级护理 □ 晨晚间护理 □ 患者安全管理	□ 三级护理 □ 晨晚间护理 □ 患者安全管理	□ 三级护理 □ 晨晚间护理 □ 患者安全管理
专科护理	□ 护理查体入院护理评估 □ 跌倒或坠床预防 □ 压疮预防 □ 需要时，请家属陪护 □ 确定饮食种类 □ 心理护理	□ 护理查体 □ 需要时，请家属陪护 □ 协助医师完成术前检查及准备	□ 跌倒或坠床预防 □ 压疮预防 □ 需要时，请家属陪护 □ 营养风险评估 □ 深静脉血栓风险评估 □ 心理护理

续 表

时间	住院第1天	住院第2~3天 （手术准备日）	住院第3~4天 （手术日）
重点医嘱	□ 详见医嘱执行单	□ 详见医嘱执行单	□ 详见医嘱执行单
病情变异记录	□ 无 □ 有，原因： 1. 2.	□ 无 □ 有，原因： 1. 2.	□ 无 □ 有，原因： 1. 2.
护士签名			

时间	住院第 4~5 天 （术后第 1~2 日）	住院第 5~14 天 （术后第 3~9 日）	住院第 12~15 天 （出院日）
健康宣教	□ 术后宣教 活动指导 用药指导 饮食指导 有效咳嗽指导 疼痛宣教 术后注意事项 根据危险因素评估予相应的指导	□ 康复指导 活动指导 用药指导 饮食指导 有效咳嗽指导 疼痛宣教 根据危险因素评估予相应的指导	□ 出院宣教 复查时间 服药防范 活动休息 指导饮食 康复训练方法 带管出院指导 伤口护理指导 □ 指导办理出院手续
护理处置	□ 每小时巡视、观察、异常及时记录 □ 按医嘱进行生命体征的监测，异常及时汇报 □ 伤口观察 □ 各引流管的观察 □ 补液巡视 □ 用药的观察 □ 镇痛泵运作的观察 □ 排气、排便 □ 护理 □ 胃管护理 □ 引流管护理 □ 导尿管护理 □ 皮肤的护理 □ 深静脉置管护理 □ 并发症 □ 其他	□ 1~2 小时巡视、观察 □ 伤口观察 □ 各引流管的观察 □ 补液巡视 □ 用药的观察 □ 排便 □ 护理 □ 引流管护理 □ 皮肤的护理 □ 深静脉置管护理 □ 并发症 □ 其他	□ 办理出院手续
基础护理	□ 体位与活动：半卧位，指导床上或床边活动 □ 饮食：胃肠功能恢复后，流质饮食 □ 一级护理 □ 皮肤护理	□ 体位与活动：半卧位，协助下床活动 □ 指导流质至半流质饮食 □ 皮肤护理 □ 协助指导生活护理	□ 办理出院手续 □ 复诊时间 □ 作息、饮食、活动 □ 服药指导 □ 康复训练
专科护理	□ 观察患者腹部体征、伤口敷料、胃肠功能恢复等情况 □ 疼痛护理 □ 留置导管护理及指导	□ 观察患者腹部体征、伤口敷料、胃肠功能恢复等情况 □ 拔除导尿管、静脉导管、腹腔引流管后护理 □ 营养支持护理	□ 疾病知识及随访

续　表

时间	住院第 4~5 天 （术后第 1~2 日）	住院第 5~14 天 （术后第 3~9 日）	住院第 12~15 天 （出院日）
重点医嘱	□ 详见医嘱执行单	□ 详见医嘱执行单	□ 详见医嘱执行单
病情变异记录	□ 无　□ 有，原因： 1. 2.	□ 无　□ 有，原因： 1. 2.	□ 无　□ 有，原因： 1. 2.
护士签名			

（三）患者表单

原发性肝癌临床路径患者表单

适用对象：第一诊断为肝细胞癌（C22.000）、肝内胆管癌（C22.100）、混合性肝癌（M81800/3）

行根治性肝切除术

患者姓名：	性别：　年龄：　门诊号：	住院号：	
住院日期：　年　月　日	**出院日期：**　年　月　日	**标准住院日：12~15 天**	

时间	住院第 1 天 （入院）	住院第 2~3 天 （术前）	住院第 3~4 天 （手术当日）
医患配合	□ 配合询问病史、收集资料，请务必详细告知既往史、用药史、过敏史 □ 配合进行体格检查 □ 有任何不适请告知医师	□ 配合完善术前相关检查，如采血、留尿、心电图、X 线胸片或胸部 CT、腹部增强 CT 或 MRI 等 □ 医师与患者及家属介绍病情及术前谈话、签字	□ 术后体位：麻醉未醒时平卧位，清醒后，4~6 小时可垫枕 □ 告知不适及异常感受 □ 配合评估手术效果
护患配合	□ 配合测量体温、脉搏、呼吸 3 次、血压、体重 1 次 □ 配合完成入院护理评估（简单询问病史、过敏史、用药史） □ 接受入院宣教（环境介绍、病室规定、订餐制度、贵重物品保管等） □ 配合执行探视和陪护制度 □ 有任何不适请告知护士	□ 配合测量体温、脉搏、呼吸 □ 接受术前宣教 □ 接受饮食宣教 □ 接受药物宣教	□ 配合护士定时监测体温、脉搏、呼吸、血压生命体征 □ 配合检查意识（全身麻醉者） □ 疼痛注意事项及处理 □ 不要随意拔除引流管 □ 注意留置管路安全与通畅 □ 护士协助记录出入量
饮食	□ 遵医嘱饮食	□ 术前 12 小时禁食、禁水	□ 禁食
活动	□ 正常活动	□ 正常活动	□ 卧床休息，自主体位

时间	住院第4~5天 （术后第1~2日）	住院第5~15天 （术后第3~10日）
医患配合	□ 医师巡视，了解病情 □ 配合腹部检查，观察引流管情况 □ 配合完善术后检查：血常规、肝功能、血氨、凝血功能等 □ 腹部伤口换药	□ 拔除导尿管、引流管 □ 接受出院前指导 □ 知道复查程序 □ 获取出院诊断书
护患配合	□ 配合定时测量生命体征、每日询问大便情况 □ 膀胱功能锻炼 □ 接受输液治疗 □ 配合活动，预防皮肤压力伤 □ 注意活动安全，避免坠床或跌倒 □ 配合执行探视及陪护	□ 接受进食、进水、排便等生活护理 □ 接受出院宣教 □ 办理出院手续 □ 获取出院带药 □ 知道服药方法、作用、注意事项 □ 知道复印病历程序
饮食	□ 禁食、禁水	□ 胃肠功能恢复后，由流质饮食过渡到半流质饮食
活动	□ 卧床休息，床边活动	□ 功能恢复训练，正常活动

附：原表单（2016年版）

原发性肝癌临床路径表单

适用对象：第一诊断为原发性肝癌（ICD-10 C22.900）
行根治性肝切除术

患者姓名：	性别：　　年龄：　　门诊号：	住院号：
住院日期：　　年　月　日	出院日期：　　年　月　日	标准住院日：12~15天

时间	住院第1天	住院第2~3天 （手术准备日）	住院第3~4天 （手术日）
主要诊疗工作	□ 询问病史与体格检查 □ 完成病历书写 □ 完善检查 □ 上级医师查房 □ 完成上级医师查房记录 □ 确定诊断和初定手术日期 □ 预约各种特殊检查（腹部增强CT、彩色多普勒超声等）	□ 上级医师查房 □ 改善肝脏储备功能 □ 术前讨论，确定手术方案 □ 完成必要的相关科室会诊 □ 患者及/或其家属签署手术知情同意书、自费用品协议书、输血知情同意书 □ 术前小结和上级医师查房记录 □ 向患者及其家属交代围手术期注意事项	□ 手术 □ 术者完成手术记录 □ 麻醉师完成麻醉记录 □ 完成术后病程记录 □ 上级医师查房 □ 向患者及/或其家属交代手术情况和术后注意事项
重点医嘱	**长期医嘱** □ 普通外科护理常规 □ 二级护理 □ 低脂软食 **临时医嘱** □ 血常规、尿常规、大便常规+隐血 □ 肝肾功能、电解质、血型、凝血功能、血氨、甲胎蛋白、各种肝炎病毒学指标检测、感染性疾病筛查 □ X线胸片、心电图、腹部超声、腹部CT、CTA/MRA □ 超声心动图和肺功能等（必要时）	**长期医嘱** □ 患者既往基础用药 □ 改善肝脏储备功能的药物 **临时医嘱** □ 术前医嘱 □ 常规准备明日在全身麻醉下行：肝部分切除术，术前禁食、禁水 □ 留置胃管、尿管 □ 今晚明晨各洗肠1次 □ 抗菌药物：术前30分钟使用 □ 配同型红细胞、血浆	**长期医嘱** □ 普通外科术后护理常规 □ 一级护理 □ 禁食、禁水 □ 胃肠减压接负压吸引，记量 □ 尿管接袋，记量 □ 腹腔引流管接袋，记量 □ 记24小时出入量 □ 抗菌药物 □ 抑酸剂×3天 □ 支链氨基酸 **临时医嘱** □ 心电监护、吸氧（必要时） □ 补液 □ 复查血常规、血氨、凝血功能（必要时） □ 其他特殊医嘱
主要护理工作	□ 介绍病房环境、设施和设备 □ 入院护理评估及计划 □ 指导患者到相关科室进行检查	□ 早晨静脉取血 □ 术前沐浴、更衣、备皮 □ 术前肠道准备、物品准备 □ 术前心理护理	□ 观察患者情况 □ 手术后心理与生活护理 □ 指导并监督患者术后活动

续 表

时间	住院第 1 天	住院第 2~3 天 （手术准备日）	住院第 3~4 天 （手术日）
病情变异记录	□无 □有，原因： 1. 2.	□无 □有，原因： 1. 2.	□无 □有，原因： 1. 2.
护士签名			
医师签名			

时间	住院第 4~5 天 （术后第 1~2 日）	住院第 5~14 天 （术后第 3~9 日）	住院第 12~15 天 （出院日）
主要诊疗工作	□ 注意观察体温、血压等生命体征及神志 □ 注意腹部体征、引流量及性状 □ 上级医师查房，对手术及手术切口进行评估，确定有无早期手术并发症和切口感染 □ 完成病程纪录	□ 上级医师查房 □ 根据体温、引流情况明确是否拔除引流管，是否停用抗菌药物 □ 评价肝功能、注意有无门脉系统血栓形成 □ 完成日常病程记录和上级医师查房纪录	□ 上级医师查房，确定出院日期 □ 通知患者及家属出院 □ 向患者及家属交代出院后注意事项，预约复诊日期及拆线日期 □ 完成出院小结 □ 完成病历书写
重点医嘱	**长期医嘱** □ 普通外科术后护理常规 □ 一级护理 □ 禁食、禁水 □ 胃肠减压接负压吸引，记量 □ 尿管接袋，记量 □ 腹腔引流管接袋，记量 □ 记 24 小时出入量 □ 抗菌药物 **临时医嘱** □ 换药 □ 对症处理 □ 补液 □ 复查血常规、肝肾功能、血氨、凝血功能	**长期医嘱** □ 普通外科术后护理常规 □ 二级护理 □ 饮食根据病情 □ 停止引流记量 □ 停用抗菌药物 **临时医嘱** □ 换药 □ 对症处理 □ 补液 □ 肝及门脉系统彩超检查	**出院医嘱** □ 出院带药 □ 门诊随诊 □ 嘱术后 4 周复查
主要护理工作	□ 观察患者情况 □ 手术后心理与生活护理 □ 指导并监督患者手术后活动	□ 观察患者情况 □ 手术后心理与生活护理 □ 指导并监督患者手术后活动	□ 出院准备指导（办理出院手续、交费等） □ 出院宣教
病情变异记录	□ 无　□ 有，原因： 1. 2.	□ 无　□ 有，原因： 1. 2.	□ 无　□ 有，原因： 1. 2.
护士签名			
医师签名			

第十七章

原发性肝细胞癌临床路径释义

一、原发性肝细胞癌编码

疾病名称及编码：原发性肝细胞癌（ICD-10：C22.0）

手术操作名称及编码：部分肝切除术（ICD-9-CM-3：50.22）

肝叶切除术（ICD-9-CM-3：50.3）

二、临床路径检索方法

C22.0 伴（50.22 / 50.3）

三、国家医疗保障疾病诊断相关分组（CHS-DRG）

MDCH 肝、胆、胰疾病及功能障碍

HR1 胆肝胰系统恶性肿瘤

四、原发性肝细胞癌临床路径标准住院流程

（一）适用对象

第一诊断为原发性肝细胞癌（ICD-10：C22.0），行规则性肝切除或非规则性肝切除术（ICD-9-CM-3：50.22/50.3）。

释义

■ 原发性肝癌（primarylivercancer，PLC），简称肝癌，是指原发性的肝细胞性肝癌，是我国常见的恶性肿瘤。在我国，本病年死亡率占肿瘤死亡率的第三位。

■ 规则性肝切除（anatomic hepatectomy）是严格按照肝的解剖分叶和分段为基础的整叶或整段的肝切除，又称解剖性肝切除。而非规则性肝切除（non-anatomic hepatectomy）是不完全符合肝的解剖，常在保留残肝血供的基础上，以肿瘤为中心做距肿瘤边缘1~2cm的局部切除。

（二）诊断依据

根据《临床诊疗指南·普通外科分册》（中华医学会编，人民卫生出版社，2006，第1版），《黄家驷外科学》（吴孟超，吴在德主编，人民卫生出版社，2021年，第8版）及全国高等学校教材《外科学》（陈孝平，汪建平，赵继宗主编，人民卫生出版社，2018年，第9版）。

1. 主要症状：上腹或肝区疼痛不适，食欲缺乏、腹胀、消化不良、恶心、呕吐、腹泻或便秘等消化道症状，消瘦、乏力、体重下降，晚期可以出现恶病质。

2. 体征：肝脏肿大以及肝硬化的体征。

3. 影像学检查：B超、动态增强螺旋CT、MRI。

4. 实验室检查：血清AFP对于原发性肝细胞癌具有较高的特异性。AFP > 400μg/L并能排除妊娠、活动性肝病、生殖腺胚胎源性肿瘤等，即可考虑肝细胞癌的诊断。

释义

■ 此外，《原发性肝癌诊疗规范（2017 年版）》也为重要参照。

■ 影像学检查：目前超声为具有较好诊断价值的非侵入性检查方法，并可作为高发人群的普查工具，通过超声造影可提高肝癌确诊率；CT 分辨率较高，诊断符合率高达 90%以上；MRI 诊断价值与 CT 相仿，对良恶性肝内占位病变，特别是血管瘤的鉴别优于 CT，且可进行肝内脉管的重建，可显示这些管腔内有无癌栓。

■ 实验室检查：临床上约有 30%的肝癌患者 AFP 水平不升高，此时应检测 AFP 异质体，如为阳性，则有助于诊断。

（三）选择治疗方案的依据

根据《临床诊疗指南·普通外科分册》（中华医学会编，人民卫生出版社，2006，第 1 版），《黄家驷外科学》（吴孟超，吴在德主编，人民卫生出版社，2021 年，第 8 版）及全国高等学校教材《外科学》（陈孝平，汪建平，赵继宗主编，人民卫生出版社，2018 年，第 9 版）。

1. 根据术前检查所获得的资料，多学科评估结果。
2. 根据肿瘤分期选择治疗方法。
3. 患者满足肝切除术的条件：

（1）（必备条件）患者的一般情况：一般情况良好，无明显心、肺、肾等重要脏器器质性病变；肝功能正常或仅有轻度损害（Child-Pugh A 级）；或肝功能分级属 B 级，经短期护肝治疗后恢复到 A 级；肝储备功能（如 ICGR 15）基本在正常范围以内；无不可切除的肝外转移性肿瘤。

（2）可行根治性肝切除的局部病变须满足下列条件：单发肝癌，周围界限较清楚或有假包膜形成，受肿瘤破坏的肝组织少于 30%；若受肿瘤破坏的肝组织大于 30%，则需残肝组织不能低于全肝组织的 50%；对多发性肿瘤，肿瘤结节应少于 3 个，且最大结节< 5cm，且局限在肝脏的一段或一叶内。

释义

■ Child-Pugh 分级标准：是一种临床上常用的用以对肝硬化患者的肝脏储备功能进行量化评估的分级标准，如今临床常用的 Child-Pugh 改良分级法将患者 5 个指标（包括血清胆红素、血浆清蛋白浓度及凝血酶原延长时间、腹水、肝性脑病）的不同状态分为三个层次，分别记以 1 分、2 分和 3 分，并将 5 个指标计分进行相加，总和最低分为 5 分，最高分为 15 分，从而根据该总和的多少将肝脏储备功能分为 A、B、C 三级，预示着三种不同严重程度的肝脏损害（分数越高，肝脏储备功能越差）。其具体分级标准如下表。

项目	1 分	2 分	3 分
血清胆红素（mmol/L）	< 34.2	34.2~51.3	> 51.3
血浆清蛋白（g/L）	> 35	28~35	< 28
凝血酶原延长时间（S）	1~3	4~6	> 6
腹水	无	少量，易控制	中等量，难控制
肝性脑病	无	轻度	中度以上

A 级：5~6 分。

B 级：7~9 分。

C 级：＞10 分（包括 10 分）。

Child-Pugh 分级标准自提出以来，一直受到临床医学工作者的广泛认同，并因此为肝硬化患者治疗方案的选择提供了较具体的临床参考，具有重要的临床价值。

■ ICGR-15：吲哚菁氯 15 分钟滞留率（indocyaninegreen retention rateat 15min，ICGR-15），为评价肝储备能力的敏感指标之一。若肝癌患者术前 ICGR-15＜10%，表明肝储备功能良好，可行各类肝切除；ICGR-15 为 10%~20%，肝切除范围应限制在两个肝段以内；ICGR-15 大于 20%而小于 30%仅可做亚肝段切除；而 ICGR-15＞30%，一般仅可做肝楔形切除。

（四）标准住院日

12~18 天。

释义

■ 如果患者条件允许，住院时间可以低于上述住院天数；如患者出现并发症或者肝功能恢复缓慢，则住院日期可以高于上述天数。

（五）进入路径标准

1. 第一诊断必须符合 ICD-10：C22.0 原发性肝细胞癌疾病编码。
2. 患者本人有手术治疗意愿。
3. 当患者合并其他疾病，但住院期间不需要特殊处理也不影响第一诊断的临床路径流程实施时，可以进入路径。

释义

■ 患者同时具有其他疾病影响第一诊断的临床路径流程实施时均不适合进入临床路径。

■ 肝癌自发破裂或需要入住 ICU 的患者不适合进入临床路径。

（六）术前准备

2~5 天。

1. 必须的检查项目：

（1）血常规+血型、尿常规、大便常规+隐血。

（2）肝功能、肾功能、电解质、凝血功能、肿瘤标志物检查（含 AFP）、感染性疾病筛查。

（3）X 线胸片（正侧位）、心电图。

（4）肝脏 CT 平扫+增强或肝脏 MRI/MRA，和/或肝胆胰腺 B 超。

2. 根据病情，可考虑进一步检查：
（1）胃镜、胃肠钡剂造影：对合并门静脉高压症的患者。
（2）吲哚菁绿清除率（ICGR）。
（3）超声心动图、肺功能检测和/或血气分析。
（4）必要时行选择性动脉造影：进一步了解肿瘤侵犯情况及提供转移证据。

释义

■ 部分检查可以在门诊完成。
■ 根据病情部分检查可以不进行。
■ 如果进行了胸部 CT 检查可以不进行胸部 X 线正侧位片。
■ 如果高度怀疑转移性病灶，可进一步选择 PET-CT 检查评估全身病情。

（七）选择用药

1. 抗菌药物：按照《抗菌药物临床应用指导原则》（卫医发〔2015〕43 号）执行。建议使用第二代头孢菌素，有反复感染史者可选头孢曲松或头孢哌酮或头孢哌酮舒巴坦；明确感染患者，可根据药敏试验结果调整抗菌药物。
2. 如有继发感染征象，尽早开始抗菌药物的经验治疗。
3. 预防性用抗菌药物，时间为术前 0.5 小时，手术超过 3 小时加用 1 次抗菌药物；总预防性用药时间一般不超过 24 小时，个别情况可延长至 48 小时。

释义

■ 肝癌手术患者选用预防性抗菌药物的原则是：①抗菌谱广，涵盖肝脏外科常见感染菌种；②应用安全，不良反应小，尤其是肝脏毒性；③对医院内常见感染的细菌未发生耐药；④价格适宜。此外，还要考虑抗菌药物的药代动力学特点，所用药物不仅能在血液中形成较高的作用浓度，而且应能在肝胆组织以及胆汁中形成较高浓度。因此，应优先选用能从肝脏排泄入胆汁的抗菌药物。研究表明，胆汁浓度高于血清浓度的常用抗菌药物有哌拉西林、头孢曲松、头孢哌酮、莫西沙星、利福霉素、克林霉素、氨苄西林等，其中前五种抗菌药物的胆汁浓度可达到血清浓度 10 倍以上。预防性使用抗菌药物具体究竟以何种抗菌药物为最佳，尚无一致意见，主要应根据当时可得药物和医师习惯而定，但目前国内外多主张首选头孢菌素。
■ 如若无法排除术中采用酒精注射治疗可能，术前则不建议使用头孢菌素。

（八）手术日

入院后第 4~7 天。
1. 麻醉方式：气管内插管全身麻醉。
2. 手术方式：
（1）规则性肝切除（左外叶肝切除、左半肝切除、右半肝切除、左三叶肝切除、右三叶肝切除、中叶肝切除、右后叶肝切除、尾叶肝切除）。
（2）非规则性肝切除术。

3. 术中用药：麻醉常规用药，补充血容量药物（晶体、胶体）。
4. 输血：根据术前血红蛋白状况及术中出血情况而定。
5. 病理学检查：切除标本解剖后作病理学检查，必要时行术中冷冻病理学检查。

释义

■ 麻醉方式：气管内插管全身麻醉，或者气管内插管全身麻醉联合硬膜外麻醉。

■ 手术方式：目前，在技术条件允许的单位还可选择腹腔镜肝切除手术。

■ 术中用药：为预防或阻止腹膜转移和淋巴转移，减少或杀死腹腔脱落肿瘤细胞，可于术中行腹腔化疗，必要时植入抗肿瘤缓释植入剂如氟尿嘧啶植入剂以清除残留癌细胞，降低局部复发率。另外，术中可使用纠正凝血功能药物，补充蛋白制剂等。

■ 输血：术前预存式自体血回输可作为肝癌患者围手术期“节血”举措的重要手段。预存式自体血回输是术前分次预存一定量的自身血液（全血或成分血）在术中或术后输还给患者的方法。适应于符合条件的择期大手术患者及含有多种红细胞抗体、有严重输血反应、从事放射高度危险工作及忌用他人血液的患者。尤其对于稀有血型，如Rh阴性或对异体蛋白易发生过敏反应的体质，术中又需要输血者更适合。一般于术前2周及1周对患者行肘静脉采血，每次采血为总血容量（血容量占患者体重的8%）的12%~15%。二次采血的间隔时间不少于5天，术前3天停止采血。

（九）术后住院恢复

6~11天。

1. 必须复查的检查项目：血常规、血电解质、肝功能、肾功能、凝血功能、肿瘤标志物。
2. 根据情况，选择检查项目：腹部B超、CT检查、X线胸片等。
3. 术后用药：

（1）抗菌药物：按照《抗菌药物临床应用指导原则》（卫医发〔2015〕43号）执行。

（2）根据病情，按照《国家基本药物》目录要求选择：制酸剂、营养治疗、护肝类药物。

4. 各种管道处理：根据患者病情，尽早拔除胃管、尿管、引流管、深静脉穿刺管。
5. 康复情况监测：监测生命体征、有无并发症发生、胃肠道功能恢复情况、指导患者术后饮食。
6. 伤口护理。

释义

■ 术后早期应对患者进行持续监测，以便及时掌握病情变化。评估患者病情平稳后，方可终止持续监测。

■ 通常肝切除手术患者术后72小时内即可逐渐进流质饮食，同时减少静脉输液量。

■ 复查影像学检查主要是观察术后腹腔、胸腔有无积液，引流管位置是否合适以及余肝实质、肺野有无不良影响。

（十）出院标准

1. 伤口愈合好，无感染征象。

2. 肠道功能基本恢复。
3. 常规实验室检查指标复查无明显异常，影像学复查（根据患者病情进行）无明显异常。
4. 没有需要住院处理的并发症和/或合并症等。

释义

■ 常规实验室检查指标复查：着重观察肝功能是否恢复正常，必要时延长保肝治疗时间。

■ 如果出现并发症，是否需要继续住院处理，由主管医师具体决定。

（十一）变异及原因分析

1. 合并症及并发症如全身重要器官功能不全，影响手术安全性者，需要进行相关的诊断和治疗。
2. 肝癌术前存在严重合并症，手术风险高，住院时间延长，费用增加。
（1）合并门静脉主干癌栓（PVTT）和/或腔静脉癌栓、胆管癌栓。
（2）合并门脉高压症的严重并发症：如消化道大出血。
（3）肝脏功能中重度损害：如肝性脑病、肝肾综合征、黄疸、凝血功能紊乱及难以控制的腹水等。
（4）活动性肝炎。
3. 术前明确符合二期切除适应证者。
4. 不同意手术者，退出本路径。
5. 肝外广泛转移。

释义

■ 对于轻微变异，如由于某种原因，路径指示应当于某一天的操作不能如期进行而要延期的，这种改变不会对最终结果产生重大改变，也不会更多地增加住院天数和住院费用，可不出本路径。

■ 除以上所列变异及原因外，如还出现医疗、护理、患者、环境等多方面的变异原因，应阐明变异相关问题的重要性，必要时须及时退出本路径，并应将特殊的变异原因进行归纳、总结，以便重新修订路径时作为参考，不断完善和修订路径。

五、原发性肝细胞癌临床路径给药方案

1. 用药选择：
（1）为预防术后切口感染，应针对金黄色葡萄球菌选用药物。
（2）预防性抗菌药物的原则是：①抗菌谱广，涵盖肝脏外科常见感染菌种；②应用安全，不良反应小，尤其是肝脏毒性；③对医院内常见感染的细菌未发生耐药；④价格适宜。预防性使用抗菌药物具体究竟以何种抗菌药物为最佳，尚无一致意见，主要应根据当时可得药物和医师习惯而定，但目前国内外多主张首选头孢菌素。第一代头孢菌素常用的注射剂有头孢唑林、头孢噻吩、头孢拉定等，口服制剂有头孢拉定、头孢氨苄和头孢羟氨苄等。第二代头孢菌素注射剂有头孢呋辛、头孢替安等，口服制剂有头孢克洛、头孢呋辛酯和头孢丙烯等。

2. 药学提示：

（1）接受原发性肝细胞癌手术者，应在术前0.5~2.0小时给药，或麻醉开始时给药，使手术切口暴露时局部组织中已达到足以杀灭手术过程中入侵切口细菌的药物浓度。

（2）手术时间较短（<2小时）的清洁手术，术前用药一次即可。手术时间超过3小时，或失血量大（>1500ml），可手术中给予第2剂。

3. 注意事项：

（1）原发性肝细胞癌手术切口属于Ⅱ类切口，因此可按规定适当预防性和术后应用抗菌药物，应优先选用能从肝脏排泄入胆汁的抗菌药物。

（2）用药前必须详细询问患者先前有否对头孢菌素类、青霉素类或其他药物的过敏史。

六、推荐表单

（一）医师表单

原发性肝细胞癌临床路径医师表单

适用对象：第一诊断为原发性肝细胞癌（ICD-10：C22.0）

行规则性肝切除或非规则性肝切除术（ICD-9-CM-3：50.2/50.3）

患者姓名：	性别：　　年龄：　　门诊号：	住院号：
住院日期：　　年　月　日	**出院日期：**　　年　月　日	**标准住院日：12~18 天**

日期	住院第 1 天	住院第 2~5 天	住院第 3~6 天 （术前 1 日）
主要诊疗工作	□ 询问病史及体格检查 □ 完成住院病历和首次病程记录 □ 开实验室检查单 □ 上级医师查房 □ 初步确定诊治方案和特殊检查项目	□ 上级医师查房 □ 完成术前准备与术前评估 □ 完成必要的相关科室会诊 □ 根据检查结果，进行术前讨论，确定治疗方案	□ 手术医嘱 □ 住院医师完成上级医师查房记录、术前小结等 □ 完成术前总结（拟行手术方式、手术关键步骤、术中注意事项等） □ 向患者及家属交代病情、手术安排及围手术期注意事项 □ 签署手术知情同意书（含标本处置）、自费用品协议书、输血同意书、麻醉同意书或授权委托书
重点医嘱	**长期医嘱** □ 外科二级或三级护理常规 □ 饮食：根据患者情况而定 □ 专科基础用药：保肝类药物、维生素 K_1 **临时医嘱** □ 血常规+血型、尿常规、大便常规+隐血 □ 凝血功能、电解质、肝功能、肾功能、肿瘤标志物、感染性疾病筛查 □ 心电图、X 线胸片 □ 上腹部 CT 平扫+增强 +血管重组和/或腹部 B 超或 MR/MRA □ 必要时行血气分析、肺功能、超声心动图、选择性腹腔动脉造影、钡剂造影、胃镜	**长期医嘱** □ 外科二级或三级护理常规 □ 患者既往基础用药 □ 专科基础用药：保肝类药物、维生素 K_1 □ 其他相关治疗 **临时医嘱** □ 相关专科医师的会诊 □ 复查有异常的检查结果	**长期医嘱** □ 见左列 **临时医嘱** □ 术前医嘱 □ 常规准备明日在气管内全身麻醉或全身麻醉联合硬膜外麻醉下拟行肝癌切除术 □ 备皮 □ 药物过敏试验 □ 术前禁食 4~6 小时，禁水 2~4 小时 □ 必要时行肠道准备（清洁肠道） □ 麻醉前用药 □ 术前留置胃管和尿管 □ 术中特殊用药带药 □ 备血 □ 带影像学资料入手术室 □ 必要时预约 ICU
病情变异记录	□ 无　□ 有，原因： 1. 2.	□ 无　□ 有，原因： 1. 2.	□ 无　□ 有，原因： 1. 2.
医师签名			

<table>
<tr><td rowspan="2">日期</td><td colspan="2">住院第 4~7 天
（手术日）</td><td rowspan="2">住院第 5~8 天
（术后第 1 日）</td></tr>
<tr><td>术前及术中</td><td>术后</td></tr>
<tr><td>主要诊疗工作</td><td>□ 送患者入手术室
□ 麻醉准备，监测生命体征
□ 施行手术
□ 保持各引流管通畅
□ 解剖标本，送病理检查
□ 麻醉医师完成麻醉记录</td><td>□ 完成术后首次病程记录
□ 完成手术记录
□ 向患者及家属说明手术情况</td><td>□ 上级医师查房
□ 观察病情变化
□ 观察引流量和性状
□ 检查手术伤口，更换敷料
□ 分析实验室检查结果
□ 维持水、电解质平衡
□ 住院医师完成常规病程记录</td></tr>
<tr><td>重点医嘱</td><td>长期医嘱
□ 肝癌常规护理
□ 禁食
临时医嘱
□ 液体治疗
□ 相应治疗（视情况）
□ 手术前 0.5 小时预防使用抗菌药物</td><td>长期医嘱
□ 肝癌术后常规护理
□ 一级护理
□ 禁食
□ 监测生命体征
□ 记录 24 小时液体出入量
□ 常规雾化吸入，bid
□ 胃管接负压瓶吸引并记量（酌情）
□ 腹腔引流管接负压吸引并记量
□ 尿管接尿袋记尿量
□ 预防性抗菌药物使用（酌情）
□ 监测血糖（酌情）
□ 必要时测定中心静脉压
□ 必要时使用抑酸剂及生长抑素
临时医嘱
□ 吸氧
□ 液体治疗
□ 术后当天查血常规和电解质
□ 必要时查肝功能、凝血功能等
□ 明晨查血常规、血生化和肝功能等</td><td>长期医嘱
□ 患者既往基础用药（见左列）
□ 肠外营养治疗
临时医嘱
□ 液体治疗及纠正水、电解质失衡
□ 复查实验室检查（如血常规、血生化等）（视情况）
□ 更换手术伤口敷料
□ 必要时测定中心静脉压
□ 根据病情变化施行相关治疗</td></tr>
<tr><td>病情变异记录</td><td>□ 无 □ 有，原因：
1.
2.</td><td>□ 无 □ 有，原因：
1.
2.</td><td>□ 无 □ 有，原因：
1.
2.</td></tr>
<tr><td>医师签名</td><td></td><td></td><td></td></tr>
</table>

日期	住院第 6~10 天 （术后第 2~3 日）	住院第 8~13 天 （术后第 4~6 日）	住院第 12~18 天 （出院日）
主要诊疗工作	□ 上级医师查房 □ 观察病情变化 □ 观察引流量和性状 □ 复查实验室检查 □ 住院医师完成常规病程记录 □ 必要时予相关特殊检查	□ 上级医师查房 □ 观察腹部、肠功能恢复情况 □ 观察引流量和颜色 □ 根据手术情况和术后病理结果，进行肿瘤分期与后续治疗评定 □ 住院医师完成常规病程记录 □ 必要时予相关特殊检查	□ 上级医师查房 □ 明确是否符合出院标准 □ 通知出院处 □ 通知患者及其家属出院 □ 完成出院记录、病案首页、出院证明书等 □ 向患者告知出院后注意事项，如康复计划、返院复诊、后续治疗及相关并发症的处理等 □ 出院小结、出院证明及出院须知并交患者或家属
重点医嘱	**长期医嘱** □ 继续监测生命体征（视情况） □ 拔除引流管（视情况） □ 拔除胃管（视情况） □ 拔除尿管（视情况） □ 肠外营养支持或液体治疗 □ 无感染证据时停用抗菌药物 **临时医嘱** □ 液体治疗及纠正水、电解质失衡 □ 复查实验室检查（如血常规、血生化等）（视情况） □ 更换手术伤口敷料 □ 必要时测定中心静脉压	**长期医嘱** □ 二级或三级护理（视情况） □ 肛门排气后改流质饮食/半流质饮食 □ 拔除深静脉留置管（视情况） □ 停止记 24 小时出入量 □ 逐步减少或停止肠外营养或液体治疗 □ 伤口换药/拆线（视情况） **临时医嘱** □ 复查血常规、生化、肝功能等 □ 必要时行 X 线胸片、CT、B 超等检查	**出院医嘱** □ 出院相关用药
病情变异记录	□ 无　□ 有，原因： 1. 2.	□ 无　□ 有，原因： 1. 2.	□ 无　□ 有，原因： 1. 2.
医师签名			

（二）护士表单

原发性肝细胞癌临床路径护士表单

适用对象：第一诊断为原发性肝细胞癌（ICD-10：C22.0）

行规则性肝切除或非规则性肝切除术（ICD-9-CM-3：50.2/50.3）

患者姓名：	性别：　　年龄：　　门诊号：	住院号：
住院日期：　　年　月　日	出院日期：　　年　月　日	标准住院日：12~18 天

日期	住院第 1 天	住院第 2~5 天	住院第 3~6 天 （术前 1 日）
健康宣教	□ 入院宣教 介绍主管医师、护士 介绍环境、设施 介绍住院注意事项	□ 活动指导、饮食指导 □ 患者相关检查配合的指导 □ 疾病知识指导 □ 心理支持	□ 术前宣教 宣教疾病知识、术前准备及手术过程 告知准备物品、沐浴 告知术后饮食、活动及探视注意事项 告知术后可能出现的情况及应对方式
护理处置	□ 核对患者姓名，佩戴腕带 □ 建立入院护理病历 □ 卫生处置：剪指（趾）甲、沐浴，更换病号服	□ 协助医师完成术前实验室检查	□ 术前准备 □ 备血、抗菌药物皮试药物 □ 禁食、禁水
基础护理	□ 二级护理 □ 晨晚间护理 □ 患者安全管理	□ 二级护理 □ 晨晚间护理 □ 患者安全管理	□ 二级护理 □ 晨晚间护理 □ 患者安全管理
专科护理	□ 护理查体 □ 需要时，填写跌倒及压疮防范表 □ 需要时，请家属陪护	□ 协助医师完成术前检查	□ 术前禁食、禁水，备皮
重点医嘱	□ 详见医嘱执行单	□ 详见医嘱执行单	□ 详见医嘱执行单
病情变异记录	□ 无　□ 有，原因： 1. 2.	□ 无　□ 有，原因： 1. 2.	□ 无　□ 有，原因： 1. 2.
护士签名			

日期	住院第 4~7 天 （手术日）		住院第 5~8 天 （术后第 1 日）
	术前及术中	术后	
健康宣教	□ 主管护士与患者家属沟通，了解并指导心理应对 □ 告知家属等候区位置	□ 术后当日宣教 □ 告知监护设备、管路功能及注意事项 □ 告知饮食、体位要求 □ 告知疼痛注意事项 □ 告知术后可能出现情况及应对方式 □ 告知用药情况 □ 给予患者及家属心理支持 □ 再次明确探视陪护须知	□ 术后宣教 药物作用及频率 饮食，活动指导 复查患者对术前宣教内容的掌握程度
护理处置	□ 送手术 摘除患者各种活动物品 核对患者资料及带药 填写手术交接单，签字确认 □ 接手术 核对患者及资料，签字确认	□ 遵医嘱完成相关检查	□ 遵医嘱完成相关检查
基础护理	□ 二级护理 □ 晨晚间护理 □ 患者安全管理	□ 一级护理 □ 卧位护理：协助翻身、床上移动、预防压疮 □ 排泄护理 □ 患者安全管理	□ 一级护理 □ 卧位护理：协助翻身、床上移动、预防压疮 □ 排泄护理 □ 患者安全管理
专科护理	□ 护理查体 □ 需要时，填写跌倒及压疮防范表 □ 需要时，请家属陪护		□ 病情观察，写护理记录 □ 评估生命体征、伤口敷料、各种引流管情况、出入量 □ 遵医嘱予抗感染、止血、抑酸、控制血糖等治疗 □ 需要时，联系主管医师给予相关治疗及用药
重点医嘱	□ 详见医嘱执行单		□ 详见医嘱执行单
病情变异记录	□ 无　□ 有，原因： 1. 2.		□ 无　□ 有，原因： 1. 2.
护士签名			

日期	住院第6~10天 (术后第2~3日)	住院第8~13天 (术后第4~6日)	住院第12~18天 (出院日)
健康宣教	□ 术后宣教 药物作用及频率 饮食、活动指导 复查患者对术前宣教内容的掌握程度	□ 疾病恢复期注意事项 □ 拔尿管后注意事项 □ 下床活动注意事项	□ 出院宣教 复查时间 服药方法 活动休息 指导饮食 □ 指导办理出院手续
护理处置	□ 遵医嘱完成相关检查 □ 夹闭尿管，锻炼膀胱功能	□ 遵医嘱完成相关检查	□ 办理出院手续 □ 书写出院小结
基础护理	□ 二级护理 □ 晨晚间护理 □ 协助进食、进水，协助翻身、离床活动，预防压疮 □ 排泄护理 □ 协助更衣 □ 患者安全管理	□ 二级护理 □ 晨晚间护理 □ 协助或指导进食、进水 □ 协助或指导床旁活动 □ 患者安全管理	□ 二级护理 □ 晨晚间护理 □ 协助或指导进食、进水 □ 协助或指导床旁活动 □ 患者安全管理
专科护理	□ 病情观察，写护理记录 □ 评估生命体征、伤口敷料、各种引流管情况、出入量 □ 遵医嘱予抗感染、止血、抑酸、控制血糖等治疗 □ 需要时，联系主管医师给予相关治疗及用药	□ 病情观察，写护理记录 □ 评估生命体征、伤口敷料、各种引流管情况、出入量 □ 遵医嘱予抗感染、止血、抑酸、控制血糖等治疗	□ 病情观察 □ 评估生命体征、肢体活动、饮食、二便等恢复情况
重点医嘱	□ 详见医嘱执行单	□ 详见医嘱执行单	□ 详见医嘱执行单
病情变异记录	□ 无 □ 有，原因： 1. 2.	□ 无 □ 有，原因： 1. 2.	□ 无 □ 有，原因： 1. 2.
护士签名			

（三）患者表单

原发性肝细胞癌临床路径患者表单

适用对象：第一诊断为原发性肝细胞癌（ICD-10：C22.0）
行规则性肝切除或非规则性肝切除术（ICD-9-CM-3：50.2/50.3）

患者姓名：	性别：　　年龄：　　门诊号：	住院号：
住院日期：　　年　月　日	**出院日期：**　　年　月　日	**标准住院日：12-18 天**

日期	住院第 1 天	住院第 2~5 天	住院第 3~6 天 （术前 1 日）
监测	□ 测量生命体征、体重	□ 每日测量生命体征、询问排便情况	□ 每日测量生命体征、询问排便情况，手术前 1 天晚测量生命体征
医患配合	□ 护士行入院护理评估（简单询问病史） □ 接受入院宣教 □ 医师询问病史、既往病史、用药情况，收集资料 □ 进行体格检查	□ 配合完善术前相关检查 □ 术前宣教肝脏肿瘤疾病知识、临床表现、治疗方法 □ 术前用物准备：尿垫、湿巾等	□ 手术室接患者，配合核对 □ 医师与患者及家属介绍病情及手术谈话
重点诊疗及检查	**重点诊疗** □ 二级护理 □ 既往基础用药	**重点诊疗** □ 术前准备 备皮 配血 心电图、X 线胸片 MRI、CT	**重点诊疗** □ 术前签字
饮食及活动	□ 普通饮食 □ 正常活动	□ 普通饮食 □ 正常活动	□ 术前 12 小时禁食、禁水 □ 正常活动

日期	住院第4~7天 （手术日）		住院第5~8天 （术后第1日）
	术前及术中	术后	
监测	□ 定时监测生命体征，每日询问排便情况	□ 定时监测生命体征、每日询问排便情况	□ 定时监测生命体征、每日询问排便情况
医患配合	□ 手术时家属在等候区等候 □ 探视及陪护制度	**术后宣教** □ 术后体位：麻醉未醒时平卧，清醒后，4~6小时无不适反应可垫枕或根据医嘱予监护设备、吸氧 □ 配合护士定时监测生命体征、肢体活动、伤口敷料等 □ 不要随意动引流管 □ 疼痛的注意事项及处理 □ 告知医护不适及异常感受 □ 配合评估手术效果	**术后宣教** □ 根据医嘱予监护设备、吸氧 □ 配合护士定时监测生命体征、肢体活动、伤口敷料等 □ 不要随意动引流管 □ 疼痛的注意事项及处理 □ 告知医护不适及异常感受，配合评估手术效果
重点诊疗及检查	**重点诊疗** □ 术前签字	**重点诊疗** □ 一级护理 □ 予监护设备、吸氧 □ 注意留置管路安全与通畅 □ 用药：抗菌药物、止血药、抑酸补液药物的应用 □ 护士协助记录出入量	**重点诊疗** □ 一级护理 □ 予监护设备、吸氧 □ 注意留置管路安全与通畅 □ 用药：抗菌药物、止血药、抑酸补液药物的应用
饮食及活动	□ 根据病情指导饮食 □ 卧床休息，自主体位	□ 适量饮水 □ 勿吸烟、饮酒 □ 卧床休息，自主体位	

日期	住院第 6~10 天 （术后第 2~3 日）	住院第 8~13 天 （术后第 4~6 日）	住院第 12~18 天 （出院日）
监测	□ 定时监测生命体征，每日询问排便情况	□ 定时监测生命体征，每日询问排便情况	□ 定时监测生命体征，每日询问排便情况
医患配合	□ 医师巡视，了解病情 □ 护士行晨晚间护理 □ 护士协助进食、进水、排泄等生活护理 □ 配合监测出入量 □ 膀胱功能锻炼，成功后可将尿管拔除 □ 注意探视及陪护时间	□ 医师巡视，了解病情 □ 护士行晨晚间护理 □ 护士协助进食、进水、排泄等生活护理 □ 配合监测出入量 □ 注意探视及陪护时间	□ 护士行晨晚间护理 □ 医师拆线 □ 伤口注意事项 **出院宣教** □ 接受出院前康复宣教 □ 学习出院注意事项 □ 了解复查程序 □ 办理出院手续，取出院带药
重点诊疗及检查	**重点诊疗** □ 一级或二级护理 □ 静脉用药逐渐过渡至口服药 □ 医师定时予伤口换药 **重要检查** □ 定期抽血检查	**重点诊疗** □ 二级护理 □ 医师定时予伤口换药 **重要检查** □ 定期抽血检查	**重点诊疗** □ 二级护理 □ 普通饮食 **重要检查** □ 定期抽血检查（必要时） □ 复查 CT
饮食及活动	□ 根据病情逐渐过渡至流质饮食，营养均衡，高蛋白、低脂肪、易消化，避免产气食物（牛奶、豆浆）及油腻食物 □ 卧床休息时可头高位，渐坐起 □ 术后第 2~4 天可视体力情况渐下床活动，循序渐进，注意安全	□ 根据病情逐渐过渡至流质饮食，营养均衡，高蛋白、低脂肪、易消化，避免产气食物（牛奶、豆浆）及油腻食物 □ 卧床休息时可头高位，渐坐起 □ 术后第 2~4 天可视体力情况渐下床活动，循序渐进，注意安全	□ 普通饮食，营养均衡 □ 勿吸烟、饮酒 □ 正常活动

附：原表单（2011年版）

原发性肝细胞癌临床路径表单

适用对象：第一诊断为原发性肝细胞癌（ICD-10：C22.0）

行规则性肝切除或非规则性肝切除术（ICD-9-CM-3：50.2/50.3）

患者姓名：	性别：　　年龄：　　门诊号：	住院号：
住院日期：　　年　月　日	出院日期：　　年　月　日	标准住院日：12~18天

日期	住院第1天	住院第2~5天	住院第3~6天（术前1日）
主要诊疗工作	□ 询问病史及体格检查 □ 完成住院病历和首次病程记录 □ 开实验室检查单 □ 上级医师查房 □ 初步确定诊治方案和特殊检查项目	□ 上级医师查房 □ 完成术前准备与术前评估 □ 完成必要的相关科室会诊 □ 根据检查检验等，进行术前讨论，确定治疗方案	□ 手术医嘱 □ 住院医师完成上级医师查房记录、术前小结等 □ 完成术前总结（拟行手术方式、手术关键步骤、术中注意事项等） □ 向患者及家属交代病情、手术安排及围手术期注意事项 □ 签署手术知情同意书（含标本处置）、自费用品协议书、输血同意书、麻醉同意书或授权委托书
重点医嘱	**长期医嘱** □ 外科二级或三级护理常规 □ 饮食：根据患者情况而定 □ 专科基础用药：保肝类药物、维生素 K_1 **临时医嘱** □ 血常规+血型、尿常规、大便常规+隐血 □ 凝血功能、电解质、肝功能、肾功能、肿瘤标志物、感染性疾病筛查 □ 心电图、X线胸片 □ 上腹部CT平扫+增强+血管重组和/或腹部B超或MR/MRA □ 必要时行血气分析、肺功能、超声心动图、选择性腹腔动脉造影、钡餐、胃镜	**长期医嘱** □ 外科二级或三级护理常规 □ 患者既往基础用药 □ 专科基础用药：保肝类药物、维生素 K_1 □ 其他相关治疗 **临时医嘱** □ 相关专科医师的会诊 □ 复查有异常的检验及检查结果	**长期医嘱** □ 见左列 **临时医嘱** □ 术前医嘱 □ 常规准备明日在气管内全身麻醉下拟行肝癌切除术 □ 备皮 □ 药物过敏试验 □ 术前禁食4~6小时，禁水2~4小时 □ 必要时行肠道准备（清洁肠道） □ 麻醉前用药 □ 术前留置胃管和尿管 □ 术中特殊用药带药 □ 备血 □ 带影像学资料入手术室 □ 必要时预约ICU
主要护理工作	□ 入院介绍 □ 入院评估 □ 静脉抽血 □ 健康教育 □ 活动指导、饮食指导 □ 患者相关检查配合的指导 □ 疾病知识指导 □ 心理支持	□ 患者活动：无限制 □ 饮食：根据患者情况而定 □ 心理支持	□ 入院介绍 □ 入院评估 □ 静脉抽血 □ 健康教育 □ 活动指导、饮食指导 □ 患者相关检查配合的指导 □ 疾病知识指导 □ 心理支持

续　表

日期	住院第 1 天	住院第 2~5 天	住院第 3~6 天 （术前 1 日）
病情变异记录	□ 无　□ 有，原因： 1. 2.	□ 无　□ 有，原因： 1. 2.	□ 无　□ 有，原因： 1. 2.
护士签名			
医师签名			

日期	住院第4~7天（手术日）		住院第5~8天（术后第1日）
	术前及术中	术后	
主要诊疗工作	□ 送患者入手术室 □ 麻醉准备，监测生命体征 □ 施行手术 □ 保持各引流管通畅 □ 解剖标本，送病理检查 □ 麻醉医师完成麻醉记录	□ 完成术后首次病程记录 □ 完成手术记录 □ 向患者及家属说明手术情况	□ 上级医师查房 □ 观察病情变化 □ 观察引流量和性状 □ 检查手术伤口，更换敷料 □ 分析实验室检查结果 □ 维持水电解质平衡 □ 住院医师完成常规病程记录
重点医嘱	**长期医嘱** □ 肝癌常规护理 □ 禁食 **临时医嘱** □ 液体治疗 □ 相应治疗（视情况） □ 手术前0.5小时预防使用抗菌药物	**长期医嘱** □ 肝癌术后常规护理 □ 一级护理 □ 禁食 □ 监测生命体征 □ 记录24小时液体出入量 □ 常规雾化吸入，bid □ 胃管接负压瓶吸引并记量（酌情） □ 腹腔引流管接负压吸引并记量 □ 尿管接尿袋记尿量 □ 预防性抗菌药物使用（酌情） □ 监测血糖（酌情） □ 必要时测定中心静脉压 □ 必要时使用制酸剂及生长抑素 **临时医嘱** □ 吸氧 □ 液体治疗 □ 术后当天查血常规和电解质 □ 必要时查肝功能、凝血功能等 □ 明晨查血常规、生化和肝功能等	**长期医嘱** □ 患者既往基础用药（见左列） □ 肠外营养治疗 **临时医嘱** □ 液体治疗及纠正水电解质失衡 □ 复查实验室检查（如血常规、血生化等）（视情况） □ 更换手术伤口敷料 □ 必要时测定中心静脉压 □ 根据病情变化施行相关治疗
主要护理工作	□ 术晨按医嘱留置尿管 □ 健康教育 □ 饮食指导：禁食、禁水 □ 指导术前注射麻醉用药后注意事项 □ 安排陪送患者入手术室 □ 心理支持 □ 夜间巡视	□ 术后活动：去枕平卧6小时，协助改变体位及足部活动 □ 吸氧、禁食、禁水 □ 密切观察患者情况 □ 疼痛护理 □ 生活护理（一级护理） □ 皮肤护理 □ 管道护理及指导 □ 记录24小时出入量 □ 营养支持护理 □ 心理支持	□ 体位与活动：协助翻身、取半坐或斜坡卧位 □ 密切观察患者病情变化 □ 饮食：禁食、禁水 □ 疼痛护理 □ 生活护理（一级护理） □ 皮肤护理 □ 管道护理及指导 □ 记录24小时出入量 □ 营养支持护理 □ 心理支持 □ 夜间巡视

续　表

<table>
<tr><td rowspan="2">日期</td><td colspan="2">住院第 4~7 天
（手术日）</td><td rowspan="2">住院第 5~8 天
（术后第 1 日）</td></tr>
<tr><td>术前及术中</td><td>术后</td></tr>
<tr><td>病情
变异
记录</td><td>□ 无　□ 有，原因：
1.
2.</td><td>□ 无　□ 有，原因：
1.
2.</td><td>□ 无　□ 有，原因：
1.
2.</td></tr>
<tr><td>护士
签名</td><td></td><td></td><td></td></tr>
<tr><td>医师
签名</td><td></td><td></td><td></td></tr>
</table>

日期	住院第 6~10 天 （术后第 2~3 日）	住院第 8~13 天 （术后第 4~6 日）	住院第 12~18 天 （出院日）
主要诊疗工作	□ 上级医师查房 □ 观察病情变化 □ 观察引流量和性状 □ 复查实验室检查 □ 住院医师完成常规病程记录 □ 必要时予相关特殊检查	□ 上级医师查房 □ 观察腹部、肠功能恢复情况 □ 观察引流量和颜色 □ 根据手术情况和术后病理结果，进行肿瘤分期与后续治疗评定 □ 住院医师完成常规病程记录 □ 必要时予相关特殊检查	□ 上级医师查房 □ 明确是否符合出院标准 □ 通知出院处 □ 通知患者及其家属出院 □ 完成出院记录、病案首页、出院证明书等 □ 向患者告知出院后注意事项，如康复计划、返院复诊、后续治疗及相关并发症的处理等 □ 出院小结、出院证明及出院须知并交患者或家属
重点医嘱	**长期医嘱** □ 继续监测生命体征（视情况） □ 拔除引流管（视情况） □ 拔除胃管（视情况） □ 拔除尿管（视情况） □ 肠外营养支持或液体治疗 □ 无感染证据时停用抗菌药物 **临时医嘱** □ 液体治疗及纠正水电解质失衡 □ 复查实验室检查（如血常规、血生化等）（视情况） □ 更换手术伤口敷料 □ 必要时测定中心静脉压	**长期医嘱** □ 二级或三级护理（视情况） □ 肛门排气后改流质饮食/半流质饮食 □ 拔除深静脉留置管（视情况） □ 停止记 24 小时出入量 □ 逐步减少或停止肠外营养或液体治疗 □ 伤口换药/拆线（视情况） **临时医嘱** □ 复查血常规、生化、肝功能等 □ 必要时行 X 线胸片、CT、B 超等检查	**出院医嘱** □ 出院相关用药
主要护理工作	□ 体位与活动：取半坐或斜坡卧位，指导床上或床边活动 □ 饮食：指导流质或半流质饮食 □ 疼痛护理及指导 □ 协助或指导生活护理 □ 观察患者腹部体征及肠道功能恢复的情况 □ 记录 24 小时出入量 □ 营养支持护理 □ 心理支持（患者及家属） □ 康复指导（运动指导） □ 夜间巡视	□ 体位与活动：自主体位，鼓励离床活动 □ 指导半流质饮食 □ 协助或指导生活护理 □ 观察患者腹部体征情况 □ 营养支持护理 □ 康复指导 □ 夜间巡视	□ 出院指导 □ 办理出院手续 □ 复诊时间 □ 作息、饮食、活动 □ 服药指导 □ 日常保健 □ 清洁卫生 □ 疾病知识及后续治疗

续　表

日期	住院第 6~10 天 （术后第 2~3 日）	住院第 8~13 天 （术后第 4~6 日）	住院第 12~18 天 （出院日）
病情变异记录	□无　□有，原因： 1. 2.	□无　□有，原因： 1. 2.	□无　□有，原因： 1. 2.
护士签名			
医师签名			

第十八章

肝门胆管癌临床路径释义

一、肝门胆管癌编码

1. 原编码：

疾病名称及编码：肝门胆管癌（ICD-10：C24.001-C24.003）

手术操作名称及编码：根治性肝门胆管癌切除术（ICD-9-CM-3：50.22/50.3/51.63/51.69）伴 51.22

2. 修改编码：

疾病名称及编码：肝门胆管癌（ICD-10：C24.0）

手术操作名称及编码：根治性肝门胆管癌切除术（ICD-9-CM-3：50.22/50.3）

二、临床路径检索方法

C24.0 伴（50.22/50.3）

三、国家医疗保障疾病诊断相关分组（CHS-DRG）

MDCH 肝、胆、胰疾病及功能障碍

HR1 肝胆胰系统恶性肿瘤

四、肝门胆管癌临床路径标准住院流程

（一）适用对象

第一诊断为肝门胆管癌 Bismuth-Corlette Ⅰ、Ⅱ、Ⅲ型（C24.001- C24.003）。

行根治性肝门胆管癌切除术（ICD-9-CM-3：50.22/50.3/51.63/51.69）伴 51.22。

释义

■ 肝门胆管癌是发生于肝内左右二级肝管汇合部至总肝管以及胆囊管汇合部之间的胆管上皮癌肿。

■ 本路径适用对象为肝门胆管癌包括 Bismuth-Corlette Ⅰ、Ⅱ、Ⅲ型。Ⅰ型肿瘤：位于胆管汇合部邻近的肝总管，未侵犯左右肝管；Ⅱ型肿瘤：位于胆管汇合部邻近的肝总管，扩散至左右肝管；Ⅲ型肿瘤：位于胆管汇合部邻近的肝总管，未侵犯左右肝管，扩散至左右肝管达二级胆管，其中累及右侧为Ⅲa 型，累及左侧为Ⅲb 型。本路径不包括 Bismuth-CorletteⅣ型。

（二）诊断依据

根据《临床诊疗指南·外科学分册》（中华医学会编，人民卫生出版社，2006，第 1 版），《黄家驷外科学》（吴孟超，吴在德主编，人民卫生出版社，2021 年，第 8 版）及全国高等学校教材《外科学》（陈孝平，汪建平，赵继宗主编，人民卫生出版社，2018 年，第 9 版），《Current diagnosis and treatment：surgery（第 13 版）》（JT Adlers，RS Sippel 主编，McGraw-Hill 出版社，2010）。

1. 症状：进行性无痛性黄疸，尿色黄，大便呈白陶土色，可伴皮肤瘙痒、上腹部不适、厌食、乏力、体重减轻等症状。
2. 体检主要有皮肤、巩膜黄染，肝大，一般无胆囊肿大。
3. 实验室检查：提示肝脏功能受损和梗阻性黄疸表现。
4. 超声、CT、MRI、MRCP 或者 PTCD/ERCP 造影提示高位胆管梗阻。

释义

■ 肝门胆管癌患者多出现黄疸，且随着时间延长而逐渐加深，大便色浅、灰白，尿色深黄及皮肤瘙痒，常伴有倦怠、乏力、体重减轻等全身表现。患者出现右上腹痛、畏寒和发热提示伴有胆管炎。因梗阻部位在胆囊管以上，故一般无胆囊肿大表现，可以作为胆囊管以下梗阻的鉴别依据。

■ 实验室检查出现胆红素、碱性磷酸酶和 γ-谷氨酰转太酶升高。转氨酶可升高，伴有胆管炎时会显著升高。长期胆道梗阻可导致脂溶性维生素（维生素 A，维生素 D，维生素 E 和维生素 K）减少，凝血酶原时间延长。随着疾病发展，白蛋白、血红蛋白和乳酸脱氢酶可下降。胆管癌无特异性血清肿瘤标志物，CA19-9、CA125 和 CEA 有一定价值。

■ 影像学检查中，超声是首选，其优势在于区别肿块和结石，并可以根据肝内外胆管扩张初步判定梗阻部位。MRI 是最佳方法，能显示肿瘤范围、肝内有无转移，MRCP 可以反映胆管受累范围，帮助分型及制订手术方案，同时 MR 血管成像可显示肝门部血管受累情况。高分辨率螺旋 CT 相对于 MRI，可以观察腹部淋巴结肿大情况，以及肿瘤和肝门部血管之间的关系。超声内镜检查，可以进一步观察肿瘤和血管关系，以及淋巴结肿大情况，并可引导细针对病灶和淋巴结穿刺活检。

（三）选择治疗方案的依据

根据《临床诊疗指南·外科学分册》（中华医学会编著，人民卫生出版社，2006，第 1 版），《黄家驷外科学》（吴孟超，吴在德主编，人民卫生出版社，2021 年，第 8 版）及全国高等学校教材《外科学》（陈孝平，汪建平，赵继宗主编，人民卫生出版社，2018 年，第 9 版），《Sabiston textbook of surgery（第 18 版）》（Saunder Elsevier 出版社，2008）。

根治性切除是肝门胆管癌患者获得潜在治愈机会的唯一治疗手段，手术方式依据肿瘤的具体部位和范围决定。

1. Bismuth-Corlette Ⅰ型和Ⅱ型肿瘤，一般要求整块切除肿瘤段胆管和胆囊，达到 5~10mm 的胆管切缘，并行局部淋巴结清扫和肝管空肠 Roux-en-Y 吻合术；Ⅱ型肿瘤还应行肝尾状叶切除术。
2. Bismuth-CorletteⅢ型肿瘤，应根据情况行右半肝（Ⅲ）或左半肝（Ⅲb）、肝尾状叶和胆囊切除术，并行局部淋巴结清扫和肝管空肠 Roux-en-Y 吻合术。
3. 对不能切除及有远处转移的患者，应考虑姑息治疗，包括行手术和非手术的胆道引流（分为内引流和外引流两种方法，进入相应临床路径）。

释义

■ 根据中华医学会外科学分会肝脏外科学组制定的《胆管癌诊断与治疗——外科专家共识》，Ⅰ型，如左、右肝管的肝外部分长> 1cm，不必切肝；如左、右肝管的肝外部分长≤1cm，则联合肝Ⅳb段切除。Ⅱ型，如左、右肝管汇合部位于肝外，联合肝Ⅳb段切除；如左、右肝管汇合部位于肝内，联合肝Ⅳb段切除+Ⅴ段次全切除；肿瘤侵犯Ⅰ段，则联合Ⅳb段+Ⅴ+Ⅰ段切除。Ⅲa型，联合Ⅳb段+Ⅴ段切除，如肿瘤侵犯Ⅰ段，则联合Ⅳb段+Ⅴ+Ⅰ段切除；如肿瘤侵犯右肝动脉，同时切除右肝动脉；如肿瘤侵犯门静脉右支＜1cm，门静脉切除后端端吻合重建；如侵犯门静脉右支≥1cm，行同侧半肝切除。Ⅲb型，联合Ⅳb段+Ⅴ段切除，肿瘤侵犯左肝动脉，同时切除左肝动脉；肿瘤侵犯门静脉左支或Ⅰ段，行包括Ⅰ段的左半肝切除。

■ 淋巴结清扫问题，临床TNM分期不超过Ⅱ期的，应根据书中淋巴结冷冻病理检查的结果决定是否行淋巴结清扫。

（四）标准住院日

12~19天。

释义

■ 肝门胆管癌患者入院后，常规检查、影像学检查包括MRI检查等准备2~4天，术后恢复10~15天，总住院时间小于19天的均符合本路径要求。

（五）进入路径标准

1. 第一诊断必须符合ICD-10：C24.001-C24.003肝门胆管癌疾病编码。
2. 当患者合并其他疾病，但住院期间不需要特殊处理也不影响第一诊断的临床路径流程实施时，可以进入路径。

释义

■ 本路径适用对象为肝门胆管癌Bismuth-Corlette Ⅰ、Ⅱ、Ⅲ型，包括Ⅲa型和Ⅲb型。

■ 患者如果合并高血压、糖尿病、冠状动脉粥样硬化性心脏病、慢性阻塞性肺炎、慢性肾病等其他慢性疾病，需要术前对症治疗时，如果不影响麻醉和手术，不延长术前准备的时间，可进入本路径。上述慢性疾病如果需要特殊准备或经治疗稳定后才能行手术或接受抗凝、抗血小板治疗等，应先进入其他相应内科疾病的诊疗路径。

（六）术前准备

3~6天。

1. 必须的检查项目：

（1）血常规、血型、尿常规、大便常规+隐血。

（2）肝功能、肾功能、电解质、凝血功能、消化系统肿瘤标志物（AFP、CA125、CA19-9、CEA等）。

（3）感染性疾病筛查（乙型肝炎、丙型肝炎、HIV、梅毒等）。
（4）腹部B超及/或CT、MRI。
（5）心电图、X线胸片。
2. 为明确术前诊断，可考虑进一步检查：
（1）MRCP、ERCP或PTCD造影。
（2）有心肺基础疾病或者老年体弱患者：术前肺功能、超声心动图检查和血气分析。

释义

■ 必查项目是确保手术治疗安全、有效开展的基础，术前必须完成。除上述检查外，还应检查血清免疫球蛋白 IgG_4。

■ 为缩短患者住院等待时间，检查项目可以在患者入院前于门诊完成。

■ 高龄患者或有心肺功能异常患者，术前根据病情增加心脏彩超、肺功能、血气分析等检查。

（七）预防性抗菌药物选择与使用时机

1. 抗菌药物：按照《抗菌药物临床应用指导原则》（卫医发〔2015〕43号）执行。建议使用第二代头孢菌素，有反复感染史者可选头孢曲松或头孢哌酮或头孢哌酮舒巴坦；明确感染患者，可根据药敏试验结果调整抗菌药物。
2. 预防性用抗菌药物，时间为术前0.5小时，手术超过3小时加用1次抗菌药物；总预防性用药时间一般不超过24小时，个别情况可延长至48小时。
3. 如有继发感染征象，尽早开始抗菌药物的经验治疗。经验治疗需选用能覆盖肠道革兰阴性杆菌、肠球菌属等需氧菌和脆弱拟杆菌等厌氧菌的药物。

释义

■ 肝门胆管癌手术切口属于Ⅱ类切口，术前需预防使用抗菌药物，抗菌药物主要选择针对肠道革兰阴性杆菌和肠球菌等厌氧菌药物。

■ 对于合并胆道感染的患者，需控制感染，进入其他相应路径。

（八）手术日

入院第4~7天。
1. 麻醉方式：气管内插管全身麻醉或硬膜外麻醉。
2. 术中用药：麻醉常规用药、补充血容量药物（晶体、胶体）、止血药、血管活性药物、术后镇痛泵（视具体情况而定）。
3. 输血：根据术前血红蛋白状况及术中出血情况而定。
4. 病理：术后标本送病理学检查（视术中情况行术中冷冻病理检查）。

释义

■ 术前用抗菌药物参考《抗菌药物临床应用指导原则》执行。

■ 根治性肝门胆管癌切除术剥离显露范围较广泛，可使用补充血容量的药物，必要时可使用止血药，如注射用尖吻蝮蛇血凝酶。

■ 手术是否输血依照术中出血量而定。一般可考虑术中给予输注血浆，有助于患者术后肝功能恢复。

（九）术后住院恢复

7~14天。

1. 术后复查的检查项目：

（1）根据患者情况复查实验室检查：血常规、电解质、肝功能、凝血功能、肿瘤相关标志物等。

（2）必要时行其他相关检查：X线胸片、CT、B超、造影等。

2. 术后用药：

（1）抗菌药物：按照《抗菌药物临床应用指导原则》（卫医发〔2015〕43号）执行。明确感染患者，可根据药敏试验结果调整抗菌药物。

（2）根据病情选择使用：抑酸剂、止血药、化痰药、护肝药物等（按照《国家基本药物目录》）。

3. 视具体情况尽早拔除胃管、尿管、引流管、深静脉穿刺管等。

4. 监测胃肠道功能恢复情况，指导患者术后饮食。

5. 观察伤口。

释义

■ 术后可根据患者恢复情况做必须复查的检查项目，并根据病情变化增加检查的频次。复查项目并不仅局限于路径中的项目。

■ 使用可溶性止血纱布可减少术后创面出血，血凝酶涂布纱布可增强止血效果。以可溶性止血纱布作创面止血材料，同时血凝酶涂布止血纱布，还可增强止血效果。

（十）出院标准

1. 生命体征平稳，可自由活动。

2. 饮食基本恢复，无需静脉补液。

3. 无需要住院处理的其他并发症或合并症。

释义

■ 主治医师应在出院前，通过复查的各项检查并结合患者恢复情况决定能否出院。如果确有需要继续留院治疗的情况，超出了路径所规定的时间，应先处理并发症并符合出院条件后再准许患者出院。

（十一）有无变异及原因分析

1. 术前诊断不确定者，可行CT、MRI、MRCP、ERCP或PTCD造影等了解胆管癌分类。

2. 有影响手术的合并症如胆道感染、严重黄疸等，可进入相应临床路径。

3. 术前分期不准确者，术中可根据探查结果改变手术方式。

释义

■ 对于轻微变异，如由于某种原因，路径指示应当于某一天操作但不能如期进行而要延期的，这种改变不会对最终结果产生重大改变，也不会更多地增加住院天数和住院费用，可不出本路径。

■ 除以上所列变异及原因外，如还出现医疗、护理、患者、环境等多方面的变异原因，应阐明变异相关问题的重要性，必要时需及时退出本路径，并应将特殊的变异原因进行归纳、总结，以便重新修订路径时作为参考，不断完善和修订路径。

五、肝门胆管癌临床路径给药方案

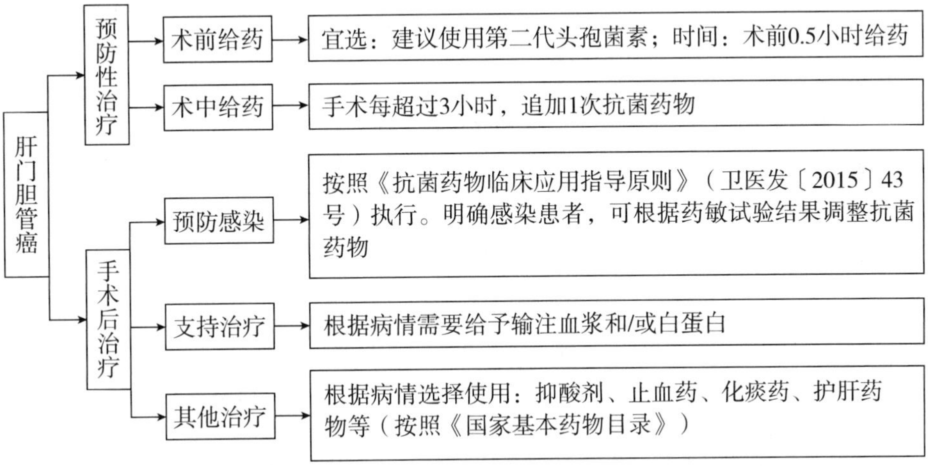

1. 用药选择：

（1）为预防术后切口感染，应使用针对肠道革兰阴性杆菌和肠球菌等厌氧菌药物。

（2）反复感染史者可选头孢曲松或头孢哌酮或头孢哌酮舒巴坦；明确感染患者，可根据药敏试验结果调整抗菌药物。

（3）肝门胆管癌常伴有肝功能损伤，对于联合切除肝段的患者，术后需给予输注血浆和/或白蛋白支持治疗，有助于促进肝功能恢复。

（4）对于伴有肝功能受损患者，术后建议给予维生素 K_1，并根据病情给予止血药、护肝药物等。

2. 药学提示：

（1）接受肝门胆管癌手术者，应在术前 0.5~2 小时给药，或麻醉开始时给药，使手术切口暴露时局部组织中已达到足以杀灭手术过程中入侵切口细菌的药物浓度。

（2）肝门胆管癌手术切口属Ⅱ类切口，手术时间每超过 3 小时，或失血量大（>1500ml），可手术中给予第 2 剂（使用长半衰期抗菌药物者除外）。

（3）对于联合肝段切除的患者，可以术中即补充血浆和/或白蛋白。

3. 注意事项：

肝门胆管癌患者联合肝段切除的，术后容易出现肝功能损伤，特别是白蛋白降低同时会伴有腹水，术后第 1 天需检测肝功能及凝血功能，及时补充白蛋白和/或血浆。

六、推荐表单

（一）医师表单

肝门胆管癌临床路径医师表单

适用对象：第一诊断肝门胆管癌（ICD-10：C24.001- C24.003）Bismuth-Corlette Ⅰ、Ⅱ、Ⅲ型

行根治性肝门胆管癌切除术（ICD-9-CM-3：50.22/50.3/ 51.63/51.69 伴 51.22）

患者姓名：	性别：　　年龄：　　门诊号：	住院号：
住院日期：　　年　月　日	出院日期：　　年　月　日	标准住院日：12~19 天

时间	住院第 1 天	住院第 2~5 天	住院第 3~6 天（手术日）
主要诊疗工作	□ 询问病史及体格检查 □ 完成住院病历和首次病程记录 □ 开实验室检查单 □ 上级医师查房与术前评估 □ 初步确定治疗方案和特殊检查项目	□ 上级医师查房 □ 完成术前准备与术前评估 □ 上级医师查房，术前讨论 □ 根据体检、影像学（CT、MRI、MRCP、ERCP、PTCD 造影）检查等，行术前讨论，确定治疗方案 □ 完成必要的相关科室会诊	□ 手术医嘱 □ 完成上级医师查房记录、术前讨论、术前小结等 □ 向患者及家属交代病情、手术安排及围手术期注意事项 □ 签署手术知情同意书、自费用品协议书、输血同意书、麻醉同意书、授权委托书
重点医嘱	**长期医嘱** □ 外科二级护理常规 □ 饮食：依据患者情况定 □ 基础用药（护肝、退黄、改善凝血功能等药物） **临时医嘱** □ 血常规+血型、尿常规、大便常规+隐血 □ 凝血功能、电解质、肝肾功能组合、消化系统肿瘤标志物、感染性疾病筛查 □ 心电图、X 线胸片 □ 腹部 B 超、腹部 CT 平扫+增强 □ 必要时肺功能、Holter、超声心动图和血气分析 □ 必要时行 MRI、MRCP、ERCP、PTCD 造影等检查	**长期医嘱** □ 患者既往基础用药 **临时医嘱** □ 必要科室会诊 □ 必要时行术前 ENBD 或 PTCD 引流减轻黄疸 □ 动态监测血清胆红素及肝功能变化	**长期医嘱** □ 患者既往基础用药 **临时医嘱** □ 术前医嘱： （1）明日准备在气管内插管全身麻醉下行肝门胆管癌根治术 （2）备皮、备血 （3）抗菌药物皮试 （4）术前 6 小时禁食、2 小时禁水 （5）麻醉前用药 （6）术前留置胃管和尿管 （7）肠道准备 □ 术中特殊用药 □ 带影像学资料入手术室 □ 预约 SICU（视情况而定）
病情变异记录	□ 无　□ 有，原因： 1. 2.	□ 无　□ 有，原因： 1. 2.	□ 无　□ 有，原因： 1. 2.
医师签名			

<table>
<tr><td rowspan="2">日期</td><td colspan="2">住院第 4~7 天
（手术日）</td><td rowspan="2">住院第 5~8 天
（术后第 1 日）</td></tr>
<tr><td>术前及术中</td><td>术后</td></tr>
<tr><td>主要诊疗工作</td><td>□ 送患者入手术室
□ 麻醉准备，监测生命体征
□ 施行手术
□ 保持各引流管通畅
□ 手术标本送病理检查</td><td>□ 麻醉医师完成麻醉记录
□ 完成术后首次病程记录
□ 完成手术记录
□ 向患者及家属说明手术情况</td><td>□ 上级医师查房
□ 观察病情变化、引流量和性状
□ 检查手术伤口，更换敷料
□ 分析实验室检验结果
□ 维持水、电解质平衡
□ 完成常规病程记录</td></tr>
<tr><td>重点医嘱</td><td>临时医嘱
□ 术前 0.5 小时使用抗菌药物
□ 液体治疗
□ 相应治疗（视情况）</td><td>长期医嘱
□ 肝门胆管癌根治术后常规护理
□ 特级或一级护理
□ 禁食
□ 心电监护
□ 记录 24 小时出入总量
□ 胃管接负压瓶吸引并记量（酌情）
□ 腹腔引流管记录引流量和颜色
□ 胆肠支架管接引流袋并记量
□ 尿管接尿袋，记量
□ 根据病情使用：抑酸剂、化痰药、止血、止吐等药物
□ 预防性抗菌药物使用
□ 中心静脉测压
□ 预防深静脉血栓措施
临时医嘱
□ 液体治疗
□ 吸氧
□ 急查血常规和血生化
□ 明晨急查血常规、电解质和肝肾功能</td><td>长期医嘱（见左列）
□ 患者既往基础用药
□ 肠外营养治疗
□ 雾化吸入
临时医嘱
□ 葡萄糖液和盐水液体支持
□ 肠外营养支持（根据患者和手术情况决定）
□ 伤口换药（必要时）
□ 明晨查血常规、生化和肝功能等</td></tr>
<tr><td>病情变异记录</td><td>□ 无 □ 有，原因：
1.
2.</td><td>□ 无 □ 有，原因：
1.
2.</td><td>□ 无 □ 有，原因：
1.
2.</td></tr>
<tr><td>医师签名</td><td></td><td></td><td></td></tr>
</table>

日期	住院第 6~10 天 （术后第 2~3 日）	住院第 8~13 天 （术后第 4~6 日）	住院第 12~19 天 （出院日）
主要诊疗工作	□ 上级医师查房 □ 观察病情变化 □ 观察引流量和性状 □ 评估镇痛效果（视情况） □ 复查实验室检查 □ 住院医师完成常规病程记录 □ 必要时进行相关特殊检查	□ 上级医师查房 □ 观察腹部、肝功能恢复情况 □ 观察引流量和颜色 □ 根据手术情况和术后病理结果，进行肿瘤分期与后续治疗评定 □ 住院医师完成常规病程记录 □ 必要时进行相关特殊检查	□ 上级医师查房 □ 伤口拆线 □ 明确是否符合出院标准 □ 完成出院记录、病案首页、出院证明书等 □ 通知出入院处 □ 通知患者及家属 □ 向患者告知出院后注意事项，如康复计划、后续治疗及相关并发症的处理等 □ 出院小结、疾病证明书及出院须知交患者或相关人员
重点医嘱	**长期医嘱** □ 继续监测生命体征（视情况） □ 拔除引流管（视情况） □ 拔除胃管（视情况） □ 拔除尿管（视情况） □ 肠外营养支持或液体治疗 □ 无感染证据时停用抗菌药物 **临时医嘱** □ 营养支持或液体支持 □ 血常规、血液生化、肝功能组合等	**长期医嘱** □ 二级或三级护理（视情况） □ 流质饮食或半流质饮食 □ 拔除深静脉留置管（视情况） □ 停止记 24 小时出入量 □ 逐步减少肠外营养或液体治疗 **临时医嘱** □ 换药 □ 营养支持或液体支持 □ 血常规、血液生化、肝功能组合（出院前） □ 必要时行 X 线胸片、CT、B 超、造影等检查	**临时医嘱** □ 伤口拆线（视情况） **出院医嘱** □ 出院后相关用药及注意事项
病情变异记录	□ 无 □ 有，原因： 1. 2.	□ 无 □ 有，原因： 1. 2.	□ 无 □ 有，原因： 1. 2.
医师签名			

（二）护士表单

肝门胆管癌临床路径护士表单

适用对象：第一诊断肝门胆管癌（ICD-10：C24.001-C24.003）Bismuth-Corlette Ⅰ、Ⅱ、Ⅲ型
行根治性肝门胆管癌切除术（ICD-9-CM-3：50.22/50.3/51.63/51.69 伴 51.22）

患者姓名：	性别：　　年龄：　　门诊号：	住院号：
住院日期：　　年　月　日	出院日期：　　年　月　日	标准住院日：12~19 天

日期	住院第 1 天	住院第 2~5 天	住院第 3~6 天
健康宣教	□ 入院宣教 介绍主管医师、护士 介绍环境、设施 介绍住院注意事项 □ 健康教育 □ 活动指导：无限制 □ 心理支持	□ 健康教育 □ 心理支持	□ 健康教育 □ 告知患者及家属术前流程及注意事项 □ 心理支持
护理处置	□ 入院评估 □ 饮食指导：低脂半流质饮食或全流质饮食 □ 患者相关检查配合的指导 □ 皮肤护理指导（黄疸伴皮肤瘙痒患者）	□ 常规检查 □ 饮食指导 □ 疾病知识指导 □ 术前指导 □ 药物指导 □ 治疗护理 □ 按需做 PTCD 或 ENBD 减黄指导与引流管护理	□ 饮食：术前禁食、禁水 □ 术前沐浴、更衣，取下义齿、饰物等 □ 备皮、配血、胃肠道准备等 □ 术中物品准备 □ 促进睡眠（环境、药物）
基础护理	□ 三级护理 □ 晨晚间护理 □ 患者安全管理	□ 三级护理 □ 晨晚间护理 □ 患者安全管理	□ 三级护理 □ 晨晚间护理 □ 患者安全管理
专科护理	□ 护理查体 □ 需要时，填写跌倒及压疮防范表 □ 需要时，请家属陪护	□ 护理查体 □ 需要时，请家属陪护	□ 协助医师完成术前检查 □ 术前禁食、禁水、备皮
重点医嘱	□ 详见医嘱执行单	□ 详见医嘱执行单	□ 详见医嘱执行单
病情变异记录	□ 无　□ 有，原因： 1. 2.	□ 无　□ 有，原因： 1. 2.	□ 无　□ 有，原因： 1. 2.
护士签名			

时间	住院第6~10天 （术后第2~3日）	住院第8~13天 （术后第4~6日）	住院第12~19天 （出院日）
健康宣教	□ 术后宣教 药物作用及频率 饮食、活动指导 □ 复查患者对术前宣教内容的掌握程度 □ 膀胱功能训练 □ 下床活动注意事项	□ 术后宣教 药物作用及频率 饮食、活动指导 □ 复查患者对术前宣教内容的掌握程度 □ 拔尿管后注意事项 □ 下床活动注意事项	□ 出院宣教 复查时间 服药方法 活动休息 指导饮食 康复训练方法 □ 指导办理出院手续
护理处置	□ 遵医嘱完成相关检查 □ 夹闭尿管，锻炼膀胱功能	□ 遵医嘱完成相关检查 □ 拔出导尿管	□ 办理出院手续 □ 书写出院小结
基础护理	□ 体位与活动：取半卧位，指导床上或床边活动 □ 饮食：胃肠功能恢复，拔除胃管后指导清流质饮食 □ 生活护理（一级护理） □ 皮肤护理	□ 体位与活动：半卧位，可协助下床活动 □ 指导清流质饮食或流质饮食至半流质饮食 □ 协助或指导生活护理 □ 皮肤护理 □ 静脉抽血（遵医嘱）	□ 办理出院手续 □ 复诊时间 □ 作息、饮食、活动 □ 服药指导 □ 康复锻炼
专科护理	□ 观察患者腹部体征、伤口敷料、胃肠道功能恢复等情况 □ 营养支持护理 □ 遵医嘱拔除胃管、尿管 □ 疼痛护理 □ 留置管道护理及指导（腹腔、深静脉管）	□ 观察患者腹部体征、伤口敷料、胃肠道功能恢复的情况 □ 拔除深静脉管、腹腔引流管后护理 □ 营养支持护理	□ 疾病知识及随访
重点医嘱	□ 详见医嘱执行单	□ 详见医嘱执行单	□ 详见医嘱执行单
病情变异记录	□ 无 □ 有，原因： 1. 2.	□ 无 □ 有，原因： 1. 2.	□ 无 □ 有，原因： 1. 2.
护士签名			

（三）患者表单

肝门胆管癌临床路径患者表单

适用对象：第一诊断肝门胆管癌（ICD-10：C24.001- C24.003）Bismuth-Corlette Ⅰ、Ⅱ、Ⅲ型

行根治性肝门胆管癌切除术（ICD-9-CM-3：50.22/50.3/ 51.63/51.69 伴 51.22）

患者姓名：	性别：　年龄：　门诊号：	住院号：
住院日期：　年　月　日	出院日期：　年　月　日	标准住院日：12~19 天

时间	住院第 1 天	住院第 2~6 天	住院第 4~7 天 （手术日）
监测	□ 测量生命体征、体重	□ 每日测量生命体征、询问排便情况，手术前 1 天晚测量生命体征	□ 手术清晨测量生命体征、血压 1 次
医患配合	□ 护士行入院护理评估（简单询问病史） □ 接受入院宣教 □ 医师询问病史、既往病史、用药情况，收集资料 □ 进行体格检查 □ 评估疼痛评分	□ 配合完善术前相关检验、检查术前宣教 □ 肝门胆管癌疾病知识、临床表现、治疗方法 □ 术前准备：禁食、禁水等 □ 手术室接患者，配合核对 □ 医师与患者及家属介绍病情及手术谈话 □ 手术时家属在等候区等候 □ 探视及陪护制度	**术后宣教** □ 术后体位：麻醉未醒时平卧，清醒后，4~6 小时无不适反应可垫枕或根据医嘱予监护设备、吸氧 □ 配合护士定时监测生命体征、瞳孔、肢体活动、伤口敷料等 □ 不要随意动引流管 □ 疼痛的注意事项及处理 □ 告知医护不适及异常感受 □ 配合评估手术效果
重点诊疗及检查	**重点诊疗** □ 三级护理 □ 既往基础用药	**重点诊疗** □ 术前准备 备皮 配血 禁食、禁水 术前签字 **重要检查** □ 心电图、X 线胸片 □ MRI、CT □ 其他特殊检查	**重点诊疗** □ 特级护理 □ 予监护设备、吸氧 □ 注意留置管路安全与通畅 □ 用药：抗菌药物、止血药、抑酸、护肝、白蛋白、补液药物的应用 □ 护士协助记录出入量
饮食及活动	□ 普通饮食 □ 正常活动	□ 术前 12 小时禁食、禁水 □ 正常活动	□ 卧床休息，自主体位

时间	住院第5~13天 （术后第1~6日）	住院第6~19天 （术后第7~12日）
监测	□ 定时监测生命体征，记录引流色、质、量	□ 定时监测生命体征、记录引流色、质、量
医患配合	□ 医师巡视，了解病情 □ 腹部伤口情况、引流管引流观察、生命体征检测 □ 护士行晨晚间护理 □ 护士协助进食、进水、排泄等生活护理 □ 配合监测出入量 □ 膀胱功能锻炼，成功后可将尿管拔除 □ 配合功能恢复训练（必要时） □ 注意探视及陪护时间	□ 护士行晨晚间护理 □ 医师拆线 □ 伤口注意事项 □ 配合功能恢复训练（必要时） **出院宣教** □ 接受出院前康复宣教 □ 学习出院注意事项 □ 了解复查程序 □ 办理出院手续，取出院带药
重点诊疗及检查	**重点诊疗** □ 特级或一级护理 □ 静脉用药逐渐减少 □ 医师定时予伤口换药 □ 医师观察引流情况及肝功能 **重要检查** □ 定期抽血检查 □ 复查 CT 及 MRI	**重点诊疗** □ 二级或三级护理 □ 普通饮食 □ 医师拔除引流管等 **重要检查** □ 定期抽血检查（必要时）
饮食及活动	□ 根据病情逐渐由流质饮食过渡至普通饮食，营养均衡，高蛋白、低脂肪、易消化，避免产气食物（牛奶、豆浆）及油腻食物。鼓励多食汤类食物 □ 卧床休息时可头高位，渐坐起 □ 术后第3~4天可视体力情况渐下床活动，循序渐进，注意安全 □ 行功能恢复锻炼（必要时）	□ 普通饮食，营养均衡 □ 勿吸烟、饮酒 □ 正常活动 □ 行功能恢复训练（必要时）

附：原表单（2011 年版）

肝门胆管癌临床路径表单

适用对象：第一诊断肝门胆管癌（ICD－10：C24.001－C24.003）Bismuth－Corlette Ⅰ、Ⅱ、Ⅲ型

行根治性肝门胆管癌切除术（ICD－9－CM－3：50.22/50.3/ 51.63/51.69 伴 51.22）

患者姓名：	性别： 年龄： 门诊号：	住院号：
住院日期： 年 月 日	出院日期： 年 月 日	标准住院日：12～19 天

日期	住院第 1 天	住院第 2～5 天	住院第 3～6 天
主要诊疗工作	□ 询问病史及体格检查 □ 完成住院病历和首次病程记录 □ 开实验室检查单 □ 上级医师查房与术前评估 □ 初步确定诊治方案和特殊检查项目	□ 上级医师查房 □ 完成术前准备与术前评估 □ 根据体检、影像学（CT、MRI、MRCP、ERCP、PTCD 造影）检查等，行术前讨论，确定治疗方案 □ 完成必要的相关科室会诊	□ 手术医嘱 □ 完成上级医师查房记录、术前讨论、术前小结等 □ 向患者及家属交代病情、手术安排及围手术期注意事项 □ 签署手术知情同意书、自费用品协议书、输血同意书、麻醉同意书、授权委托书
重点医嘱	**长期医嘱** □ 外科二级护理常规 □ 饮食：依据患者情况定 □ 基础用药（护肝、退黄、改善凝血功能等药物） **临时医嘱** □ 血常规+血型、尿常规、大便常规+隐血 □ 凝血功能、电解质、肝肾功能组合、消化系统肿瘤标志物、感染性疾病筛查 □ 心电图、X 线胸片 □ 腹部 B 超、腹部 CT 平扫+增强 □ 必要时肺功能、Holter、超声心动图和血气分析 □ 必要时行 MRI、MRCP、ERCP、PTCD 造影等检查	**长期医嘱** □ 患者既往基础用药 **临时医嘱** □ 必要科室会诊 □ 必要时行术前 ENBD 或 PTCD 引流减轻黄疸 □ 动态监测血清胆红素及肝功能变化	**长期医嘱** □ 患者既往基础用药 **临时医嘱** □ 术前医嘱： （1）明日准备在气管内插管全身麻醉下行肝门胆管癌根治术 （2）备皮、备血 （3）抗菌药物皮试 （4）术前 6 小时禁食、2 小时禁水 （5）麻醉前用药 （6）术前留置胃管和尿管 （7）肠道准备 □ 术中特殊用药 □ 带影像学资料入手术室 □ 预约 SICU（视情况而定）
主要护理工作	□ 入院介绍 □ 入院评估 □ 健康教育 □ 活动指导：无限制 □ 饮食指导：低脂半流质饮食或全流质饮食 □ 患者相关检查配合的指导 □ 皮肤护理指导（黄疸伴皮肤瘙痒患者） □ 心理支持	□ 静脉抽血 □ 健康教育 □ 饮食指导 □ 疾病知识指导 □ 术前指导 □ 药物指导 □ 治疗护理 □ 心理支持 □ 按需作 PTCD 或 ENBD 减黄指导与引流管护理	□ 健康教育 □ 饮食：术前禁食、禁水 □ 术前沐浴、更衣，取下义齿、饰物等 □ 告知患者及家属术前流程及注意事项 □ 备皮、配血、胃肠道准备等 □ 术中物品准备 □ 促进睡眠（环境、药物） □ 心理支持

续 表

日期	住院第 1 天	住院第 2~5 天	住院第 3~6 天
病情变异记录	□无 □有，原因： 1. 2.	□无 □有，原因： 1. 2.	□无 □有，原因： 1. 2.
护士签名			
医师签名			

<table>
<tr><td rowspan="2">日期</td><td colspan="2">住院第 4~7 天
（手术日）</td><td rowspan="2">住院第 5~8 天
（术后第 1 日）</td></tr>
<tr><td>术前与术中</td><td>术后</td></tr>
<tr><td>主要诊疗工作</td><td>□ 送患者入手术室
□ 麻醉准备，监测生命体征
□ 施行手术
□ 保持各引流管通畅
□ 手术标本送病理检查</td><td>□ 麻醉医师完成麻醉记录
□ 完成术后首次病程记录
□ 完成手术记录
□ 向患者及家属说明手术情况</td><td>□ 上级医师查房
□ 观察病情变化、引流量和性状
□ 检查手术伤口，更换敷料
□ 分析实验室检验结果
□ 维持水电解质平衡
□ 完成常规病程记录</td></tr>
<tr><td>重点医嘱</td><td>临时医嘱
□ 术前 0.5 小时使用抗菌药物
□ 液体治疗
□ 相应治疗（视情况）</td><td>长期医嘱
□ 肝门胆管癌根治术后常规护理
□ 特级或一级护理
□ 禁食
□ 心电监护
□ 记录 24 小时出入总量
□ 胃管接负压瓶吸引并记量（酌情）
□ 腹腔引流管记录引流量和性状
□ 胆肠支架管接引流袋并记量
□ 尿管接尿袋，记量
□ 根据病情使用：抑酸剂、化痰药、止血、止吐等药物
□ 预防性抗菌药物使用
□ 中心静脉测压
□ 预防深静脉血栓措施
临时医嘱
□ 液体治疗
□ 吸氧
□ 急查血常规和血生化
□ 明晨急查血常规、电解质和肝肾功能</td><td>长期医嘱（见左列）
□ 患者既往基础用药
□ 肠外营养治疗
□ 雾化吸入
临时医嘱
□ 葡萄糖液和盐水液体支持
□ 肠外营养支持（根据患者和手术情况决定）
□ 伤口换药（必要时）
□ 明晨查血常规、生化和肝功能等</td></tr>
<tr><td>主要护理工作</td><td>□ 术晨按医嘱清洁肠道、留置胃管、尿管
□ 健康教育
□ 饮食指导：禁食、禁水
□ 指导术前注射麻醉用药后注意事项
□ 心理支持</td><td>□ 术后活动：去枕平卧 6 小时，协助改变体位及足部活动
□ 按医嘱吸氧、禁食、禁水
□ 密切观察患者病情变化
□ 疼痛护理
□ 生活护理（一级护理）
□ 皮肤护理
□ 管道护理及指导
□ 记录 24 小时出入量
□ 用药指导
□ 静脉抽血（遵医嘱）
□ 心理支持（患者及家属）</td><td>□ 体位与活动：协助翻身、取半卧位
□ 吸氧、禁食、禁水
□ 密切观察患者病情变化
□ 疼痛护理、皮肤护理
□ 生活护理（一级护理）
□ 管道护理及指导
□ 记录 24 小时出入量
□ 营养支持护理
□ 用药指导
□ 心理支持（患者及家属）
□ 康复指导（运动指导）</td></tr>
</table>

续 表

日期	住院第 4~7 天 （手术日）		住院第 5~8 天 （术后第 1 日）
	术前与术中	术后	
病情变异记录	□无 □有，原因： 1. 2.	□无 □有，原因： 1. 2.	□无 □有，原因： 1. 2.
护士签名			
医师签名			

日期	住院第 6～10 天 （术后第 2～3 日）	住院第 8～13 天 （术后第 4～6 日）	住院第 12～19 天 （出院日）
主要诊疗工作	□ 上级医师查房 □ 观察病情变化 □ 观察引流量和颜色 □ 评估镇痛效果（视情况） □ 复查实验室检查 □ 住院医师完成常规病程记录 □ 必要时进行相关特殊检查	□ 上级医师查房 □ 观察腹部、肝功能恢复情况 □ 观察引流量和颜色 □ 根据手术情况和术后病理结果，进行肿瘤分期与后续治疗评定 □ 住院医师完成常规病程记录 □ 必要时进行相关特殊检查	□ 上级医师查房 □ 伤口拆线 □ 明确是否符合出院标准 □ 完成出院记录、病案首页、出院证明书等 □ 通知出入院处 □ 通知患者及家属 □ 向患者告知出院后注意事项，如康复计划、后续治疗，及相关并发症的处理等 □ 出院小结、疾病证明书及出院须知交患者或相关人员
重点医嘱	**长期医嘱** □ 继续监测生命体征（视情况） □ 拔除引流管（视情况） □ 拔除胃管（视情况） □ 拔除尿管（视情况） □ 肠外营养支持或液体治疗 □ 无感染证据时停用抗菌药物 **临时医嘱** □ 营养支持或液体支持 □ 血常规、血液生化、肝功能组合等	**长期医嘱** □ 二级或三级护理（视情况） □ 流质饮食或半流质饮食 □ 拔除深静脉留置管（视情况） □ 停止计 24 小时出入量 □ 逐步减少肠外营养或液体治疗 **临时医嘱** □ 换药 □ 营养支持或液体支持 □ 血常规、血液生化、肝功能组合（出院前） □ 必要时行 X 线胸片、CT、B 超、造影等检查	**临时医嘱** □ 伤口拆线（视情况） **出院医嘱** □ 出院后相关用药及注意事项
主要护理工作	□ 体位与活动：取半卧位，指导床上或床边活动 □ 饮食：胃肠功能恢复，拔除胃管后指导清流质饮食 □ 疼痛护理 □ 遵医嘱拔除胃管、尿管 □ 留置管道护理及指导（腹腔、深静脉管） □ 生活护理（一级护理） □ 观察患者腹部体征、伤口敷料、胃肠道功能恢复等情况 □ 皮肤护理 □ 营养支持护理 □ 心理支持（患者及家属） □ 康复指导	□ 体位与活动：半卧位，可协助下床活动 □ 指导清流质饮食或流质饮食至半流质饮食 □ 协助或指导生活护理 □ 皮肤护理 □ 观察患者腹部体征、伤口敷料、胃肠道功能恢复的情况 □ 拔除深静脉管、腹腔引流管后护理 □ 营养支持护理 □ 心理支持 □ 康复指导 □ 静脉抽血（遵医嘱）	**出院指导** □ 办理出院手续 □ 复诊时间 □ 作息、饮食、活动 □ 服药指导 □ 日常保健 □ 清洁卫生 □ 疾病知识及后续治疗

续 表

日期	住院第 6~10 天 （术后第 2~3 日）	住院第 8~13 天 （术后第 4~6 日）	住院第 12~19 天 （出院日）
病情变异记录	□无 □有，原因： 1. 2.	□无 □有，原因： 1. 2.	□无 □有，原因： 1. 2.
护士签名			
医师签名			

第十九章

胆道出血临床路径释义

【医疗质量控制指标】

指标一、诊断需临床表现和辅助检查。

指标二、诊断明确尽早行手术治疗。

指标三、如合并感染需联合抗菌药物治疗，抗菌药物选择需结合药敏试验结果。

一、胆道出血编码：

疾病名称及编码：胆道出血（ICD-10：K83.803）

手术操作名称及编码：肝动脉造影（ICD-9-CM-3：38.861）

栓塞术（ICD-9-CM-3：88.472）

结扎肝动脉（ICD-9-CM-3：38.661）

肝部分切除术（ICD-9-CM-3：50.221）

二、临床路径检索方法

K83.803 伴（38.861/88.472/38.661/50.221）

三、国家医疗保障疾病诊断相关分组（CHS-DRG）

MDCH 肝、胆、胰疾病及功能障碍

HZ2 胆道其他疾患

四、胆道出血临床路径标准住院流程

（一）适用对象

第一诊断为胆道出血（ICD-10：K83.803），行肝动脉造影及栓塞术及结扎肝动脉或肝部分切除术（ICD-10：38.861，88.472，38.661，50.221）。

释义

■ 适用于各种病因导致的胆道出血。

■ 本路径适用对象为临床诊断为创伤性胆道出血、感染性胆道出血、血管性胆道出血、肿瘤性胆道出血。本路径不适何用于血液疾病等引起的胆道出血。

（二）诊断依据。

根据《临床诊疗指南·外科学分册》（中华医学会编，人民卫生出版社，2006 年，第 1 版），《黄家驷外科学》（吴孟超，吴在德主编，人民卫生出版社，2021 年，第 8 版）。

1. 症状和体征：右上腹疼痛，呕血及黑便，黄疸，右上腹压痛，肝及胆囊肿大。
2. 实验室检查：可有肝功能异常、血胆红素升高、大便隐血阳性等表现。
3. 特殊检查：结合超声、CT、MRCP、选择性肝动脉造影、纤维内镜结果明确。

释义

■ 本路径的制订主要参考国内权威参考书籍和诊疗指南。

■ 胆道出血的临床表现视出血量多少而异，出血量少的患者，可能仅有大便隐血试验阳性或黑便；而出血量多的患者则可能出现胆道大量出血的典型临床表现三联征：胆绞痛、黄疸、上消化道出血（呕血、便血）。大量胆道出血会导致胆红素升高，肝功能异常。

■ 根据病史和具有周期性发作的三联征表现，不难作出胆道出血的诊断，但首次胆道出血发作须与其他原因所致的上消化道出血相鉴别。十二指肠镜检查可直接看到十二指肠乳头处有血流而明确诊断为胆道出血，也可以同时排除胃癌、消化性溃疡、食管-胃底静脉曲张破裂出血所致的上消化道出血；超声、CT、MRCP 可以提示肝内外胆管结石、肝胆肿瘤、肝脓肿等可能的胆道出血病因，选择性肝动脉造影是诊断胆道出血及明确胆道出血位置最有价值的方法，同时可以进行栓塞治疗。

（三）选择治疗方案的依据

根据《临床诊疗指南·外科学分册》（中华医学会编，人民卫生出版社，2006 年，第 1 版），《黄家驷外科学》（吴孟超，吴在德主编，人民卫生出版社，2021 年，第 8 版）。

1. 介入治疗：经皮选择性肝动脉造影及栓塞术是首选的治疗方法，特别是对病情危重、手术后胆道出血的患者，因为此种情况下施行手术的危险性较大，技术性亦较困难。

2. 手术治疗：感染性胆道出血患者，需要在较短时间的准备之后，即行手术治疗，以治疗胆道感染及控制出血。目前常用的控制出血的方法有：①结扎出血的肝叶肝动脉或当定位不够明确时，亦可结扎肝固有动脉；②肝叶或肝部分切除术。通过经皮选择性肝动脉造影了解出血的部位，同时，可经动脉插管作该肝动脉支栓塞术，但此方法需要复杂的设备和熟练的技术，同时不能处理胆道的病变。因而使用上有限制。对于肝外胆道出血，手术可以查清出血的来源，若出血来自胆囊，应行胆囊切除术；若出血来自肝动脉，则应切除或结扎该破溃的肝动脉支，单纯缝合胆管黏膜面上的溃疡，一般不能达到止血目的，手术又再破溃出血。手术时应同时处理胆道的病变，建立充分的胆道引流以控制感染。

释义

■ 大量胆道出血会出现失血性休克，尤其是感染性胆道出血患者，会在出血的基础上伴发感染性休克。因此，应在较短时间准备后即行手术治疗，以控制胆道感染和控制出血。结扎出血的肝动脉、肝叶切除可以治疗肝脏来源的胆道出血，如胆道出血来自肝外，则须根据来源选择结扎血管。手术应当同时进行通畅的胆道引流，以控制感染，加速手术恢复。

（四）标准住院日

14~18 天。

释义

■ 胆道出血患者入院后应完善相关病史采集、专科查体、术前检查，明确是否符合路径要求，完善术前准备1~2天，手术日为入院第1~3天。术后开始抗炎、护肝、营养、换药等对症支持治疗，并评估血常规 、肝肾功能、电解质、血氨、凝血五项、腹部增强CT等是否恢复正常。

（五）进入路径标准

1. 第一诊断必须符合ICD-10：K83.803胆道出血疾病编码。
2. 需行肝动脉造影及栓塞术及结扎肝动脉或肝部分切除术（ICD-10：38.861，88.472，38.661，50.221），无手术治疗禁忌证。
3. 当患者同时具有其他疾病诊断，但在住院期间不需要特殊处理也不影响第一诊断的临床路径流程实施时，可以进入路径。

释义

■ 本路径适用对象为各种病因所致的胆道出血。

■ 如为血液疾病引起的胆道出血应当退出本路径。

（六）术前准备（术前评估）

1~2天。

1. 所必须的检查项目：

（1）血常规、尿常规、大便常规+隐血。

（2）肝肾功能、电解质、血型、凝血功能、血氨、甲胎蛋白、各种肝炎病毒学指标检测（乙肝五项、乙肝DNA定量、抗HCV）、感染性疾病筛查（抗HIV、TPHA）。

（3）X线胸片、心电图、腹部超声、腹部CT（增强及血管重建）。

2. 根据患者情况选择：纤维内镜等。

释义

■ 术前应明确胆道出血的诊断，明确是否需要进行手术治疗。

■ 血常规、尿常规、肝肾功能、X线胸片、心电图等可评价患者有无不适合手术的基础性疾病。腹部超声、腹部CT以及纤维内镜可以发现胆道出血的病因，可以指导手术方案的选择。

（七）选择用药

抗菌药物：按照《抗菌药物临床应用指导原则》（卫医发〔2015〕43号）执行，并结合患者的病情决定抗菌药物的选择和使用时间。

释义

■ 行肝动脉造影及栓塞术及结扎肝动脉或肝部分切除术的切口属于Ⅱ类或Ⅲ类切口，需要术前30分钟及术后预防性使用抗菌药物，通常选择对革兰阴性杆菌敏感的抗菌药物，如第二代头孢菌素，有反复感染史者可选头孢曲松或头孢哌酮或头孢哌酮/舒巴坦；明确感染患者，可根据药敏试验结果调整抗菌药物。手术时间小于2小时者于术前30分钟使用抗菌药物即可，对于手术时间超过3小时者或失血量大，超过1500ml者，可于术中给予第2剂抗菌药物；Ⅱ类切口术后预防性用药时间为24小时，必要时可延至48小时。Ⅲ类切口手术可依据患者情况酌情延长使用时间。

■ 如有继发感染征象，尽早开始抗菌药物的经验治疗。

■ 在给予抗菌药物治疗之前应尽可能留取相关标本送培养，获病原菌后进行药敏试验，作为调整用药的依据。有手术指征者应进行外科处理，并于手术过程中采集病变部位标本做细菌培养及药敏试验。

■ 对比剂选择：碘过敏试验阴性者，选用泛影葡胺；碘过敏试验阳性者，选用有机碘对比剂。

■ 如果术前已存在感染，可选用对肠道致病菌敏感的抗菌药物，推荐使用二代或三代头孢菌素。治疗前尽可能留取标本培养，根据药敏试验选用敏感抗菌药物。

（八）手术日

入院第1~3天。

1. 麻醉方式：全身麻醉或局部麻醉。
2. 手术内固定物：血管内止血材料。
3. 术中用药：麻醉常规用药、术后镇痛泵。
4. 输血：视术中情况而定。

释义

■ 术后使用镇痛泵有助于患者早期进行下床活动，有助于早期恢复。

■ 术中出血较多时需要进行输血操作，依据术中出血量而定，必要时输红细胞悬液或血浆。

（九）术后住院恢复

4~10天。

1. 必须复查的检查项目：血常规 、肝肾功能、电解质、血氨、凝血五项、腹部增强CT。
2. 术后用药：

（1）抗菌药物：按照《抗菌药物临床应用指导原则》（卫医发〔2015〕43号）选择抗菌药物，并结合患者的病情决定抗菌药物的选择和使用时间。

（2）肠内外营养：视术后营养状况情况而定。

（3）根据患者情况使用护肝药、抑酸剂、支链氨基酸、白蛋白。

释义

■ 术后可根据患者恢复情况做必须复查的检查项目，如血常规、肝肾功能、电解质、血氨、凝血五项，可以了解术后感染是否控制，并须根据病情变化改变检查的频次。

■ 术后用抗菌药物可以根据术中胆汁培养细菌药敏试验结果选择。

（十）出院标准

1. 一般情况好，可进半流质饮食。
2. 伤口愈合良好，无皮下积液（或门诊可处理的少量积液），引流管拔除。
3. 胆道出血已停止。
4. 没有需住院处理的并发症和/或合并症。

释义

■ 主治医师应在出院前，通过评估患者一般状况、饮食及二便情况、查体及复查各项检查结果决定能否出院。如果确有需要继续留院治疗的情况，超出了路径所规定的时间，应先处理并发症并符合出院条件后再准许患者出院。

（十一）变异及原因分析

1. 有影响手术的合并症，需要进行相关的诊断和治疗，住院时间、费用延长。
2. 出现手术并发症，需要进行相关的诊断和治疗，住院时间延长、费用增加。
3. 考虑行肝移植者，退出本路径。

释义

■ 如因为节假日不能按照要求完成检查，或路径指示应当于某一天的操作不能如期进行而要延期的，这种轻微变异不会对最终结果产生重大改变，也不会更多地增加住院天数和住院费用，可不退出本路径。

■ 对于因基础疾病需要进一步诊断和治疗、术中发现合并其他疾病、术后出现严重并发症或患者不同意手术、要求离院或转院等重大变异须及时退出本路径。将特殊的变异原因进行归纳、总结，以便重新修订路径时作为参考，不断完善和修订路径。

五、胆道出血临床路径护理规范

1. 术前护理：

（1）了解患者出血原因，监控患者生命体征，估计患者出血量，对患者进行输血准备，建立有效的静脉通道。

（2）心理护理：详细向患者讲解疾病及手术相关知识，根据患者自身特点，了解患者心理动向，充分告知，打消患者顾虑，增加手术信任感。

（3）检查腹股沟、会阴部位的备皮情况防止术后感染。

2. 术后护理：

（1）做好穿刺部位的护理工作，避免出现血肿和出血。

（2）疼痛护理：可指导患者应用镇痛泵进行镇痛处理，有助于患者早期下床，利于后续恢复。

（3）引流管护理：患者术后放置有多根引流管，回病房后应妥善固定好，并记录各种引流物的量、颜色、性质，发现引流管脱出应及时处理。

（4）并发症的观察与护理：

1）股动脉血栓：密切关注股动脉情况，避免发生血栓。

2）出血：术后密切关注患者的生命体征，若出现血压下降、腹痛、引流管出现血性液体，应考虑出血，立刻通知医师进行抢救。

3）术后高热：术后高热可能是由于吸收热引起，在预防感染的基础上进行物理降温，鼓励多饮水，维持水电解质平衡。

六、胆道出血临床路径营养治疗规范

基本原则为：术前禁食 8 小时，禁水 4 小时，次日晨起禁食、禁水。手术当日及术后第一日给予患者全流质饮食，术后第二日给予半流质饮食，术后第三日给予患者普通饮食。

七、胆道出血临床路径患者健康宣教

1. 注意养成良好的饮食习惯，少食多餐，进食清淡，少食油腻和含高胆固醇食物（例如：蛋黄，动物肝脏等）。

2. 适当进行体育锻炼，避免劳累。

3. 遵医嘱定期复查，如出现呕吐、恶心、腹痛以及伤口红肿热痛、流脓渗液则应及时就诊。

八、推荐表单

（一）医师表单

胆道出血临床路径医师表单

适用对象：第一诊断为胆道出血（ICD-9-CM-3：K83.803）

行肝动脉造影及栓塞术及结扎肝动脉或肝部分切除术（ICD-10：38.861，88.472，38.661，50.221）

患者姓名：	性别：　年龄：　门诊号：	住院号：
住院日期：　年　月　日	**出院日期：**　年　月　日	**标准住院日：14~18天**

时间	住院第1~2天	住院第1~2天 （手术准备日）	住院第1~3天 （手术日）
主要诊疗工作	□ 询问病史与体格检查 □ 完成病历书写 □ 完善检查 □ 上级医师查房 □ 完成上级医师查房记录 □ 确定诊断和初定手术日期 □ 预约各种特殊检查（腹部增强CT、彩色多普勒超声、胃镜等）	□ 上级医师查房 □ 改善肝脏储备功能 □ 术前讨论，确定手术方案 □ 完成必要的相关科室会诊 □ 患者及/或其家属签署手术知情同意书、自费用品协议书、输血知情同意书 □ 术前小结和上级医师查房纪录 □ 向患者及其家属交代围手术期注意事项	□ 手术 □ 术者完成手术记录 □ 麻醉师完成麻醉记录 □ 完成术后病程记录 □ 上级医师查房 □ 向患者及/或其家属交代手术情况和术后注意事项
重点医嘱	**长期医嘱** □ 普通外科护理常规 □ 二级护理 □ 禁食 **临时医嘱** □ 血常规、尿常规、大便常规+隐血 □ 肝肾功能、电解质、血型、凝血功能、血氨、甲胎蛋白、各种肝炎病毒学指标检测、感染性疾病筛查 □ X线胸片、心电图、腹部超声、上消化道造影、胃镜、腹部CT、CTA/MRA □ 超声心动图和肺功能等（必要时）	**长期医嘱** □ 患者既往基础用药 □ 改善凝血功能的药物 **临时医嘱** □ 术前医嘱：常规准备明日在全身麻醉下行肝动脉造影及栓塞术及结扎肝动脉或肝部分切除术 □ 术前禁食、禁水 □ 留置胃管、尿管 □ 今晚明晨各洗肠1次 □ 抗菌药物：术前30分钟使用 □ 配同型红细胞、血浆 □ 同胆囊癌，ERAS不需要灌肠	**长期医嘱** □ 普通外科术后护理常规 □ 一级护理 □ 禁食、禁水 □ 胃肠减压接负压吸引记量 □ 尿管接袋记量 □ 腹腔引流管接袋记量 □ 记24小时出入量 □ 抗菌药物 □ 抑酸剂×3天 □ 支链氨基酸 **临时医嘱** □ 心电监护、吸氧（必要时） □ 补液 □ 复查血常规、血氨、凝血功能（必要时） □ 其他特殊医嘱
病情变异记录	□ 无　□ 有，原因： 1. 2.	□ 无　□ 有，原因： 1. 2.	□ 无　□ 有，原因： 1. 2.
医师签名			

时间	住院第4~10天 （术后第1~2日）	住院第11~12天 （术后第3~4日）	住院第13~18天 （出院日）
主要诊疗工作	□ 注意观察体温、血压等生命体征及神志 □ 注意腹部体征、引流量及性状 □ 上级医师查房，对手术及手术切口进行评估，确定有无早期手术并发症和切口感染 □ 完成病程纪录	□ 上级医师查房 □ 根据体温、引流情况明确是否拔除引流管，是否停用抗菌药物 □ 评价肝功能、注意有无脾窝积液、门脉系统血栓形成 □ 完成日常病程记录和上级医师查房纪录	□ 上级医师查房，确定出院日期 □ 通知患者及其家属出院 □ 向患者及其家属交代出院后注意事项，预约复诊日期及拆线日期 □ 完成出院小结，将出院小结的副本交给患者或其家属 □ 完成病历书写
重点医嘱	**长期医嘱** □ 普通外科术后护理常规 □ 一级护理 □ 禁食、禁水 □ 胃肠减压接负压吸引记量 □ 尿管接袋记量 □ 腹腔引流管接袋记量 □ 记24小时出入量 □ 抗菌药物 **临时医嘱** □ 换药 □ 对症处理 □ 补液 □ 复查血常规、肝肾功能、血氨、凝血功能	**长期医嘱** □ 普通外科术后护理常规 □ 二级护理 □ 饮食根据病情 □ 停引流记量 □ 停抗菌药物 **临时医嘱** □ 换药 □ 对症处理 □ 补液 □ 根据营养水平决定是否使用肠内外营养药物 □ 肝及胆道系统CT检查	**出院医嘱** □ 出院带药 □ 门诊随诊 □ 嘱术后2周复查血常规，注意肝功能
病情变异记录	□ 无 □ 有，原因： 1. 2.	□ 无 □ 有，原因： 1. 2.	□ 无 □ 有，原因： 1. 2.
医师签名			

（二）护士表单

胆道出血临床路径护士表单

适用对象：第一诊断为胆道出血（ICD-9-CM-3：K83.803）
行肝动脉造影及栓塞术及结扎肝动脉或肝部分切除术（ICD-10：38.861，88.472，38.661，50.221）

患者姓名：	性别：　　年龄：　　门诊号：	住院号：
住院日期：　　年　月　日	出院日期：　　年　月　日	标准住院日：14~18 天

时间	住院第 1~2 天	住院第 1~2 天 （手术准备日）	住院第 1~3 天 （手术日）
健康宣教	□ 介绍病房环境、设施和设备 □ 入院护理评估及计划 □ 指导患者到相关科室进行检查	□ 早晨静脉取血 □ 术前沐浴、更衣、备皮 □ 术前肠道准备、物品准备 □ 术前心理护理	□ 观察患者情况 □ 手术后心理与生活护理 □ 指导并监督患者术后活动
基础护理	□ 二级护理 □ 晨晚间护理 □ 患者安全管理	□ 二级护理 □ 晨晚间护理 □ 患者安全管理	□ 一级护理 □ 术前 30 分钟静脉滴注抗菌药物 □ 卧位护理、协助翻身、床上移动、预防压疮 □ 排泄护理 □ 患者安全管理
专科护理	□ 护理查体 □ 静脉采血 □ 需要时请家属陪护 □ 服药指导	□ 术前沐浴更衣 □ 告知患者及家属术前流程及注意事项 □ 备皮、配血、胃肠道准备 □ 术前留置胃管 □ 术中特殊用药准备	□ 术晨按医嘱清洁肠道、留置胃管、尿管 □ 健康教育 □ 服药指导 □ 饮食指导：禁食、禁水 □ 指导术前注射麻醉用药后注意事项 □ 安排陪送患者入手术室 □ 术后去枕平卧 6 小时协助改变体位及足部活动 □ 禁食、禁水 □ 静脉采血 □ 密切观察患者情况 □ 疼痛护理 □ 遵医嘱给予药物治疗 □ 管道护理及指导（必要时填写脱管高危防范表）、记录 24 小时出入量营养支持护理 □ 心理支持（患者及家属）
重点医嘱	□ 详见医嘱执行单	□ 详见医嘱执行单	□ 详见医嘱执行单
病情变异记录	□ 无　□ 有，原因： 1. 2.	□ 无　□ 有，原因： 1. 2.	□ 无　□ 有，原因： 1. 2.
护士签名			

时间	住院第 4~10 天 （术后第 1~2 日）	住院第 11~12 天 （术后第 3~4 日）	住院第 13~18 天 （出院日）
健康宣教	□ 观察患者情况 □ 手术后心理与生活护理 □ 指导并监督患者手术后活动	□ 观察患者情况 □ 手术后心理与生活护理 □ 指导并监督患者手术后活动	□ 出院准备指导（办理出院手续、交费等） □ 出院宣教
基础护理	□ 一级护理 □ 晨晚间护理 □ 协助翻身、床上移动、预防压疮 □ 排泄护理 □ 患者安全管理	□ 二级或三级护理 □ 晨晚间护理 □ 协助下床活动 □ 排泄护理 □ 患者安全管理	□ 三级护理 □ 晨晚间护理 □ 患者安全管理
专科护理	□ 体位与活动：协助翻身、取半坐或斜坡卧位 □ 密切观察患者病情变化及胃肠功能恢复情况 □ 疼痛护理 □ 管道护理及指导 □ 记录 24 小时出入量 □ 营养支持护理 □ 心理支持（患者及家属） □ 遵医嘱给予药物治疗	□ 静脉采血 □ 体位与活动：自主体位鼓励离床活动 □ 胃肠功能恢复，拔除胃管后指导清流质饮食，协助或指导生活护理 □ 观察患者腹部体征及肠道功能恢复的情况 □ 营养支持护理 □ 康复指导	□ 出院指导 □ 办理出院手续 □ 复诊时间 □ 作息、饮食、活动 □ 服药指导 □ 日常保健 □ 清洁卫生 □ 疾病知识及后续治疗
重点医嘱	□ 详见医嘱执行单	□ 详见医嘱执行单	□ 详见医嘱执行单
病情变异记录	□ 无　□ 有，原因： 1. 2.	□ 无　□ 有，原因： 1. 2.	□ 无　□ 有，原因： 1. 2.
护士签名			

（三）患者表单

胆道出血临床路径患者表单

适用对象：第一诊断为胆道出血（ICD-9-CM-3：K83.803）
行肝动脉造影及栓塞术及结扎肝动脉或肝部分切除术（ICD-10：38.861，88.472，38.661，50.221）

患者姓名：	性别：　年龄：　门诊号：	住院号：
住院日期：　年　月　日	出院日期：　年　月　日	标准住院日：14~18天

时间	住院第1~2天	住院第1~2天 （手术准备日）	住院第1~3天 （手术日）
医患配合	□ 医师询问病史、既往病史、用药情况，收集资料 □ 进行体格检查	□ 配合完善术前相关检验、检查，术前宣教 □ 了解疾病知识、临床表现、治疗方法 □ 术前用物准备：大、小便器，湿巾等 □ 医师与患者及家属介绍病情及手术谈话	□ 配合摘除各种活动物品 □ 配合麻醉医师，告知病史，有无活动性义齿等
护患配合	□ 护士行入院护理评估（简单询问病史） □ 接受入院宣教	□ 手术时家属在等候区等候 □ 了解探视及陪护制度	□ 配合留置胃管、尿管 □ 配合进行静脉通路建立 □ 术前宣教 □ 与主管医师、护士沟通、加强心理应对 □ 术后宣教 □ 术后体位：麻醉未醒时平卧，清醒后，4~6小时无不适反应可垫枕或根据医嘱予监护设备、吸氧 □ 配合护士定时监测生命体征、伤口敷料等 □ 不要随意动胃管、尿管、T管及引流管 □ 疼痛的注意事项及处理 □ 告知医护不适及异常感受 □ 配合评估手术效果
饮食	□ 禁食、禁水	□ 禁食、禁水	□ 禁食、禁水
活动	□ 根据病情和医嘱活动	□ 根据病情和医嘱活动	□ 卧床休息，半卧位/平卧位

时间	住院第 4~10 天 （术后第 1~2 日）	住院第 11~12 天 （术后第 3~4 日）	住院第 13~18 天 （出院日）
医患配合	□ 医师巡视，了解病情 □ 配合医师查体检查	□ 医师巡视，了解病情 □ 配合医师查体检查	□ 医师间断拆线
护患配合	□护士行晨晚间护理 □ 护士协助排泄护理 □ 配合监测出入量 □ 膀胱功能锻炼，成功后可将尿管拔除 □ 配合预防肺感染及下肢静脉血栓 □ 注意探视及陪护时间	□ 配合行晨晚间护理 □ 配合监测出入量 □ 配合预防肺感染及下肢静脉血栓 □ 注意探视及陪护时间	□ 配合护士行晨晚间护理 □ 了解伤口注意事项 □ 出院宣教 □ 接受出院前康复宣教 □ 学习出院注意事项：如术后第 8~10 天门诊拆线，拔除 T 管日期（超过术后 2 周）、康复计划、返院复诊、后续治疗及相关并发症的处理等 □ 办理出院手续，取出院带药
饮食	□ 禁食、禁水	□ 肛门排气后改流质饮食/半流质饮食	□ 普通饮食，营养均衡
活动	□ 卧床休息时可半卧位	□ 自由体位，适当活动	□ 自由体位，适当活动

附：原表单（2017 年版）

胆道出血临床路径表单

适用对象：第一诊断为胆道出血（ICD-10：K83.803）

行肝动脉造影及栓塞术及结扎肝动脉或肝部分切除术（ICD-9-CM-3：38.861，88.472，38.661，50.221）

患者姓名：	性别：　年龄：　门诊号：	住院号：
住院日期：　年　月　日	出院日期：　年　月　日	14～18 天

时间	住院第 1～2 天	住院第 1～2 天 （手术准备日）	住院第 1～3 天 （手术日）
主要诊疗工作	□ 询问病史与体格检查 □ 完成病历书写 □ 完善检查 □ 上级医师查房 □ 完成上级医师查房记录 □ 确定诊断和初定手术日期 □ 预约各种特殊检查（腹部增强 CT、彩色多普勒超声、胃镜等）	□ 上级医师查房 □ 改善肝脏储备功能 □ 术前讨论，确定手术方案 □ 完成必要的相关科室会诊 □ 患者及/或其家属签署手术知情同意书、自费用品协议书、输血知情同意书 □ 术前小结和上级医师查房纪录 □ 向患者及其家属交代围手术期注意事项	□ 手术 □ 术者完成手术记录 □ 麻醉师完成麻醉记录 □ 完成术后病程记录 □ 上级医师查房 □ 向患者及/或其家属交代手术情况和术后注意事项
重点医嘱	**长期医嘱** □ 普通外科护理常规 □ 二级护理 □ 禁食 **临时医嘱** □ 血常规、尿常规、大便常规+隐血 □ 肝肾功能、电解质、血型、凝血功能、血氨、甲胎蛋白、各种肝炎病毒学指标检测、感染性疾病筛查 □ X 线胸片、心电图、腹部超声、上消化道造影、胃镜、腹部 CT、CTA/MRA □ 超声心动图和肺功能等（必要时）	**长期医嘱** □ 患者既往基础用药 □ 改善凝血功能的药物 **临时医嘱** □ 术前医嘱：常规准备明日在全身麻醉下行肝动脉造影及栓塞术及结扎肝动脉或肝部分切除术 □ 术前禁食、禁水 □ 留置胃管、尿管 □ 今晚明晨各洗肠 1 次 □ 抗菌药物：术前 30 分钟使用 □ 配同型红细胞、血浆 □ 同胆囊癌，ERAS 不需要灌肠	**长期医嘱** □ 普通外科术后护理常规 □ 一级护理 □ 禁食、禁水 □ 胃肠减压接负压吸引记量 □ 尿管接袋记量 □ 腹腔引流管接袋记量 □ 记 24 小时出入量 □ 抗菌药物 □ 抑酸剂×3 天 □ 支链氨基酸 **临时医嘱** □ 心电监护、吸氧（必要时） □ 补液 □ 复查血常规、血氨、凝血功能（必要时） □ 其他特殊医嘱

续 表

时间	住院第 1~2 天	住院第 1~2 天 （手术准备日）	住院第 1~3 天 （手术日）
主要护理工作	□ 介绍病房环境、设施和设备 □ 入院护理评估及计划 □ 指导患者到相关科室进行检查	□ 早晨静脉取血 □ 术前沐浴、更衣、备皮 □ 术前肠道准备、物品准备 □ 术前心理护理	□ 观察患者情况 □ 手术后心理与生活护理 □ 指导并监督患者术后活动
病情变异记录	□ 无 □ 有，原因： 1. 2.	□ 无 □ 有，原因： 1. 2.	□ 无 □ 有，原因： 1. 2.
护士签名			
医师签名			

时间	住院第4~10天 （术后第1~2日）	住院第11~12天 （术后第3~4日）	住院第13~18天 （出院日）
主要诊疗工作	□ 注意观察体温、血压等生命体征及神志 □ 注意腹部体征、引流量及性状 □ 上级医师查房，对手术及手术切口进行评估，确定有无早期手术并发症和切口感染 □ 完成病程纪录	□ 上级医师查房 □ 根据体温、引流情况明确是否拔除引流管，是否停用抗菌药物 □ 评价肝功能、注意有无脾窝积液、门脉系统血栓形成 □ 完成日常病程记录和上级医师查房纪录	□ 上级医师查房，确定出院日期 □ 通知患者及其家属出院 □ 向患者及其家属交代出院后注意事项，预约复诊日期及拆线日期 □ 完成出院小结，将出院小结的副本交给患者或其家属 □ 完成病历书写
重点医嘱	**长期医嘱** □ 普通外科术后护理常规 □ 一级护理 □ 禁食、禁水 □ 胃肠减压接负压吸引记量 □ 尿管接袋记量 □ 腹腔引流管接袋记量 □ 记24小时出入量 □ 抗菌药物 **临时医嘱** □ 换药 □ 对症处理 □ 补液 □ 复查血常规、肝肾功能、血氨、凝血功能	**长期医嘱** □ 普通外科术后护理常规 □ 二级护理 □ 饮食根据病情 □ 停引流记量 □ 停抗菌药物 **临时医嘱** □ 换药 □ 对症处理 □ 补液 □ 根据营养水平决定是否使用肠内外营养药物 □ 肝及胆道系统CT检查	**出院医嘱** □ 出院带药 □ 门诊随诊 □ 嘱术后2周复查血常规，注意肝功能
主要护理工作	□ 观察患者情况 □ 手术后心理与生活护理 □ 指导并监督患者手术后活动	□ 观察患者情况 □ 手术后心理与生活护理 □ 指导并监督患者手术后活动	□ 出院准备指导（办理出院手续、交费等） □ 出院宣教
病情变异记录	□ 无　□ 有，原因： 1. 2.	□ 无　□ 有，原因： 1. 2.	□ 无　□ 有，原因： 1. 2.
护士签名			
医师签名			

时间	住院第 1~2 天	住院第 1~2 天 （手术准备日）	住院第 1~3 天 （手术日）
主要诊疗工作	□ 询问病史与体格检查 □ 完成病历书写 □ 完善检查 □ 上级医师查房 □ 完成上级医师查房记录 □ 确定诊断和初定手术日期 □ 预约各种特殊检查（腹部增强 CT、彩色多普勒超声、胃镜等）	□ 上级医师查房 □ 改善肝脏储备功能 □ 术前讨论，确定手术方案 □ 完成必要的相关科室会诊 □ 患者及/或其家属签署手术知情同意书、自费用品协议书、输血知情同意书 □ 术前小结和上级医师查房纪录 □ 向患者及其家属交代围手术期注意事项	□ 手术 □ 术者完成手术记录 □ 麻醉师完成麻醉记录 □ 完成术后病程记录 □ 上级医师查房 □ 向患者及/或其家属交代手术情况和术后注意事项
重点医嘱	**长期医嘱** □ 普通外科护理常规 □ 二级护理 □ 禁食 **临时医嘱** □ 血常规、尿常规、大便常规+隐血 □ 肝肾功能、电解质、血型、凝血功能、血氨、甲胎蛋白、各种肝炎病毒学指标检测、感染性疾病筛查 □ X 线胸片、心电图、腹部超声、上消化道造影、胃镜、腹部 CT、CTA/MRA □ 超声心动图和肺功能等（必要时）	**长期医嘱** □ 患者既往基础用药 □ 改善凝血功能的药物 **临时医嘱** □ 术前医嘱：常规准备明日在全身麻醉下行肝动脉造影及栓塞术及结扎肝动脉或肝部分切除术 □ 术前禁食、禁水 □ 留置胃管、尿管 □ 今晚明晨各洗肠 1 次 □ 抗菌药物：术前 30 分钟使用 □ 配同型红细胞、血浆 □ 同胆囊癌，ERAS 不需要灌肠	**长期医嘱** □ 普通外科术后护理常规 □ 一级护理 □ 禁食、禁水 □ 胃肠减压接负压吸引记量 □ 尿管接袋记量 □ 腹腔引流管接袋记量 □ 记 24 小时出入量 □ 抗菌药物 □ 抑酸剂×3 天 □ 支链氨基酸 **临时医嘱** □ 心电监护、吸氧（必要时） □ 补液 □ 复查血常规、血氨、凝血功能（必要时） □ 其他特殊医嘱
主要护理工作	□ 介绍病房环境、设施和设备 □ 入院护理评估及计划 □ 指导患者到相关科室进行检查	□ 早晨静脉取血 □ 术前沐浴、更衣、备皮 □ 术前肠道准备、物品准备 □ 术前心理护理	□ 观察患者情况 □ 手术后心理与生活护理 □ 指导并监督患者术后活动
病情变异记录	□ 无 □ 有，原因： 1. 2.	□ 无 □ 有，原因： 1. 2.	□ 无 □ 有，原因： 1. 2.
护士签名			
医师签名			

时间	住院第 4~10 天 （术后第 1~2 日）	住院第 11~12 天 （术后第 3~4 日）	住院第 13~18 天 （出院日）
主要诊疗工作	□ 注意观察体温、血压等生命体征及神志 □ 注意腹部体征、引流量及性状 □ 上级医师查房，对手术及手术切口进行评估，确定有无早期手术并发症和切口感染 □ 完成病程纪录	□ 上级医师查房 □ 根据体温、引流情况明确是否拔除引流管，是否停用抗菌药物 □ 评价肝功能、注意有无脾窝积液、门脉系统血栓形成 □ 完成日常病程记录和上级医师查房纪录	□ 上级医师查房，确定出院日期 □ 通知患者及其家属出院 □ 向患者及其家属交代出院后注意事项，预约复诊日期及拆线日期 □ 完成出院小结，将出院小结的副本交给患者或其家属 □ 完成病历书写
重点医嘱	**长期医嘱** □ 普通外科术后护理常规 □ 一级护理 □ 禁食、禁水 □ 胃肠减压接负压吸引记量 □ 尿管接袋记量 □ 腹腔引流管接袋记量 □ 记 24 小时出入量 □ 抗菌药物 **临时医嘱** □ 换药 □ 对症处理 □ 补液 □ 复查血常规、肝肾功能、血氨、凝血功能	**长期医嘱** □ 普通外科术后护理常规 □ 二级护理 □ 饮食根据病情 □ 停引流记量 □ 停抗菌药物 **临时医嘱** □ 换药 □ 对症处理 □ 补液 □ 根据营养水平决定是否使用肠内外营养药物 □ 肝及胆道系统 CT 检查	**出院医嘱** □ 出院带药 □ 门诊随诊 □ 嘱术后 2 周复查血常规，注意肝功能
主要护理工作	□ 观察患者情况 □ 手术后心理与生活护理 □ 指导并监督患者手术后活动	□ 观察患者情况 □ 手术后心理与生活护理 □ 指导并监督患者手术后活动	□ 出院准备指导（办理出院手续、交费等） □ 出院宣教
病情变异记录	□ 无　□ 有，原因： 1. 2.	□ 无　□ 有，原因： 1. 2.	□ 无　□ 有，原因： 1. 2.
护士签名			
医师签名			

第二十章

胆管结石合并胆管炎临床路径释义

【医疗质量控制指标】

指标一、诊断需临床表现和辅助检查。

指标二、诊断明确尽早行手术治疗。

指标三、如合并感染需联合抗菌药物治疗，抗菌药物选择需结合药敏试验。

一、胆管结石合并胆管炎编码

1. 原编码：

疾病名称及编码：胆管结石合并胆管炎（ICD-10：K80.3）

手术操作名称及编码：胆总管探查、取石术+胆总管 T 管引流术（ICD-9-CM-3：51.41）

2. 修改编码：

疾病名称及编码：胆管结石合并胆管炎（ICD-10：K80.3）

胆管结石合并胆囊炎（ICD-10：K80.4）

手术操作名称及编码：胆囊切除（ICD-9-CM-3：51.22/51.23）

胆总管切开取石（ICD-9-CM-3：51.41）

胆总管 T 管引流术（ICD-9-CM-3：51.51）

二、临床路径检索方法

（K80.3/ K80.4）伴（51.22/51.23+51.41+51.51）

三、国家医疗保障疾病诊断相关分组（CHS-DRG）

MDCH 肝、胆、胰疾病及功能障碍

HU1 急性胆道疾患

四、胆管结石合并胆管炎临床路径标准住院流程

（一）适用对象

第一诊断为胆管结石合并胆管炎（ICD-10：K80.3），行胆总管探查、取石术+胆总管 T 管引流术（ICD-9-CM-3：51.41）。

释义

■ 适用对象编码参见第一部分。

■ 本路径适用对象为胆管结石合并胆管炎或胆囊炎的患者。

■ 如果肝外胆管或肝内大胆管结石合并胆管炎，病情多较危急，一般需急诊手术，尽快取出结石，解除梗阻，通畅胆汁引流。

■ 手术行胆总管探查、取石术+胆总管 T 管引流术是针对大胆管内结石导致胆管炎的基本对策，实际上在行胆总管切开探查、T 管引流时均要同时切除胆囊，即手术术式还包括胆囊切除术。

（二）诊断依据

根据《临床诊疗指南·普通外科分册》（中华医学会编著，人民卫生出版社，2006年，第1版），全国高等学校教材《外科学》（陈孝平，汪建平，赵继宗主编，人民卫生出版社，2018年，第9版）。

1. 症状：腹痛、寒战高热、黄疸。
2. 体征：巩膜可有黄染，有剑突下和右上腹深压痛及局部腹膜炎征象，肝区有叩击痛。
3. 辅助检查：超声、CT、MR或MRCP怀疑或提示胆总管结石。
4. 实验室检查：血常规检查显示白细胞总数升高，中性粒细胞百分比升高，血清总胆红素及结合胆红素增高，血清转氨酶和碱性磷酸酶升高。

释义

■ 无论肝内还是肝外胆管结石，由于各种诱发因素导致其刺激胆管壁痉挛或堵塞胆管影响胆汁通过时，均会引起剧烈腹痛。当结石阻塞于胆管时间较长，引发胆道系统炎症时，患者除腹痛之外，还会出现寒战发热及黄疸。所以将“腹痛、寒战发热、黄疸”称为胆管结石合并胆道感染时典型的Charcot三联征。若炎症继续加重，还可在此基础上出现血压下降（休克）和神经精神症状，即Reynolds五联征，称急性梗阻性化脓性胆管炎（AOSC）。患者体征包括急重症病容、皮肤及巩膜黄染，右上腹局部腹膜炎等。

■ 影像学检查是诊断胆管结石的主要手段，B超、CT和MRCP均可选择，但各自均有其优缺点所在。B超方便、适用、经济又无辐射，常作为首选，但由于受十二指肠内气体影响，有时对肝外胆管观察不清。CT受气体影响较小，且对肝内胆管结石的定位及其所致的肝萎缩情况判断一目了然，但对钙质较少的结石显影欠佳且价格昂贵和辐射较强。MRCP对肝外胆管及肝内较大分支的显影较好，但对肝内胆管细小分支的小结石辨认稍差。

■ 由于胆管结石合并胆管炎或胆囊炎，因此，实验室检查白细胞、肝功能、胆红素等均会出现明显异常，以直接胆红素升高为主。术后何时停用抗菌药物应综合患者病情和检验检查结果，如血常规、降钙素原等判断。

■ 由于胆管结石并发胆管炎引起的疼痛较剧烈且常位于上腹或心窝部、有时向背部放射。因此，应特别注意与心绞痛或心肌梗死相鉴别，并警惕其诱发心绞痛及心肌梗死的危险。

（三）治疗方案的选择

根据《临床诊疗指南·普通外科分册》（中华医学会编著，人民卫生出版社，2006年，第1版），全国高等学校教材《外科学》（陈孝平，汪建平，赵继宗主编，人民卫生出版社，2018年，第9版）。

1. 胆囊切除+胆管切开取石（包括胆道镜检查并碎石、取石）+胆总管T管引流术（为基本术式），适用于：

（1）急症和重症病例。

（2）肝内胆管结石不伴有明显的肝实质纤维化和萎缩。

（3）伴有胆汁性肝硬化和门静脉高压症但肝功能处于代偿期。

2. 胆囊切除+胆管切开探查、取石（包括胆道镜检查并碎石、取石）+肝门部胆管狭窄修复重建术（如胆管狭窄成形+空肠Roux-en-Y吻合、胆管狭窄成形+游离空肠段吻合、胆管狭窄成形+组织补片修复等术式），适用于结石沿肝内胆管树局限分布于1个或2个肝段内或双侧肝叶胆管内，仅伴有区域性肝实质纤维化和萎缩，以及受累肝脏区段主肝管的狭窄，或合并左右肝管或汇合部以下胆管的严重狭窄。

3. 胆囊切除+胆管切开取石（包括胆道镜检查并碎石、取石）+肝部分切除术（以肝段、肝叶为单位作规则性切除方式），适用于萎缩的肝叶或肝段，难以取净的多发性结石，并有难以纠正的肝管狭窄或囊性扩张和/或慢性肝脓肿和/或肝叶段的肝内胆管癌。

释义

■ 胆管结石一旦诱发胆管炎，均应手术治疗。虽然非手术治疗有缓解疼痛和控制感染的可能，但由于结石的存在，日后还有反复感染的危险。

■ 胆管结石合并胆管炎一般多发生在肝外胆管结石。由于其发病急、症状重、发展快，应尽早干预，尤其是当患者出现典型的 Charcot 三联征或 Reynolds 五联征时，应急诊手术。基本术式为胆囊切除+胆管切开取石（包括胆道镜检查并碎石、取石）+胆总管T管引流术。

■ 当结石沿肝内胆管树局限分布于肝段内或双侧肝叶胆管内，伴有区域性肝实质纤维化和萎缩，以及受累肝脏区段主肝管狭窄，或合并左右肝管或汇合部以下胆管的严重狭窄等情况时，外科处理需在行基本的胆囊切除+胆管切开探查、取石（包括胆道镜检查并碎石、取石）后，联合肝门部胆管狭窄修复重建术（如胆管狭窄成形+空肠 Roux-en-Y 吻合、胆管狭窄成形+游离空肠段吻合、胆管狭窄成形+组织补片修复等术式），以达到彻底解决问题的目的。

■ 若肝内胆管结石多发难以取净，或伴有难以纠正的肝管狭窄或囊性扩张和/或慢性肝脓肿、可疑并发肝叶段的肝内胆管癌，或已出现肝叶或肝段萎缩等情况时，在胆囊切除+胆管切开取石（包括胆道镜检查并碎石、取石）基本术式的基础上，还应联合肝部分切除术，根据实际情况施行手术，以肝段、肝叶为单位作规则性切除方式为佳。

■ 胆管结石的取出方式有传统的开腹手术和现代的腹腔镜手术，二者均可联合胆道镜应用，必要时配合胆道碎石。对于某些单纯的肝外胆管结石，有时也可选择经十二指肠内镜取石，此法相对简单，创伤小，但由于需要切开 oddi 括约肌，医源性造成其结构与功能受损，导致一系列胆胰疾病的发生，因此仍有争议，使用时需严格掌握适应证。

（四）标准住院日

10~13天。

释义

■ 胆管结石合并胆管炎或胆囊炎时，常病情较重，需及时收治入院。根据病情，在非手术治疗的同时，完成术前检查及准备，约1~3天；或急诊施行手术治疗。入院后急诊完成手术必需的相关检查，尤其是明确诊断的影像学检查。术后恢复7~9天，无并发症便可带T管出院，待满足拔管期限时，可于当地或来院确认符合拔管条件后予以拔除。总住院时间10~13天者均符合本路径要求。

（五）进入路径标准

1. 第一诊断必须符合 ICD-10：K80.3 胆管结石合并胆管炎疾病编码。

2. 患者本人有手术治疗意愿，并符合以下条件：

（1）结石沿肝内胆管树局限分布于 1 个或 2 个肝段内，常合并病变区段肝管的狭窄及受累肝段的萎缩。

（2）肝内胆管多发结石（包括：不伴有明显的肝实质纤维化和萎缩；或伴有区域性肝实质纤维化和萎缩，合并萎缩肝脏区段主肝管的狭窄；或伴有胆汁性肝硬化和门静脉高压症，合并左右肝管或汇合部以下胆管的严重狭窄，但肝功能处于代偿期）。

（3）合并肝外胆管结石。

3. 当患者合并其他疾病，但住院期间不需要特殊处理也不影响第一诊断的临床路径流程实施时，可以进入路径。

释义

■ 本路径适用于肝内、外胆管结石合并胆管炎和/或胆囊炎，患者本人知晓病情及可能出现的危险后果，并有手术意愿。

■ 此类患者有发作性腹痛、寒战发热、黄疸之典型的 Charcot 三联征，或伴有血压下降和精神症状之 Reynolds 五联征，即急性梗阻性化脓性胆管炎（AOSC）。

■ 此类患者合并有其他慢性疾病，但处于稳定期无需特殊处置、不延长术前准备及术后住院时间、不影响麻醉及手术时，进入本路径。

■ 对于某些复杂的肝内胆管结石病例，需要根据具体情况改变术式，此时有可能延长住院时间。

（六）术前准备（指工作日）

1~3 天。

1. 必须的检查项目：

（1）血常规+血型、尿常规、大便常规+隐血。

（2）肝肾功能、电解质、凝血功能、感染性疾病筛查。

（3）腹部超声。

（4）心电图、胸部 X 线平片。

2. 根据患者病情可选择的检查项目：

（1）肿瘤标志物检查（含 CA19-9、CEA）。

（2）超声心动图、肺功能检测和血气分析（存在心肺基础疾病或者老年体弱患者）。

（3）上腹部 CT 或 MRCP/MRA。

释义

■ 必需检查的项目是确保手术安全有效进行的前提，须在术前全部完成，根据检查结果评估患者对手术的耐受程度。注意当胆管结石患者合并胆管炎或胆囊炎时，属于急症，有关各项检查应在最短时间内于急诊完成。

■ 高龄患者或合并心肺功能异常者，术前根据病情完善心脏彩超、Hoter、肺功能、血气分析等检查。

■ 对于可疑病例，为排除胆道系统或十二指肠乳头区域肿瘤的可能，术前需完善相关的肿瘤标志物检测及影像学检查。

■ 按照术前需禁食4~6小时，禁水2~4小时的要求，以及针对胆管炎和胆囊炎治疗的需要，患者入院后最好禁食、禁水，以便根据病情发展，随时手术。

（七）选择用药

1. 抗菌药物：按照《抗菌药物临床应用指导原则》（卫医发〔2015〕43号）执行。建议使用第二代头孢菌素，有反复感染史者可选头孢曲松或头孢哌酮或头孢哌酮舒巴坦；明确感染患者，可根据药敏试验结果调整抗菌药物。
2. 在给予抗菌药物治疗之前应尽可能留取相关标本送培养，获病原菌后进行药敏试验，作为调整用药的依据。有手术指征者应进行外科处理，并于手术过程中采集胆汁做细菌培养及药敏试验。
3. 尽早开始抗菌药物的经验治疗。经验治疗需选用能覆盖肠道革兰阴性杆菌、肠球菌属等需氧菌和脆弱拟杆菌等厌氧菌的药物。一般宜用至体温正常、症状消退后72~96小时。
4. 对比剂选择：碘过敏试验阴性者，选用泛影葡胺；碘过敏试验阳性者，选用有机碘对比剂。

释义

■ 由于患者已合并胆系感染，应于入院后第一时间尽早开始应用抗菌药物。如有可能，力争在用药前留取相关标本作细菌培养和药敏试验，否则，应于之后的手术中完成标本的采集。

■ 关于抗菌药物的选择，一开始为经验性地针对需氧菌和厌氧菌，待取得细菌培养和药敏试验报告后根据结果判断需否调整。用药原则应合理、有效、足量、足时。

■ 如果胆管结石导致胆道梗阻，进而引发肝细胞受损，转氨酶及胆红素升高，需适当应用保肝利胆药物。

■ 手术的施行是对患者机体的打击，可能导致其抵抗力下降。此时，术中、术后的任何用药都应注意防范过敏反应。

（八）手术日

入院第3~4天。

1. 麻醉方式：气管内插管全身麻醉或硬膜外麻醉。
2. 手术方式（包括开腹手术或腹腔镜手术）：基本术式为胆管切开取石（包括胆道镜检查并碎石、取石），或加胆总管T管引流术，或加肝门部胆管狭窄修复重建术（如胆管狭窄成形+空肠Roux-en-Y吻合、胆管狭窄成形+组织补片修复等），或加肝部分切除术（以肝段、肝叶为单位作规则性切除方式）。应严格掌握胆管空肠Roux-en-Y吻合术和胆管-游离空肠段吻合术的适应证（合并Oddi括约肌松弛或狭窄者），原则上不行胆管十二指肠吻合术。
3. 术中用药：麻醉常规用药，补充血容量药物（晶体、胶体）、血管活性药物。
4. 输血：根据术前血红蛋白状况及术中出血情况而定。

释义

■ 经非手术治疗后，如病情稳定并有所改善，已完成各项术前检查及准备，诊断明确，属于手术适应证且无手术禁忌证的患者，手术应于入院后3~4天实施。

■ 手术方式包括开腹或腹腔镜手术，应综合医院条件、术者实际经验，结合患者意愿及自身条件等选择。无论选择何种术式，前提应该是确保安全、有效。

■ 如手术是在患者病情危重的急诊情况下进行，应遵循损伤控制原则，力求简单有效，避免追求彻底性手术而给患者带来更大的打击，甚至生命危险。

■ 如患者病情稳定，条件允许，对于胆道任何部位的狭窄均应设法解除，对胆管近端狭窄予以成形；对胆管远端狭窄无法解除者，应选择合适的胆肠吻合术；对局限于肝段胆管内的多发或铸型结石难以取出并有相应肝段萎缩者，应联合病灶处的肝切除。

■ T管的放置条件：确认胆管两端通畅；选择与胆总管直径相匹配的型号，过粗或过细均不可取；材料以橡胶管为宜。安置后确切缝闭胆总管并检查有无胆汁漏。关腹时注意避免T管在腹腔内打折，关腹后于腹壁固定牢靠，以免滑脱。

■ 胆管结石合并胆系感染，尤其是发展为急性梗阻性化脓性胆管炎时，术前应备血。术中根据循环及出血情况决定是否输血。

（九）术后住院恢复

7~9天。

1. 必须复查的检查项目：血常规、电解质、肝肾功能。
2. 根据患者病情选择：经T管胆管造影、腹部B超等。
3. 术后用药：抗菌药物、制酸剂、静脉营养（视情况）。
4. 各种管道处理：视具体情况尽早拔除胃管、尿管、引流管。
5. T管处理（一般原则）：拔管时间须在术后2周以上，拔管前试夹T管24~48小时无异常，T管造影显示胆管下段通畅，无狭窄，无胆管内残余结石；T管窦道造影提示窦道形成完整（必要时）。
6. 康复情况检测：监测生命体征、有无并发症发生、胃肠道功能恢复情况、指导患者术后饮食。
7. 伤口护理。

释义

■ 术后相关的实验至检查验指标必须复查，且需根据病情决定复查的时间和次数。根据腹部症状与体征以及腹腔和T管引流情况决定是否行B超检查。

■ 术后对各种管道要认真管理，防止自行脱落并记录好各自的引流量及性状，根据其安置的目的和病情恢复情况及时拔除。对T管和与其相邻的腹腔引流管必须明确标记，以防将T管误认为腹腔引流管提前拔除，导致胆瘘和腹膜炎的发生。手术2周以后是否一概拔除T管，应通过造影和夹闭试验来检测决定。

■ 术后根据患者全身及胃肠道等恢复情况决定是否应用抗菌药物、营养支持和指导饮食指导。

■ 术后遵循医嘱如期检查切口，密切观察有无各种并发症的发生，发现异常及时做相应的处理。

（十）出院标准

1. 伤口无感染、引流管拔除。
2. 无发热、白细胞正常、生命体征平稳。
3. 饮食恢复，无需静脉补液。
4. 不需要住院处理的其他并发症和/或合并症如胆漏、胰腺炎等。

释义

■ 按照本病临床路径对术后住院恢复时间的要求，主治医师应提前做好各项出院指标的评估，包括患者的全身状态、局部情况、相关实验室检查指标、胃肠功能及有无需要住院处理的并发症与合并症等。达到标准者可按期出院，否则，需继续留院治疗，原则是出院时间服从病情需要。

（十一）变异及原因分析

1. 患者存在合并症及并发症，如全身重要器官功能不全等，手术风险增高，需要进行相关的诊断和治疗。
2. 术前或术中发现胆管癌、肝癌、胰头癌、肝脓肿，或伴有胆汁性肝硬化和门静脉高压症且肝功能失代偿期，则进入相应路径。
3. 围手术期由于营养不良、脓毒血症、糖代谢异常以及合并症，需延期外科手术，住院时间延长，费用增加。
4. 围手术期的并发症和/或合并症（如术后残留结石），需要进行相关的诊断和治疗，导致住院时间延长、费用增加。

释义

■ 术前、术中及术后均应高度重视和认真做好有关变异的观察分析，包括有无变异、何种变异、变异程度及原因等，这对是否进入或退出本路径至关重要，并且直接影响到治疗效果、所需时间、治疗费用以及患方的满意度等。

■ 对于轻微变异及时发现、合理处置，估计对路径流程和最终效果影响不明显者，可继续本流程。

■ 对于严重或复杂变异，一时难以去除或纠正，注定会影响到流程的进行和治疗效果者，应及时退出本路径，转入相应的临床路径。同时对产生变异的原因加以总结分析，为日后进一步完善和重新修订路径积累资料。

五、胆管结石合并胆管炎临床路径给药方案

胆管结石合并胆管炎 → 治疗性用药 → 革兰阴性杆菌+厌氧菌 → 宜选：第二代或第三代头孢菌素，必要时加用甲硝唑类

1. 用药选择：胆系感染中，致病菌主要为革兰阴性细菌，其中以大肠埃希菌、克雷伯菌多见，有时亦合并厌氧菌感染。如患者有发热表现，可采血培养，根据药敏结果针对性选用抗菌药物。因胆系感染有时十分凶险，经验性用药应选用对革兰阴性杆菌有效的第二代、第三代头孢菌素，必要时可加用甲硝唑类药物抑制厌氧菌。如感染仍难以控制，可考虑应用碳青霉烯类药物，如亚胺培南西司他丁钠等。

2. 药学提示：

（1）如患者入院时有发热或白细胞增多表现，应常规使用抗菌药物。手术患者应在术前 0.5~2.0 小时给药，或麻醉后手术开始前给药，使手术切口暴露时局部组织中已达到足以杀灭手术过程中入侵切口细菌的药物浓度。

（2）如手术时间较短（＜2 小时），术前用药一次即可。手术时间超过 3 小时，或失血量大（＞1500ml），应在手术中追加 1 次。

3. 注意事项：

（1）因结石常常是导致胆系感染的主要原因，如不及时去除胆管结石，胆系感染多难以彻底治愈。因此，临床上应在抗感染治疗的同时，积极处理胆管结石原发病。

（2）如患者为间断发热，同时伴有寒战，多为菌血症表现。可考虑在体温开始升高时采血进行细菌培养，此时阳性率较高。

（3）用药前必须详细询问患者先前有否对头孢菌素类、青霉素类或其他药物的过敏史。

六、胆管结石合并胆管炎临床路径护理规范

1. 术前护理：

（1）应用抗菌药物：急性炎症期，遵医嘱给予抗菌药物。

（2）心理护理：详细向患者讲解疾病及手术相关知识，根据患者自身特点，了解患者心理动向，充分告知，打消患者顾虑，增加手术信任感。

2. 术后护理：

（1）疼痛护理：可指导患者应用镇痛泵进行镇痛处理，有助于患者早期下床，利于后续恢复。

（2）引流管护理：患者术后放置有多根引流管，回病房后应妥善固定好，并记录各种引流物的量、颜色、性质，发现引流管脱出应及时处理。

3. 并发症的观察：

（1）术后胆道出血 ：可表现为呕血、黑便以及 T 管内引流出鲜血。

（2）急性肝衰竭：可表现为精神症状，低钾血症、高热等。

七、胆管结石合并胆管炎临床路径营养治疗规范

基本原则为：术前禁食 8 小时，禁水 4 小时，次日晨起禁食、禁水。手术当日及术后第一日给予患者全流质饮食，术后第二日给予半流质饮食，术后第三日给予患者普通饮食。

八、胆管结石合并胆管炎临床路径患者健康宣教

1. 注意养成良好的饮食习惯，少食多餐，进食清淡，少食油腻和含高胆固醇食物（例如：蛋黄，动物肝脏等）。

2. 适当进行体育锻炼，避免劳累。

3. 遵医嘱定期复查，如出现呕吐、恶心、腹痛以及伤口红肿热痛，流脓渗液则应及时就诊。

九、推荐表单

（一）医师表单

胆管结石合并胆管炎临床路径医师表单

适用对象：第一诊断为胆管结石合并胆管炎（ICD-10：K80.3）

行胆总管探查、取石术+胆总管T管引流术（ICD-9-CM-3：51.41）

患者姓名：	性别： 年龄： 门诊号：	住院号：
住院日期： 年 月 日	出院日期： 年 月 日	标准住院日：10~13天

时间	住院第1天	住院第2~3天 （手术准备日）
主要诊疗工作	□ 询问病史及体格检查 □ 完成住院病历和首次病程记录 □ 开实验室检查单 □ 上级医师查房 □ 初步确定诊治方案和特殊检查项目 □ 向患者及家属交代病情、围手术期安排及注意事项	□ 上级医师查房 □ 手术医嘱 □ 完成术前准备与术前评估 □ 完成必要的相关科室会诊 □ 根据检查检验结果等，进行术前讨论，确定治疗方案 □ 住院医师完成上级医师查房记录、术前小结等 □ 完成术前总结（拟行手术方式、手术关键步骤、术中注意事项等） □ 向患者及家属交代病情、围手术期安排及注意事项 □ 签署手术知情同意书（含标本处置）、自费用品协议书、输血同意书、麻醉同意书或授权委托书 □ 必要时预约ICU
重点医嘱	**长期医嘱** □ 普通外科二级或三级护理（AOSC时需一级护理） □ 饮食：根据患者情况而定 □ 患者既往基础用药 □ 应用抗菌药物 **临时医嘱** □ 急检血常规+血型、尿常规、大便常规+隐血 □ 急检凝血功能、电解质和肝功能、肾功能、感染性疾病筛查 □ 急检腹部B超 □ 急检心电图、胸部X线平片 □ 根据病情可考虑：上腹部CT和/或RCP/MRI、ERCP □ 血气分析、肺功能、超声心动图（必要时）	**长期医嘱** □ 普通外科二级护理（AOSC时需一级护理） □ 应用抗菌药物 **临时医嘱** □ 术前医嘱： （1）根据病情准备在气管内全身麻醉/硬膜外麻醉下拟行胆囊切除+胆总管切开取石+T管引流术/胆肠吻合术/肝切除术 （2）备皮、药物过敏试验 （3）术前禁食4~6小时，禁水2~4小时 （4）必要时行肠道准备（清洁肠道） （5）麻醉前用药（术前30分钟） （6）酌情术前留置胃管和尿管 □ 术中特殊用药带药 □ 备血 □ 带影像学资料入手术室
病情变异记录	□ 无 □ 有，原因： 1. 2.	□ 无 □ 有，原因： 1. 2.
医师签名		

时间	住院第 3~4 天 （手术日） 术前、术中	住院第 3~4 天 （手术日） 术后	住院第 4~5 天 （术后第 1 日）
主要诊疗工作	□ 送患者入手术室 □ 麻醉准备，监测生命体征 □ 施行手术 □ 保持各引流管通畅 □ 解剖标本，送病理检查	□ 麻醉医师完成麻醉记录 □ 完成术后首次病程记录 □ 完成手术记录 □ 向患者及家属说明手术情况	□ 上级医师查房 □ 观察病情变化 □ 观察引流量和颜色 □ 检查手术切口，更换敷料 □ 分析实验室检查结果 □ 维持水电解质平衡 □ 完成常规病程记录
重点医嘱	**长期医嘱** □ 外科常规护理 □ 一级护理 □ 禁食 **临时医嘱** □ 术前 0.5 小时使用抗菌药物 □ 液体治疗 □ 相应治疗（视情况）	**长期医嘱** □ 普通外科术后常规护理 □ 一级护理 □ 禁食 □ 监测生命体征 □ 记录 24 小时液体出入量 □ 常规雾化吸入（2 次/日） □ T 管引流记量 □ 胃管接负压瓶吸引，记量（视情况） □ 腹腔引流管接负压吸引，记量 □ 尿管接尿袋，记尿量 □ 应用抗菌药物 □ 监测血糖（视情况） □ 必要时测定中心静脉压 □ 制酸剂及生长抑素（视情况） **临时医嘱** □ 吸氧 □ 液体治疗 □ 术后当天查血常规和血生化 □ 必要时查血或尿淀粉酶等 □ 明晨查血常规、生化等 □ 明晨查血常规、电解质或肝功能等	**长期医嘱** □ 一级护理 □ 患者既往基础用药 □ T 管或腹腔引流，记量 □ 肠外营养治疗 □ 应用抗菌药物 **临时医嘱** □ 液体治疗及纠正水电解质失衡 □ 复查实验室检查（如血常规、血生化等实验室检查等）（视情况） □ 更换手术伤口敷料 □ 根据病情变化施行相关治疗
病情变异记录	□ 无　□ 有，原因： 1. 2.	□ 无　□ 有，原因： 1. 2.	□ 无　□ 有，原因： 1. 2.
医师签名			

时间	住院第 5~7 天 （术后第 2~3 日）	住院第 7~10 天 （术后第 4~6 日）	住院第 10~13 天 （出院日）
主要诊疗工作	□ 上级医师查房 □ 观察病情变化，观察腹部切口、肠功能恢复情况 □ 观察引流量和颜色 □ 复查实验室检查 □ 住院医师完成常规病程记录 □ 必要时予相关特殊检查	□ 上级医师查房 □ 观察腹部、肠功能恢复情况 □ 观察引流量和颜色 □ 根据手术情况和术后病理结果，确定临床诊断，确定有无手术并发症和切口愈合不良情况，明确是否出院，评估是否达到 □ 出院标准 □ 住院医师完成常规病程记录 □ 必要时予相关特殊检查	□ 上级医师查房 □ 明确是否符合出院标准 □ 通知出院处 □ 通知患者及其家属出院 □ 完成出院记录、病案首页、出院证明书等 □ 向患者告知出院后注意事项，如通知其术后第 8~10 天门诊拆线，交代拔除 T 管日期（超过术后 2 周）、康复计划、返院复诊、后续治疗及相关并发症的处理等 □ 出院小结、出院证明及出院须知并交给患者或其家属
重点医嘱	**长期医嘱** □ 一级护理（视情况） □ 继续监测生命体征（视情况） □ 拔除胃管（视情况） □ 拔除尿管（视情况） □ T 管或腹腔引流，记量 □ 应用抗菌药物 □ 肠外营养支持或液体治疗 □ 肠内营养（视情况） **临时医嘱** □ 其他相关治疗 □ 复查血常规、电解质、肝肾功能等	**长期医嘱** □ 二级或三级护理（视情况） □ 无感染征象时停用抗菌药物 □ 肛门排气后改流质饮食/半流质饮食 □ T 管引流，并记量 □ 拔除腹腔引流管（视情况） □ 停用抗菌药物 □ 逐步减少或停止肠外营养或液体治疗 □ 伤口换药（视情况） **临时医嘱** □ 复查血常规、生化等 □ 必要时行 X 线胸片、CT、B 超等	**出院医嘱** □ 出院相关用药 □ T 管道护理 □ 返院复诊的时间、地点，发生紧急情况时的处理等
病情变异记录	□ 无 □ 有，原因： 1. 2.	□ 无 □ 有，原因： 1. 2.	□ 无 □ 有，原因： 1. 2.
医师签名			

（二）护士表单

胆管结石合并胆管炎临床路径护士表单

适用对象：第一诊断为胆管结石合并胆管炎（ICD-10：K80.3）

行胆总管探查、取石术+胆总管T管引流术（ICD-9-CM-3：51.41）

患者姓名：	性别： 年龄： 门诊号：	住院号：
住院日期： 年 月 日	**出院日期：** 年 月 日	**标准住院日：10~13天**

时间	住院第1天	住院第2~3天 （手术准备日）
健康宣教	□ 入院宣教 介绍科室负责人，主管医疗组成员，护士长，主管护士 介绍病房环境、设施 介绍住院期间规章制度及注意事项 告知探视陪护须知	□ 术前宣教 宣教疾病知识，术前准备及手术过程 告知准备物品、沐浴 告知术后饮食、活动及探视注意事项 告知术后可能出现的情况及应对方式 □ 主管护士与患者沟通，了解并给予患者心理支持
护理处置	□ 协助医师完成术前检查 □ 核对患者姓名，佩戴腕带 □ 建立入院护理病历、制订护理计划 □ 卫生处置：剪指（趾）甲、沐浴，更换病号服 □ 饮食指导：视情况而定 □ 静脉采血 □ 药物过敏试验（如需要），静脉滴注抗菌药物	□ 协助医师完成术前检查 □ 备皮、药物过敏试验 □ 术前禁食4~6小时，禁水2~4小时 □ 必要时行肠道准备（清洁肠道） □ 麻醉前用药 □ 酌情术前留置胃管和尿管 □ 术中特殊用药带药 □ 备血
基础护理	□ 二级或三级护理（AOSC时需一级护理） □ 晨晚间护理 □ 患者安全管理（必要时家属签字）	□ 二级或三级护理（ASOC时需一级护理） □ 晨晚间护理 □ 患者安全管理
专科护理	□ 护理查体 □ 监测体温，观察有无寒战、高热及腹痛表现 □ 必要时，告知家属陪护注意事项	□ 术前手术物品准备（如腹带等） □ 必要时促进睡眠（环境、药物）
重点医嘱	□ 详见医嘱执行单	□ 详见医嘱执行单
病情变异记录	□ 无 □ 有，原因： 1. 2.	□ 无 □ 有，原因： 1. 2.
护士签名		

时间	住院第 2~3 天 （手术日） 术前、术中	住院第 2~3 天 （手术日） 术后	住院第 3~4 天 （术后第 1 日）
健康宣教	□ 告知手术区及等候区位置 □ 告知术后可能需要物品（如大、小便器，毛巾等） □ 给予患者及家属心理支持	□ 术后当日宣教 告知监护设备、管路功能及注意事项 告知饮食、体位要求 告知疼痛注意事项 告知术后可能出现情况及应对方式 告知用药情况及可能的不良反应 给予患者及家属心理支持 □ 再次明确探视陪护须知	□ 术后宣教 药物作用及频率 饮食、活动指导 复查患者对术前宣教内容的掌握程度 疾病恢复期注意事项 告知预防肺感染及下肢静脉血栓注意事项 下床活动注意事项
护理处置	□ 术前准备 □ 送手术 摘除患者各种活动物品 核对患者身份，携带病历、所需药品及相关资料，填写手术交接单、签字确认 □ 术中 核对患者身份，携带病历、所需药品及相关资料，血型核对、传染病核对 输血 送病理 □ 接手术 核对患者身份、携带病历、带回药品及相关资料，填写手术交接单，签字确认	□ 接手术 核对患者及资料，签字确认 □ 清醒后平卧，头偏一侧，协助改变体位及足部活动 □ 静脉采血 □ 记录 24 小时出入量 □ 病情观察，写护理记录 □ 心理支持（患者及家属） □ 夜间巡视	□ 协助翻身、取半坐或斜坡卧位，指导床上或床边活动 □ 遵医嘱完成相关检查 □ 如有尿管，间断夹闭尿管，锻炼膀胱功能 □ 指导患者咳痰
基础护理	□ 一级护理 □ 术前 30 分钟静脉滴注抗菌药物 □ 患者安全管理	□ 一级护理 □ 卧位护理，排泄护理，胃管、尿管、T 管及引流管护理 □ 患者安全管理	□ 一级护理 □ 卧位护理、排泄护理、胃管、尿管、T 管及引流管护理 □ 患者安全管理
专科护理	□ 术晨按医嘱清洁肠道、留置胃管、尿管 □ 健康教育 □ 饮食指导：禁食、禁水 □ 指导术前注射麻醉用药后注意事项 □ 安排陪送患者入手术室 □ 心理支持	□ 术后去枕平卧 6 小时，协助改变体位及足部活动 □ 禁食、禁水 □ 静脉采血 □ 生命体征监测，T 管引流情况，写护理记录 □ 吸氧及心电、血压监测 □ 疼痛护理 □ 遵医嘱给予药物治疗、液体治疗 □ 管道护理及指导必要时填写脱管高危防范表 □ 记录 24 小时出入量 □ 营养支持护理 □ 心理支持（患者及家属）	□ 定时生命体征监测，观察皮肤、巩膜有无黄染，T 管引流情况，腹部体征及肠道功能恢复的情况

续　表

时间	住院第 2~3 天 （手术日）		住院第 3~4 天 （术后第 1 日）
	术前、术中	术后	
重点医嘱	□ 详见医嘱执行单	□ 详见医嘱执行单	□ 详见医嘱执行单
病情变异记录	□ 无　□ 有，原因： 1. 2.	□ 无　□ 有，原因： 1. 2.	□ 无　□ 有，原因： 1. 2.
护士签名			

时间	住院第 4~6 天 （术后第 2~3 日）	住院第 7~10 天 （术后第 4~6 日）	住院第 9~11 天 （出院日）
健康宣教	□ 饮食、活动指导 □ 告知拔尿管前后注意事项 □ 告知预防肺感染及下肢静脉血栓注意事项	□ 饮食、活动指导 □ 疾病恢复期注意事项	□ 出院宣教 复查时间 活动休息 指导饮食 疾病知识及后续治疗 □ 指导办理出院手续
护理处置	□ 遵医嘱完成相关检查 □ 遵医嘱拔除胃管、尿管、镇痛泵管（麻醉医师执行）	□ 遵医嘱完成相关检查	□ 办理出院手续 □ 书写护理出院小结
基础护理	□ 一级护理 □ 腹带固定确切，自由体位，适当活动 □ 如胃肠功能恢复，拔除胃管后指导全流质饮食、半流质饮食 □ 如排尿功能恢复，拔出尿管 □ 患者安全管理	□ 二级或三级护理 □ 患者安全管理	□ 二级或三级护理 □ 住院费用核对
专科护理	□ 病情观察 □ 观察患者皮肤巩膜有无黄染 □ 观察 T 管及腹部引流管引流情况，引流管周围皮肤情况 □ 观察患者腹部体征及肠道功能恢复的情况	□ 病情观察 □ 观察患者皮肤巩膜有无黄染 □ 观察 T 管引流情况，引流管周围皮肤情况 □ 观察患者腹部体征及肠道功能恢复的情况	□ 病情观察 □ 观察患者皮肤巩膜有无黄染，T 管引流情况，引流管周围皮肤情况 □ 出院指导 复诊时间 作息、饮食、活动 日常保健 清洁卫生 疾病知识及后续治疗
重点医嘱	□ 详见医嘱执行单	□ 详见医嘱执行单	□ 详见医嘱执行单
病情变异记录	□ 无 □ 有，原因： 1. 2.	□ 无 □ 有，原因： 1. 2.	□ 无 □ 有，原因： 1. 2.
护士签名			

（三）患者表单

胆管结石合并胆管炎临床路径患者表单

适用对象：第一诊断为胆管结石合并胆管炎（ICD-10：K80.3）
行胆总管探查、取石术+胆总管 T 管引流术（ICD-9-CM-3：51.41）

患者姓名：	性别：　　年龄：　　门诊号：	住院号：
住院日期：　　年　月　日	出院日期：　　年　月　日	标准住院日：10~13 天

时间	住院第 1 天	住院第 2~3 天 （手术准备日）
监测	□ 测量生命体征、体重	□ 测量生命体征、询问排便情况，手术前 1 天晚测量生命体征
医患配合	□ 护士行入院护理评估（简单询问病史） □ 接受入院宣教 □ 医师询问病史、既往病史、用药情况，收集资料 □ 进行体格检查	□ 配合完善术前相关检查，术前宣教 □ 了解疾病知识、临床表现、治疗方法 □ 术前用物准备：大、小便器，湿巾等 □ 医师与患者及家属介绍病情及手术谈话 □ 手术时家属在等候区等候 □ 了解探视及陪护制度
重点诊疗及检查	**重点诊疗** □ 二级或三级护理（AOSC 时需一级护理） □ 既往基础用药 □ 配合采血及各项辅助检查	**重点诊疗** □ 二级或三级护理（AOSC 时需一级护理） □ 备皮 □ 配血 □ 药物灌肠 □ 术前签字 **重要检查** □ 心电图、胸部 X 线平片 □ 腹部 B 超、MRCP、ERCP □ 血常规+血型、尿常规、大便常规+隐血，凝血功能、电解质和肝功能、肾功能、感染性疾病筛查
饮食及活动	□ 根据病情和医嘱进食饮水 □ 根据病情和医嘱活动	□ 术前 6 小时禁食、禁水 □ 根据病情和医嘱活动

时间	住院第3~4天（手术日）术前及术中	住院第3~4天（手术日）术后	住院第4~5天（术后第1日）
监测	□ 根据病情监测生命体征，糖尿病患者监测血糖	□ 监测生命体征，注意胃管、尿管、T 管及引流管量及性状	□ 定时监测生命体征，观察有无排气、排便，皮肤、巩膜黄染及腹痛表现 □ 注意胃管、尿管、T 管及引流管量及性状
医患配合	□ 配合摘除各种活动物品 □ 配合麻醉医师，告知病史，有无活动性义齿等 □ 配合留置胃管、尿管 □ 配合进行静脉通路建立 □ 术前宣教 与主管医师、护士沟通、加强心理应对	□ 术后宣教 □ 术后体位：麻醉未醒时平卧，清醒后，4~6 小时无不适反应可垫枕或根据医嘱予监护设备、吸氧 □ 配合护士定时监测生命体征、伤口敷料等 □ 不要随意动胃管、尿管、T 管及引流管 □ 疼痛的注意事项及处理 □ 告知医护不适及异常感受 □ 配合评估手术效果	□ 医师巡视，了解病情 □ 配合医师查体检查 □ 护士行晨晚间护理 □ 护士协助排泄护理 □ 配合监测出入量 □ 膀胱功能锻炼，成功后可将尿管拔除 □ 配合预防肺感染及下肢静脉血栓 □ 注意探视及陪护时间
重点诊疗及检查	**重点诊疗** □ 一级护理 □ 给予监护设备、吸氧 □ 注意留置管路安全与通畅	**重点诊疗** □ 一级护理 □ 给予监护设备、吸氧 □ 注意留置管路安全与通畅 □ 用药：抗炎、止血、祛痰，镇痛、抑酸、肠外营养的应用 □ 协助护士记录出入量	**重点诊疗** □ 一级护理 □ 协助观察伤口敷料情况 □ 协助观察腹部体征 □ 协助观察 T 管及引流管情况
饮食及活动	□ 术前 6 小时禁食、禁水 □ 自由体位	□ 禁食、禁水 □ 卧床休息，半卧位/平卧位	□ 禁食、禁水 □ 卧床休息时可半卧位 □ 可视体力情况适当下床活动，循序渐进，注意安全

时间	住院第 4~6 天 （术后第 2~3 日）	住院第 7~10 天 （术后第 4~6 日）	住院第 9~11 天 （出院日）
监测	□ 定时监测生命体征，观察有无排气、排便，皮肤、巩膜黄染及腹痛表现 □ 注意胃管、尿管、T 管及引流管量及性状	□ 定时监测生命体征，观察有无排气、排便，皮肤、巩膜黄染及腹痛表现 □ 注意 T 管及引流管量及性状	□ 定时监测生命体征，观察有无排气、排便，皮肤、巩膜黄染及腹痛表现 □ 注意 T 管量及性状
医患配合	□ 医师巡视，了解病情 □ 配合医师查体检查 □ 配合行晨晚间护理 □ 护士协助排泄护理 □ 配合监测出入量 □ 配合预防肺感染及下肢静脉血栓 □ 注意探视及陪护时间	□ 医师巡视，了解病情 □ 配合医师查体检查 □ 配合行晨晚间护理 □ 配合监测出入量 □ 配合预防肺感染及下肢静脉血栓 □ 注意探视及陪护时间	□ 配合护士行晨晚间护理 □ 医师间断拆线 □ 了解伤口注意事项 □ 出院宣教 □ 接受出院前康复宣教 □ 学习出院注意事项：如术后第 8~10 天门诊拆线，拔除 T 管日期（超过术后 2 周）、康复计划、返院复诊、后续治疗及相关并发症的处理等 □ 办理出院手续，取出院带药
重点诊疗及检查	**重点诊疗** □ 一级护理 □ 协助观察伤口敷料情况 □ 协助观察腹部体征 □ 协助观察 T 管及引流管情况 □ 配合拔出胃管及尿管 □ 伤口换药	**重点诊疗** □ 二级或三级护理 □ 定期抽血检查（必要时） □ 协助观察 T 管情况 □ 配合拔除腹腔引流管（视情况） □ 伤口换药（视情况）	**重点诊疗** □ 二级或三级护理 □ 定期抽血检查（必要时） □ T 管引流，并记量 □ 遵医嘱按时拆线、拔 T 管（视情况）
饮食及活动	□ 禁食、禁水 □ 腹带固定确切，自由体位，适当活动	□ 肛门排气后改流质饮食/半流质饮食 □ 腹带固定确切，自由体位，适当活动	□ 普通饮食，营养均衡 □ 拆线前仍需腹带固定，自由体位，适当活动

附：原表单（2019 年版）

胆管结石合并胆管炎临床路径表单

适用对象：第一诊断为胆管结石合并胆管炎（ICD-10：K80.3）
行胆总管探查、取石术+胆总管 T 管引流术（ICD-9-CM-3：51.41）

患者姓名：	性别：　　年龄：　　门诊号：	住院号：
住院日期：　　年　月　日	出院日期：　　年　月　日	标准住院日：10~13 天

时间	住院第 1 天	住院第 2~3 天（术前 1 天）
主要诊疗工作	□ 询问病史及体格检查 □ 完成住院病历和首次病程记录 □ 开实验室检查单 □ 上级医师查房 □ 初步确定诊治方案和特殊检查项目	□ 上级医师查房 □ 手术医嘱 □ 完成术前准备与术前评估及必要的相关科室会诊 □ 根据检查检验结果，进行术前讨论，确定治疗方案 □ 住院医师完成上级医师查房记录、术前小结等 □ 完成术前总结（拟行手术方式、手术关键步骤、术中注意事项等） □ 向患者及家属交代病情、围手术期安排等注意事项 □ 签署手术知情同意书（含标本处置）、自费用品协议书、输血同意书、麻醉同意书或授权委托书 □ 必要时预约 ICU
重点医嘱	**长期医嘱** □ 外科二级或三级护理常规 □ 饮食：根据患者情况而定 □ 专科基础用药（视情况） □ 使用抗菌药物 **临时医嘱** □ 血常规+血型、尿常规、大便常规+隐血 □ 凝血功能、电解质、肝肾功能、感染性疾病筛查 □ 心电图、X 线胸片 □ 腹部超声 □ 根据病情选择：上腹部 CT 和/或 MRCP/MRI、ERCP（必要时） □ 血气分析、肺功能、超声心动图（必要时）	**长期医嘱** □ 普通外科二级护理 **临时医嘱** □ 术前医嘱： （1）常规准备明日在气管内全身麻醉/硬膜外麻醉下拟行胆囊切除+胆总管切开取石+T 管引流术/胆肠吻合术/肝切除术 （2）备皮 （3）药物过敏试验 （4）术前禁食 4~6 小时，禁水 2~4 小时 （5）必要时行肠道准备（清洁肠道） （6）麻醉前用药 （7）术前留置胃管和尿管 □ 术中特殊用药带药 □ 备血
主要护理工作	□ 入院介绍 □ 入院评估、制订护理计划 □ 健康教育 □ 服药指导 □ 活动指导 □ 饮食指导：半流质饮食/糖尿病饮食 □ 静脉采血 □ 患者相关检查配合的指导 □ 心理支持 □ 夜间巡视	□ 静脉采血 □ 健康教育 □ 饮食：术前禁食、禁水 □ 术前沐浴、更衣，取下义齿、饰物 □ 告知患者及家属术前流程及注意事项 □ 备皮、皮肤药敏试验、配血、胃肠道准备等 □ 术前手术物品准备 □ 促进睡眠（环境、药物） □ 心理支持 □ 夜间巡视

续 表

时间	住院第 1 天	住院第 2~3 天（术前 1 天）
病情变异记录	□无 □有，原因： 1. 2.	□无 □有，原因： 1. 2.
护士签名		
医师签名		

<table>
<tr><td rowspan="2">时间</td><td colspan="2">住院第 3~4 天
（手术当日）</td><td rowspan="2">住院第 4~5 天
（术后第 1 日）</td></tr>
<tr><td>术前及术中</td><td>术后</td></tr>
<tr><td>主要诊疗工作</td><td>□ 送患者入手术室
□ 麻醉准备，监测生命体征
□ 手术
□ 保持各引流管通畅
□ 解剖标本，送病理检查
□ 麻醉医师完成麻醉记录</td><td>□ 完成术后首次病程记录
□ 完成手术记录
□ 向患者及家属说明手术情况</td><td>□ 上级医师查房
□ 观察病情变化
□ 观察引流量和性状
□ 检查手术伤口，更换敷料
□ 分析实验室检查结果
□ 维持水电解质平衡
□ 完成常规病程记录</td></tr>
<tr><td>重点医嘱</td><td>长期医嘱
□ 外科常规护理
□ 一级护理
□ 禁食
临时医嘱
□ 液体治疗
□ 相应治疗（视情况）
□ 手术前 0.5 小时使用抗菌药物</td><td>长期医嘱
□ 普通外科术后常规护理
□ 一级护理
□ 禁食
□ 监测生命体征
□ 记录 24 小时液体出入量
□ 常规雾化吸入，一天两次
□ T 管引流并记量
□ 胃管接负压瓶吸引并记量（酌情）
□ 腹腔引流管接负压吸引并记量
□ 尿管接尿袋并记尿量
□ 使用抗菌药物
□ 监测血糖（视情况）
□ 必要时使用制酸剂及生长抑素
临时医嘱
□ 吸氧
□ 液体治疗
□ 术后当天查血常规和血生化
□ 必要时查血或尿淀粉酶
□ 明晨查血常规、生化等</td><td>长期医嘱
□ 患者既往基础用药（见左列）
□ T 管或腹腔引流记量
□ 肠外营养治疗
临时医嘱
□ 液体治疗及纠正水电解质失衡
□ 复查实验室检查（如血常规、血生化）（视情况）
□ 更换手术伤口敷料
□ 根据病情变化施行相关治疗</td></tr>
<tr><td>主要护理工作</td><td>□ 术晨按医嘱清洁肠道、留置胃管、尿管
□ 健康教育
□ 饮食指导：禁食、禁水
□ 指导术前注射麻醉用药后注意事项
□ 安排陪送患者入手术室
□ 心理支持</td><td>□ 术后活动：清醒后平卧，头偏一侧，协助改变体位及足部活动
□ 禁食、禁水
□ 静脉采血
□ 密切观察患者情况
□ 疼痛护理、皮肤护理
□ 生活护理（一级护理）
□ 管道护理及指导
□ 记录 24 小时出入量
□ 营养支持护理
□ 心理支持（患者及家属）
□ 夜间巡视</td><td>□ 体位与活动：协助翻身、取半坐或斜坡卧位，指导床上或床边活动
□ 密切观察患者病情变化
□ 疼痛护理
□ 生活护理（一级护理）
□ 皮肤护理
□ 管道护理及指导
□ 记录 24 小时出入量
□ 营养支持护理
□ 心理支持（患者及家属）
□ 康复指导（运动指导）
□ 夜间巡视</td></tr>
</table>

续　表

时间	住院第 3~4 天（手术当日）		住院第 4~5 天（术后第 1 日）
	术前及术中	术后	
病情变异记录	□ 无　□ 有，原因： 1. 2.	□ 无　□ 有，原因： 1. 2.	□ 无　□ 有，原因： 1. 2.
护士签名			
医师签名			

时间	住院第5~7天 (术后第2~3日)	住院第7~10天 (术后第4~7日)	住院第10~13天 (出院日)
主要诊疗工作	□ 上级医师查房 □ 观察病情变化 □ 观察引流量和性状 □ 复查实验室检查 □ 住院医师完成常规病程记录 □ 必要时予相关特殊检查	□ 上级医师查房 □ 观察腹部、肠功能恢复情况 □ 观察引流量和颜色 □ 根据手术情况和术后病理结果，确定临床诊断，确定有无手术并发症和切口愈合不良情况，明确是否出院，评估是否达到出院标准 □ 完成常规病程记录 □ 必要时予相关特殊检查	□ 上级医师查房 □ 明确是否符合出院标准 □ 通知出院处 □ 通知患者及其家属出院 □ 完成出院记录、病案首页、出院证明书等 □ 向患者告知出院后注意事项，如通知其术后第8~10天门诊拆线，交代拔除T管日期（超过术后2周）、康复计划、返院复诊、后续治疗及相关并发症的处理等 □ 出院小结、出院证明及出院须知并交给患者或其家属
重点医嘱	**长期医嘱** □ 继续监测生命体征（视情况） □ 拔除胃管（视情况） □ 拔除尿管（视情况） □ T管或腹腔引流记量 □ 使用抗菌药物 □ 停止镇痛治疗 □ 肠外营养支持或液体治疗 □ 肠内营养（视情况） **临时医嘱** □ 其他相关治疗 □ 复查血常规、生化、肝肾功能等	**长期医嘱** □ 二级或三级护理（视情况） □ 肛门排气后改流质或半流质饮食 □ T管记量 □ 拔除腹腔引流管（视情况） □ 拔除深静脉留置管（视情况） □ 停用抗菌药物（视情况） □ 逐步减少或停止肠外营养或液体治疗 □ 伤口换药（视情况） **临时医嘱** □ 复查血常规、生化等检查 □ 必要时行X线胸片、CT、超声等	**出院医嘱** □ 出院相关用药 □ T管道护理 □ 返院复诊的时间、地点，发生紧急情况时的处理等
主要护理工作	□ 体位与活动：取半坐或斜坡卧位，指导下床活动 □ 饮食：禁食、胃肠功能恢复，拔除胃管后指导清流质饮食或半流质饮食 □ 疼痛护理、皮肤护理 □ 遵医嘱拔除胃管、尿管 □ 生活护理（一级护理） □ 观察患者腹部体征及肠道功能恢复的情况 □ 营养支持护理、康复指导、心理支持 □ 夜间巡视	□ 活动：斜坡卧位或半坐卧位 □ 饮食：流质饮食或半流质饮食 □ 密切观察患者情况，包括观察腹部体征、胃肠功能恢复情况 □ 生活护理（二级或三级护理） □ 观察患者腹部体征及肠道功能恢复的情况 □ T管道、引流管护理及指导 □ 皮肤护理 □ 营养支持护理、康复指导 □ 心理支持（患者及家属） □ 夜间巡视	□ 出院指导 □ 办理出院手续 □ 复诊时间 □ 作息、饮食、活动 □ 服药指导 □ 日常保健 □ 清洁卫生 □ 疾病知识及后续治疗

续　表

时间	住院第 5~7 天 （术后第 2~3 日）	住院第 7~10 天 （术后第 4~7 日）	住院第 10~13 天 （出院日）
病情变异记录	□ 无　□ 有，原因： 1. 2.	□ 无　□ 有，原因： 1. 2.	□ 无　□ 有，原因： 1. 2.
护士签名			
医师签名			

第二十一章

慢性胆囊炎临床路径释义

【医疗质量控制指标】

指标一、诊断需临床表现和辅助检查。

指标二、对于慢性胆囊炎、胆囊结石患者，应按是否有症状、是否有并发症分别进行个体化治疗，严格评估手术切除指征。

指标三、基本外科治疗指征：①症状无缓解或反复发作，影响生活和工作者；②胆囊壁逐渐增厚达 4mm 及以上；③胆囊结石逐年增多和增大，合并胆囊功能减退或障碍；④胆囊壁呈陶瓷样改变。

指标四、合并相关并发症，如急性胆囊炎伴急性腹膜炎、胆源性胰腺炎、Mirizzi 综合征、胆囊-消化道内瘘、结石性肠梗阻等，不进入本临床路径。

一、慢性胆囊炎编码

疾病名称及编码：胆囊结石伴慢性胆囊炎（ICD-10：K80.1）

慢性胆囊炎（ICD-10：K81.1）

手术操作名称及编码：腹腔镜下胆囊切除术（ICD-9-CM-3：51.23）

二、临床路径检索方法

（K80.1 /K81.1）伴 51.23

三、国家医疗保障疾病诊断相关分组（CHS-DRG）

MDCH 肝、胆、胰疾病及功能障碍

HZ2 胆道其他疾患

四、慢性胆囊炎临床路径标准住院流程

（一）适用对象

第一诊断为慢性胆囊炎或合并胆囊结石（ICD-10：K80.1/K81.1），行腹腔镜胆囊切除术（ICD-9-CM-3：51.23）。

释义

- 适用对象编码参见第一部分。
- 本路径适用对象为慢性胆囊炎或合并胆囊结石
- 根据病情程度评估，具有手术适应证者可行腹腔镜胆囊切除术。

（二）诊断依据

根据《临床诊疗指南·普通外科分册》（中华医学会编，人民卫生出版社，2006 年，第 1 版），全国高等学校教材《外科学》（陈孝平，汪建平，赵继宗主编，人民卫生出版社，2018 年，第 9 版），《黄家驷外科学》（吴孟超，吴在德主编，人民卫生出版社，2021 年，第

8 版）。

1. 症状：右上腹持续性隐痛或胀痛，可放射到右肩胛区，高脂餐后加剧；反复发作的胃灼热，嗳气，反酸，腹胀，恶心等消化不良症状。

2. 体征：大多无阳性体征，部分患者有胆囊点的压痛或叩击痛。

3. 实验室检查：白细胞计数可不升高，少数患者转氨酶升高。

4. 影像学检查：超声检查可明确诊断，合并胆囊结石且发生过黄疸、胰腺炎的患者应行 MRCP 检查了解肝内外胆管情况。

释义

■ 慢性胆囊炎是急性胆囊炎反复发作或长期存在胆囊结石的结果，致使胆囊萎缩、囊壁增厚、内含结石，伴胆囊功能障碍。

■ B 超是诊断胆系疾病的首选方法，可同时检查腹部其他脏器，对胆囊结石诊断的准确率达 95%以上，能发现直径 2~3mm 大小的胆囊壁隆起性病变，可提示胆囊大小、胆囊收缩功能、胆囊壁的厚度以及结石大小等。

■ 胆囊结石伴慢性胆囊炎患者一旦出现黄疸或胰腺炎，应考虑到 Mirizzi 综合征或胆囊结石进入胆总管，或其他原因引起的梗阻性黄疸，此时应行 MRCP 及 CT 等检查，同时排除内科型黄疸。

■ 慢性胆囊炎需与胆囊胆固醇沉积症、胆囊腺肌增生症、胆囊神经瘤病等鉴别。

（三）选择治疗方案的依据

根据《临床诊疗指南·普通外科分册》（中华医学会编，人民卫生出版社，2006 年，第 1 版），全国高等学校教材《外科学》（陈孝平，汪建平，赵继宗主编，人民卫生出版社，2018 年，第 9 版），《黄家驷外科学》（吴孟超，吴在德主编，人民卫生出版社，2021 年，第 8 版）。

拟行腹腔镜胆囊切除术。

释义

■ 根据《外科学》教材建议，对于有症状和/或并发症的胆囊结石，首选腹腔镜胆囊切除术，对于无症状的胆囊结石患者，以下情况可考虑手术治疗：①结石数量多及结石直径大于 2~3cm；②胆囊壁钙化或瓷性胆囊；③伴有胆囊息肉直径大于 1cm；④胆囊壁厚大于 3mm 伴有慢性胆囊炎；⑤儿童胆囊结石无症状原则上不手术。对年迈体弱或伴有重要器官严重器质性病变存在手术禁忌患者，可采用非手术治疗。对于慢性胆囊炎不宜进行手术或无明显急性症状者，利胆及补充消化酶治疗常可改善症状，常用药物如复方阿嗪米特肠溶片、胆宁片等。

■ 腹腔镜胆囊切除术中，遇到因解剖关系复杂、胆囊炎症反应重、周围组织粘连致密等情况，应果断中转为开腹手术。

（四）标准住院日

6~7 天。

释义

■ 慢性胆囊炎或合并胆囊结石患者入院后常规术前检查需准备1~2天，术后恢复3~4天，总住院时间小于7天，符合本路径要求。

（五）进入路径标准

1. 第一诊断必须符合ICD-10：K80.1/K81.1慢性胆囊炎或合并胆囊结石疾病编码。
2. 当患者合并其他疾病，但住院期间不需要特殊处理也不影响第一诊断的临床路径流程实施时，可以进入路径。

释义

■ 患者合并高血压、糖尿病、冠状动脉粥样硬化性心脏病、慢性阻塞性肺疾病、慢性肾病等其他慢性疾病需术前对症治疗时，如果不影响麻醉和手术，不延长术前准备时间，可进入本路径；如果需要特殊准备或经治疗稳定后才能行手术或接受抗凝、抗血小板治疗等，应先进入相应内科疾病的诊疗路径。

（六）术前准备

2天（指工作日）。

1. 必须的检查项目：

（1）血常规、尿常规、大便常规+隐血。

（2）肝功能、肾功能、电解质、凝血功能、感染性疾病筛查、血型。

（3）腹部超声。

（4）心电图、胸部X线平片。

2. 根据患者病情选择的检查项目：消化肿瘤标志物（CEA、CA19-9）、MRCP或上腹部CT、血气分析、肺功能、超声心动图检查。

释义

■ 必查项目是评估患者一般状况及重要脏器功能，判断患者能否耐受麻醉、手术，确保手术安全、有效的基础，需在术前完成。尤其对年龄较大、病程较长的胆囊结石伴慢性胆囊炎患者，应筛查肿瘤标志物，完善MRCP等影像学检查，注意与胆囊癌相鉴别。

■ 为缩短患者住院等待时间，检查项目可以在入院前于门诊完成。

■ 高龄患者或心肺功能异常患者，术前根据病情增加肺功能、血气分析、超声心动图、头颅MR等相应检查。

（七）抗菌药物选择与使用时机

1. 抗菌药物：按照《抗菌药物临床应用指导原则》（卫医发〔2015〕43号）执行。可考虑使用第一代或第二代头孢菌素术前0.5~1.0小时预防感染；明确存在感染患者，可经验性选用覆盖肠道革兰阴性杆菌，肠球菌属等需氧菌属和脆弱拟杆菌等厌氧菌属抗菌药物，后期可根据药敏试验结果调整抗菌药物。

2. 在给予抗菌药物治疗时应尽可能留取相关标本送培养，获病原菌后进行药敏试验，作为可能调整用药的依据。

释义

■ 腹腔镜胆囊切除手术切口属于Ⅱ类切口，根据《抗菌药物临床应用指导原则》（卫医发〔2015〕43号），需于术前0.5~1.0小时及术后预防性使用抗菌药物，常选择对革兰阴性杆菌敏感的抗菌药物，如第二代头孢菌素。Ⅱ类切口的术后预防性用药时间为24小时，必要时可延长至48小时。

■ 抗菌药物的有效覆盖时间应包括整个手术过程。手术时间较短（<2小时）的清洁手术术前给药一次即可。如手术时间超过3小时或超过所用药物半衰期的2倍以上，或成人出血量超过1500ml，术中应追加1次。

■ 如果术前已存在感染，可选用对肠道致病菌敏感的抗菌药物，推荐二代或三代头孢菌素。治疗前尽可能留取标本培养，根据药敏试验结果选用敏感抗菌药物。

（八）手术日

入院第3天。

1. 麻醉方式：气管插管全身麻醉。
2. 手术方式：腹腔镜胆囊切除术。
3. 术中用药：麻醉常规用药。
4. 输血：根据术前血红蛋白状况及术中出血情况而定。
5. 病理学检查：切除标本解剖后作病理学检查，必要时行术中冷冻病理学检查。

释义

■ 腹腔镜胆囊切除术多选择气管插管全身麻醉。

■ 胆囊切除的要点是认清胆囊管与肝总管及胆总管三者的位置关系，警惕和辨认胆囊三角的解剖变异，保留0.5cm长的胆囊管残端，避免胆管损伤。

■ 术前用抗菌药物参考《抗菌药物临床应用指导原则》执行。

■ 若术中剥离显露范围较广泛，必要时可使用止血药。

■ 是否输血依照术中出血量及血常规检测指标而定，必要时输红细胞悬液或血浆。

■ 对切除的胆囊均应及时剖开，检查胆囊黏膜是否光滑，是否呈局限增厚及伴新生物形成。如可疑合并恶性病变应及时送术中冷冻病理学检查，待检查结果回报后决定是否需进一步扩大手术。术后常规送石蜡病理检查。

（九）术后住院恢复

1~2天。

1. 可选择复查项目：血常规、肝肾功能、电解质。
2. 术后用药：抗菌药物使用按照《抗菌药物临床应用指导原则》（卫医发〔2015〕43号）执行。如有继发感染征象，尽早开始抗菌药物的经验治疗。经验治疗需选用能覆盖肠道革兰阴性杆菌、肠球菌属等需氧菌和脆弱拟杆菌等厌氧菌的药物。

3. 严密观察有无胆漏、出血等并发症，并作相应处理。

4. 术后饮食指导。

释义

■ 术后必须复查血常规、肝肾功能、电解质项目，必要时检查血、尿淀粉酶，并根据病情变化增加检查的频次。其他复查项目需根据具体病情和恢复情况选择，不局限于路径中项目。

■ 胆囊切除术后并发症有胆道损伤、胆漏、出血、胆道狭窄等，其中早期并发症以胆漏及出血最为常见。术后应严密观察腹部症状及体征，如放置腹腔引流管应严密观察引流情况，若引流液含有胆汁，即考虑胆漏可能，结合腹部B超可动态观察。

（十）出院标准

1. 一般状况好，体温正常，无明显腹痛。

2. 进饮食无不适，可以自由活动，无明显腹部体征。

3. 实验室检查基本正常。

4. 切口愈合良好：引流管拔除，伤口无感染，无皮下积液（或门诊可处理的少量积液），可门诊拆线。

释义

■ 主治医师应在患者出院前，评估一般状况、体温、饮食及二便情况，根据腹部查体及复查各项目的检查结果决定能否出院。如果确有需要继续留院治疗的情况，超出了路径所规定的时间，应先处理并发症，符合出院条件后再准许患者出院。

（十一）变异及原因分析

1. 术前合并其他基础疾病影响手术的患者，需要进行相关的诊断和治疗。

2. 术中发现意外胆囊癌、肝癌等，则进入相应路径。

3. 术后出现并发症（胆漏、出血等）的患者，住院时间延长，费用增加。

4. 合并不可逆转的凝血酶原时间异常。

释义

■ 如患者不能按照要求或因节假日等原因无法完成检查，或路径指示应当于某一天的操作不能如期进行而需延期的，这种轻微变异不会对最终结果产生重大改变，也不会显著增加住院天数和住院费用，可不退出本路径。

■ 出现患者不同意手术或因合并的基础疾病需做进一步诊断和治疗、术中发现合并其他疾病、术后出现严重并发症或合并不可逆转的凝血酶原时间异常等情况，要求离院或转院等重大变异时，须及时退出本路径。将特殊的变异原因进行归纳、总结，以为重新修订路径作参考。

五、慢性胆囊炎临床路径给药方案

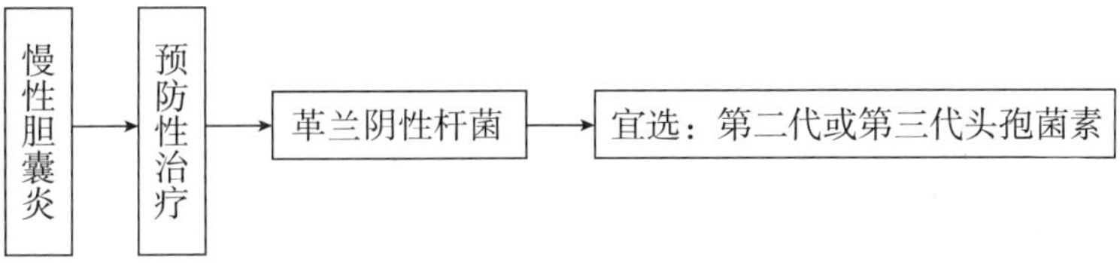

1. 用药选择：

（1）为预防术后切口感染，应主要针对革兰阴性杆菌选用药物。

（2）建议使用第二代头孢菌素，有反复感染史者可选用第三代头孢菌素；明确感染患者，可根据药敏试验结果调整抗菌药物。第二代头孢菌素注射剂有头孢呋辛、头孢替安等；第三代头孢菌素注射剂有头孢他啶、头孢哌酮、头孢曲松；口服制剂有头孢克洛、头孢呋辛酯和头孢丙烯等。

（3）慢性胆囊炎术前或术后伴发消化不良症状者，利胆及补充消化酶治疗可改善患者症状，常用药物如复方阿嗪米特肠溶片。

2. 药学提示：

（1）第二代头孢菌素：主要用于治疗革兰阳性球菌，以及大肠杆菌、奇异变形杆菌等所致的感染。用于腹腔感染和盆腔感染时需与抗厌氧菌药合用，也用于手术前预防用药。

（2）第三代头孢菌素：适用于敏感肠杆菌科细菌等革兰阴性杆菌所致严重感染。治疗腹腔、盆腔感染时需与抗厌氧菌药如甲硝唑合用。本类药物对化脓性链球菌、肺炎链球菌、甲氧西林敏感葡萄球菌所致的各种感染亦有效，但并非首选用药。头孢他啶、头孢哌酮尚可用于铜绿假单胞菌所致的各种感染。

3. 注意事项：

（1）在给予抗菌药物治疗之前应尽可能留取血液、胆汁等相关标本送培养，获病原菌后进行药敏试验，作为调整用药的依据。

（2）用药前必须详细询问患者先前有否对头孢菌素类、青霉素类或其他药物的过敏史。

（3）注意根据患者肝肾功能选择适宜抗菌药物及合理剂量。

六、慢性胆囊炎行腹腔镜胆囊切除临床路径护理规范

1. 术前护理：

（1）休息与活动：注意休息，避免劳累。

（2）病情观察：注意观察患者的体温、脉搏、呼吸、血压、尿量及腹痛情况；观察患者有无发热、寒战、皮肤及巩膜颜色变化。

（3）疼痛护理：观察疼痛部位、性质、发作时间、诱因及相关因素，为治疗护理提供依据。诊斯明确且疼痛剧烈者，按医嘱给予消炎利胆、解热镇痛药物，禁用吗啡，以免引起 Oddi 括约肌痉挛。

（4）饮食护理：给予低脂肪、高蛋白、高碳水化合物、高维生素的普通饮食或半流质饮食，忌食高脂类、油炸类及刺激性饮食，避免诱发急性胆囊炎而影响手术。病情严重者予以禁食、胃肠减压，以减轻腹胀和腹痛。不能经口进食或进食不足者，通过肠外营养途径给予补充。

（5）协助检查：配合完成 B 超、血常规、肝肾功能、电解质、凝血功能、心电图、X 线胸片等检查。

2. 术后护理：

（1）全身麻醉术后护理常规：心电监护、血氧饱和度监护；观察生命体征变化、意识状态变

化、腹部体征变化和腹腔引流情况，监测出入量，常规护理记录。

（2）营养支持：术后禁食6小时，术后24小时内以无脂流质、半流质饮食为主，逐渐过渡至低脂饮食。

（3）高碳酸血症护理：表现为呼吸浅慢、$PaCO_2$升高。为避免高碳酸血症的发生，术后常规低流量吸氧，鼓励患者深呼吸，有效咳嗽，促进机体内CO_2排出。

（4）肩背部酸痛护理：腹腔中CO_2可聚集在膈下产生碳酸，刺激膈肌及胆囊床创面，引起术后不同程度的腰背痛、肩部不适或疼痛。一般无需特殊处理，可自行缓解。

（5）并发症的观察与护理：观察生命体征、腹部体征及腹腔引流液情况。若患者出现发热、腹胀和腹痛等腹膜炎表现，或腹腔引流液呈胆汁样，常提示发生胆漏。一旦发生，及时报告医师并协助处理。

3. 健康指导：

（1）术后一周内能做轻微的活动，3周内不能提重物。

（2）指导患者低脂清淡进食，忌食油腻辛辣刺激性食物；脂肪摄入量要加以限制，忌饱食、硬食、过冷食物，建议少食多餐，餐后不宜过量运动。

（3）出现腹部、肩部轻微疼痛为正常现象，可酌情服用镇痛药。

（4）按时复查：若不明原因出现发热、腹痛、黄疸、伤口处红肿热痛、伤口伴有异味情况，需及时就医。

（5）保证充足休息和睡眠，适当锻炼。

七、慢性胆囊炎行腹腔镜胆囊切除临床路径营养治疗规范

1. 入院时评估患者的饮食习惯，指出不合理饮食，根据实际情况介绍合理饮食。

2. 术前口服缓泻剂，术前晚进食流质饮食，禁食4~6小时，禁水2~4小时。

3. 术后8小时后进无渣低脂流质饮食。不宜进食油腻、甜腻流质饮食，如汤汁、牛奶等易胀气的食物。

4. 术后第1天如肠功能已恢复，可进低脂流质饮食或半流质饮食，少量多餐。如肠功能未恢复，仍进食无渣低脂流质饮食。术后第2~3天肠功能已恢复，进食营养丰富的低脂半流质饮食，增加新鲜果蔬的摄入，多饮水，保持大便通畅。

5. 出院后1个月内勿进食产气食物，如牛奶、豆浆、碳酸饮料等。饮食以清淡饮食为主，可补充维生素、新鲜果蔬，以及优质蛋白，不宜油腻饮食及刺激性饮食。鼓励少食多餐。

八、慢性胆囊炎行腹腔镜胆囊切除临床路径患者健康宣教

总体健康宣教内容：入院指导，诊断，检查，治疗方案，护理具体措施，饮食指导，活动，教育，出院计划，出院注意事项等。

1. 入院时宣教：病区及治疗单元介绍，住院规章制度，生活、饮食治疗，检查及治疗流程，基本护理流程等。

2. 术前宣教：心理辅导，腹腔镜手术的介绍，术前饮食指导，生活习惯注意事项，术前检查完备，指导并配合术前准备工作，指导锻炼床上排尿和排便，指导有效咳嗽、深呼吸等。

3. 术后宣教：观察生命体征注意事项，伤口注意事项，引流管注意事项，术后活动及饮食宣教。

4. 出院时宣教：伤口换药及拆线事项、引流管护理事项（如果带管出院）、饮食及生活注意事项、术后复查注意事项。

九、推荐表单

（一）医师表单

慢性胆囊炎行腹腔镜胆囊切除临床路径医师表单

适用对象：第一诊断为慢性胆囊炎或合并胆囊结石（ICD-10：K80.1/K81.1）
行腹腔镜胆囊切除术（ICD-9-CM-3：51.23）

患者姓名：	性别：　　年龄：　　门诊号：	住院号：
住院日期：　　年　月　日	**出院日期：**　　年　月　日	**标准住院日：4~5 天**

日期	住院第 1 天	住院第 2 天 （手术准备日）
主要诊疗工作	□ 询问病史与体格检查 □ 完成住院病历和首次病程记录 □ 开具实验室检查单 □ 上级医师查房 □ 初步确定诊治方案和特殊检查项目	□ 上级医师查房 □ 手术医嘱 □ 完成术前准备与术前评估 □ 完成必要的相关科室会诊 □ 根据检查结果等进行术前讨论，确定治疗方案 □ 住院医师完成上级医师查房记录、术前小结等 □ 完成术前总结（拟行手术方式、手术关键步骤、术中注意事项等） □ 向患者及家属交代病情、围手术期安排及注意事项 □ 签署手术知情同意书（含标本处置）、自费用品协议书、输血同意书、麻醉同意书或授权委托书
重点医嘱	**长期医嘱** □ 外科护理常规 □ 二级或三级护理 □ 饮食：根据患者情况而定 □ 患者既往基础用药 **临时医嘱** □ 血常规、血型、尿常规、大便常规+隐血 □ 凝血功能、电解质、肝肾功能、感染性疾病筛查 □ 心电图、胸部 X 线片 □ 腹部 B 超 □ 必要时上腹部 CT/MRCP □ 必要时行血气分析、肺功能、超声心动图	**长期医嘱** □ 外科护理常规 □ 二级或三级护理 □ 饮食：根据患者情况而定 □ 患者既往基础用药 □ 其他相关治疗 **术前医嘱** □ 常规准备拟明日在气管内全身麻醉下行 LC 术 □ 备皮 □ 术前禁食 4~6 小时，禁水 2~4 小时 □ 药物过敏皮肤试验 □ 必要时行肠道准备（清洁肠道） □ 麻醉前用药（术前 30 分钟） □ 术中特殊用药带药 □ 带影像学资料入手术室
病情变异记录	□ 无　□ 有，原因： 1. 2.	□ 无　□ 有，原因： 1. 2.
医师签名		

<table>
<tr><td rowspan="2">日期</td><td colspan="2">住院第3天
（手术日）</td></tr>
<tr><td>术前、术中</td><td>术后</td></tr>
<tr><td>主要诊疗工作</td><td>□ 送患者入手术室
□ 麻醉准备，监测生命体征
□ 施行手术
□ 保持各引流管通畅
□ 解剖标本，送病理检查</td><td>□ 麻醉医师完成麻醉记录
□ 完成术后首次病程记录
□ 完成手术记录
□ 向患者及家属说明手术情况</td></tr>
<tr><td>重点医嘱</td><td>长期医嘱
□ 慢性胆囊炎术后常规护理
□ 一级护理
□ 禁食
临时医嘱
□ 术前0.5~1.0小时使用抗菌药物
□ 液体治疗
□ 相应治疗（视情况）
□ 必要时留置胃管、尿管</td><td>长期医嘱
□ 胆囊切除术后常规护理
□ 一级护理
□ 禁食
□ 监测生命体征
□ 记录24小时液体出入量
□ 雾化吸入，bid（视情况）
□ 监测血糖（视情况）
□ 必要时测定中心静脉压
□ 必要时使用制酸剂及生长抑素
临时医嘱
□ 吸氧
□ 液体治疗
□ 预防性抗菌药物使用
□ 必要时术后当天查血常规和血生化
□ 必要时查血尿淀粉酶、凝血功能等
□ 明晨查血常规、电解质或肝功能等</td></tr>
<tr><td>病情变异记录</td><td>□ 无 □ 有，原因：
1.
2.</td><td>□ 无 □ 有，原因：
1.
2.</td></tr>
<tr><td>医师签名</td><td></td><td></td></tr>
</table>

日期	住院第 4 天 （术后第 1 日）	住院第 5 天 （术后第 2 日或出院日）
主要诊疗工作	□ 上级医师查房 □ 观察病情变化 □ 观察引流量和颜色 □ 拔除胃管、尿管（如术前放置） □ 医师视情况拔除腹腔引流管 □ 检查手术切口，更换敷料 □ 分析实验室检查结果 □ 维持水电解质平衡 □ 住院医师完成常规病程记录	□ 上级医师查房 □ 观察腹部切口、肠功能恢复情况 □ 观察引流量和颜色 □ 医师视情况拔除腹腔引流管 □ 住院医师完成常规病程记录 □ 必要时予相关特殊检查 □ 明确是否符合出院标准 □ 完成出院记录、病案首页、出院证明书等 □ 通知出入院处 □ 通知患者及家属 □ 向患者告知出院后注意事项，如康复计划、返院复诊、后续治疗及相关并发症的处理等 □ 出院小结、诊断证明书及出院须知交予患者及/或家属
重点医嘱	**长期医嘱** □ 二级或三级护理（视情况） □ 患者既往基础用药 **临时医嘱** □ 液体治疗及纠正水电解质失衡 □ 预防性使用抗菌药物（视情况） □ 更换手术伤口敷料	**长期医嘱** □ 二级或三级护理（视情况） □ 无感染征象时停用抗菌药物 □ 肛门排气后改流质饮食 □ 停止记 24 小时出入量 □停止肠外营养或液体治疗 **临时医嘱** □ 复查血常规、生化、肝功能 □ 必要时行 X 线胸片、B 超 **出院医嘱** □ 出院后相关用药 □ 出院后伤口换药及拆线时间
病情变异记录	□ 无　□ 有，原因： 1. 2.	□ 无　□ 有，原因： 1. 2.
医师签名		

（二）护士表单

慢性胆囊炎行腹腔镜胆囊切除临床路径护士表单

适用对象：第一诊断为慢性胆囊炎或合并胆囊结石（ICD-10：K80.1/K81.1）

行腹腔镜胆囊切除术（ICD-9-CM-3：51.23）

患者姓名：	性别：　　年龄：　　门诊号：	住院号：
住院日期：　　年　月　日	出院日期：　　年　月　日	标准住院日：4~5 天

日期	住院第 1 天	住院第 2 天 （手术准备日）
健康宣教	□ 入院宣教 介绍科室负责人，主管医疗组成员、护士长、主管护士 介绍病房环境、设施 介绍住院期间规章制度及注意事项 告知探视陪护须知	□ 术前宣教 宣教疾病知识、术前准备及手术过程 告知准备物品、沐浴 告知术后饮食、活动及探视注意事项 告知术后可能出现的情况及应对方式 □ 主管护士与患者沟通，了解并指导心理应对 □ 告知家属等候区位置
护理处置	□ 协助医师完成术前检查 □ 核对患者姓名，佩戴腕带 □ 建立入院护理病历、制订护理计划 □ 卫生处置：剪指（趾）甲、沐浴，更换病号服 □ 饮食指导：半流质饮食/糖尿病饮食 □ 静脉采血	□ 协助医师完成术前检查 □ 术前准备 □ 备皮、药物过敏试验 □ 术前禁食 4~6 小时，禁水 2~4 小时 □ 必要时行肠道准备（清洁肠道） □ 麻醉前用药 □ 术中特殊用药、带药 □ 备血 □ 健康教育、心理支持
基础护理	□ 二级或三级护理 □ 晨晚间护理 □ 患者安全管理（必要时家属签字）	□ 二级或三级护理 □ 晨晚间护理 □ 患者安全管理
专科护理	□ 饮食根据患者情况而定 □ 护理查体 □ 静脉采血 □ 必要时，告知家属陪护注意事项 □ 服药指导	□ 告知患者及家属术前流程及注意事项 □ 备皮、配血、胃肠道准备 □ 术中特殊用药准备 □ 术前手术物品准备（如腹带等） □ 必要时促进睡眠（环境、药物）
重点医嘱	□ 详见医嘱执行单	□ 详见医嘱执行单
病情变异记录	□ 无　□ 有，原因： 1. 2.	□ 无　□ 有，原因： 1. 2.
护士签名		

<table>
<tr><td rowspan="2">日期</td><td colspan="2">住院第 3 天
（手术日）</td></tr>
<tr><td>术前、术中</td><td>术后</td></tr>
<tr><td>健康宣教</td><td>□ 术前宣教
主管护士与患者沟通，了解并指导心理应对
□ 告知家属手术区、等候区位置
□ 告知术后可能需要物品（如大、小便器，毛巾等）</td><td>□ 术后当日宣教
告知监护设备、管路功能及注意事项
告知饮食、体位要求
告知疼痛注意事项
告知术后可能出现情况及应对方式
告知用药情况
给予患者及家属心理支持
□ 再次明确探视陪护须知</td></tr>
<tr><td>护理处置</td><td>□ 术前准备
□ 送手术
摘除患者各种活动物品
核对患者身份，携带病历、所需药品及相关资料
□ 术中
核对患者身份，携带病历、所需药品及相关资料，血型核对、传染病核对
送病理
□ 接手术
核对患者身份，携带病历、带回药品及相关资料，填写手术交接单，签字确认</td><td>□ 接手术
核对患者及资料，签字确认
□ 清醒后平卧，头偏一侧，协助改变体位及足部活动
□ 静脉采血
□ 记录 24 小时出入量
□ 病情观察，写护理记录
□ 心理支持（患者及家属）
□ 夜间巡视</td></tr>
<tr><td>基础护理</td><td>□ 一级护理
□ 术前 30 分钟静脉滴注抗菌药物
□ 患者安全管理
□ 必要时留置胃管、尿管</td><td>□ 一级护理
卧位护理：协助翻身、床上移动、预防压疮、排泄护理
□ 患者安全管理</td></tr>
<tr><td>专科护理</td><td>□ 健康教育
□ 饮食指导：禁水、禁食
□ 指导术前注射麻醉用药后注意事项
□ 安排陪送患者入手术室
□ 心理支持</td><td>□ 术后去枕平卧 6 小时，协助改变体位及足部活动
□ 禁食、禁水
□ 静脉采血
□ 生命体征监测，密切观察患者情况，写护理记录
□ 疼痛护理
□ 遵医嘱给予药物治疗、液体治疗
□ 管道护理及指导（必要时填写脱管高危防范表）
□ 记录 24 小时出入量
□ 营养支持护理
□ 心理支持（患者及家属）</td></tr>
<tr><td>重点医嘱</td><td>□ 详见医嘱执行单</td><td>□ 详见医嘱执行单</td></tr>
</table>

续 表

<table>
<tr><td rowspan="2">日期</td><td colspan="2">住院第 3 天
（手术日）</td></tr>
<tr><td>术前、术中</td><td>术后</td></tr>
<tr><td>病情变异记录</td><td>□ 无 □ 有，原因：
1.
2.</td><td>□ 无 □ 有，原因：
1.
2.</td></tr>
<tr><td>护士签名</td><td></td><td></td></tr>
</table>

日期	住院第 4 天 （术后第 1 日）	住院第 5 天 （术后第 2 日或出院日）
健康宣教	□ 术后宣教 药物作用及频率 活动指导 复查患者对术前宣教内容的掌握程度 疾病恢复期注意事项 告知预防肺部感染及下肢静脉血栓注意事项 下床活动注意事项	□ 术后宣教 恢复饮食注意事项 拔腹腔引流管后注意事项 □ 出院宣教 复查时间 服药方法 活动休息 指导饮食 □ 康复计划及后续治疗方案 □ 指导办理出院手续
护理处置	□ 遵医嘱完成相关检查 □ 拔除胃管、尿管（视情况）	□ 指导流质饮食 □ 协助完成复查项目 □ 办理出院手续 □ 书写出院小结
基础护理	□ 二级或三级护理 □ 晨晚间护理 □ 患者安全管理	□ 二级或三级护理 □ 晨间护理 □ 患者安全管理
专科护理	□ 观察生命体征及腹部体征 □ 指导下床活动 □ 饮食指导：流质饮食 □ 静脉采血 □ 营养支持护理 □ 心理支持（患者及家属） □ 康复指导	□ 自主体位指导清流质饮食 □ 观察患者腹部体征及肠道功能恢复的情况 □ 康复及出院指导 □ 办理出院手续 □ 复诊时间 □ 作息、饮食、活动 □ 日常保健 □ 清洁卫生 □ 疾病知识及后续治疗
重点医嘱	□ 详见医嘱执行单	□ 详见医嘱执行单
病情变异记录	□ 无 □ 有，原因： 1. 2.	□ 无 □ 有，原因： 1. 2.
护士签名		

（三）患者表单

慢性胆囊炎行腹腔镜胆囊切除临床路径患者表单

适用对象：第一诊断为慢性胆囊炎或合并胆囊结石（ICD-10：K80.1/K81.1）

行腹腔镜胆囊切除术（ICD-9-CM-3：51.23）

患者姓名：	性别：　　年龄：　　门诊号：	住院号：
住院日期：　　年　月　日	**出院日期：**　　年　月　日	**标准住院日：4~5天**

日期	住院第1天	住院第2天 （手术准备日）
监测	□ 测量生命体征、体重	□ 测量生命体征、询问排便情况、手术前1晚测量生命体征
医患配合	□ 护士行入院护理评估（简单询问病史） □ 接受入院宣教 □ 医师询问病史、既往病史、用药情况，收集资料 □ 进行体格检查	□ 配合完善术前相关检查，术前宣教 □ 胆囊结石伴急性胆囊炎疾病知识、临床表现、治疗方法 □ 术前用物准备 □ 医师与患者及家属介绍病情及手术谈话 □ 手术时家属在等候区等候 □ 探视及陪护制度
重点诊疗及检查	□ 二级或三级护理 □ 既往基础用药 □ 常规及生化检查 □ X线胸片、心电图 □ 腹部B超 □ 必要时上腹部CT平扫加增强/MRCP □ 必要时使用抗菌药物	□ 术前签字 □ 术前准备 饮食：术前禁食、禁水 术前沐浴、更衣，取下义齿、饰物 了解术前流程及注意事项 备皮、配血、胃肠道准备等
饮食及活动	□ 饮食视情况而定 □ 患者活动无特殊限制	□ 饮食：按医嘱禁食、禁水 □ 患者活动无特殊限制

<table>
<tr><td rowspan="2">日期</td><td colspan="2">住院第 3 天
（手术日）</td></tr>
<tr><td>术前、术中</td><td>术后</td></tr>
<tr><td>监测</td><td>□ 测量生命体征，糖尿病患者监测血糖</td><td>□ 心电监护、监测生命体征</td></tr>
<tr><td>医患配合</td><td>□ 配合摘除各种活动物品
□ 配合麻醉医师，告知病史，有无活动性义齿等
□ 配合留置胃管、尿管（必要时）
□ 配合进行静脉通路建立
□ 术前宣教
与主管医师、护士沟通，加强心理应对
□ 家属等候区等候</td><td>□ 医师巡视，了解病情
配合意识、活动、腹部体征的检查
□ 护士行晨晚间护理
□ 护士协助活动、排泄等生活护理
□ 配合监测出入量
□ 膀胱功能锻炼，成功后可将尿管拔除（如果术前留置）
□ 注意探视及陪护时间</td></tr>
<tr><td>重点诊疗及检查</td><td>□ 一级护理
□ 配合医师护士完成留置胃管及尿管（必要时）
□ 配合完成手术交接
□ 术前 30 分钟使用抗菌药物</td><td>□ 一级护理
□ 予监护设备、吸氧
□ 注意留置管路安全与通畅
□ 用药：抗菌药物、抑酸（必要时）、补液药物的应用
□ 护士协助记录出入量</td></tr>
<tr><td>饮食及活动</td><td>□ 饮食：禁食、禁水
□ 患者活动无特殊限制</td><td>□ 禁食、禁水
□ 平卧休息</td></tr>
</table>

附：原表单（2019年版）

慢性胆囊炎行腹腔镜胆囊切除临床路径表单

适用对象：第一诊断为慢性胆囊炎或合并胆囊结石（ICD-10：K80.1/K81.1）
行腹腔镜胆囊切除术（ICD-9-CM-3：51.23）

患者姓名：	性别：　年龄：　门诊号：	住院号：
住院日期：　年　月　日	**出院日期：**　年　月　日	**标准住院日：4~5天**

日期	住院第1天	住院第2天 （手术准备日）
主要诊疗工作	□ 询问病史与体格检查 □ 完成住院病历和首次病程记录 □ 开具实验室检查单 □ 上级医师查房 □ 初步确定诊治方案和特殊检查项目	□ 上级医师查房 □ 手术医嘱 □ 完成术前准备与术前评估 □ 完成必要的相关科室会诊 □ 住院医师完成上级医师查房记录、术前小结等 □ 完成术前总结 □ 向患者及家属交代围手术期注意事项 □ 签署手术知情同意书（含标本处置）、自费用品协议书、输血同意书、麻醉同意书或授权委托书
重点医嘱	**长期医嘱** □ 外科护理常规 □ 二级或三级护理 □ 饮食：根据患者情况而定 □ 患者既往基础用药 **临时医嘱** □ 血常规、血型、尿常规、大便常规+隐血 □ 凝血功能、电解质、肝肾功能、感染性疾病筛查 □ 心电图、胸部X线平片 □ 腹部超声 □ 必要时上腹部CT □ 必要时行血气分析、肺功能、超声心动图	**长期医嘱** □ 外科护理常规 □ 二级或三级护理 □ 饮食：根据患者情况而定 □ 患者既往基础用药 □ 其他相关治疗 **临时医嘱** □ 术前医嘱： □ 拟明日全身麻醉下行LC术 □ 术前禁食4~6小时，禁水2~4小时 □ 药物过敏皮肤试验 □ 麻醉前用药（术前30分钟） □ 术中特殊用药带药 □ 带影像学资料入手术室
主要护理工作	□ 介绍病房环境、设施 □ 入院护理评估 □ 健康教育 □ 患者活动：无限制 □ 饮食：半流质饮食或全流质饮食 □ 执行入院后医嘱 □ 心理支持 □ 指导进行相关检查等 □ 静脉采血	□ 患者活动：无限制 □ 饮食：禁食（术前常规禁食6小时、禁水2小时） □ 静脉采血 □ 配血、胃肠道准备、药敏试验等备皮、配血、胃肠道准备、药敏试验等 □ 健康教育、心理支持、卫生知识及手术知识宣教 □ 饮食：术前禁食、禁水 □ 术前更衣，取下义齿、饰物告知患者及家属术前流程及注意事项 □ 术前手术患者用物准备 □ 促进睡眠（环境、药物）

续　表

日期	住院第 1 天	住院第 2 天 （手术准备日）
病情变异记录	□ 无　□ 有，原因： 1. 2.	□ 无　□ 有，原因： 1. 2.
护士签名		
医师签名		

日期	住院第3天（手术日）	
	术前、术中	术后
主要诊疗工作	□ 送患者入手术室 □ 麻醉准备，监测生命体征 □ 施行手术 □ 保持各引流管通畅 □ 解剖标本，送病理检查	□ 麻醉医师完成麻醉记录 □ 完成术后首次病程记录 □ 完成手术记录 □ 向患者及家属说明手术情况
重点医嘱	**长期医嘱** □ 慢性胆囊炎常规护理 □ 一级护理 □ 禁食 **临时医嘱** □ 术前0.5~1.0小时使用预防性抗菌药物 □ 液体治疗 □ 相应治疗（视情况）	**长期医嘱** □ 胆囊切除术后常规护理 □ 一级护理 □ 禁食 □ 监测生命体征 □ 记录24小时液体出入量 □ 常规雾化吸入，一天两次 □ 监测血糖（视情况） □ 必要时测定中心静脉压 □ 必要时使用制酸剂 **临时医嘱** □ 吸氧 □ 液体治疗 □ 必要时查血尿淀粉酶、出凝血功能等 □ 明晨查血常规、电解质或肝功能等
主要护理工作	□ 一级护理 □ 心理支持 □ 术前更衣 □ 饮食指导：禁食、禁水 □ 健康教育 □ 安排陪护送患者入手术室	□ 一级或特级护理 □ 吸氧、心电监护、血氧饱和度监测 □ 密切观察患者情况，包括神志、生命体征、伤口敷料、腹部体征、尿量等 □ 术后去枕平卧6小时，清醒后平卧，头偏一侧 □ 协助患者床上改变体位及足部活动 □ 禁食、禁水，术后8小时流质饮食 □ 心理支持（患者及家属） □ 疼痛护理 □ 生活护理：口腔护理、女性会阴冲洗 □ 留置管道护理及指导（留置腹腔引流管） □ 营养支持护理 □ 鼓励患者自行排尿 □ 遵医嘱用药 □ 静脉采血
病情变异记录	□ 无 □ 有，原因： 1. 2.	□ 无 □ 有，原因： 1. 2.
护士签名		
医师签名		

日期	住院第 4 天 （术后第 1 日）	住院第 5 天 （术后第 2 日或出院日）
主要诊疗工作	□ 上级医师查房 □ 观察病情变化 □ 观察引流量和性状 □ 检查手术伤口，更换敷料 □ 分析实验室检验结果 □ 维持水电解质平衡 □ 住院医师完成常规病程记录	□ 上级医师查房 □ 观察腹部、肠功能恢复情况 □ 观察引流量和颜色 □ 住院医师完成常规病程记录 □ 必要时予相关特殊检查
重点医嘱	**长期医嘱** □ 二级或三级护理（视情况） □ 患者既往基础用药 □ 无感染征象时停用抗菌药物 **临时医嘱** □ 液体治疗及纠正水电解质失衡 □ 更换手术伤口敷料	**长期医嘱** □ 二级或三级护理（视情况） □ 肛门排气后改流质饮食 □ 停止记 24 小时出入量 □ 减少或停止肠外营养或液体治疗 **临时医嘱** □ 复查血常规、生化、肝功能 □ 必要时行 X 线胸片、超声
主要护理工作	□ 一级护理 □ 严密观察患者生命体征、腹部体征、黄疸情况以及引流管的情况 □ 心理支持（患者及家属） □ 饮食：流质饮食 □ 活动：指导床边活动 □ 康复指导 □ 遵医嘱静脉采血	□ 二级护理 □ 观察患者腹部体征及肠道功能恢复的情况 □ 胃肠功能恢复，指导清流质饮食，协助或指导生活护理 □ 体位与活动：自主体位，鼓励离床活动 □ 营养支持护理 □ 康复指导
病情变异记录	□ 无　□ 有，原因： 1. 2.	□ 无　□ 有，原因： 1. 2.
护士签名		
医师签名		

慢性胆囊炎临床路径释义（日间手术版）

【医疗质量控制指标】

指标一、诊断需临床表现和辅助检查。

指标二、对于慢性胆囊炎、胆囊结石患者，应按是否有症状、是否有并发症分别进行个体化治疗，严格评估手术切除指征。

指标三、基本外科治疗指征：①症状无缓解或反复发作，影响生活和工作者；②胆囊壁逐渐增厚达4mm及以上；③胆囊结石逐年增多和增大，合并胆囊功能减退或障碍；④胆囊壁呈陶瓷样改变。

指标四、合并相关并发症，如胆囊萎缩、急性胆囊炎伴急性腹膜炎、胆源性胰腺炎、Mirizzi综合征、胆囊-消化道内瘘、合并胆总管结石、结石性肠梗阻、胆囊癌等，不进入本临床路径。

指标五、无日间腹腔镜胆囊切除手术的禁忌证，如无发热、无黄疸病史、无严重合并疾病、美国麻醉医师协会（American Society of Anesthesiologists，ASA）≤Ⅱ级等。

一、慢性胆囊炎编码

疾病名称及编码：胆囊结石伴慢性胆囊炎（ICD-10：K80.1）

慢性胆囊炎（ICD-10：K81.1）

手术操作名称及编码：腹腔镜下胆囊切除术（ICD-9-CM-3：51.23）

二、临床路径检索方法

（K80.1/K81.1）伴51.23

三、国家医疗保障疾病诊断相关分组（CHS-DRG）

MDCH 肝、胆、胰疾病及功能障碍

HZ2 胆道其他疾患

四、慢性胆囊炎临床路径标准住院流程

（一）适用对象

第一诊断为慢性胆囊炎或合并胆囊结石（ICD-10：K80.1/K81.1），行腹腔镜胆囊切除术（ICD-9-CM-3：51.23）。

释义

■ 适用对象编码参见第一部分。

■ 本路径适用对象为慢性胆囊炎或合并胆囊结石

■ 根据病情程度评估，具有手术适应证者可行腹腔镜胆囊切除术。

（二）诊断依据

根据《临床诊疗指南·普通外科分册》（中华医学会编，人民卫生出版社，2006年，第1版），全国高等学校教材《外科学》（陈孝平，汪建平，赵继宗主编，人民卫生出版社，2018年，第9版），《黄家驷外科学》（吴孟超，吴在德主编，人民卫生出版社，2021年，第8版）。

1. 症状：右上腹持续性隐痛或胀痛，可放射到右肩胛区，高脂餐后加剧；反复发作的胃灼热，嗳气，反酸，腹胀，恶心等消化不良症状。
2. 体征：大多无阳性体征，部分患者有胆囊点的压痛或叩击痛。
3. 实验室检查：白细胞计数可不升高，少数患者转氨酶升高。
4. 影像学检查：超声检查可明确诊断，合并胆囊结石且发生过黄疸、胰腺炎的患者应行 MRCP 检查了解肝内外胆管情况。

释义

■ 慢性胆囊炎是急性胆囊炎反复发作或长期存在胆囊结石的结果，致使胆囊萎缩、囊壁增厚、内含结石，伴胆囊功能障碍。

■ B 超是诊断胆系疾病的首选方法，可同时查腹部其他脏器，对胆囊结石诊断的准确率达 95%以上，能发现直径 2~3mm 大小的胆囊壁隆起性病变，可提示胆囊大小、胆囊收缩功能、胆囊壁的厚度以及结石大小等。

■ 胆囊结石伴慢性胆囊炎患者一旦出现黄疸或胰腺炎，应考虑到 Mirizzi 综合征或胆囊结石进入胆总管，或其他原因引起的梗阻性黄疸，此时应行 MRCP 及 CT 等检查，同时排除内科型黄疸。

■ 慢性胆囊炎需与胆囊胆固醇沉积症、胆囊腺肌增生症、胆囊神经瘤病等鉴别。

（三）选择治疗方案的依据

根据《临床诊疗指南·普通外科分册》（中华医学会编，人民卫生出版社，2006 年，第 1 版），全国高等学校教材《外科学》（陈孝平，汪建平，赵继宗主编，人民卫生出版社，2018 年，第 9 版），《黄家驷外科学》（吴孟超，吴在德主编，人民卫生出版社，2021 年，第 8 版）。
拟行腹腔镜胆囊切除术。

释义

■ 根据《外科学》教材建议，对于有症状和/或并发症的胆囊结石，首选腹腔镜胆囊切除术，对于无症状的胆囊结石患者，以下情况可考虑手术治疗：①结石数量多及结石直径大于 2~3cm；②胆囊壁钙化或瓷性胆囊；③伴有胆囊息肉直径大于 1cm；④胆囊壁厚大于 3mm 伴有慢性胆囊炎；⑤儿童胆囊结石无症状原则上不手术。对年迈体弱或伴有重要器官严重器质性病变存在手术禁忌患者，可采用非手术治疗。对于慢性胆囊炎不宜进行手术或无明显急性症状者，利胆及补充消化酶治疗常可改善症状。

■ 腹腔镜胆囊切除术中，遇到因解剖关系复杂、胆囊炎症反应重、周围组织粘连致密等情况，应果断中转为开腹手术。

（四）标准住院日

2 天。

释义

■ 慢性胆囊炎或合并胆囊结石患者门诊常规术前检查需准备1~2天，入院日实施手术，术后恢复1天，总住院时间小于2天，符合本路径要求。

（五）进入路径标准

1. 第一诊断必须符合ICD-10：K80.1/K81.1慢性胆囊炎或合并胆囊结石疾病。
2. 当患者合并其他疾病，但住院期间不需要特殊处理也不影响第一诊断的临床路径流程实施时，可以进入路径。

释义

■ 患者合并高血压、糖尿病、冠状动脉粥样硬化性心脏病、慢性阻塞性肺疾病、慢性肾病等其他慢性疾病需术前对症治疗时，如果ASA≤Ⅱ级，不延长术前准备时间，可进入本路径；如ASA≥Ⅱ级，则不进入本临床路径。如果需要特殊准备或经治疗稳定后才能行手术或接受抗凝、抗血小板治疗等，应先进入相应内科疾病的诊疗路径。

（六）院前准备

1. 必须的检查项目：
（1）血常规、尿常规、大便常规+隐血。
（2）肝功能、肾功能、电解质、凝血功能、感染性疾病筛查、血型。
（3）腹部超声。
（4）心电图、胸部X线平片。
2. 根据患者病情选择的检查项目：消化系统肿瘤标志物（CEA、CA19-9）、MRCP或上腹部CT、血气分析、肺功能、超声心动图检查。
3. 麻醉科门诊随诊排除麻醉禁忌，专科门诊随诊确认手术适应证并排除手术禁忌。

释义

■ 必查项目是评估患者一般状况及重要脏器功能，判断患者能否耐受麻醉、手术，确保手术安全、有效的基础，需在术前完成。尤其对年龄较大、病程较长的胆囊结石伴慢性胆囊炎患者，应筛查肿瘤标志物，完善MRCP等影像学检查，注意与胆囊癌相鉴别。

■ 检查项目均在入院前于门诊完成。

■ 术前评估、麻醉评估均在入院前于门诊完成。

■ 高龄患者或心肺功能异常患者，术前根据病情增加肺功能、血气分析、超声心动图、头颅MR等相应检查，如ASA≥Ⅱ级，则不进入本临床路径。

（七）抗菌药物选择与使用时机

1. 抗菌药物：按照《抗菌药物临床应用指导原则》（卫医发〔2015〕43号）执行。可考虑使用第一代或第二代头孢菌素术前 0.5~1.0 小时预防感染；明确存在感染患者，可经验性选用覆盖肠道革兰阴性杆菌，肠球菌属等需氧菌属和脆弱拟杆菌等厌氧菌属抗菌药，后期可根据药敏试验结果调整抗菌药物。

2. 在给予抗菌药物治疗之前应尽可能留取相关标本送培养，获病原菌后进行药敏试验，作为可能调整用药的依据。

释义

■ 腹腔镜胆囊切除手术切口属于Ⅱ类切口，根据《抗菌药物临床应用指导原则》（卫医发〔2015〕43 号），需于术前 0.5~1.0 小时及术后预防性使用抗菌药物，常选择对革兰阴性杆菌敏感的抗菌药物，如第二代头孢菌素。Ⅱ类切口的术后预防性用药时间为 24 小时，必要时可延长至 48 小时。

■ 抗菌药物的有效覆盖时间应包括整个手术过程。手术时间较短（<2 小时）的清洁手术术前给药 1 次即可。如手术时间超过 3 小时或超过所用药物半衰期的 2 倍以上，或成人出血量超过 1500ml，术中应追加 1 次。

■ 如果术前已存在感染，可选用对肠道致病菌敏感的抗菌药物，推荐二代或三代头孢菌素。治疗前尽可能留取标本培养，根据药敏试验结果选用敏感抗菌药物。

（八）手术日

入院当日。

1. 麻醉方式：气管插管全身麻醉。
2. 手术方式：腹腔镜胆囊切除术。
3. 术中用药：麻醉常规用药。
4. 输血：根据术前血红蛋白状况及术中出血情况而定。
5. 病理学检查：切除标本解剖后作病理学检查，必要时行术中冷冻病理学检查。

释义

■ 腹腔镜胆囊切除术多选择气管插管全身麻醉。

■ 胆囊切除的要点是认清胆囊管与肝总管及胆总管三者的位置关系，警惕和辨认胆囊三角的解剖变异，保留 0.5cm 长的胆囊管残端，避免胆管损伤。

■ 术前用抗菌药物参考《抗菌药物临床应用指导原则》执行。

■ 若遇术中剥离显露范围较广泛，必要时可使用止血药。

■ 是否输血依照术中出血量及血常规检测指标而定，必要时输红细胞悬液或血浆。

■ 对切除的胆囊均应及时剖开，检查胆囊黏膜是否光滑，是否呈局限增厚及伴新生物形成。如可疑合并恶性病变应及时送术中冷冻病理学检查，待检查结果回报后决定是否需进一步扩大手术。术后常规送石蜡病理检查。

（九）术后住院恢复

1 天。

1. 可选复查的检查项目：血常规、肝肾功能、电解质。
2. 术后用药：抗菌药物使用按照《抗菌药物临床应用指导原则》（卫医发〔2015〕43 号）

执行。如有继发感染征象，尽早开始抗菌药物的经验治疗。经验治疗需选用能覆盖肠道革兰阴性杆菌、肠球菌属等需氧菌和脆弱拟杆菌等厌氧菌的药物。
3. 严密观察有无胆漏、出血等并发症，并作相应处理。
4. 术后饮食指导。

释义

■ 术后必须复查血常规、肝肾功能、电解质项目，必要时检查血、尿淀粉酶，并根据病情变化增加检查的频次。其他复查项目需根据具体病情和恢复情况选择，不局限于路径中项目。

■ 胆囊切除术后并发症有胆道损伤、胆漏、出血、胆道狭窄等，其中早期并发症以胆漏及出血最为常见。术后应严密观察腹部症状及体征，如放置腹腔引流管应严密观察引流情况，若引流液含有胆汁，即考虑胆漏可能，结合腹部B超可动态观察。

（十）出院标准

1. 一般状况好，体温正常，无明显腹痛。
2. 可进半流质饮食，可以自由活动，无明显腹部体征。
3. 实验室检查基本正常。
4. 切口愈合良好：引流管拔除，伤口无感染，无皮下积液（或门诊可处理的少量积液），可门诊拆线。

释义

■ 主治医师应在患者出院前，评估一般状况、体温、饮食及二便情况，根据腹部查体及复查各项目的检查结果决定能否出院。如果确有需要继续留院治疗的情况，超出了路径所规定的时间，应先处理并发症，符合出院条件后再准许患者出院。

（十一）变异及原因分析

1. 术前合并其他基础疾病影响手术的患者，需要进行相关的诊断和治疗。
2. 术中发现意外胆囊癌、肝癌等，则进入相应路径。
3. 术后出现并发症（胆漏、出血等）的患者，住院时间延长，费用增加。
4. 合并不可逆转的凝血酶原时间异常。

释义

■ 如患者不能按照要求或因节假日等原因无法完成检查，或路径指示应当于某一天的操作不能如期进行而需延期的，这种轻微变异不会对最终结果产生重大改变，也不会显著增加住院天数和住院费用，可不退出本路径。

■ 出现患者不同意手术或因合并的基础疾病需做进一步诊断和治疗、术中发现合并其他疾病、术后出现严重并发症或合并不可逆转的凝血酶原时间异常等情况，要求离院或转院等重大变异时，须及时退出本路径。将特殊的变异原因进行归纳、总结，以为重新修订路径作参考。

五、慢性胆囊炎行腹腔镜胆囊切除临床路径给药方案

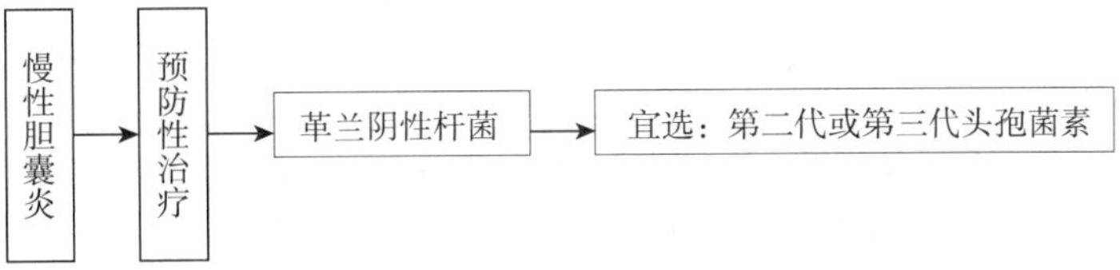

1. 用药选择：

（1）为预防术后切口感染，应主要针对革兰阴性杆菌选用药物。

（2）建议使用第二代头孢菌素，有反复感染史者可选用第三代头孢菌素；明确感染患者，可根据药敏试验结果调整抗菌药物。第二代头孢菌素注射剂有头孢呋辛、头孢替安等，第三代头孢菌素注射剂有头孢他啶、头孢哌酮、头孢曲松，口服制剂有头孢克洛、头孢呋辛酯和头孢丙烯等。

（3）慢性胆囊炎术前或术后伴发消化不良症状者，利胆及补充消化酶治疗可改善患者症状。

2. 药学提示：

（1）第二代头孢菌素：主要用于治疗革兰阳性球菌，以及大肠杆菌、奇异变形杆菌等所致的感染。用于腹腔感染和盆腔感染时需与抗厌氧菌药合用，也用于手术前预防用药。

（2）第三代头孢菌素：适用于敏感肠杆菌科细菌等革兰阴性杆菌所致严重感染。治疗腹腔、盆腔感染时需与抗厌氧菌药如甲硝唑合用。本类药物对化脓性链球菌、肺炎链球菌、甲氧西林敏感葡萄球菌所致的各种感染亦有效，但并非首选用药。头孢他啶、头孢哌酮尚可用于铜绿假单胞菌所致的各种感染。

3. 注意事项：

（1）在给予抗菌药物治疗之前应尽可能留取血液、胆汁等相关标本送培养，获病原菌后进行药敏试验，作为调整用药的依据。

（2）用药前必须详细询问患者先前有否对头孢菌素类、青霉素或其他药物的过敏史。

（3）注意根据患者肝肾功能选择适宜抗菌药物及合理剂量。

六、慢性胆囊炎行腹腔镜胆囊切除临床路径护理规范

1. 术前护理：

（1）休息与活动：注意休息，避免劳累。

（2）病情观察：注意观察患者的体温、脉搏、呼吸、血压、尿量及腹痛情况；观察患者有无发热、寒战、皮肤及巩膜颜色变化。

（3）疼痛护理：观察疼痛部位、性质、发作时间、诱因及相关因素，为治疗护理提供依据。

（4）饮食护理：给予低脂肪、高蛋白、高碳水化合物、高维生素的普通饮食或半流质饮食，忌食高脂类、油炸类及刺激性饮食，避免诱发急性胆囊炎而影响手术。病情严重者予以禁食、胃肠减压、以减轻腹胀和腹痛。不能经口进食或进食不足者，通过肠外营养途径给予补充。

（5）协助检查：配合完成B超、血常规、生化、肝肾功能、电解质、凝血功能、心电图、X线胸片等检查。

2. 术后护理：

（1）全身麻醉术后护理常规：心电监护、血氧饱和度监护；观察生命体征变化、意识状态变化、腹部体征变化和腹腔引流情况，监测出入量，常规护理记录。

（2）营养支持：术后禁食6小时，术后24小时内以无脂流质、半流质饮食为主，逐渐过渡至低脂饮食。

（3）高碳酸血症护理：表现为呼吸浅慢、$PaCO_2$升高。为避免高碳酸血症的发生，术后常规低流量吸氧，鼓励患者深呼吸，有效咳嗽，促进机体内 CO_2排出。

（4）肩背部酸痛护理：腹腔中 CO_2可聚集在膈下产生碳酸，刺激膈肌及胆囊床创面，引起术后不同程度的腰背痛、肩部不适或疼痛。一般无需特殊处理，可自行缓解。

（5）并发症的观察与护理：观察生命体征、腹部体征及腹腔引流液情况。若患者出现发热、腹胀和腹痛等腹膜炎表现，或腹腔引流液呈胆汁样，常提示发生胆漏。一旦发生，及时报告医师并协助处理。

3. 健康指导：

（1）术后一周内能做轻微的活动，3 周内不能提重物。

（2）指导患者低脂清淡进食，忌食油腻辛辣刺激性食物；脂肪摄入量要加以限制，忌饱食、硬食、过冷食物，建议少食多餐，餐后不宜过量运动。

（3）出现腹部、肩部轻微疼痛为正常现象，可酌情服用镇痛药。

（4）按时复查：若不明原因出现发热、腹痛、黄疸、伤口处红肿热痛、伤口伴有异味情况。需及时就医。

（5）保证充足休息和睡眠，适当锻炼。

七、慢性胆囊炎行腹腔镜胆囊切除临床路径营养治疗规范

1. 入院前评估患者的饮食习惯，指出不合理饮食，根据实际情况介绍合理饮食。

2. 入院前 1 天口服缓泻剂，术前晚进食流质饮食，禁食 4~6 小时，禁水 2~4 小时。

3. 术后 8 小时后进无渣低脂流质饮食。不宜进食油腻、甜腻流质饮食，如汤汁、牛奶等易胀气的食物。

4. 术后第 1 天如肠功能已恢复，可进低脂流质饮食或半流质饮食，少量多餐。如肠功能未恢复，仍进食无渣低脂流质饮食。

5. 出院后 1 个月内勿进食产气食物，如牛奶、豆浆、碳酸饮料等。饮食以清淡饮食为主，可补充维生素、新鲜果蔬，以及优质蛋白，不宜油腻饮食及刺激性饮食。鼓励少食多餐。

八、慢性胆囊炎行腹腔镜胆囊切除临床路径患者健康宣教

总体健康宣教内容：入院指导，诊断，检查，治疗方案，护理具体措施，饮食指导，活动，教育，出院计划，出院注意事项等。

1. 入院前宣教：病区及治疗单元介绍，住院规章制度，生活、饮食治疗，检查及治疗流程，基本护理流程等。

2. 术前宣教：心理辅导，腹腔镜手术的介绍，术前饮食指导，生活习惯注意事项，术前检查完备，指导并配合术前准备工作，指导锻炼床上排尿和排便，指导有效咳嗽、深呼吸等。

3. 术后宣教：观察生命体征注意事项，伤口注意事项，引流管注意事项，术后活动及饮食宣教。

4. 出院时宣教：伤口换药及拆线事项、引流管护理事项（如果带管出院）、饮食及生活注意事项、术后复查注意事项。

九、推荐表单

（一）医师表单

慢性胆囊炎行腹腔镜胆囊切除临床路径医师表单

适用对象：第一诊断为慢性胆囊炎或合并胆囊结石（ICD-10：K80.1/K81.1）
行腹腔镜胆囊切除术（ICD-9-CM-3：51.23）

患者姓名：	性别：　年龄：　门诊号：	住院号：
住院日期：　年　月　日	**出院日期：**　年　月　日	**标准住院日：2天**

日期	住院前2天	住院第1天（手术日）
主要诊疗工作	□ 开具实验室检查单 □ 初步确定诊治方案和特殊检查项目 □ 完成术前评估（外科评估和麻醉评估） □ 完成必要的相关科室会诊 □ 向患者及家属交代围手术期注意事项	□ 询问病史与体格检查 □ 完成住院病历和首次病程记录 □ 上级医师查房 □ 手术医嘱 □ 完成术前准备 □ 住院医师完成上级医师查房记录、术前小结等 □ 完成术前总结 □ 签署手术知情同意书（含标本处置）、自费用品协议书、输血同意书、麻醉同意书或授权委托书 □ 送患者入手术室 □ 麻醉准备，监测生命体征 □ 施行手术 □ 保持各引流管通畅 □ 解剖标本，送病理检查 □ 麻醉医师完成麻醉记录 □ 完成术后首次病程记录 □ 完成手术记录 □ 向患者及家属说明手术情况
重点医嘱	□ 门诊检查 □ 血常规、血型、尿常规、大便常规 □ 凝血功能、电解质、肝肾功能、感染性疾病筛查 □ 心电图、胸部X线平片 □ 腹部超声 □ 必要时上腹部CT或MRCP □ 必要时行血气分析、肺功能、超声心动图 □ 术前禁食4~6小时，禁水2~4小时	**术前长期医嘱** □ 外科护理常规 □ 二级或三级护理 □ 饮食：禁食、禁水 □ 患者既往基础用药 □ 其他相关治疗 **术前临时医嘱** □ 拟今日全身麻醉下行LC术 □ 药物过敏皮肤试验 □ 术中特殊用药带药 □ 带影像学资料入手术室 □ 术前0.5~1.0小时使用预防性抗菌药物 □ 液体治疗，相应治疗（视情况） **术后长期医嘱** □ 胆囊切除术后常规护理 □ 一级护理 □ 禁食 □ 监测生命体征 □ 记录24小时液体出入量 □ 雾化吸入（视情况），一天两次 □ 监测血糖（视情况） □ 必要时测定中心静脉压 □ 必要时使用抑酸剂 **术后临时医嘱** □ 吸氧（视情况） □ 液体治疗 □ 必要时查血尿淀粉酶、凝血功能等 □ 明晨查血常规、电解质或肝功能等

续 表

日期	住院前2天	住院第1天（手术日）
病情变异记录	□无 □有，原因： 1. 2.	□无 □有，原因： 1. 2.
医师签名		

<table>
<tr><th>日期</th><th>住院第 2 天
（出院日）</th></tr>
<tr><td>主要诊疗工作</td><td>□ 观察病情变化，观察腹部、肠功能恢复情况
□ 观察引流量和性状，评估是否拔除引流管
□ 检查手术伤口，更换敷料
□ 分析实验室检验结果，必要时予相关特殊检查
□ 维持水电解质平衡
□ 住院医师完成常规病程记录
□ 上级医师查房，明确是否符合出院标准
□ 完成出院记录、病案首页、出院证明书等
□ 通知出入院处
□ 通知患者及家属
□ 向患者告知出院后注意事项，如康复计划、返院复诊、后续治疗及相关并发症的处理等
□ 出院小结、诊断证明书及出院须知交予患者</td></tr>
<tr><td>重点医嘱</td><td>长期医嘱
□ 二级或三级护理（视情况）
□ 流质饮食
□ 患者既往基础用药
□ 无感染征象时停用抗菌药物
□ 停止肠外营养或液体治疗
临时医嘱
□ 更换手术伤口敷料
□ 必要时行超声检查等
出院医嘱
□ 出院后相关用药
□ 术后 7 日门诊拆线</td></tr>
<tr><td>病情变异记录</td><td>□ 无 □ 有，原因：
1.
2.</td></tr>
<tr><td>医师签名</td><td></td></tr>
</table>

（二）护士表单

慢性胆囊炎行腹腔镜胆囊切除临床路径护士表单

适用对象：第一诊断为慢性胆囊炎或合并胆囊结石（ICD-10：K80.1/K81.1）
行腹腔镜胆囊切除术（ICD-9-CM-3：51.23）

患者姓名：	性别： 年龄： 门诊号：	住院号：
住院日期： 年 月 日	**出院日期：** 年 月 日	**标准住院日：2 天**

日期	住院前 2 天	住院第 1 天（手术日）
健康宣教	□ 住院前宣教 □ 介绍科室负责人，主管医疗组成员、护士长、主管护士 □ 介绍病房环境、设施 □ 介绍住院期间规章制度及注意事项 □ 告知探视陪护须知	□ 术前宣教 □ 宣教疾病知识、术前准备及手术过程 □ 告知准备物品 □ 告知术后饮食、活动及探视注意事项 □ 告知术后可能出现的情况及应对方式 □ 主管护士与患者沟通，了解并指导心理应对 □ 告知家属等候区位置 □ 术后当日宣教 □ 告知监护设备、管路功能及注意事项 □ 告知饮食、体位要求 □ 告知疼痛注意事项 □ 告知术后可能出现情况及应对方式 □ 告知用药情况 □ 给予患者及家属心理支持 □ 再次明确探视陪护须知
护理处置	□ 协助医师完成术前检查检验 □ 卫生处置：剪指（趾）甲、沐浴 □ 饮食指导：半流质饮食/糖尿病饮食	□ 核对患者姓名，佩戴腕带 □ 建立入院护理病历、制订护理计划 □ 术前准备 □ 备皮、药物过敏试验 □ 术前禁食 4~6 小时，禁水 2~4 小时 □ 必要时行肠道准备（清洁肠道） □ 麻醉前用药，术前 30 分钟静脉滴注抗菌药物 □ 术中特殊用药、带药 □ 健康教育、心理支持 □ 送手术 摘除患者各种活动物品 核对患者身份，携带病历、所需药品及相关资料 □ 术中 核对患者身份，携带病历、所需药品及相关资料，血型核对、传染病核对 □ 送病理 □ 接手术 核对患者身份，携带病历、带回药品及相关资料，填写手术交接单，签字确认 □ 清醒后平卧，头偏一侧，协助改变体位及足部活动 □ 静脉采血 □ 记录 24 小时出入量 □ 病情观察，写护理记录 □ 心理支持（患者及家属） □ 夜间巡视

续　表

日期	住院前 2 天	住院第 1 天（手术日）
基础护理		□ 术前二级或三级护理 □ 术后一级护理 □ 卧位护理：协助翻身、床上移动、预防压疮、排泄护理 □ 患者安全管理
专科护理	□ 告知患者及家属术前流程及注意事项	□ 备皮、胃肠道准备（必要时） □ 术中特殊用药准备 □ 术前手术物品准备（如腹带等） □ 术后去枕平卧 6 小时，协助改变体位及足部活动 □ 禁食、禁水 □ 静脉采血 □ 生命体征监测，密切观察患者情况，写护理记录 □ 疼痛护理 □ 遵医嘱给予药物治疗、液体治疗 □ 管道护理及指导（必要时填写脱管高危防范表） □ 记录 24 小时出入量 □ 营养支持护理 □ 心理支持（患者及家属）
重点医嘱	□ 详见医嘱执行单	□ 详见医嘱执行单
病情变异记录	□ 无　□ 有，原因： 1. 2.	□ 无　□ 有，原因： 1. 2.
护士签名		

日期	住院第 2 天 （出院日）
健康宣教	□ 术后宣教 □ 药物作用及频率 □ 活动指导 □ 复查患者对术前宣教内容的掌握程度 □ 告知预防肺部感染及下肢静脉血栓注意事项 □ 下床活动注意事项 □ 恢复饮食注意事项 □ 拔腹腔引流管后注意事项 □ 出院宣教 □ 复查时间 □ 服药方法 □ 活动休息 □ 指导饮食 □ 康复计划及后续治疗方案 □ 指导办理出院手续
护理处置	□ 指导流质饮食 □ 协助完成复查项目 □ 办理出院手续 □ 书写出院小结
基础护理	□ 二级或三级护理 □ 晨间护理 □ 患者安全管理
专科护理	□ 自主体位，指导清流质饮食 □ 观察患者腹部体征及肠道功能恢复的情况 □ 康复及出院指导 □ 办理出院手续 □ 复诊时间 □ 作息、饮食、活动 □ 日常保健 □ 清洁卫生 □ 疾病知识及后续治疗
重点医嘱	□ 详见医嘱执行单
病情变异记录	□ 无　□ 有，原因： 1. 2.
护士签名	

（三）患者表单

慢性胆囊炎行腹腔镜胆囊切除临床路径患者表单

适用对象：第一诊断为慢性胆囊炎或合并胆囊结石（ICD-10：K80.1/K81.1）
行腹腔镜胆囊切除术（ICD-9-CM-3：51.23）

患者姓名：	性别：　年龄：　门诊号：	住院号：
住院日期：　年　月　日	**出院日期：**　年　月　日	**标准住院日：2 天**

日期	住院前 2 天	住院第 1 天（手术日）
医患配合	□ 医师询问病史、既往病史、用药情况，收集资料 □ 进行体格检查 □ 配合完善术前相关检查，术前宣教 □ 术前用物准备 □ 医师与患者及家属介绍病情及手术谈话	□ 术前签字 □ 术前准备 □ 饮食：术前禁食、禁水 □ 术前沐浴、更衣，取下义齿、饰物 □ 了解术前流程及注意事项 □ 备皮、胃肠道准备（必要时） □ 配合摘除各种活动物品 □ 配合麻醉医师，告知病史，有无活动性义齿等 □ 配合进行静脉通路建立 □ 术前宣教 □ 与主管医师沟通，加强心理应对 □ 用药：抗菌药物、抑酸（必要时）、补液药物的应用
护患配合	□ 护士行入院护理评估（简单询问病史） □ 接受入院宣教 □ 术前用物准备 □ 探视及陪护制度	□ 术前宣教 □ 与主管护士沟通，加强心理应对 □ 禁食、禁水 □ 家属等候区等候 □ 一级护理 □ 配合完成手术交接 □ 术前 30 分钟使用抗菌药物 □ 术后心电监护、监测生命体征 □ 吸氧 □ 注意留置管路安全与通畅 □ 用药：抗菌药物、抑酸（必要时）、补液药物的应用 □ 护士行晨晚间护理 □ 配合监测出入量 □ 注意探视及陪护时间 □ 护士协助记录出入量
饮食	□ 低脂饮食	□ 禁食、禁水
排泄	□ 日常排泄	□ 护士协助活动、排泄等生活护理
活动	□ 患者活动无特殊限制	□ 平卧休息

日期	住院第2天 （出院日）
医患配合	□ 医师巡视，查体，评估实验室检查结果 □ 视情况拔除腹腔引流管 □ 无感染时停止抗菌药物 □ 停止静脉输液 □ 注意探视及陪护时间 □ 切口注意事项 □ 出院宣教 □ 接受出院前康复宣教 □ 学习出院注意事项 □ 了解复查程序 □ 办理出院手续，取出院带药
护患配合	□ 护士了解病情配合下床活动 □ 二级或三级护理 □ 配合术后营养及康复指导 □ 出院宣教 □ 接受出院前康复宣教
饮食	□ 低脂流质饮食
排泄	□ 自行排泄
活动	□ 下床活动

附：原表单（2019 年）

慢性胆囊炎行腹腔镜胆囊切除的临床路径表单

适用对象：第一诊断为慢性胆囊炎或合并胆囊结石（ICD-10：K80.1/K81.1）

行腹腔镜胆囊切除术（ICD-9-CM-3：51.23）

患者姓名：	性别：　年龄：　门诊号：	住院号：
住院日期：　年　月　日	**出院日期：**　年　月　日	**标准住院日：2 天**

日期	住院前 2 天	住院第 1 天（手术日）
主要诊疗工作	□ 开具实验室检查单 □ 初步确定诊治方案和特殊检查项目 □ 完成术前评估 □ 完成必要的相关科室会诊 □ 向患者及家属交代围手术期注意事项	□ 询问病史与体格检查 □ 完成住院病历和首次病程记录 □ 上级医师查房 □ 手术医嘱 □ 完成术前准备 □ 住院医师完成上级医师查房记录、术前小结等 □ 完成术前总结 □ 签署手术知情同意书（含标本处置）、自费用品协议书、输血同意书、麻醉同意书或授权委托书 □ 送患者入手术室 □ 麻醉准备，监测生命体征 □ 施行手术 □ 保持各引流管通畅 □ 解剖标本，送病理检查 □ 麻醉医师完成麻醉记录 □ 完成术后首次病程记录 □ 完成手术记录 □ 向患者及家属说明手术情况
重点医嘱	**门诊检查** □ 血常规、血型、尿常规、大便常规+隐血 □ 凝血功能、电解质、肝肾功能、感染性疾病筛查 □ 心电图、胸部 X 线平片 □ 腹部超声 □ 必要时上腹部 CT 或 MRCP □ 必要时行血气分析、肺功能、超声心动图 □ 术前禁食 4~6 小时，禁水 2~4 小时	**术前长期医嘱** □ 外科护理常规 □ 二级或三级护理 □ 饮食：禁食、禁水 □ 患者既往基础用药 □ 其他相关治疗 **术前临时医嘱** □ 拟今日全身麻醉下行 LC 术 □ 药物过敏皮肤试验 □ 术中特殊用药带药 □ 带影像学资料入手术室 □ 术前 0.5~1.0 小时使用预防性抗菌药物 □ 液体治疗，相应治疗（视情况） **术后长期医嘱** □ 胆囊切除术后常规护理 □ 一级护理 □ 禁食 □ 监测生命体征 □ 记录 24 小时液体出入量 □ 常规雾化吸入（视情况），一天两次 □ 监测血糖（视情况） □ 必要时测定中心静脉压 □ 必要时使用制酸剂 **术后临时医嘱** □ 吸氧（视情况） □ 液体治疗 □ 必要时查血尿淀粉酶、出凝血功能等 □ 明晨查血常规、电解质或肝功能等

续 表

日期	住院前2天	住院第1天（手术日）
主要护理工作	□ 患者活动：无限制 □ 饮食：半流质饮食或全流质饮食 □ 心理支持 □ 指导进行相关检查等 □ 静脉采血 □ 饮食：禁食（术前常规禁食6小时、禁水2小时） □ 告知患者及家属术前流程及注意事项	**术前** □ 介绍病房环境、设施 □ 入院护理评估 □ 配血、药敏试验等 □ 健康教育、心理支持、卫生知识及手术知识宣教 □ 术前更衣，取下义齿、饰物 □ 术前手术患者用物准备 □ 二级或三级护理 □ 心理支持 □ 饮食指导：禁食、禁水 □ 安排陪护送患者入手术室 **术后** □ 一级/特级护理 □ 吸氧、心电监护、血氧饱和度监测 □ 密切观察患者情况，包括神志、生命体征、伤口敷料、腹部体征、尿量等 □ 术后去枕平卧6小时，清醒后平卧，头偏一侧 □ 协助患者床上改变体位及足部活动 □ 禁食、禁水，术后8小时流质饮食 □ 心理支持（患者及家属） □ 疼痛护理 □ 生活护理：口腔护理、女性会阴冲洗 □ 留置管道护理及指导（如留置腹腔引流管） □ 营养支持护理 □ 鼓励患者自行排尿 □ 遵医嘱用药 □ 静脉采血（视情况）
病情变异记录	□ 无 □ 有，原因： 1. 2.	□ 无 □ 有，原因： 1. 2.
护士签名		
医师签名		

日期	住院第 2 天 （出院日）
主要诊疗工作	□ 观察病情变化，观察腹部、肠功能恢复情况 □ 观察引流量和性状 □ 检查手术伤口，更换敷料 □ 分析实验室检验结果，必要时予相关特殊检查 □ 维持水、电解质平衡 □ 住院医师完成常规病程记录 □ 上级医师查房，明确是否符合出院标准 □ 完成出院记录、病案首页、出院证明书等 □ 通知出入院处 □ 通知患者及家属 □ 向患者告知出院后注意事项，如康复计划、返院复诊、后续治疗及相关并发症的处理等 □ 出院小结、诊断证明书及出院须知交予患者
重点医嘱	**长期医嘱** □ 二级或三级护理（视情况） □ 流质饮食 □ 患者既往基础用药 □ 无感染征象时停用抗菌药 □ 停止肠外营养或液体治疗（视情况） **临时医嘱** □ 更换手术伤口敷料 □ 必要时行 X 线胸片、超声等 **出院医嘱** □ 出院后相关用药 □ 术后 7 日门诊拆线
主要护理工作	□ 二级或三级护理 □ 严密观察患者生命体征、腹部体征、黄疸情况以及引流管的情况 □ 心理支持（患者及家属） □ 饮食：流质饮食 □ 活动：指导床边活动 □ 康复指导 □ 遵医嘱静脉采血（视情况） □ 出院指导（复诊时间，饮食、活动、作息及注意事项） □ 协助办理出院手续 □ 日常保健 □ 清洁卫生 □ 疾病知识及后续治疗
病情变异记录	□ 无　□ 有，原因： 1. 2.
护士签名	
医师签名	

第二十二章

胰腺假性囊肿临床路径释义

【医疗质量控制指标】

指标一、根据病史（胰腺炎、胰腺损伤）、临床表现及辅助检查（增强 CT、MR）与胰腺囊性肿瘤及胰腺厚壁坏死（WON）的鉴别诊断。

指标二、胰腺假性囊肿的切除术及内、外引流术的适应证及禁忌证。

指标三、合并感染、出血、吻合口瘘等并发症的处理。

一、胰腺假性囊肿编码

疾病名称及编码：胰腺假性囊肿（ICD-10：K86.3）

手术操作名称及编码：胰腺假性囊肿切除术（ICD-9-CM-3：52.22）

胰腺假性囊肿内引流术（ICD-9-CM-3：52.4）

胰腺假性囊肿外引流术（ICD-9-CM-3：52.01 /52.3）

二、临床路径检索方法

K86.3 伴（52.22 /52.4 /52.02/52.3）

三、国家医疗保障疾病诊断相关分组（CHS-DRG）

MDCH 肝、胆、胰疾病及功能障碍

HZ3 胰腺其他疾患

四、胰腺假性囊肿临床路径标准住院流程

（一）适用对象

第一诊断为胰腺假性囊肿（ICD-10：K86.3），行胰腺假性囊肿切除术、囊肿内引流术或囊肿外引流术（ICD-9-CM-3：52.22/52.4/52.01/52.3）。

释义

■ 适用对象编码参见胰腺假性囊肿编码。

■ 本路径适用对象为临床第一诊断为胰腺假性囊肿。胰腺假性囊肿的治疗手段有多种，包括经皮穿刺引流、超声内镜下引流及手术引流等。选择行胰腺假性囊肿切除术、囊肿内引流术或囊肿外引流术的患者进入本路径，其他治疗方式需进入其他相应路径。

（二）诊断依据

根据《临床诊疗指南·普通外科分册》（中华医学会编，人民卫生出版社，2006 年，第 1 版），《黄家驷外科学》（吴孟超，吴在德主编，人民卫生出版社，2021 年，第 8 版）及全国高等学校教材《外科学》（陈孝平，汪建平，赵继宗主编，人民卫生出版社，2018 年，第 9 版）。

1. 主要症状：胰腺外伤或急性胰腺炎后出现上腹疼痛、食欲缺乏、腹胀、消化不良等，合并感染时可有发热。
2. 体征：上腹部囊性感肿物，光滑，不移动，合并感染时可有触痛。
3. 影像学检查：B 超、胰腺 CT 或 MRI 可见胰腺囊肿。
4. 实验室检查：多无特异性表现，合并感染时可有白细胞增高；囊肿穿刺液可有淀粉酶增高；肿瘤标志物阴性。

释义

■ 本路径的制订主要参考国内外权威参考书籍、诊疗指南。

■ 既往病史和临床症状是诊断胰腺假性囊肿的初步依据，但临床表现可以从无症状到因并发症而导致的各种腹部症状。最常见临床症状为腹痛，早饱、恶心、呕吐，体重减轻，梗阻性黄疸，上腹部压痛及上腹饱胀，或腹部出现肿块。当胰腺炎患者出现持续性腹痛、厌食或出现腹部包块时，应考虑有胰腺假性囊肿形成。部分患者临床表现不典型，如影像学检查提示假性囊肿直径＞6cm 或超过 6 周没有明显证据证明假性囊肿有所吸收，亦可进入路径。

■ 胰腺假性囊肿的诊断依赖影像学检查，超声检查的限制性较大，腹部 CT 是首选的影像学检查方法，CT 上胰腺假性囊肿的主要特征为邻近胰腺的厚壁、圆形或椭圆形、充满液体的单房囊腔，CT 的主要缺点为难以从胰腺囊性肿瘤中区分假性囊肿。磁共振成像和磁共振胰胆管造影诊断胰腺假性囊肿的敏感度较高，超声内镜是鉴别胰腺假性囊肿和胰腺囊性肿瘤的首选方法。

（三）选择治疗方案的依据

根据《临床诊疗指南·普通外科分册》（中华医学会编，人民卫生出版社，2006 年，第 1 版），《黄家驷外科学》（吴孟超，吴在德主编，人民卫生出版社，2021 年，第 8 版）及全国高等学校教材《外科学》（陈孝平，汪建平，赵继宗主编，人民卫生出版社，2018 年，第 9 版）。

1. 囊肿内引流手术适用于：
（1）6 周以上成熟囊肿，直径＞6cm。
（2）合并胰管狭窄和部分扩张。
（3）合并压迫症状（胆道或胃、十二指肠梗阻）。
（4）其他方法治疗后复发者（如外引流或置管引流者）。
（5）外引流术后窦道形成，经久不愈者。
2. 囊肿切除术（胰体尾切除或胰十二指肠切除）适用于：
（1）慢性胰腺炎后囊肿伴疼痛。
（2）多发性囊肿。
（3）假性动脉瘤致消化道大出血。
（4）与胰腺囊性肿瘤难以鉴别者。
3. 囊肿外引流术仅用于：
（1）感染性囊肿经皮穿刺置管引流失败。
（2）囊肿破裂。
（3）准备行囊肿内引流术的病例术中证实囊壁未成熟。

释义

■ 对于直径>6cm 的胰腺假性囊肿、有症状的胰腺假性囊肿和超过 6 周没有明显证据证明有所吸收的胰腺假性囊肿一般均有治疗的指征。确诊后应采取综合性治疗，包括内科支持治疗和手术治疗，目的在于控制病因、缓解临床症状以及减少围手术期并发症的发生。

■ 内科治疗包括调整生活方式（戒烟戒酒），抑制胃酸及胰酶分泌、营养支持、抗感染治疗，如患者出现肝功能损害，可予静脉输注保肝药物治疗，必要时可给予止吐及镇痛药物。对无法口服摄取营养患者，可考虑全胃肠外营养或鼻饲营养。

■ 假性囊肿切除术治愈率高、复发率低，是最彻底的治疗方法。单纯的胰腺假性囊肿切除适用于囊肿较小，特别是位于胰尾的囊肿，并且囊肿与周围组织无明显的粘连。

（四）标准住院日

9~11 天。

释义

■ 怀疑为胰腺假性囊肿患者入院后，明确诊断、术前准备 1~3 天，第 3~4 天行手术治疗，并开始围手术期治疗，重点观察囊肿变化及合并症，手术患者监测术后并发症，总住院时间不超过 11 天符合本路径要求。

（五）进入路径标准

1. 第一诊断必须符合 ICD-10：K86.3 胰腺假性囊肿疾病编码。
2. 当患者合并其他疾病，但住院期间不需要特殊处理也不影响第一诊断的临床路径流程实施时，可以进入路径。

释义

■ 入院后常规检查发现有基础疾病，如高血压、冠状动脉粥样硬化性心脏病、糖尿病、肝肾功能不全等，经系统评估后对胰腺假性囊肿诊断治疗无特殊影响者，可进入路径，但可能增加手术风险及手术并发症，增加医疗费用，延长住院时间。上述慢性疾病如需经治疗稳定后才能手术，术前可先进入其他相应内科疾病的诊疗路径。

（六）术前准备

1~3 天。

1. 必须的检查项目：

（1）血常规+血型、尿常规、大便常规+隐血。

（2）肝功能、肾功能、电解质、凝血功能、肿瘤标志物检查（含 CA19-9、CEA）、感染性疾病筛查（乙型肝炎、丙型肝炎、HIV、梅毒）。

（3）心电图、X 线胸片正侧位。

2. 根据患者病情选择的检查项目：
（1）血气分析、超声心动图、肺功能检测（老年人或既往有相关病史者）。
（2）肝胆胰腺B超、ERCP、EUS、上腹部CT或MRCP。

释义

■ 血常规、尿常规、大便常规+隐血是最基本的三大常规检查，进入路径的患者均需完成。血常规可进一步了解假性囊肿是否合并感染；肝肾功能、电解质、凝血功能、肿瘤标志物、心电图、X线胸片可评估有无基础疾病，是否影响住院时间、费用及预后。血型、感染性疾病筛查用于术前和输血前准备；为缩短患者住院等待时间，检查项目可以在患者入院前于门诊完成。高龄患者或有心肺功能异常患者，术前根据病情增加心脏彩超、肺功能和血气分析等检查。

■ 本病需与类似的胰腺区域占位相鉴别，临床如怀疑胰腺脓肿、血肿，除查血常规外，应行腹部超声、EUS以及上腹部CT检查；胰腺假性囊肿与胆道系统解剖关系不清者，应行上腹部CT、ERCP、MRCP检查，腹部影像学检查有助于定位诊断；血清肿瘤标志物、超声引导下穿刺可协助良、恶性囊肿的鉴别。

（七）选择用药

1. 抗菌药物：按照《抗菌药物临床应用指导原则》（卫医发〔2015〕43号）执行。建议使用第二代头孢菌素，有反复感染史者可选头孢曲松或头孢哌酮或头孢哌酮/舒巴坦；明确感染患者，可根据药敏试验结果调整抗菌药物。
2. 如有继发感染征象，尽早开始抗菌药物的经验治疗。经验治疗需选用能覆盖肠道革兰阴性杆菌、肠球菌属等需氧菌和脆弱拟杆菌等厌氧菌的药物。
3. 在给予抗菌药物治疗之前应尽可能留取相关标本送培养，获病原菌后进行药敏试验，作为调整用药的依据。有手术指征者应进行外科处理，并于手术过程中采集病变部位标本做细菌培养及药敏试验。
4. 预防性用抗菌药物，时间为术前0.5小时，手术超过3小时加用1次抗菌药物；总预防性用药时间一般不超过24小时，个别情况可延长至48小时。

释义

■ 胰腺假性囊肿内引流、外引流术切口属于Ⅱ类切口，但由于手术有致囊肿破溃引起感染的风险，以及术中用到人工引流管、止血材料等，且腹部手术对手术室层流的无菌环境要求较高，一旦感染可能引起胰腺炎、腹膜炎等严重后果，因此可按规定适当预防性和术后应用抗菌药物，通常选择第二代头孢菌素。合并感染，穿刺引流囊肿时，应及时留取囊液标本进行细菌培养及药敏试验，作为调整用药的依据。

（八）手术日

入院第3~4天。
1. 麻醉方式：气管内插管全身麻醉或硬膜外麻醉。
2. 手术方式：胰腺假性囊肿切除术、内引流手术（胰腺假性囊肿—空肠Roux-en-Y吻合术、胰腺假性囊肿—胃吻合术、胰腺假性囊肿—十二指肠吻合术）、胰腺假性囊肿外引流术。

3. 手术内置物：无。
4. 术中用药：麻醉常规用药，补充血容量药物（晶体、胶体）、血管活性药物。
5. 输血：根据术中出血量决定。

释义

■ 为避免激活的胰酶使囊肿破裂，减少复发率，胰腺假性囊肿外引流术宜采用持续真空吸引，更长的吸引时间有助于胰管结构的恢复。当囊肿吸收且引流量< 10ml/d时，应移除导管。术前用抗菌药物依据《抗菌药物临床应用指导原则》执行。对手术时间较长的患者，术中酌情追加抗菌药物。

■ 手术是否输血依照术中出血量而定，必要时输异体血。

（九）术后住院恢复

7~9天。
1. 必须复查的检查项目：血常规、电解质、血淀粉酶、尿淀粉酶。
2. 根据患者病情，可以考虑行腹部B超、CT检查。
3. 术后用药：抗菌药物；根据患者病情使用抑酸剂、静脉营养、生长抑素。
4. 各种管道处理：尽早拔除胃管、尿管、引流管、深静脉穿刺管。
5. 康复情况：监测生命体征，观察有无并发症发生、胃肠道功能恢复情况，指导患者术后饮食。
6. 伤口护理。

释义

■ 术后可根据患者恢复情况做必须复查的检查项目，并根据病情变化增加频次。术后用药不仅仅是抗菌药物，还应根据病情使用抑酸剂、静脉营养、生长抑素等。

■ 假性囊肿胃吻合术、假性囊肿空肠 Roux-en-Y 吻合术后应持续胃肠减压至胃肠功能恢复。胃囊肿吻合术最常见的并发症是胃后壁切开处出血，术后应观察抽出液的性质、有无出血。一旦发生术后胃内出血，可及时行胃镜检查以确定出血的部位并采取适当的止血措施。

■ 假性囊肿切除术创伤大，组织剥离面较大，引流量多，注意水电解质平衡，酌情应用抑制胰腺分泌的药物。注意观察腹腔引流量及性质，及时发现腹腔出血、胆漏及胰漏。

（十）出院标准

1. 饮食恢复，无需静脉补液。
2. 不需要住院处理的并发症和/或合并症，如肠漏、胰瘘等。

释义

■ 患者出院前应完成所有必须复查项目，由主治医师通过复查的各项检查并结合患者恢复情况评估是否需要继续留院治疗，如无需要住院处理的手术并发症，且临床症状减轻或消失，符合出院条件后再准许患者出院，并制订相应随访计划。

（十一）变异及原因分析

1. 胰腺假性囊肿发生不足 6 个月、囊壁薄、有缩小趋势，尚未符合手术治疗指征者。
2. 可行经皮穿刺置管引流者，进入相应临床路径。
3. 可行经乳头内镜引流、经胃肠壁内镜引流术者，进入相应临床路径。
4. 合并全身其他重要器官功能不全，手术风险增高，需要进行相关的诊断和治疗。
5. 患者方面其他因素。
6. 围手术期的合并症和/或并发症，需要进行相关的诊断和治疗，导致住院时间延长、费用增加。

释义

■ 按标准治疗方案如患者术前准备不充分，发现其他严重基础疾病，需调整药物治疗或继续其他基础疾病的治疗，则中止本路径；假性囊肿与重要器官血管位置不清，手术难度大，手术风险高者，需退出本路径；出现假性囊肿感染、破裂或癌变等并发症时，需转入相应路径。

■ 认可的变异原因主要是指患者入选路径后，在检查及治疗过程中发现患者合并存在事前未预知的、对本路径治疗可能产生影响的情况，如患者对全身麻醉不耐受或患者近期有腹部手术史，需要中止执行路径或延长治疗时间、增加治疗费用。医师需在表单中明确说明。

■ 因患者方面的主观原因导致执行路径出现变异，需医师在表单中予以说明。

■ 术后胰岛功能减退，需行胰岛素替代治疗。

■ 术后继发囊肿感染、胰腺炎、肠梗阻、腹膜炎等，严重者需要二次手术，导致住院时间延长、费用增加。

五、胰腺假性囊肿临床路径护理规范

1. 心理护理：一般而言，重症胰腺炎并发胰腺假性囊肿患者，手术前会产生不良情绪，例如，焦虑、紧张、恐惧等，鉴于此，手术治疗前，护理人员应在掌握患者病情、基本资料、心理状态等基础上，强化与患者间的交流与沟通，正确引导患者认识疾病，达到缓解患者不良情绪的目的。同时，通过成功案例，增加患者战胜病魔的信心，引导患者积极配合医师治疗，以保证治疗效果。
2. 饮食护理：针对重症胰腺炎并发胰腺假性囊肿患者，由于禁食时间较长，发病后，患者长期处于高分解状态下，致使丢失大量蛋白质，导致体内蛋白质合成受到一定程度上的限制，使得患者总蛋白和白蛋白含量呈现出急剧下降趋势。在此情况下，护理人员应强化饮食护理，以保证患者营养。一方面鼓励进食，另一方面每日输入一定量的营养液或血浆、白蛋白以补足肠内营养的缺口，以达到维持患者血浆白蛋白水平的效果。
3. 经皮穿刺置管引流的护理：

（1）妥善固定引流管：用抗过敏透气弹性胶布将引流管固定于穿刺点以下的位置，并留有一定的活动度，经常检查胶布有无卷边或浸湿，发现异常及时更换。各条引流管用不同颜色的标识卡做好标记，并注明引流管的名称、刻度及置管时间。每班护士检查引流管有无脱出、移位、扭曲等，一旦发现引流管扭曲、打折，及时将管道恢复原位并妥善固定。

（2）保持引流通畅：经常挤压导管以防堵塞，挤压方法可用循序向下挤压法、用双手示指和拇指由上向下交替挤捏法或将引流管放在双手掌中间用 4 指腹挤捏法。引流不畅或引流液黏稠者，可用生理盐水或甲硝唑溶液低压冲洗至清亮或稀薄，如果有多根引流管，则可进行脓腔灌洗。

（3）观察引流液情况：置管成功后，在穿刺导管外接三通接头与引流连接管之间连接一个5ml注射器针筒，从针筒处可清楚观察到引流液的颜色和性质。因囊腔内为陈旧性的积血和坏死组织，引流液常呈黄色或棕色水样，若引流液颜色呈红褐色或鲜红色，怀疑有出血的可能，因引流管与窦道组织摩擦造成组织出血，应立即报告医师，遵医嘱使用止血药。若引流液呈脓性浑浊状，则可能合并囊内感染，应留取标本做细菌培养检查，根据培养结果使用敏感抗菌药物。准确记录24小时引流量及冲洗量，注意观察出入量是否平衡，防止冲洗液进入腹腔。若引流液突然减少，除排除引流管扭曲、阻塞外，还需要冲洗导管，调整导管的位置，直至引流恢复。

（4）保护引流管周围皮肤用1%碘伏消毒腹壁穿刺点1次/天或2次/天，引流管周围皮肤可用氧化锌软膏或凡士林无菌纱布覆盖，以保护腹壁穿刺点周围皮肤免受刺激。纱布浸湿应及时更换。

六、胰腺假性囊肿临床路径营养治疗规范

1. 胰腺假性囊肿往往继发于急性胰腺炎或胰腺外伤，大多处于长期营养不良的状态，同时其术后的恢复有需要营养支持，故此类患者需要积极补足营养，并予营养状态监测。

2. 应以肠内营养为主、静脉营养为辅的原则补充营养，但是胰腺炎及胰腺损伤患者往往肠道功能有受限，需要循序渐进地采用肠内营养，量由少增多，质由易消化开始。

3. 时刻注意肠道、内引流吻合口等处的漏及出血的并发症的发生，一有可疑症状，立即停止肠内营养，积极处理并发症。

七、胰腺假性囊肿临床路径患者健康宣教

1. 胰腺假性囊肿是一种常见的继发于急性胰腺炎、胰腺损伤等疾病的并发症。因其不是胰腺的真性肿瘤而不必恐慌、但也不能忽视其治疗。

2. 胰腺假性囊肿并非都要通过手术治疗，待其产生疼痛、梗阻、腹胀等压迫症状或出现感染、出血等并发症时需要外科干预。

3. 胰腺假性囊肿的外科干预手段较多，主要由囊肿产生的时间、大小、数量、位置、感染出血与否、主胰管的损伤及梗阻状况，以及不同医院团队医师的擅长技术等多方面因素决定。故良好的医患沟通、建立互信关系是其治疗启动的关键。

4. 胰腺假性囊肿外引流往往需要较长时间的置管观察护理，需要对患者的心理、日常生活的影响以及引流管护理作宣教。

5. 出现腹痛、发热、呕血、黑便、眩晕等不适需要紧急就医。

八、推荐表单

（一）医师表单

胰腺假性囊肿临床路径医师表单

适用对象：第一诊断为胰腺假性囊肿（ICD-10：K86.3）

行囊肿切除术、囊肿内引流术或囊肿外引流术（ICD-9-CM-3：52.22/52.4/52.01/52.3）

患者姓名：	性别：　　年龄：　　门诊号：	住院号：
住院日期：　　年　月　日	出院日期：　　年　月　日	标准住院日：9~11 天

日期	住院第 1 天	住院第 2~3 天 （术前 1 日）
主要诊疗工作	□ 询问病史及体格检查 □ 完成住院病历和首次病程记录 □ 开实验室检查单 □ 上级医师查房 □ 初步确定诊治方案和特殊检查项目	□ 上级医师查房 □ 术前准备与术前评估，进行术前讨论，确定治疗方案 □ 完成必要的相关科室会诊 □ 住院医师完成上级医师查房记录、术前小结等 □ 完成术前总结（拟行手术方式、手术关键步骤、术中注意事项等） □ 向患者及家属交代病情、手术安排及围手术期注意事项 □ 签署手术知情同意书、自费用品协议书、输血同意书、麻醉同意书或授权委托书 □ 必要时预约 ICU
重点医嘱	**长期医嘱** □ 胰腺外科护理常规 □ 外科二级或三级护理常规 □ 饮食：根据患者情况而定 □ 专科基础用药（视情况） **临时医嘱** □ 血常规+血型、尿常规、大便常规+隐血 □ 凝血功能、电解质、肝功能、肾功能、消化系统肿瘤标志物、感染性疾病筛查 □ 心电图、X 线胸片 □ 上腹部 CT 平扫+增强和/或腹部 B 超或 MRCP/MRA、ERCP（必要时） □ 血气分析、肺功能、超声心动图（必要时）	**长期医嘱** □ 普通外科二级护理 □ 饮食：依据患者情况定 □ 根据会诊要求增加相关药物 **临时医嘱** □ 术前医嘱： （1）常规准备明日在气管内全身麻醉/硬膜外麻醉下拟行胰腺假性囊肿切除术/胰腺假性囊肿-空肠吻合术/胰腺假性囊肿-胃吻合术/胰腺假性囊肿外引流术 （2）备皮、备血 （3）药物过敏试验 （4）术晨禁食、禁水 （5）必要时行肠道准备（清洁肠道） （6）麻醉前用药 （7）术前留胃管和尿管 □ 术中特殊用药带药（如抗菌药物、胰岛素等） □ 带影像学资料入手术室
病情变异记录	□ 无　□ 有，原因： 1. 2.	□ 无　□ 有，原因： 1. 2.
医师签名		

日期	住院第3~4天 （手术日） 术前与术中	住院第3~4天 （手术日） 术后	住院第4~5天 （术后第1日）
主要诊疗工作	□ 送患者入手术室 □ 麻醉准备，监测生命体征 □ 施行手术 □ 保持各引流管通畅 □ 解剖标本，送病理检查 □ 麻醉医师完成麻醉记录	□ 完成术后首次病程记录 □ 完成手术记录 □ 向患者及家属说明手术情况	□ 上级医师查房 □ 观察病情变化 □ 观察引流量和颜色 □ 检查手术伤口，更换敷料 □ 分析实验室检查结果 □ 维持水电解质平衡 □ 评估镇痛效果 □ 住院医师完成病程记录
重点医嘱		**长期医嘱** □ 胰腺外科术后常规护理 □ 一级护理 □ 禁食 □ 监测生命体征 □ 记录24小时液体出入量 □ 常规雾化吸入，bid □ 镇痛护理 □ 胃管接负压瓶吸引并记量 □ 腹腔引流管接袋并记量 □ 尿管接尿袋，记尿量 □ 预防性抗菌药物使用 □ 监测血糖、中心静脉压（酌情） □ 使用制酸剂及生长抑素（酌情） **临时医嘱** □ 吸氧 □ 液体治疗 □ 术后当天查血常规和电解质 □ 必要时查血或尿淀粉酶等 □ 明晨查血常规、生化和血/尿淀粉酶	**长期医嘱** □ 患者既往基础用药（见左列） □ 肠外营养治疗 **临时医嘱** □ 液体治疗及纠正水电解质失衡 □ 复查实验室检查（如血常规、血生化、血/尿/引流液淀粉酶等实验室检查等）（视情况） □ 更换手术伤口敷料 □ 必要时测定中心静脉压 □ 根据病情变化施行相关治疗
病情变异记录	□ 无 □ 有，原因： 1. 2.	□ 无 □ 有，原因： 1. 2.	□ 无 □ 有，原因： 1. 2.
医师签名			

日期	住院第 5~7 天 （术后第 2~3 日）	住院第 7~10 天 （术后第 4~7 日）	住院第 9~11 天 （出院日）
主要诊疗工作	□ 上级医师查房 □ 观察病情变化 □ 观察引流量和颜色 □ 评估镇痛效果 □ 复查实验室检查 □ 住院医师完成常规病程记录 □ 必要时进行相关特殊检查	□ 上级医师查房 □ 观察腹部、肠功能恢复情况 □ 观察引流量和颜色 □ 根据手术情况和术后病理结果，确定临床诊断；确定有无手术并发症和切口愈合不良情况，明确是否出院，评估是否达到出院标准 □ 住院医师完成常规病程记录 □ 必要时进行相关特殊检查	□ 上级医师查房 □ 明确是否符合出院标准 □ 通知出院处 □ 通知患者及其家属出院 □ 完成出院记录、首页、出院证明书等 □ 向患者告知出院后注意事项，如通知其术后第 8~10 天门诊拆线，康复计划、后续治疗及并发症的处理等 □ 出院小结、出院证明及出院须知交患者或家属
重点医嘱	**长期医嘱** □ 继续监测生命体征（视情况） □ 拔除引流管（视情况） □ 拔除胃管（视情况） □ 拔除尿管（视情况） □ 肠外营养支持或液体治疗 □ 起动肠内营养（视情况） **临时医嘱** □ 其他相关治疗 □ 血常规、生化、肝肾功能等	**长期医嘱** □ 二级或三级护理（视情况） □ 肛门排气后改流质饮食/半流质饮食 □ 拔除深静脉留置管（视情况） □ 停止记 24 小时出入量 □ 逐步减少或停止肠外营养或液体治疗 □ 伤口换药/拆线（视情况） **临时医嘱** □ 复查血常规、生化、血/尿/引流液淀粉酶等实验室检查 □ 必要时行 X 线胸片、CT、B 超等检查	**出院医嘱** □ 出院相关用药 □ 返院复诊的时间、地点，发生紧急情况时的处理等
病情变异记录	□ 无　□ 有，原因： 1. 2.	□ 无　□ 有，原因： 1. 2.	□ 无　□ 有，原因： 1. 2.
医师签名			

（二）护士表单

胰腺假性囊肿临床路径护士表单

适用对象：第一诊断为胰腺假性囊肿（ICD-10：K86.3）
行囊肿切除术、囊肿内引流术或囊肿外引流术（ICD-9-CM-3：52.22/52.4/52.01/52.3）

患者姓名：	性别：　年龄：　门诊号：	住院号：
住院日期：　年　月　日	出院日期：　年　月　日	标准住院日：9~11天

日期	住院第1天	住院第2~3天 （术前1日）
健康宣教	□ 入院宣教 介绍主管医师、护士 介绍环境、设施 介绍住院注意事项 介绍探视和陪护制度 介绍贵重物品制度 健康教育、服药指导、活动指导 □ 患者相关检查配合的指导	□ 相关检查前宣教 告知患者在检查中配合医师 主管护士与患者沟通，消除患者紧张情绪 告知检查后可能出现的情况及应对方式 □ 告知患者及家属术前流程及注意事项
护理处置	□ 核对患者姓名，佩戴腕带 □ 建立入院护理病历 □ 协助患者留取各种标本 □ 测量体重	□ 协助医师完成术前的相关化验 □ 禁食、禁水 □ 术前沐浴、更衣，取下义齿、饰物 □ 术前手术物品准备、备皮、皮试、配血、胃肠道准备等 □ 促进睡眠（环境、药物）
基础护理	□ 二级护理 □ 晨晚间护理 □ 排泄管理 □ 患者安全管理	□ 二级护理 □ 晨晚间护理 □ 排泄管理 □ 患者安全管理
专科护理	□ 护理查体 □ 病情观察 □ 腹部体征的观察 □ 需要时，填写跌倒及压疮防范表 □ 需要时，请家属陪护 □ 确定饮食种类 □ 心理支持	□ 护理查体 □ 遵医嘱完成相关检查 □ 术前准备观察记录 □ 夜间巡视
重点医嘱	□ 详见医嘱执行单	□ 详见医嘱执行单
病情变异记录	□ 无　□ 有，原因： 1. 2.	□ 无　□ 有，原因： 1. 2.
护士签名		

日期	住院第 3~4 天 （手术日）		住院第 4~5 天 （术后第 1 日）
	术前与术中	术后	
健康宣教	□ 健康教育 □ 手术体位宣教 □ 心理支持 □ 指导术前注射麻醉用药后注意事项	□ 体位及足部活动指导 □ 管道护理指导 □ 24 小时出入量留置宣教 □ 术后疼痛控制宣教	□ 体位与活动宣教，指导床上或床边活动 □ 疼痛管理宣教 □ 康复指导（运动指导）
护理处置	□ 术晨按医嘱清洁肠道 □ 留置胃管、尿管 □ 饮食指导：禁食、禁水	□ 术后活动：清醒后平卧，头偏一侧，协助改变体位及足部活动 □ 禁食、禁水 □ 静脉采血 □ 记录 24 小时出入量	□ 体位与活动：协助翻身、取半坐或斜坡卧位，指导床上或床边活动 □ 管道护理 □ 记录 24 小时出入量
基础护理	□ 二级护理 □ 晨晚间护理 □ 排泄管理 □ 患者安全管理	□ 一级护理 □ 晨晚间护理 □ 排泄管理 □ 患者安全管理	□ 一级护理 □ 晨晚间护理 □ 排泄管理 □ 患者安全管理
专科护理	□ 评估术前肠道准备情况 □ 确认患者术前禁食、禁水 □ 安排陪送患者入手术室	□ 密切观察患者情况 □ 疼痛护理、皮肤护理、营养支持护理 □ 生活护理（一级护理） □ 管道护理 □ 心理支持 □ 夜间巡视	□ 密切观察患者病情变化 □ 疼痛护理、皮肤护理、营养支持护理
重点医嘱	□ 详见医嘱执行单	□ 详见医嘱执行单	□ 详见医嘱执行单
病情变异记录	□ 无　□ 有，原因： 1. 2.	□ 无　□ 有，原因： 1. 2.	□ 无　□ 有，原因： 1. 2.
护士签名			

日期	住院第5~7天 （术后第2~3日）	住院第7~10天 （术后第4~7日）	住院第9~11天 （出院日）
健康宣教	□ 体位与活动指导 □ 清流质饮食、半流质饮食指导 □ 皮肤护理、疼痛管理指导 □ 心理支持（患者及家属）	□ 体位与活动指导 □ 清流质饮食、半流质饮食指导 □ 皮肤护理、疼痛管理指导 □ 心理支持（患者及家属）	□ 出院宣教及指导 □ 服药指导 □ 日常保健及清洁卫生指导 □ 疾病知识及复诊时间 □ 作息、饮食、活动宣教
护理处置	□ 拔除胃管后指导清流质饮食、半流质饮食 □ 遵医嘱拔除胃管、尿管、腹腔引流管	□ 饮食：流质或半流质 □ 活动：斜坡卧位或半坐卧位 □ 防压疮护理	□ 办理出院手续 □ 日常保健、清洁卫生
基础护理	□ 一级护理 □ 晨晚间护理 □ 排泄管理 □ 患者安全管理	□ 二级护理 □ 晨晚间护理 □ 排泄管理 □ 患者安全管理	□ 二级护理 □ 晨晚间护理 □ 排泄管理 □ 患者安全管理
专科护理	□ 疼痛护理、皮肤护理、营养支持护理、康复指导 □ 观察患者腹部体征及肠道功能恢复的情况 □ 夜间巡视	□ 密切观察患者情况，包括观察腹部体征、胃肠功能恢复情况等 □ 皮肤护理、营养支持护理 □ 夜间巡视	□ 疼痛护理、皮肤护理 □ 腹部体征、胃肠功能恢复情况评估
重点医嘱	□ 详见医嘱执行单	□ 详见医嘱执行单	□ 详见医嘱执行单
病情变异记录	□ 无 □ 有，原因： 1. 2.	□ 无 □ 有，原因： 1. 2.	□ 无 □ 有，原因： 1. 2.
护士签名			

（三）患者表单

胰腺假性囊肿临床路径患者表单

适用对象：第一诊断为胰腺假性囊肿（ICD-10：K86.3）
行囊肿切除术、囊肿内引流术或囊肿外引流术（ICD-9-CM-3：52.22/52.4/52.01/52.3）

患者姓名：	性别：　　年龄：　　门诊号：	住院号：
住院日期：　　年　月　日	出院日期：　　年　月　日	标准住院日：9~11 天

日期	住院第 1 天	住院第 2~3 天 （术前 1 日）
医患配合	□ 配合询问病史、收集资料，请务必详细告知既往史、用药史、过敏史 □ 配合进行体格检查 □ 有任何不适请告知医师	□ 配合主管医师查房 □ 配合进行必要的相关科室会诊 □ 接受医师的病情交代、手术安排及围手术期注意事项 □ 签署手术知情同意书、自费用品协议书、输血同意书、麻醉同意书或授权委托书
护患配合	□ 配合测量体温、脉搏、呼吸、血压、体重 □ 配合完成入院护理评估（简单询问病史、过敏史、用药史） □ 接受入院宣教（环境介绍、病室规定、订餐制度、贵重物品保管等） □ 配合执行探视和陪护制度 □ 有任何不适请告知护士	□ 配合术前采血检查 □ 配合术前禁食、禁水 □ 接受术前相关准备（备皮、皮试、配血、胃肠道准备等） □ 接受输液、服药等治疗
饮食	□ 遵医嘱饮食	□ 遵医嘱禁食、禁水
排泄	□ 正常排尿便	□ 正常排尿便
活动	□ 正常活动	□ 正常活动

日期	住院第3~4天（手术日）		住院第4~5天（术后第1日）
	术前与术中	术后	
医患配合	□ 配合麻醉前测量生命体征 □ 配合麻醉及手术体位	□ 配合术后胃管吸引、腹腔引流管吸引、尿管留置导尿 □ 配合医师的手术情况的告知 □ 接受医嘱的营养支持及抗菌药物使用	□ 配合上级医师查房 □ 配合检查手术伤口，更换敷料 □ 主动告知镇痛效果 □ 配合住院医师完成病程记录
护患配合	□ 配合术前按医嘱清洁肠道 □ 接受术前留置胃管、尿管 □ 接受术前禁食、禁水 □ 接受禁食、禁水	□ 接受吸氧、血糖监测、中心静脉压测量 □ 配合检查腹部 □ 接受输液、服药等治疗，记录24小时出入量 □ 接受进食、进水、排便等生活护理 □ 配合活动，预防皮肤压力伤 □ 注意活动安全，避免坠床或跌倒 □ 配合执行探视及陪护	□ 接受吸氧、血糖监测、中心静脉压测量 □ 配合检查腹部 □ 接受输液、服药等治疗，记录24小时出入量 □ 接受进食、进水、排便等生活护理 □ 配合活动，预防皮肤压力伤 □ 注意活动安全，避免坠床或跌倒 □ 配合执行探视及陪护
饮食	□ 遵医嘱禁食、禁水	□ 遵医嘱禁食、禁水	□ 遵医嘱接受营养支持治疗
排泄	□ 正常排尿便	□ 正常排尿便	□ 正常排尿便
活动	□ 配合手术体位	□ 遵医嘱卧床	□ 正常活动

日期	住院第 5~7 天 （术后第 2~3 日）	住院第 7~10 天 （术后第 4~7 日）	住院第 9~11 天 （出院日）
医患配合	□ 配合上级医师查房 □ 配合检查手术伤口，更换敷料 □ 主动告知镇痛效果 □ 配合住院医师完成病程记录	□ 配合上级医师查房 □ 配合检查手术伤口，更换敷料 □ 主动告知镇痛效果 □ 配合住院医师伤口换药/拆线	□ 接受出院前指导 □ 知道复查程序 □ 获取出院诊断书
护患配合	□ 配合检查腹部 □ 接受输液、服药等治疗 □ 接受进食、进水、排便等生活护理 □ 配合活动，预防皮肤压力伤 □ 注意活动安全，避免坠床或跌倒 □ 配合执行探视及陪护	□ 配合斜坡卧位或半坐卧位，配合检查腹部 □ 接受输液、服药等治疗 □ 接受进食、进水、排便等生活护理 □ 配合活动，预防皮肤压力伤 □ 注意活动安全，避免坠床或跌倒 □ 配合执行探视及陪护	□ 接受出院宣教 □ 办理出院手续 □ 获取出院带药 □ 知道服药方法、作用、注意事项 □ 知道复印病历程序
饮食	□ 遵医嘱饮食	□ 遵医嘱饮食	□ 遵医嘱饮食
排泄	□ 正常排尿便	□ 正常排尿便	□ 正常排尿便
活动	□ 正常活动	□ 正常活动	□ 正常活动

附：原表单（2019年版）

胰腺假性囊肿临床路径表单

适用对象：第一诊断为胰腺假性囊肿（ICD-10：K86.3）

行囊肿切除术、囊肿内引流术或囊肿外引流术（ICD-9-CM-3：52.22/52.4/52.01/52.3）

患者姓名：	性别：　　年龄：　　门诊号：	住院号：
住院日期：　　年　月　日	**出院日期：**　　年　月　日	**标准住院日：9~11天**

日期	住院第1天	住院第2~3天 （术前1天）
主要诊疗工作	□ 询问病史及体格检查 □ 完成住院病历和首次病程记录 □ 开实验室检查单 □ 上级医师查房 □ 初步确定诊治方案和特殊检查项目	□ 上级医师查房 □ 术前准备与术前评估，进行术前讨论，确定治疗方案 □ 完成必要的相关科室会诊 □ 住院医师完成上级医师查房记录、术前小结等 □ 完成术前总结（拟行手术方式、手术关键步骤、术中注意事项等） □ 向患者及家属交代病情、手术安排及围手术期注意事项 □ 签署手术知情同意书、自费用品协议书、输血同意书、麻醉同意书或授权委托书 □ 必要时预约ICU
重点医嘱	**长期医嘱** □ 胰腺外科护理常规 □ 外科二级或三级护理常规 □ 饮食：根据患者情况而定 □ 专科基础用药（视情况） **临时医嘱** □ 血常规+血型、尿常规、大便常规+隐血 □ 凝血功能、电解质、肝功能、肾功能、消化系统肿瘤标志物、感染性疾病筛查 □ 心电图、X线胸片 □ 上腹部CT平扫+增强和/或腹部B超或MRCP/MRA、ERCP（必要时） □ 血气分析、肺功能、超声心动图（必要时）	**长期医嘱** □ 普通外科二级护理 □ 饮食：依据患者情况定 □ 根据会诊要求，增添相关药物 **临时医嘱** □ 术前医嘱： （1）常规准备明日在气管内全身麻醉/硬膜外麻醉下拟行胰腺假性囊肿切除术/胰腺假性囊肿-空肠吻合术/胰腺假性囊肿-胃吻合术/胰腺假性囊肿外引流术 （2）备皮、备血 （3）药物过敏试验 （4）术晨禁食、禁水 （5）必要时行肠道准备（清洁肠道） （6）麻醉前用药 （7）术前留胃管和尿管 □ 术中特殊用药带药（如抗菌药物、胰岛素等） □ 带影像学资料入手术室
主要护理工作	□ 入院介绍 □ 入院评估、制订护理计划 □ 健康教育、服药指导、活动指导 □ 饮食指导静脉采血 □ 患者相关检查配合的指导 □ 心理支持 □ 夜间巡视	□ 静脉采血、健康教育、心理支持 □ 饮食：术前禁食、禁水 □ 术前沐浴、更衣，取下义齿、饰物 □ 告知患者及家属术前流程及注意事项 □ 术前手术物品准备、备皮、皮试、配血、胃肠道准备等 □ 促进睡眠（环境、药物） □ 夜间巡视

续　表

日期	住院第 1 天	住院第 2~3 天 （术前 1 天）
病情变异记录	□ 无　□ 有，原因： 1. 2.	□ 无　□ 有，原因： 1. 2.
护士签名		
医师签名		

<table>
<tr><td rowspan="2">日期</td><td colspan="2">住院第 3~4 天
（手术日）</td><td rowspan="2">住院第 4~5 天
（术后第 1 日）</td></tr>
<tr><td>术前与术中</td><td>术后</td></tr>
<tr><td>主要诊疗工作</td><td>□ 送患者入手术室
□ 麻醉准备，监测生命体征
□ 施行手术
□ 保持各引流管通畅
□ 解剖标本，送病理检查
□ 麻醉医师完成麻醉记录</td><td>□ 完成术后首次病程记录
□ 完成手术记录
□ 向患者及家属说明手术情况</td><td>□上级医师查房
□ 观察病情变化
□ 观察引流量和性状
□ 检查手术伤口，更换敷料
□ 分析实验室检查结果
□ 维持水电解质平衡
□ 评估镇痛效果
□ 住院医师完成病程记录</td></tr>
<tr><td>重点医嘱</td><td></td><td>长期医嘱
□ 胰腺外科术后常规护理
□ 一级护理
□ 禁食
□ 监测生命体征
□ 记录 24 小时液体出入量
□ 常规雾化吸入，一天两次
□ 镇痛护理
□ 胃管接负压瓶吸引并记量
□ 腹腔引流管接袋并记量
□ 尿管接尿袋记尿量
□ 预防性抗菌药物使用
□ 监测血糖、中心静脉压（酌情）
□ 使用制酸剂及生长抑素（酌情）
临时医嘱
□ 吸氧
□ 液体治疗
□ 术后当天查血常规和电解质
□ 必要时查血或尿淀粉酶等
□ 明晨查血常规、生化和血/尿淀粉酶</td><td>长期医嘱
□ 患者既往基础用药（见左列）
□ 肠外营养治疗
临时医嘱
□ 液体治疗及纠正水电解质失衡
□ 复查实验室检查（如血常规、血生化、血/尿/引流液淀粉酶等实验室检查等）（视情况）
□ 更换手术伤口敷料
□ 必要时测定中心静脉压
□ 根据病情变化施行相关治疗</td></tr>
<tr><td>主要护理工作</td><td>□ 术晨按医嘱清洁肠道
□ 留置胃管、尿管
□ 健康教育
□ 饮食指导：禁食、禁水
□ 指导术前注射麻醉用药后注意事项
□ 安排陪送患者入手术室
□ 心理支持</td><td>□ 术后活动：清醒后平卧，头偏一侧，协助改变体位及足部活动
□ 禁食、禁水
□ 静脉采血
□ 密切观察患者情况
□ 疼痛护理、皮肤护理、营养支持护理
□ 生活护理（一级护理）
□ 管道护理及指导
□ 记录 24 小时出入量
□ 心理支持（患者及家属）
□ 夜间巡视</td><td>□ 体位与活动：协助翻身、取半坐或斜坡卧位，指导床上或床边活动
□ 密切观察患者病情变化
□ 疼痛护理、皮肤护理
□ 生活护理（一级护理）
□ 管道护理及指导
□ 记录 24 小时出入量
□ 营养支持护理
□ 心理支持（患者及家属）
□ 康复指导（运动指导）</td></tr>
</table>

续　表

日期	住院第 3~4 天（手术日）		住院第 4~5 天（术后第 1 日）
	术前与术中	术后	
病情变异记录	□ 无　□ 有，原因： 1. 2.	□ 无　□ 有，原因： 1. 2.	□ 无　□ 有，原因： 1. 2.
护士签名			
医师签名			

日期	住院第5~7天 （术后第2~3日）	住院第7~10天 （术后第4~7日）	住院第9~11天 （出院日）
主要诊疗工作	□ 上级医师查房 □ 观察病情变化 □ 观察引流量和性状 □ 评估镇痛效果 □ 复查实验室检查 □ 住院医师完成常规病程记录 □ 必要时进行相关特殊检查	□ 上级医师查房 □ 观察腹部、肠功能恢复情况 □ 观察引流量和颜色 □ 根据手术情况和术后病理结果，确定临床诊断；确定有无手术并发症和切口愈合不良情况，明确是否出院，评估是否达到出院标准 □ 住院医师完成常规病程记录 □ 必要时进行相关特殊检查	□ 上级医师查房 □ 明确是否符合出院标准 □ 通知出院处 □ 通知患者及其家属出院 □ 完成出院记录、首页、出院证明书等 □ 向患者告知出院后注意事项，如通知其术后第8~10天门诊拆线，康复计划、后续治疗及并发症的处理等 □ 出院小结、出院证明及出院须知交患者或家属
重点医嘱	**长期医嘱** □ 继续监测生命体征（视情况） □ 拔除引流管（视情况） □ 拔除胃管（视情况） □ 拔除尿管（视情况） □ 肠外营养支持或液体治疗 □ 起动肠内营养（视情况） **临时医嘱** □ 其他相关治疗 □ 血常规、生化、肝肾功能等	**长期医嘱** □ 二级或三级护理（视情况） □ 肛门排气后改流质饮食/半流质饮食 □ 拔除深静脉留置管（视情况） □ 停止记24小时出入量 □ 逐步减少或停止肠外营养或液体治疗 □ 伤口换药/拆线（视情况） **临时医嘱** □ 复查血常规、生化、血/尿/引流液淀粉酶等实验室检查 □ 必要时行X线胸片、CT、超声等检查	**出院医嘱** □ 出院相关用药 □ 返院复诊的时间、地点，发生紧急情况时的处理等
主要护理工作	□ 体位与活动：取半坐或斜坡卧位，指导下床活动 □ 饮食：胃肠功能恢复，拔除胃管后指导清流质饮食、半流质饮食 □ 疼痛护理、皮肤护理、营养支持护理、康复指导 □ 遵医嘱拔除胃管、尿管、腹腔引流管 □ 生活护理（一级护理） □ 观察患者腹部体征及肠道功能恢复的情况 □ 心理支持（患者及家属） □ 夜间巡视	□ 活动：斜坡卧位或半坐卧位 □ 饮食：流质或半流质饮食 □ 密切观察患者情况，包括观察腹部体征、胃肠功能恢复情况等 □ 生活护理（二级或三级护理） □ 观察患者腹部体征及肠道功能恢复的情况 □ 皮肤护理、营养支持护理 □ 心理支持（患者及家属） □ 康复指导 □ 夜间巡视	□ 出院指导 □ 办理出院手续 □ 复诊时间 □ 作息、饮食、活动 □ 服药指导 □ 日常保健 □ 清洁卫生 □ 疾病知识及后续治疗

续 表

日期	住院第 5~7 天 （术后第 2~3 日）	住院第 7~10 天 （术后第 4~7 日）	住院第 9~11 天 （出院日）
病情变异记录	□ 无 □ 有，原因： 1. 2.	□ 无 □ 有，原因： 1. 2.	□ 无 □ 有，原因： 1. 2.
护士签名			
医师签名			

第二十三章

胰腺癌临床路径释义

【医疗质量控制指标】

指标一、胰腺癌的早期诊断、防止漏诊以及鉴别诊断。

指标二、以胰腺癌的分期、分级作为综合治疗方法选择的依据。

指标三、胰腺癌手术切除、淋巴结清扫、标本留取的标准。

指标四、胰腺癌手术继发的并发症（胰漏、出血、胃瘫等）的诊断与处理。

一、胰腺癌编码

1. 原编码：

疾病名称及编码：胰腺癌（ICD-10：C25.0）

手术操作名称及编码：胰头癌根治术或胰体尾癌根治术（ICD-9-CM-3：52.5-52.7）

2. 修改编码：

疾病名称及编码：胰腺癌（ICD-10：C25）

手术操作名称及编码：部分胰腺切除术（ICD-9-CM-3：52.5）

全胰切除术（ICD-9-CM-3：52.6）

根治性胰十二指肠切除术（ICD-9-CM-3：52.7）

二、临床路径检索方法

C25 伴（52.5/52.6/52.7）

三、国家医疗保障疾病诊断相关分组（CHS-DRG）

MDCH 肝、胆、胰疾病及功能障碍

HR1 肝胆胰系统恶性肿瘤

四、胰腺癌临床路径标准住院流程

（一）适用对象

第一诊断为胰腺癌（ICD-10：C25.0），行部分胰腺切除术（ICD-9-CM-3：52.5），全胰切除术（ICD-9-CM-3：52.6），根治性胰十二指肠切除术（ICD-9-CM-3：52.7）。

释义

■ 适用对象编码参见第一部分。

■ 本路径适用对象为胰腺癌，包括胰腺导管腺癌、胰腺腺泡细胞癌、胰腺小细胞癌、胰腺小腺体癌、胰腺大嗜酸性颗粒细胞癌和胰腺特殊类型导管来源癌等。

■ 根据肿瘤部位不同，胰腺癌的手术方式分为胰头癌根治术或胰体尾癌根治术，肿瘤侵犯肠系膜上静脉、门静脉时可同时行肠系膜上静脉、门静脉切除重建术。

（二）诊断依据

根据《临床诊疗指南·外科学分册》（中华医学会编，人民卫生出版社，2006 年，第 1 版），全国高等学校教材《外科学》（陈孝平，汪建平，赵继宗主编，人民卫生出版社，2018 年，第 9 版），《黄家驷外科学》（吴孟超，吴在德主编，人民卫生出版社，2021 年，第 8 版）。

1. 主要症状：上腹疼痛不适、食欲缺乏、腹胀、消化不良、恶心、呕吐、腹泻或便秘等消化道症状；消瘦、乏力、体重下降，晚期可以出现恶病质。
2. 体征：进行性加重的黄疸、肝大、胆囊肿大，晚期患者可以扪及上腹部肿块。
3. 影像学检查：超声或内镜超声；CT 及胰腺薄层扫描三维重建；MRI 或 MRCP；ERCP。
4. 实验室检查：伴有梗阻性黄疸时会出现血清总胆红素和直接胆红素升高，碱性磷酸酶和转氨酶升高；CA19-9、CEA、CA242 等血清学肿瘤标志物可能会增高。

释义

■ 胰腺癌中，约 70%发生在胰头颈部位，胰体、胰尾各占 15%左右。导管腺癌占胰腺癌的 80%~90%，主要由不同分化程度的导管样结构构成。胰腺腺泡细胞癌、胰腺小细胞癌、胰腺小腺体癌、胰腺大嗜酸性粒细胞癌和胰腺特殊类型导管来源癌等较为少见。

■ 胰腺癌临床表现：

（1）主要症状：上腹疼痛不适、食欲缺乏、腹胀、消化不良、恶心、呕吐、腹泻或便秘等消化道症状；消瘦、乏力、体重下降，晚期可以出现恶病质。

（2）体征：进行性加重的黄疸、肝大、胆囊肿大，晚期患者可以扪及上腹部肿块。

■ 胰腺癌临床表现取决于癌的部位、病程早晚、有无转移以及邻近器官累及的情况。黄疸是胰腺癌，特别是胰头癌的重要症状，胰体尾癌仅在波及胰头时才出现，通常表现为梗阻性、进行性黄疸。胰头癌或胰体尾癌均可伴有中腹或左、右上腹部疼痛。和其他癌不同，胰腺癌常在初期即有消瘦、乏力。胰腺深在于后腹部，通常难以摸到，如已摸到肿块，多属进展期或晚期。胆总管下端及胰腺导管被肿瘤阻塞，胆汁和胰液不能进入十二指肠可导致食欲减退。胰腺外分泌功能不良可导致脂肪泻。

■ 胰腺癌辅助检查：

（1）B 超或内镜超声：胰腺形态改变，可显示局限性、分叶状肿块，肿瘤内多呈低回声，内含不均匀光点，如有肿块内坏死则探及不规则液化暗区，常合并总胆管和/或胰管扩张。

（2）胰腺薄扫三期 CT 及三维重建：胰腺肿块密度均匀或不均匀，边缘可呈分叶状，较大肿块内可见低密度坏死区；若肿块发生在钩突部则尖端变圆钝；增强扫描肿瘤多呈低增强，密度低于邻近胰腺密度；胰头肿瘤多合并肝内、外胆管扩张，胰管扩张及胆囊增大；扩张的总胆管、胰管同时显示，称“双管征”。

（3）MRI 或 MRCP：磁共振 T1 加权像肿块呈不规则低信号，T2 加权像肿瘤信号为明显高信号。MRCP 对胰管、胆管的梗阻部位及扩张程度具有重要诊断价值，具有无创性。

（4）ERCP：表现为主胰管及其主要分支的狭窄、扩张、阻塞、扭曲、充盈缺损、不规则囊性扩张，以及造影剂胰管外渗出，排空延迟和不显影等。胆管、胰管均有狭窄，且两管的距离因癌肿浸润收缩而拉近，是胰头癌在 ERCP 检查中的特征性征象。

（5）实验室检查：伴有梗阻性黄疸时会出现血清总胆红素和直接胆红素升高，碱性磷酸酶和转氨酶升高；CA19-9、CEA、CA242 等血清学肿瘤标志物可能会增高。

■ 胰腺平扫和增强 CT、MRI 可明确肿瘤的位置、大小及与周围组织等重要结构的关系。必要时进行腹腔血管造影有助于明确受累血管的部位、范围和程度。

■ 胰腺癌病灶密度均匀或不均匀，边缘可呈分叶状，较大肿块内可见低密度坏死区；若肿块发生在钩突部则尖端变圆钝；增强扫描肿瘤多呈低增强，密度低于邻近胰腺密度；胰头肿瘤多合并肝内、外胆管扩张，胰管扩张及胆囊增大；扩张的胆总管、胰管同时显示，称“双管征”。

（三）治疗方案的选择

根据《临床诊疗指南·外科学分册》（中华医学会编，人民卫生出版社，2006 年，第 1 版），全国高等学校教材《外科学》（陈孝平，汪建平，赵继宗主编，人民卫生出版社，2018 年，第 9 版），《黄家驷外科学》（吴孟超，吴在德主编，人民卫生出版社，2021 年，第 8 版）。

1. 根据术前检查所获得的资料，初步判断肿瘤能否手术切除。
2. 如胰头肿瘤局限，经腹行胰头癌根治术；体尾部肿瘤局限，经腹行胰体尾癌根治术。
3. 如肿瘤侵犯肠系膜上静脉或脾静脉或门静脉，可行血管重建。
4. 如肿瘤侵犯局部周围器官，可行扩大根治术。
5. 如手术不能切除，合并胆道梗阻时，可行姑息性手术解除胆道梗阻、内支架引流或 PTCD 外引流。

释义

■ 胰腺癌治疗仍然是以外科治疗为主，放疗、化疗为辅的综合治疗，并在探讨靶向治疗、免疫治疗和生物治疗等新方法。

■ 手术是唯一可能根治的方法，根治性手术方式包括胰头十二指肠切除术、扩大胰头十二指肠切除术、保留幽门的胰十二指肠切除术、胰体尾切除术、全胰腺切除术等。

■ 对于不适合行根治性手术的病例，通常需要解除梗阻性黄疸，一般采用胆肠吻合术、内支架引流术或外引流术。

■ 因病情复杂、患者自身机体的原因或医疗条件的限制不适合手术的患者，要向患者提供其他治疗方式的选择，履行医师的告知义务和患者对该病的知情权。

（四）标准住院日

14~21 天。

释义

■ 胰腺癌患者入院后，常规检查、影像学检查等术前准备需要 3~6 天，术后恢复 9~13 天，总住院时间小于 21 天的均符合本路径要求。

（五）进入路径标准

1. 第一诊断必须符合 ICD-10：C25.0 胰腺癌疾病编码。
2. 患者本人知情同意手术治疗。
3. 满足以下条件：
（1）可以切除：①胰头、体、尾部肿瘤；②无远处转移；③腹腔干和肠系膜上动脉周围脂肪清晰光整；④肠系膜上静脉、门静脉通畅无浸润。
（2）可能切除：①头、体部：单侧或双侧肠系膜上静脉、门静脉严重受侵，肠系膜上动脉受累< 180°，胃十二指肠动脉受累或包绕（在可重建的前提下），短段肠系膜上静脉闭塞（在可重建的前提下）；②尾部：肠系膜上动脉或腹腔动脉受累< 180°。
4. 当患者合并其他疾病，但住院期间不需要特殊处理也不影响第一诊断的临床路径流程实施时，可以进入路径。

释义

■ 本路径适用对象为胰腺癌，包括胰腺导管腺癌、胰腺腺泡细胞癌、胰腺小细胞癌、胰腺小腺体癌、胰腺大嗜酸性粒细胞癌和胰腺特殊类型导管来源癌等。

■ 患者合并高血压、糖尿病、冠状动脉粥样硬化性心脏病、慢性阻塞性肺炎、慢性肾病等其他慢性疾病，需要术前对症治疗时，如果不影响麻醉和手术，不延长术前准备的时间，可进入本路径。上述慢性疾病如果需要特殊准备或经治疗稳定后才能行手术，或正在接受抗凝、抗血小板治疗等，先进入其他相应内科疾病的诊疗路径。

（六）术前准备（工作日）

3~6 天。
1. 必须的检查项目：
（1）血常规+血型、尿常规、大便常规+隐血。
（2）肝功能、肾功能、电解质、凝血功能、肿瘤标志物检查（含 CA19-9、CA125 及 CEA）、感染性疾病筛查（乙型肝炎、丙型肝炎、HIV、梅毒）。
（3）心电图、X 线胸片正侧位，上腹部 CT（增强）或 MRI（增强），肝胆胰腺 B 超。
2. 根据患者病情，可考虑进一步检查：
（1）血气分析、超声心动图、肺功能检测（老年人或既往有相关病史者）。
（2）必要时行上腹部 CTA、MRCP、ERCP、PTC/PTCD 检查，超声内镜。

释义

■ 必查项目是确保手术治疗安全、有效开展的基础，术前必须完成。

■ 为缩短患者住院等待时间，检查项目可以在患者入院前于门诊完成。

■ 高龄患者或有心肺功能异常患者，术前根据病情增加心脏彩超、动态心电图、肺功能、血气分析等检查。

（七）预防性抗菌药物选择与使用时机

1. 抗菌药物：按照《抗菌药物临床应用指导原则》（卫医发〔2015〕43 号）执行。建议使用第二代头孢菌素，有反复感染史者可选头孢曲松或头孢哌酮或头孢哌酮/舒巴坦；明确感染患者，可根据药敏试验结果调整抗菌药物。

2. 在给予抗菌药物治疗之前应尽可能留取相关标本送培养，获病原菌后进行药敏试验，作为调整用药的依据。有手术指征者应进行外科处理，并于手术过程中采集病变部位标本做细菌培养及药敏试验。

3. 预防性用抗菌药物，时间为术前 0.5 小时，手术超过 3 小时加用 1 次抗菌药物；总预防性用药时间一般不超过 24 小时，个别情况可延长至 48 小时。

释义

■ 胰腺癌手术切口属于Ⅱ类切口，可按规定预防性和术后应用抗菌药物，通常选用第二代头孢菌素，术中尽可能留取胆汁等相关标本送培养，作为调整用药的依据。

（八）手术日

入院第 4~7 天。

1. 麻醉方式：（气管内插管）全身麻醉。

2. 手术方式：

（1）胰头癌根治术（根治性胰十二指肠切除术）。

（2）胰十二指肠切除术。

（3）胆-肠吻合或附加胃-空肠吻合术等。

（4）胰体尾癌根治术。

3. 术中植入物：无。

4. 术中用药：麻醉常规用药，补充血容量药物（晶体、胶体）。

5. 术中输血：根据术中出血量及患者血红蛋白水平而定。

6. 病理：术后标本送病理行石蜡切片（视术中情况必要时术中行冷冻检查）。

释义

■ 根据胰腺癌的实际情况（位置、侵犯情况等）选择不同的手术方式。

■ 术前用抗菌药物参考《抗菌药物临床应用指导原则》执行。

■ 手术是否输血依照术中出血量而定。

（九）术后住院恢复

9~13 天。

1. 必须复查的检查项目：血常规、电解质、血淀粉酶、尿淀粉酶、肿瘤标志物。

2. 结合患者病情，可考虑进行检查：腹部 B 超、CT 检查。

3. 术后用药：抗菌药物；根据患者病情使用抑酸剂、静脉营养、生长抑素。

4. 各种管道处理：尽早拔除胃管、尿管、引流管、深静脉穿刺管。

5. 康复情况：监测生命体征，观察有无并发症发生、胃肠道功能恢复情况，指导患者术后饮食。

6. 伤口护理。

释义

■ 术后可根据患者恢复情况做必须复查的检查项目，并根据病情变化增加检查的频次。复查项目并不仅局限于路径中的项目。

（十）出院标准

1. 生命体征平稳，可自由活动。
2. 饮食恢复，无需静脉补液。
3. 没有需要住院处理的并发症和/或合并症。

释义

■ 主治医师应在出院前，通过复查的各项检查并结合患者恢复情况决定能否出院。如果确有需要继续留院治疗的情况，超出了路径所规定的时间，应先处理并发症并符合出院条件后再准许患者出院。

（十一）变异及原因分析

1. 合并全身其他重要器官功能不全，手术风险增高，需要进行相关的诊断和治疗。
2. 围手术期由于营养不良、脓毒血症等其他合并症，以及新辅助化疗，需要延期外科手术的患者。
3. 入院后完善检查，证实胰腺外广泛转移无法手术者，退出本路径。
4. 术前临床分期与术中实际情况不符，术中按照实际病情改变术式。
5. 围手术期的合并症和/或并发症，需要进行相关的诊断和治疗，导致住院时间延长、费用增加。

释义

■ 对于轻微变异，如由于某种原因，路径指示应当于某一天进行的操作不能如期进行而要延期的，当这种改变不会对最终结果产生重大改变，也不会明显增加住院天数和住院费用时，可不出本路径。

■ 除以上所列变异及原因外，如还出现医疗、护理、患者、环境等多方面的变异原因，应阐明变异相关问题的重要性，必要时须及时退出本路径，并应将特殊的变异原因进行归纳、总结，以便重新修订路径时作为参考，不断完善和修订路径。

五、胰腺癌临床路径给药方案

1. 用药选择：

（1）为预防术后腹腔感染，应针对肠道革兰阴性杆菌、肠球菌属等需氧菌和脆弱拟杆菌等厌氧菌选用药物。

（2）第二代头孢菌素注射剂有头孢呋辛、头孢替安等。

2. 药学提示：

（1）接受胰腺癌手术者，应在术前 0.5～2.0 小时给药，或麻醉开始时给药，使手术切口暴露时局部组织中已达到足以杀灭手术过程中入侵切口细菌的药物浓度。

（2）胰腺癌手术时间通常超过 3 小时，可手术中给予第 2 剂。

3. 注意事项：

（1）胰腺癌手术切口系Ⅱ类切口，由于手术部位存在大量人体寄殖菌群，手术时可能污染手术野引致感染，故此类手术需预防用抗菌药物。

（2）经验治疗需选用能覆盖肠道革兰阴性杆菌、肠球菌属等需氧菌和脆弱拟杆菌等厌氧菌的药物。

（3）术中应留取相关标本（如胆汁等）送培养。术后出现感染征象时应取血、引流液标本送细菌培养及药敏试验，作为调整用药的依据。

（4）用药前必须详细询问患者先前有否对头孢菌素类、青霉素类或其他药物的过敏史。

六、胰腺癌临床路径护理规范

胰腺癌手术创伤大、并发症多、恢复期长，对护理要求高。优质的护理可减少术后并发症的发生，改善其生存质量，促进患者康复。胰腺癌患者术后潜在的并发症包括感染、出血、胆瘘、胰瘘、胃排空延迟等，主要的护理问题包括疼痛、焦虑、营养失调等。

1. 术前护理：做好患者入院评估、健康宣教，根据对患者的评估，正确实施护理。

（1）心理护理：胰腺癌是高度恶性肿瘤，预后差，患者常产生恐惧、焦虑、紧张等不良情绪，影响治疗的顺利开展。因此，护理人员应有针对性地向患者解释治疗的意义与过程，安慰患者，对待患者态度诚恳、有耐心，关心患者，使患者感到温暖，减少顾虑，积极配合治疗和护理。

（2）营养支持护理：根据患者情况遵医嘱指导患者进食，鼓励患者进食高蛋白、高热量、高维生素、低脂肪、清淡易消化食物，改善患者营养状态；避免辛辣刺激，少量多餐；对于不能进食或进食量少者，应给予静脉补液或肠内营养支持；合理控制血糖。

（3）腹痛护理：腹痛是胰腺癌患者最常见的症状之一，卧位及晚间加重，坐位、立位、前倾位或走动时疼痛可减轻，应该帮助患者缓解疼痛，遵医嘱使用镇痛药物。

（4）皮肤护理：进行性加深的阻塞性黄疸是胰头癌的主要症状，伴有皮肤瘙痒，应嘱患者避免抓痒，以免抓破皮肤引起感染，并温水沐浴，涂抹炉甘石剂。

（5）术前准备：告知患者接受 B 超及其他检查的注意事项、入院第二日空腹抽取血样本；指导患者正确留取大小便标本；合理控制血压、血糖；备血、抗菌药物皮试、术前预防性应用抗菌药物；备皮，进行腹部皮肤的清洗以减少术后切口感染的机会；术前 1 天改流质饮食，术前晚、术晨各清洁灌肠 1 次。

2. 术后护理：

（1）病情观察：密切监测患者生命体征，观察患者神志、肤色、尿量、切口渗液、血压、呼吸、脉搏、心电图及血氧饱和度等指标，按时记录。及早发现各种病情变化，及时通知医师。

（2）体位护理：术后 6 小时内患者去枕平卧位，如恶心、呕吐应将头偏向一侧；术后 6 小时待患者生命体征稳定后可更换为半卧位，可减轻腹部切口张力，减轻腹痛，利于呼吸和循环。

（3）引流管护理：术前需要安插胃肠减压管（减轻胃肠道压力，术后患者待肠鸣音恢复、肛门排气后，可夹闭胃管，观察有无腹胀、腹痛，24 小时后即可遵医嘱拔除胃管；有胃肠吻合的患者需要根据具体情况及患者胃肠道功能的恢复情况延迟拔除胃管）、尿管（妥善固定防牵拉，准确记录每日尿量，尿袋不可高于膀胱水平；如有膀胱持续涨满感或引流出异常尿液，及时通知医师。拔出尿管前进行膀胱功能锻炼）。手术完成关腹前需要留置腹腔引流管，护理中应保证引流管无移位且通畅。妥善固定好各种管道，避免管道受压、扭曲、牵拉，保持引流通畅，每日更换引流袋，按时观察记录引流液的容量、颜色、性状。卧位时注意引流袋不要高于腋中线水平，起身活动时引流袋不要高于手术切口。引流液过多，颜色过深或有任何疑问及时通知医师。

(4) 疼痛护理：术后24~48小时内疼痛最明显，以后逐渐减轻，指导患者进行疼痛评分，正确使用镇痛泵或遵医嘱给予患者镇痛药，观察用药后的效果及不良反应，如尿潴留、恶心、呕吐等。

(5) 深静脉置管：避难牵拉，敷贴如有卷边及时更换，穿刺点如有红肿、渗血及时通知医师。

(6) 营养支持护理：术后3天内需禁食，予以静脉营养支持，维持水、电解质和酸碱平衡，监测和控制血糖。详细记录24小时出入量，为合理输液提供依据。胰腺切除后，胰腺外分泌功能严重减退，应根据胰腺功能给予消化酶制剂或止泻剂。待患者肠胃排空后方可拔除胃管，并根据患者康复情况逐渐过渡至正常饮食。胃肠道功能恢复慢，有胃排空延迟的患者，可以留置空肠营养管给予肠内营养。

(7) 术后活动和呼吸功能锻炼：①一般术后第1日，协助患者坐起；术后第2日，鼓励患者在护士协助下行床边活动；术后第3日，鼓励患者在护士及家属陪同下在室内进行活动；②术后进行雾化和深呼吸，有效咳嗽、咳痰；③术后早期活动，有利于促进肠蠕动恢复，预防并发症的发生。

(8) 并发症护理：①胰瘘，表现为腹痛、腹胀、发热、腹腔引流液淀粉酶增高。典型者可自伤口流出清亮液体，腐蚀周围皮肤，引起糜烂疼痛。出现胰瘘应保护好引流管，防脱出和堵塞，保护好引流管周围皮肤，可用氧化锌软膏，定期换药，保持干燥，防止因胰液外渗引起皮肤糜烂。②胆瘘，通常发生在术后5~7天，若引流管流出大量胆汁或引流液胆红素测定值大于血胆红素值3倍以上，应考虑胆瘘。③出血，若引流出血性液体，或出现便血、呕血，同时伴有血压下降、脉搏增快、出汗等情况，应考虑出血，及时通知医师。④感染，术后应定时为患者更换切口敷料，尤其是引流管处的敷料，预防感染。⑤血糖紊乱，监测和控制好患者血糖。⑥并发症发生时，应立即通知医师，及时进行处理。

3. 围手术期加速康复外科护理：加速康复外科理念对围手术期护理提出了更高的要求。

(1) 健康教育：采用书面、口头、多媒体相结合的健康教育方式，告知患者围手术期治疗和护理方案、加速康复外科的优势和配合方法。

(2) 术前肠道准备：取消术前灌肠，术前禁食6小时、禁水2小时。

(3) 早期进食：术后1~2天拔胃管，当日改流质饮食，次日改半流质饮食，逐步过渡至普通饮食。护士评估患者的进食情况和营养状态，必要时协助口服肠内营养制剂。

(4) 早期拔管：术后24小时内拔除导尿管，72小时内拔除深静脉导管。

(5) 早期活动：术后每天评估患者的生活自理能力，实施早期活动计划，即术后6小时床上坐起；术后1天床边站立；术后2天床边活动累计> 1小时/天；术后3天，病区活动累计> 2小时/天。

4. 化疗的护理：密切观察患者化疗后的反应，如骨髓抑制、胃肠道反应、口腔黏膜溃疡、脱发、肝脏损害、肾脏损害等；输注药物时应准确，防止药液外漏，若出现药液外漏时，应及时处理；对白细胞计数下降严重者，注意个人卫生，减少与外界的接触，预防感染的发生；对于严重呕吐、腹泻者应遵医嘱予以水电解质补充，定期复查血常规等；及时向医师报告患者病情变化。

七、胰腺癌临床路径营养治疗规范

对胰腺癌患者需要进行常规营养筛查及评估，如果有营养风险或营养不良，应该给予积极的营养支持治疗，以预防或迟滞癌症恶病质的发生发展。建议热量25~30kcal/kg体重，蛋白质 1.2~2.0g/kg 体重，视患者营养及代谢状况变化调整营养供给量。有并发症者，热量可增加至 30~35kcal/kg 体重，视患者营养及代谢状况变化调整营养供给量。常用的营养支持治疗手段包括：营养教育、肠内营养、肠外营养。推荐遵循营养不良五阶梯原则进行营养治疗。当患者伴有厌食或消化不良时，可以应用甲羟孕酮或甲地孕酮及胰酶片等药物，以改善食欲，促进消化。

八、胰腺癌临床路径患者健康宣教

1. 40 岁以上成人，近期出现持续性上腹痛、闷胀、食欲减退、消瘦，应及时去医院就诊。

2. 避免暴饮暴食，戒烟酒。

3. 患者出院后如出现消化功能不良、腹泻等，多是由于胰腺切除后剩余胰腺功能不足，适当应用胰酶可减轻症状。

4. 鼓励患者吃高蛋白、低糖、低脂及富含维生素的饮食。

5. 嘱患者按期检测血糖、尿糖，出现异常时及时药物治疗及内分泌科就诊。

6. 每 3~6 个月复查 1 次，如出现发热、剧痛、晕厥等紧急情况或者进行性消瘦、乏力、贫血等应及时就诊。

九、推荐表单

（一）医师表单

胰腺癌临床路径医师表单

适用对象：第一诊断为胰腺癌（术前影像学检查可以切除者）（ICD-10：C25）
行部分胰腺切除术（ICD-9-CM-3：52.5），全胰切除术（ICD-9-CM-3：52.6），根治性胰十二指肠切除术（ICD-9-CM-3：52.7）

患者姓名：	性别：　年龄：　门诊号：	住院号：
住院日期：　年　月　日	出院日期：　年　月　日	标准住院日：14~21 天

日期	住院第 1 天	住院第 2~5 天	住院第 3~6 天 （术前 1 日）
主要诊疗工作	□ 询问病史及体格检查 □ 完成住院病历和首次病程记录书写 □ 开实验室检查单 □ 上级医师查房 □ 初步确定诊治方案和特殊检查项	□ 上级医师查房 □ 完成术前准备与术前评估 □ 完成必要的相关科室会诊 □ 根据体检、实验室检查、B 超、CT、MR 结果等，进行术前讨论，确定治疗方案 □ 异常的检验及检查结果分析及处理	□ 手术医嘱 □ 住院医师完成上级医师房记录、术前小结等 □ 向患者及家属交代病情、手术安排及围手术期注意事项 □ 签署手术知情同意书（含标本处置）、自费用品协议书、输血同意书、麻醉同意书、术后镇痛同意书，或授权委托书
重点医嘱	**长期医嘱** □ 胰腺癌常规护理 □ 外科二级或三级护理常规 □ 饮食 □ 专科基础用药：保肝类药物、维生素 K_1 **临时医嘱** □ 血常规+血型、尿常规、大便常规+隐血 □ 凝血功能、电解质、肝功能、肾功能、消化系统肿瘤标志物、感染性疾病筛查 □ 心电图、X 线胸片 □ 上腹部 CT 平扫 + 增强或 MRCP/MRA、腹部 B 超 □ 必要时行血气分析、肺功能、超声心动图、ERCP、超声内镜	**长期医嘱** □ 胰腺癌常规护理 □ 外科二级或三级护理常规 □ 患者既往基础用药 □ 专科基础用药：保肝类药物、维生素 K_1 □ 其他相关治疗 **临时医嘱** □ 相关专科会诊（酌情）	**长期医嘱** □ 同前 **临时医嘱** □ 术前医嘱： （1）常规准备明日在气管内插管全身麻醉下拟行胰头癌根治术或胰体尾癌根治术 （2）备皮 （3）药物过敏试验 （4）术前禁食 4~6 小时，禁水 2~4 小时 （5）必要时行肠道准备（清洁肠道） （6）麻醉前用药 （7）术前留置胃管和尿管 □ 术中特殊用药带药（如抗菌药物、胰岛素等） □ 备血 □ 带影像学资料入手术室
病情变异记录	□ 无　□ 有，原因： 1. 2.	□ 无　□ 有，原因： 1. 2.	□ 无　□ 有，原因： 1. 2.
医师签名			

日期	住院第 4~7 天 （手术日）		住院第 5~8 天 （术后第 1 日）
	术前与术中	术后	
主要诊疗工作	□ 送患者入手术室 □ 麻醉准备，监测生命体征 □ 施行手术 □ 保持各引流管通畅 □ 解剖标本，送病理检查 □ 麻醉医师完成麻醉记录	□ 完成术后首次病程记录 □ 完成手术记录 □ 向患者及家属说明手术情况	□ 上级医师查房 □ 观察病情，引流量和颜色 □ 检查手术伤，更换敷料 □ 分析实验室检查结果 □ 维持水、电解质平衡 □ 评估镇痛效果 □ 完成常规病程记录
重点医嘱	**长期医嘱** □ 胰腺癌常规护理 □ 一级护理 □ 禁食 **临时医嘱** □ 液体治疗 □ 麻醉诱导前 30 分钟使用抗菌药物 □ 支持治疗（视情况）	**长期医嘱** □ 胰腺癌术后常规护理 □ 一级护理 □ 禁食 □ 监测生命体征 □ 记录 24 小时液体出入量 □ 常规雾化吸入，bid □ 胃管接负压瓶吸引并记量（酌情） □ 腹腔引流管接负压吸引并记量 □ 尿管接尿袋，记尿量 □ 预防性抗菌药物使用 □ 监测血糖（视情况） □ 必要时测定中心静脉压 □ 必要时使用抑酸剂及生长抑素 **临时医嘱** □ 吸氧 □ 液体治疗 □ 术后当天查血常规和血生化 □ 必要时急查肝功能、凝血功能等 □ 明晨查血常规、生化和肝功能等	**长期医嘱** □ 患者既往基础用药（同前） □ 肠外营养治疗 **临时医嘱** □ 液体治疗及纠正水、电解质失衡 □ 根据病情复查实验室检查（如血常规、血生化等） □ 更换手术伤口敷料 □ 必要时测定中心静脉压 □ 根据病情变化施行相关治疗
病情变异记录	□ 无 □ 有，原因： 1. 2.	□ 无 □ 有，原因： 1. 2.	□ 无 □ 有，原因： 1. 2.
医师签名			

日期	住院第 6~10 天 （术后第 2~3 日）	住院第 8~11 天 （术后第 4~6 日）	住院第 12~21 天 （出院日）
主要诊疗工作	□ 上级医师查房 □ 观察病情变化 □ 观察引流量和颜色 □ 评估镇痛效果 □ 复查实验室检查 □ 住院医师完成常规病程记录 □ 必要时予相关特殊检查	□ 上级医师查房 □ 观察腹部、肠功能恢复情况 □ 观察引流量和颜色 □ 根据手术情况和术后病理结果，进行肿瘤分期与后续治疗评定 □ 住院医师完成常规病程记录 □ 必要时予相关特殊检查	□ 上级医师查房 □ 明确是否符合出院标准 □ 通知出院处 □ 通知患者及其家属出院 □ 完成出院记录、病案首页、出院证明书等 □ 向患者告知出院后注意项，如康复计划、返院复诊、后续治疗，及相关并发症的处理等 □ 出院小结、出院证明及出院须知并交患者或家属
重点医嘱	**长期医嘱** □ 继续监测生命体征（视情况） □ 拔除引流管（视情况） □ 拔除胃管（视情况） □ 拔除尿管（视情况） □ 肠外营养支持或液体治疗 □ 启动肠内营养（视情况） □ 无感染证据时停用抗菌药物 **临时医嘱** □ 其他相关治疗 □ 血常规、生化、肝肾功能等（视情况）	**长期医嘱** □ 二级或三级护理（视情况） □ 肛门排气后改流质饮食/半流质饮食 □ 拔除深静脉留置管（视情况） □ 停止记 24 小时出入量 □ 停止镇痛治疗 □ 逐步减少或停止肠外营养或液体治疗 □ 伤口换药/拆线（视情况） **临时医嘱** □ 复查血常规、生化、肝功能等 □ 必要时行 X 线胸片、CT、B 超等	**出院医嘱** □ 出院相关用药
病情变异记录	□ 无　□ 有，原因： 1. 2.	□ 无　□ 有，原因： 1. 2.	□ 无　□ 有，原因： 1. 2.
医师签名			

（二）护士表单

胰腺癌临床路径护士表单

适用对象：第一诊断为胰腺癌（术前影像学检查可以切除者）（ICD-10：C25）
行胰头癌根治术或胰体尾癌根治术（ICD-9-CM-3：52.5-52.7）

患者姓名：	性别：　年龄：　门诊号：	住院号：
住院日期：　年　月　日	出院日期：　年　月　日	标准住院日：14~21天

日期	住院第1天	住院第2~3天	住院第3~6天 （术前第1天）
健康宣教	□ 入院宣教 介绍主管医师、护士 介绍环境、设施 介绍住院注意事项	□ 术前宣教 宣教疾病知识 主管护士与患者沟通，了解并指导心理应对	□ 术前宣教 术前准备及手术过程 告知准备物品、沐浴 告知术后饮食、活动及探视注意事项 告知术后可能出现的情况及应对方式 主管护士与患者沟通，了解并指导心理应对 □ 告知家属等候区位置
护理处置	□ 核对患者姓名，佩戴腕带 □ 建立入院护理病历 □ 卫生处置：剪指（趾）甲、沐浴，更换病号服	□ 协助医师完成术前检查 □ 若行CT、B超，检查前禁食、禁水	□ 术前准备 配血、抗菌药物皮试 备皮、药物灌肠 禁食、禁水
基础护理	□ 三级护理 □ 晨晚间护理 □ 患者安全管理	□ 三级护理 □ 晨晚间护理 □ 患者安全管理	□ 三级护理 □ 晨晚间护理 □ 患者安全管理
专科护理	□ 护理查体 □ 瞳孔、意识监测 □ 需要时，填写跌倒及压疮防范表 □ 需要时，请家属陪护	□ 协助医师完成术前检查 □ 护理查体 □ 需要时，请家属陪护	□ 遵医嘱完成术前准备 配血、抗菌药物皮试 备皮、药物灌肠 禁食、禁水
重点医嘱	□ 详见医嘱执行单	□ 详见医嘱执行单	□ 详见医嘱执行单
病情变异记录	□ 无　□ 有，原因： 1. 2.	□ 无　□ 有，原因： 1. 2.	□ 无　□ 有，原因： 1. 2.
护士签名			

日期	住院第 4~7 天（手术日）		住院第 5~8 天（术后第 1 日）
	术前与术中	术后	
健康宣教	□ 告知术中术后可能出现情况及应对方式 告知用药情况 给予患者及家属心理支持 □ 告知手术地点和家属等候区位置	□ 术后当日宣教 告知监护设备、管路功能及注意事项 告知饮食、体位要求 告知疼痛注意事项 告知术后可能出现情况及应对方式 告知用药情况 □ 给予患者及家属心理支持 □ 再次明确探视陪护须知	□ 术后宣教 药物作用及频率 活动指导 复查患者对术前宣教内容的掌握程度 疾病恢复期注意事项 拔尿管后注意事项 床上活动注意事项
护理处置	□ 送手术 摘除患者各种活动物品 核对患者资料及带药 填写手术交接单，签字确认	□ 接手术 核对患者及资料，签字确认	□ 遵医嘱完成相关检查 □ 夹闭尿管，锻炼膀胱功能
基础护理	□ 外科二级或三级常规护理 □ 患者安全管理	□ 外科二级或三级常规护理 □ 卧位护理：协助翻身、床上移动、预防压疮 □ 排泄护理 □ 患者安全管理	□ 外科二级或三级常规护理 □ 晨晚间护理 □ 协助翻身、床上移动、预防压疮 □ 排泄护理 □ 床上温水擦浴 □ 协助更衣 □ 患者安全管理
专科护理	□ 病情观察，评估生命体征、意识、皮肤等情况	□ 病情观察，写特护记录 q2h 评估生命体征、意识、体征、肢体活动、皮肤情况、伤口敷料、各种引流管情况、出入量 □ 遵医嘱予抗感染、抑酶、抑酸、控制血糖等治疗	□ 病情观察，写特护记录 q2h 评估生命体征、意识、体征、肢体活动、皮肤情况、伤口敷料、各种引流管情况、出入量 □ 遵医嘱予抗感染、抑酶、抑酸、控制血糖等治疗 □ 需要时，联系主管医师给予相关治疗及用药
重点医嘱	□ 详见医嘱执行单	□ 详见医嘱执行单	□ 详见医嘱执行单
病情变异记录	□ 无　□ 有，原因： 1. 2.	□ 无　□ 有，原因： 1. 2.	□ 无　□ 有，原因： 1. 2.
护士签名			

日期	住院第 6~10 天 （术后第 2~3 日）	住院第 8~11 天 （术后第 4~6 日）	住院第 12~21 天 （出院日）
健康宣教	□ 术后宣教 活动指导 复查患者对术前宣教内容的掌握程度 疾病恢复期注意事项 拔尿管后注意事项 床上活动注意事项	□ 术后宣教 活动指导 指导饮食 疾病恢复期注意事项	□ 出院宣教 复查时间 服药方法 活动休息 指导饮食 康复训练方法 □ 指导办理出院手续
护理处置	□ 遵医嘱完成相关检查 □ 拔除尿管	□ 遵医嘱完成相关检查	□ 办理出院手续 □ 书写出院小结
基础护理	□ 特级或一级护理 □ 晨晚间护理 □ 协助翻身、床上移动、预防压疮 □ 排泄护理 □ 床上温水擦浴 □ 协助更衣 □ 患者安全管理	□ 一级或二级护理 □ 晨晚间护理 □ 协助或指导进食、进水 □ 协助或指导床旁活动 □ 患者安全管理	□ 二级护理 □ 协助或指导进食、进水 □ 协助或指导活动 □ 患者安全管理
专科护理	□ 病情观察，写特护记录 q2h 评估生命体征、意识、体征、肢体活动、皮肤情况、伤口敷料、各种引流管情况、出入量 □ 遵医嘱予抗感染、抑酶、抑酸、控制血糖等治疗 □ 需要时，联系主管医师给予相关治疗及用药	□ 病情观察，写护理记录 评估生命体征、意识、体征、肢体活动、皮肤情况、伤口敷料、各种引流管情况、出入量 □ 遵医嘱予抗感染、抑酶、抑酸、控制血糖等治疗 □ 需要时，联系主管医师给予相关治疗及用药	□ 病情观察 评估生命体征、意识、体征、肢体活动等情况
重点医嘱	□ 详见医嘱执行单	□ 详见医嘱执行单	□ 详见医嘱执行单
病情变异记录	□ 无 □ 有，原因： 1. 2.	□ 无 □ 有，原因： 1. 2.	□ 无 □ 有，原因： 1. 2.
护士签名			

（三）患者表单

胰腺癌临床路径患者表单

适用对象：第一诊断为胰腺癌（术前影像学检查可以切除者）（ICD-10：C25）
　　　　　行胰头癌根治术或胰体尾癌根治术（ICD-9-CM-3：52.5-52.7）

患者姓名：	性别：　　年龄：　　门诊号：	住院号：	
住院日期：　　年　月　日	**出院日期：**　　年　月　日	**标准住院日：14~21 天**	

日期	住院第 1 天	住院第 2~5 天	住院第 3~6 天（术前 1 日）
监测	□ 测量生命体征、体重	□ 每日测量生命体征、询问排便情况	□ 测量生命体征、询问排便情况
医患配合	□ 护士行入院护理评估（简单询问病史） □ 接受入院宣教 □ 医师询问病史、既往病史、用药情况，收集资料 □ 进行体格检查	□ 配合完善术前相关检查 **术前宣教** □ 胰腺癌疾病知识、临床表现、治疗方法	□ 配合完善术前相关检查 **术前宣教** □ 术前用物准备 □ 医师与患者及家属介绍病情及手术谈话 □ 探视及陪护制度
重点诊疗及检查	**重点诊疗** □ 三级护理 □ 既往基础用药	**重点诊疗** □ 三级护理 □ 既往基础用药	**重点诊疗** □ 术前准备 备皮 配血 药物灌肠 术前签字
饮食及活动	□ 普通饮食 □ 正常活动	□ 普通饮食 □ 正常活动	□ 术前禁食 4~6 小时，禁水 2~4 小时 □ 正常活动

日期	住院第 4~7 天 （手术日）		住院第 5~8 天 （术后第 1 日）
	术前与术中	术后	
监测	□ 手术清晨测量生命体征、血压 1 次	□ 定时监测生命体征	□ 定时监测生命体征
医患配合	□ 术前用物准备 □ 手术室接患者，配合核对 □ 手术时家属在等候区等候	□ 根据医嘱予监护设备、吸氧 □ 配合护士定时监测生命体征、肢体活动、伤口敷料等 □ 不要随意动引流管 □ 疼痛的注意事项及处理 □ 告知医护不适及异常感受 □ 配合评估手术效果	□ 术后体位：垫枕 □ 根据医嘱予监护设备、吸氧 □ 配合护士定时监测生命体征、肢体活动、伤口敷料等 □ 不要随意动引流管 □ 疼痛的注意事项及处理 □ 告知医护不适及异常感受 □ 配合评估手术效果
重点诊疗及检查	**重点诊疗** □ 用药：降压等药物的应用	**重点诊疗** □ 特级护理 □ 予监护设备、吸氧 □ 注意留置管路安全与通畅 □ 用药：抗菌药物、止血药、抑酸、激素、补液药物的应用 □ 护士协助记录出入量	**重点诊疗** □ 特级护理 □ 予监护设备、吸氧 □ 注意留置管路安全与通畅 □ 用药：抗菌药物、止血药、抑酸、激素、补液药物的应用 □ 护士协助记录出入量
饮食及活动	□ 术前禁食 4~6 小时，禁水 2~4小时 □ 正常活动	□ 禁食 □ 床上翻身活动	□ 禁食 □ 床上翻身活动

日期	住院第 6~10 天 （术后第 2~3 日）	住院第 8~11 天 （术后第 4~6 日）	住院第 12~21 天 （出院日）
监测	□ 定时监测生命体征，每日询问排便情况	□ 定时监测生命体征、每日询问排便情况	□ 定时监测生命体征，询问排便情况
医患配合	□ 医师巡视，了解病情 □ 配合意识、肢体活动、腹部体征观察及必要的检查 □ 护士行晨晚间护理 □ 护士协助排泄等生活护理 □ 配合监测出入量 □ 膀胱功能锻炼，成功后可将尿管拔除 □ 注意探视及陪护时间	□ 医师巡视，了解病情 □ 配合意识、肢体活动、腹部体征观察及必要的检查 □ 护士行晨晚间护理 □ 护士协助进食进水、排泄等生活护理 □ 配合监测出入量 □ 注意探视及陪护时间	□ 护士行晨晚间护理 □ 医师拆线 □ 伤口注意事项 **出院宣教** □ 接受出院前康复宣教 □ 学习出院注意事项 □ 了解复查程序 □ 办理出院手续，取出院带药
重点诊疗及检查	**重点诊疗** □ 特级或一级护理 □ 静脉用药逐渐过渡至口服药 □ 医师定时予伤口换药、拔管 **重要检查** □ 定期抽血检验 □ 复查 CT 及 B 超	**重点诊疗** □ 一级或二级护理 □ 半流质饮食或普通饮食 □ 医师予伤口换药、拔管 **重要检查** □ 定期抽血检验（必要时）	**重点诊疗** □ 二级或三级护理 □ 普通饮食 **重要检查** □ 定期抽血检验（必要时）
饮食及活动	□ 根据病情逐渐由禁食过渡至流质，必要时鼻饲饮食 □ 卧床休息时可头高位，渐坐起 □ 术后第 2~3 天可视体力情况渐下床活动，循序渐进，注意安全	□ 根据病情逐渐由流质饮食过渡至半流质或普通饮食，必要时鼻饲饮食 □ 卧床休息时可头高位，渐坐起 □ 可视体力情况下床活动，循序渐进，注意安全	□ 普通饮食，营养均衡 □ 勿吸烟、饮酒 □ 正常活动

附：原表单（2019 年版）

胰腺癌临床路径表单

适用对象：第一诊断为胰腺癌（术前影像学检查可以切除者）（ICD-10：C25）
行胰头癌根治术或胰体尾癌根治术（ICD-9-CM-3：52.5-52.7）

患者姓名：	性别：　　年龄：　　门诊号：	住院号：
住院日期：　　年　月　日	出院日期：　　年　月　日	标准住院日：14~21 天

日期	住院第 1 天	住院第 2~5 天	住院第 3~6 天 （术前 1 日）
主要诊疗工作	□ 询问病史及体格检查 □ 完成住院病历和首次病程记录书写 □ 开实验室检查单 □ 上级医师查房 □ 初步确定诊治方案和特殊检查项目	□ 上级医师查房 □ 完成术前准备与术前评估 □ 完成必要的相关科室会诊 □ 根据体检、实验室、B 超、CT、MR 结果等，进行术前讨论，确定治疗方案 □ 异常的检验及检查结果分析及处理	□ 手术医嘱 □ 住院医师完成上级医师查房记录、术前小结等 □ 向患者及家属交代病情、手术安排及围手术期注意事项 □ 签署手术知情同意书（含标本处置）、自费用品协议书、输血同意书、麻醉同意书、术后镇痛同意书，或授权委托书
重点医嘱	**长期医嘱** □ 胰腺癌常规护理 □ 外科二级或三级护理常规 □ 饮食 □ 专科基础用药：保肝类药物、维生素 K_1 **临时医嘱** □ 血常规+血型、尿常规、大便常规+隐血 □ 凝血功能、电解质、肝功能、肾功能、消化系统肿瘤标志物、感染性疾病筛查 □ 心电图、X 线胸片 □ 上腹部 CT 平扫+增强或 MRCP/MRA、腹部 B 超 □ 必要时行血气分析、肺功能、超声心动图、ERCP、超声内镜	**长期医嘱** □ 胰腺癌常规护理 □ 外科二级或三级护理常规 □ 患者既往基础用药 □ 专科基础用药：保肝类药物、维生素 K_1 □ 其他相关治疗 **临时医嘱** □ 相关专科会诊（酌情）	**长期医嘱** □ 同前 **临时医嘱** □ 术前医嘱： （1）常规准备明日在气管内插管全身麻醉下拟行胰头癌根治术或胰体尾癌根治术 （2）备皮 （3）药物过敏试验 （4）术前禁食 4~6 小时，禁水 2~4 小时 （5）必要时行肠道准备（清洁肠道） （6）麻醉前用药 （7）术前留置胃管和尿管 □ 术中特殊用药带药（如抗菌药物、胰岛素等） □ 备血 □ 带影像学资料入手术室

续　表

日期	住院第 1 天	住院第 2~5 天	住院第 3~6 天 （术前 1 日）
主要护理工作	□ 入院介绍 □ 入院评估 □ 静脉抽血 □ 健康教育 □ 活动指导 □ 饮食指导 □ 患者相关检查配合的指导 □ 疾病知识指导 □ 心理支持	□ 患者活动：无限制 □ 饮食：根据患者情况而定 □ 心理支持	□ 健康教育 □ 饮食：术前禁食、禁水 □ 术前沐浴、更衣，取下活动义齿、饰物 □ 告知患者及家属术前流程及注意事项 □ 备皮、配血、药敏试验，肠道准备 □ 术前手术物品准备 □ 促进睡眠（环境、药物） □ 心理支持
病情变异记录	□ 无　□ 有，原因： 1. 2.	□ 无　□ 有，原因： 1. 2.	□ 无　□ 有，原因： 1. 2.
护士签名			
医师签名			

<table>
<tr><td rowspan="2">日期</td><td colspan="2">住院第 4~7 天
（手术日）</td><td rowspan="2">住院第 5~8 天
（术后第 1 日）</td></tr>
<tr><td>术前与术中</td><td>术　后</td></tr>
<tr><td>主要诊疗工作</td><td>□ 送患者入手术室
□ 麻醉准备，监测生命体征
□ 施行手术
□ 保持各引流管通畅
□ 解剖标本，送病理检查
□ 麻醉医师完成麻醉记录</td><td>□ 完成术后首次病程记录
□ 完成手术记录
□ 向患者及家属说明手术情况</td><td>□ 上级医师查房
□ 观察病情，引流量和颜色
□ 检查手术伤口，更换敷料
□ 分析实验室检查结果
□ 维持水、电解质平衡
□ 评估镇痛效果
□ 完成常规病程记录</td></tr>
<tr><td>重点医嘱</td><td>长期医嘱
□ 胰腺癌常规护理
□ 一级护理
□ 禁食
临时医嘱
□ 液体治疗
□ 麻醉诱导前 30 分钟使用抗菌药物
□ 支持治疗（视情况）</td><td>长期医嘱
□ 胰腺癌术后常规护理
□ 一级护理
□ 禁食
□ 监测生命体征
□ 记录 24 小时液体出入量
□ 常规雾化吸入，bid
□ 胃管接负压瓶吸引并记量（酌情）
□ 腹腔引流管接负压吸引并记量
□ 尿管接尿袋，记尿量
□ 预防性抗菌药物使用
□ 监测血糖（视情况）
□ 必要时测定中心静脉压
□ 必要时使用抑酸剂及生长抑素
临时医嘱
□ 吸氧
□ 液体治疗
□ 术后当天查血常规和血生化
□ 必要时急查肝功能、凝血功能等
□ 明晨查血常规、生化和肝功能等</td><td>长期医嘱
□ 患者既往基础用药（同前）
□ 肠外营养治疗
临时医嘱
□ 液体治疗及纠正水、电解质失衡
□ 根据病情复查实验室检查（如血常规、血生化等）
□ 更换手术伤口敷料
□ 必要时测定中心静脉压
□ 根据病情变化施行相关治疗</td></tr>
<tr><td>主要护理工作</td><td>□ 术晨按医嘱清洁肠道，停留胃管、尿管
□ 健康教育
□ 饮食指导：禁食、禁水
□ 指导术前注射麻醉用药后注意事项
□ 安排陪送患者入手术室
□ 心理支持</td><td>□ 术后活动：去枕平卧 6 小时，协助改变体位及足部活动
□ 吸氧、禁食、禁水
□ 密切观察患者情况
□ 疼痛护理
□ 生活护理（一级护理）
□ 皮肤护理
□ 管道护理及指导
□ 记录 24 小时出入量
□ 营养支持护理
□ 心理支持（患者及家属）</td><td>□ 体位与活动：协助翻身、取半坐或斜坡卧位
□ 密切观察患者病情变化
□ 饮食：禁食、禁水
□ 疼痛护理
□ 生活护理（一级护理）
□ 皮肤护理
□ 管道护理及指导
□ 记录 24 小时出入量
□ 营养支持护理
□ 心理支持（患者及家属）
□ 康复指导（运动指导）
□ 夜间巡视</td></tr>
</table>

续　表

日期	住院第 4~7 天 （手术日）		住院第 5~8 天 （术后第 1 日）
	术前与术中	术　后	
病情变异记录	□ 无　□ 有，原因： 1. 2.	□ 无　□ 有，原因： 1. 2.	□ 无　□ 有，原因： 1. 2.
护士签名			
医师签名			

日期	住院第 6~10 天 （术后第 2~3 日）	住院第 8~11 天 （术后第 4~6 日）	住院第 12~21 天 （出院日）
主要诊疗工作	□ 上级医师查房 □ 观察病情变化 □ 观察引流量和颜色 □ 评估镇痛效果 □ 复查实验室检查 □ 住院医师完成常规病程记录 □ 必要时予相关特殊检查	□ 上级医师查房 □ 观察腹部、肠功能恢复情况 □ 观察引流量和颜色 □ 根据手术情况和术后病理结果，进行肿瘤分期与后续治疗评定 □ 住院医师完成常规病程记录 □ 必要时予相关特殊检查	□ 上级医师查房 □ 明确是否符合出院标准 □ 通知出院处 □ 通知患者及其家属出院 □ 完成出院记录、病案首页、出院证明书等 □ 向患者告知出院后注意事项，如康复计划、返院复诊、后续治疗，及相关并发症的处理等 □ 出院小结、出院证明及出院须知并交患者或家属
重点医嘱	**长期医嘱** □ 继续监测生命体征（视情况） □ 拔除引流管（视情况） □ 拔除胃管（视情况） □ 拔除尿管（视情况） □ 肠外营养支持或液体治疗 □ 启动肠内营养（视情况） □ 无感染证据时停用抗菌药物 **临时医嘱** □ 其他相关治疗 □ 血常规、生化、肝肾功能等（视情况）	**长期医嘱** □ 二级或三级护理（视情况） □ 肛门排气后改流质饮食/半流质饮食 □ 拔除深静脉留置管（视情况） □ 停止记 24 小时出入量 □ 停止镇痛治疗 □ 逐步减少或停止肠外营养或液体治疗 □ 伤口换药/拆线（视情况） **临时医嘱** □ 复查血常规、生化、肝功能等 □ 必要时行 X 线胸片、CT、B 超等	**出院医嘱** □ 出院相关用药
主要护理工作	□ 体位与活动：协助翻身、取半坐或斜坡卧位 □ 密切观察患者病情变化 □ 饮食：禁食、禁水 □ 疼痛护理、皮肤护理 □ 生活护理（一级护理） □ 管道护理及指导 □ 记录 24 小时出入量 □ 营养支持护理 □ 观察患者腹部体征及肠道功能恢复的情况 □ 心理支持（患者及家属） □ 康复指导（运动指导） □ 夜间巡视	□ 体位与活动：取半坐或斜坡卧位，指导床上或床边活动 □ 饮食：胃肠功能恢复，指导清流质饮食 □ 疼痛护理及指导 □ 协助或指导生活护理 □ 遵医嘱拔除相应导管、镇痛泵管（麻醉医师执行） □ 记录 24 小时出入量 □ 营养支持护理 □ 观察患者腹部体征及胃肠道功能恢复的情况 □ 心理支持（患者及家属） □ 康复指导（运动指导） □ 夜间巡视	**出院指导** □ 办理出院手续 □ 复诊时间 □ 作息、饮食、活动 □ 服药指导 □ 日常保健 □ 清洁卫生 □ 疾病知识及后续治疗

续 表

日期	住院第 6~10 天 （术后第 2~3 日）	住院第 8~11 天 （术后第 4~6 日）	住院第 12~21 天 （出院日）
病情变异记录	□无 □有，原因： 1. 2.	□无 □有，原因： 1. 2.	□无 □有，原因： 1. 2.
护士签名			
医师签名			

第二十四章

脾破裂临床路径释义

【医疗质量控制指标】

指标一、诊断需结合有无腹部外伤史、临床表现、影像学检查及腹腔诊断性穿刺等。

指标二、准确把握手术指征，对于血流动力学不稳定，或保守治疗过程中出现血红蛋白进行性下降的患者应立即急诊手术。

指标三、对于手术方式，应依据“抢救生命第一，保脾第二”和“损伤控制”原则灵活选择。

指标四、术后使用抗菌药物应严格掌握指征。

一、脾破裂编码

疾病名称及编码：非创伤性脾破裂（ICD-10：D73.5）

创伤性脾破裂（ICD-10：S36.0）

手术操作名称及编码：脾破裂修补术（ICD-9-CM-3：41.95）

部分脾切除（ICD-9-CM-3：41.43）

脾切除术（ICD-9-CM-3：41.5）

二、临床路径检索方法

（D73.5/S36.0）伴（41.43/41.5/41.95）

三、国家医疗保障疾病诊断相关分组（CHS-DRG）

MDCQ 血液、造血器官及免疫疾病和功能障碍

QB1 脾切除术

四、脾破裂临床路径标准住院流程

（一）适用对象

第一诊断为脾破裂（ICD-10：D73.5/S36.0），行脾破裂修补、部分脾切除及脾切除术（ICD-9-CM-3：41.95/41.43/41.5）。

释义

■ 适用对象编码参见第一部分。

■ 本路径适用对象为因腹部外伤或无明显外伤史，引起脾脏实质破裂出血的病例，包括脾包膜下破裂或被膜及实质轻度裂伤、脾实质裂伤，但脾门未累及、严重的实质星状破裂或横断或脾门损伤及脾广泛破裂，脾蒂、脾动静脉主干受损。不包括腹部多发脏器损伤，如肝破裂、胰腺损伤、肠管破裂合并脾破裂，亦不包括因外科手术过程中副损伤引起的医源性脾破裂。

■ 根据脾破裂的范围及严重程度，脾破裂的手术方式分为脾破裂修补术、部分脾切除术及脾切除术，手术可通过传统开放手术或腹腔镜手术完成。

（二）诊断依据

根据《临床诊疗指南·普通外科分册》（中华医学会编，人民卫生出版社，2006 年，第 1 版），全国高等学校教材八年制《外科学》（陈孝平，汪建平，赵继宗主编，人民卫生出版社，2018 年，第 9 版），《黄家驷外科学》（吴孟超，吴在德主编，人民卫生出版社，2021 年，第 8 版）。

1. 有外伤史，也可无明确外伤史。
2. 左上腹疼痛，可伴有内出血表现（脾被膜下或中央型破裂，内出血表现可不明显）。
3. 腹部超声或 CT 检查可有阳性发现。
4. 诊断性腹腔穿刺或腹腔灌洗有阳性发现。

释义

■ 脾破裂患者往往有腹部外伤史，但脾脏慢性病理改变（如血吸虫病、传染性单核细胞增多症等）的患者可无明确外伤或在微弱外力下出现脾破裂。患者伤后一般立即出现腹痛，以左上腹为著，伴恶心、呕吐，如病情加重，可有失血性休克表现。查体腹部可发现外伤伤口或伤痕，有压痛、反跳痛及肌紧张表现，可有移动性浊音阳性表现。

■ 腹部 CT 检查是确诊脾破裂的重要影像学手段，可表现为脾实质内单个或多发混杂密度灶、低密度区内斑片状、线样高密度灶，脾脏体积增大、形态不规则、脾周或腹腔积液等影像学表现。

■ 腹腔穿刺抽出新鲜不凝血或血性液体为腹腔内出血的有力证据，但腹腔穿刺阴性不能除外脾破裂的可能。

■ 脾破裂应注意和肝破裂、肾脏破裂、胰腺损伤、肠系膜撕裂等其他腹腔脏器损伤鉴别，经常出现腹腔脏器多发伤。脾破裂合并肝破裂、胰腺损伤、肠管破裂等多发伤不属于本路径范畴。

（三）选择治疗方案的依据

根据《临床诊疗指南·普通外科分册》（中华医学会编，人民卫生出版社，2006 年，第 1 版），全国高等学校教材八年制《外科学》（陈孝平，汪建平，赵继宗主编，人民卫生出版社，2018 年，第 9 版），《黄家驷外科学》（吴孟超，吴在德主编，人民卫生出版社，2021 年，第 8 版）。经保守治疗无效行脾破裂修补、部分脾切除及脾切除术。

释义

■ 无失血性休克表现或容易纠正的一过性休克，影像学检查提示脾裂伤较局限、表浅，可暂不手术，嘱患者卧床、制动、应用止血药、严密监测各项生命体征及红细胞及血红蛋白等指标变化。

■ 如保守治疗过程中仍有活动性出血、生命体征不平稳，红细胞、血红蛋白进行性降低时应考虑立即急诊手术。

■ 如保守治疗过程中病情好转，无继续出血表现，无需手术患者不进入本路径。

（四）标准住院日

8~15天。

释义

■ 脾破裂患者入院后，常规术前检查、包括腹部增强CT检查等准备1~2天，术后恢复7~14天，总住院时间8~15天的均符合本路径要求。

（五）进入路径标准

1. 第一诊断必须符合ICD-10：D73.5/S36.0脾破裂疾病编码。

2. 当患者合并其他疾病，但住院期间不需要特殊处理也不影响第一诊断的临床路径流程实施时，可以进入路径。

释义

■ 本路径适用对象为因腹部外伤或无明显外伤史，引起脾脏实质破裂出血的病例，不包括腹部多发脏器损伤，如肝破裂、胰腺损伤、肠管破裂合并脾破裂，亦不包括因外科手术过程中副损伤引起的医源性脾破裂。

■ 患者如果合并高血压、糖尿病、冠状动脉粥样硬化性心脏病、慢性阻塞性肺气肿、慢性肾病等其他慢性疾病，需要术前对症治疗时，如果不影响麻醉和手术，不延长术前准备的时间，可进入本路径。上述慢性疾病如果需要经治疗稳定后才能手术或拟行抗凝、抗血小板治疗等，术前需特殊准备的，应退出本路径。

（六）术前准备

1~2天。

1. 急诊必须的检查项目：

（1）血常规、血型、尿常规。

（2）肝功能、肾功能、电解质、凝血功能、感染性疾病筛查（乙型肝炎、丙型肝炎、艾滋病、梅毒等）。

（3）腹部超声或CT检查。

（4）X线胸片、心电图（休克时可行床边心电图，必要时待血流动力学稳定后行再行X线胸片检查）。

（5）诊断性腹腔穿刺或腹腔灌洗。

（6）营养筛查与评估：入院后24小时内完成。

2. 根据病情可选择的检查项目：

（1）血、尿淀粉酶。

（2）头颅或胸部CT。

释义

■ 必查项目是确保手术治疗安全、有效开展的基础，术前必须完成，另外需检查ABO+RhD血型，交叉配血。

■ 高龄患者或有心肺功能异常患者，如患者生命体征平稳，一般情况允许，可增加心脏彩超、肺功能、血气分析等检查，如患者为多发伤，可行头颅、胸部 CT 等检查，排除其他脏器有无损伤。可留置中心静脉导管，便于评估液体容量并建立快速补液通道。

（七）预防性抗菌药物选择与使用时机

1. 抗菌药物：按照《抗菌药物临床应用指导原则》（卫医发〔2015〕43 号）执行。可考虑使用第一、二代头孢菌素；明确感染患者，可根据药敏试验结果调整抗菌药物。如有继发感染征象，尽早开始抗菌药物的经验治疗。

预防性用抗菌药物，时间为术前 0.5 小时，手术超过 3 小时加用 1 次抗菌药物；总预防性用药时间一般不超过 24 小时，个别情况可延长至 48 小时。

2. 营养治疗药物：根据营养筛查与评估情况，有营养风险或存在营养不良的患者，应进行营养治疗。

释义

■ 脾脏手术切口属于Ⅰ类切口，但如患者为腹部开放性损伤，局部污染较重，术后出现腹腔感染及切口感染的可能性较大，可按规定适当预防性和术后应用抗菌药物，通常选用第一代、二代头孢菌素。如术后感染无法控制，可根据细菌培养+药敏结果，选择敏感抗菌药物抗感染，必要时可使用第三代头孢菌素。

（八）手术日

入院第 1~2 天。

1. 麻醉方式：气管内插管全身麻醉或硬膜外麻醉。
2. 手术方式：根据脾破裂损伤情况选择开腹或腹腔镜脾破裂修补、部分脾切除及全脾切除术等。
3. 术中用药：麻醉常规用药和补充血容量药物（晶体、胶体）、止血药、血管活性药物。
4. 输血：根据术前血红蛋白状况及术中出血情况而定。
5. 病理学检查：术后标本送病理学检查。

释义

■ 如患者入院时有失血性休克表现，可在抗休克的同时，尽快完成术前基本检查后立即急诊手术。

■ 手术原则为“抢救生命第一，保脾第二”和“损伤控制”，在不影响抢救生命的前提下，才考虑尽量保留脾脏。如脾脏为轻度包膜撕裂或轻度裂伤，可使用脾动脉结扎、氩气刀烧灼、生物胶粘合止血、物理凝固止血或血管缝线缝合修补术。如损伤范围局限于脾脏上极或下极，可考虑行脾部分切除。如脾脏多发裂伤，脾中心部碎裂、脾门撕裂、高龄患者等病情严重者，应行全脾切除术并迅速结束手术，也可行自体脾组织移植。如原先已有脾脏病理性肿大患者，也应行脾切除术。如患者血流动力学稳定，术者腔镜手术经验丰富者，可选择腹腔镜手术，术中根据具体情况，如出血较为迅猛，患者生命体征不平稳者，可考虑中转开放手术。

■ 术前用抗菌药物参考《抗菌药物临床应用指导原则》执行。

■ 术中除麻醉常规用药外，根据患者术前红细胞、血红蛋白等指标及术中出血量情况，可输注悬浮红细胞、血浆、晶体、人工胶体，必要时使用血管活性药物及止血药物（如注射用尖吻蝮蛇血凝酶）。

■ 切除脾脏标本常规送病理检查。

（九）术后住院恢复

7~14天。

1. 生命体征监测，严密观察有无再出血等并发症发生。

2. 术后用药：

（1）抗菌药物：按照《抗菌药物临床应用指导原则》（卫医发〔2015〕43号）选用药物。

（2）营养治疗药物：有营养风险或营养不良的患者，24~48小时内尽早启动肠内营养。肠内营养不能达到目标量60%时，可选全合一的方式实施肠外营养。

（3）可选择用药：如抑酸剂、止血药、化痰药等。

3. 根据患者病情，尽早拔除胃管、尿管、引流管、深静脉穿刺管。

4. 指导患者术后饮食。

5. 伤口处理。

6. 实验室检查：必要时复查血常规、血生化等。

释义

■ 术后重点监测血常规，观察腹腔引流管引流量及性状，了解有无出血，并监测体温变化。

■ 术后查引流液淀粉酶，了解有无胰瘘，如有明显胰瘘，可适当延长引流管保留时间。

■ 注意监测血小板变化，如大于500×10^9/L，应口服阿司匹林，如大于（800~1000）$\times10^9$/L，应口服羟基脲、皮下注射低分子肝素等药物。

■ 术后如无明显出血迹象，不推荐常规使用止血药，对于有发生下肢深静脉血栓高危因素的患者，可嘱患者早期下床、下肢气压治疗，酌情使用低分子肝素等抗凝药。

■ 术后可根据患者恢复情况做必须复查的检查项目，并根据病情变化增加检查的频次。复查项目并不仅局限于路径中的项目。

（十）出院标准

1. 切口无明显感染，引流管拔除。

2. 生命体征平稳，可自由活动。

3. 营养摄入状况改善或营养状态稳定。

4. 无需要住院处理的其他并发症或合并症。

释义

■ 主管医师应在出院前，通过复查的各项检查并结合患者恢复情况决定能否出院。如果确有需要继续留院治疗的情况，超出了路径所规定的时间，应先处理并发症并符合出院条件后再准许患者出院。

（十一）变异及原因分析

1. 观察和治疗过程中发现合并其他腹腔脏器损伤者，影响第一诊断的治疗时，需同时进行治疗，进入相关路径。
2. 手术后出现伤口脂肪液化或感染、腹腔感染、胰瘘等并发症，可适当延长住院时间，费用增加。
3. 非手术治疗患者住院时间可延长至2~3周。

释义

■ 因每个医院实际情况不同，临床操作可能与路径要求不完全一致，对于轻微变异，如由于某种原因，路径指示应当于某一天的操作不能如期进行而要延期的，这种改变不会对最终结果产生重大改变，也不会更多的增加住院天数和住院费用，可不退出本路径。

■ 除以上所列变异及原因外，如还出现医疗、护理、患者、环境等多方面的变异原因，应阐明变异相关问题的重要性，必要时须及时退出本路径，并请应将特殊的变异原因进行归纳、总结，以便重新修订路径时作为参考，不断完善和修订路径。

■ 脾切除术后常见并发症，如胰瘘、腹腔感染、脾热、切口感染等，如出现上述并发症可注明变异及原因，并延长住院时间。

五、脾破裂临床路径给药方案

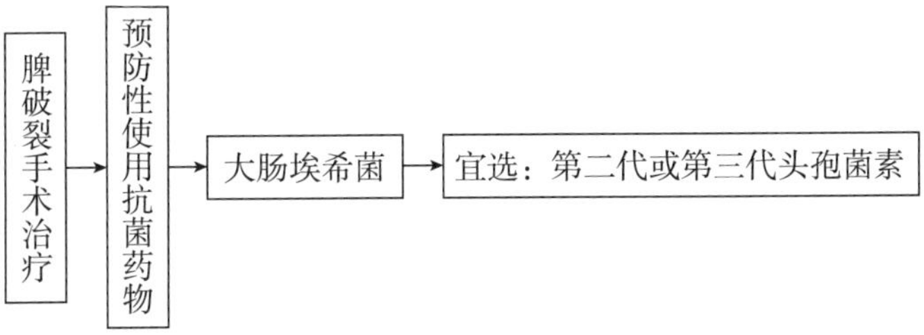

1. 用药选择：
（1）为预防术后切口感染，应针对肠道杆菌（最常见为大肠埃希菌）选用药物。
（2）第一代头孢菌素常用的注射剂有头孢唑林、头孢噻吩、头孢拉定等，第二代头孢菌素注射剂有头孢呋辛、头孢替安等，第三代头孢菌素包括头孢曲松、头孢他啶、头孢哌酮、头孢克肟等。
2. 药学提示：
（1）接受脾破裂手术者，应在术前0.5~2.0小时给药，或麻醉开始时给药，使手术切口暴露时局部组织中已达到足以杀灭手术过程中入侵切口细菌的药物浓度。

（2）手术时间较短（＜2 小时）的清洁手术，术前用药一次即可。手术时间超过 3 小时，或失血量大（＞1500ml），可手术中给予第 2 剂。

3. 注意事项：

（1）脾脏手术切口属于Ⅰ类切口，但如患者为腹部开放性损伤，局部污染较重，术后出现腹腔感染及切口感染的可能性较大，可按规定适当预防性和术后应用抗菌药物，通常选用第一代、第二代头孢菌素。如术后感染无法控制，可根据细菌培养+药敏结果，选择敏感抗菌药物抗感染，因腹腔感染多为革兰阴性杆菌，如大肠埃希菌等，可使用第三代头孢菌素，如头孢哌酮、头孢曲松等。

（2）用药前必须详细询问患者先前有否对头孢菌素类、青霉素类或其他药物的过敏史。

六、脾破裂临床路径护理规范

1. 脾破裂保守治疗期间应绝对卧床休息，同时监测生命体征、体温及血常规变化。
2. 手术中协助建立静脉通路，摆放合适手术体位，注意保温，预防压疮。
3. 术中根据具体手术方式，进行精细化配合，注重患者心理护理，减轻紧张情绪。
4. 术后监测生命体征，鼓励患者深呼吸，咳嗽咳痰，足踝运动，并进行气压治疗，鼓励患者早期下床活动，预防深静脉血栓形成。
5. 根据康复情况，指导患者饮食及运动。

七、脾破裂临床路径营养治疗规范

1. 对于有营养风险，无法进食患者应进行肠外营养支持。
2. 肠功能恢复后可逐渐进流质饮食、半流质饮食，逐渐过渡至正常饮食。
3. 如进食少者，可适当补液。

八、脾破裂临床路径患者健康宣教

1. 配合医师和护士，详细陈述病史、症状及既往合并疾病、过敏史及外伤史等。
2. 术后深呼吸，咳嗽咳痰，预防肺部感染和肺不张。
3. 早期下床活动，促进胃肠功能恢复，预防深静脉血栓。
4. 术后活动时注意保护引流管，勿暴力牵拉。
5. 术后注意清淡饮食，由流质饮食逐渐过渡至正常饮食。

九、推荐表单

（一）医师表单

脾破裂临床路径医师表单

适用对象：第一诊断为脾破裂（ICD-10：D73.5/S36.0）

行脾破裂修补、部分脾切除及脾切除术（ICD-9-CM-3：41.43/41.5/41.95）

患者姓名：	性别：　年龄：　门诊号：	住院号：
住院日期：　年　月　日	**出院日期：**　年　月　日	**标准住院日：8~15 天**

<table>
<tr><td>日期</td><td colspan="2">住院第 1 天</td></tr>
<tr><td>主要诊疗工作</td><td colspan="2">□ 询问病史及体格检查
□ 开实验室检查单及 B 超检查（或 CT 扫描）
□ 诊断性腹腔穿刺或腹腔灌洗
□ 配血及输血
□ 补液及抗休克治疗
□ 完成必要的相关科室会诊
□ 上级医师查房并判断是否需要急诊手术，并作术前评估
□ 申请急诊手术并开手术医嘱
□ 完成住院病历、首次病程记录、上级医师意见及术前小结
□ 完成术前总结、手术方式、手术关键步骤、术中注意事项等
□ 向患者及家属交代病情及手术安排，围手术期注意事项
□ 签署手术知情同意书、自费用品协议书、输血同意书、麻醉同意书或签授权委托书</td></tr>
<tr><td>重点医嘱</td><td>长期医嘱
□ 脾脏损伤护理常规
□ 一级护理
□ 禁食
□ 其他医嘱
临时医嘱
□ 血常规、血型、尿常规
□ 肝肾功能、电解质、凝血功能、感染性疾病筛查
□ 配血及输血
□ X 线胸片和心电图（视情况）
□ 腹部 B 超（或腹部 CT）
□ 深静脉置管
□ 腹腔穿刺或腹腔灌洗</td><td>□ 扩容、补液
□ 心电、血压、血氧饱和度监测
□ 术前医嘱：
拟急诊气管内全身麻醉下行剖腹探查、脾切除术
备皮
术前禁食、禁水
麻醉前用药
术前留置胃管和尿管
□ 术中特殊用药
□ 带影像学资料入手术室</td></tr>
<tr><td>病情变异记录</td><td>□ 无　□ 有，原因：
1.
2.</td><td>□ 无　□ 有，原因：
1.
2.</td></tr>
<tr><td>医师签名</td><td></td><td></td></tr>
</table>

<table>
<tr><td rowspan="2">日期</td><td colspan="2">住院第 1 天
（手术日）</td><td rowspan="2">住院第 2~3 天
（术后第 1~2 日）</td></tr>
<tr><td>术前与术中</td><td>术后</td></tr>
<tr><td>主要诊疗工作</td><td>□ 陪送患者入手术室
□ 麻醉准备，监测生命体征
□ 施行手术
□ 保持各引流管通畅
□ 酌情留置中心静脉管</td><td>□ 麻醉医师完成麻醉记录
□ 完成术后首次病程记录
□ 完成手术记录
□ 向患者及家属说明手术情况
□ 监测生命体征
□ 保持腹腔引流管通畅引流
□ 术后切除脾脏标本送病理学检查</td><td>□ 上级医师查房
□ 观察病情变化
□ 观察引流量和颜色，视引流情况拔除引流管及尿管
□ 观察手术切口
□ 分析实验室检验结果
□ 维持水电解质平衡
□ 住院医师完成常规病程记录</td></tr>
<tr><td>重点医嘱</td><td>长期医嘱
□ 脾脏损伤护理常规
□ 一级护理
□ 禁食
临时医嘱
□ 术前 0.5 小时开始静脉滴注抗菌药物
□ 术中冷冻病理检查</td><td>长期医嘱
□ 按剖腹探查、脾切除术后常规护理
□ 一级护理
□ 禁食
□ 心电监护
□ 常规雾化吸入，bid
□ 胃肠减压并记量（根据手术情况决定）
□ 留置导尿管并记量
□ 腹腔引流管接负压吸引并记量
□ 记录 24 小时出入总量
□ 化痰药、制酸剂（必要时）
□ 抗菌药物
临时医嘱
□ 吸氧
□ 急查血常规和血生化
□ 补液治疗
□ 使用止血药
□ 使用血管活性药物（必要时）</td><td>长期医嘱
□ 医嘱同左
□ 停胃肠减压（视情况）
□ 停留置导尿（视情况）
临时医嘱
□ 葡萄糖液和盐水液体支持治疗
□ 肠外营养支持（根据患者和手术情况决定）
□ 伤口换药
□ 停心电监护
□ 复查血常规和血生化等检查
□ 无感染证据时停用抗菌药物</td></tr>
<tr><td>病情变异记录</td><td>□ 无 □ 有，原因：
1.
2.</td><td>□ 无 □ 有，原因：
1.
2.</td><td>□ 无 □ 有，原因：
1.
2.</td></tr>
<tr><td>医师签名</td><td></td><td></td><td></td></tr>
</table>

日期	住院第 4~6 天 （术后第 3~5 日）	住院第 7 天 （术后第 6 日）	住院第 8~15 天 （出院日）
主要诊疗工作	□ 上级医师查房 □ 观察病情变化 □ 引流量减少后拔除引流管 □ 拔除深静脉置管 □ 住院医师完成常规病程记录 □ 切口换药	□ 上级医师查房 □ 观察有无手术并发症和切口愈合不良情况 □ 观察腹部情况 □ 住院医师完成常规病程记录	□ 上级医师查房 □ 伤口拆线 □ 拔除中心静脉管 □ 明确是否符合出院标准 □ 完成出院记录、病案首页、出院证明书等 □ 通知出入院处 □ 通知患者及家属 □ 向患者告知出院后注意事项，如康复计划、返院复诊、后续治疗及相关并发症的处理等 □ 出院小结、诊断证明书及出院须知交予患者
重点医嘱	**长期医嘱** □ 二级护理 □ 流质饮食或半流质饮食 **临时医嘱** □ 减少营养支持或液体支持 □ 切口换药 □ 拔胃管、尿管和引流管	**长期医嘱** □ 半流质饮食 **临时医嘱** □ 换药 □ 血常规、血液生化、肝功能组合（出院前） □ 必要时行腹部 B 超	**临时医嘱** □ 切口拆线 **出院医嘱** □ 出院后相关用药
病情变异记录	□ 无　□ 有，原因： 1. 2.	□ 无　□ 有，原因： 1. 2.	□ 无　□ 有，原因： 1. 2.
医师签名			

（二）护士表单

脾破裂临床路径护士表单

适用对象：第一诊断为脾破裂（ICD-10：D73.5/S36.0）

行脾破裂修补、部分脾切除及脾切除术（ICD-9-CM-3：41.43/41.5/41.95）

患者姓名：	性别： 年龄： 门诊号：	住院号：
住院日期： 年 月 日	**出院日期：** 年 月 日	**标准住院日：8~15 天**

日期	住院第 1 天	住院第 1 天 （手术日）	
		术前与术中	术后
健康宣教	□ 入院宣教 介绍主管医师、护士 介绍环境、设施 介绍住院注意事项	□ 术前宣教 疾病知识、术前准备及手术过程 告知准备物品 告知术后饮食、活动及探视注意事项 告知术后可能出现的情况及应对方式 主管护士与患者沟通，了解并指导心理应对 告知家属等候区位置	□ 术后当日宣教 告知监护设备、管路功能及注意事项 告知饮食、体位要求 告知疼痛注意事项 告知术后可能出现情况及应对方式 告知用药情况 给予患者及家属心理支持 再次明确探视陪护须知
护理处置	□ 核对患者姓名，佩戴腕带 □ 建立入院护理病历 □ 卫生处置：剪指（趾）甲，更换病号服	□ 协助医师完成术前检查 □ 术前准备 配血、抗菌药物皮试 备皮 禁食、禁水 □ 送手术 摘除患者各种活动物品 核对患者资料及带药 填写手术交接单，签字确认	□ 接手术 核对患者及资料，签字确认
基础护理	□ 一级护理 □ 患者安全管理	□ 一级护理 □ 患者安全管理	□ 一级护理 □ 卧位护理：协助翻身、床上移动、预防压疮，疼痛护理、管道护理及指导、排泄护理 □ 患者安全管理
专科护理	□ 护理查体 □ 瞳孔、意识监测 □ 需要时，填写跌倒及压疮防范表 □ 静脉抽血、配血（必要时） □ 建立静脉通道，补液、扩容 □ 需要时，请家属陪护	□ 协助医师完成术前检查化验 □ 指导术前更衣、取下义齿等饰物 □ 告知患者及家属术前流程及注意事项 □ 进行备皮、配血、留胃管、尿管等术前准备 □ 术前手术物品准备 □ 安排陪送患者入手术室 □ 心理支持	□ 病情观察，写护理记录 q1h 评估生命体征、瞳孔、意识、体征、肢体活动、皮肤情况、伤口敷料、各种引流管情况、出入量、静脉抽血（遵医嘱） □ 遵医嘱予止血、抑酸等治疗

续　表

日期	住院第 1 天	住院第 1 天（手术日） 术前与术中	住院第 1 天（手术日） 术后
重点医嘱	□ 详见医嘱执行单	□ 详见医嘱执行单	□ 详见医嘱执行单
病情变异记录	□ 无　□ 有，原因： 1. 2.	□ 无　□ 有，原因： 1. 2.	□ 无　□ 有，原因： 1. 2.
护士签名			

日期	住院第2~3天 （术后第1~2日）	住院第4~6天 （术后第3~5日）	住院第7天 （术后第6日）	住院第8~15天 （出院日）
健康宣教	□ 术后宣教 药物作用及频率 饮食、活动指导 复查患者对术前宣教内容的掌握程度 疾病恢复期注意事项 拔尿管后注意事项 下床活动注意事项	□ 术后宣教 药物作用及频率 饮食、活动指导 疾病恢复期注意事项	□ 术后宣教 药物作用及频率 饮食、活动指导 疾病恢复期注意事项	□ 出院宣教 复查时间 服药方法 活动休息 指导饮食 □ 指导办理出院手续
护理处置	□ 遵医嘱完成相关检查 □ 夹闭尿管，锻炼膀胱功能	□ 遵医嘱完成相关检查	□ 遵医嘱完成相关检查	□ 办理出院手续 □ 书写出院小结
基础护理	□ 一级或二级护理 □ 卧位护理：协助翻身、床上移动、预防压疮，疼痛护理、管道护理及指导、排泄护理 □ 患者安全管理	□ 二级护理 □ 体位与活动：取半坐或斜坡卧位，指导床上或床边活动 □ 饮食：拔除胃管后指导流质饮食或半流质饮食 □ 患者安全管理	□ 二级护理 □ 体位与活动：自主体位，指导下床活动 □ 饮食：指导半流饮食 □ 患者安全管理	□ 二级护理 □ 患者安全管理
专科护理	□ 病情观察，写护理记录 □ 记录24小时出入量 □ 饮食：禁食、禁水 □ 营养支持护理（遵医嘱） □ 用药指导 □ 心理支持（患者及家属）	□ 密切观察患者情况，包括观察腹部体征、胃肠功能恢复情况、切口敷料等 □ 疼痛护理 □ 遵医嘱拔除胃管、尿管等 □ 记录腹腔引流量，遵医嘱拔除深静脉置管、引流管 □ 营养支持护理 □ 用药指导 □ 心理支持（患者及家属）	□ 观察患者病情变化，包括生命体征、切口敷料、腹部体征 □ 协助或指导生活护理 □ 静脉抽血 □ 营养支持护理 □ 心理支持	□ 复诊时间 □ 作息、饮食、活动 □ 服药指导 □ 日常保健 □ 清洁卫生 □ 疾病知识及后续治疗
重点医嘱	□ 详见医嘱执行单	□ 详见医嘱执行单	□ 详见医嘱执行单	□ 详见医嘱执行单
病情变异记录	□ 无 □ 有，原因： 1. 2.	□ 无 □ 有，原因： 1. 2.	□ 无 □ 有，原因： 1. 2.	□ 无 □ 有，原因： 1. 2.
护士签名				

（三）患者表单

脾破裂临床路径患者表单

适用对象：第一诊断为脾破裂（ICD-10：D73.5/S36.0）

行脾破裂修补、部分脾切除及脾切除术（ICD-9-CM-3：41.43/41.5/41.95）

患者姓名：	性别：　年龄：　门诊号：	住院号：
住院日期：　年　月　日	**出院日期：**　年　月　日	**标准住院日：8~15天**

日期	住院第1天	住院第1天（手术日）术前与术中	住院第1天（手术日）术后
监测	□ 配合测量体温、脉搏、呼吸、血压、血氧饱和度、体重	□ 配合测量生命体征	□ 配合测量生命体征
医患配合	□ 护士行入院护理评估（简单询问病史） □ 接受入院宣教（环境介绍、病室规定、订餐制度、贵重物品保管等） □ 配合询问病史、收集资料，请务必详细告知既往史、用药史、过敏史 □ 配合进行体格检查 □ 有任何不适告知医师	□ 配合完善术前相关化验、检查 □ 术前宣教 □ 了解疾病知识、临床表现、治疗方法 □ 术前用物准备 □ 手术室接患者，配合核对 □ 医师与患者及家属介绍病情及手术谈话 □ 手术时家属在等候区等候 □ 探视及陪护制度	□ 术后体位：麻醉未醒时平卧，清醒后，4~6小时无不适反应可垫枕或根据医嘱予监护设备、吸氧 □ 配合护士定时监测生命体征、瞳孔、肢体活动、切口敷料等 □ 不要随意动引流管 □ 疼痛的注意事项及处理 □ 告知医护不适及异常感受 □ 配合评估手术效果
重点诊疗及检查	□ 一级护理 □ 配合行各术前检查	□ 备皮 □ 配血 □ 术前签字	□ 一级护理 □ 予监护设备、吸氧 □ 注意留置管路安全与通畅 □ 用药：补液药物、止血、抑酸等药物的应用 □ 护士协助记录出入量
饮食及活动	□ 禁食、禁水 □ 限制活动	□ 术前12小时禁食、禁水 □ 限制活动	□ 禁食、禁水 □ 平卧，去枕6小时
患者签名			

日期	住院第 2~3 天 （术后第 1~2 日）	住院第 4~6 天 （术后第 3~5 日）	住院第 7 天 （术后第 6 日）	住院第 8~15 天 （出院日）
监测	□ 定时监测生命体征	□ 定时监测生命体征	□ 定时监测生命体征	□ 定时监测生命体征
医患配合	□ 医师巡视，了解病情 □ 配合必要的检查 □ 护士行晨晚间护理 □ 护士协助排泄等生活护理 □ 配合监测出入量 □ 膀胱功能锻炼，成功后可将尿管拔除，观察能否正常排尿 □ 注意探视及陪护时间	□ 医师巡视，了解病情 □ 配合必要的检查 □ 护士行晨晚间护理 □ 护士协助进食、进水、排泄等生活护理 □ 配合监测出入量	□ 医师巡视，了解病情 □ 配合必要的检查 □ 护士行晨晚间护理 □ 护士协助进食、进水、排泄等生活护理 □ 配合监测出入量	□ 护士行晨晚间护理 □ 医师拆线 □ 切口注意事项 □ 出院宣教 □ 接受出院前康复宣教 □ 学习出院注意事项 □ 了解复查程序 □ 办理出院手续，取出院带药
重点诊疗及检查	**重点诊疗** □ 一级或二级护理 □ 医师定时予切口换药 **重要检查** □ 定期抽血检验	**重点诊疗** □ 二级护理 □ 医师定时予切口换药 **重要检查** □ 定期抽血检验	**重点诊疗** □ 二级护理 □ 医师定时予切口换药 **重要检查** □ 定期抽血检验 □ 复查腹部超声、CT（必要时）	**重点诊疗** □ 二级护理 **重要检查** □ 定期抽血检验
饮食及活动	□ 禁食、禁水 □ 体位：协助改变体位、协助取斜坡卧位	□ 根据病情逐渐由流质饮食过渡至半流质饮食，营养均衡，取半坐或斜坡卧位，指导床上或床边活动 □ 视体力情况逐渐下床活动，循序渐进，注意安全	□ 半流质饮食，注意营养均衡，视体力情况下床活动，循序渐进，注意安全	□ 半流质饮食过渡至普通饮食，注意营养均衡，视体力适量下床活动，注意安全
患者签名				

附：原表单（2019年版）

脾破裂临床路径表单

适用对象：第一诊断为脾破裂（ICD-10：D73.5/S36.0）
行脾破裂修补、部分脾切除及脾切除术（ICD-9-CM-3：41.43/41.5/41.95）

患者姓名：	性别： 年龄： 门诊号：	住院号：
住院日期： 年 月 日	**出院日期：** 年 月 日	**标准住院日：8~15天**

<table>
<tr><th>日期</th><th colspan="2">住院第1天</th></tr>
<tr><td>主要诊疗工作</td><td colspan="2">□ 询问病史及体格检查
□ 开实验室检查单及超声检查（或CT扫描）
□ 诊断性腹腔穿刺或腹腔灌洗
□ 配血及输血
□ 补液及抗休克治疗
□ 完成必要的相关科室会诊
□ 进行营养筛查与评估
□ 上级医师查房并判断是否需要急诊手术，并作术前评估
□ 申请急诊手术并开手术医嘱
□ 完成住院病历、首次病程记录、上级医师意见及术前小结
□ 完成术前总结、手术方式、手术关键步骤、术中注意事项等
□ 向患者及家属交代病情及手术安排，围手术期注意事项
□ 签署手术知情同意书、自费用品协议书、输血同意书、麻醉同意书或签授权委托书</td></tr>
<tr><td>重点医嘱</td><td>长期医嘱
□ 脾脏损伤护理常规
□ 一级护理
□ 禁食
□ 营养治疗药物（视评估情况）
□ 其他医嘱
临时医嘱
□ 血常规、血型、尿常规
□ 肝肾功能、电解质、凝血功能、感染性疾病筛查
□ 配血及输血
□ X线胸片和心电图（视情况）
□ 腹部超声（或腹部CT）
□ 深静脉置管
□ 腹腔穿刺或腹腔灌洗</td><td>□ 扩容、补液
□ 心电、血压、血氧饱和度监测
□ 术前医嘱：
（1）拟急诊气管内全身麻醉下行剖腹探查、脾切除术
（2）备皮
（3）术前禁食、禁水
（4）麻醉前用药
（5）术前留置胃管和尿管
□ 术中特殊用药
□ 带影像学资料入手术室</td></tr>
<tr><td>主要护理工作</td><td>□ 入院介绍
□ 入院评估
□ 治疗护理
□ 静脉抽血、配血（必要时）
□ 建立静脉通道，补液、扩容
□ 密切观察患者情况
□ 填写营养筛查评估表
□ 营养治疗护理（遵医嘱）</td><td>□ 健康教育
□ 活动指导：限制
□ 饮食指导：禁食
□ 疾病知识指导
□ 用药指导
□ 患者相关检查配合的指导</td></tr>
</table>

续　表

日期	住院第 1 天	
病情变异记录	□无　□有，原因： 1. 2.	□无　□有，原因： 1. 2.
护士签名		
医师签名		

日期	住院第 1 天 （手术日） 术前与术中	住院第 1 天 （手术日） 术后	住院第 2~3 天 （术后第 1~2 日）
主要诊疗工作	□ 陪送患者入手术室 □ 麻醉准备，监测生命体征 □ 施行手术 □ 保持各引流管通畅	□ 麻醉医师完成麻醉记录 □ 完成术后首次病程记录 □ 完成手术记录 □ 向患者及家属说明手术情况 □ 监测生命体征 □ 保持腹腔引流管通畅引流 □ 术后切除脾脏标本送病理学检查	□ 上级医师查房 □ 观察病情变化 □ 观察引流量和性状，视引流情况拔除引流管及尿管 □ 观察手术伤口 □ 分析实验室检验结果 □ 维持水电解质平衡 □ 住院医师完成常规病程记录
重点医嘱	**长期医嘱** □ 脾脏损伤护理常规 □ 一级护理 □ 禁食 **临时医嘱** □ 术前 0.5 小时开始滴抗菌药物 □ 术中冰冻检查 □ 术前营养治疗药物（视评估情况）	**长期医嘱** □ 按剖腹探查、脾切除术后常规护理 □ 一级护理 □ 禁食 □ 心电监护 □ 常规雾化吸入，一天两次 □ 胃管接负压瓶吸引并记量（根据手术情况决定） □ 尿管接尿袋 □ 腹腔引流管接负压吸引并记量 □ 记录 24 小时出入总量 □ 化痰药、制酸剂（必要时） □ 抗菌药物 **临时医嘱** □ 吸氧 □ 急查血常规和血生化 □ 补液治疗 □ 使用止血药 □ 使用血管活性药物（必要时）	**长期医嘱** □ 医嘱同左 □ 临时医嘱 □ 葡萄糖液和盐水液体支持治疗 □ 营养治疗药物 □ 伤口换药 □ 停心电监护 □ 复查血常规和血生化等检查 □ 无感染证据时停用抗菌药物
主要护理工作	□ 术前健康教育 □ 术前禁食、禁水 □ 指导术前更衣、取下义齿饰物等 □ 告知患者及家属术前流程及注意事项 □ 进行备皮、配血、停留胃管、尿管等术前准备 □ 术前手术物品准备 □ 安排陪送患者入手术室 □ 心理支持 □ 营养治疗护理（遵医嘱）	□ 术后活动：平卧，去枕 6 小时，协助改变体位及足部活动 □ 吸氧（必要时） □ 禁食、禁水 □ 密切观察患者病情 □ 疼痛护理、皮肤护理 □ 管道护理及指导 □ 生活护理（一级护理） □ 记录 24 小时出入量 □ 营养治疗护理 □ 用药指导 □ 静脉抽血（遵医嘱） □ 心理支持	□ 体位：协助改变体位、协助取斜坡卧位 □ 密切观察患者情况 □ 疼痛护理 □ 管道护理 □ 生活护理（一级护理） □ 皮肤护理 □ 记录 24 小时出入量 □ 饮食：禁食、禁水 □ 营养治疗护理 □ 用药指导 □ 心理支持（患者及家属） □ 康复指导（运动指导）

续 表

日期	住院第1天 （手术日）		住院第2~3天 （术后第1~2日）
	术前与术中	术后	
病情变异记录	□无 □有，原因： 1. 2.	□无 □有，原因： 1. 2.	□无 □有，原因： 1. 2.
护士签名			
医师签名			

日期	住院第 4~6 天 （术后第 3~5 日）	住院第 7 天 （术后第 6 日）	住院第 8~15 天 （出院日）
主要诊疗工作	□ 上级医师查房 □ 观察病情变化 □ 引流量减少后拔除引流管 □ 拔除深静脉置管 □ 住院医师完成常规病程记录 □ 伤口换药 □ 拔除胃管（视情况） □ 拔除尿管（视情况）	□ 上级医师查房 □ 观察有无手术并发症和切口愈合不良情况 □ 观察腹部情况 □ 住院医师完成常规病程记录 □ 再次进行营养筛查与评估	□ 上级医师查房 □ 伤口拆线 □ 明确是否符合出院标准 □ 完成出院记录、病案首页、出院证明书等 □ 通知出入院处 □ 通知患者及家属 □ 向患者告知出院后注意事项，如康复计划、返院复诊、后续治疗及相关并发症的处理等 □ 出院小结、诊断证明书及出院须知交予患者
重点医嘱	**长期医嘱** □ 二级护理 □ 流质饮食或半流质饮食 **临时医嘱** □ 减少营养治疗或液体治疗 □ 伤口换药 □ 拔胃管、尿管和引流管	**长期医嘱** □ 半流质饮食 **临时医嘱** □ 营养治疗药物（视评估情况） □ 换药 □ 血常规、血液生化、肝功能组合（出院前） □ 必要时行腹部超声	**临时医嘱** □ 伤口拆线 **出院医嘱** □ 出院后相关用药
主要护理工作	□ 体位与活动：取半坐或斜坡卧位，指导床上或床边活动 □ 饮食：拔除胃管后指导流质饮食或半流质饮食 □ 密切观察患者情况，包括观察腹部体征、胃肠功能恢复情况、伤口敷料等 □ 疼痛护理 □ 遵医嘱拔除胃管、尿管等 □ 记录腹腔引流量，遵医嘱拔除深静脉置管、引流管 □ 生活护理（一级或二级护理） □ 皮肤护理 □ 营养治疗护理 □ 用药指导 □ 心理支持（患者及家属） □ 康复指导	□ 体位与活动：自主体位，指导下床活动 □ 饮食：指导半流质饮食 □ 观察患者病情变化，包括生命体征、伤口敷料、腹部体征 □ 协助或指导生活护理 □ 静脉抽血 □ 营养治疗护理 □ 康复指导 □ 心理支持	□ 出院指导 □ 办理出院手续 □ 复诊时间 □ 服药指导 □ 日常保健 □ 清洁卫生 □ 疾病知识及后续治疗 □ 营养、防护等健康宣教
病情变异记录	□ 无　□ 有，原因： 1. 2.	□ 无　□ 有，原因： 1. 2.	□ 无　□ 有，原因： 1. 2.
护士签名			
医师签名			

第二十五章

结节性甲状腺肿临床路径释义

【医疗质量控制指标】

指标一、诊断需临床表现和辅助检查。

指标二、诊断明确需进行手术治疗。

指标三、本病为无菌手术，原则上不应用抗菌药物。

一、结节性甲状腺肿编码

疾病名称及编码：结节性甲状腺肿（ICD-10：E04.902/E04.903）

手术操作名称及编码：单侧甲状腺腺叶切除术（ICD-9-CM-3：06.2）

甲状腺病损切除术（ICD-9-CM-3：06.31）

甲状腺部分切除术（ICD-9-CM-3：06.39）

甲状腺次全切除术（ICD-9-CM-3：06.39）

甲状腺全部切除术（ICD-9-CM-3：06.4）

胸骨后甲状腺切除术（ICD-9-CM-3：06.5）

二、临床路径检索方法

（E04.902/E04.903）伴（06.2 /06.31 /06.39/06.4 /06.5）

三、国家医疗保障疾病诊断相关分组（CHS-DRG）

MDCK 内分泌、营养、代谢疾病及功能障碍

KD1 甲状腺大手术

四、结节性甲状腺肿临床路径标准住院流程

（一）适用对象

第一诊断为结节性甲状腺肿（ICD-10：E04.902/ E04.903），行单侧甲状腺腺叶切除术（ICD-9-CM-3：06.2），甲状腺病损切除术（ICD-9-CM-3：06.31），甲状腺部分切除术（ICD-9-CM-3：06.39），甲状腺次全切除术（ICD-9-CM-3：06.39），甲状腺全部切除术（ICD-9-CM-3：06.4），胸骨后甲状腺切除术（ICD-9-CM-3：06.5）。

释义

■ 本临床路径适用对象是不伴有甲状腺功能亢进症的结节性甲状腺肿患者。

■ 如患者合并有甲状腺功能亢进症应进入其他相应路径。

■ 术中冷冻病理检查诊断为甲状腺癌的患者也进入其他相应路径。胸骨后巨大甲状腺肿压迫气管者可考虑进入其他相应路径。

（二）诊断依据

根据《临床诊疗指南·外科学分册》（中华医学会编，人民卫生出版社，2006年，第1版）。

1. 病史：颈部肿物。
2. 体格检查：触诊发现肿物随吞咽移动。
3. 实验室检查：甲状腺功能、甲状旁腺激素、降钙素、甲状腺球蛋白、肿瘤标志物。
4. 辅助检查：甲状腺及颈部淋巴结超声。
5. 鉴别诊断：必要时行甲状腺核素扫描、ECT、CT（排除胸骨后甲状腺肿及甲状腺癌的证据）检查。

释义

■ 甲状腺功能检查应包括T3、T4、TSH，主要排除合并有甲状腺功能亢进症患者，甲状腺功能正常或减退者均可进入本路径。

■ 气管相可有助于确定有无手术指征。

■ B超可明确甲状腺结节位置及大小，提示有无合并恶性结节，是重要的术前辅助检查。

（三）选择治疗方案的依据

根据《临床诊疗指南·外科学分册》（中华医学会编，人民卫生出版社，2006年，第1版）。
1. 甲状腺肿物造成气管压迫症状；可疑恶变；伴随甲状腺功能亢进症表现；影响外观或正常生活；胸骨后甲状腺肿。
2. 患者的全身状况良好，无手术禁忌证。
3. 征得患者同意。

释义

■ 有气管移位或气管相显示气管受压改变者有手术指征。

■ 影像学检查或体格检查怀疑有恶性病变者有手术指征，术中术后病理证实为恶性病变者，应进入其他相应路径。

■ 合并甲状腺功能亢进症者也应进入其他路径。

（四）标准住院日

≤10天。

（五）进入路径标准

1. 第一诊断符合ICD-10：E04.902结节性甲状腺肿疾病编码。
2. 年龄≤70岁。
3. 需要进行手术治疗。
4. 当患者同时具有其他疾病诊断时，在住院期间不需特殊处理也不影响第一诊断的临床路径流程实施时，可以进入路径。
5. 对具有甲状腺功能亢进、甲状腺癌变可能等病情复杂的病例，不进入路径。

释义

■ 患者合并高血压病、糖尿病、冠状动脉粥样硬化性心脏病等其他慢性疾病，如不影响麻醉和手术，不延长术前准备的时间，可进入本路径。上述慢性疾病如需要经治疗稳定后才能手术，术前准备过程先进入其他相应内科疾病的诊疗路径。

■ 合并甲状腺功能亢进者，建议内分泌科药物治疗，条件允许后可手术，但不进入此临床路径。

■ 术中术后病理证实为恶性病变者，应进入其他相应路径。

（六）术前准备（术前评估）

必须的检查项目：

1. 血常规、尿常规、凝血功能。
2. 甲状腺功能 T3，T4，TSH，TG，PTH，TPOAb 等。
3. 肝功能、肾功能、血糖、离子。
4. 血清术前八项（乙肝表面抗体、乙肝表面抗原，乙肝 E 抗原、乙肝 E 抗体，乙肝核抗体，丙肝抗体，艾滋抗体，梅毒抗体）。
5. 胸部 X 线片。
6. 心电图。
7. 甲状腺及颈部淋巴结超声。
8. 声带功能检查，必要时行电子喉镜检查。

释义

■ 如有合并症可增加相关必要检查。

■ 巨大甲状腺肿，估计手术中操作困难，有可能出血较多时，应酌情配血。

（七）预防性抗菌药物选择与使用时机

1. 按《抗菌药物临床应用指导原则》（卫医发〔2015〕43 号）执行。
2. 无特殊情况，术后 24 小时停用预防性抗菌药物。

释义

■ 本病为无菌手术，原则上不应用抗菌药物。

（八）手术日（依术前准备完成情况而定）

住院第 2~5 天。

1. 麻醉方式：颈丛阻滞麻醉或全身麻醉。
2. 手术方式：甲状腺（部分、次全、全）切除术。
3. 手术内置物：根据术中情况决定是否切口引流。
4. 病理：术中冷冻切片病理检查+术后石蜡切片病理检查。
5. 术中应用纳米炭进行甲状旁腺负显影及淋巴结示踪。术中应用神经监测仪进行喉返神经监测。

释义

■ 术中视病变情况决定切除甲状腺范围，原则上应在尽可能保留正常甲状腺组织的情况下，尽量切除病变组织，延缓或避免因结节性甲状腺肿再次手术。必要时，在术中可考虑使用神经检测技术实时监测，以避免喉返神经损伤。

■ 术中发现可疑恶性结节应进行术中冷冻切片病理检查。

■ 根据手术范围，术中止血情况选择放置或不放置伤口引流，引流可选择皮片或引流管。

（九）术后住院恢复

≤6天。

术后必须复查甲状腺功能、甲状旁腺激素、血生化（包括血清钙）。

释义

■ 术后应密切观察伤口引流情况及呼吸通畅情况，床旁应常规备气管切开包。

■ 术后2~4周复查甲状腺功能，如有甲状腺功能减退应给予替代治疗。

（十）出院标准（围绕一般情况、切口情况、第一诊断转归）

1. 一般情况良好。
2. 无引流管或引流管拔除。
3. 可门诊拆线，切口愈合良好。

释义

■ 一般情况好，颈部伤口无积液、积血，引流管拔除后即可出院。

（十一）有无变异及原因分析

1. 因患者术后出现严重并发症而延期出院。
2. 术后诊断甲状腺功能亢进或甲状腺恶性肿瘤等情况。

五、结节性甲状腺肿临床路径给药方案

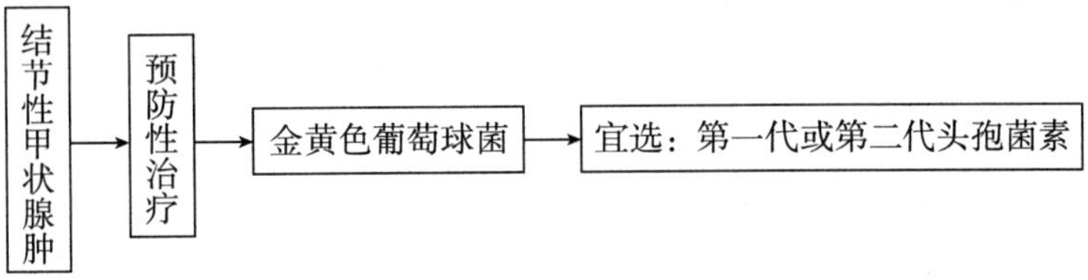

1. 用药选择：

（1）结节性甲状腺肿手术为无菌手术，可不应用抗菌药物。

（2）为预防术后切口感染，应针对金黄色葡萄球菌选用药物。

（3）第一代头孢菌素常用的注射剂有头孢唑林、头孢噻吩、头孢拉定等，口服制剂有头孢拉定、头孢氨苄和头孢羟氨苄等。第二代头孢菌素注射剂有头孢呋辛、头孢替安等，口服制剂有头孢克洛、头孢呋辛酯和头孢丙烯等。

2. 药学提示：

（1）接受结节性甲状腺肿手术者，应在术前 0.5~2 小时给药，或麻醉开始时给药，使手术切口暴露时局部组织中已达到足以杀灭手术过程中入侵切口细菌的药物浓度。

（2）手术时间较短（<2 小时）的清洁手术，术前用药一次即可。手术时间超过 3 小时，可手术中给予第 2 剂。

3. 注意事项：

（1）结节性甲状腺肿手术切口属于Ⅰ类切口，可不应用抗菌药物。如患者有免疫功能低下、伴有其他易感疾病时，可按规定适当预防性和术后应用抗菌药物，但需注意应尽可能单一、短程、较小剂量给药。

（2）用药前必须详细询问患者先前有否对头孢菌素类、青霉素类或其他药物的过敏史。

六、结节性甲状腺肿临床路径护理规范

1. 术前护理：

（1）心理疏导和健康宣教：详细向患者讲解疾病及手术相关知识，根据患者自身特点，了解患者心理动向，充分告知，打消患者顾虑，增加手术信任感。借助健康宣教手册或者视频等，详细向患者讲解疾病知识、体位训练及功能训练。告知患者术后疼痛控制、早期下床活动、术后饮水及康复阶段需要注意事项。

（2）营养支持：针对营养不良患者给予肠内或肠外营养。

（3）术前准备：对于高度紧张患者，手术前夜给予地西泮等药物帮助睡眠。

2. 术中护理：术中进行体温监测，保持体温在 36℃以上，严密监测患者生命体征变化情况，并做好记录，发现异常及时配合医师采取有效措施。

3. 术后护理：术后密切观察患者生命体征和症状，加强对患者的巡视，严密观察患者手术切口部位有无出血、血肿等情况。

（1）患者清醒后对吞咽功能进行评估，恢复正常后可早期给予温凉流质饮食，一般术后 6 小时给予流质或半流质饮食。

（2）术后镇痛。根据患者病情情况采用个体化镇痛、超前镇痛、多模式镇痛。

（3）体位：患者麻醉清醒及血压平稳后给予半卧位，指导患者在床上进行腿部屈伸和翻身活动，早期下床实施颈部康复训练

（4）引流管的护理：告知患者及家属放置引流管的目的及意义，防止引流管被压、扭曲及脱落。对引流管每天进行评估，尽早拔除。

（5）切口护理：密切关注手术切口的渗出和疼痛情况，定期更换无菌敷料，保持切口部位的清洁干燥，防止发生感染。及时采取措施缓解其术口疼痛感，减轻疼痛感对心理所造成的压力。

七、结节性甲状腺肿临床路径营养治疗规范

对于饮食种类无特殊要求，可以根据患者生活习惯而决定，宜进食清淡、易消化及高营养等食物，少食生冷辛辣刺激性食物，宜戒烟戒酒。术后早期因为全身麻醉的麻醉方式可能带来喉部不适，建议进食温凉的食物，使喉部更加舒适。

八、结节性甲状腺肿临床路径患者健康宣教

1. 结节性甲状腺肿是常见的甲状腺一种良性疾病，临床上较为常见。

2. 本病女性的发病率是男性的 3~5 倍，可呈地方性分布，好发于山区和远离海洋等碘缺乏的地区。

3. 主要表现为甲状腺肿大并形成多发性结节，可无其他症状。当病情发展甲状腺显著肿大时可引起压迫症状，如呼吸困难、吞咽困难、声音沙哑等。本病可并发甲状腺功能亢进和糖尿病。

4. 一般单纯的结节性甲状腺肿不需要手术治疗，当出现压迫症状、药物治疗效果不好或疑有癌变时应手术治疗。

5. 术前充分完善各项检查及术前准备，向患者告知疾病及手术相关知识，针对个人消除其焦虑心理，建立信任体系。

6. 术后充分告知护理常识，饮食治疗，换药，治疗，心理等指导。

7. 符合出院条件详细告知患者自行家中护理原则及指标，定期回院复查。

九、推荐表单

（一）医师表单

结节性甲状腺肿临床路径医师表单

适用对象：第一诊断为结节性甲状腺肿（ICD-10：E04.9）

行甲状腺（部分、次全、全）切除术（ICD-9-CM-3：06.2-06.5）

患者姓名：	性别： 年龄： 门诊号：	住院号：
住院日期： 年 月 日	出院日期： 年 月 日	标准住院日：≤10天

时间	住院第1~4天	住院第2~5天 （手术日）
主要诊疗工作	□ 询问病史、体格检查、初步诊断 □ 完成住院病历和首次病程记录 □ 开具常规实验室检查单和辅助检查单 □ 上级医师查房、术前评估、确定手术方案 □ 完成术前小结和上级医师查房记录 □ 向患者及家属交代病情，签署手术知情同意书 □ 术前准备 □ 麻醉科医师术前访视，评估并记录，签署麻醉知情同意书 □ 签署术中冷冻病理检查及输血知情同意书 □ 下达术前医嘱	□ 实施手术 □ 下达术后医嘱 □ 完成手术记录和术后当天病程记录 □ 向家属交代术中情况及注意事项 □ 上级医师查房 □ 完成上级医师查房记录 □ 麻醉科医师术后随访 □ 交班前医师查看术后患者情况并记录交班
重点医嘱	**长期医嘱** □ 二级护理 □ 普通饮食 **临时医嘱** □ 血常规+血型、尿常规+镜检 □ 血生化、血糖、肝肾功能、凝血功能、感染性疾病筛查、甲状腺功能 □ 声带检查、耳鼻喉科会诊 □ 颈部X线片 **手术医嘱** □ 在颈丛神经阻滞麻醉或全身麻醉下行甲状腺（部分、次全、全）切除术 □ 如用普鲁卡因麻醉，应予皮试 □ 抗菌药物皮试 □ 必要的术前用药 □ 必要时术前备血	**长期医嘱** □ 术后护理常规 □ 一级护理 □ 术后6小时半流质饮食 □ 观察呼吸、切口渗血、有无声音嘶哑 **临时医嘱** □ 心电监护、吸氧、静脉补液 □ 备气管切开包
病情变异记录	□ 无 □ 有，原因： 1. 2.	□ 无 □ 有，原因： 1. 2.
医师签名		

时间	住院第 3~6 天 （术后第 1 日）	住院第 4~7 天 （术后第 2 日）
主要诊疗工作	□ 上级医师查房：进行手术切口、并发症的评估，确定是否可以拔除切口引流管 □ 完成日常病程记录和上级医师查房记录	□ 医师查房 □ 完成病程记录
重点医嘱	**长期医嘱** □ 二级护理 **临时医嘱** □ 切口换药	**长期医嘱** □ 二级护理
病情变异记录	□ 无　□ 有，原因： 1. 2.	□ 无　□ 有，原因： 1. 2.
医师签名		

时间	住院第5~8天 （术后第3日）	住院第6~10天 （术后第4~6日）
主要诊疗工作	□ 医师查房 □ 完成病程记录	□ 上级医师查房，确定患者出院日期 □ 完成上级医师查房记录 □ 出院日完成出院总结和病历首页的填写 □ 切口换药，切口评估 □ 向患者交代出院注意事项、复诊时间 □ 通知出院
重点医嘱	**长期医嘱** □ 二级护理	**临时医嘱** □ 住院日切口换药 □ 通知出院 □ 出院日切口拆线
病情变异记录	□ 无 □ 有，原因： 1. 2.	□ 无 □ 有，原因： 1. 2.
医师签名		

（二）护士表单

结节性甲状腺肿临床路径护士表单

适用对象：第一诊断为结节性甲状腺肿（ICD-10：E04.9）

行甲状腺（部分、次全、全）切除术（ICD-9-CM-3：06.2-06.5）

患者姓名：	性别：　年龄：　门诊号：	住院号：
住院日期：　年　月　日	**出院日期：**　年　月　日	**标准住院日：≤10 天**

时间	住院第 1 天	住院第 2 天	住院第 3~4 天 （手术日）
健康宣教	□ 介绍主管医师、护士 □ 介绍医院内相关制度 □ 介绍环境、设施 □ 介绍住院注意事项 □ 介绍疾病知识	□ 介绍术前准备及手术过程 □ 术前用药的药理作用及注意事项 □ 告知术前洗浴物品的准备 □ 告知签字及麻醉科访视事宜 □ 使用药品的宣教 □ 强调术前探视及陪护制度	□ 告知监护设备、管路功能及注意事项 □ 告知术后饮食、体位要求 □ 告知疼痛注意事项 □ 告知术后可能出现情况的应对方式 □ 告知术后探视及陪护制度
护理处置	□ 核对患者姓名，佩戴腕带 □ 建立入院护理病历 □ 卫生处置：剪指（趾）甲、沐浴，更换病号服 □ 防跌倒、坠床宣教 □ 遵医嘱完成特殊检查 □ 了解患者基础疾病，遵医嘱予以对应处理或检测	□ 协助完成相关检查，做好解释说明 □ 遵医嘱完成治疗及用药	□ 送手术 核对患者并脱去衣物，保护患者 核对患者资料及带药 填写手术交接单接手术 核对患者及资料，填写手术交接单 □ 术后 遵医嘱完成治疗、用药
基础护理	□ 三级护理（生活不能完全自理患者予以二级护理） □ 晨晚间护理 □ 患者安全管理 □ 心理护理	□ 三级护理（生活不能完全自理患者予以二级护理） □ 晨晚间护理 □ 患者安全管理 □ 心理护理	□ 特级护理 □ 晨晚间护理 □ 协助生活护理 □ 指导患者采取正确体位 □ 六洁到位 □ 安全护理措施到位 □ 心理护理
专科护理	□ 护理查体 □ 填写跌倒及压疮防范表（需要时）	□ 遵医嘱完成相关检查和治疗	□ 密切观察患者生命体征 □ 密切观察引流的颜色、性质、量及伤口敷料情况 □ 患者声音、饮水情况 □ 准确记录 24 小时出入量 □ 遵医嘱予补液治疗
重点医嘱	□ 详见医嘱执行单	□ 详见医嘱执行单	□ 详见医嘱执行单
病情变异记录	□ 无　□ 有，原因： 1. 2.	□ 无　□ 有，原因： 1. 2.	□ 无　□ 有，原因： 1. 2.
护士签名			

时间	住院第4~6天 （术后第1~2日）	住院第6~10天 （出院日）
健康宣教	□ 饮食指导 □ 下床活动注意事项 □ 评价以前宣教效果 □ 相关检查的目的及注意事项 □ 术后用药指导	□ 指导办理出院手续 □ 定时复查 □ 出院带药服用方法 □ 活动休息 □ 指导饮食
护理处置	□ 遵医嘱完成治疗、用药 □ 根据病情测量生命体征	□ 办理出院手续 □ 书写出院小结
基础护理	□ 一级或二级护理（根据患者病情和生活自理能力确定护理级别） □ 晨晚间护理 □ 协助生活护理 □ 协助饮水、进食温凉普通饮食	□ 二级护理 □ 晨晚间护理 □ 指导采取相应措施预防跌倒、坠床 □ 心理护理
专科护理	□ 病情患者生命体征 □ 观察患者伤口敷料、引流管情况 □ 患者声音、饮水情况	□ 观察病情变化 □ 观察伤口敷料、患者声音、饮水情况
重点医嘱	□ 详见医嘱执行单	□ 详见医嘱执行单
病情变异记录	□ 无 □ 有，原因： 1. 2.	□ 无 □ 有，原因： 1. 2.
护士签名		

（三）患者表单

结节性甲状腺肿临床路径患者表单

适用对象：第一诊断为结节性甲状腺肿（ICD10：E04.9）
行甲状腺（部分、次全、全）切除术（ICD-9-CM-3：06.2-06.5）

患者姓名：	性别：　年龄：　门诊号：	住院号：
住院日期：　年　月　日	**出院日期：**　年　月　日	**标准住院日：≤10 天**

时间	住院第 1 天	住院第 2 天	住院第 3~4 天（手术日）
监测	□ 测量生命体征、体重	□ 测量生命体征（1 次/日）	□ 测量生命体征 □ 24 小时出入量
医患配合	□ 护士行入院护理评估（简单询问病史） □ 接受介绍相关制度 □ 医师询问现病史、既往病史、用药情况，收集资料并进行体格检查 □ 环境介绍 □ 配合完善术前相关检查 □ 疾病知识、临床表现、治疗方法	□ 术前宣教 □ 配合完善术前相关检查，如采血、留尿、心电图、X 线胸片、喉镜 □ 术前用物准备 □ 医师向患者及家属介绍病情手术谈话、术前签字 □ 手术时家属在等候区等候 □ 探视及陪护制度	□ 配合评估手术效果 □ 配合检查生命体征、伤口敷料、引流管，记出入量
护患配合	□ 配合测量体温、脉搏、呼吸、血压、体重 1 次 □ 配合完成入院护理评估（简单询问病史、过敏史、用药史） □ 接受入院宣教（环境介绍、病室规定、订餐制度、贵重物品保管、防跌倒坠床等） □ 有任何不适请告知护士	□ 配合测量体温、脉搏、呼吸、询问排便情况 1 次 □ 接受术前宣教 □ 抗菌药物皮试 □ 肠道准备：术前 12 小时禁食、禁水 □ 自行沐浴 □ 准备好必要用物，吸水管、纸巾等 □ 取下义齿、饰品等，贵重物品交家属保管	□ 清晨测量体温、脉搏、呼吸 1 次 □ 送手术室前，协助完成核对，带齐影像资料，脱去衣物，上手术车 □ 返回病房后，协助完成核对，配合移至病床上 □ 配合检查生命体征、伤口敷料、声音及饮水；记录出入量 □ 配合术后吸氧、监护仪监测、输液 □ 配合缓解疼痛 □ 有任何不适请告知护士
饮食	□ 遵医嘱	□ 术前 12 小时禁食、禁水	□ 术前禁食、禁水 □ 术后 5~6 小时可进食温凉水、酸奶及冰激凌等
排泄	□ 正常排尿便	□ 正常排尿便	□ 术后 4~5 小时内床上自行排尿 □ 床上排便
活动	□ 正常活动	□ 正常活动	□ 麻醉清醒后，头高位或半坐卧位 □ 卧床休息，保护管路 □ 床上活动，保护颈部伤口

时间	住院第4~6天 （术后第1~2日）	住院第6~10天 （出院日）
医患配合	□ 配合观察生命体征，检查伤口情况 □ 需要时，配合伤口换药 □ 配合拔除引流管	□ 接受出院前指导 □ 知道复查程序 □ 获取出院诊断书
护患配合	□ 配合定时测量生命体征、每日询问排便情况 □ 配合检查伤口敷料，记录出入量 □ 接受输液等治疗 □ 接受进水、进食、排便等生活护理 □ 注意活动安全，避免坠床或跌倒 □ 配合执行探视及陪护	□ 接受出院宣教 □ 办理出院手续 □ 获取出院带药 □ 知道服药方法、作用、注意事项 □ 知道护理伤口的方法 □ 知道复印病历方法
饮食	□ 根据医嘱，可进温凉普通饮食	□ 根据医嘱进普通饮食
排泄	□ 无排便或稀便 □ 避免便秘	□ 正常排尿 □ 无排便或稀便 □ 避免便秘
活动	□ 可床边或下床活动 □ 注意保护管路，勿牵拉、脱出等	□ 正常适度活动，避免疲劳

附：原表单（2019 年版）

结节性甲状腺肿临床路径表单

适用对象：第一诊断为结节性甲状腺肿（ICD-10：E04.9）

行单侧甲状腺腺叶切除术（ICD-9-CM-3：06.2），甲状腺病损切除术（ICD-9-CM-3：06.31），甲状腺部分切除术（ICD-9-CM-3：06.39），甲状腺次全切除术（ICD-9-CM-3：06.39），甲状腺全部切除术（ICD-9-CM-3：06.4），胸骨后甲状腺切除术（ICD-9-CM-3：06.5）

患者姓名：	性别：　年龄：　门诊号：	住院号：
住院日期：　年　月　日	**出院日期：**　年　月　日	**标准住院日：≤10 天**

时间	住院第 1~4 天	住院第 2~5 天 （手术日）
主要诊疗工作	□ 询问病史、体格检查、初步诊断 □ 完成住院志和首次病程记录 □ 开具常规实验室检查单和辅助检查单 □ 上级医师查房、术前评估、确定手术方案 □ 完成术前小结和上级医师查房记录 □ 向患者及家属交代病情，签署手术知情同意书 □ 术前准备 □ 麻醉科医师术前访视，评估并记录，签署麻醉知情同意书 □ 签署术中病理冷冻检查及输血知情同意书 □ 下达术前医嘱	□ 实施手术 □ 下达术后医嘱 □ 完成手术记录和术后当天病程记录 □ 向家属交代术中情况及注意事项 □ 上级医师查房 □ 完成上级医师查房记录 □ 麻醉科医师术后随访 □ 交班前医师查看术后患者情况并记录交班
重点医嘱	**长期医嘱** □ 三级护理（生活不能完全自理患者予以二级护理） □ 普通饮食 **临时医嘱** □ 血常规+血型、尿常规+镜检 □ 血生化、血糖、肝肾功能、离子、凝血功能、感染性疾病筛查、甲状腺功能 □ 声带检查、耳鼻喉科会诊 □ 颈部 X 光片行米瓦氏试验 **手术医嘱** □ 在颈丛神经阻滞麻醉或全身麻醉下行甲状腺（部分、次全、全）切除术 □ 如用普鲁卡因麻醉，应予皮试 □ 抗菌药物皮试 □ 必要的术前用药 □ 必要时术前备血	**长期医嘱** □ 术后护理常规 □ 一级护理 □ 术后 6 小时半流质饮食 □ 观察呼吸、切口渗血、有无声嘶 **临时医嘱** □ 心电监护、吸氧、静脉补液 □ 备气管切开包
主要护理工作	□ 入院介绍、入院评估 □ 健康宣教、心理护理 □ 指导患者完成相关辅助检查 □ 术前准备 □ 定时巡视病房	□ 观察病情变化 □ 术后生活护理、饮食指导、心理护理、疼痛护理 □ 定时巡视病房

续 表

时间	住院第 1~4 天	住院第 2~5 天 （手术日）
病情变异记录	□无 □有，原因： 1. 2.	□无 □有，原因： 1. 2.
护士签名		
医师签名		

时间	住院第3~6天 （术后第1日）	住院第4~7天 （术后第2日）
主要诊疗工作	□ 上级医师查房：进行手术切口、并发症的评估，确定是否可以拔除切口引流管或引流条 □ 完成日常病程记录和上级医师查房记录	□ 医师查房 □ 完成病程记录
重点医嘱	**长期医嘱** □ 二级护理 **临时医嘱** □ 切口换药	**长期医嘱** □ 二级护理
主要护理工作	□ 观察患者病情变化 □ 健康宣教	□ 观察患者病情变化 □ 健康宣教
病情变异记录	□ 无　□ 有，原因： 1. 2.	□ 无　□ 有，原因： 1. 2.
护士签名		
医师签名		

时间	住院第5~8天 (术后第3日)	住院第6~10天 (术后第4~6日)
主要诊疗工作	□ 医师查房 □ 完成病程记录	□ 上级医师查房，确定患者出院日期 □ 完成上级医师查房记录 □ 出院日完成出院总结和病历首页的填写 □ 切口换药，切口评估 □ 向患者交代出院注意事项、复诊时间 □ 通知出院
重点医嘱	**长期医嘱** □ 二级护理	**临时医嘱** □ 住院日切口换药 □ 通知出院 □ 出院日切口拆线
主要护理工作	□ 观察患者病情变化 □ 健康宣教	□ 观察患者病情变化 □ 健康宣教 □ 协助患者办理出院手续 □ 出院指导
病情变异记录	□ 无 □ 有，原因： 1. 2.	□ 无 □ 有，原因： 1. 2.
护士签名		
医师签名		

第二十六章

甲状舌管囊肿临床路径释义

【医疗质量控制指标】

指标一、诊断需临床表现和辅助检查。

指标二、诊断明确尽早行手术治疗。

指标三、如合并感染需联合抗菌药物治疗，抗菌药物选择需结合药敏试验。

一、甲状舌管囊肿编码

疾病名称及编码：甲状舌管囊肿（ICD-10：Q89.202）

手术操作名称及编码：甲状舌管囊肿切除术（ICD-9-CM-3：Q6.701）

二、临床路径检索方法

Q89.202 半 06.701

三、国家医疗保障疾病诊断相关分组（CHS-DRG）

MDCD 头颈、耳、鼻、口、咽疾病及功能障碍

DZ1 其他头颈、耳、鼻、咽、口疾患

四、甲状舌管囊肿临床路径标准住院流程

（一）适用对象

第一诊断为甲状舌管囊肿（ICD-10：Q89.202），行甲状舌管囊肿切除术（ICD-9-CM-3：06.701）。

释义

■ 适用对象编码参见第一部分。

■ 本路径适用对象为临床诊断为甲状舌管囊肿的患者，如为复杂性甲状舌管囊肿，或合并严重感染等并发症，需进入其他相应路径。

（二）诊断依据

根据《临床诊疗指南·耳鼻咽喉头颈外科学分册》（中华医学会编，人民卫生出版社，2009，第1版）：

1. 病史：颈部正中半圆形肿物。
2. 体格检查：触诊肿物呈囊性，位于皮下、舌骨与甲状软骨之间，表面光滑，随吞咽上下移动。
3. 辅助检查：超声检查。
4. 鉴别诊断：同位素检查排除异位甲状腺。

释义

■ 本路径的制订主要参考国内权威参考书籍和诊疗指南。

■ 临床症状和专科查体是诊断甲状舌管囊肿的初步依据。囊肿可发生于颈前正中舌盲孔至胸骨切迹之间的任何部位，以舌骨体上下最常见，有时可偏向一侧。囊肿多呈圆形，生长缓慢，多无自觉症状，以偶然发现为多。囊肿质软，边界清楚，与表面皮肤和周围组织无粘连，位于舌骨下方的囊肿，在囊肿与舌骨体之间有时可扪及一坚韧的条索状物，囊肿可随吞咽及伸舌等动作而上下移动；若囊肿位于舌盲孔附近时，当其生长到一定程度可使舌根部抬高，发生吞咽、言语功能障碍。囊肿可经过舌盲孔与口腔相通而容易继发感染，当囊肿继发感染时，可出现疼痛，吞咽时尤甚。颈部检查可见囊肿表面皮肤发红，界限不清，当囊肿自行破溃或经皮肤切开引流时可形成甲状舌管瘘，此时因内容物引流囊肿可消失。临床上亦可见出生后即存在的原发甲状舌管瘘。甲状舌管瘘的瘘口较小，长期流出淡黄色的黏液或脓性黏液，当瘘口被阻塞时可导致瘘管的急性炎症发作。专科查体：触诊肿物呈囊性，位于皮下、舌骨与甲状软骨之间，表面光滑，随吞咽上下移动。超声检查和同位素检查常有助于诊断。

（三）进入路径标准

1. 第一诊断符合 ICD-10：Q89.202 甲状舌管囊肿疾病编码。
2. 无绝对手术禁忌。
3. 当患者同时具有其他疾病诊断，但在住院期间不需特殊处理也不影响第一诊断的临床路径流程实施时，可以进入路径。
4. 对可能存在癌变或异位甲状腺等病情复杂的病例，不进入路径。

释义

■ 本路径适用对象为临床诊断为甲状舌管囊肿的患者，如为复杂性甲状舌管囊肿，或合并严重感染等并发症，需进入其他相应路径。

■ 入院后常规检查发现有基础疾病，如高血压、冠状动脉粥样硬化性心脏病、糖尿病、肝肾功能不全等，经系统评估后对甲状舌管囊肿手术治疗无特殊影响且无特殊专科治疗者，可进入路径。但可能加重基础疾病，增加医疗费用，延长住院时间。

（四）标准住院日

≤8 天。

释义

■ 怀疑甲状舌管囊肿的患者入院后，完善相关病史采集、专科查体、术前检查，明确是否符合路径要求，完善术前准备 1~2 天，第 2 天行甲状舌管囊肿手术治疗。术后开始抗炎、换药等对症支持治疗，观察颈部及局部创面愈合情况，总住院时间不超过 8 天符合本路径要求。

注：因合并基础疾病，如高血压、冠状动脉粥样硬化性心脏病、糖尿病、肝肾功能不全等明显增加住院时间者应退出路径。

（五）住院期间的检查项目

1. 必须的检查项目：

（1）血常规、血型、凝血功能、尿常规、大便常规。

（2）肝功能、肾功能、电解质、血糖。

（3）感染性疾病筛查（乙肝、丙肝、艾滋病、梅毒等）。

（4）胸部X线片。

（5）心电图。

（6）肿物超声检查。

（7）甲状腺超声或同位素扫描排除异位甲状腺，并确定正常甲状腺位置。

2. 根据患者病情进行的检查项目：

（1）曾感染或囊肿较大时行颈部增强CT或MRI。

（2）肺功能、超声心动图检查和血气分析等。

释义

■ 血常规、尿常规、大便常规是最基本的三大常规检查，进入路径的患者均需完成。肝肾功能、电解质、血糖、凝血功能、心电图、X线胸片可评估有无基础疾病，是否影响住院时间、费用及其治疗预后；血型、感染性标志物用于手术前准备；所有患者均应行肿物彩超，明确病变部位及程度。

■ 本病需与其他相关疾病相鉴别，如异位甲状腺和甲状腺腺瘤，除查肿物彩超外，应行同位素检查；考虑其他性质颈部肿物，可行穿刺活检检查。

■ 由于部分甲状舌管囊肿患者病情较为复杂，触诊及彩超无法判断囊肿复杂程度时应行CT或MRI检查。针对心脏基础疾病患者可增加心脏彩超检查，评估术中心血管风险。

（六）治疗方案的选择

择期手术切除。

释义

■ 由于甲状舌管囊肿自愈的机会很低，不及时治疗会持续发作，加重病情，甚至继发感染。因此，对于诊断明确患者均应行手术治疗。甲状舌管囊肿切除术是治疗甲状舌管囊肿的常用术式。

■ 对于有明确手术禁忌无法手术患者，充分向患者及家属告知病情。

■ 合并感染者应给予抗感染治疗，待感染控制后择期行手术治疗。

（七）预防性抗菌药物选择与使用时机

1. 按《抗菌药物临床应用指导原则》（国卫办医发〔2015〕43号附件）执行。
2. 无明确感染史者，酌情预防性使用抗菌药物。
3. 反复感染史或存在瘘管时，应预防性使用抗菌药物。建议使用青霉素或头孢一代或二代抗菌药物，术前30分钟至2小时内首次用药，总疗程不超过24小时。青霉素和头孢过敏者使用克林霉素。

释义

■ 对于无明显感染征象的甲状舌管囊肿患者，根据患者一般情况，酌情考虑是否预防性使用抗菌药物。反复感染史或存在瘘管时则应预防性使用抗菌药物，应严格遵循《抗菌药物临床应用指导原则》。建议使用青霉素或头孢一代或二代，过敏者考虑使用克林霉素。输注时间应为皮肤或黏膜切开前0.5~2小时，手术时间小于2小时于术前输注1次即可，若手术时间大于2小时则应于术中加用1次抗菌药物。

（八）手术日

1. 手术日为住院第2~4日（根据术前准备完成情况而定）。
2. 麻醉方式：全身麻醉。
3. 手术方式：甲状舌管囊肿切除术。
4. 手术内置物：根据术中情况决定是否放置引流管（片）。
5. 病理：术中冷冻病理及术后石蜡切片病理检查。

释义

■ 所有手术患者均应行术后病理检查，如为恶性，则应退出路径。

■ 患者术中少量出血，可能应用特殊卫材如止血纱布等，有增加手术费用的可能。

■ 术中局部渗出物送细菌培养及药敏试验，可指导患者诊断敏感菌制订抗菌药物方案。

（九）术后恢复

≤6天。

释义

■ 全身麻醉患者，术后回病房平卧6小时后可进流质饮食，继续补液抗感染治疗；局部麻醉患者术后即可进食，半小时后可下床活动。

■ 术后逐步恢复正常进食。

■ 术后用药：应用抗菌药物预防性抗感染，总疗程一般不超过24小时，特殊情况可根据患者术后具体情况决定抗菌药物使用频率及使用时间。

■ 术后每天换药1~2次，创面较深时，放置引流管（片）并保持引流通畅。

■ 术后复查血常规。

■ 术后异常反应处理：

（1）疼痛处理：酌情选用镇静、镇痛药物、患者自控镇痛泵等。

（2）术后尿潴留的预防及处理：控制输液速度及输液量，理疗，导尿等。

（3）切口渗血处理：换药、出血点压迫、使用止血剂。

（4）创面水肿：使用局部或全身消肿药物。

（5）术后继发大出血处理。

（6）其他情况处理：呕吐、发热、头痛等，对症处理。

（十）出院标准

1. 患者一般情况良好。
2. 无引流管或已拔除引流管（片）。
3. 切口愈合良好。

释义

■ 出院前，患者应血常规正常，无明显感染指征。

■ 局部创面无脓性分泌物，无假性愈合，无明显水肿、出血。

（十一）变异及原因分析

1. 因患者术后出现严重并发症而延期出院。
2. 术后诊断甲状舌管囊肿癌变等情况。

释义

■ 存在明显手术禁忌证患者，按标准保守治疗方案治疗，如患者局部症状缓解不明显，所有入路径患者发现其他严重基础疾病，需调整药物治疗或继续其他基础疾病的治疗，则中止本路径；个别甲状舌管囊肿患者反复感染，治疗疗程长、治疗费用高者，需退出本路径；术后病理诊断为甲状舌管囊肿癌变等情况时，需退出本路径；出现术后感染、大出血等并发症时，需转入相应路径。

■ 认可的变异原因主要是指患者入选路径后，在检查及治疗过程中发现患者合并存在事前未预知的、对本路径治疗可能产生影响的情况，需要中止执行路径或延长治疗时间、增加治疗费用。医师需在表单中明确说明。

■ 因患者方面的主观原因导致执行路径出现变异，需医师在表单中予以说明。

五、甲状舌管囊肿临床路径给药方案

1. 用药选择：

对于无明显感染征象的甲状舌管囊肿患者，根据患者一般情况，酌情考虑是否预防性使用抗菌药物。反复感染史或存在瘘管时则应预防性使用抗菌药物，应严格遵循《抗菌药物临床应用指导原则》。建议使用青霉素或头孢一代或二代，过敏者考虑使用克林霉素。输注时间应为皮肤或黏膜切开前0.5~2.0小时，手术时间<2小时于术前输注1次即可，若手术时间>2小时则应于术中加用1次抗菌药物。

2. 药学提示：

青霉素和头孢菌素较为安全，可能出现的不良反应有药物热、皮疹、胃肠道功能紊乱、血小板减少、白细胞减少、嗜酸性粒细胞增多、血清谷丙转氨酶和尿素氮暂时升高、腹泻、过敏性皮疹、荨麻疹等。

3. 注意事项

（1）应用头孢菌素和青霉素可能发生过敏，头孢菌素存在迟发过敏，应行皮试并严密监测。

（2）应用头孢菌素饮酒会出现双硫仑样反应，应严格禁酒。

（3）抗菌药物应用于肝肾功能障碍、儿童患者等应注意调整药物用量。

（4）应用抗菌药物应监测血常规、血培养，及时调整抗菌药物方案。

六、甲状舌管囊肿临床路径护理规范

1. 术前护理：

（1）合理饮食：嘱患者多饮水，多进食新鲜蔬菜、水果，多吃粗粮，少吃辛辣刺激性食物，忌烟酒。养成良好生活习惯。

（2）应用抗菌药物：急性炎症期，遵医嘱给予抗菌药物。有条件时穿刺抽取脓液，并根据药敏试验结果合理选择抗菌药物，控制感染。

（3）肠道准备：手术前一般不需要限制饮食，或进少渣饮食。手术当日禁食，并应在术前排空小便。

（4）心理护理：详细向患者讲解疾病及手术相关知识，根据患者自身特点，了解患者心理动向，充分告知，打消患者顾虑，增加手术信任感。

2. 术后护理：

（1）饮食及活动护理：术后当日应禁食或给流质饮食，次日恢复普通饮食。术后6小时内尽量卧床休息，减少活动。6小时后可适当下床活动，排尿、散步等，逐渐延长活动时间，并指导患者进行轻体力活动。

（2）疼痛的护理：因颈部末梢神经丰富，痛觉敏感，导致大多数甲状舌管囊肿术后患者创面剧烈疼痛。疼痛轻微者可不予处理，但疼痛剧烈者应给予处理。指导患者采取各种有效镇痛措施，如分散注意力、听音乐等，必要时遵医嘱予镇痛药物治疗。

（3）并发症的观察与护理：

1）尿潴留：因手术、麻醉刺激、疼痛等原因造成术后尿潴留。若术后8小时仍未排尿且感下腹胀痛、隆起时，可行诱导、热敷或针刺帮助排尿。对膀胱平滑肌收缩无力者，肌内注射新斯的明1mg（1支），增强膀胱平滑肌收缩，可以排尿。必要时导尿。

2）创面出血：因患者新生肉牙质地较脆，切口感染等导致创面出血。如患者出现恶心、呕吐、头晕、眼花、心悸、出冷汗、面色苍白等症状，敷料渗血较多，应及时通知医师行相应消除处理。

3）切口感染：应注意术前改善全身营养状况；术后2日内保持切口周围皮肤清洁；切口定时换药，充分引流。

七、甲状舌管囊肿临床路径营养治疗规范

甲状舌管囊肿治疗对饮食没有绝对控制，无需绝对洁净。术后3日内适当控制饮食，循序渐进，手术当日及术后第一日给予患者全流质饮食，术后第二日给予患者普通饮食。由于全身麻醉原因，成人择期手术前6小时禁食，4小时禁水；小儿术前4~8小时禁食（奶），2~3小时禁水。

八、甲状舌管囊肿临床路径患者健康宣教

1. 甲状舌管囊肿是一种先天性、发育性囊肿，男女均可发生，可发生于任何年龄，但以30岁以下青少年为多见。

2. 手术切除是甲状舌管囊肿治疗的主要方法，一旦确诊应择期行手术治疗。

3. 术前充分完善术前检查及术前准备，向患者告知疾病及手术相关知识，帮助准备围手术期用品，针对个人消除其焦虑心理，建立信任体系。

4. 术后充分告知护理常识，饮食治疗，换药，治疗，心理等指导。

5. 符合出院条件详细告知患者自行家中护理原则及指标，定期回院复查。

九、推荐表单

（一）医师表单

甲状舌管囊肿临床路径医师表单

适用对象：第一诊断甲状舌管囊肿（ICD-10：Q89.202）

行甲状舌管囊肿切除术（ICD-9-CM-3：06.701）

患者姓名：	性别：　年龄：　门诊号：	住院号：
住院日期：　年　月　日	**出院日期：**　年　月　日	**标准住院日：≤8天**

时间	住院第1~3天	住院第2~4天（手术日）	住院第3~5天（术后第1日）*
诊疗工作	□ 询问病史、体格检查、初步诊断 □ 完成入院记录和首次病程记录 □ 开具常规实验室检查单和辅助检查单 □ 上级医师查房、术前评估、确定手术方案 □ 完成术前小结和上级医师查房记录 □ 向患者及家属交代病情，签署手术知情同意书 □ 麻醉医师术前访视、评估并记录，签署麻醉知情同意书 □ 开术前医嘱	□ 实施手术 □ 开术后医嘱 □ 完成手术记录和术后当天病程记录 □ 向家属交代术中情况及注意事项 □ 上级医师查房 □ 完成上级医师查房记录 □ 麻醉科医师术后随访 □ 交班前医师查看术后患者情况并记录交班	□ 上级医师查房：评估手术切口及并发症，确定是否可以拔除引流管（片） □ 完成日常病程记录和上级医师查房记录
重点医嘱	**长期医嘱** □ 二级护理 □ 普通饮食 **临时医嘱** □ 血常规+血型、尿常规、大便常规 □ 肝肾功能、血糖、凝血功能、感染性疾病筛查 □ 胸部X片、心电图 □ 甲状腺B超 **手术医嘱** □ 全身麻醉下行甲状舌管囊肿切除术 □ 抗菌药物皮试 □ 必要的术前用药 □ 必要时术前备血	**长期医嘱** □ 术后护理常规 □ 一级护理 □ 术后6小时半流质饮食 **临时医嘱** □ 心电监护、吸氧、静脉补液	**长期医嘱** □ 二级护理 **临时医嘱** □ 切口换药

续　表

时间	住院第 1~3 天	住院第 2~4 天（手术日）	住院第 3~5 天（术后第 1 日）*
病情变异记录	□ 无　□ 有，原因： 1. 2.	□ 无　□ 有，原因： 1. 2.	□ 无　□ 有，原因： 1. 2.
医师签名			

时间	住院第 4~6 天 （术后第 2 日）	住院第 5~7 天 （术后第 3 日）	住院第 6~8 天 （术后第 4 日）
主要诊疗工作	□ 医师查房 □ 完成病程记录	□ 医师查房 □ 完成病程记录	□ 上级医师查房，确定患者能否出院 □ 完成上级医师查房记录 □ 完成出院小结和病案首页的填写 □ 切口换药、切口评估 □ 向患者交代出院注意事项、复诊时间 □ 通知出院
重点医嘱	**长期医嘱** □ 二级护理	**长期医嘱** □ 二级护理	**临时医嘱** □ 切口换药 □ 出院
病情变异记录	□ 无　□ 有，原因： 1. 2.	□ 无　□ 有，原因： 1. 2.	□ 无　□ 有，原因： 1. 2.
医师签名			

注：* 患者如术后 1、2、3 天引流比较少，可经上级医师查房评估切口，确定是否可拔出引流管，是否能出院，不一定要术后第 4 日才出院。

（二）护士表单

甲状舌管囊肿临床路径护士表单

适用对象：第一诊断甲状舌管囊肿（ICD-10：Q89.202）
行甲状舌管囊肿切除术（ICD-9-CM-3：06.701）

患者姓名：	性别：　年龄：　门诊号：	住院号：
住院日期：　年　月　日	出院日期：　年　月　日	标准住院日：≤8 天

时间	住院第 1~3 天	住院第 2~4 天 （手术日）	住院第 3~5 天 （术后第 1 日）*
健康宣教	□ 入院宣教、术前宣教 □ 介绍主管医师、护士 □ 介绍环境、设施 □ 介绍住院注意事项 □ 介绍探视和陪护制度 □ 告知手术所需物品准备	□ 术前、术后宣教 □ 告知饮食、体位要求 □ 告知术后需禁食 6 小时 □ 给予患者及家属心理支持再次明确探视陪护须知	□ 术后宣教 □ 饮食活动指导 □ 告知用药作用及频率 □ 告知换药准备、时间及要求 □ 强调探视及陪护制度
护理处置	□ 协助医师完成术前的相关检验 □ 核对患者姓名，佩戴腕带 □ 建立入院护理病历 □ 协助患者留取各种标本 □ 测量生命体征 □ 测量体重	□ 术前准备，送患者至手术中心，摘除患者义齿 □ 核对患者资料及术中带药 □ 接患者核对患者及资料 □ 禁食、禁水 □ 静脉输液	□ 遵医嘱完成相关护理
基础护理	□ 二级护理 □ 晨晚间护理 □ 患者安全管理	□ 一级护理 □ 晨晚间护理 □ 患者安全管理	□ 二级或一级护理 □ 晨晚间护理 □ 患者安全管理
专科护理	□ 护理查体 □ 病情观察 □ 局部体征的观察 □ 需要时，填写跌倒及压疮防范表 □ 需要时，请家属陪护 □ 确定饮食种类 □ 心理疏导	□ 病情观察 □ 监测生命体征 □ 遵医嘱完成相关护理 □ 心理护理	□ 病情观察 □ 遵医嘱完成相关护理 □ 心理护理
重点医嘱	□ 详见医嘱执行单	□ 详见医嘱执行单	□ 详见医嘱执行单
病情变异记录	□ 无　□ 有，原因： 1. 2.	□ 无　□ 有，原因： 1. 2.	□ 无　□ 有，原因： 1. 2.
护士签名			

时间	住院第 4~6 天 （术后第 2 日）	住院第 5~7 天 （术后第 3 日）	住院第 6~8 天 （术后第 4 日）
健康宣教	□ 术后宣教 □ 饮食、活动指导 □ 引导患者熟悉换药流程	□ 术后宣教 □ 饮食、活动指导 □ 引导患者熟悉换药流程	□ 出院宣教 □ 出院门诊换药 □ 活动休息 □ 指导饮食 □ 指导办理出院手续
护理处置	□ 遵医嘱完成相关护理	□ 遵医嘱完成相关护理	□ 办理出院手续 □ 书写出院小结
基础护理	□ 二级护理 □ 晨晚间护理 □ 患者安全管理	□ 二级护理 □ 晨晚间护理 □ 协助或指导活动 □ 患者安全管理	□ 二级护理 □ 晨晚间护理 □ 患者安全管理
专科护理	□ 病情观察 □ 心理护理	□ 病情观察 □ 出院指导 □ 心理护理	□ 病情观察 □ 创面渗出及渗血情况 □ 心理护理
重点医嘱	□ 详见医嘱执行单	□ 详见医嘱执行单	□ 详见医嘱执行单
病情变异记录	□ 无 □ 有，原因： 1. 2.	□ 无 □ 有，原因： 1. 2.	□ 无 □ 有，原因： 1. 2.
护士签名			

注：*患者如术后 1、2、3 天引流比较少，可经上级医师查房评估切口，确定是否可拔出引流管，是否能出院，不一定要术后第 4 日才出院。

（三）患者表单

甲状舌管囊肿临床路径患者表单

适用对象：第一诊断甲状舌管囊肿（ICD-10：Q89.202）

行甲状舌管囊肿切除术（ICD-9-CM-3：06.701）

患者姓名：	性别：　年龄：　门诊号：	住院号：
住院日期：　年　月　日	**出院日期：**　年　月　日	**标准住院日：≤8 天**

时间	住院第 1~3 天	住院第 2~4 天（手术日）	住院第 3~5 天（术后第 1 日）*
医患配合	□ 配合询问病史、收集资料，请务必详细告知既往史、用药史、过敏史 □ 配合进行体格检查 □ 有任何不适请告知医师	□ 配合完善术前相关检查，如采血、留尿、心电图、X 线胸片 □ 医师与患者及家属介绍病情及术前谈话、术前签字	□ 配合相关术后护理
护患配合	□ 配合测量体温、脉搏、呼吸 3 次、血压、体重 1 次 □ 配合完成入院护理评估（简单询问病史、过敏史、用药史） □ 接受入院宣教（环境介绍、病室规定、订餐制度、贵重物品保管等） □ 配合执行探视和陪护制度 □ 有任何不适请告知护士	□ 配合测量体温、脉搏、呼吸 3 次、询问大便情况 1 次 □ 接受术前宣教 □ 接受饮食宣教 □ 接受药物宣教 □ 完善手术相关物品准备 □ 接受饮食宣教：手术当天术后 6 小时禁食	□ 配合测量体温、脉搏、呼吸 □ 返回病房后，配合接受生命体征的监测 □ 配合检查意识（全身麻醉者） □ 配合缓解疼痛 □ 接受术后宣教 □ 接受药物宣教 □ 有任何不适请告知护士
饮食	□ 遵医嘱饮食	□ 术前禁食、禁水	□ 术后，根据医嘱 6 小时后试饮水，无恶心呕吐进少量流质饮食或者半流质饮食
排泄	□ 正常排尿便	□ 正常排尿便	□ 正常排尿便
活动	□ 正常活动	□ 正常活动	□ 正常活动

时间	住院第 4~6 天 （术后第 2 日）	住院第 5~7 天 （术后第 3 日）	住院第 6~8 天 （术后第 4 日）
医患配合	□ 配合遵嘱饮食及护理	□ 配合遵嘱饮食及护理	□ 配合相关换药工作 □ 配合办理出院
护患配合	□ 配合术后宣教	□ 配合术后宣教	□ 配合办理出院手续
饮食	□ 遵医嘱饮食	□ 遵医嘱饮食	□ 遵嘱饮食
排泄	□ 正常排尿便	□ 正常排尿便	□ 正常排尿便
活动	□ 正常活动	□ 正常活动	□ 正常活动

注：* 患者如术后 1、2、3 天引流比较少，可经上级医师查房评估切口，确定是否可拔出引流管，是否能出院，不一定要术后第 4 日才出院。

第二十七章

甲状腺良性肿瘤临床路径释义

【医疗质量控制指标】

指标一、诊断需临床表现及辅助检查。

指标二、严格把握手术指征。

指标三、手术并发症的防治。

一、甲状腺良性肿瘤编码

1. 原编码：

疾病名称及编码：甲状腺良性肿瘤（ICD-10：D34）

手术操作名称及编码：甲状腺部分切除、甲状腺次全切除或甲状腺近全切除术（ICD-9-CM-3：06.2/06.39）

2. 修改编码：

疾病名称及编码：甲状腺良性肿瘤（ICD-10：D34）

结节性甲状腺肿（ICD-10：E04）

手术操作名称及编码：单侧甲状腺腺叶切除术（ICD-9-CM-3：06.2）

部分甲状腺切除术（ICD-9-CM-3：06.3）

胸骨后甲状腺切除术（ICD-9-CM-3：06.5）

二、临床路径检索方法

（D34/E04）伴（06.2 /06.3 /06.5）

三、国家医疗保障疾病诊断相关分组（CHS-DRG）

MDCK 内分泌、营养、代谢疾病及功能障碍

KT1 内分泌疾患

四、甲状腺良性肿瘤临床路径标准住院流程

（一）适用对象

第一诊断为甲状腺良性肿瘤（ICD-10：D34），结节性甲状腺肿（ICD-10：E04），行单侧甲状腺腺叶切除术（ICD-9-CM-3：06.2），部分甲状腺切除术（ICD-9-CM-3：06.3），胸骨后甲状腺切除术（ICD-9-CM-3：06.5）。

释义

■ 适用对象编码参见第一部分。

■ 本路径适用对象为甲状腺腺瘤，结节性甲状腺肿。

■ 根据肿瘤大小、部位，甲状腺良性肿瘤的手术方式分甲状腺部分切除、甲状腺腺叶切除术。胸骨后甲状腺肿切除术。

（二）诊断依据

根据《临床诊疗指南·普通外科分册》（中华医学会编，人民卫生出版社，2006 年，第 1 版），《甲状腺外科》（陈国锐，王深明主编，人民卫生出版社，2005 年，第 1 版）及全国高等学校教材《外科学》（陈孝平，汪建平，赵继宗主编，人民卫生出版社，2018 年，第 9 版）。

1. 发现颈前区肿物，无或伴有甲状腺功能亢进临床表现。
2. 体检提示颈前区肿块，随吞咽而上下活动。
3. 颈部超声提示甲状腺良性肿瘤。
4. 甲状腺功能正常或有甲状腺功能亢进表现。

释义

■ 甲状腺良性肿瘤患者一般无明显症状。肿瘤呈圆形或椭圆形，大小不等，肿瘤活动度好，表面光滑，边界清，与周围组织无粘连，随吞咽上下移动。个别肿瘤较大者可压迫气管，使气管、食管移位。有时因肿块内出血，瘤体会突然增大，伴有局部胀痛。

■ 高分辨率超声检查是评估甲状腺结节的首选方法，对触诊怀疑，或是在 X 线、CT、MR 或 SPECT 检查中提示的甲状腺结节均应行超声检查 。颈部超声可确定甲状腺结节的大小、数目、位置、质地、边界、包膜、钙化、血供和周围组织的关系等情况，同时评估颈部区域有无淋巴结及淋巴结大小、形态和结构特点。

■ 甲状腺良性肿瘤可以恶变，恶变者不属于本路径范畴。

（三）选择治疗方案的依据

根据《临床诊疗指南·普通外科分册》（中华医学会编，人民卫生出版社，2006 年，第 1 版），《甲状腺外科》（陈国锐，王深明主编，人民卫生出版社，2005 年，第 1 版）及全国高等学校教材《外科学》（陈孝平，汪建平，赵继宗主编，人民卫生出版社，2018 年，第 9 版）。

释义

■ 各医疗单位执行甲状腺良性肿瘤临床路径时，可根据疾病肿瘤制订具体的入路名称。

■ 肿瘤较小或生长缓慢的甲状腺良性肿瘤可以不做处理。因病情复杂、患者自身机体的原因或医疗条件的限制不适合手术的患者，要向患者提供其他治疗方式的选择，履行医师的告知义务和患者对该病的知情权。

■ 本病是良性肿瘤，手术为择期手术。

（四）临床路径标准住院日

6~9 天。

释义

■ 甲状腺良性肿瘤患者入院后，常规检查包括超声、X 线检查等准备 1~2 天，术后恢复 2~5 天，总住院时间小于 9 天的均符合本路径要求。

（五）进入路径标准

1. 第一诊断必须符合甲状腺良性肿瘤（ICD-10：D34），结节性甲状腺肿（ICD-10：E04）编码。
2. 当患者合并其他疾病，但住院期间不需要特殊处理也不影响第一诊断的临床路径流程实施时，可以进入路径。

释义

■ 本路径适用对象为甲状腺腺瘤、结节性甲状腺肿。

■ 患者如果合并高血压、糖尿病、冠状动脉粥样硬化性心脏病、慢性阻塞性肺炎、慢性肾病等其他慢性疾病，需要术前对症治疗时，如果不影响麻醉和手术，不影响术前准备的时间，可进入本路径。上述慢性疾病如果需要经治疗稳定后才能手术，术前需特殊准备的，先进入其他相应内科疾病的诊疗路径。

（六）术前准备

1~2 天。

1. 必须的检查项目：

（1）血常规、尿常规、大便常规+隐血。

（2）肝功能、肾功能、电解质、血糖、凝血功能、感染性疾病筛查（乙型肝炎、丙型肝炎、艾滋病、梅毒等）和甲状旁腺素检查。

（3）心电图、胸部 X 线检查。

（4）甲状腺功能检查、抗甲状腺抗体、甲状腺球蛋白、血清降钙素，甲状腺及颈部淋巴结超声。

（5）请耳鼻喉科会诊了解声带情况。

2. 根据患者病情可选择：

（1）颈部 CT 检查（平扫或增强）、肺功能、超声心动图检查和血气分析等。

（2）甲状腺同位素扫描。

（3）对于困难和双侧手术术中可选择使用："纳米碳"（保护甲状旁腺）、"神经监测"（保护喉返神经）。

释义

■ 必查项目是确保手术治疗安全、有效开展的基础，术前必须完成。

■ 为缩短患者住院等待时间，检查项目可以在患者入院前于门诊完成。

■ 对于肿瘤较大压迫气管或胸骨后甲状腺肿的患者，术前应进行颈部 CT 检查，评估气管受压情况，胸骨后肿瘤与颈部甲状腺是否连续，并明确肿块与周围组织、脏器的关系。

■ 对于肿瘤可疑恶变或合并甲状腺功能亢进者，可行甲状腺核素扫描。

■ 高龄患者或有心肺功能异常患者，术前根据病情增加心脏彩超、肺功能、血气分析等检查。

■ 对于巨大甲状腺肿、再次甲状腺手术等复杂手术，可选择使用纳米碳负显影、喉返神经监测技术来保护甲状旁腺/喉返神经等重要解剖结构。

（七）预防性抗菌药物选择与使用时机

按照《抗菌药物临床应用指导原则》（卫医发〔2015〕43 号）执行。通常不需预防用抗菌药物。

释义

■ 甲状腺良性肿瘤手术切口属于Ⅰ类切口，通常不需预防用抗菌药物。

（八）手术日

入院第 3~4 天。

1. 麻醉方式：气管内插管全身麻醉、局部麻醉或颈丛麻醉。
2. 手术方式：根据甲状腺肿物大小及其部位、性质选择甲状腺部分切除、甲状腺次全切除或甲状腺近全切除术。
3. 术中用药：麻醉常规用药。
4. 输血：根据术前血红蛋白状况及术中出血情况而定。
5. 病理学检查：术中行冷冻病理学检查，术后行石蜡切片病理学检查。
6. 对于困难和双侧手术术中可选择使用：“纳米碳”（保护甲状旁腺）、“神经监测”（保护喉返神经）。

释义

■ 目前甲状腺良性肿瘤手术多采用气管内插管全身麻醉。

■ 手术是否输血依照术中出血量而定，可根据医院条件采用自体血回输系统，必要时输异体血。

■ 手术中应常规进行术中冷冻病理学检查及术后石蜡切片病理学检查，明确肿瘤性质及治疗方案，恶变者不属于本路径范畴。

■ 对于巨大甲状腺肿等复杂手术，可选择使用纳米碳负显影、喉返神经监测技术来保护甲状旁腺/喉返神经等重要解剖结构。

（九）术后住院恢复

2~5 天。

1. 生命体征监测，严密观察有无出血等并发症发生。
2. 根据病情，按照《国家基本药物》目录选择使用雾化、止血药、补液等治疗，时间 1~2

天（视具体情况而定）。
3. 根据病情，尽早拔除尿管、引流管。
4. 实验室检查：必要时复查血常规、血生化等，可选择甲状旁腺素检查和血钙检查。

释义

■ 术后可根据患者恢复情况做必须复查的检查项目，并根据病情变化增加检查的频次。复查项目并不仅局限于路径中的项目，还应包括甲状腺功能检查等。

■ 对于巨大甲状腺肿行甲状腺全切的患者，术后应及时关注甲状旁腺素及血钙变化。

（十）出院标准

1. 无切口感染。
2. 生命体征平稳，可自由活动。
3. 饮食恢复，无需静脉补液。
4. 无需要住院处理的其他并发症或合并症。

释义

■ 主治医师应在出院前，通过复查的各项检查并结合患者恢复情况决定是否能出院。如果确有需要继续留院治疗的情况，超出了路径所规定的时间，应先处理并发症并符合出院条件后再准许患者出院。

（十一）变异及原因分析

1. 术中冷冻提示甲状腺炎或甲状腺癌等转入相应路径。
2. 胸骨后巨大甲状腺肿有可能需要开胸手术。
3. 合并甲状腺功能亢进症的甲状腺良性肿瘤转入相应路径。
4. 术后出现并发症需要进行相关的诊断和治疗。

释义

■ 对于轻微变异，如由于某种原因，路径指示应当于某一天的操作不能如期进行而要延期的，这种改变不会对最终结果产生重大改变，也不会更多的增加住院天数和住院费用，可不出本路径。

■ 除以上所列变异及原因外，如还出现医疗、护理、患者、环境等多方面的变异原因，应阐明变异相关问题的重要性，必要时须及时退出本路径，并请应将特殊的变异原因进行归纳、总结，以便重新修订路径时作为参考，不断完善和修订路径。

五、甲状腺良性肿瘤临床路径给药方案

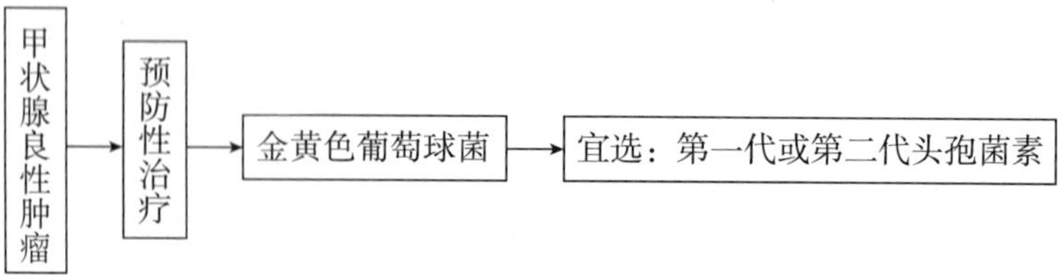

1. 用药选择：

（1）预防用药：根据《抗菌药物临床应用指导原则（2015年版）》（国卫办医发〔2015〕43号附件），甲状腺手术为清洁手术（Ⅰ类切口），通常不需预防用抗菌药物。对于手术范围较大，手术时间长，感染机会增加的患者及高龄或免疫缺陷等高危人群，可按规定适当预防性和术后应用抗菌药物，通常选用一代、二代头孢菌素。

（2）用药时间：预防性用抗菌药物时间为术前0.5小时，手术超过3小时加用1次抗菌药物；总预防性用药时间一般不超过24小时，个别情况可延长至48小时。

（3）药物选择：第一代头孢菌素常用的注射剂有头孢唑林、头孢噻吩、头孢拉定等。第二代头孢菌素注射剂有头孢呋辛、头孢替安等。使用头孢菌素前须进行皮试。对于头孢菌素过敏者可应用其他种类抗菌药物如万古霉素、去甲万古霉素、克林霉素等。

（4）若出现明显低钙血症，可给予静脉及口服钙剂，并给予骨化三醇等活性维生素D制剂。

2. 药学提示：

（1）对于甲状腺良性肿瘤手术需预防应用抗菌药物者，应在术前0.5~2小时给药，或麻醉开始时给药，使手术切口暴露时局部组织中已达到足以杀灭手术过程中入侵切口细菌的药物浓度。

（2）手术时间较短（<2小时）的清洁手术，术前用药一次即可。

（3）头孢菌素较为安全，可能出现的不良反应有药物热、皮疹、胃肠道功能紊乱、血小板减少、白细胞减少、嗜酸性粒细胞增多、血清谷丙转氨酶和尿素氮暂时升高以及腹泻。主要为过敏性皮疹、荨麻疹等。

3. 注意事项：

（1）甲状腺良性肿瘤手术切口属于Ⅰ类切口，对于高危人群，可按规定适当预防性和术后应用抗菌药物，但需注意应尽可能单一、短程、较小剂量给药。

（2）头孢菌素和青霉素存在交叉过敏，头孢菌素存在迟发过敏，应严密监测。

（3）应用头孢菌素饮酒会出现双硫仑样反应，应严格禁酒。

（4）用药前必须详细询问患者先前有否对头孢菌素类、青霉素类或其他药物的过敏史。

六、甲状腺良性肿瘤临床路径护理规范

1. 术前护理：

（1）合理饮食：嘱患者清淡饮食，多进食新鲜蔬菜、少吃辛辣刺激性食物，忌烟酒。

（2）手术体位功能练习：为了适应手术体位，减轻术后头痛等症状，患者在入院后即可开始肩枕头后仰卧位练习。将枕头垫于肩下，头尽量向后仰，抬高床头5°~10°，练习时间由短到长，直到能坚持两个小时。

（3）肠道准备：晚餐清淡易消化饮食，避免辛辣刺激、油腻食物。可予以开塞露通便，术前6小时禁食、2小时禁水。

（4）心理护理：详细向患者讲解疾病及手术相关知识，缓解患者顾虑，增加手术信任感。

（5）睡眠和镇静：患者术前需保证充足的睡眠，必要时遵医嘱应用镇静剂。

2. 术后护理：

(1) 体位：患者清醒后可给予半卧位，利于保持呼吸和引流通畅。

(2) 切口护理：①保持切口敷料包扎完整，观察切口有无肿胀及渗出；②患者活动时注意保护切口，避免颈部过度运动；③必要时切口冰袋冷敷；④观察引流管是否通畅，引流液的颜色、性质和量的变化。

(3) 饮食指导：术后当日禁食，清醒后可进少量温水，观察其有无呛咳、误吸等症状；术后第一日可进流质饮食、半流质饮食，少量蔬菜和水果。根据病情逐渐过渡到普通饮食，避免辛辣刺激、油腻及易引起腹胀的食物；术后恢复期宜多食优质蛋白、新鲜蔬菜和水果等。

(4) 预防术后血栓形成：患者卧床时抬高双下肢，使下肢高于心脏水平 20~30cm。术后 6 小时后可适当下床活动，对于血栓高危患者建议穿医用弹力袜。

(5) 呼吸道管理：①鼓励患者有效咳嗽、咳痰：必要时协助患者翻身、叩背咳痰，当痰液黏稠不易咳出时，应给予药物雾化吸入，口服化痰润喉含片等措施；②鼓励患者术后早期下床活动，预防坠积性肺炎；③密切观察患者体温和呼吸的变化。

(6) 心理护理：关心、体贴患者，根据患者情绪变化，及时疏导患者调整心态。

(7) 并发症的观察与护理：

1) 呼吸困难和窒息　常发生术后 48 小时内，是术后最危急的并发症。切口内出血、喉头水肿、气管塌陷、痰液阻塞、双侧喉返神经损伤均可导致呼吸困难和窒息。患者表现为进行性呼吸困难、烦躁、发绀、颈部肿胀等，护士应密切观察病情变化，注意切口及引流情况，观察患者意识状态，备齐急救物品。配合医师进行抢救，开扩抢救空间。

2) 喉返神经损伤：单侧喉返神经损伤表现为声音嘶哑，可遵医嘱应用促神经恢复的药物、雾化吸入、理疗等；双侧喉返神经损伤表现为声带麻痹、失音、呼吸困难。如出现重度呼吸困难，护士应配合医师立即床旁插气管导管或急诊行气管切开。

3) 喉上神经损伤　喉上神经外侧支损伤表现为声带松弛、音调降低，内侧支损伤表现为饮水呛咳，容易误吸，嘱患者进食半固体食物。

4) 甲状旁腺损伤：主要表现为低血钙，患者面部、唇部或手足部针刺麻木感或强直感。指导患者按时按量服用钙剂，强调增加高钙饮食，当患者抽搐发作时，安抚患者缓解其紧张情绪，遵医嘱静脉注射 10% 葡萄糖酸钙注射液 10~20ml。

5) 甲状腺危象：合并甲状腺功能亢进的患者术后存在甲状腺危象的可能。该并发症常发生于术后 12~36 小时内，护理应及时观察患者生命体征，并及时识别上报医师。出现危象应立即建立静脉通路，吸氧、物理降温，并配合医师进行抢救。

七、甲状腺良性肿瘤临床路径营养治疗规范

甲状腺良性肿瘤患者围手术期应以清淡饮食为主。术前多进食新鲜蔬菜水果、少吃辛辣刺激性食物。术前 6 小时禁食，2 小时禁水。术后当日清醒后可进少量温水；术后第一日可进流质饮食、半流质饮食，少量蔬菜和水果，根据病情逐渐过渡到普通饮食。术后恢复期宜多食优质蛋白、新鲜蔬菜和水果等。术后出现明显低钙血症者，高钙饮食的同时避免高磷饮食，包括各类奶制品、动物内脏、豆制品等。口服左甲状腺素钠片的患者在早餐时应避开影响其吸收的食物，如奶制品、豆制品、含铁钙较高的食物。

八、甲状腺良性肿瘤临床路径患者健康宣教

1. 甲状腺是人体最大的内分泌器官，位于颈前甲状软骨下方气管两侧。其分泌的甲状腺激素参与调节体内各种代谢并影响机体的生长发育。

2. 甲状腺良性肿瘤一般不需要手术治疗，当出现肿瘤较大产生压迫症状、继发甲状腺功能亢进、胸骨后甲状腺肿、可疑恶变等情况下需尽早治疗。

3. 术前完善相关准备，包括：术前各项检查，合理饮食、手术体位功能练习、肠道准备等。

4. 术中可能存在的手术风险，如喉返神经及甲状旁腺损伤等，并根据病情选择性应用喉返神经监测、纳米碳甲状旁腺负显影等新技术。
5. 术后的饮食、活动、用药指导。
6. 手术切除了部分或全部的甲状腺，其分泌甲状腺激素的功能减退或消失，多数患者会出现甲状腺功能减低，需要口服甲状腺素行替代治疗。
7. 术后建议进行适当、适度的颈部功能锻炼，避免创面粘连，限制活动。
8. 离院后注意事项，定期监测甲状腺功能调整左甲状腺素片剂量。

九、推荐表单

（一）医师表单

甲状腺良性肿瘤临床路径医师表单

适用对象：第一诊断为甲状腺良性肿瘤（ICD-10：D34）结节性甲状腺肿（ICD-10：E04）行单侧甲状腺腺叶切除术（ICD-9-CM-3：06.2），部分甲状腺切除术（ICD-9-CM-3：06.3），胸骨后甲状腺切除术（ICD-9-CM-3：06.5）

患者姓名：	性别：　年龄：　门诊号：	住院号：
住院日期：　年　月　日	**出院日期：**　年　月　日	**标准住院日：6~9 天**

日期	住院第 1 天	住院第 2~3 天 （手术前 1 日）
主要诊疗工作	□ 询问病史及体格检查 □ 完成住院病历和首次病程记录 □ 开实验室检查单 □ 上级医师查房与术前评估 □ 初步确定诊治方案和特殊检查项目	□ 上级医师查房 □ 完成术前准备与术前评估 □ 根据检查检验结果进行术前讨论，确定治疗方案 □ 如考虑有恶性或甲状腺功能亢进症转入相应临床路径 □ 完成必要的相关科室会诊 □ 申请手术及开手术医嘱 □ 完成上级医师查房记录、术前讨论、术前小结等 □ 完成术前总结、手术方式、手术关键步骤、术中注意事项等 □ 向患者及家属交代病情及围手术期注意事项 □ 签署手术知情同意书、自费用品协议书、输血同意书、麻醉同意书或签授权委托书
重点医嘱	**长期医嘱** □ 外科二级护理常规 □ 饮食（依据患者情况定） □ 下达就进入临床路径医嘱 **临时医嘱** □ 血常规、尿常规、大便常规+隐血 □ 凝血功能、电解质、肝肾功能、感染性疾病筛查 □ 甲状腺功能、抗甲状腺抗体、甲状腺球蛋白、甲状腺 B 超 □ 心电图、胸部 X 线检查 □ 气管正侧位、肺功能、超声心动图（酌情） □ 耳鼻喉科会诊了解声带 □ 肺功能、超声心动图检查、血气分析、甲状腺核素扫描、颈部 CT（必要时）	**长期医嘱** □ 患者既往基础用药 **临时医嘱** □ 必要的科室会诊 **术前医嘱** □ 常规准备明日行甲状腺（部分、次全、近全）切除术 □ 备皮 □ 术前禁食 6 小时、禁水 2 小时 □ 麻醉前用药 □ 备血（必要时） □ 术中特殊用药带药 □ 带影像学资料入手术室 □ 预约 ICU（视情况而定）
病情变异记录	□ 无　□ 有，原因： 1. 2.	□ 无　□ 有，原因： 1. 2.
医师签名		

<table>
<tr><td rowspan="2">日期</td><td colspan="2">住院第 3~4 天
（手术日）</td></tr>
<tr><td>术前与术中</td><td>术后</td></tr>
<tr><td>主要诊疗工作</td><td>□ 陪送患者入手术室
□ 麻醉准备，监测生命体征
□ 施行手术
□ 保持各引流管通畅
□ 术中行冷冻病理学检查，术后行石蜡病理学检查</td><td>□ 麻醉医师完成麻醉记录
□ 完成术后首次病程记录
□ 完成手术记录
□ 向患者及家属说明手术情况
□ 下达术后医嘱
□ 麻醉师术后随访
□ 观察呼吸、切口渗出、有无声音嘶哑及四肢末梢麻木</td></tr>
<tr><td>重点医嘱</td><td>长期医嘱
□ 甲状腺良性肿瘤常规护理
□ 一级或二级护理
□ 禁食
临时医嘱
□ 术中冷冻检查
□ 术中神经监测（必要时）
□ 术中纳米碳（必要时）
□ 应用抗菌药物（必要时）</td><td>长期医嘱
□ 甲状腺部分切除术后常规护理
□ 一级护理（可如厕）
□ 术后 6 小时半流质饮食
□ 雾化吸入
□ 颈部切口引流记量
□ 尿管接尿袋（视手术时间而定）
临时医嘱
□ 心电监护、吸氧
□ 静脉补液
□ 备气管切开包
□ 血常规及生化检查（必要时）</td></tr>
<tr><td>病情变异记录</td><td>□ 无　□ 有，原因：
1.
2.</td><td>□ 无　□ 有，原因：
1.
2.</td></tr>
<tr><td>医师签名</td><td colspan="2"></td></tr>
</table>

日期	住院第 4~5 天 （术后第 1 日）	住院第 5~7 天 （术后第 2~4 日）	住院第 6~9 天 （出院日）
主要诊疗工作	□ 上级医师查房 □ 观察病情变化，包括颈部、耳前叩击征及声音情况等 □ 观察引流量和性状，视引流情况拔除颈部引流管及尿管 □ 检查手术切口，更换敷料 □ 分析实验室检查结果 □ 维持水电解质平衡 □ 住院医师完成常规病程记录	□ 上级医师查房 □ 观察病情变化，包括颈部、耳前叩击征及声音情况等 □ 观察引流量和颜色 □ 住院医师完成常规病程记录 □ 必要时予相关特殊检查	□ 上级医师查房 □ 切口拆线 □ 明确是否符合出院标准 □ 完成出院记录、病案首页、出院证明书等 □ 通知出入院处 □ 通知患者及家属 □ 向患者告知出院后注意事项，如康复计划、返院复诊、后续治疗，及相关并发症的处理等 □ 出院小结、疾病证明书及出院须知交予患者
重点医嘱	**长期医嘱** □ 甲状腺手术后常规护理 □ 一级护理 □ 半流质饮食 □ 雾化吸入 □ 视情况拔除颈部引流管 □ 化痰药（酌情） □ 患者既往基础用药 **临时医嘱** □ 适当补充葡萄糖液和盐水液体支持 □ 静脉口服钙剂（必要时） □ 切口换药根据引流情况拔除引流管 □ 拔除尿管	**长期医嘱** □ 二级或三级护理（视情况） □ 患者既往基础用药 □ 视情况拔除颈部引流管 **临时医嘱** □ 补充进食不足的液体支持 □ 切口换药，根据引流情况拔除引流 □ 静脉口服钙剂（必要时）	**临时医嘱** □ 切口拆线 **出院医嘱** □ 出院后相关用药
病情变异记录	□ 无 □ 有，原因： 1. 2.	□ 无 □ 有，原因： 1. 2.	□ 无 □ 有，原因： 1. 2.
医师签名			

（二）护士表单

甲状腺良性肿瘤临床路径护士表单

适用对象：第一诊断为甲状腺良性肿瘤（ICD-10：D34）

行甲状腺部分切除、甲状腺次全切除或甲状腺近全切除术（ICD-9-CM-3：06.2/06.39）

患者姓名：	性别：　年龄：　门诊号：	住院号：
住院日期：　年　月　日	**出院日期：**　年　月　日	**标准住院日：6~9天**

时间	住院第1天	住院第2~3天 （手术前1日）	住院第3~4天 （手术日）
健康宣教	□ 入院宣教 介绍主管医师、护士 介绍环境、设施 介绍住院注意事项	□ 术前宣教 宣教疾病知识、术前准备及手术过程 告知准备物品、沐浴 告知术后饮食、活动及探视注意事项 告知术后可能出现的情况及应对方式 □ 主管护士与患者沟通，了解并指导心理应对 □ 告知家属等候区位置	□ 术后当日宣教 告知监护设备、管路功能及注意事项 告知饮食、体位要求 告知疼痛注意事项 告知术后可能出现情况及应对方式 告知用药情况 □ 给予患者及家属心理支持 □ 再次明确探视陪护须知
护理处置	□ 核对患者姓名，佩戴腕带 □ 建立入院护理病历 □ 更换病号服	□ 协助医师完成术前检查 □ 术前准备 备皮；禁食、禁水；开塞露通便 术前沐浴、取下饰品 必要时配血、抗菌药物皮试	□ 送手术 摘除患者各种活动物品 核对患者资料及带药 填写手术交接单，签字确认 □ 接手术 核对患者及资料，签字确认
基础护理	□ 二级或三级护理 □ 晨晚间护理 □ 患者安全管理	□ 二级护理 □ 晨晚间护理 □ 患者安全管理	□ 一级护理 □ 头部抬高或半坐卧位 □ 排泄护理 □ 患者安全管理
专科护理	□ 护理查体 □ 基础生命体征监测 □ 需要时，请家属陪护	□ 协助医师完成术前检查化验	□ 病情观察，评估生命体征、伤口敷料、各种引流管情况、出入量、有无手足抽搐及声音嘶哑情况 □ 遵医嘱予液体支持、化痰、雾化吸入等治疗 □ 床边放置气管切开包
重点医嘱	□ 详见医嘱执行单	□ 详见医嘱执行单	□ 详见医嘱执行单
病情变异记录	□ 无　□ 有，原因： 1. 2.	□ 无　□ 有，原因： 1. 2.	□ 无　□ 有，原因： 1. 2.
护士签名			

时间	住院第 4~7 天 (术后第 1~4 日)	住院第 6~9 天 (术后第 3~6 日)
健康宣教	□ 术后宣教 药物作用及频率 饮食、活动指导 复查患者对术前宣教内容的掌握程度 疾病恢复期注意事项 拔尿管后注意事项 拔颈部引流管后注意事项 下床活动注意事项	□ 出院宣教 复查时间 服药方法 活动休息 指导饮食 康复训练方法 □ 指导办理出院手续
护理处置	□ 遵医嘱完成相关检查 □ 视情况拔除尿管	□ 办理出院手续 □ 书写出院小结
基础护理	□ 一级或二级或三级护理 □ 晨晚间护理 □ 协助进食、进水（饮水呛咳者鼻饲） □ 协助翻身、床上移动、预防压疮 □ 排泄护理 □ 协助更衣 □ 患者安全管理	□ 二级或三级护理 □ 晨晚间护理 □ 协助或指导进食、进水 □ 协助或指导床旁活动 □ 康复训练 □ 患者安全管理
专科护理	□ 病情观察 □ 评估生命体征、伤口敷料、各种引流管情况、出入量、有无手足抽搐及声音嘶哑情况 □ 遵医嘱予液体支持、化痰、雾化吸入等治疗 □ 需要时，联系主管医师给予相关治疗及用药	□ 病情观察 □ 生命体征、伤口敷料、有无手足抽搐及声音嘶哑及是否改善情况
重点医嘱	□ 详见医嘱执行单	□ 详见医嘱执行单
病情变异记录	□ 无　□ 有，原因： 1. 2.	□ 无　□ 有，原因： 1. 2.
护士签名		

（三）患者表单

甲状腺良性肿瘤临床路径患者表单

适用对象：第一诊断为甲状腺良性肿瘤（ICD-10：D34）

行甲状腺部分切除、甲状腺次全切除或甲状腺近全切除术（ICD-9-CM-3：06.2/06.39）

患者姓名：	性别：　年龄：　门诊号：	住院号：
住院日期：　年　月　日	**出院日期：**　年　月　日	**标准住院日：6~9 天**

时间	住院第 1 天	住院第 2~3 天 （手术前 1 日）	住院第 3~4 天 （手术日）
监测	□ 测量生命体征、体重	□ 每日测量生命体征、询问排便情况，手术前 1 天晚测量生命体征	□ 手术清晨测量生命体征、血压 1 次，必要时测量血糖
医患配合	□ 护士行入院护理评估（简单询问病史） □ 接受入院宣教 □ 医师询问病史、既往病史、用药情况，收集资料 □ 进行体格检查	□ 配合完善术前相关检查 □ 术前宣教 □ 甲状腺良性肿瘤疾病知识、临床表现 □ 治疗方法 □ 术前用物准备：毛巾、饮用水等 □ 手术室接患者，配合核对 □ 医师与患者及家属介绍病情及手术谈话 □ 手术时家属在等候区等候 □ 探视及陪护制度	□ 术后宣教 术后体位：麻醉未醒时平卧，清醒后，平卧，去枕 6 小时，协助改变体位，根据医嘱予监护设备、吸氧 □ 配合护士定时监测生命体征、伤口敷料等 □ 不要随意动引流管 □ 疼痛的注意事项及处理 □ 告知医护不适及异常感受 □ 配合评估手术效果
重点诊疗及检查	**重点诊疗** □ 二级护理 □ 既往基础用药	**重点诊疗** □ 术前准备 □ 备皮 □ 配血（必要时） □ 术前签字 **重要检查** □ 心电图、X 线胸片 □ 颈部 B 超、耳鼻喉科会诊声带 □ 甲状腺放射性核素扫描（必要时） □ 颈部 CT（必要时）	**重点诊疗** □ 一级护理 □ 予监护设备、吸氧 □ 注意留置管路安全与通畅 □ 用药：补液、化痰药物的应用 □ 护士协助记录出入量
饮食及活动	□ 普通饮食 □ 正常活动	□ 禁食 6 小时、禁水 2 小时 □ 正常活动	□ 根据病情半流质饮食或鼻饲 □ 卧床休息，自主体位

时间	住院第 4~7 天 （术后第 1~4 日）	住院第 6~9 天 （术后第 3~6 日）
监测	□ 定时监测生命体征，每日询问排便情况	□ 定时监测生命体征、每日询问排便情况
医患配合	□ 医师巡视，了解病情 □ 配合生命体征的观察及必要的检查 □ 护士行晨晚间护理 □ 护士协助进食、进水、排泄等生活护理 □ 配合监测出入量 □ 视情况将尿管拔除 □ 配合功能恢复训练（必要时） □ 注意探视及陪护时间	□ 护士行晨晚间护理 □ 医师拆线 □ 伤口注意事项 □ 配合功能恢复训练（必要时） □ 出院宣教 □ 接受出院前康复宣教 □ 学习出院注意事项 □ 了解复查程序 □ 办理出院手续，取出院带药
重点诊疗及检查	**重点诊疗** □ 一级或二级或三级护理 □ 静脉用药逐渐过渡至口服药 □ 医师定时予伤口换药 **重要检查** □ 定期抽血检验	**重点诊疗** □ 二级或三级护理 □ 普通饮食 □ 医师定时予伤口换药 **重要检查** □ 定期抽血检验（必要时）
饮食及活动	□ 根据病情逐渐由半流质饮食过渡至普通饮食，营养均衡，食用高蛋白、低脂肪、易消化，避免产气食物（牛奶、豆浆）及油腻食物。鼓励多食汤类食物，蔬菜及水果补充水分，卧床休息时可头高位，渐坐起 □ 术后第 1~2 天可视体力情况渐下床活动，循序渐进，注意安全 □ 行功能恢复锻炼（必要时）	□ 普通饮食，营养均衡 □ 勿吸烟、饮酒 □ 正常活动 □ 行功能恢复训练（必要时）

附：原表单（2019 年版）

甲状腺良性肿瘤临床路径表单

适用对象：第一诊断为甲状腺良性肿瘤（ICD-10：D34），结节性甲状腺肿（ICD-10：E04）行单侧甲状腺腺叶切除术（ICD-9-CM-3：06.2），部分甲状腺切除术（ICD-9-CM-3：06.3），胸骨后甲状腺切除术（ICD-9-CM-3：06.5）

患者姓名：	性别：　　年龄：　　门诊号：	住院号：
住院日期：　　年　月　日	出院日期：　　年　月　日	标准住院日：6~9 天

日期	住院第 1 天	住院第 2~3 天 （手术前 1 天）
主要诊疗工作	□ 询问病史及体格检查 □ 完成住院病历和首次病程记录 □ 开实验室检查单 □ 上级医师查房与术前评估 □ 初步确定诊治方案和特殊检查项目	□ 上级医师查房 □ 完成术前准备与术前评估 □ 根据检查检验结果进行术前讨论，确定治疗方案 □ 如考虑有恶性或甲状腺功能亢进症转入相应临床路径 □ 完成必要的相关科室会诊 □ 申请手术及开手术医嘱 □ 完成上级医师查房记录、术前讨论、术前小结等 □ 完成术前总结、手术方式、手术关键步骤、术中注意事项等 □ 向患者及家属交代病情及围手术期注意事项 □ 签署手术知情同意书、自费用品协议书、输血同意书、麻醉同意书或签授权委托书
重点医嘱	**长期医嘱** □ 外科二级护理常规 □ 饮食（依据患者情况定） **临时医嘱** □ 血常规、尿常规、大便常规+隐血 □ 凝血功能、电解质、肝肾功能、血糖、感染性疾病筛查 □ 甲状腺功能、抗甲状腺抗体、甲状腺球蛋白、甲状腺超声 □ 心电图、胸部 X 线检查 □ 气管正侧位行米瓦氏试验、肺功能、超声心动图（酌情） □ 耳鼻喉科会诊了解声带	**长期医嘱** □ 患者既往基础用药 **临时医嘱** □ 必要的科室会诊 □ 术前医嘱： （1）常规准备明日行甲状腺部分切除术 （2）备皮 （3）术前禁食 6 小时、禁水 2 小时 （4）麻醉前用药 （5）备血 □ 术中特殊用药带药 □ 带影像学资料入手术室 □ 预约 ICU（视情况而定）
主要护理工作	□ 入院介绍 □ 入院评估 □ 健康教育 □ 活动指导 □ 饮食指导 □ 患者相关检查配合的指导 □ 心理支持	□ 静脉抽血 □ 健康教育 □ 饮食指导 □ 疾病知识指导 □ 术前指导 □ 促进睡眠（环境、药物） □ 心理支持

续　表

日期	住院第 1 天	住院第 2~3 天 （手术前 1 天）
病情变异记录	□ 无　□ 有，原因： 1. 2.	□ 无　□ 有，原因： 1. 2.
护士签名		
医师签名		

日期	住院第 3~4 天 （手术日）	
	术前与术中	术后
主要诊疗工作	□ 陪送患者入手术室 □ 麻醉准备，监测生命体征 □ 施行手术 □ 保持各引流管通畅 □ 术中行冷冻病理学检查，术终行常规病理学检查	□ 麻醉医师完成麻醉记录 □ 完成术后首次病程记录 □ 完成手术记录 □ 向患者及家属说明手术情况
重点医嘱	**长期医嘱** □ 甲状腺良性肿瘤常规护理 □ 一级或二级护理 □ 禁食 **临时医嘱** □ 术中冷冻检查	**长期医嘱** □ 甲状腺部分切除术后常规护理 □ 一级护理 □ 禁食 □ 常规雾化吸入，一天两次 □ 颈部切口引流接负压袋吸引并记量 □ 尿管接尿袋（视手术时间而定） □ 化痰药 **临时医嘱** □ 吸氧 □ 床边备气管切开包 □ 血常规及生化检查（必要时）
主要护理工作	□ 健康教育 □ 饮食：术前禁食、禁水 □ 术前沐浴、更衣，取下义齿、饰物 □ 告知患者及家属术前流程及注意事项 □ 指导术前注射用药后注意事项 □ 术前手术物品准备 □ 陪送患者入手术室 □ 术中按需留置尿管 □ 床边放置气管切开包 □ 心理支持	□ 体位与活动：平卧，去枕 6 小时，协助改变体位（半坐卧位） □ 按医嘱吸氧、禁食、禁水 □ 密切观察患者情况 □ 疼痛护理 □ 留置管道护理及指导 □ 心理支持（患者及家属）
病情变异记录	□ 无 □ 有，原因： 1. 2.	□ 无 □ 有，原因： 1. 2.
护士签名		
医师签名		

日期	住院第 4~5 天 （术后第 1 日）	住院第 5~7 天 （术后第 2~4 日）	住院第 6~9 天 （出院日）
主要诊疗工作	□ 上级医师查房 □ 观察病情变化，包括颈部、耳前叩击征及声音情况、呼吸情况、有无饮水呛咳、手足抽搐等 □ 观察引流量和性状，视引流情况拔除颈部引流管及尿管 □ 检查手术切口，更换敷料 □ 分析实验室检验结果 □ 维持水电解质平衡 □ 住院医师完成常规病程记录	□ 上级医师查房 □ 观察病情变化，包括颈部、耳前叩击征及声音情况、呼吸情况、有无饮水呛咳、手足抽搐等 □ 观察引流量和颜色 □ 住院医师完成常规病程记录 □ 必要时予相关特殊检查	□ 上级医师查房 □ 切口拆线 □ 明确是否符合出院标准 □ 完成出院记录、病案首页、出院证明书等 □ 通知出入院处 □ 通知患者及家属 □ 向患者告知出院后注意事项，如康复计划、返院复诊、后续治疗，及相关并发症的处理等 □ 出院小结、疾病证明书及出院须知交予患者
重点医嘱	**长期医嘱** □ 甲状腺手术后常规护理 □ 一级护理 □ 半流质饮食 □ 常规雾化，一天两次 □ 视情况拔除颈部引流管接袋并记量 □ 化痰药（酌情） □ 患者既往基础用药 **临时医嘱** □ 适当补充葡萄糖液和盐水液体支持 □ 切口换药并拔除引流 □ 拔除尿管	**长期医嘱** □ 二级或三级护理（视情况） □ 患者既往基础用药 **临时医嘱** □ 补充进食不足的液体支持	**临时医嘱** □ 切口拆线 **出院医嘱** □ 出院后相关用药
主要护理工作	□ 体位：指导患者下床活动及颈部活动 □ 观察患者病情变化 □ 指导饮食 □ 遵医嘱拔除尿管 □ 疼痛护理 □ 生活护理（一级护理） □ 心理支持	□ 体位与活动：自主体位，指导颈部活动 □ 指导饮食 □ 协助或指导生活护理	□ 出院指导 □ 办理出院手续 □ 预约复诊时间 □ 作息、饮食、活动指导 □ 服药指导 □ 清洁卫生 □ 疾病知识
病情变异记录	□ 无　□ 有，原因：	□ 无　□ 有，原因：	□ 无　□ 有，原因：
护士签名			
医师签名			

第二十八章

甲状腺癌临床路径释义

【医疗质量控制指标】

指标一、诊断需临床表现和辅助检查。

指标二、诊断明确尽早行手术治疗。

指标三、甲状腺癌原发灶切除及淋巴结清扫范围。

指标四、手术并发症的防治。

一、甲状腺癌编码

疾病名称及编码：甲状腺癌（ICD-10：C73）

手术操作名称及编码：甲状腺癌根治手术（ICD-9-CM-3：06.2-06.4）

颈淋巴结根治性切除（ICD-9-CM-3：40.4）

二、临床路径检索方法

C73 伴 06.2-06.4 /（06.2-06.4+40.4）

三、国家医疗保障疾病诊断相关分组（CHS-DRG）

MDCK 内分泌、营养、代谢疾病及功能障碍

KD1 甲状腺大手术

四、甲状腺癌临床路径标准住院流程

（一）适用对象

第一诊断为甲状腺癌（ICD-10：C73），行甲状腺癌根治手术（ICD-9-CM-3：06.2-06.4 伴 40.4）。

释义

- 适用对象编码参见第一部分。
- 本路径适用对象为甲状腺恶性肿瘤。
- 甲状腺癌的手术方式为甲状腺癌根治手术。

（二）诊断依据

根据《临床诊疗指南·普通外科分册》（中华医学会编，人民卫生出版社，2006 年，第 1 版），《甲状腺外科》（陈国锐主编，人民卫生出版社，2005 年，第 1 版）及全国高等学校教材《外科学》（陈孝平，汪建平，赵继宗主编，人民卫生出版社，2018 年，第 9 版）。

1. 症状及体征：颈部肿物，可伴有声音嘶哑或呼吸、吞咽困难，体格检查有甲状腺结节，有或无颈部肿大淋巴结。

2. 影像学检查：主要依靠超声彩色多普勒、放射性核素扫描诊断，CT、MR 及 SPECT 等可提供参考。

3. 血清降钙素测定对早期诊断甲状腺髓样癌有十分重要的价值。
4. 病理：针吸细胞学诊断或术中冷冻活检。

释义

■ 甲状腺恶性肿瘤患者一般无明显症状，多在体检发现。晚期可出现声音嘶哑、呼吸、吞咽困难，未分化癌可短期出现上述症状。转移至淋巴结时，可发现颈部淋巴结肿大。当患者甲状腺肿块不明显，因发现转移灶就诊时，应考虑到甲状腺癌的可能。髓样癌患者可出现腹泻，颜面潮红等症状。

■ 高分辨率超声检查是评估甲状腺结节的首选方法，对触诊怀疑，或是在 X 线、CT、MR 或 SPECT 检查中提示的甲状腺结节均应行超声检查。颈部超声可确定甲状腺结节的大小、数目、位置、质地、边界、包膜、钙化、血供和周围组织的关系等情况，同时评估颈部区域有无淋巴结及淋巴结大小、形态和结构特点。以下超声征象提示甲状腺癌可能性大：①实性低回声结节；②结节内血供丰富（TSH 正常情况下）；③结节形态和边缘不规则，晕环缺如；④微小钙化，针尖样弥散分布或簇状分布的钙化；⑤同时伴有颈部淋巴结超声影像异常。

■ 放射性核素扫描受显像仪分辨率所限，适用于直径> 1cm 结节，显像示“冷结节”应考虑恶性的可能，“热结节”绝大部分为良性。

■ CT、MR 及 SPECT 主要显示肿瘤与周围组织结构的关系，协助制订手术方案。

■ 甲状腺髓样癌来源于分泌降钙素的甲状腺滤泡旁细胞（又称 C 细胞），因此血清降钙素可作为甲状腺髓样癌特异性肿瘤标志物。

■ 术前通过针吸细胞学诊断甲状腺癌的灵敏度为 83%（65%~98%），特异性为 92%（72%~100%），术前针吸细胞学检查有助于减少不必要的甲状腺结节手术，并帮助确定恰当的手术方案。术中应常规进行冷冻活检，确定肿瘤性质，决定手术方案。

（三）选择治疗方案的依据

根据《临床诊疗指南·普通外科分册》（中华医学会编，人民卫生出版社，2006 年，第 1 版），《甲状腺外科》（陈国锐主编，人民卫生出版社，2005 年，第 1 版）及全国高等学校教材《外科学》（陈孝平，汪建平，赵继宗主编，人民卫生出版社，2018 年，第 9 版）。
1. 以手术治疗为主，辅助应用核素、甲状腺激素及放射治疗。
2. 手术治疗：对于不同病理类型的甲状腺癌应采取不同的手术方式。
（1）乳头状癌、滤泡状癌：甲状腺全切除（即病灶侧甲状腺叶全切除，对侧甲状腺叶全/近全切除，峡部全切除）或患侧叶甲状腺全切除+峡部切除；确定双侧腺体内都有甲状腺癌结节时，应作全甲状腺切除术及中央组淋巴结切除术。颈淋巴结肿大并证实为甲状腺癌转移的患者，应进行包括颈部淋巴结清扫术在内的甲状腺癌联合根治手术。病灶相当广泛累及双侧腺体并转移至双侧颈部淋巴结，原发病灶与转移灶相互融合粘连应作全甲状腺切除+双侧颈淋巴结清扫术。
（2）髓样癌：术中如能以冷冻切片确诊为髓样癌，则应做全甲状腺切除。

释义

■ 甲状腺癌的治疗方法主要包括手术治疗、术后核素治疗和 TSH 抑制治疗。分化差的甲状腺癌可辅助放疗。手术治疗最为主要，直接影响本病的后续治疗及随访，并与预后密切相关。甲状腺癌治疗的总体发展趋势是个体化的综合治疗。

■ 分化型甲状腺癌甲状腺切除范围中国指南推荐为全/近全甲状腺切除和甲状腺腺叶+峡部切除。

■ 全/近全甲状腺切除术适应证包括：①童年期有头颈部放射线照射史或放射性尘埃接触史；②原发灶最大直径＞4cm；③多癌灶，尤其是双侧癌灶；④不良的病理亚型如：乳头状癌的高细胞型、柱状细胞型、弥漫硬化型、实体亚型，滤泡状癌的广泛浸润型，低分化型甲状腺癌；⑤已有远处转移，需行术后碘^{131}治疗；⑥伴有双侧颈部淋巴结转移；⑦伴有腺外侵犯（如气管、食管、颈动脉或纵隔侵犯等）。全/近全甲状腺切除术的相对适应证是：肿瘤最大直径介于 1~4cm 之间，伴有甲状腺癌高危因素或合并对侧甲状腺结节。

■ 甲状腺腺叶+峡部切除术的适应证为：局限于一侧腺叶内的单发肿瘤，并且肿瘤原发灶≤1cm、复发危险度低、无童年期头颈部放射线接触史、无颈部淋巴结转移和远处转移、对侧腺叶内无结节。相对适应证为：局限于一侧腺叶内的单发肿瘤，并且肿瘤原发灶≤4cm、复发危险度低、对侧腺叶内无结节；微小浸润型滤泡状癌。

■ 分化型甲状腺癌术中有效保留甲状旁腺和喉返神经的情况下均应行病灶同侧中央组淋巴结清扫术。对临床颈部非中央区淋巴结转移（cN1b）的患者，行颈侧区淋巴结清扫术。建议根据中央区转移淋巴结的数量和比例、原发灶的位置、大小、病理分型和术中对非中央区淋巴结探查情况等进行综合评估，对部分临床颈部中央区淋巴结转移（cN1a）患者行颈侧区部淋巴结清扫。

■ 甲状腺髓样癌无论是家族型还是散发性，因具有侵袭性和多灶性特点，均应采取全甲状腺切除。美国甲状腺协会 2009 年推荐的《甲状腺髓样癌诊疗指南》中具体阐述了髓样癌的手术切除范围及程度，推荐甲状腺髓样癌均应作全甲状腺切除和颈淋巴结清扫。

（四）标准住院日

7~14 天。

释义

■ 甲状腺癌患者入院后，常规检查包括超声、CT 检查等准备 1~3 天，术后恢复 4~10 天，总住院时间小于 14 天的均符合本路径要求。

（五）进入路径标准

1. 第一诊断必须符合 ICD-10：C73 甲状腺癌的疾病编码。
2. 当患者合并其他疾病，但住院期间不需要特殊处理也不影响第一诊断的临床路径流程实施时，可以进入路径。

释义

■ 本路径适用对象为甲状腺癌。

■ 患者如果合并高血压、糖尿病、冠状动脉粥样硬化性心脏病、慢性阻塞性肺炎、慢性肾病等其他慢性疾病，需要术前对症治疗时，如果不影响麻醉和手术，不影响术前准备的时间，可进入本路径。上述慢性疾病如果需要经治疗稳定后才能手术，术前需特殊准备的，先进入其他相应内科疾病的诊疗路径。

（六）术前准备

1~3 天。

1. 必须的检查项目：

（1）血常规、尿常规、大便常规+隐血。

（2）肝功能、肾功能、电解质、凝血功能、感染性疾病筛查（乙型肝炎、丙型肝炎、艾滋病、梅毒等）。

（3）心电图、胸部 X 线检查。

（4）甲状腺功能检查、抗甲状腺抗体、甲状腺球蛋白、血清降钙素。

（5）甲状腺放射性核素扫描、甲状腺及颈部淋巴结 B 超。

（6）请耳鼻喉科会诊了解声带情况。

2. 根据患者病情可选择：

（1）气管正侧位。

（2）肺功能、超声心动图检查和血气分析等。

（3）CT 检查。

释义

■ 必查项目是确保手术治疗安全、有效开展的基础，术前必须完成。

■ 为缩短患者住院等待时间，检查项目可以在患者入院前于门诊完成。

■ 对于肿瘤较大压迫气管术前应进行气管正侧位，评价气管受压情况。

■ 对肿瘤侵犯周围组织或转移明显时，可行甲状腺放射性核素扫描、颈部 CT 及肺部 CT 检查。

■ 高龄患者或有心肺功能异常患者，术前根据病情增加心脏彩超、肺功能、血气分析等检查。

（七）预防性抗菌药物选择与使用时机

1. 抗菌药物：按照《抗菌药物临床应用指导原则》（卫医发〔2015〕43 号）执行。通常不需预防用抗菌药物。如果手术范围大、时间长、污染机会增加可考虑预防性使用抗菌药物，使用第一代头孢菌素。预防性用抗菌药物使用时间为术前 0.5~2 小时给药，或麻醉开始时给药，使用手术切暴露时局部组织中已达到足以杀灭手术过程中入侵切口细菌的药物浓度。

2. 预防性用抗菌药物，时间为术前 0.5 小时，手术超过 3 小时加用 1 次抗菌药物；总预防性用药时间一般不超过 24 小时，个别情况可延长至 48 小时。

释义

■ 甲状腺癌手术切口属于Ⅰ类切口，对于甲状腺癌手术范围较大，手术时间长，污染机会增加的患者及高龄或免疫缺陷等高危人群，可按规定适当预防性和术后应用抗菌药物，通常选用第一代、第二代头孢菌素。预防性用抗菌药物使用时间为术前0.5~2.0小时给药，或麻醉开始时给药，使手术切口暴露时局部组织中已达到足以杀灭手术过程中入侵切口细菌的药物浓度。

（八）手术日

入院第4~7天。

1. 麻醉方式：气管插管全身麻醉、局部麻醉或颈丛麻醉。
2. 手术方式：根据甲状腺癌的组织学类型选择甲状腺癌手术。
3. 术中用药：麻醉常规用药和补充血容量药物（晶体、胶体）。
4. 输血：根据术前血红蛋白状况及术中出血情况而定。
5. 病理学检查：术中行冷冻病理学检查，术后行石蜡切片病理学检查。
6. 根据情况术中可选择使用："纳米碳"（保护甲状旁腺）、"神经监测"（保护喉返神经）。

释义

■ 目前甲状腺癌手术多采用气管插管全身麻醉。

■ 手术是否输血依照术中出血量而定，可根据医院条件采用自体血回输系统，必要时输异体血。

■ 手术中应常规进行术中冷冻病理学检查及术后石蜡切片病理学检查，明确肿瘤性质及治疗方案，病理为甲状腺良性肿瘤者不属于本路径范畴。

■ 甲状腺癌的患者以下情况应考虑应用术中神经监测：①癌灶位于腺体背侧；②需行颈部淋巴结清扫，尤其中央组淋巴结肿大者；③再次手术，结构紊乱组织粘连者；伴胸骨后甲状腺肿，巨大甲状腺肿物，考虑喉返神经移位者；④术前影像学提示有内脏转位或锁骨下动脉变异，可疑非返性喉返神经者；⑤已有单侧声带麻痹，对侧叶需行手术治疗者；⑥需行甲状腺全切除术，特别是腔镜下手术。

（九）术后住院恢复

4~10天。

1. 生命体征监测，严密观察有无出血等并发症发生。
2. 根据病情，按照《国家基本药物》目录选择使用雾化、止血药、补液等治疗，时间1~2天（视具体情况而定）。
3. 根据病情，尽早拔除尿管、引流管。
4. 实验室检查：必要时复查血常规、血生化等。

释义

■ 术后可根据患者恢复情况做必须复查的检查项目，并根据病情变化增加检查的频次。复查项目并不仅局限于路径中的项目，必要时复查的实验室检查项目还应包括状腺功能、甲状旁腺激素等。

■ 甲状腺全/近全切除术后的患者，术后应重点关注血钙情况，及时纠正可能出现的低钙血症。

（十）出院标准

1. 无切口感染、引流管拔除。
2. 生命体征平稳，可自由活动。
3. 饮食恢复，无需静脉补液。
4. 无需住院处理的其他并发症或合并症。

释义

■ 主治医师应在出院前，通过复查的各项检查并结合患者恢复情况决定是否能出院。如果确有需要继续留院治疗的情况，超出了路径所规定的时间，应先处理并发症并符合出院条件后再准许患者出院。

（十一）变异及原因分析

1. 术前分期不准确者，术中可根据探查结果改变术式。
2. 根据临床分期和术中情况决定是否术后^{131}I放射治疗。
3. 术后出现并发症需要进行相关的诊断和治疗。

释义

■ 对于轻微变异，如由于某种原因，路径指示应当于某一天的操作不能如期进行而要延期的，这种改变不会对最终结果产生重大改变，也不会更多的增加住院天数和住院费用，可不出本路径。

■ 除以上所列变异及原因外，如还出现医疗、护理、患者、环境等多方面的变异原因，应阐明变异相关问题的重要性，必要时须及时退出本路径，并请应将特殊的变异原因进行归纳、总结，以便重新修订路径时作为参考，不断完善和修订路径。

五、甲状腺癌临床路径给药方案

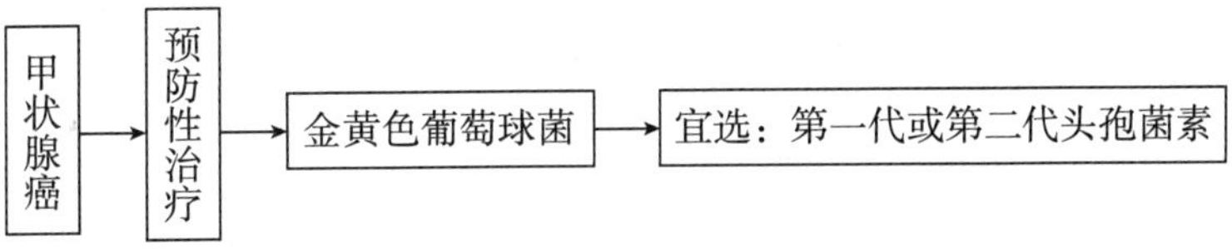

1. 用药选择：

（1）为预防术后切口感染，应针对金黄色葡萄球菌选用药物。

（2）第一代头孢菌素常用的注射剂有头孢唑林、头孢噻吩、头孢拉定等。第二代头孢菌素注射剂有头孢呋辛、头孢替安等。使用头孢菌素前须进行皮试。对于头孢菌素过敏者可应用其他种类抗菌药物如万古霉素、去甲万古霉素、克林霉素等。

2. 药学提示：

（1）对于甲状腺癌手术需预防应用抗菌药物者，应在术前0.5~2小时给药，或麻醉开始时给药，使手术切口暴露时局部组织中已达到足以杀灭手术过程中入侵切口细菌的药物浓度。

（2）手术时间较短（<2小时）的清洁手术，术前用药一次即可。手术时间超过3小时，或失血量大（>1500ml），可手术中给予第2剂。

3. 注意事项：

（1）甲状腺癌手术切口属于Ⅰ类切口，对于甲状腺癌手术范围较大，手术时间长，污染机会增加的患者及高龄或免疫缺陷等高危人群，可按规定适当预防性和术后应用抗菌药物，但需注意应尽可能单一、短程、较小剂量给药。

（2）用药前必须详细询问患者先前有否对头孢菌素类、青霉素类或其他药物的过敏史。

六、甲状腺癌临床路径护理规范

1. 术前护理：

（1）合理饮食：嘱患者清淡饮食，多进食新鲜蔬菜、少吃辛辣刺激性食物，忌烟酒。

（2）手术体位功能练习：为了适应手术体位，减轻术后头痛等症状，患者在入院后即可开始肩枕头后仰卧位练习。将枕头垫于肩下，头尽量向后仰，抬高床头5°~10°，练习时间由短到长，直到能坚持两个小时。

（3）肠道准备：晚餐清淡易消化饮食，避免辛辣刺激、油腻食物。可予以开塞露通便，晚12点后禁食、禁水。

（4）心理护理：详细向患者讲解疾病及手术相关知识，缓解患者顾虑，增加手术信任感。

（5）睡眠和镇静：患者术前需保证充足的睡眠，必要时遵医嘱应用镇静剂。

2. 术后护理：

（1）体位：患者清醒后可给予半卧位，利于保持呼吸和引流通畅。

（2）切口护理：①保持切口敷料包扎完整，观察切口有无肿胀及渗出；②患者活动时注意保护切口，避免颈部过度运动；③必要时切口冰袋冷敷；④观察引流管是否通畅，引流液的颜色、性质和量的变化。

（3）饮食指导：术后当日禁食，清醒后可进少量温水，观察其有无呛咳、误吸等症状；术后第一日可进流质饮食、半流质饮食，少量蔬菜和水果。根据病情逐渐过渡到普通饮食，避免辛辣刺激、油腻及易引起腹胀的食物；术后恢复期宜多食优质蛋白、新鲜蔬菜和水果等。如术后出现淋巴漏则需禁食并配合静脉营养，并根据恢复情况调整饮食。

（4）预防术后血栓形成：患者卧床时抬高双下肢，使下肢高于心脏水平20~30cm。术后6小时后可适当下床活动，对于血栓高危患者建议穿医用弹力袜。

（5）呼吸道管理：①鼓励患者有效咳嗽、咳痰：必要时协助患者翻身、叩背咳痰，当痰液黏稠不易咳出时，应给予药物雾化吸入，口服化痰润喉含片等措施；②鼓励患者术后早期下床活动，预防坠积性肺炎；③密切观察患者体温和呼吸的变化。

（6）心理护理：关心、体贴患者，根据患者情绪变化，及时疏导患者调整心态。

（7）并发症的观察与护理：

1）呼吸困难和窒息患者常发生术后48小时内，是术后最危急的并发症。切口内出血、喉头水肿、气管塌陷、痰液阻塞、双侧喉返神经损伤均可导致呼吸困难和窒息。患者表现为进行性呼吸困难、烦躁、发绀、颈部肿胀等，护士应密切观察病情变化，注意切口及引流情况，观察患者意识状态，备齐急救物品。配合医师进行抢救，开扩抢救空间。

2）喉返神经损伤：单侧喉返神经损伤表现为声音嘶哑，可遵医嘱应用促神经恢复的药物、雾化吸入、理疗等；双侧喉返神经损伤表现为声带麻痹、失音、呼吸困难。如出现重度呼吸困难，护士应配合医师立即床旁插气管导管或急诊行气管切开。

3）喉上神经损伤：喉上神经外侧支损伤表现为声带松弛、音调降低，内侧支损伤表现为饮水呛咳，容易误吸，嘱患者进食半固体食物。

4）甲状旁腺损伤：主要表现为低血钙，患者面部、唇部或手足部针刺麻木感或强直感。指导患者按时按量服用钙剂，强调增加高钙饮食，当患者抽搐发作时，安抚患者缓解其紧张情绪，遵医嘱静脉注射 10% 葡萄糖酸钙注射液 10~20ml。

5）淋巴漏：一般表现为术后 24~72 小时颈部引流量逐渐增多，颜色由淡红色血性转为淡黄色液体。如出现淋巴漏，嘱患者禁食、禁水或清流质饮食，并给予静脉营养，补充液体和电解质。保持引流管通畅，持续负压吸引，局部加压包扎。

七、甲状腺癌临床路径营养治疗规范

甲状腺癌患者围手术期应以清淡饮食为主。术前多进食新鲜蔬菜水果、少吃辛辣刺激性食物。术前 6 小时禁食，2 小时禁水。术后当日清醒后可进少量温水；术后第一日可进流质饮食、半流质饮食，少量蔬菜和水果，根据病情逐渐过渡到普通饮食。术后恢复期宜多食优质蛋白、新鲜蔬菜和水果等。术后出现明显低钙血症者，高钙饮食的同时避免高磷饮食，包括各类奶制品、动物内脏、豆制品等。出现淋巴漏，在引流较多的情况下需禁食、禁水，根据病情逐渐过渡到清流质饮食、低脂饮食。口服左甲状腺素片的患者在早餐时应避开影响其吸收的食物，如奶制品、豆制品、含铁、钙较高的食物。术后需进一步碘^{131}治疗的患者在治疗前需低碘饮食（<50μg/d），至少持续 1~2 周。

八、甲状腺癌临床路径患者健康宣教

1. 甲状腺癌是头颈部最常见的恶性肿瘤，近年来甲状腺癌的发生率逐年快速增长，已成为发病率增长最快的恶性肿瘤。

2. 甲状腺癌根据病理类型分为乳头状癌、滤泡状癌、髓样癌和未分化癌。其中乳头状癌和滤泡状癌统称为分化型甲状腺癌，占总体比例 90%以上，五年生存率可达 98%左右，及时发现、及时治疗，预后相对较好。髓样癌和未分化癌在临床所占的比例较少，恶性程度较高、预后相对较差。

3. 手术、碘^{131}治疗、内分泌抑制治疗等手段的联合应用可以使绝大多分化型甲状腺癌得到完全缓解、部分缓解或者病情稳定。

4. 术前完善相关准备，包括：术前各项检查，合理饮食、手术体位功能练习、肠道准备等。

5. 术中可能存在的手术风险，如喉返神经、喉上神经外支、甲状旁腺损伤、喉头水肿等，如需颈部淋巴结清扫，则可能发生淋巴漏。根据病情选择性应用喉返神经监测、纳米碳甲状旁腺负显影等新技术。

6. 术后饮食对于含碘量并无特殊要求，如需通过进一步碘^{131}治疗降低肿瘤复发风险的患者，治疗前需低碘饮食（<50μg/d），至少持续 1~2 周。

7. 甲状腺癌根治性手术需切除一侧或全部的甲状腺，患者术后服用左甲状腺素片来进行 TSH 的抑制治疗，有两方面的原因：一方面可以补充手术造成的甲状腺功能的低下，另一方面可以抑制肿瘤的复发和转移。

8. 术后建议进行适当、适度的颈部功能锻炼，避免创面粘连，限制活动。

9. 离院后注意事项，定期监测甲状腺功能调整左甲状腺素片剂量。对于甲状腺全切患者，复查时监测甲状腺球蛋白水平可有效了解肿瘤的复发情况。

九、推荐表单

（一）医师表单

甲状腺癌临床路径医师表单

适用对象：第一诊断为甲状腺恶性肿瘤（ICD-10：C73）

行甲状腺恶性肿瘤根治术（ICD-9-CM-3：06.2-06.4 伴 40.4）

患者姓名：	性别：　年龄：　门诊号：	住院号：
住院日期：　年　月　日	**出院日期：**　年　月　日	**标准住院日：7~14 天**

日期	住院第 1 天	住院第 2~5 天	住院第 3~6 天 （手术前 1 日）
主要诊疗工作	□ 询问病史及体格检查 □ 完成住院病历和首次病程记录书写 □ 开实验室检查单 □ 上级医师查房与术前评估 □ 初步确定诊治方案和特殊检查项目	□ 上级医师查房 □ 完成术前准备与术前评估 □ 根据体检、B 超、CT 结果等，术前讨论，确定治疗方案 □ 完成必要的相关科室会诊 □ 住院医师完成上级医师查房记录等病历资料	□ 申请手术及开手术医嘱 □ 住院医师完成上级医师查房记录、术前讨论、术前小结等 □ 完成术前总结、手术方式、手术关键步骤、术中注意事项等 □ 向患者及家属交代病情及手术安排，围手术期注意事项 □ 签署手术知情同意书、自费用品协议书、输血同意书、麻醉同意书或签授权委托书
重点医嘱	**长期医嘱** □ 外科二级护理常规 □ 饮食（依据患者情况定） □ 下达进入临床路径医嘱 **临时医嘱** □ 血常规、尿常规、大便常规+隐血 □ 凝血功能、电解质、肝肾功能、感染性疾病筛查 □ 甲状腺功能、抗甲状腺抗体、甲状腺球蛋白、血清降钙素 □ 心电图、X 线胸片 □ 甲状腺 B 超，甲状腺核素扫描、气管正侧位、肺功能、超声心动图（视患者情况而定） □ 耳鼻喉科会诊了解声带 □ 必要时行 CT 检查	**长期医嘱** □ 患者既往基础用药 **临时医嘱** □ 会诊单	**长期医嘱** □ 患者既往基础用药 **临时医嘱** □ 术前医嘱 （1）常规准备明日在全身麻醉下行甲状腺癌根治术 （2）备皮 （3）术前禁食 6 小时、禁水 2 小时 （4）麻醉前用药 （5）备血（必要时） □ 抗菌药物皮试，术前 30 分抗菌药物静脉输注（必要时） □ 术中特殊用药带药 □ 带影像学资料入手术室 □ 预约 ICU（视情况而定）
病情变异记录	□ 无　□ 有，原因： 1. 2.	□ 无　□ 有，原因： 1. 2.	□ 无　□ 有，原因： 1. 2.
医师签名			

日期	住院第4~7天 （手术日） 术前与术中	住院第4~7天 （手术日） 术后	住院第5~8天 （术后第1日）
主要诊疗工作	□ 陪送患者入手术室 □ 麻醉准备，监测生命体征 □ 施行手术 □ 保持各引流管通畅 □ 术中行冷冻病理学检查，术终常规病理学检查	□ 麻醉医师完成麻醉记录 □ 完成术后首次病程记录 □ 完成手术记录 □ 向患者及家属说明手术情况	□ 上级医师查房 □ 观察病情变化，包括颈部、耳前叩击征及声音情况等 □ 观察引流量和性状，视引流情况拔除颈部引流管及尿管 □ 检查手术切口，更换敷料 □ 分析实验室检验结果 □ 维持水电解质平衡 □ 住院医师完成常规病程记录
重点医嘱	**长期医嘱** □ 甲状腺癌常规护理 □ 禁食 **临时医嘱** □ 应用抗菌药物（必要时） □ 术中冷冻检查 □ 术中神经监测（必要时）	**长期医嘱** □ 甲状腺癌根治术后常规护理 □ 一级护理 □ 禁食 □ 雾化吸入 □ 化痰药 □ 颈部切口引流记量 □ 尿管接尿袋（视手术时间而定） **临时医嘱** □ 吸氧 □ 心电监护 □ 床边备气管切开包 □ 血常规及生化检查（必要时） □ 镇痛（必要时） □ 补液 □ 补充钙剂（必要时） □ 应用抗菌药物（视情况而定）	**长期医嘱** □ 甲状腺癌根治术后常规护理 □ 一级护理 □ 半流质饮食 □ 雾化吸入 □ 化痰药 □ 无感染证据时停用抗菌药物 □ 颈部切口引流并记量 □ 患者既往基础用药 **临时医嘱** □ 适当补充葡萄糖液和生理盐水液体支持 □ 补充钙剂（必要时） □ 切口换药，视情况拔除引流管 □ 拔除尿管
病情变异记录	□ 无 □ 有，原因： 1. 2.	□ 无 □ 有，原因： 1. 2.	□ 无 □ 有，原因： 1. 2.
医师签名			

日期	住院第 6~9 天 （术后第 2~4 日）	住院第 7~13 天 （出院日）
主要诊疗工作	□ 上级医师查房 □ 观察病情变化，包括颈部、耳前叩击征及声音情况等 □ 观察引流量和颜色而决定是否拔除引流管 □ 更改护理级别 □ 住院医师完成常规病程记录 □ 必要时予相关特殊检查	□ 上级医师查房 □ 切口拆线 □ 明确是否符合出院标准 □ 完成出院记录、病案首页、出院证明书等 □ 通知出入院处 □ 通知患者及家属 □ 向患者告知出院后注意事项，如康复计划、返院复诊、后续治疗，及相关并发症的处理等 □ 出院小结、疾病证明书及出院须知交予患者
重点医嘱	**长期医嘱**（参见前 1 天） □ 二级或三级护理（视情况） □ 半流质饮食至普通饮食 □ 患者既往基础用药 **临时医嘱** □ 补充进食不足的液体支持 □ 补充钙剂（必要时） □ 切口换药，视情况拔除引流 □ 并发症处理（必要时）	**长期医嘱** □ 患者既往基础用药 **临时医嘱** □ 切口拆线 **出院医嘱** □ 出院后相关用药
病情变异记录	□ 无　□ 有，原因： 1. 2.	□ 无　□ 有，原因： 1. 2.
医师签名		

（二）护士表单

甲状腺癌临床路径护士表单

适用对象：第一诊断为甲状腺恶性肿瘤（ICD-10：C73）
行甲状腺恶性肿瘤根治术（ICD-9-CM-3：06.2-06.4 伴 40.4）

患者姓名：	性别：　　年龄：　　门诊号：	住院号：
住院日期：　　年　月　日	出院日期：　　年　月　日	标准住院日：7~14 天

时间	住院第 1 天	住院第 2~6 天 （手术前 1 日）	住院第 4~7 天 （手术日）
健康宣教	□ 入院宣教 介绍主管医师、护士 介绍环境、设施 介绍住院注意事项	□ 术前宣教 宣教疾病知识、术前准备及手术过程 告知准备物品、沐浴 告知术后饮食、活动及探视注意事项 告知术后可能出现的情况及应对方式 □ 主管护士与患者沟通，了解并指导心理应对 □ 告知家属等候区位置	□ 术后当日宣教 告知监护设备、管路功能及注意事项 告知饮食、体位要求 告知疼痛注意事项 告知术后可能出现情况及应对方式 告知用药情况 □ 给予患者及家属心理支持 □ 再次明确探视陪护须知
护理处置	□ 核对患者姓名，佩戴腕带 □ 建立入院护理病历 □ 更换病号服 □ 告知相关检验项目及注意事项	□ 协助医师完成术前检查 □ 术前准备 备皮 禁食、禁水 开塞露通便 术前沐浴、取下饰品 必要时配血、抗菌药物皮试	□ 送手术 摘除患者各种活动物品 核对患者资料及带药 填写手术交接单，签字确认 □ 接手术 核对患者及资料，签字确认
基础护理	□ 二级护理 □ 晨晚间护理 □ 患者安全管理	□ 二级护理 □ 晨晚间护理 □ 患者安全管理	□ 一级护理 □ 头高位或半坐卧位，协助改变体位 □ 排泄护理 □ 患者安全管理
专科护理	□ 护理查体 □ 基础生命体征监测 □ 需要时，请家属陪护	□ 协助医师完成术前检查化验	□ 病情观察，评估生命体征、伤口敷料、各种引流管情况、出入量、有无手足抽搐及声音嘶哑情况 □ 遵医嘱予液体支持、化痰、雾化吸入等治疗 □ 床边放置气管切开包
重点医嘱	□ 详见医嘱执行单	□ 详见医嘱执行单	□ 详见医嘱执行单
病情变异记录	□ 无　□ 有，原因： 1. 2.	□ 无　□ 有，原因： 1. 2.	□ 无　□ 有，原因： 1. 2.
护士签名			

时间	住院第5~9天 （术后第1~4日）	住院第7~13天 （术后第3~8日）
健康宣教	□ 术后宣教 药物作用及频率 饮食、活动指导 复查患者对术前宣教内容的掌握程度 疾病恢复期注意事项 拔尿管后注意事项 拔颈部引流管后注意事项 下床活动注意事项	□ 出院宣教 复查时间 服药方法 活动休息 指导饮食 康复训练方法 □ 指导办理出院手续
护理处置	□ 遵医嘱完成相关检查 □ 夹闭尿管，锻炼膀胱功能	□ 办理出院手续 □ 书写出院小结
基础护理	□ 一级或二级或三级护理 □ 晨晚间护理 □ 协助进食、进水（饮水呛咳者鼻饲） □ 协助翻身、床上移动、预防压疮 □ 排泄护理 □ 协助更衣 □ 患者安全管理	□ 二级或三级护理 □ 晨晚间护理 □ 协助或指导进食、进水 □ 协助或指导床旁活动 □ 康复训练 □ 患者安全管理
专科护理	□ 病情观察 评估生命体征、伤口敷料、各种引流管情况、出入量、有无手足抽搐及声音嘶哑情况 □ 遵医嘱予液体支持、化痰、雾化吸入等治疗 □ 需要时，联系主管医师给予相关治疗及用药	□ 病情观察 生命体征、伤口敷料、有无手足抽搐及声音嘶哑及是否改善情况
重点医嘱	□ 详见医嘱执行单	□ 详见医嘱执行单
病情变异记录	□ 无 □ 有，原因： 1. 2.	□ 无 □ 有，原因： 1. 2.
护士签名		

（三）患者表单

甲状腺癌临床路径患者表单

适用对象：第一诊断为甲状腺恶性肿瘤（ICD-10：C73）
　　　　　行甲状腺恶性肿瘤根治术（ICD-9-CM-3：06.2-06.4 伴 40.4）

患者姓名：	性别：　　年龄：　　门诊号：	住院号：
住院日期：　　年　月　日	**出院日期：**　　年　月　日	**标准住院日：7~14 天**

时间	住院第 1 天	住院第 2~6 天 （手术前 1 日）	住院第 4~7 天 （手术日）
监测	□ 测量生命体征、体重	□ 每日测量生命体征、询问排便情况，手术前 1 日晚测量生命体征	□ 手术清晨测量生命体征、血压 1 次，必要时测量血糖
医患配合	□ 护士行入院护理评估（简单询问病史） □ 接受入院宣教 □ 医师询问病史、既往病史、用药情况，收集资料 □ 进行体格检查	□ 配合完善术前相关化验、检查 □ 术前宣教 甲状腺恶性肿瘤疾病知识、临床表现 □ 治疗方法 术前用物准备：毛巾、饮用水等 □ 手术室接患者，配合核对 □ 医师与患者及家属介绍病情及手术 □ 谈话 □ 手术时家属在等候区等候 □ 探视及陪护制度	□ 术后宣教 术后体位：头高位或半坐卧位，协助改变体位，根据医嘱予监护设备、吸氧 □ 配合护士定时监测生命体征、伤口敷料等 □ 不要随意动引流管 □ 疼痛的注意事项及处理 □ 告知医护不适及异常感受 □ 配合评估手术效果
重点诊疗及检查	**重点诊疗** □ 二级护理 □ 既往基础用药	**重点诊疗** □ 术前准备 备皮 配血（必要时） 术前签字 **重要检查** □ 心电图、X 线胸片 □ 颈部 B 超 □ 甲状腺核素扫描（必要时）	**重点诊疗** □ 一级护理 □ 予监护设备、吸氧 □ 注意留置管路安全与通畅 □ 用药：补液、化痰药物的应用 □ 护士协助记录出入量
饮食及活动	□ 普通饮食 □ 正常活动	□ 禁食 6 小时、禁水 2 小时 □ 正常活动	□ 根据病情半流质饮食或鼻饲 □ 卧床休息，自主体位

时间	住院第5~9天 （术后第1~4日）	住院第7~13天 （术后第3~8日）
监测	□ 定时监测生命体征，每日询问排便情况	□ 定时监测生命体征、每日询问排便情况
医患配合	□ 医师巡视，了解病情 □ 配合生命体征的观察及必要的检查 □ 护士行晨晚间护理 □ 护士协助进食、进水、排泄等生活护理 □ 配合监测出入量 □ 膀胱功能锻炼，成功后可将尿管拔除 □ 配合功能恢复训练（必要时） □ 注意探视及陪护时间	□ 护士行晨晚间护理 □ 医师拆线 □ 伤口注意事项 □ 配合功能恢复训练（必要时） □ 出院宣教 □ 接受出院前康复宣教 □ 学习出院注意事项 □ 了解复查程序 □ 办理出院手续，取出院带药
重点诊疗及检查	**重点诊疗** □ 一级或二级或三级护理 □ 静脉用药逐渐过渡至口服药 □ 医师定时予伤口换药 **重要检查** □ 定期抽血检验	**重点诊疗** □ 二级或三级护理 □ 普通饮食 □ 医师定时予伤口换药 **重要检查** □ 定期抽血检验（必要时）
饮食及活动	□ 根据病情逐渐由半流质饮食过渡至普通饮食，营养均衡，食用高蛋白、低脂肪、易消化，避免产气食物（牛奶、豆浆）及油腻食物。鼓励多食汤类食物，蔬菜及水果补充水分 □ 卧床休息时可头高位，渐坐起 □ 术后第1~2天可视体力情况渐下床活动，循序渐进，注意安全 □ 行功能恢复锻炼（必要时）	□ 普通饮食，营养均衡 □ 勿吸烟、饮酒 □ 正常活动 □ 行功能恢复训练（必要时）

附：原表单（2011 年版）

甲状腺癌临床路径表单

适用对象：第一诊断为甲状腺恶性肿瘤（ICD-10：C73）
行甲状腺恶性肿瘤根治术（ICD-9-CM-3：06.2-06.4 伴 40.4）

患者姓名：	性别：　年龄：　门诊号：	住院号：	
住院日期：　年　月　日	**出院日期：**　年　月　日	**标准住院日：7~14 天**	

日期	住院第 1 天	住院第 2~5 天	住院第 3~6 天 （手术前 1 日）
主要诊疗工作	□ 将甲状腺恶性肿瘤诊疗计划书交给患者 □ 询问病史及体格检查 □ 完成住院病历和首次病程记录书写 □ 开实验室检查单 □ 上级医师查房与术前评估 □ 初步确定诊治方案和特殊检查项目	□ 上级医师查房 □ 完成术前准备与术前评估 □ 根据体检、B 超、CT 结果等，术前讨论，确定治疗方案 □ 完成必要的相关科室会诊	□ 申请手术及开手术医嘱 □ 住院医师完成上级医师查房记录、术前讨论、术前小结等 □ 完成术前总结、手术方式、手术关键步骤、术中注意事项等 □ 向患者及家属交代病情及手术安排，围手术期注意事项 □ 签署手术知情同意书、自费用品协议书、输血同意书、麻醉同意书或签授权委托书
重点医嘱	**长期医嘱** □ 外科二级护理常规 □ 饮食（依据患者情况定） **临时医嘱** □ 血常规、尿常规、大便常规 +隐血 □ 凝血功能、电解质、肝肾功能、感染性疾病筛查 □ 甲状腺功能、抗甲状腺抗体、甲状腺球蛋白、血清降钙素 □ 心电图、X 线胸片 □ 甲状腺 B 超，甲状腺核素扫描、气管正侧位、肺功能、超声心动图（视患者情况而定） □ 耳鼻喉科会诊了解声带 □ 必要时行 CT 检查	**长期医嘱** □ 患者既往基础用药 **临时医嘱** □ 会诊单	**长期医嘱** □ 患者既往基础用药 **临时医嘱** □ 术前医嘱 （1）常规准备明日在气管内麻醉下行甲状腺手术 （2）备皮 （3）术前禁食 6 小时、禁水 2 小时 （4）麻醉前用药 （5）备血 □ 术中特殊用药带药 □ 带影像学资料入手术室 □ 预约 ICU（视情况而定）
主要护理工作	□ 介绍环境 □ 入院评估 □ 饮食：普通饮食 □ 指导患者相关检查的配合 □ 心理支持	□ 静脉抽血 □ 患者活动：无限制 □ 饮食：普通饮食 □ 术前指导及皮肤清洁 □ 心理支持	□ 患者活动：无限制 □ 饮食：术前晚禁食、禁水 □ 告知患者及家属术前流程及注意事项 □ 术前沐浴、更衣，取下义齿、饰物 □ 术前手术物品准备 □ 心理支持（患者及家属）

续 表

日期	住院第1天	住院第2~5天	住院第3~6天 （手术前1日）
病情 变异 记录	□无 □有，原因： 1. 2.	□无 □有，原因： 1. 2.	□无 □有，原因： 1. 2.
护士 签名			
医师 签名			

日期	住院第 4~7 天 （手术日） 术前与术中	住院第 4~7 天 （手术日） 术后	住院第 5~8 天 （术后第 1 日）
主要诊疗工作	□ 陪送患者入手术室 □ 麻醉准备，监测生命体征 □ 施行手术 □ 保持各引流管通畅 □ 术中行冷冻病理学检查，术终常规病理学检查	□ 麻醉医师完成麻醉记录 □ 完成术后首次病程记录 □ 完成手术记录 □ 向患者及家属说明手术情况	□ 上级医师查房 □ 观察病情变化，包括颈部、耳前叩击征及声音情况等 □ 观察引流量和性状，视引流情况拔除颈部引流管及尿管 □ 检查手术切口，更换敷料 □ 分析实验室检验结果 □ 维持水电解质平衡 □ 住院医师完成常规病程记录
重点医嘱	**长期医嘱** □ 甲状腺癌常规护理 □ 禁食 **临时医嘱** □ 必要时应用抗菌药物 □ 术中冷冻检查	**长期医嘱** □ 甲状腺癌切除术后常规护理 □ 一级护理 □ 禁食 □ 雾化吸入 □ 颈部切口引流接负压袋吸引并记量 □ 尿管接尿袋（视手术时间而定） □ 化痰药 □ 预防性抗菌药物使用（视情况而定） **临时医嘱** □ 吸氧 □ 床边备气管切开包 □ 血常规及生化检查（必要时）	**长期医嘱**（参见左列） □ 甲状腺癌根治术后常规护理 □ 一级护理 □ 半流质饮食 □ 雾化吸入 □ 化痰药 □ 无感染证据时停用抗菌药物 □ 患者既往基础用药 **临时医嘱** □ 适当补充葡萄糖液和生理盐水液体支持 □ 切口换药，视情况拔除引流管 □ 拔除尿管
主要护理工作	□ 健康教育 □ 饮食：术晨禁食、禁水 □ 告知患者及家属术前流程及注意事项 □ 指导术前注射用药后注意事项 □ 陪送患者入手术室 □ 术中按需留置尿管 □ 心理支持（患者及家属）	□ 体位与活动：头高位或半坐卧位，协助改变体位 □ 按医嘱吸氧、禁食、禁水 □ 密切观察患者情况 □ 疼痛护理 □ 留置管道护理及指导 □ 心理支持（患者及家属）	□ 静脉抽血 □ 体位：协助改变体位（取斜坡卧位） □ 密切观察患者情况 □ 疼痛护理 □ 留置管道护理及指导（尿管、颈部引流管） □ 遵医嘱拔除尿管 □ 饮食指导 □ 生活护理（一级护理） □ 心理支持
病情变异记录	□ 无 □ 有，原因： 1. 2.	□ 无 □ 有，原因： 1. 2.	□ 无 □ 有，原因： 1. 2.
护士签名			
医师签名			

日期	住院第6~9天 （术后第2~4日）	住院第7~13天 （出院日）
主要诊疗工作	□ 上级医师查房 □ 观察病情变化，包括颈部、耳前叩击征及声音情况等 □ 观察引流量和颜色而决定是否拔除引流管 □ 更改护理级别 □ 住院医师完成常规病程记录 □ 必要时予相关特殊检查	□ 上级医师查房 □ 切口拆线 □ 明确是否符合出院标准 □ 完成出院记录、病案首页、出院证明书等 □ 通知出入院处 □ 通知患者及家属 □ 向患者告知出院后注意事项，如康复计划、返院复诊、后续治疗，及相关并发症的处理等 □ 出院小结、疾病证明书及出院须知交予患者
重点医嘱	**长期医嘱**（参见前1天） □ 二级或三级护理（视情况） □ 半流至普通饮食 □ 患者既往基础用药 **临时医嘱** □ 补充进食不足的液体支持 □ 切口换药 □ 并发症处理（必要时）	**长期医嘱** □ 患者既往基础用药 **临时医嘱** □ 切口拆线 **出院医嘱** □ 出院后相关用药
主要护理工作	□ 体位：指导患者下床活动及颈部活动 □ 观察患者病情变化 □ 指导饮食 □ 疼痛护理 □ 生活护理（二级护理） □ 心理支持	□ 指导对疾病的认识、后续治疗及日常保健 □ 指导按时服药 □ 指导作息、饮食及活动 □ 指导复诊时间 □ 办理出院手续指导等
病情变异记录	□ 无 □ 有，原因： 1. 2.	□ 无 □ 有，原因： 1. 2.
护士签名		
医师签名		

第二十九章

急性乳腺炎临床路径释义

【医疗质量控制指标】

指标一、诊断需结合临床表现和相关辅助检查。

指标二、如脓肿形成尽早行穿刺或切开脓肿引流。

指标三、如系哺乳期乳腺炎应加强母乳喂养指导，避免再次发生乳腺炎。

指标四、如合并明显全身感染表现，可使用抗菌药物治疗，抗菌药物选择需结合药敏试验。

一、急性乳腺炎编码

1. 原编码：

疾病名称及编码：急性乳腺炎（ICD-10：O91，N61）

手术操作名称及编码：乳腺脓肿切开引流术（ICD-9-CM-3：85.0）

2. 修改编码：

疾病名称及编码：急性乳腺炎（ICD-10：O91.0/O91.1/N61）

手术操作名称及编码：乳腺脓肿切开引流术（ICD-9-CM-3：85.0）

二、临床路径检索方法

（O91.0/O91.1/N61）伴 85.0

三、国家医疗保障疾病诊断相关分组（CHS-DRG）

MDCJ 皮肤、皮下组织及乳腺疾病及功能障碍

JV2 乳房良性病变

四、急性乳腺炎临床路径标准住院流程

（一）适用对象

第一诊断为急性乳腺炎（ICD-10：O90/O91/N61），行乳腺脓肿切开引流术（ICD-9-CM-3：85.0）。

释义

■ 急性乳腺炎（acute mastitis）是指乳腺的急性化脓性感染，乳腺导管内及周围结缔组织炎症，多见于初产妇。哺乳期内均可发生，多见于产后3~4周，又称产褥期乳腺炎。

■ 急性乳腺炎伴脓肿形成需行脓肿切开引流术：当急性乳腺炎控制不佳时会形成脓肿，局部形成肿物并伴有波动感。深部脓肿常需超声检查发现，脓肿区超声呈液性暗区。

■ 急性乳腺炎无脓肿形成时需积极局部治疗和药物治疗，不进入此路径。

（二）诊断依据

根据《临床诊疗指南·外科学分册》（中华医学会编，人民卫生出版社，2006年，第1版），《黄家驷外科学》（吴孟超，吴在德主编，人民卫生出版社，2021年，第8版）。

1. 病史：乳房出现红、肿、热、痛等急性炎症表现；多为哺乳期女性，常发生在产后3~4周；也可为非哺乳期女性。
2. 体征：患侧乳房出现红、肿、热、痛等急性炎症表现，常伴有患侧腋窝淋巴结肿大、压痛等，随炎症发展常伴有寒战、高热、脉搏加快等全身中毒表现。
3. 实验室检查：白细胞计数和/或中性粒细胞计数明显增高。
4. 影像学检查：超声提示有炎性浸润，可见液性暗区，单个或多个脓腔形成。

释义

■ 需重视急性乳腺炎的流行病学特点即多见于产后哺乳期。急性乳腺炎乳房的红、肿、热、痛症状多比较典型，结合产后哺乳的病史和实验室及影像学发现可作出诊断。对非哺乳期乳腺炎症性改变需鉴别浆细胞性乳腺炎、炎性乳腺癌等。浆细胞性乳腺炎多发生在非哺乳期，可伴有先天乳头发育不良、乳头溢液。进一步发展可形成肿物，继发细菌感染后可出现红、肿、局部皮温升高和疼痛。炎性乳腺癌是乳腺癌一特殊临床类型，进展快、预后差，主要表现为乳房水肿、局部皮肤发红、橘皮征阳性、皮温升高，但疼痛不明显，没有全身性炎症表现。患者流行病学资料在这三者鉴别中有重要参考价值，必要时需病理活检确诊。

（三）治疗方案的选择

根据《临床诊疗指南·外科学分册》（中华医学会编，人民卫生出版社，2006年，第1版），《黄家驷外科学》（吴孟超，吴在德主编，人民卫生出版社，2021年，第8版）。

1. 早期未形成脓肿前，应用抗菌药物可获得良好效果。
2. 中医中药治疗，可用蒲公英、野菊花等清热解毒药物。
3. 脓肿形成后，及时行脓肿切开引流。

释义

■ 急性乳腺炎的进展因人、因治疗而异。一般初期呈急性蜂窝织炎样改变，数天后可能形成脓肿。脓肿形成者往往全身症状较重、疼痛明显，表浅脓肿可以触及波动感。在急性乳腺炎初期尚无脓肿形成时治疗以促进乳汁通畅排出、药物治疗为主，此时患者不适合进入本路径。

■ 急性乳腺炎的重要病因是乳汁引流不通畅，所以保证乳汁分泌正常是所有治疗的基础。炎症早期可继续对侧哺乳，患侧通过理疗热敷、手法按摩促进乳汁排出及炎症消退。

■ 脓肿形成的诊断对进入该路径非常关键。首先脓肿形成者一般疼痛、发热症状明显，浅表者查体可触及波动感，深部或多发、多房脓肿常需超声发现，针头穿刺抽出脓液可证实。穿刺脓液送细菌培养及药敏试验。

（四）标准住院日

≤11天。

释义

■ 考虑急性乳腺炎伴乳腺脓肿形成收入院者，可于1~3天积极完善术前准备，如无手术禁忌可尽快手术引流。

（五）进入路径标准

1. 第一诊断必须符合ICD-10：O90/O91/N61急性乳腺炎疾病编码。
2. 拟行脓肿切开引流。
3. 当患者同时具有其他疾病诊断，但在住院期间不需特殊处理、也不影响第一诊断临床路径流程实施时，可以进入路径。

释义

■ 患者同时具有其他疾病影响第一诊断及临床路径流程实施时均不适合进入临床路径。

■ 无脓肿切开引流指征患者不适合进入本临床路径。

（六）术前准备

1~3天。

1. 必须的检查项目：

（1）血常规、尿常规、大便常规。

（2）肝肾功能、凝血功能、血型、感染性疾病筛查（乙型肝炎、丙型肝炎、艾滋病、梅毒等）。

（3）X线胸片、心电图。

（4）乳房超声（脓肿形成者需行术前定位）。

2. 根据患者伴随疾病可选择：肺功能、超声心动图等。

释义

■ 部分或全部检查可以在门、急诊完成。血常规、尿常规、大便常规是三大基本检查，进入路径者均需完成，其他肝肾功能、凝血及X线胸片、心电图和感染筛查则为手术前患者基线评估的需要。

■ 特殊情况下有其他重要脏器病变时可在可选项中增加必要检查项目。

■ 乳腺彩超检查必须在术前完成，以进行脓肿定位及判断有无多房或深部脓肿，需要时术中也可用来定位。

（七）抗菌药物选择与使用时机

1. 按照《抗菌药物临床应用指导原则》（卫医发〔2015〕43号）执行，并结合患者的病情决定抗菌药物的选择。

2. 入院后即开始使用抗菌药物，经验性抗菌治疗可选用耐青霉素酶的半合成青霉素、头孢菌素、大环内酯类或克林霉素类药物。

释义

■ 急性乳腺炎的致病菌多为葡萄球菌，尤以金黄色葡萄球菌常见，因而经验性抗菌治疗可选择耐青霉素酶的半合成青霉素、头孢菌素。对于青霉素类过敏患者可以选择大环内酯类或克林霉素类药物，后者可能在乳汁中分泌所以在哺乳期需慎用。一般在脓肿切开、通畅引流后局部感染可迅速得到控制。

（八）手术日

入院第2~4天。

1. 麻醉方式：全身麻醉或局部麻醉。

2. 术中用药：麻醉常规用药。

3. 术后取（炎性）组织或脓腔壁组织送病理检查，脓液送细菌培养+药敏试验，根据培养结果调整抗菌药物种类。

释义

■ 脓肿范围小可在局部麻醉下完成手术，如脓肿范围大或深部脓肿局部麻醉效果欠佳，全身麻醉较为理想。

■ 术中留取脓液行病原学诊断也是非常重要的部分。根据病原学诊断和药敏结果帮助调整抗菌药物的应用。在药敏结果出来前经验性抗菌治疗可选择半合成青霉素、头孢菌素等药物。脓肿壁或周围炎性组织需留取送病理检查，以确定诊断。

（九）术后住院恢复

3~7天。

1. 复查项目：血常规，必要时行乳房超声复查。

2. 术后抗菌药物：按照《抗菌药物临床应用指导原则》（卫医发〔2015〕43号）执行，抗菌药物用至体温正常后3天。

释义

■ 术后复查血常规及观测体温变化了解炎症控制情况。对于深部脓肿或多房脓肿或引流不畅时可借助超声检查判断乳房内有无脓液集聚。在脓肿获得通畅引流后，体温会很快恢复正常，抗菌药物在体温正常3天后可停用。哺乳期乳腺炎应用抗菌药物的时候，需考虑药物经乳汁排泄的问题，某些经乳汁排泄的药物如大环内酯类药物，在应用时应评估婴儿从乳汁中摄入抗菌药物的风险，必要时可暂停授乳。

（十）出院标准

1. 体温正常3天，引流管通畅或已拔除。

2. 常规实验室检查指标无明显异常。
3. 没有需要住院处理的并发症和/或合并症。

释义

■ 脓肿切开引流后需注意观察引流或渗出量，保证引流通畅。敷料需及时更换，保持干燥。体温正常，引流减少，连续两天24小时不超过20ml可拔除引流管。

（十一）变异及原因分析

1. 有影响手术的其他疾病，需要进行相关的诊断和治疗，住院时间延长。
2. 出现新发脓肿，需要继续治疗，将延长住院时间，增加治疗费用。
3. 未形成脓肿患者，不进入本路径。
4. 采用穿刺等微创技术处理脓肿者，不进入本路径。

释义

■ 微小变异：因为急诊手术提前结束或进入下一日检查或治疗；因医院检验项目的及时性，不能按照要求完成检查；因为节假日不能按照要求完成检查；患者不愿配合完成相应检查。乳房内出现新发脓肿继续治疗产生的变异。

■ 重大变异：治疗中并发重大疾病需要进一步诊断和治疗；因各种原因需要其他治疗措施；医院与患者或家属发生医疗纠纷，患者要求离院或转院；不愿按照要求出院随诊而导致入院时间明显延长。

五、急性乳腺炎临床路径给药方案

1. 用药选择：

（1）急性乳腺炎诊断明确后尽早开始抗菌药物经验治疗。应选用能覆盖金黄色葡萄球菌和链球菌的药物。

（2）住院手术治疗患者应留取脓液标本，送细菌培养及药敏试验。

（3）轻症患者可口服用药；重症患者选用静脉给药，待发热控制后改用口服药序贯治疗。

2. 药学提示：

（1）急性乳腺炎常见致病菌为金黄色葡萄球菌，目前很多金黄色葡萄球菌存在对青霉素耐药的情况，因而经验性治疗可选择耐青霉素酶的半合成青霉素、头孢菌素。

（2）应用半合成青霉素或头孢菌素均需根据说明书要求进行青霉素皮试或头孢菌素皮试。对上述药物过敏者可考虑大环内酯类药物、克林霉素等。

（3）大环内酯类静脉给药可引起血栓性静脉炎，故红霉素静滴时药物浓度不宜超过1mg/ml。

（4）应考虑患者处于哺乳期这一特点，注意药物经母乳排泄影响乳儿的可能。哺乳期患者时应避免选用氨基糖苷类、喹诺酮类、四环素类、氯霉素、磺胺药等。大环内酯类药物乳汁中分泌量较高，应用时应暂停授乳。青霉素类、头孢菌素类等β-内酰胺类在乳汁中含量低，青霉素类有可致过敏反应的可能。哺乳期患者应用任何抗菌药物时，均宜暂停授乳。

3. 注意事项：

（1）半合成青霉素、头孢菌素等半衰期短，应每天多次应用。

（2）对脓肿形成的急性乳腺炎患者抗菌药物治疗不能替代充分通畅引流的外科治疗。

六、急性乳腺炎临床路径护理规范

1. 术前护理：

（1）心理护理：大多数乳腺炎患者为哺乳期妇女，且多为初产妇。对疼痛及婴儿都比较担心，应给予相关的健康指导、心理支持，使患者安心治疗。

（2）炎症初期可继续授乳。喂奶前要清洁乳头、婴儿口腔及乳头周围，如有乳头皲裂可用乳汁局部涂抹，哺乳后用吸乳器抽吸，尽量排空乳房内积乳。

（3）密切观察患者体温及患乳局部变化，如出现高热时给予对症处理。

（4）炎症继续发展形成乳腺脓肿时，行切开引流术。遵医嘱给予口服回奶药物，观察断乳效果以防止奶瘘发生及影响伤口愈合。

2. 术后护理：

（1）全身麻醉术后清醒后可给予半卧位，普通饮食。

（2）注意病情观察，定时测量体温、脉搏、呼吸，了解血细胞计数及分类的变化，必要时遵医嘱做血培养。高热时给予物理降温。

（3）观察伤口敷料，若出现渗血渗液及时报告医师。

（4）若患者出现伤口疼痛评分≥4 分，及时报告医师，予以处理。

（5）用宽松的胸罩将两侧乳房托起，以减轻疼痛，有利于血液循环，促进炎症的控制。

（6）遵医嘱给予抗菌药物，观察药物作用及不良反应。

七、急性乳腺炎临床路径营养治疗规范

急性乳腺炎及脓肿形成后的手术治疗对饮食没有绝对影响，无需特别注意。适当调配饮食的目的是为保证患者基本营养需求并促进伤口愈合。在断乳时应减少汤水摄入，有利于减少乳汁分泌。基本原则为：术后麻醉恢复后可恢复进食。充足谷类食物提供必要能量外，应适当增加蛋白质和维生素类食物摄入，鼓励蔬菜水果的摄入。由于手术麻醉需要，成人择期手术前 6 小时禁食，4 小时禁水。

八、急性乳腺炎临床路径患者健康宣教

1. 告知保持乳头清洁，防止乳头损伤，及时治疗乳头皲裂，防止细菌侵入。
2. 告知防止乳汁淤积，授乳后及时排空多余的乳汁。
3. 告知养成定时授乳、婴儿不含乳头入睡等良好的习惯，及时治疗婴儿口腔内炎症。
4. 指导患者正确母乳喂养技术，确保婴儿口腔和母亲乳头乳晕正确衔接，减少吸吮导致乳头损伤。

九、推荐表单

（一）医师表单

急性乳腺炎临床路径医师表单

适用对象：第一诊断为急性乳腺炎（ICD-10：O91，N61）
行乳腺脓肿切开引流术（ICD-9-CM-3：85.0）

患者姓名：	性别： 年龄： 门诊号：	住院号：
住院日期： 年 月 日	出院日期： 年 月 日	标准住院日：7~14 天

时间	住院第 1 天	住院第 2~3 天	住院第 3~4 天 （手术日）
主要诊疗工作	□ 询问病史及体格检查 □ 完成病历书写 □ 完善检查 □ 上级医师查房与术前评估 □ 初步确定手术方式和日期	□ 上级医师查房 □ 完成术前准备与术前评估 □ 完成必要的相关科室会诊 □ 完成术前小结、上级医师查房记录等病历书写 □ 签署手术知情同意书 □ 签署自费用品协议书（必要时） □ 向患者及家属交代围手术期注意事项	□ 手术 □ 术者完成手术记录 □ 完成术后病程 □ 上级医师查房 □ 向患者及家属交代病情及术后注意事项
重点医嘱	**长期医嘱** □ 外科护理常规 □ 二级护理 □ 饮食 □ 患者既往基础用药 □ 使用抗菌药物 **临时医嘱** □ 血常规、尿常规、大便常规 □ 肝肾功能、凝血功能、血型、感染性疾病筛查 □ X 线胸片、心电图 □ 乳房超声及脓肿定位 □ 肺功能、超声心动图（视基础疾病而定） □ 青霉素试敏	**长期医嘱** □ 患者既往基础用药 **术前医嘱** □ 拟明日在局部麻醉/全身麻醉下行乳腺脓肿切开引流术 □ 术前 6 小时禁食、禁水 □ 备皮 □ 使用抗菌药物	**长期医嘱** □ 术后 6 小时后普通饮食（全身麻醉）/普通饮食（局部麻醉） □ 一级（全身麻醉）或二级护理（局部麻醉） □ 使用抗菌药物 **临时医嘱** □ 必要时给予镇痛药物
病情变异记录	□ 无 □ 有，原因： 1. 2.	□ 无 □ 有，原因： 1. 2.	□ 无 □ 有，原因： 1. 2.
医师签名			

时间	住院第 4~5 天 （术后第 1 日）	住院第 6~7 天 （术后第 2~3 日）	住院第 7~11 天 （术后第 3~7 日，出院日）
主要诊疗工作	□ 上级医师查房，注意病情变化 □ 住院医师完成病历书写 □ 注意引流量和引流液性状 □ 注意观察体温、血压等 □ 根据需要复查血常规	□ 上级医师查房 □ 完成常规病历书写 □ 根据引流情况决定是否拔除引流管	□ 上级医师查房，进行手术及伤口评估，确定有无手术并发症和切口愈合不良情况，明确是否出院 □ 完成出院记录、病案首页、出院证明书等 □ 向患者交代出院后的注意事项
重点医嘱	**长期医嘱** □ 二级护理 □ 普通饮食 □ 使用抗菌药物 **临时医嘱** □ 换药	**长期医嘱** □ 二级护理 □ 普通饮食 □ 使用抗菌药物 **临时医嘱** □ 换药	**出院医嘱** □ 换药 □ 必要时复查患乳彩超 □ 拔除引流或定期门诊换药
病情变异记录	□ 无 □ 有，原因： 1. 2.	□ 无 □ 有，原因： 1. 2.	□ 无 □ 有，原因： 1. 2..
医师签名			

（二）护士表单

急性乳腺炎临床路径护士表单

适用对象：第一诊断为急性乳腺炎（ICD-10：O91，N61）
　　　　　行乳腺脓肿切开引流术（ICD-9-CM-3：85.0）

患者姓名：	性别：　年龄：　门诊号：	住院号：
住院日期：　年　月　日	**出院日期：**　年　月　日	**标准住院日：7~14天**

时间	住院第1天	住院第2~3天	住院第3~4天（手术日）
健康宣教	□ 介绍主管医师、护士 □ 介绍环境、设施 □ 介绍住院注意事项 □ 入院护理评估 □ 指导进行相关检查 □ 母乳喂养技术宣教	□ 晨起静脉取血 □ 卫生知识及手术知识宣教 □ 嘱患者禁食、禁水时间 □ 药敏试验 □ 备皮	□ 术前更衣 □ 指导手术注意事项 □ 给予术后饮食指导 □ 指导并协助术后活动
护理处置	□ 核对患者姓名、佩戴腕带 □ 建立入院护理病历 □ 卫生处置：剪指（趾）甲、沐浴、更换病号服 □ 执行入院后医嘱	□ 随时观察患者病情变化 □ 遵医嘱正确使用抗菌药物 □ 协助医师完成各项检查 □ 术前准备 □ 禁食、禁水	□ 与手术室人员核对患者 □ 执行术后医嘱 □ 观察术后病情变化 □ 观察创口出血及引流情况 □ 保持各种管路通畅
基础护理	□ 二级护理 □ 晨晚间护理 □ 患者安全管理	□ 二级护理 □ 晨晚间护理 □ 患者安全管理	□ 一级护理 □ 晨晚间护理 □ 患者安全管理
专科护理	□ 护理查体 □ 体温、疼痛评估 □ 心理护理	□ 体温监测 □ 遵医嘱完成相关检查 □ 心理护理 □ 术后疼痛评估 □ 遵医嘱正确给药 □ 指导患者术前准备	□ 病情观察：评估患者生命体征，特别是体温 □ 观察伤口引流情况 □ 观察伤口敷料包扎 □ 需要时请家属陪护 □ 心理护理
重点医嘱	□ 详见医嘱执行单	□ 详见医嘱执行单	□ 详见医嘱执行单
病情变异记录	□ 无　□ 有，原因： 1. 2.	□ 无　□ 有，原因： 1. 2.	□ 无　□ 有，原因： 1. 2.
护士签名			

时间	住院第4~5天 （术后第1日）	住院第6~7天 （术后第2~3日）	住院第7~11天 （术后第3~7日，出院日）
健康宣教	□ 术后康复宣教 □ 观察进食情况并进行指导	□ 术后换药注意事项的宣教 □ 防止乳汁淤积	□ 急性乳腺炎知识指导 □ 正确母乳喂养技术宣教 □ 指导办理出院手续
护理处置	□ 观察病情变化 □ 观察创口出血情况 □ 观察进食情况并给予指导 □ 心理与生活护理	□ 观察病情变化及饮食情况 □ 心理与生活护理	□ 指导办理出院手续 □ 指导复查时间和注意事项
基础护理	□ 二级护理 □ 晨晚间护理 □ 患者安全管理	□ 二级护理 □ 晨晚间护理 □ 患者安全管理	□ 三级护理 □ 晨晚间护理 □ 患者安全管理
专科护理	□ 护理查体 □ 体温、疼痛评估 □ 心理护理	□ 体温监测 □ 遵医嘱完成相关检查 □ 心理护理 □ 协助换药 □ 遵医嘱正确给药 □ 指导患者乳房按摩	□ 病情观察：评估患者生命 □ 观察伤口引流情况 □ 观察伤口敷料包扎
重点医嘱	□ 详见医嘱执行单	□ 详见医嘱执行单	□ 详见医嘱执行单
病情变异记录	□ 无　□ 有，原因： 1. 2.	□ 无　□ 有，原因： 1. 2.	□ 无　□ 有，原因： 1. 2.
护士签名			

（三）患者表单

急性乳腺炎临床路径患者表单

适用对象：第一诊断为急性乳腺炎（ICD-10：O91，N61）
行乳腺脓肿切开引流术（ICD-9-CM-3：85.0）

患者姓名：	性别：　　年龄：　　门诊号：	住院号：	
住院日期：　　年　月　日	出院日期：　　年　月　日	标准住院日：7~14 天	

时间	入院当天	住院第 2~3 天 （住院期间）	住院第 3~4 天 （手术日）
医患配合	□ 配合询问病史、收集资料，请务必详细告知既往史、用药史、过敏史 □ 配合进行体格检查 □ 有任何不适告知医师	□ 配合完善相关检查，如采血、留尿、心电图、X 线胸片等 □ 医师向患者及家属介绍病情，签署手术知情同意 □ 如有异常检查结果需进一步检查 □ 配合用药及治疗 □ 配合医师调整用药 □ 有任何不适告知医师	□ 接受手术前指导 □ 知道手术目的、方式 □ 了解麻醉方式
护患配合	□ 配合测量体温、脉搏、呼吸、血压、血氧饱和度、体重 □ 配合完成入院护理评估单（简单询问病史、过敏史、用药史） □ 接受入院宣教（环境介绍、病室规定、订餐制度、贵重物品保管等） □ 有任何不适告知护士	□ 配合测量体温、脉搏、呼吸，询问每日排便情况 □ 接受相关检查宣教，正确留取标本，配合检查 □ 有任何不适告知护士 □ 接受输液、服药治疗 □ 注意活动安全，避免坠床或跌倒 □ 配合执行探视及陪护 □ 接受疾病及用药等相关知识指导	□ 配合测量体温、脉搏、呼吸，询问每日排便情况 □ 接受引流量记录 □ 配合伤口情况检查 □ 有任何不适告知护士 □ 接受输液、服药治疗 □ 注意活动安全，避免坠床或跌倒 □ 配合执行探视及陪护 □ 接受疾病及用药等相关知识指导
饮食	□ 普通饮食	□ 术前 6~8 小时禁食、禁水	□ 术后 6 小时禁食
排泄	□ 正常排尿便	□ 正常排尿便	□ 正常排尿便
活动	□ 适量活动	□ 适量活动	□ 适量活动

时间	住院第 4~5 天 （术后第 1 日）	住院第 6~7 天 （术后第 2~3 日）	住院第 7~11 天 （术后第 3~7 天，出院日）
医患配合	□ 配合医师查房 □ 配合进行伤口检查 □ 有任何不适告知医师	□ 配合伤口换药 □ 配合用药及治疗 □ 有任何不适告知医师	□ 接受出院前查体 □ 配合换药
护患配合	□ 配合测量体温、脉搏、呼吸、血压、血氧饱和度、体重 □ 配合完成术后护理评估单（简单询问病史、过敏史、用药史） □ 接受入院宣教（环境介绍、病室规定、订餐制度、贵重物品保管等） □ 有任何不适告知护士	□ 配合测量体温、脉搏、呼吸，询问每日排便情况 □ 配合护士母乳喂养技术宣教 □ 配合乳房按摩理疗 □ 配合用药及治疗 □ 有任何不适告知护士 □ 接受输液、服药治疗 □ 注意活动安全，避免坠床或跌倒 □ 配合执行探视及陪护 □ 接受疾病及用药等相关知识指导	□ 配合测量体温、脉搏、呼吸，询问每日排便情况 □ 接受引流量记录 □ 配合伤口情况检查 □ 有任何不适告知护士 □ 配合出院宣教 □ 配合完成术后护理记录评估单 □ 配合执行探视及陪护
饮食	□ 普通饮食	□ 普通饮食	□ 普通饮食
排泄	□ 正常排尿便	□ 正常排尿便	□ 正常排尿便
活动	□ 适量活动	□ 适量活动	□ 适量活动

附：原表单（2019 年版）

急性乳腺炎临床路径表单

适用对象：第一诊断为急性乳腺炎（ICD-10：O91，N61）

行乳腺脓肿切开引流术（ICD-9-CM-3：85.0）

患者姓名：	性别：　年龄：　门诊号：	住院号：
住院日期：　年　月　日	**出院日期：**　年　月　日	**标准住院日：7~11 天**

时间	住院第 1 天	住院第 2~3 天	住院第 2~4 天（手术日）
主要诊疗工作	□ 询问病史及体格检查 □ 完成病历书写 □ 完善检查 □ 上级医师查房与术前评估 □ 初步确定手术方式和日期	□ 上级医师查房 □ 完成术前准备与术前评估 □ 完成必要的相关科室会诊 □ 完成术前小结、上级医师查房记录等病历书写 □ 签署手术知情同意书 □ 签署自费用品协议书（必要时） □ 向患者及家属交代围手术期注意事项	□ 手术 □ 术者完成手术记录 □ 完成术后病程 □ 上级医师查房 □ 向患者及家属交代病情及术后注意事项
重点医嘱	**长期医嘱** □ 外科护理常规 □ 二级护理 □ 饮食 □ 患者既往基础用药 □ 使用抗菌药物 □ 临时医嘱 □ 血常规、尿常规、大便常规 □ 肝肾功能、凝血功能、血型、感染性疾病筛查 □ X 线胸片、心电图 □ 乳房超声及脓肿定位 □ 肺功能、超声心动图（视情况而定） □ 青霉素试敏	**长期医嘱** □ 患者既往基础用药 **术前医嘱** □ 拟明日局部麻醉/全身麻醉下行乳腺脓肿切开引流术 □ 术前 6 小时禁食、禁水 □ 备皮 □ 使用抗菌药物	**长期医嘱** □ 术后 6 小时后普通饮食（全身麻醉）/普通饮食（局部麻醉） □ 一级护理（全身麻醉）/二级护理（局部麻醉） □ 使用抗菌药物 **临时医嘱** □ 必要时给予镇痛药物
主要护理工作	□ 介绍病房环境、设施及设备 □ 入院护理评估 □ 执行入院后医嘱 □ 指导进行相关检查等	□ 晨起静脉取血 □ 卫生知识及手术知识宣教 □ 嘱患者禁食、禁水时间 □ 药敏试验 □ 备皮	□ 术前更衣 □ 观察术后病情变化 □ 记录疼痛评分 □ 观察创口出血及引流情况 □ 保持各种管路通畅 □ 给予术后饮食指导 □ 指导并协助术后活动

续 表

时间	住院第1天	住院第2~3天	住院第2~4天 （手术日）
病情变异记录	□无 □有，原因： 1. 2.	□无 □有，原因： 1. 2.	□无 □有，原因： 1. 2.
护士签名			
医师签名			

时间	住院第 3~5 天 （术后第 1 日）	住院第 4~7 天 （术后第 2~3 日）	住院第 7~11 天 （术后第 3~7 日，出院日）
主要诊疗工作	□ 上级医师查房，注意病情变化 □ 住院医师完成常规病历书写 □ 注意引流量和引流液性状 □ 注意观察体温、血压等 □ 根据需要复查血常规	□ 上级医师查房 □ 完成常规病历书写 □ 根据引流情况决定是否拔除引流管	□ 上级医师查房，进行手术及伤口评估，确定有无手术并发症和切口愈合不良情况，明确是否出院 □ 完成出院记录、病案首页、出院证明书等 □ 向患者交代出院后的注意事项
重点医嘱	**长期医嘱** □ 二级护理 □ 普通饮食 □ 使用抗菌药物 **临时医嘱** □ 换药	**长期医嘱** □ 二级护理 □ 普通饮食 □ 使用抗菌药物 **临时医嘱** □ 换药	**出院医嘱** □ 换药 □ 复查患乳彩超 □ 拔除引流或定期门诊换药
主要护理工作	□ 观察病情变化 □ 记录疼痛评分 □ 观察创口出血情况 □ 观察进食情况并给予指导 □ 心理与生活护理 □ 术后患肢功能锻炼	□ 观察病情变化及饮食情况 □ 心理与生活护理 □ 术后患肢功能锻炼	□ 指导办理出院手续 □ 指导复查时间和注意事项
病情变异记录	□ 无　□ 有，原因： 1. 2.	□ 无　□ 有，原因： 1. 2.	□ 无　□ 有，原因： 1. 2. .
护士签名			
医师签名			

第三十章

乳腺良性肿瘤临床路径释义

【医疗质量控制指标】

指标一、诊断需临床表现和辅助检查。

指标二、诊断明确择期手术治疗。

一、乳腺良性肿瘤编码

1. 原编码：

疾病名称及编码：乳腺良性肿瘤（ICD-10：D24）

手术操作名称及编码：乳腺肿瘤切除术或病变导管切除术（ICD-9-CM-3：85.21）

2. 修改编码：

疾病名称及编码：乳腺良性肿瘤（ICD-10：D24）

乳腺发育不良（ICD-10：N60）

手术操作名称及编码：乳腺肿瘤切除术（ICD-9-CM-3：85.21）

病变导管切除术（ICD-9-CM-3：85.22）

二、临床路径检索方法

（D24/N60）伴（85.21/85.22）

三、国家医疗保障疾病诊断相关分组（CHS-DRG）

MDCJ 皮肤、皮下组织及乳腺疾病及功能障碍

JV2 乳房良性病变

JB3 其他乳房手术

四、乳腺良性肿瘤临床路径标准住院流程

（一）适用对象

第一诊断为乳腺良性肿瘤（ICD-10：D24），乳腺发育不良（ICD-10：N60），行乳腺肿瘤切除术（ICD-9-CM-3：85.21），病变导管切除术（ICD-9-CM-3：85.22）。

释义

■ 适用对象编码参见第一部分。

■ 本路径适用对象为乳腺良性肿瘤及乳腺发育不良等良性疾病拟行开放性手术的患者，包括纤维腺瘤、导管内乳头状瘤、良性叶状肿瘤、纤维囊性乳腺病、硬化性腺病、乳腺囊肿等。

■ 乳腺良性肿瘤根据病变分布范围手术方式可分为乳腺肿瘤切除术或乳腺区段切除术或病变导管切除术。导管内乳头状瘤手术除切除病变导管外，还需切除部分腺体。

（二）诊断依据

根据《临床诊疗指南·外科学分册》（中华医学会编，人民卫生出版社，2006年，第1版），本组疾病包括乳房纤维腺瘤、乳管内乳头状瘤等。

1. 症状：乳房肿物，乳头溢液或溢血。

2. 体征：乳房单发或多发肿物，质地韧，表面光滑，活动度可；边界清楚，可呈分叶状；挤压乳晕周围，病变乳管可出现溢液。

3. 影像学检查：B超和钼靶检查。

4. 病理检查：乳头溢液细胞学检查未见恶性细胞。

释义

■ 乳腺良性肿瘤中最常见的为纤维腺瘤，多见于18~25岁的年轻女性，可双侧发病。良性叶状肿瘤也较为常见，特点为肿瘤分叶状，生长较快，切除后反复发作应警惕交界性叶状肿瘤或肉瘤可能，后者为恶性病变。导管内乳头状瘤也是常见的乳房良性肿瘤，肿瘤可沿导管蔓延生长，临床表现常有乳头溢液或溢血。伴有重度非典型增生时视为癌前病变。

■ 乳房良性肿物的钼靶表现常为边界清楚、形态规则的中高密度影，有时有分叶。彩超有助于判断肿物的囊实性，多表现为边界清楚、包膜完整的低回声区，后方回声可增强。乳管镜检查及乳管造影对于诊断导管内占位性病变有帮助。

■ 乳腺癌、乳房肉瘤、淋巴瘤或乳房内转移瘤均属于恶性病变，不属于本路径范畴。

（三）治疗方案的选择

根据《临床技术操作规范·普通外科分册》（中华医学会编，人民军医出版社，2007年，第1版）。

1. 乳房肿物切除术：体检可扪及或影像学检查发现的乳房肿物。

2. 乳腺病变导管切除术：适合乳管内乳头状瘤。

释义

■ 各医疗单位执行乳腺良性瘤临床路径时，可根据肿瘤的具体部位制订具体的入路名称。

■ 纤维腺瘤及叶状肿瘤均可行肿物切除术。导管内乳头状瘤因病变沿导管走行分布，推荐行病变导管及支配腺体区的区段切除术。

■ 对于叶状肿瘤尤其是怀疑交界性叶状肿瘤，应完整切除肿瘤及其包膜，并切除一部分周边正常腺体，以减少术后局部复发风险。

（四）标准住院日

2~4天。

释义

■ 乳腺良性肿瘤患者入院后行术前常规检查，包括乳腺彩超及钼靶，需1~2天，术后恢复1~2天，符合出院标准后可出院。总住院天数应不超过5天。

（五）进入路径标准

1. 第一诊断为乳腺良性肿瘤（ICD-10：D24），乳腺发育不良（ICD-10：N60）疾病编码。
2. 当患者合并其他疾病，但住院期间不需要特殊处理也不影响第一诊断的临床路径流程实施时，可以进入路径。

释义

■ 本路径使用乳腺良性肿瘤患者，如纤维腺瘤、导管内乳头状瘤、良性叶状肿瘤等。

■ 患者如果合并高血压、糖尿病、冠状动脉粥样硬化性心脏病、慢性阻塞性肺炎、慢性肾病等其他慢性疾病，需术前对症治疗时，如果不影响麻醉和手术，不影响术前准备时间，可进入本路径。上述慢性疾病如果需要经治疗稳定后才能手术，或抗凝、抗血小板治疗等，术前需特殊准备的，先进入其他相应内科疾病的诊疗路径。

（六）术前准备

1~2天。

1. 必须的检查项目：
（1）血常规、尿常规。
（2）肝功能、肾功能、电解质、凝血功能、感染性疾病筛查（乙型肝炎、丙型肝炎、艾滋病、梅毒等）。
（3）心电图、胸部X线检查。
（4）乳腺彩超及术前定位。
2. 根据患者病情可选择：
（1）钼靶检查或乳腺MRI。
（2）乳管镜检查或乳管造影。
（3）肺功能、超声心动图等。

释义

■ 必查项目是确保手术治疗安全、有效开展的基础，术前必须完成。

■ 为缩短患者住院等待时间，检查项目可以在患者入院前于门诊完成。

■ 高龄患者或有心肺功能异常患者，术前根据病情增加超声心动、肺功能、血气分析等检查。

（七）预防性抗菌药物选择与使用时机

按照《抗菌药物临床应用指导原则》（卫医发〔2015〕43号）执行。通常不需预防用抗菌药物。

释义

■ 乳腺良性肿瘤手术切口为Ⅰ级切口，不需要预防性使用抗菌药物。

（八）手术日

入院第2~3天。

1. 麻醉方式：局部麻醉（必要时区域阻滞麻醉或全身麻醉）。
2. 手术方式：乳腺肿物切除术或病变导管切除术。
3. 术中用药：麻醉常规用药。
4. 手术内固定物：无。
5. 输血：根据术前血红蛋白状况及术中出血情况而定。
6. 病理：术后标本送病理学检查（视术中情况行术中冷冻病理检查）。

释义

■ 局部扩大切除可采用静脉麻醉。

■ 术前用抗菌药物参考《抗菌药物临床应用指导原则》执行。

■ 纤维腺瘤及良性叶状肿瘤均可行肿物切除术。导管内乳头状病变可沿导管分布走行，推荐行病变导管及所辖腺体区域的区段切除术。

■ 对于良性叶状肿瘤或怀疑交界性叶状肿瘤，应完整切除肿瘤及其包膜，并切除一部分周围正常腺体，以减少术后局部复发风险。

（九）术后住院恢复

0~1天。

1. 必要时复查的检查项目：血常规。
2. 术后用药：抗菌药物：按照《抗菌药物临床应用指导原则》（卫医发〔2015〕43号）执行。通常不需预防用抗菌药物。
3. 严密观察有无出血等并发症，并作相应处理。

释义

■ 多数生长缓慢的小纤维腺瘤，尤其是多发纤维腺瘤的患者，可观察。

■ 术后可对手术区域加压包扎24小时预防伤口积血或血肿形成。

■ 手术切口为Ⅰ级切口，不需要预防性使用抗菌药物。

（十）出院标准

1. 伤口愈合好：无积血，无感染征象。
2. 没有需要住院处理的并发症和/或合并症。

释义

■ 乳腺良性肿瘤患者入院后行术前常规检查需1~2天，术后恢复1~2天，总住院天数小于5天符合本路径要求。

■ 出院时应伤口愈合良好，无伤口感染或严重脂肪液化、血肿。如有门诊可处理的伤口愈合不良情况，应嘱患者返院时间和频率。

（十一）变异及原因分析

1. 有影响手术的合并症，需要进行相关的诊断和治疗。
2. 病理报告为恶性病变，需要按照乳腺癌进入相应路径治疗。

释义

■ 对于轻微变异，如由于某种原因，路径指示应当于某一天的操作不能如期进行而要延期的，这种改变不会对最终结果产生重大改变，也不会更多的增加住院天数和住院费用，可不出本路径。

■ 除以上所列变异及原因外，如还出现医疗、护理、患者、环境等多方面的变异原因，应阐明变异相关问题的重要性，必要时须及时退出本路径，并应将特殊的变异原因进行归纳总结。

五、乳腺良性肿瘤临床路径护理规范

1. 术前护理：详细向患者讲解疾病及手术相关知识，根据患者自身特点，了解患者心理动向，充分告知，打消患者顾虑，增加手术信任感。

2. 术后护理：

（1）饮食及活动护理：观察患者术后有无恶心呕吐等不适，如无不适，指导患者进食容易消化食物。术后避免剧烈活动，指导患者进行轻体力活动。

（2）疼痛的护理：疼痛轻微者可不予处理，但疼痛剧烈者应给予处理。指导患者采取各种有效镇痛措施，如分散注意力、听音乐等，必要时遵医嘱予镇痛药物治疗。

（3）并发症的观察与护理：注意观察加压包扎的压迫位置及力度，如患者出现恶心、呕吐、头晕、眼花、心悸、出冷汗、面色苍白等应及时通知医师行相应消除处理。

六、乳腺良性肿瘤临床路径营养治疗规范

清淡饮食，避免外源性补充雌激素。

七、乳腺良性肿瘤临床路径患者健康宣教

1. 术前充分完善术前检查及术前准备，向患者告知疾病及手术相关知识，帮助准备围手术期用品，针对个人消除其焦虑心理，建立信任体系。
2. 术后充分告知护理常识，饮食建议，换药，治疗，心理等指导。
3. 告知患者定期复查。

八、推荐表单

（一）医师表单

乳腺良性肿瘤临床路径医师表单

适用对象：第一诊断为乳腺良性肿瘤（ICD-10：D24），乳腺发育不良（ICD-10：N60）
行乳腺肿瘤切除术（ICD-9-CM-3：85.21），病变导管切除术（ICD-9-CM-3：85.22）

患者姓名：	性别：　　年龄：　　门诊号：	住院号：
住院日期：　　年　月　日	出院日期：　　年　月　日	标准住院日：3~5 天

日期	住院第 1 天	住院第 2 天 （手术准备日）
主要诊疗工作	□ 询问病史及体格检查 □ 完成住院病历和首次病程记录 □ 开实验室检查单 □ 上级医师查房 □ 初步确定诊治方案和特殊检查项目	□ 手术医嘱 □ 上级医师查房 □ 完成术前准备与术前评估 □ 根据检查检验结果，行术前讨论，确定手术方案 □ 完成必要的相关科室会诊 □ 住院医师完成上级医师查房记录、术前小结 □ 完成术前总结（拟行手术方式、手术关键步骤、术中注意事项等） □ 签署手术知情同意书（含标本处置）、自费用品协议书、输血同意书、麻醉同意书或授权委托书 □ 向患者及家属交代病情、手术安排及围手术期注意事项
重点医嘱	**长期医嘱** □ 外科二级或三级护理常规 □ 饮食：根据患者情况而定 □ 患者既往基础用药 **临时医嘱** □ 血常规+血型、尿常规 □ 凝血功能、电解质、肝肾功能、感染性疾病筛查 □ 心电图、胸部 X 线检查 □ 乳腺彩超、钼靶摄片 □ 必要时行乳腺 MR、血气分析、肺功能、超声心动图	**长期医嘱** □ 外科护理常规 □ 二级或三级护理 □ 饮食 □ 患者既往基础用药 **临时医嘱** □ 术前医嘱： □ 常规准备明日在局部麻醉/区域阻滞麻醉/全身麻醉下行乳腺肿物切除术/病变导管切除术 □ 术前禁食、禁水 □ 药敏试验 □ 备皮术前禁食 4~6 小时，禁水 2~4 小时 □ 麻醉前用药（术前 30 分钟）
病情变异记录	□ 无　□ 有，原因： 1. 2.	□ 无　□ 有，原因： 1. 2.
医师签名		

<table>
<tr><td rowspan="2">日期</td><td colspan="2">住院第 3 天
（手术日）</td><td rowspan="2">住院第 4 天
（术后第 1 日）</td><td rowspan="2">住院第 5 天
（术后第 2 日，出院日）</td></tr>
<tr><td>术前与术中</td><td>术后</td></tr>
<tr><td>主要诊疗工作</td><td>□ 送患者入手术室
□ 麻醉准备，监测生命体征
□ 施行手术
□ 解剖标本，送病理检查</td><td>□ 麻醉医师完成麻醉记录
□ 完成术后首次病程记录
□ 完成手术记录
□ 向患者及家属说明手术情况</td><td>□ 上级医师查房
□ 住院医师完成常规病程记录
□ 必要时进行相关特殊检查</td><td>□ 上级医师查房
□ 明确是否符合出院标准
□ 完成出院记录、病案首页、出院证明书等
□ 通知出入院处
□ 通知患者及家属
□ 向患者告知出院后注意事项，如康复计划、返院复诊、后续治疗，及相关并发症的处理等
□ 出院小结、诊断证明书及出院须知交予患者</td></tr>
<tr><td>重点医嘱</td><td>长期医嘱
□ 禁食、禁水
临时医嘱
□ 术前 0.5 小时使用抗菌药物
□ 液体治疗
□ 相应治疗（视情况）</td><td>长期医嘱
□ 按相应麻醉术后护理
□ 饮食（禁食、禁水 6 小时，全身麻醉后）
□ 心电监测 6 小时（全身麻醉后）
临时医嘱
□ 酌情镇痛
□ 观察术后病情变化
□ 观察创口出血及引流情况
□ 给予术后饮食指导
□ 指导并协助术后活动</td><td>长期医嘱
□ 二级或三级护理（视情况）</td><td>临时医嘱
□ 切口换药（酌情）
出院医嘱
□ 出院后相关用药
□ 伤口门诊拆线</td></tr>
<tr><td>病情变异记录</td><td>□ 无 □ 有，原因：
1.
2.</td><td>□ 无 □ 有，原因：
1.
2.</td><td>□ 无 □ 有，原因：
1.
2.</td><td>□ 无 □ 有，原因：
1.
2.</td></tr>
<tr><td>医师签名</td><td></td><td></td><td></td><td></td></tr>
</table>

（二）护士表单

乳腺良性肿瘤临床路径护士表单

适用对象：第一诊断为乳腺良性肿瘤（ICD-10：D24），乳腺发育不良（ICD-10：N60）
行乳腺肿瘤切除术（ICD-9-CM-3：85.21），病变导管切除术（ICD-9-CM-3：85.21）

患者姓名：	性别：　　年龄：　　门诊号：	住院号：
住院日期：　　年　月　日	出院日期：　　年　月　日	标准住院日：3~5 天

日期	住院第 1 天	住院第 2 天 （手术准备日）
健康宣教	□ 入院宣教 介绍主管医师、护士 介绍环境、设施 介绍住院注意事项	□ 术前宣教 宣教疾病知识、术前准备及手术过程 告知准备物品、沐浴 告知术后饮食、活动及探视注意事项，告知术后可能出现的情况及应对方式 □ 主管护士与患者沟通，了解并指导心理应对 □ 告知家属等候区位置
护理处置	□ 核对患者姓名，佩戴腕带 □ 建立入院护理病历 □ 卫生处置：剪指（趾）甲、沐浴，更换病号服	□ 协助医师完成术前检查 □ 术前准备 备皮、宣教 备皮、禁食、禁水
主要护理工作	□ 入院介绍 □ 入院评估 □ 静脉抽血 □ 健康教育 □ 饮食指导 □ 患者相关检查配合的指导 □ 执行入院后医嘱 □ 心理支持	□ 健康教育 □ 饮食：术前禁食、禁水 □ 术前沐浴、更衣，取下活动义齿、饰物 □ 告知患者及家属手术流程及注意事项 □ 手术备皮、药敏试验 □ 术前手术物品准备 □ 促进睡眠（环境、药物）
病情变异记录	□ 无　□ 有，原因： 1. 2.	□ 无　□ 有，原因： 1. 2.
护士签名		

日期	住院第3天 （手术日）		住院第4天 （术后第1日）	住院第5天 （术后第2日，出院日）
	术前与术中	术后		
健康宣教	□ 术后当日宣教 □ 告知饮食、体位要求 □ 告知疼痛注意事项 □ 告知术后可能出现情况及应对方式 □ 给予患者及家属心理支持 □ 再次明确探视陪护须知	□ 术后宣教 □ 药物作用及频率 □ 饮食、活动指导 □ 复查患者对术前宣教 □ 内容的掌握程度 □ 疾病恢复期注意事项 □ 下床活动注意事项	□ 术后宣教 □ 指导功能锻炼	□ 出院宣教 □ 指导办理出院手续
护理处置	□ 送手术 摘除患者各种活动物品 核对患者资料及带药 填写手术交接单，签字确认 □ 接手术 核对患者及资料，签字确认	□ 功能训练指导	□ 功能训练指导	□ 出院指导
主要护理工作	□ 健康教育 □ 术前更衣 □ 饮食指导：禁食、禁水 □ 指导术前注射麻醉用药后注意事项 □ 安排陪送患者入手术室 □ 心理支持	□ 术后活动：按相应麻醉采取体位，指导并协助术后活动 □ 全身麻醉后禁食、禁水6小时 □ 密切观察患者情况 □ 疼痛护理 □ 生活护理 □ 术后饮食指导 □ 心理支持（患者及家属）	□ 体位与活动：自主体位 □ 观察患者情况 □ 协助生活护理 □ 心理支持（患者及家属） □ 康复指导（运动指导、功能锻炼）	□ 出院指导 □ 办理出院手续 □ 复诊时间 □ 作息、饮食、活动 □ 服药指导 □ 日常保健 □ 清洁卫生 □ 疾病知识
病情变异记录	□ 无 □ 有，原因： 1. 2.	□ 无 □ 有，原因： 1. 2.	□ 无 □ 有，原因： 1. 2.	□ 无 □ 有，原因： 1. 2.
护士签名				

（三）患者表单

乳腺良性肿瘤临床路径患者表单

适用对象：第一诊断为乳腺良性肿瘤（ICD-10：D24），乳腺发育不良（ICD-10：N60）
行乳腺肿瘤切除术（ICD-9-CM-3：85.21），病变导管切除术（ICD-9-CM-3：85.21）

患者姓名：	性别：　　年龄：　　门诊号：	住院号：
住院日期：　　年　月　日	出院日期：　　年　月　日	标准住院日：3~5 天

日期	住院第 1 天	住院第 2 天 （手术准备日）
监测	□ 测量生命体征、体重	□ 每日测量生命体征、询问排便情况，手术前 1 天晚测量生命体征
医患配合	□ 护士行入院护理评估（简单询问病史） □ 接受入院宣教 □ 医师询问病史、既往病史、用药情况，收集资料 □ 进行体格检查	□ 配合完善术前相关检查，术前宣教 □ 乳腺肿瘤疾病知识、临床表现、治疗方法 □ 术前用物准备：备皮刀、弹力胸带 □ 手术室接患者，配合核对 □ 医师与患者及家属介绍病情及手术谈话 □ 手术时家属在等候区等候 □ 探视及陪护制度
重点诊疗及检查	**重点诊疗** □ 二级护理 □ 既往基础用药	**重点诊疗** □ 术前准备 备皮 术前签字 **重要检查** □ 心电图、X 线胸片 □ 彩超、钼靶 □ 乳腺 MR
饮食及活动	□ 普通饮食 □ 正常活动	□ 术前 12 小时禁食、禁水 □ 正常活动

日期	住院第 3 天 （手术日）		住院第 4 天 （术后第 1 日）	住院第 5 天 （术后第 2 日，出院日）
	术前与术中	术后		
监测	□ 测量生命体征	□ 每日测量生命体征	□ 测量生命体征	□ 办理出院手续
医患配合	□ 摘除患者各种活动物品	□ 下床活动，功能训练	□ 功能训练	□ 办理出院手续
重点诊疗及检查	□ 术前更衣	□ 术后活动：按相应麻醉采取体位，术后活动 □ 全身麻醉后禁食、禁水 6 小时	□ 更换伤口辅料，观察伤口愈合情况	□ 办理出院手续 □ 确定复查时间
饮食及活动	□ 禁食、禁水 12 小时	□ 正常饮食 □ 正常活动	□ 正常饮食 □ 正常活动	□ 正常饮食 □ 正常活动

附：原表单（2019 年版）

乳腺良性肿瘤临床路径表单

适用对象：第一诊断为乳腺良性肿瘤（ICD-10：D24），乳腺发育不良（ICD-10：N60）
行乳腺肿瘤切除术（ICD-9-CM-3：85.21），病变导管切除术（ICD-9-CM-3：85.21）

患者姓名：	性别：　　年龄：　　门诊号：	住院号：
住院日期：　　年　月　日	出院日期：　　年　月　日	标准住院日：3~5 天

日期	住院第 1 天	住院第 2 天 （手术准备日）
主要诊疗工作	□ 询问病史及体格检查 □ 完成住院病历和首次病程记录 □ 开实验室检查单 □ 上级医师查房 □ 初步确定诊治方案和特殊检查项目	□ 手术医嘱 □ 上级医师查房 □ 完成术前准备与术前评估 □ 根据检查检验结果，行术前讨论，确定手术方案 □ 完成必要的相关科室会诊 □ 住院医师完成上级医师查房记录、术前小结 □ 完成术前总结（拟行手术方式、手术关键步骤、术中注意事项等） □ 签署手术知情同意书（含标本处置）、自费用品协议书、输血同意书、麻醉同意书或授权委托书 □ 向患者及家属交代病情、手术安排及围手术期注意事项
重点医嘱	**长期医嘱** □ 外科二级或三级护理常规 □ 饮食：根据患者情况而定 □ 患者既往基础用药 **临时医嘱** □ 血常规+血型、尿常规 □ 凝血功能、电解质、肝肾功能、感染性疾病筛查 □ 心电图、胸部 X 线检查 □ 乳腺彩超、钼靶摄片 □ 必要时行乳腺 MR、血气分析、肺功能、超声心动图	**长期医嘱** □ 外科护理常规 □ 二级或三级护理 □ 饮食 □ 患者既往基础用药 **临时医嘱** □ 术前医嘱： □ 常规准备明日在局部麻醉/区域阻滞麻醉/全身麻醉下行乳腺肿物切除术/病变导管切除术 □ 术前禁食、禁水 □ 药敏试验 □ 备皮术前禁食 4~6 小时，禁水 2~4 小时 □ 麻醉前用药（术前 30 分钟）
主要护理工作	□ 入院介绍 □ 入院评估 □ 静脉抽血 □ 健康教育 □ 饮食指导 □ 患者相关检查配合的指导 □ 执行入院后医嘱 □ 心理支持	□ 健康教育 □ 饮食：术前禁食、禁水 □ 术前沐浴、更衣，取下活动义齿、饰物 □ 告知患者及家属手术流程及注意事项 □ 手术备皮、药敏试验 □ 术前手术物品准备 □ 促进睡眠（环境、药物） □ 心理支持

续 表

日期	住院第1天	住院第2天 （手术准备日）
病情 变异 记录	□无 □有，原因： 1. 2.	□无 □有，原因： 1. 2.
护士 签名		
医师 签名		

日期	住院第3天（手术日）		住院第4天（术后第1日）	住院第5天（术后第2日，出院日）
	术前与术中	术后		
主要诊疗工作	□ 送患者入手术室 □ 麻醉准备，监测生命体征 □ 施行手术 □ 解剖标本，送病理检查	□ 麻醉医师完成麻醉记录 □ 完成术后首次病程记录 □ 完成手术记录 □ 向患者及家属说明手术情况	□ 上级医师查房 □ 住院医师完成常规病程记录 □ 必要时进行相关特殊检查	□ 上级医师查房 □ 明确是否符合出院标准 □ 完成出院记录、病案首页、出院证明书等 □ 通知出入院处 □ 通知患者及家属 □ 向患者告知出院后注意事项，如康复计划、返院复诊、后续治疗，及相关并发症的处理等 □ 出院小结、诊断证明书及出院须知交予患者
重点医嘱	**长期医嘱** □ 禁食、禁水 **临时医嘱** □ 术前0.5小时使用抗菌药物 □ 液体治疗 □ 相应治疗（视情况）	**长期医嘱** □ 按相应麻醉术后护理 □ 饮食（禁食、禁水6小时，全身麻醉后） □ 心电监测6小时（全身麻醉后） **临时医嘱** □ 酌情镇痛 □ 观察术后病情变化 □ 观察创口出血及引流情况 □ 给予术后饮食指导 □ 指导并协助术后活动	**长期医嘱** □ 二级或三级护理（视情况）	**临时医嘱** □ 切口换药（酌情） **出院医嘱** □ 出院后相关用药 □ 伤口门诊拆线
主要护理工作	□ 健康教育 □ 术前更衣 □ 饮食指导：禁食、禁水 □ 指导术前注射麻醉用药后注意事项 □ 安排陪送患者入手术室 □ 心理支持	□ 术后活动：按相应麻醉采取体位，指导并协助术后活动 □ 全身麻醉后禁食、禁水6小时 □ 密切观察患者情况 □ 疼痛护理 □ 生活护理 □ 术后饮食指导 □ 心理支持（患者及家属）	□ 体位与活动：自主体位 □ 观察患者情况 □ 协助生活护理 □ 心理支持（患者及家属） □ 康复指导（运动指导、功能锻炼）	□ 出院指导 □ 办理出院手续 □ 复诊时间 □ 作息、饮食、活动 □ 服药指导 □ 日常保健 □ 清洁卫生 □ 疾病知识
病情变异记录	□ 无 □ 有，原因： 1. 2.	□ 无 □ 有，原因： 1. 2.	□ 无 □ 有，原因： 1. 2.	□ 无 □ 有，原因： 1. 2.
护士签名				
医师签名				

第三十一章

乳腺癌临床路径释义

【医疗质量控制指标】

指标一、诊断需临床表现和辅助检查。

指标二、诊断明确择期手术治疗。

一、乳腺癌编码

1. 原编码：

疾病名称及编码：乳腺癌（ICD-10：C50.900）

手术操作名称及编码：乳腺癌根治术（保乳、改良根治、根治术）

2. 修改编码：

疾病名称及编码：乳腺癌（ICD-10：C50）

手术操作名称及编码：乳腺癌根治术（保乳、改良根治、根治术）（ICD-9-CM-3：85.33-85.48）

二、临床路径检索方法

C50 伴（85.33-85.48）

三、国家医疗保障疾病诊断相关分组（CHS-DRG）

MDCJ 皮肤、皮下组织及乳腺疾病及功能障碍

JR1 乳房恶性肿瘤

JA1 乳房恶性肿瘤根治性切除术

四、乳腺癌临床路径标准住院流程

（一）适用对象

第一诊断为乳腺癌（ICD-10：C50.900），拟行乳腺癌根治术（保乳、改良根治、根治术）。

释义

■ 适用对象编码参见第一部分。

■ 本路径适用对象为临床诊断为乳腺癌的患者，包括经穿刺或开放活检病理证实的乳腺癌患者和影像学检查高度可疑为乳腺癌的患者。

■ 可手术乳腺癌 0、Ⅰ、部分Ⅱ期患者及部分Ⅱ、Ⅲ期（炎性乳腺癌除外）经新辅助化疗降期患者。

■ 适用对象中不包括良性肿瘤、炎性疾病等。

（二）诊断依据

1. 病史：乳腺肿块、乳头溢液、无痛。

2. 体征：肿块质硬、边界不清、活动度差，与皮肤粘连。

3. 橘皮征、血性乳头溢液等。
4. 辅助检查：彩超、钼靶、MRI 等。
5. 病理：穿刺或活检诊断。

释义

■ 本路径的制订主要参考国际及国内权威参考书籍及诊疗指南。上述临床资料及实验室检查是确诊乳腺癌及评估患者是否有手术指征的重要依据。

■ 病史和体征是诊断乳腺癌的依据，根据病史中肿瘤的性质、活动度、边界、乳头乳晕异常、溢液性质、腋窝淋巴结性质等给予临床初步诊断。橘皮征和乳头血性溢液对诊断乳腺癌有帮助，但并非乳腺癌患者的特有体征。

■ 彩超及乳腺 X 线摄影是乳腺癌诊断的主要辅助手段。

■ 术前乳腺 MRI 检查是排除多中心或多灶性微小病变的重要检查手段。

■ 空心针穿刺或开放活检病理学诊断是乳腺癌的确诊方法，细胞学检查不能作为确诊依据。

■ 早期乳腺癌患者临床症状及体征均不明显，如影像学检查高度可疑，亦可进入路径。

（三）治疗方案的选择及依据

1. 改良根治术：明确乳腺癌患者。
2. 保乳手术：有保乳意愿、适宜行保乳手术的乳腺癌患者。
3. 其他术式：不适合上述术式的乳腺癌患者。
4. 可行前哨淋巴结活检等。

释义

■ 本病确诊后即应开始综合治疗，包括局部治疗和系统治疗。局部治疗包括手术治疗和放疗，系统治疗包括化疗、内分泌治疗、靶向治疗等。其中手术治疗是乳腺癌的主要治疗手段，其他治疗称为辅助治疗。综合治疗的目的在于消除原发病灶，控制全身微小转移灶，降低局部复发和远处转移风险，改善患者预后。

■ 改良根治术是乳腺癌的经典术式。包括患侧乳房切除和腋窝淋巴结清扫（Ⅰ、Ⅱ站）。

■ 保乳手术是乳腺癌局部治疗的趋势。对于有保乳意愿、无放疗禁忌证的患者，如可获得可靠的阴性切缘和满意的术后外观，均可行保乳手术。

■ 对于不适合行保乳手术但对术后外观要求较高的患者，在充分沟通和知情同意的基础上，可进行Ⅰ期乳房重建手术（包括假体重建和自体组织重建）。

■ 患者对腋窝淋巴结清扫导致的患肢功能障碍等重要并发症知情，并同意行腋窝淋巴结清扫术。为了避免不必要的腋窝清扫，降低腋窝清扫术后并发症，对临床腋窝阴性（查体和影像学检查均未提示腋窝淋巴结转移）或临床阳性但经针吸活检病理证实阴性的乳腺癌患者，可由有经验的外科团队行前哨淋巴结活检术。

（四）标准住院日

≤18 天。

释义

■ 怀疑或确诊乳腺癌的患者入院后，全身检查除外远处转移需2~3天，第4天行手术治疗，患者术后恢复、获得术后病理约需5~6天，第10~11天开始化疗（如需要），化疗后5~6天观察化疗不良反应，给予对症处理，病情平稳（见“出院标准”）时可出院。总住院时间不超过18天符合本路径要求。

（五）进入路径标准

1. 第一诊断必须符合ICD-10：C50.900乳腺癌疾病编码。
2. 当患者合并其他疾病，但住院期间无需特殊处理也不影响第一诊断时，可以进入路径。

释义

■ 进入本路径的患者为第一诊断为乳腺癌，需除外合并其他急重症或远处转移等情况。

■ 本路径包括可手术乳腺癌0、Ⅰ、部分Ⅱ期患者，及部分Ⅱ、Ⅲ期（炎性乳腺癌除外）经新辅助化疗降期患者，但不包括良性肿瘤、炎性疾病等。

■ 对于合并其他疾病，但不需特殊处理，不影响第一诊断且对手术无较大影响者可以进入路径。

■ 对于合并其他疾病合理治疗后病情稳定，抑或目前尚需持续用药，但不影响手术预后和路径实施的，可以进入路径，但可能会延长住院时间，增加治疗费用。

■ 对于合并对手术有较大影响的内科疾病者，需请相关科室会诊，对病情进行评估和控制以保证手术安全，影响路径实施的应退出本路径。

（六）术前准备（术前评估）

3~5天。

1. 血常规、尿常规、大便常规、凝血实验、血糖、肝功能、肾功能、电解质、血脂、传染病四项、甲状腺功能、性激素六项。
2. X线胸片、肝胆胰脾彩超、甲状腺彩超、盆腔彩超、心电图、心脏彩超、双肾输尿管膀胱彩超。
3. 乳腺彩超、钼靶，必要时行双乳MRI检查等。
4. 根据临床需要选做：肿瘤标志物全套、血气分析、肺功能、24小时动态心电图、头、胸、上腹部CT、MRI、ECT等。

释义

■ 血常规、尿常规、大便常规是基本检验项目，进入路径的患者均需完成。肝肾功能、电解质、血糖、凝血功能、心电图、X线胸片可评估有无基础疾病，是否影响住院时间、费用及其治疗预后。性腺激素可进一步了解患者卵巢功能。肝胆胰脾肾彩超及盆腔彩超有助于判断患者是否存在远处转移。乳腺彩超、钼靶是基本的影像学检查，进入路径的患者均需完成。需行保乳或新辅助治疗的患者，推荐MRI检查，但MRI检查不应作为保乳手术前的必需检查。多数初治乳腺癌患者肿瘤标志物不高，但肿瘤标志物检测可作为患者的基线资料，建议检测。根据患者临床分期可选择行胸腹部 CT、上腹 MRI、ECT 或 PET-CT 以除外全身转移。

■ 当无病理学确诊的可疑乳腺癌患者进入本路径时，需与其他引起乳房肿块的疾病相鉴别。如纤维腺瘤、叶状肿瘤也可表现为无痛性肿块，与老年人多见的黏液腺癌较难鉴别；导管内乳头状瘤也可表现为单孔或多孔乳头陈旧血性溢液，与浸润性乳腺癌、导管原位癌或导管内乳头状癌较难鉴别；非哺乳期乳腺炎有局部皮肤红肿热痛，有橘皮征，抗菌药物治疗效果不佳等表现，与炎性乳腺癌较难鉴别。因此，乳腺癌的确诊需依靠病理。

（七）预防性抗菌药物选择与使用时机

预防性抗菌药物应用应按《抗菌药物临床应用指导原则（2015 年版）》（国卫办医发〔2015〕43 号）。

1. 预防性用药时间为术前 30 分钟。
2. 手术超过 3 小时加用 1 次抗菌药物。
3. 术后 24 小时内停止使用抗菌药物。

释义

■ 乳腺手术为清洁切口手术，不推荐围手术期常规使用抗菌药物。

■ 患者存在感染高危因素如免疫缺陷、高龄、术前化疗导致免疫低下、乳房重建手术等情况，可酌情预防性应用抗菌药物。预防性应用抗菌药物应术前 30 分钟给予第一代或第二代头孢菌素，避免联合用药，手术时间超过 3 小时，可追加一次术中抗菌药物。预防用药应在 24 小时内停止。重度高危的患者可延长至 48 小时。

（八）手术日

入院第≤4 天。

1. 麻醉方式：全身麻醉。
2. 手术方式：乳房单纯切除术、乳癌改良根治术、乳癌保乳术、乳癌根治及扩大根治术，必要时行前哨淋巴结活检术及乳房重建术。
3. 手术内固定物：皮肤钉合器的应用、切缘钛夹标志等。
4. 输血：视术中情况而定。
5. 病理：冷冻、石蜡切片，免疫组化检查，必要时行 FISH 基因检测。
6. 其他：必要时术中使用可吸收缝线、双极电凝、术后应用镇痛泵。

释义

■ 乳腺癌手术常规使用全身麻醉，依据具体情况选择是否使用术后镇痛泵。

■ 乳腺癌手术一般不需要输血，但应具备紧急输血条件，应对突发情况（如大血管破裂等）。

■ 术中可使用钛夹标记瘤床位置便于术后辅助放疗定位。

■ 腺体和切口的缝合可根据需要选择可吸收缝线、皮肤钉合器等。

■ 手术结束时可以使用 5-FU 液冲洗创腔，以减低复发和转移概率。

■ 原发肿瘤病理结果应包括 ER、PR、HER2、Ki-67 等重要免疫组化指标，对于免疫组化 HER2（++）者应行 FISH 检测。

（九）术后住院恢复

≤14 天。

释义

■ 如防治伤口引流管，通常于术后 7~10 天待引流量少于 20ml/d 时拔出，如发生伤口感染，出现的高峰时间为术后 7 天左右。乳腺癌是全身性疾病，必须采取综合治疗方法，术后还应采取化学药物、内分泌、放射、免疫及生物学治疗多种方法，减少化疗不良反应，改善患者生存质量。术后恢复、获得术后病理约需 5~6 天，病情平稳（见“出院标准”）时可出院。术后恢复时间不超过 14 天符合本路径要求。

（十）出院标准（围绕一般情况、切口情况、第一诊断转归）

1. 切口愈合好，切口无感染，无皮瓣坏死（或门诊可处理的皮缘坏死）。
2. 没有需要住院处理的并发症或合并症。

释义

■ 患者出院前应一般情况良好。

■ 患者切口愈合好，无感染，无严重皮瓣坏死或严重皮下积液可出院。对于门诊可处理的皮瓣坏死和皮下积液，患者需遵医嘱返院处理伤口直至皮下积液消失、伤口完全愈合。

■ 没有需要住院处理的与本次手术有关的并发症如下肢深静脉血栓形成等。

（十一）有无变异及原因分析

1. 有影响手术的合并症，需要进行相应的诊断和治疗。
2. 行保乳手术时，必须行钼靶或 MRI 检查以排除多病灶。
3. 术前可行空心针等穿刺活检。
4. 患者其他方面的原因。
5. 本路径仅限手术方面，其他如新辅助化疗、术中放疗、术后辅助化疗等均未纳入本路径范围。

释义

■ 有影响手术的合并症，如糖尿病、心血管疾病等，可能需要同时治疗或疾病本身导致术后恢复缓慢，从而导致治疗时间延长或治疗费用增加，严重影响路径实施者退出路径。

■ 围手术期的并发症，如术后出血等，可能导致二次手术或恢复延迟，从而造成住院日延长或费用超出参考标准。

■ 因患者主观方面的原因造成执行路径时出现变异，应在表单中明确说明。

■ 本路径仅限手术方面，如患者经术前评估需接受新辅助化疗，应退出本路径。术中放疗、术后辅助化疗等均未纳入本路径。

五、乳腺癌临床路径给药方案

1. 用药选择：

（1）内分泌治疗药物：内分泌治疗是激素受体阳性乳腺癌患者的重要治疗方法。内分泌治疗药物根据作用机制可分为雌激素受体阻断剂、芳香化酶抑制剂（AI）、促黄体生成激素释放激素（LHRH）类似物等，其中雌激素受体阻断剂和芳香化酶抑制剂是最常用的内分泌治疗药物。

1）雌激素受体阻断剂：他莫昔芬为代表性药物。根据国内外重要诊治指南与规范，推荐绝经前患者使用，绝经后患者如不能耐受芳香化酶抑制剂，也建议使用他莫昔芬。每日 2 次，每次 10mg 口服，推荐用药时间为 5 年，对于复发转移高风险患者，如耐受性良好，可延长用药至 10 年。

2）芳香化酶抑制剂：通过抑制芳香化酶的活性，阻断卵巢以外组织中雄烯二酮和睾酮经芳香化作用转化成雌激素，抑制乳腺癌细胞生长。根据化学结构可分为非甾体类药物，如阿那曲唑、来曲唑和甾体类药物如依西美坦。AI 仅适用于绝经后患者使用，绝经前患者如使用 AI，应同时应用促黄体生成激素释放激素类似物。每日 1 次，每次 1 片口服。推荐用药时间为 5 年。对于围绝经期患者，可先应用他莫昔芬 2~3 年，确认绝经后换用 AI 2~3 年，或先使用他莫昔芬 5 年，确认绝经后换用 AI 5 年。

3）LHRH 类似物：通过负反馈抑制下丘脑产生促性腺激素释放激素（GnRH），同时竞争性地与垂体细胞膜上的 GnRH 受体或 LHRH 受体结合，阻止垂体产生促性腺激素，从而减少卵巢分泌雌激素。代表性药物为戈舍瑞林。某些复发转移高风险的绝经前乳腺癌患者，可考虑术后辅助内分泌治疗应用 LHRH 类似物联合依西美坦。腹壁皮下注射，每 4 周应用 1 次。

（2）化疗药物：治疗乳腺癌的常用化疗药物，包括烷化剂、抗代谢性药物、抗菌药物、生物碱和紫杉醇类。化疗药物通过改变或抑制癌细胞的生化代谢过程，从而干扰癌细胞的繁殖。依其作用的细胞周期时相可分为：①细胞周期特异性药物，这类药物仅在细胞周期的特异时相才有作用，如抗代谢药物和有丝分裂抑制剂；②细胞周期非特异性药物，这类药物在细胞周期的任一时相都有作用，对非增殖周期的细胞也有作用，如烃化剂和抗菌药物类药物。

1）蒽环类药物：表柔比星为代表，与环磷酰胺联用时推荐剂量为 $100mg/m^2$，与紫杉类药物联用时推荐剂量为 $75mg/m^2$。静脉输入，每 3 周 1 次。

2）紫杉类药物：多西他赛为代表，只能用于静脉滴注。所有患者在接受多西他赛治疗期前均必须口服糖皮质激素类，如地塞米松，在多西他赛滴注 1 天前服用，每天 16mg，持续至少 3 天，以预防过敏反应和体液潴留。多西他赛单药的推荐剂量为 $100mg/m^2$，联合用药的推荐剂量为 $75mg/m^2$，静脉滴注 1 小时，每 3 周 1 次。

(3) 靶向治疗药物：用于浸润性乳腺癌 HER2 阳性的患者。HER2 阳性的定义为免疫组化 HER2（+++）或（++），但 FISH 检测 HER2 基因扩增。以曲妥珠单抗为代表药物。首次剂量 8mg/kg，维持剂量 6mg/kg，每 3 周静脉输入 1 次。推荐用药时间为 1 年。靶向治疗开始前需评估心脏功能，用药期间每 3 个月复查超声心动。

(4) 中成药：具有解毒散结、消肿止痛等作用的部分中成药可以缓解乳腺癌患者的不适症状，减轻不良反应，例如可考虑使用西黄胶囊改善癌痛、皮肤红肿、乳腺癌术后上肢水肿等。

2. 药学提示：

(1) 雌激素受体阻断剂（他莫昔芬）：用药前应评估血栓栓塞的风险。用药前检查有视力障碍、肝肾功能不全者慎用。多数耐受性良好，常见不良反应包括子宫内膜增厚，高脂血症，血栓栓塞性疾病。用药期间定期复查肝肾功能及血脂，每年行妇科彩超检查。

(2) 芳香化酶抑制剂：多数耐受性良好，常见不良反应包括骨质疏松，骨密度下降，骨折事件发生率升高，肌肉关节疼痛，乏力、不适等。用药期间应同时补充钙剂及维生素 D，定期复查骨密度。

(3) 紫杉类药物：常见不良反应包括乏力、骨髓抑制、过敏、水钠潴留、腹泻及胃肠道反应。部分病例可发生严重过敏反应，其特征为低血压与支气管痉挛，需要中断治疗。停止滴注并立即治疗后患者可恢复正常。部分病例也可发生轻度过敏反应，如脸红，伴有或不伴有瘙痒的红斑、胸闷、背痛、呼吸困难、药物热或寒战。极少病例发生胸腔积液、腹水、心包积液、毛细血管通透性增加以及体重增加。为了减少液体潴留，应给患者预防性使用皮质类固醇。

(4) 曲妥珠单抗：不良反应较少，主要为心脏功能损害。临床试验中观察到使用本药治疗的患者中有心功能不全的表现。在单独使用曲妥珠单抗治疗的患者中，中至重度心功能不全（NTHA 分级Ⅲ/Ⅳ）的发生率为 5%。用药前及用药开始后每 3 个月复查超声心动，评估左室射血分数。出现下列情况时，应停止曲妥珠单抗治疗至少 4 周，并每 4 周检测 1 次 LVEF。LVEF 较治疗前绝对数值下降≥16%；LVEF 低于该检测中心正常范围并且 LVEF 较治疗前绝对数值下降≥10%；4~8 周 LVEF 回升至正常范围或 LVEF 较治疗前绝对数值下降≤15%，可恢复使用曲妥珠单抗；LVEF 持续下降（>8 周），或者 3 次以上因心肌病而停止曲妥珠单抗治疗，应永久停止使用曲妥珠单抗。

3. 注意事项：

(1) 他莫昔芬与华法林或任何其他香豆素抗凝药联合应用时可发生抗凝作用显著增高，故联合应用时应密切监测患者。与细胞毒药物联合使用时，血栓栓塞的风险增加。骨转移患者使用他莫昔芬治疗初期，如同时使用那些能够降低肾脏钙排泄的药物如噻嗪类利尿药，可能增加高钙血症的风险。

(2) 多西他赛与顺铂联合使用时，宜先用多西他赛后用顺铂，以免降低多西他赛的消除率；而与蒽环类药物联合使用时，给药顺序与上述相反，宜先予蒽环类药物后予多西他赛。多西他赛与酮康唑之间可能发生相互作用，同用时应格外小心。

六、乳腺癌临床路径护理规范

1. 术前护理：详细向患者讲解疾病及手术相关知识，根据患者自身特点，了解患者心理动向，充分告知，打消患者顾虑，增加手术信任感。

2. 术后护理：

(1) 饮食及活动护理：观察患者术后有无恶心呕吐等不适，如无不适，指导患者进食容易消化食物。术后避免剧烈活动，避免患侧上肢负重。

(2) 疼痛的护理：疼痛轻微者可不予处理，但疼痛剧烈者应给予处理。指导患者采取各种有效镇痛措施，如分散注意力、听音乐等，必要时遵医嘱予镇痛药物治疗。

(3) 并发症的观察与护理：注意观察加压包扎的压迫位置及力度，如患者出现恶心、呕吐、头晕、眼花、心悸、出冷汗、面色苍白等应及时通知医师行相应消除处理。患侧上肢如出现淋巴水肿，指导患者抬高上肢，促进淋巴回流。

七、乳腺癌临床路径营养治疗规范

健康饮食，避免外源性补充雌激素。

八、乳腺癌临床路径患者健康宣教

1. 术前充分完善术前检查及术前准备，向患者告知疾病及手术相关知识，帮助准备围手术期用品，针对个人消除其焦虑心理，建立信任体系。

2. 术后充分告知护理常识，饮食建议，换药，治疗，心理等指导。

3. 告知患者定期复查。

九、推荐表单

（一）医师表单

乳腺癌临床路径医师表单

适用对象：第一诊断为乳腺癌（ICD-10：C50）

行乳腺癌根治术（保乳、改良根治、根治术）（ICD-9-CM-3：85.33-85.48）

患者姓名：	性别：　　年龄：　　门诊号：	住院号：
住院日期：　　年　月　日	出院日期：　　年　月　日	标准住院日：≤18 天

时间	住院第 1 天	住院第 2~5 天	住院第 3~6 天 （手术日）
主要诊疗工作	□ 询问病史及体格检查 □ 交代病情，将乳腺肿瘤诊疗计划书交给患者 □ 书写病历 □ 开具实验室检查单 □ 上级医师查房与术前评估 □ 初步确定手术方式和日期	□ 上级医师查房 □ 完成术前准备与术前评估 □ 穿刺活检（视情况而定） □ 根据体检、彩超、钼靶、穿刺病理结果等，行术前讨论，确定手术方案 □ 完成必要的相关科室会诊 □ 住院医师完成术前小结、上级医师查房记录等病历书写 □ 签署手术知情同意书、自费用品协议书、输血同意书 □ 向患者及家属交代围手术期注意事项	□ 实施手术 □ 术者完成手术记录 □ 住院医师完成术后病程记录 □ 上级医师查房 □ 向患者及家属交代病情及术后注意事项
重点医嘱	**长期医嘱** □ 乳腺外科护理常规 □ 二级护理 □ 饮食 □ 留陪护 1 人 □ 患者既往基础用药 **临时医嘱** □ 血常规、尿常规、大便常规 □ 血糖、血脂、肝肾功能、电解质、甲状腺功能、性激素六项、凝血功能、传染病四项、肿瘤标志物全套 □ X 线胸片、肝胆胰脾彩超、甲状腺彩超、心脏彩超、心电图、双肾输尿管膀胱彩超 □ 双乳彩超、钼靶、MRI □ 肺功能、24 小时动态心动图（视情况而定）	**长期医嘱** □ 患者既往基础用药 **临时医嘱** □ 手术医嘱 □ 在全身麻醉下行乳腺癌改良根治术、乳腺癌根治术或扩大根治术、乳腺癌保乳术、乳腺单纯切除术，必要时行前哨淋巴结活检术、乳房再造 □ 术前 12 小时禁食，4 小时禁水 □ 送手术通知单，麻醉会诊单 □ 术区备皮 □ 预约术中快速冷冻 □ 预防性抗菌药物应用 □ 术晨留置尿管	**长期医嘱** □ 术后禁食、禁水 □ 一级护理 □ 吸氧、心电监护、尿管护理、会阴护理、口腔护理 □ 术后引流管护理、持续负压吸引 □ 置气垫床、平卧位 □ 双下肢气压泵治疗 **临时医嘱** □ 必要时给予止吐、镇痛药物 □ 给予止血、补液、雾化吸入等对症支持治疗 □ 必要时给予提高免疫力治疗

续　表

时间	住院第 1 天	住院第 2~5 天	住院第 3~6 天 （手术日）
病情变异记录	□ 无　□ 有，原因： 1. 2.	□ 无　□ 有，原因： 1. 2.	□ 无　□ 有，原因： 1. 2.
医师签名			

时间	住院第4~7天 （术后第1日）	住院第5~9天 （术后第2~3日）	至住院第18天 （术后第4~12日）
主要诊疗工作	□ 上级医师查房，注意病情变化 □ 住院医师完成常规病历书写 □ 注意引流量	□ 上级医师查房 □ 住院医师完成常规病历书写 □ 根据引流情况明确是否拔除引流管	□ 上级医师查房，进行手术及切口评估，确定有无手术并发症和切口愈合不良情况，明确是否出院 □ 完成出院记录、并案首页、出院证明书等，向患者交代出院后的注意事项，如：返院复诊的时间、地点，发生紧急情况时的处理等
重点医嘱	**长期医嘱** □ 普通饮食 □ 自主体位 □ 双下肢气压泵治疗 □ 负压吸引 □ 胸壁负压鼓护理，按时更换负压引流器 **临时医嘱** □ 继续止血、补液、雾化吸入治疗 □ 止吐（必要时） □ 镇痛（必要时） □ 提高免疫力治疗（必要时）	**长期医嘱** □ 胸壁引流管护理 □ 每日更换负压引流器 □ 负压吸引 **临时医嘱** □ 继续止血、补液、雾化吸入治疗 □ 止吐（必要时） □ 镇痛（必要时） □ 静脉输液（必要时） □ 提高免疫力治疗（必要时）	**出院医嘱** □ 出院带药 □ 适时切口换药
病情变异记录	□ 无 □ 有，原因： 1. 2.	□ 无 □ 有，原因： 1. 2.	□ 无 □ 有，原因： 1. 2.
医师签名			

（二）护士表单

乳腺癌临床路径护士表单

适用对象：第一诊断为乳腺癌（ICD-10：C50）

行乳腺癌根治术（保乳、改良根治、根治术）（ICD-9-CM-3：85.33-85.48）

患者姓名：	性别：　　年龄：　　门诊号：	住院号：
住院日期：　　年　月　日	出院日期：　　年　月　日	标准住院日：≤18 天

时间	住院第 1 天	住院第 2~5 天	住院第 3 天（手术日）	
			术前与术中	术后
健康宣教	□ 入院宣教 介绍主管医师、护士 介绍环境、设施 介绍住院注意事项	□ 术前宣教 宣教疾病知识、术前准备及手术过程 告知准备物品、沐浴 告知术后饮食、活动及探视注意事项告知术后可能出现的情况及应对方式 □ 主管护士与患者沟通，了解并指导心理应对 □ 告知家属等候区位置	□ 术后当日宣教 告知饮食、体位要求 告知疼痛注意事项 告知术后可能出现情况及应对方式 □ 给予患者及家属心理支持 □ 再次明确探视陪护须知	□ 术后宣教 药物作用及频率 饮食、活动指导 复查患者对术前宣教内容的掌握程度 疾病恢复期注意事项 下床活动注意事项
护理处置	□ 核对患者姓名，佩戴腕带 □ 建立入院护理病历 □ 卫生处置：剪指（趾）甲、沐浴，更换病号服	□ 协助医师完成术前检查 □ 术前准备 备皮、宣教 备皮、禁食、禁水	□ 送手术 摘除患者各种活动物品 核对患者资料及带药 填写手术交接单，签字确认 □ 接手术 核对患者及资料，签字确认	□ 功能训练指导
主要护理工作	□ 入院介绍 □ 入院评估 □ 静脉抽血 □ 健康教育 □ 饮食指导 □ 患者相关检查配合的指导 □ 执行入院后医嘱 □ 心理支持	□ 健康教育 □ 饮食：术前禁食、禁水 □ 术前沐浴、更衣，取下活动义齿、饰物 □ 告知患者及家属手术流程及注意事项 □ 手术备皮、药敏试验 □ 术前手术物品准备 □ 促进睡眠（环境、药物）	□ 健康教育 □ 术前更衣 □ 饮食指导：禁食、禁水 □ 指导术前注射麻醉用药后注意事项 □ 安排陪送患者入手术室 □ 心理支持	□ 术后活动：按相应麻醉采取体位，指导并协助术后活动 □ 全身麻醉后禁食、禁水 6 小时 □ 密切观察患者情况 □ 疼痛护理 □ 生活护理 □ 术后饮食指导 □ 心理支持（患者及家属）

续　表

时间	住院第 1 天	住院第 2~5 天	住院第 3 天 （手术日） 术前与术中	术后
病情变异记录	□无　□有，原因： 1. 2.	□无　□有，原因： 1. 2.	□无　□有，原因： 1. 2.	□无　□有，原因： 1. 2.
护士签名				

时间	住院第4~7天 （术后第1日）	住院第5~9天 （术后第2~3日）	至住院第18天 （术后第4~12日）
健康宣教	□ 记录生命体征 □ 记录引流量 □ 肢体功能锻炼指导 □ 术后宣教	□ 记录引流量 □ 肢体功能锻炼指导 □ 术后宣教	□ 出院宣教 □ 指导办理出院手续
护理处置	□ 功能锻炼指导 □ 翻身拍背	□ 功能锻炼指导	□ 出院指导
主要护理工作	□ 体位与活动：自主体位 □ 观察患者情况 □ 协助生活护理 □ 心理支持（患者及家属） □ 康复指导（运动指导、功能锻炼）	□ 体位与活动：自主体位 □ 观察患者情况 □ 协助生活护理 □ 心理支持（患者及家属） □ 康复指导（运动指导、功能锻炼）	□ 出院指导 □ 办理出院手续 □ 复诊时间 □ 作息、饮食、活动 □ 服药指导 □ 日常保健 □ 清洁卫生 □ 疾病知识
病情变异记录	□ 无　□ 有，原因： 1. 2.	□ 无　□ 有，原因： 1. 2.	□ 无　□ 有，原因： 1. 2.
护士签字			

（三）患者表单

乳腺癌临床路径患者表单

适用对象：第一诊断为乳腺癌（ICD-10：C50）

行乳腺癌根治术（保乳、改良根治、根治术）（ICD-9-CM-3：85.33-85.48）

患者姓名：	性别：　　年龄：　　门诊号：	住院号：
住院日期：　　年　月　日	出院日期：　　年　月　日	标准住院日：≤18 天

时间	住院第 1 天	住院第 2~5 天	住院第 3 天（手术日）	
			术前与术中	术后
监测	□ 测量生命体征、体重	□ 每日测量生命体征、询问排便情况，手术前 1 天晚测量生命体征		□ 测量生命体征
医患配合	□ 护士行入院护理评估（简单询问病史） □ 接受入院宣教 □ 医师询问病史、既往病史、用药情况，收集资料 □ 进行体格检查	□ 配合完善术前相关检查，术前宣教 □ 乳腺肿瘤疾病知识、临床表现、治疗方法 □ 术前用物准备：备皮刀、弹力胸带 □ 手术室接患者，配合核对 □ 医师与患者及家属介绍病情及手术谈话 □ 手术时家属在等候区等候 □ 探视及陪护制度	□ 摘除患者各种活动物品	
重点诊疗及检查	**重点诊疗** □ 二级护理 □ 既往基础用药	**重点诊疗** □ 术前准备 备皮 术前签字 **重要检查** □ 心电图、X 线胸片 □ 彩超，钼靶 □ 乳腺 MR		□ 术前更衣
饮食及活动	□ 普通饮食 □ 正常活动	□ 术前 12 小时禁食、禁水 □ 正常活动	□ 禁食、禁水 12 小时	□ 正常饮食 □ 正常活动

时间	住院第 4~7 天 （术后第 1 日）	住院第 5~9 天 （术后第 2~3 日）	至住院第 18 天 （术后第 4~12 日）
监测	□ 记录生命体征 □ 记录引流量 □ 肢体功能锻炼	□ 测量生命体征	
医患配合	□ 下地活动 □ 功能锻炼	□ 功能训练	
重点诊疗及检查	□ 体位与活动：自主体位 □ 观察患者情况 □ 协助生活护理 □ 心理支持（患者及家属） □ 康复指导（运动指导、功能锻炼）	□ 更换伤口辅料，观察伤口愈合情况	□ 办理出院手续 □ 确定复查时间
饮食及活动	□ 禁食、禁水 12 小时	□ 正常饮食 □ 正常活动	□ 正常饮食 □ 正常活动

附：原表单（2016年版）

乳腺癌临床路径表单

适用对象：第一诊断为乳腺癌（C50.900）
行手术治疗

患者姓名：	性别： 年龄： 门诊号：	住院号：
住院日期： 年 月 日	出院日期： 年 月 日	标准住院日：≤18天

时间	住院第1天	住院第2~5天	住院第3~6天 （手术日）
主要诊疗工作	□ 询问病史及体格检查 □ 交代病情，将乳腺肿瘤诊疗计划书交给患者 □ 书写病历 □ 开具实验室检查单 □ 上级医师查房与术前评估 □ 初步确定手术方式和日期	□ 上级医师查房 □ 完成术前准备与术前评估 □ 穿刺活检（视情况而定） □ 根据体检、彩超、钼靶、穿刺病理结果等，行术前讨论，确定手术方案 □ 完成必要的相关科室会诊 □ 住院医师完成术前小结、上级医师查房记录等病历书写 □ 签署手术知情同意书、自费用品协议书、输血同意书 □ 向患者及家属交代围手术期注意事项	□ 实施手术 □ 术者完成手术记录 □ 住院医师完成术后病程记录 □ 上级医师查房 □ 向患者及家属交代病情及术后注意事项
重点医嘱	**长期医嘱** □ 乳腺外科护理常规 □ 二级护理 □ 饮食 □ 留陪护1人 □ 患者既往基础用药 **临时医嘱** □ 血常规、尿常规、大便常规 □ 血糖、血脂、肝肾功能、电解质、甲状腺功能、性激素六项、凝血功能、传染病四项、肿瘤标志物全套 □ X线胸片、肝胆胰脾彩超、甲状腺彩超、心脏彩超、心电图、双肾输尿管膀胱彩超 □ 双乳彩超、钼靶、MRI □ 肺功能、24小时动态心动图（视情况而定）	**长期医嘱** □ 患者既往基础用药 **临时医嘱** □ 手术医嘱 □ 在全身麻醉下行乳腺癌改良根治术、乳腺癌根治术或扩大根治术、乳腺癌保乳术、乳腺单纯切除术，必要时行前哨淋巴结活检术、乳房再造 □ 术前12小时禁食，4小时禁水 □ 送手术通知单，麻醉会诊单 □ 术区备皮 □ 预约术中快速冷冻 □ 预防性抗菌药物应用 □ 术晨留置尿管	**长期医嘱** □ 术后禁食、禁水 □ 一级护理 □ 吸氧、心电监护、尿管护理、会阴护理、口腔护理 □ 术后引流管护理、持续负压吸引 □ 置气垫床、平卧位 □ 双下肢气压泵治疗 **临时医嘱** □ 必要时给予止吐、镇痛药物 □ 给予止血、补液、雾化吸入等对症支持治疗 □ 必要时给予提高免疫力治疗

续　表

时间	住院第 1 天			住院第 2~5 天			住院第 3~6 天 （手术日）		
主要护理工作	□ 入院介绍 □ 入院评估 □ 指导患者进行相关辅助检查			□ 术前准备 □ 术前宣教（提醒患者术前禁食、禁水） □ 心理护理			□ 观察患者病情变化 □ 术后生活护理、疼痛护理 □ 定时巡视病房		
病情变异记录	□ 无　□ 有，原因： 1. 2.			□ 无　□ 有，原因： 1. 2.			□ 无　□ 有，原因： 1. 2.		
护士签名	白班	小夜班	大夜班	白班	小夜班	大夜班	白班	小夜班	大夜班
医师签名									

第三十二章

肢体血管瘤临床路径释义

【医疗质量控制指标】

指标一、诊断需临床表现和辅助检查。

指标二、达到治疗标准尽早行手术治疗。

指标三、根据病情选择合理的治疗方法。

一、肢体血管瘤编码

1. 原编码：

疾病名称及编码：肢体血管瘤编码（ICD-10：D18.006）

2. 修改编码：

疾病名称及编码：肢体血管瘤编码（ICD-10：D18.006）

手术操作名称及编码：血管瘤切除术（ICD-9-CM-3：86.3x15）

硬化剂注射治疗（ICD-9-CM-3：99.29）

电化学疗法（ICD-9-CM-3：86.24）

二、临床路径检索方法

D18.006 伴（86.3x15/86.24/99.29）

三、国家医疗保障疾病诊断相关分组（CHS-DRG）

MDCF 循环系统疾病及功能障碍

FF2 外周动脉其他手术

四、肢体血管瘤临床路径标准住院流程

（一）适用对象

第一诊断为肢体血管瘤（ICD-10：D18.006），行手术治疗。

释义

■ 适用对象编码参见第一部分。

■ 本路径适用对象为临床诊断为肢体血管瘤且行手术治疗的患者，如保守治疗则需进入其他相应路径。

（二）诊断依据

根据《临床诊疗指南·外科学分册》（中华医学会编，人民卫生出版社，2006年，第1版）。

1. 明显的临床症状：肢体局部肿胀、发热、疼痛等。

2. 典型体征：局部包块、局部压痛阳性、静脉石形成、破溃等。

3. 排除面积较大无法手术切除的血管瘤及肢体其他性质肿物。

4. 磁共振平扫加增强检查明确。

释义

■ 本路径的制订主要参考国内权威参考书籍和诊疗指南。

■ 病史和临床症状是诊断肢体血管瘤的初步依据，多数患者表现为肢体局部肿胀、发热、疼痛等症状。磁共振检查可见明显信号改变，动静脉造影可明确诊断。部分患者临床表现不典型，如磁共振或 DSA 检查支持血管瘤，亦可进入路径。

（三）治疗方案的选择

根据《临床诊疗指南·外科学分册》（中华医学会编，人民卫生出版社，2006 年，第 1 版）。

1. 手术：血管瘤切除术，硬化剂治疗，电化学治疗等。
2. 手术方式：血管瘤完整切除及部分切除，硬化剂或电化学闭合。

释义

■ 本病确诊后即应开始综合性治疗，包括一般治疗和药物治疗，目的在于消除病因、缓解临床症状、降低破裂的概率和减少并发症的发生。

■ 一旦诊断明确，应评估手术指征，对于血管瘤治疗应根据病损类型，位置及患者的年龄等因素来决定。目前一般是通过手术切除，硬化剂注射疗法或电化学闭合，手术切除对血管瘤效果比较好。

■ 硬化剂注射治疗用于术前使血管瘤减小或术后残留的病灶及某些不宜切除和修复的部位等，此外也可单独用于一些进展较慢的病灶，此疗法主要适用于海绵状血管瘤及毛细血管瘤，可作为海绵状血管瘤的主要或辅助疗法。对单纯性、蜿蜒状及大面积的血管瘤疗效很差。

■ 电化学疗法适用于绝大多数静脉畸形，尤其治疗海绵状血管瘤效果较好。电化学疗法应用数根电针，经皮肤直接穿刺到病变区域，连接到电化学治疗仪上进行治疗。治疗后病变的血管内皮细胞被破坏，病变区域内的血液凝固，可压缩的软包块变成实体硬块，病变体积变小，临床症状缓解，病变发展进程延缓。治疗后的实体硬块逐渐为人体所吸收。

（四）标准住院日

不超过 15 天。

释义

■ 怀疑肢体血管瘤患者入院后，术前准备 1~3 天，排除手术禁忌。手术日不超过入院后 5 天，术后药物治疗及复查，主要观察手术效果及伤口愈合，总住院时间不超过 10 天符合本路径要求。

（五）进入路径标准

1. 第一诊断必须符合 ICD-10：D18.006 肢体血管瘤疾病编码。

2. 当患者同时具有其他疾病诊断，但在住院期间不需要特殊处理也不影响第一诊断的临床路径流程实施时，可以进入路径。
3. 血管瘤侵及周围深部组织和/或面积较大无法手术切除者不进入本路径。

释义

■ 进入本路径的患者为第一诊断为肢体血管瘤，且行手术治疗，需除外其他部位血管瘤及非手术治疗患者。

■ 入院后常规检查发现有基础疾病，如高血压、冠状动脉粥样硬化性心脏病、糖尿病、肝肾功能不全等，经系统评估后对肢体血管瘤诊断治疗无特殊影响者，可进入路径。但可能增加医疗费用，延长住院时间。

（六）术前准备

不超过3天
1. 必须检查的项目：
（1）血常规、尿常规、大便常规。
（2）肝功能、肾功能、电解质、血糖、血脂、血凝、血型、感染性疾病筛查（乙型肝炎、丙型肝炎、艾滋病、梅毒等）。
（3）X线胸片、心电图、肢体DR片、磁共振平扫加增强。
2. 根据患者病情选择：血同型半胱氨酸、叶酸、维生素B_{12}、叶酸药物基因、心脏彩超、肝胆胰脾彩超、肢体CTA、肢体动静脉造影、肺功能检查等。

释义

■ 血常规、尿常规、大便常规+隐血是最基本的三大常规检查，进入路径的患者均需完成。肝肾功能、电解质、血糖、血脂、凝血功能、心电图、X线胸片可评估有无基础疾病，是否影响住院时间、费用及其治疗预后；血型、感染性疾病筛查用于术前准备；一般情况较差的患者可行心脏彩超、肝胆胰脾彩超、肺功能检查等，已排除手术禁忌，评估手术风险；无禁忌证患者均应行肢体DR片、磁共振平扫加增强，除此之外亦可行肢体CTA、肢体动静脉造影检查已明确诊断和评估病情。

（七）选择用药

抗菌药物：根据《抗菌药物临床应用指导原则（2015年版）》（国卫办医发〔2015〕43号）执行，并结合患者的病情决定抗菌药物的选择，可选用革兰阳性菌敏感的抗菌药物，以第一、第二代头孢菌素为主，特殊情况除外，一般术前0.5~2.0小时。

释义

■ 应尽量选择单一抗菌药物预防用药，避免不必要的联合使用。预防用药应针对手术路径中可能存在的污染菌，对于肢体血管瘤围手术期预防性应用抗菌药物，建议选用针对金黄色葡萄球菌的抗菌药物，以第一、第二代头孢菌素为主。头孢菌素过敏者，针对革兰阳性菌可用万古霉素、去甲万古霉素、克林霉素等。

■ 静脉输注应在皮肤、黏膜切开前 0.5~1 小时或麻醉开始时给药，在输注完毕后开始手术，保证手术部位暴露时局部组织中抗菌药物已达到足以杀灭手术过程中沾染细菌的药物浓度。万古霉素或氟喹诺酮类等由于需输注较长时间，应在手术前 1~2 小时开始给药。抗菌药物的有效覆盖时间应包括整个手术过程。手术时间较短（<2 小时）的清洁手术术前给药一次即可。如手术时间超过 3 小时或超过所用药物半衰期的 2 倍以上，或成人出血量超过 1500ml，术中应追加 1 次。预防用药时间不超过 24 小时。

（八）手术日

入院不超过 5 天。

1. 麻醉方式：全身麻醉、硬膜外麻醉、硬膜外蛛网膜下腔联合阻滞麻醉或腰麻、局部麻醉。
2. 术中用药：麻醉常规用药，术后镇痛用药根据患者情况决定。
3. 输血：视术中情况而定。

释义

■ 术中根据患者基础疾病及手术情况个体化给药。

（九）术后住院恢复

不超过 10 天。

1. 必须复查的检查项目：术后三天血常规、肝肾功能、电解质、血凝试验。
2. 术后用药：应用改善循环药物。抗菌药物可选用一线抗菌药物，预防性使用，用药时间 1~2天。严重感染风险的可适当延长应用抗菌药物时间或提高抗菌药物强度。

释义

■ 本手术切口为Ⅰ类切口，一般无需预防性应用抗菌药物，若需使用则参考上述释义。

■ 其他根据患者具体情况对症用药。

（十）出院标准

1. 患者体温正常，伤口无感染迹象，能正常下床活动。
2. 没有需要住院处理的并发症。

释义

■ 患者出院前应完成所有必须检查项目，观察临床症状是否减轻或消失；观察伤口愈合情况。

（十一）变异及原因分析

1. 严重基础疾病可能对手术造成影响者，术前准备时间会延长。
2. 术后出现伤口感染、下肢深静脉血栓形成等并发症时，住院恢复时间相应延长。

释义

■ 在住院治疗过程中，发现其他严重基础疾病，需调整药物治疗或继续其他基础疾病的治疗，则中止本路径；术后出现严重并发症，治疗疗程长、治疗费用高者，需退出本路径或转入相应路径。

■ 认可的变异原因主要是指患者入选路径后，在检查及治疗过程中发现患者合并存在事前未预知的、对本路径治疗可能产生影响的情况，需要中止执行路径或延长治疗时间、增加治疗费用。医师需在表单中明确说明。

■ 因患者方面的主观原因导致执行路径出现变异，需医师在表单中予以说明。

五、肢体血管瘤临床路径给药方案

1. 用药选择：无特殊，根据患者具体情况对症治疗。肢体血管瘤手术切口属于Ⅰ类切口，无需预防性应用抗菌药物。如需使用，建议选用针对金黄色葡萄球菌的抗菌药物，以第一、第二代头孢菌素为主。头孢菌素过敏者，针对革兰阳性菌可用万古霉素、去甲万古霉素、克林霉素。一般静脉输注应在皮肤、黏膜切开前0.5~1.0小时或麻醉开始时给药，手术时间较短（<2小时）的清洁手术术前给药1次即可。如手术时间超过3小时或超过所用药物半衰期的2倍以上，或成人出血量超过1500ml，术中应追加一次。预防用药时间不超过24小时。

2. 药学提示：

（1）头孢菌素类是由冠头孢菌培养液中分离的头孢菌素C，经改造侧链而得到的一系列半合成抗菌药物。其优点是：抗菌谱广，对厌氧菌有高效；引起的过敏反应较青霉素类低；对酸及对各种细菌产生的β-内酰胺酶较稳定；作用机制同青霉素，也是抑制细菌细胞壁的生成而达到杀菌的目的。

（2）第一代头孢菌素：供注射用的有头孢噻吩、头孢唑林、头孢乙腈、头孢匹林、头孢硫脒、头孢西酮等。

（3）第二代头孢菌素：供注射用的有头孢呋辛、头孢孟多、头孢替安、头孢尼西、头孢雷特等。

3. 注意事项：头孢菌素类药物毒性较低，不良反应较少。常见的是过敏反应，多为皮疹、荨麻疹等，过敏性休克罕见。第二代头孢菌素对肾脏的毒性很小。有报道大剂量使用头孢菌素可发生头痛、头晕以及可逆性中毒性精神病等中枢神经系统反应。

六、肢体血管瘤临床路径护理规范

1. 术前护理：

（1）心理护理：医护人员应关心、同情、体贴患者，给予患者心理支持，讲解疾病有关知识，改变患者认知，介绍成功案例，树立战胜疾病的信心，主动配合治疗和护理。

（2）饮食护理：术前6~12小时禁食、禁水，术后6小时进易消化、少刺激、低脂、富含纤维的饮食，保持大便通畅。

（3）病情观察：观察患者肢体血管瘤的部位、性质、生长速度、有无疼痛等症状。

（4）皮肤准备：根据患者手术方式予皮肤准备。

2. 术后护理：

(1) 体位：全身麻醉或硬膜外麻醉后护理常规。术后平卧 24 小时，限制肢体活动，同时肢体保持功能位。嘱患者进行肌肉的伸缩活动，促进肢体血液循环，预防深静脉血栓形成。

(2) 病情观察：严密观察患者生命体征变化及肢体活动情况。注意观察患肢足背动脉搏动、下 肢温度变化、穿刺处有无血肿及皮下淤血等。

(3) 伤口护理：观察患者伤口情况，有无渗血、血肿等情况，注意及时调整穿刺处加压包扎的压力，防止因包扎过松导致出血或因过紧导致下肢缺血，防止血栓形成。如伤口出血、渗血，必要时遵医嘱予砂袋压迫、冷敷止血，减少渗血。若发现伤口红、肿、热、痛等感染现象，遵医嘱使用抗菌药物。

(4) 并发症观察与护理：

1) 血栓形成：严密观察肢体肿胀及末梢血液循环情况，术后应鼓励患者早期下床活动，避免久站、久坐，指导患者进行肢体功能康复训练，避免深静脉血栓形成，发现异常及时报告医师给予处理。

2) 烧伤皮肤和损伤皮肤：女性患者或皮下组织较少患者容易出现，如发生报告医师给予对症处理。

3) 皮肤感觉障碍：患者出现局部皮肤麻木，皮肤条索样感觉或烧灼感为皮肤感觉障碍，多数并不严重，而且为自限性，告知患者症状可在 1 年内逐渐消失。对于大范围的皮肤感觉障碍，嘱患者保护下肢皮肤，避免过冷、过热、过硬的物体接触皮肤，以免意外事件发生。

4) 皮肤坏死：硬化剂外溢、动脉内注射等因素可导致皮肤坏死。观察皮温、皮肤颜色，如出现皮肤坏死，立即通知医师。小面积皮肤坏死可自愈，如坏死面积较大，则需要植皮。

七、肢体血管瘤临床路径营养治疗规范

低盐、低脂、低胆固醇饮食。肢体血管瘤治疗对饮食无绝对的控制，术前 6~12 小时禁食、禁水，术后 6 小时进易消化、少刺激、低脂、富含纤维的饮食，保持大便通畅。

八、肢体血管瘤临床路径患者健康宣教

1. 行为指导：指导患者建立健康的生活方式，戒烟、限酒，适当活动，避免劳累，注意休息。必要时控制体重。

2. 饮食指导：进易消化、少刺激、低脂、富含纤维的饮食，保持大便通畅。

3. 出院后 1~2 个月门诊复诊，教会患者自我检查方法，如有不适请及时就诊。

九、推荐表单

（一）医师表单

肢体血管瘤临床路径医师表单

适用对象：第一诊断为肢体血管瘤（ICD-10：D18.006）
行手术治疗

患者姓名：	性别： 年龄：	住院号：
住院日期： 年 月 日	**出院日期：** 年 月 日	**标准住院日：7~10天**

时间	住院第1天	住院第2~4天
主要诊疗工作	□ 询问病史、体格检查 □ 病历书写 □ 开具实验室检查单 □ 上级医师查房及术前评估 □ 初步确定手术日期（急诊或限期手术）	□ 上级医师查房 □ 完成术前准备及评估 □ 完成术前小结、上级医师查房记录等书写 □ 根据体检以及辅助检查结果讨论制订手术方案 □ 必要的相关科室会诊 □ 签署手术同意书、自费用品同意书、输血同意书等文件 □ 向患者及家属交代围手术期注意事项
重点医嘱	**长期医嘱** □ 血管外科护理常规 □ 二级护理 □ 饮食 **临时医嘱** □ 血常规、尿常规、大便常规 □ 肝肾功能、电解质、血糖、血脂、凝血功能、感染性疾病筛查 □ X线胸片、心电图、肢体DR片、磁共振平扫加增强	**长期医嘱** □ 患者既往基础用药 **临时医嘱** □ 必要的会诊意见及处理 □ 术前禁食、禁水 □ 备皮，必要时导尿 □ 术前用药 □ 预防用药抗菌药物
病情变异记录	□ 无 □ 有，原因： 1. 2.	□ 无 □ 有，原因： 1. 2.
医师签名		

时间	住院第 4~6 天 （手术日）	住院第 5~7 天 （术后第 1 日）
主要诊疗工作	□ 手术 □ 完成手术记录书写 □ 术后病程记录书写 □ 上级医师查房 □ 向患者及家属交代术后注意事项	□ 上级医师查房 □ 术后病程记录书写 □ 查看下肢情况及伤口 □ 观察生命体征变化
重点医嘱	**长期医嘱** □ 一级护理 □ 心电监护 □ 吸氧 □ 禁食、禁水（全身麻醉患者） □ 记 24 小时引流液量（必要时） □ 观察肢体末梢血运 **临时医嘱** □ 补液（视情况而定） □ 输血（必要时） □ 抗菌药物	**长期医嘱** □ 视情况改饮食 □ 一级护理 □ 心电监护 **临时医嘱** □ 止吐、镇痛药物 □ 根据情况决定是否静脉营养 □ 补液支持治疗
病情变异记录	□ 无　□ 有，原因： 1. 2.	□ 无　□ 有，原因： 1. 2.
医师签名		

时间	住院第6~8天 (术后第2日)	住院第7~9天 (术后第3日)	住院第7~10天 (出院日)
主要诊疗工作	□ 上级医师查房 □ 术后病程记录书写 □ 查看肢体血运情况及伤口 □ 观察生命体征变化	□ 上级医师查房 □ 术后病程记录书写 □ 查看伤口 □ 观察生命体征变化	□ 上级医师查房，进行伤口评估，决定是否可以出院 □ 完成出院记录、病案首页、出院证明等文件 □ 交代出院后注意事项如复查时间、出现手术相关意外情况时的处理等
重点医嘱	**长期医嘱** □ 一级护理 □ 饮食 **临时医嘱** □ 伤口换药	**长期医嘱** □ 二级护理 □ 饮食 **临时医嘱** □ 视具体情况而定 □ 可考虑拔除引流管（必要时） □ 复查血常规、肝肾功能、电解质、血糖等	**临时医嘱** □ 拆线、换药 □ 出院带药
病情变异记录	□ 无 □ 有，原因： 1. 2.	□ 无 □ 有，原因： 1. 2.	□ 无 □ 有，原因： 1. 2.
医师签名			

（二）护士表单

肢体血管瘤临床路径护士表单

适用对象：第一诊断为肢体血管瘤（ICD-10：D18.006）

行手术治疗

患者姓名：	性别：　　年龄：	住院号：
住院日期：　　年　月　日	出院日期：　　年　月　日	标准住院日：7~10天

时间	住院第1天	住院第2~4天
健康宣教	□ 入院宣教 介绍主管医师、护士 介绍环境、设施 介绍住院注意事项 介绍探视和陪护制度 介绍贵重物品制度	□ 药物宣教 术前检查前宣教 □ 宣教检查前准备及检查后注意事项 □ 主管护士与患者沟通，消除患者紧张情绪
护理处置	□ 核对患者姓名，佩戴腕带 □ 建立入院护理病历 □ 协助患者留取各种标本 □ 测量体重	□ 观察患者病情变化 □ 协助完成相关检查 □ 生活及心理护理 □ 指导陪护工作 □ 定时巡视病房
基础护理	□ 介绍病房环境及设施 □ 告知医院规章制度 □ 入院护理评估和计划 □ 风险评估	□ 二级护理 □ 晨晚间护理 □ 排泄管理 □ 患者安全管理
专科护理	□ 护理查体 □ 病情观察 □ 体征的观察 □ 需要时，填写跌倒及压疮防范表 □ 需要时，请家属陪护 □ 确定饮食种类 □ 心理护理	□ 护理查体 □ 病情观察 □ 体征的观察 □ 心理护理
重点医嘱	□ 详见医嘱执行单	□ 详见医嘱执行单
病情变异记录	□ 无　□ 有，原因： 1. 2.	□ 无　□ 有，原因： 1. 2.
护士签名		

时间	住院第4~6天 （手术日）	住院第5~7天 （术后第1日）
健康宣教	□ 告知家属等候区位置 □ 告知手术当前禁食、禁水 □ 告知体位要求 □ 告知术后疼痛处理方法 □ 给予患者及家属心理支持 □ 介绍术后注意事项，告知术后可能出现的情况及应对方式 □ 告知氧气，监护设备、管路功能及注意事项 □ 再次明确探视陪护须知	□ 告知禁食、禁水 □ 告知引流管、尿管的名称、位置和作用 □ 告知氧气、监护仪的使用 □ 术后药物作用及频率 □ 告知术后排痰的方法和重要性 □ 相关检查及化验的目的、注意事项
护理处置	□ 送手术 核对患者姓名并摘除衣物，保护患者 核对资料及带药 填写手术交接单 □ 术后 核对患者姓名及资料填写手术交接单 遵医嘱完成治疗、用药	□ 遵医嘱完成治疗、用药 □ 遵医嘱完成相关检查 □ 测量记录生命体征
基础护理	□ 特级护理 □ 晨晚间护理 □ 给予生活护理 □ 协助患者采取正确体位 □ 安全护理措施到位	□ 特级护理 □ 晨晚间护理 □ 床上温水擦浴，协助更衣 □ 协助生活护理 □ 安全护理措施到位 □ 心理护理
专科护理	□ 观察生命体征及术后护理常规 □ 观察双下肢血运情况 □ 伤口观察 □ 心理和生活护理	□ 指导患者术后功能锻炼 □ 观察下肢血运情况 □ 伤口愈合情况 □ 心理和生活护理
重点医嘱	□ 详见医嘱执行单	□ 详见医嘱执行单
病情变异记录	□ 无 □ 有，原因： 1. 2.	□ 无 □ 有，原因： 1. 2.
护士签名		

时间	住院第 6~9 天 （术后第 2~3 日）	住院第 7~10 天 （出院日）
健康宣教	□ 下地活动注意事项及安全指导 □ 术后药物作用及频率 □ 饮食宣教 □ 疾病恢复期注意事项 □ 拔除尿管后注意事项 □ 复查患者对术前宣教内容的掌握程度 □ 再次明确探视陪护须知	□ 指导办理出院手续 □ 定时复查 □ 出院带药服用方法 □ 注意休息 □ 饮食指导
护理处置	□ 遵医嘱完成治疗、用药 □ 遵医嘱完成相关检查 □ 测量记录生命体征	□ 办理出院手续 □ 书写出院小结
基础护理	□ 一级护理 □ 晨晚间护理 □ 床上温水擦浴，协助更衣 □ 协助生活护理 □ 安全护理措施到位 □ 心理护理	□ 二级护理 □ 晨晚间护理 □ 安全护理措施到位 □ 心理护理
专科护理	□ 指导患者术后功能锻炼 □ 观察下肢血运情况 □ 伤口愈合情况 □ 心理和生活护理	□ 观察下肢血运情况 □ 伤口愈合情况 □ 心理和生活护理
重点医嘱	□ 详见医嘱执行单	□ 详见医嘱执行单
病情变异记录	□ 无　□ 有，原因： 1. 2.	□ 无　□ 有，原因： 1. 2.
护士签名		

（三）患者表单

肢体血管瘤临床路径患者表单

适用对象：第一诊断为肢体血管瘤（ICD-10：D18.006）
行手术治疗

患者姓名：	性别：　　年龄：	住院号：
住院日期：　　年　月　日	出院日期：　　年　月　日	标准住院日：7~10天

时间	住院第1天	住院第2~4天
医患配合	□ 医师询问现病史、既往病史、用药情况，收集资料并进行体格检查 □ 环境介绍、住院制度 □ 配合完善术前相关检查 □ 有任何不适请告知医师	□ 配合完善术前相关检查 □ 医师向患者及家属介绍病情，进行手术谈话签字 □ 麻醉师与患者进行术前访视
护患配合	□ 配合测量体温、脉搏、呼吸、血压、体重1次 □ 配合完成入院护理评估（简单询问病史、过敏史、用药史） □ 接受入院宣教（环境介绍、病室规定、订餐制度、贵重物品保管等） □ 有任何不适请告知护士	□ 配合测量体温、脉搏、呼吸、询问排便情况 □ 接受配血，以备术中需要时用 □ 接受备皮 □ 接受药物灌肠（必要时） □ 自行沐浴，加强头部清洁 □ 准备好必要用物，吸水管、奶瓶、纸巾等 □ 义齿、饰品等交家属保管 □ 配合执行探视及陪护
饮食	□ 低盐低脂饮食 □ 糖尿病饮食（必要时）	□ 术前12小时禁食、禁水
排泄	□ 正常排尿便 □ 记录尿量	□ 正常排尿便 □ 记录尿量
活动	□ 正常活动	□ 正常活动

时间	住院第 4~6 天 （手术日）	住院第 5~9 天 （术后第 1~3 日）	住院第 7~10 天 （出院日）
医患配合	□ 如病情需要，配合术后转入监护病房 □ 配合评估手术效果 □ 配合检查意识、肢体、胸腹部 □ 需要时，配合复查血液指标 □ 有任何不适请告知医师	□ 配合检查体征、引流 □ 需要时，配合伤口换药 □ 配合拔除引流管、尿管 □ 配合伤口拆线	□ 接受出院前指导 □ 知道复查程序 □ 继续药物治疗
护患配合	□ 清晨测量体温、脉搏、呼吸、血压 1 次 □ 送手术室前，协助完成核对，带齐资料，脱去衣物，上手术车 □ 返回病房后，协助完成核对，配合抬患者上病床 □ 配合检查意识、肢体、各引流管，记出入量 □ 配合术后吸氧、监护仪检测、输液，注意各引流情况 □ 遵医嘱采取正确体位 □ 配合缓解疼痛 □ 有任何不适请告知护士	□ 配合定时测量生命体征、每日记录排气、排便情况 □ 配合检查体征、引流，记录出入量 □ 接受排痰、输液、服药等治疗 □ 后期接受进食、进水、排便等生活护理 □ 配合活动，预防皮肤压力伤 □ 注意活动安全，避免坠床或跌倒 □ 配合执行探视及陪护	□ 接受出院宣教 □ 办理出院手续 □ 获取出院诊断书 □ 知道服药方法、作用、注意事项 □ 知道护理伤口方法 □ 知道复印病历方法
饮食	□ 禁食、禁水	□ 根据医嘱，由禁食、清流质饮食逐渐过渡到流质饮食	□ 根据医嘱，饮食调整
排泄	□ 保留尿管	□ 保留尿管过渡到正常排尿 □ 避免便秘	□ 正常排尿便 □ 避免便秘
活动	□ 卧床休息，保护管路 □ 双下肢活动	□ 根据医嘱，平卧→半坐→床边站立→下床活动 □ 注意保护管路，勿牵拉、脱出等	□ 正常适度活动，避免疲劳

附：原表单（2016年版）

肢体血管瘤临床路径表单

适用对象：第一诊断为肢体血管瘤（ICD-10：D18.006）
行手术治疗

患者姓名：	性别： 年龄： 住院号：	
住院日期： 年 月 日	出院日期： 年 月 日	标准住院日：7~10天

时间	住院第1天	住院第2~4天
主要诊疗工作	□ 询问病史、体格检查 □ 病历书写 □ 开具实验室检查单 □ 上级医师查房及术前评估 □ 初步确定手术日期（急诊或限期手术）	□ 上级医师查房 □ 完成术前准备及评估 □ 完成术前小结、上级医师查房记录等书写 □ 根据体检以及辅助检查结果讨论制订手术方案 □ 必要的相关科室会诊 □ 签署手术同意书、自费用品同意书、输血同意书等文件 □ 向患者及家属交代围手术期注意事项
重点医嘱	**长期医嘱** □ 血管外科护理常规 □ 二级护理 □ 饮食 **临时医嘱** □ 血常规、尿常规、大便常规 □ 肝肾功能、电解质、血糖、血脂、凝血功能、感染性疾病筛查 □ X线胸片、心电图、肢体DR片、磁共振平扫加增强	**长期医嘱** □ 患者既往基础用药 **临时医嘱** □ 必要的会诊意见及处理 □ 术前禁食、禁水 □ 备皮，必要时导尿 □ 术前用药 □ 预防用药抗菌药物
主要护理工作	□ 介绍病房环境及设施 □ 告知医院规章制度 □ 入院护理评估和计划 □ 风险评估	□ 心理护理 □ 执行术前医嘱 □ 告知手术相关注意事项 □ 饮食指导和用药指导
病情变异记录	□ 无 □ 有，原因： 1. 2.	□ 无 □ 有，原因： 1. 2.
护士签名		
医师签名		

时间	住院第 4~6 天 （手术日）	住院第 5~7 天 （术后第 1 日）
主要诊疗工作	□ 手术 □ 完成手术记录书写 □ 术后病程记录书写 □ 上级医师查房 □ 向患者及家属交代术后注意事项	□ 上级医师查房 □ 术后病程记录书写 □ 查看下肢情况及伤口 □ 观察生命体征变化
重点医嘱	**长期医嘱** □ 一级护理 □ 心电监护 □ 吸氧 □ 禁食、禁水（全身麻醉患者） □ 记 24 小时引流液量（必要时） □ 观察肢体末梢血运 **临时医嘱** □ 补液（视情况而定） □ 输血（必要时） □ 抗菌药物	**长期医嘱** □ 视情况改饮食 □ 一级护理 □ 心电监护 **临时医嘱** □ 止吐、镇痛药物 □ 根据情况决定是否静脉营养 □ 补液支持治疗
主要护理工作	□ 观察生命体征及全身麻醉术后护理常规 □ 观察双下肢血运情况 □ 伤口观察 □ 心理和生活护理	□ 指导患者术后功能锻炼 □ 观察肢体血运情况 □ 伤口愈合情况 □ 心理和生活护理
病情变异记录	□ 无　□ 有，原因： 1. 2.	□ 无　□ 有，原因： 1. 2.
护士签名		
医师签名		

时间	住院第6~8天 （术后第2日）	住院第7~9天 （术后第3日）	住院第7~10天 （出院日）
主要诊疗工作	□ 上级医师查房 □ 术后病程记录书写 □ 查看肢体血运情况及伤口 □ 观察生命体征变化	□ 上级医师查房 □ 术后病程记录书写 □ 查看伤口 □ 观察生命体征变化	□ 上级医师查房，进行伤口评估，决定是否可以出院 □ 完成出院记录、病案首页、出院证明等文件 □ 交代出院后注意事项如复查时间、出现手术相关意外情况时的处理等
重点医嘱	**长期医嘱** □ 一级护理 □ 饮食 **临时医嘱** □ 伤口换药	**长期医嘱** □ 二级护理 □ 饮食 **临时医嘱** □ 视具体情况而定 □ 可考虑拔除引流管（必要时） □ 复查血常规、肝肾功能、电解质、血糖等	**临时医嘱** □ 拆线、换药 □ 出院带药
主要护理工作	□ 指导患者术后功能锻炼 □ 观察肢体血运情况 □ 伤口愈合情况 □ 心理和生活护理 □ 饮食指导	□ 指导患者术后功能锻炼 □ 观察肢体血运情况 □ 伤口愈合情况 □ 心理和生活护理 □ 出院指导	□ 指导办理出院手续
病情变异记录	□ 无 □ 有，原因： 1. 2.	□ 无 □ 有，原因： 1. 2.	□ 无 □ 有，原因： 1. 2.
护士签名			
医师签名			

第三十三章

下肢静脉功能不全临床路径释义

【医疗质量控制指标】

指标一、诊断需临床表现和辅助检查。

指标二、保守治疗仍进展或者已经达到手术程度的患者尽早行手术治疗。

指标三、治疗过程中预防深静脉血栓及神经损伤。

一、下肢静脉功能不全编码

疾病名称及编码：下肢静脉曲张（ICD-10：I83）

手术操作名称及编码：大隐静脉或小隐静脉高位结扎+静脉曲张剥脱术（ICD-9-CM-3：38.59）

二、临床路径检索方法

I83 伴 38.59

三、国家医疗保障疾病诊断相关分组（CHS-DRG）

MDCF 循环系统疾病及功能障碍

FF3 静脉系统复杂手术

四、下肢静脉功能不全临床路径标准住院流程

（一）适用对象

第一诊断为下肢静脉功能不全（ICD-10：I87.201），行手术治疗（ICD-9-CM-3：38.59）。

释义

■ 本路径主要适用对象为适合手术治疗的原发性大隐静脉或小隐静脉曲张，可以同时合并下肢静脉溃疡。

■ 排除下肢深静脉功能不全及下肢深静脉血栓，不进入此路径。

■ 具体手术方式为大隐静脉或小隐静脉高位结扎+静脉曲张剥脱术。

（二）诊断依据

根据《临床诊疗指南·外科学分册》（中华医学会编，人民卫生出版社，2006 年，第 1 版）。

1. 明显的临床症状：肢体沉重感、乏力、胀痛、瘙痒等。
2. 典型体征：肢体肿胀，静脉迂曲扩张、浅表静脉血栓形成等。
3. 排除下肢深静脉瓣膜功能不全及下肢深静脉血栓病史，且无静脉性溃疡表现。
4. 血管彩色多普勒超声检查或下肢静脉造影检查明确。

释义

■ 典型体征：毛细血管扩张征、网状静脉、静脉曲张、色素沉着、皮肤溃疡等。

■ 排除下肢深静脉瓣膜功能不全（Brodie-Trendelenburg 试验、佩特兹试验）及下肢深静脉血栓病史，排除动脉血供不足（测量脉搏、踝肱指数）、糖尿病足。且无静脉性溃疡表现。

■ 血管彩色多普勒超声检查（朝向足部的静脉血流持续时间超过 0.5 秒显示静脉反流）或下肢静脉造影检查明确。

■ CEAP 分类法使下肢静脉功能不全分层标准化，可用于指导治疗和评估预后（CEAP 分类法，包括 6 级。C0：无可见或可触及的静脉疾病体征；C1：毛细血管扩张或网状静脉扩张；C2：曲张静脉直径≥3mm；C3：水肿；C4a：色素沉着或湿疹；C4b：皮肤脂肪硬化症；C5：已愈合的静脉性溃疡；C6：未愈合的静脉性溃疡）。

（三）治疗方案的选择

根据《临床诊疗指南·外科学分册》（中华医学会编，人民卫生出版社，2006 年，第 1 版）。

1. 手术：大隐静脉或小隐静脉高位结扎+静脉曲张剥脱术。

2. 手术方式：根据小腿静脉曲张的范围和程度以及患者意愿选择曲张静脉切除、环形缝扎、透光刨吸等不同手术方式。

释义

■ 保守治疗：弹力袜加压、药物治疗、运动。

■ 手术：大隐静脉或小隐静脉高位结扎+静脉曲张剥脱术、介入治疗、腔内治疗。手术方式：根据小腿静脉曲张的范围和程度以及患者意愿选择曲张静脉切除、环形缝扎、硬化剂治疗、血管内射频和激光消融术、静脉支架、腔镜下交通支结扎术、瓣膜重建等不同手术方式。

■ CEAP 分级 2~6 级时均应考虑使用弹力袜（提供逐渐增大的压力来对抗静脉高压的流体静力），湿疹性皮炎可考虑局部应用激素治疗，运动以提高腓肠肌和足部肌泵功能。

■ 分级达到 4~6 级的患者需要进行手术治疗。

（四）标准住院日

8~14 天。

释义

■ 包括术前检查、评估、手术准备 3 天，术后康复 4~7 天。术前准备和术后康复时间二者可以调整，但总时间控制在 10 天内。

（五）进入路径标准

1. 第一诊断必须符合 ICD-10：I87.201 下肢静脉功能不全疾病编码。

2. 当患者合并其他疾病，但住院期间不需要特殊处理也不影响第一诊断的临床路径流程实施时，可以进入路径。

释义

■ 合并下肢深静脉血栓形成或继发于下肢深静脉血栓后遗症患者不进入此路径。

■ 患者如果合并高血压、冠状动脉粥样硬化性心脏病、糖尿病、呼吸系统疾病、肝肾功能不全，但不影响麻醉和手术的实施时，可进入路径。反之应先进入其他相应内科疾病的诊疗路径。

■ 患者以手术治疗为目的入院。

（六）术前准备

2~3 天。

1. 必须的检查项目：

（1）血常规、尿常规、大便常规。

（2）肝功能、肾功能、电解质、血糖、血脂、血凝、血型、感染性疾病筛查（乙型肝炎、丙型肝炎、艾滋病、梅毒等）。

（3）X 线胸片、心电图、下腔及髂静脉彩超，颈部动脉彩超，下肢深静脉顺行造影。

2. 根据患者病情选择：血同型半胱氨酸、叶酸、维生素 B_{12}、叶酸药物基因、24 小时心电图，心肺功能检查、下肢动脉造影，心脏彩超、腹部肝胆脾胰双肾彩超等。

（七）选择用药

1. 抗菌药物：按照《抗菌药物临床应用指导原则（2015 年版）》（国卫办医发〔2015〕43 号）执行，并结合患者的病情决定抗菌药物的选择，可选用革兰阳性敏感的抗菌药物。根据微生物检测及药敏试验选择抗菌药物应用。

2. 应用雾化吸入药物、静脉活性药物、中成活血药物、营养神经药物、抗凝药物等；根据患者术后恢复情况加用对症支持治疗药物及护理措施。

3. 术后口服静脉活性药物，抗血小板、中成活血药物等。

4. 患肢抬高，鼓励患者在麻醉作用消失后，作患肢足跖背伸运动，应用气压治疗，穿着医用弹力袜等护理措施，督促患者早期下床活动。

释义

■ 该手术原则上为无菌手术，当患者行大隐静脉结扎剥脱术时，大腿部切口接近会阴处不宜术后清洁护理，并且部分患者因长期下肢静脉功能不全致皮肤溃疡存在不同程度的炎症反应，可根据患者情况预防性或术后治疗性使用抗菌药物。

■ 术前及术后可常规使用胰激肽原酶肠溶片、羟苯磺酸钙、七叶皂苷类药物，（如七叶皂苷钠、迈之灵等），有助于降低炎症损伤、保护血管活性。

（八）手术日

入院第 3~5 天。

1. 麻醉方式：全身麻醉、硬膜外麻醉、硬膜外蛛网膜下腔联合阻滞麻醉或腰麻。

2. 术中用药：麻醉常规用药，根据情况选用术后镇痛用药。

3. 输血：视术中情况而定。

释义

■ 少数患者无法耐受硬膜外麻醉或腰麻，可选择全身麻醉下行手术治疗。

■ 具体手术方式，根据患者情况决定。

（九）术后住院恢复

5~10天。

1. 必须复查的检查项目：血常规，肝功能，肾功能，电解质，血凝，其他根据患者具体情况而定。

2. 术后用药：抗菌药物按照《抗菌药物临床应用指导原则（2015年版）》（国卫办医发〔2015〕43号）执行，可选用革兰阳性菌敏感的抗菌药物，原则上不超过24小时。

释义

■ 术后经过详细评估后，决定手术属于Ⅰ甲切口一般不需要抗菌药物，如果存在下肢感染、住院期间呼吸道感染等可按规定适当预防性或术后（3~7天）应用抗菌药物。

（十）出院标准

术后7~14天。

1. 患者体温正常，伤口无感染迹象，能正常下床活动。

2. 没有需要住院处理的并发症。

释义

■ 根据复查情况决定能否出院，通常出现严重感染、伤口愈合不良、DVT发生时，均需继续留院治疗，则退出此路径。

（十一）变异及原因分析

1. 严重基础疾病可能对手术造成影响者，术前准备时间会延长。

2. 术后出现伤口感染、下肢深静脉血栓形成等并发症时，住院恢复时间相应延长。

五、下肢静脉功能不全临床路径给药方案

1. 用药选择：

入院时、手术前1天、手术前1晚：

可选：七叶皂苷类药物。

胰激肽原酶肠溶片240IU pot id。

羟本磺酸钙0.5g po tid。

香豆素类，如α-苯并吡喃酮。

黄酮类，如γ-苯并吡喃酮、曲克芦丁及其衍生物。

入手术室后：可选：术前30分钟，第一代或第二代头孢菌素静脉输入。
手术中：可选：止血药。
麻醉科用药：依照麻醉科相关规定。
住院期间：使用所有常规术后用药后。
宜选：适量活血药物（疏血通等）。
　　七叶皂苷类药物。
可选：胰激肽原酶肠溶片240IU pot id。
　　羟苯磺酸钙0.5g po tid。
　　香豆素类，如α-苯并吡喃酮。
　　黄酮类，如γ-苯并吡喃酮、曲克芦丁及其衍生物。
出院后：可选：七叶皂苷类药物。
　　胰激肽原酶肠溶片240IU pot id。
　　羟苯磺酸钙0.5g po tid。
　　香豆素类，如α-苯并吡喃酮。

2. 用药选择：
（1）入院后，常规给予患者不影响相关检查或手术治疗的日常用药，此外，也可给予适量七叶皂苷类药物（如七叶皂苷钠、迈之灵等）和活血药物（疏血通等）。
（2）下肢大隐静脉高位结扎联合剥脱术切口为Ⅰ类切口，无需常规预防应用抗菌药物，如创面较大或有其他可能导致感染因素可适当应用抗菌药物。
（3）术后预防深静脉血栓可适当应用抗凝或活血药物。
（4）给药方案仅为用药种类的参考指导，具体药物需在符合治疗原则的情况下根据不同医院的药物情况使用。
3. 注意事项：
（1）头孢菌素类：注意皮试。
（2）抗凝或活血药的使用需根据围手术期情况决定，如术前是否合并静脉溃疡、是否合并静脉溃疡、是否有静脉炎、是否有深静脉损伤等。

六、下肢静脉功能不全临床路径护理规范

1. 术前护理：
（1）合理饮食：嘱患者多饮水，多进食新鲜蔬菜、水果，多吃粗粮，少吃辛辣刺激性食物，忌烟酒，养成良好生活习惯。
（2）促进下肢静脉回流：卧床时抬高患肢，高于心脏水平20~30cm，活动时穿医用弹力袜或使用弹力绷带。去除影响下肢静脉回流的因素：避免久站、久坐，坐时尽量双腿不要交叉，以免压迫腘静脉，影响静脉血回流；避免咳嗽、便秘、提重物等引起腹压增加的因素影响静脉血回流，减轻患肢水肿，利于术后切口愈合。
（3）并发症护理：
1）慢性溃疡：防外伤，勿穿紧身衣裤，皮肤瘙痒时禁忌用手抓挠，可能会导致皮炎或软组织炎，遵医嘱给予对症治疗；溃疡部皮肤保持清洁、干燥，给予湿敷、换药，抬高患肢，待感染控制后再行手术治疗。
2）血栓性静脉炎：表现为患肢红肿、发热，静脉呈条索状，触之疼痛，给予抬高患肢，卧床休息，遵医嘱使用抗菌药物等，待炎症控制后再行手术。
3）出血：静脉曲张成团后，血管壁薄弱，且因为外伤可使曲张静脉破裂出血，一旦出血，立即抬高患肢，给予弹力绷带局部加压包扎止血，必要时给予缝扎止血。
（4）心理护理：详细向患者手术的目的、方法和注意事项，充分告知，解除思想顾虑，增加

手术信任感，以取得患者配合。

（5）术前准备：做好下肢皮肤护理，术前一日将曲张静脉用甲紫或记号笔标记。

2. 术后护理：

（1）体位：麻醉后护理常规，去枕平卧4~6小时，休息或卧床时抬高患肢，指导患者做足背伸屈运动，促进静脉血回流，防止下肢深静脉血栓形成。术后12小时鼓励患者早期下床活动，促进静脉回流。

（2）伤口护理：使用弹力绷带，观察绷带表面有无出血、渗血等情况。

（3）患肢观察：观察患者远端皮温、皮色、足背动脉搏情况，以及观察患肢肿胀情况。

（4）应用弹性绷带：注意保持弹性绷带松紧适宜，以能扪及足背动脉搏动和保持足部正常皮肤温度为宜，使用弹性绷带2周左右，如患肢出现苍白、青紫、温度低提示静脉回流受阻，应立即拆掉弹力绷带，通知医护人员及时调整弹力绷带松紧度。伤口拆线后继续穿医用弹力袜3~6个月，穿着时长因个体差异，需进行术后复诊，听从医师指导。

（5）伤口溃疡护理：持续加强换药，使用弹性绷带护腿。

（6）饮食指导：术后6小时禁食、禁水，可进普通饮食，饮食应注意不可油腻或辛辣、生冷，应多注重维生素、膳食纤维等的摄入，多吃新鲜蔬菜和水果，保持清淡易消化原则，保持大便通畅，维持标准体重，注意加强体育锻炼，增强血管壁弹性，保持正确的健康生活方式。

（7）心理护理：关心、体贴、理解患者，消除患者的焦虑，向患者及家属耐心解释各项治疗和护理操作措施的必要性，鼓励患者及家属积极参与治疗护理。

（8）并发症的观察与护理：

1）出血和血肿：是较常见的并发症，注意观察有无伤口或皮下渗血、血肿 ，较小的淤斑和皮下血肿给予患者抬高患肢，加压包扎。如血肿进行性增大，应及时报告医师给予手术探查、止血、血肿清除和引流。

2）下肢皮肤感觉障碍：术后皮肤感觉障碍，如果是非主干损伤所致的小范围感觉障碍，多数并不严重，而且为自限性，告知患者症状可在1年内逐渐消失。对于大范围的皮肤感觉障碍，嘱患者保护下肢皮肤，避免过冷、过热、过硬的物体接触皮肤，以免意外事件发生。

3）感染：一旦切口出现感染，尤其是小腿皮肤本身营养障碍难以愈合，一定要保持创面清洁干燥，减少下地活动，卧床休息，抬高患肢，减少创面液体渗出，物理治疗，遵医嘱使用抗菌药物。

4）下肢深静脉血栓形成：术后观察患者有无下肢肿胀、疼痛、浅静脉怒张等临床表现，卧床期间，抬高患肢，避免膝下垫软枕，防治腘静脉受压，影响静脉血回流。指导患者做足背伸屈运动，使用空气压力治疗仪，如无异常情况，鼓励患者术后12~24小时尽早下床活动，以促进静脉血回流，预防血栓形成。

七、下肢静脉功能不全临床路径营养治疗规范

低盐低脂清淡营养饮食。术前6~12小时禁食、禁水，术后6小时可进食水，避免辛辣刺激性饮食。

八、下肢静脉功能不全临床路径患者健康宣教

1. 行为指导：指导患者保持良好坐姿，避绝久站、久坐，坐时避免双腿交叉过久，座椅高度以不使膝盖屈曲，超过90°为原则，椅子的深度应在腘窝与座椅之间能伸入2个手指为宜，以免压迫腘窝的血管，影静脉血回流，休息时抬高患肢。

2. 指导患者进行适当的体育锻炼，增强血管壁弹性。

3. 避免用过紧的腰带和穿紧身衣裤，积极治疗慢性咳嗽，避免提重物等增加腹压的因素。

4. 合理膳食，多食新鲜水果蔬菜，保持大便通畅，维持正常体重，避免肥胖。

5. 继续应用弹力绷带或穿弹力袜至少 3~6 个月，弹力袜使用及注意事项：

（1）弹力袜的选择与测量：首先告知患者购买治疗型的医用弹力袜，测量小腿脚踝部的最小周径，小腿的最大周径，腹股沟中点以下 5cm 处的周径，来对照选择弹力袜的型号。

（2）穿着时间：患者穿着弹力袜的最佳时间是清晨起床之时，此时腿部血管处于最大启动状态，肿胀还未发生。晚上上床休息之前脱掉抹子。

（3）穿着注意事项：穿弹力袜时不要让首饰、指甲等硬物刮伤到袜子，皮肤干燥需要使用油基润肤剂或霜剂，避免干燥皮肤刮破弹力袜。

（4）穿着方法：将袜筒由里向外翻，一直到胸跟部，用两手拇指向外撑开，把脚趾伸入袜内，示指与拇指协力把袜子拉向是踝部，把袜身沿腿的上部往上回翻，逐渐拉伸至大腿根部。穿好后将袜子贴身抚平。脱袜时用手抓住袜子内侧向下慢慢将袜子顺腿脱下。

（5）弹力袜日常保养：洗涤时用中性洗涤剂，水温≤40°，要手洗，不要拧干，用手挤出或用干毛巾吸出多余的水分并在阴凉处晾干，切勿在阳光下晒干或烘干。过度磨损或损坏的弹力袜应及时更换。

（6）皮肤过敏的处理：患者穿着弹力袜出现过敏现象，可将弹力袜反穿，或在弹力袜硅胶处垫平整的棉布，可有效防止过敏现象出现，当过敏症状加重时，暂停使用弹力袜。

九、推荐表单

（一）医师表单

下肢静脉功能不全临床路径医师表单

适用对象：第一诊断为下肢静脉功能不全（ICD-10：I87.201）

行手术治疗（ICD-9-CM-3：38.59）

患者姓名：	性别：　年龄：　门诊号：	住院号：
住院日期：　年　月　日	出院日期：　年　月　日	标准住院日：8~14天

时间	住院第1天	住院第2~3天	住院第3~5天（出院日）
主要诊疗工作	□ 询问病史、体格检查 □ 病历书写 □ 开具实验室检查单 □ 上级医师查房及术前评估 □ 初步确定手术日期	□ 上级医师查房 □ 完成术前准备及评估 □ 完成术前小结、上级医师查房记录等 □ 根据体检以及辅助检查结果讨论制订手术方案 □ 必要的相关科室会诊 □ 签署手术同意书、自费用品同意书、输血同意书等文件 □ 向患者及家属交代围手术期注意事项	□ 手术 □ 完成手术记录 □ 术后病程记录 □ 上级医师查房 □ 向患者及家属交代术后注意事项
重点医嘱	**长期医嘱** □ 外科疾病护理常规 □ 二级护理 □ 饮食 **临时医嘱** □ 血常规、尿常规、大便常规 □ 肝肾功能、电解质、血糖、血脂、血型、凝血功能、感染性疾病筛查 □ X线胸片，心电图，腹部常规彩超，下腔及髂静脉彩超，心脏及颈部动脉彩超，下肢深静脉顺行造影 □ 必要时加做血同型半胱氨酸、叶酸、维生素 B_{12}、叶酸和/或华法林基因检测等特殊检查	**长期医嘱** □ 患者既往基础用药 **临时医嘱** □ 必要的会诊意见及处理 □ 明日准备于硬膜外麻醉/全身麻醉下行左/右/双下肢大隐静脉高位结扎剥脱，曲张静脉切除/环缝/刨吸/激光闭锁治疗 □ 术前禁食、禁水 □ 备皮 □ 术前用药（依麻醉意见执行） □ 准备预防性抗菌药物 □ 一次性导尿包（必要时）	**长期医嘱** □ 今日在硬膜外麻醉/全身麻醉下行左/右/双下肢大隐静脉高位结扎剥脱，曲张静脉切除/环缝/刨吸/激光闭锁治疗 □ 下肢静脉功能不全术后护理常规 □ 一级护理、心电监护、吸氧等 □ 6小时后合理饮食 □ 气压治疗 □ 雾化治疗 □ 抬高患肢30℃ □ 观察患肢血运情况 □ 抗菌药物 **临时医嘱** □ 补液（酌情） □ 膀胱冲洗
病情变异记录	□ 无　□ 有，原因： 1. 2.	□ 无　□ 有，原因： 1. 2.	□ 无　□ 有，原因： 1. 2.
医师签名			

时间	住院第 4~6 天	住院第 5~7 天
主要诊疗工作	□ 上级医师查房 □ 完成术后病程记录 □ 查看患肢情况及伤口 □ 观察生命体征变化	□ 上级医师查房 □ 术后病程记录书写 □ 查看患肢情况及伤口 □ 观察生命体征变化
重点医嘱	**长期医嘱** □ 二级护理 □ 视情况而定 **临时医嘱** □ 止吐、镇痛药物 □ 根据情况决定是否补液 □ 膀胱冲洗	**长期医嘱** □ 二级护理 □ 视情况而定 **临时医嘱** □ 视情况而定
病情变异记录	□ 无 □ 有，原因： 1. 2.	□ 无 □ 有，原因： 1. 2.
医师签名		

时间	住院第6~8天	住院第7~14天 （出院日）
主要诊疗工作	□ 上级医师查房 □ 术后病程记录书写 □ 查看患肢情况及伤口 □ 观察生命体征变化	□ 上级医师查房，进行伤口评估，决定是否可以出院 □ 完成出院记录、病案首页、出院证明等文件 □ 交代出院后注意事项如复查时间、出现手术相关意外情况时的处理等
重点医嘱	**长期医嘱** □ 二级护理 □ 视情况而定 **临时医嘱** □ 手术切口换药 □ 开具术后复查指标医嘱 □ 开具术后口服药物	**临时医嘱** □ 拆线、换药 □ 出院带药
病情变异记录	□ 无 □ 有，原因： 1. 2.	□ 无 □ 有，原因： 1. 2.
医师签名		

（二）护士表单

下肢静脉功能不全临床路径护士表单

适用对象：第一诊断为下肢静脉功能不全（ICD-10：I87.201）
行手术治疗（ICD-9-CM-3：38.59）

患者姓名：	性别： 年龄： 门诊号：	住院号：
住院日期： 年 月 日	**出院日期：** 年 月 日	**标准住院日：8~14 天**

时间	住院第 1 天	住院第 2~3 天	住院第 3~5 天 （手术日）
健康宣教	□ 介绍主管医师、护士 □ 介绍医院内相关制度 □ 介绍环境、设施 □ 介绍住院注意事项 □ 介绍疾病知识 □ 介绍陪伴及探视制度	□ 术前宣教，宣教疾病知识 □ 数千用药的药理作用及注意事项 □ 介绍记录尿量及口服药碎服和软食的原因 □ 术前准备（备皮、配血），介绍手术过程 □ 告知术前禁食、禁水、沐浴，物品的准备 □ 告知签字及麻醉科访视事宜 □ 告知术后饮食、活动及术后可能出现的情况及应对方式 □ 强调术前陪护及探视制度	□ 告知家属等候区域 □ 告知手术当天禁食、禁水 □ 告知体位要求 □ 告知术后疼痛处理方法 □ 给予患者及家属心理支持 □ 介绍术后注意事项，告知术后可能出现的情况及应对方式 □ 告知氧气，监护设备、管路功能及注意事项 □ 再次明确探视陪护须知
护理处置	□ 核对患者姓名，佩戴腕带 □ 建立入院护理病历 □ 卫生处置：剪指（趾）甲、沐浴，更换病号服 □ 遵医嘱完成特殊检查 □ 了解患者基础疾病，遵医嘱予以对应处理或检测	□ 协助完善相关检查，做好解释说明 □ 遵医嘱完成治疗及用药	□ 核对患者姓名并摘除衣物，保护患者 □ 核对资料及带药 □ 填写手术交接单 □ 术后 核对患者姓名及资料填写手术交接单 遵医嘱完成治疗用药
基础护理	□ 二级护理 □ 晨晚间护理 □ 患者安全护理	□ 二级护理 □ 晨晚间护理 □ 患者安全护理	□ 特级护理 □ 晨晚间护理 □ 患者安全护理 □ 协助患者采取正确体位
专科护理	□ 护理查体 □ 填写跌倒及压疮防范表 □ 请患者家属陪护（需要时） □ 普通饮食 □ 心理护理	□ 遵医嘱协助患者完善相关检查 □ 监测血常规、肝肾功能，凝血功能 □ 普通饮食 □ 心理护理	□ 观察记录患者生命体征、意识、伤口辅料、肢体活动、皮肤情况 □ 准确记录 24 小时出入量，观察每小时尿量 □ 尿管护理 □ 心理护理

续　表

时间	住院第 1 天	住院第 2~3 天	住院第 3~5 天 （手术日）
重点 医嘱	□ 详见医嘱执行单	□ 详见医嘱执行单	□ 详见医嘱执行单
病情 变异 记录	□ 无　□ 有，原因： 1. 2.	□ 无　□ 有，原因： 1. 2.	□ 无　□ 有，原因： 1. 2.
护士 签名			

时间	住院第 4~6 天 （术后第 1 日）	住院第 5~7 天 （术后第 2 日）
健康宣教	□ 告知禁食、禁水 □ 告知尿管的名称、位置和作用 □ 告知氧气、监护仪的作用 □ 术后药物作用及频率 □ 告知术后排痰的方法和重要性 □ 相关检查的目的、注意事项	□ 下地活动注意事项及安全指导 □ 术后药物作用及频率 □ 饮食宣教 □ 疾病恢复期注意事项 □ 拔除胃管、尿管后注意事项 □ 复查患者对术前宣教内容的掌握程度 □ 再次明确探视陪护须知
护理处置	□ 遵医嘱完成治疗、用药遵医嘱完成相关检查 □ 测量记录生命体征	□ 遵医嘱完成治疗、用药 □ 夹闭尿管，锻炼膀胱功能 □ 遵医嘱完成相关检查
基础护理	□ 特级护理 □ 晨晚间护理 □ 床上温水擦浴，协助更衣 □ 协助生活护理 □ 安全护理措施到位 □ 心理护理	□ 一级护理 □ 晨晚间护理 □ 床上温水擦浴，协助更衣 □ 协助或指导生活护理 □ 安全护理措施到位 □ 二级护理 □ 心理护理
专科护理	□ 监测记录患者生命体征、意识，观察伤口敷料、腹部体征、肢体活动、皮肤情况 □ 监测记录引流液性质及量 □ 准确记录 24 小时出入量，观察每小时尿量 □ 妥善固定引流管及输 液管路，防止管路滑脱 □ 询问患者有无排气 □ 协助患者咳痰 □ 协助翻身，指导床上活动	□ 监测生命体征及腹部体征 □ 观察有无感染症状及吻合口瘘 □ 观察引流管是否通畅，记录引流量 □ 妥善固定引流管及输液管路，防止管路滑脱 □ 监测血常规、肝肾功能、电解质及凝血化验值，动态掌握患者病情变化 □ 询问患者有无排气、排便 □ 观察患者自行排尿情况 □ 协助或指导床旁活动
重点医嘱	□ 详见医嘱执行单	□ 详见医嘱执行单
病情变异记录	□ 无　□ 有，原因： 1. 2.	□ 无　□ 有，原因： 1. 2.

时间	住院第 6~8 天 （术后第 3 日）	住院第 7~14 天
健康宣教	□ 术后药物作用及频率 □ 疾病恢复期注意事项 □ 指导肠内营养液服用方法 □ 饮食指导，少食多餐护理处置	□ 指导办理出院手续 □ 定时复查 □ 出院带药服用方法 □ 注意休息 □ 饮食指导
护理处置	□ 遵医嘱完成治疗 □ 遵医嘱完成相关检查	□ 办理出院手续 □ 书写出院小结
基础护理	□ 二级护理 □ 晨晚间护理 □ 指导生活护理 □ 安全护理措施到位 □ 心理护理	□ 三级护理 □ 晨晚间护理 □ 安全护理措施到位 □ 心理护理
专科护理	□ 观察病情变化 □ 观察患者进食、进水后有无呕吐症状	□ 观察尿量情况 □ 观察病情变化
重点医嘱	□ 详见医嘱执行单	□ 详见医嘱执行单
病情变异记录	□ 无 □ 有，原因： 1. 2.	□ 无 □ 有，原因： 1. 2.

（三）患者表单

下肢静脉功能不全临床路径患者表单

适用对象：第一诊断为下肢静脉功能不全（ICD-10：I87.201）
行手术治疗（ICD-9-CM-3：38.59）

患者姓名：	性别：　年龄：　门诊号：	住院号：
住院日期：　年　月　日	**出院日期：**　年　月　日	**标准住院日：8~14 天**

时间	住院第 1 天	住院第 2~3 天	住院第 3~5 天
医患配合	□ 医师询问现病史、既往病史、用药情况（如服用抗凝剂，请明确告知意识），收集资料并进行体格检查 □ 环境介绍、住院制度 □ 配合完善术前相关检查 □ 有任何不适请告知医师	□ 配合完善术前相关检查，如采血、留尿、心电图、X 线胸片、胃镜、CT □ 医师向患者及家属介绍病情，进行手术谈话签字 □ 麻醉师对患者进行术前访视	□ 如病情需要，配合术后转入监护病房 □ 配合评估手术效果 □ 配合检查意识、肢体、胸腹部 □ 需要时，配合复查血液指标 □ 有任何不适请告知医师
护患配合	□ 配合测量体温、脉搏、呼吸、血压、体重 1 次 □ 配合完成入院护理评估 □ 接收入院宣教 □ 有任何不适请告知护士	□ 配合测量体温、脉搏、呼吸、询问排便情况 □ 接受术前宣教 □ 接受配血，以备术中需要时用 □ 接受备皮 □ 接受药物灌肠 □ 自行沐浴，加强头部清洁 □ 准备好必要用物，吸水管、奶瓶、纸巾等 □ 义齿、饰品等交家属保管 □ 配合执行探视及陪护	□ 清晨测量体温、脉搏、呼吸、血压 1 次 □ 送手术室前，协助完成核对，带齐资料，脱去衣物，上手术车 □ 返回病房后，协助完成核对，配合抬患者上病床 □ 配合检查意识、肢体、各引流管，记出入量 □ 配合术后吸氧、监护仪监测、输液，注意各引流情况 □ 遵医嘱采取正确体位 □ 配合缓解疼痛 □ 有任何不适请告知护士
饮食	□ 普通饮食	□ 术前 12 小时禁食、禁水	□ 禁食、禁水
排泄	□ 正常排尿便 □ 记录尿量	□ 正常排尿便 □ 记录尿量	□ 保留尿管
活动	□ 正常活动	□ 卧床休息	□ 卧床休息，保护管路 □ 双下肢活动

时间	住院第 4~10 天 （术后第 1~3 日）	住院第 7~14 天 （出院日）
医患配合	□ 配合检查腹部体征、引流 □ 需要时，配合伤口换药 □ 配合拔除胃管、引流管、尿管 □ 配合伤口拆线	□ 接受出院前指导 □ 知道复查程序 □ 继续抗凝治疗
护患配合	□ 配合定时测量生命体征，每日记录排气、排便情况 □ 配合检查腹部体征、引流，记录出入量 □ 接受排痰、输液、服药等治疗 □ 后期接受进食、进水、排便等生活护理 □ 配合活动，预防皮肤压力伤 □ 注意活动安全，避免坠床或跌倒 □ 配合执行探视及陪护	□ 接受出院宣教 □ 办理出院手续 □ 获取出院诊断书 □ 获取出院带药 □ 知道服药方法、作用、注意事项 □ 知道护理伤口方法 □ 知道复印病历方法
饮食	□ 根据医嘱，由禁食、清流质饮食逐渐过渡到流质饮食	□ 根据医嘱，饮食调整
排泄	□ 保留尿管过渡到正常排尿 □ 避免便秘	□ 正常排尿便 □ 避免便秘
活动	□ 根据医嘱，平卧→半坐→床边站立→下床活动 □ 注意保护管路，勿牵拉、脱出等	□ 正常适度活动，避免疲劳

附：原表单（2016年版）

下肢静脉功能不全临床路径表单

适用对象：第一诊断为下肢静脉功能不全（ICD-10：I87.201）

行手术治疗（ICD-9-CM-3：38.59）

患者姓名：	性别：　　年龄：　　门诊号：	住院号：
住院日期：　　年　月　日	出院日期：　　年　月　日	标准住院日：8~14天

时间	住院第1天	住院第2~3天
主要诊疗工作	□ 询问病史、体格检查 □ 病历书写 □ 开具实验室检查单 □ 上级医师查房及术前评估 □ 初步确定手术日期	□ 上级医师查房 □ 完成术前准备及评估 □ 完成术前小结、上级医师查房记录等 □ 根据体检以及辅助检查结果讨论制订手术方案 □ 必要的相关科室会诊 □ 签署手术同意书、自费用品同意书、输血同意书等文件 □ 向患者及家属交代围手术期注意事项
重点医嘱	**长期医嘱** □ 外科疾病护理常规 □ 二级护理 □ 饮食 **临时医嘱** □ 血常规、尿常规、大便常规 □ 肝肾功能、电解质、血糖、血脂、血型、凝血功能、感染性疾病筛查 □ X线胸片，心电图，腹部常规彩超，下腔及髂静脉彩超，心脏及颈部动脉彩超，下肢深静脉顺行造影 □ 必要时加做血同型半胱氨酸、叶酸、维生素B_{12}、叶酸和/或华法林、基因检测等特殊检查	**长期医嘱** □ 患者既往基础用药 **临时医嘱** □ 必要的会诊意见及处理 □ 明日准备于硬膜外麻醉或全身麻醉下行左/右/双下肢大隐静脉高位结扎剥脱，曲张静脉切除/环缝/刨吸/激光闭锁治疗 □ 术前禁食、禁水 □ 备皮 □ 术前用药（依麻醉意见执行） □ 准备预防性抗菌药物 □ 一次性导尿包（必要时）
主要护理工作	□ 介绍病房环境及设施 □ 告知手术相关注意事项 □ 告知医院规章制度 □ 入院护理评估	□ 宣传教育及心理护理 □ 执行术前医嘱 □ 心理护理
病情变异记录	□ 无　□ 有，原因： 1. 2.	□ 无　□ 有，原因： 1. 2.
护士签名		
医师签名		

时间	住院第3~5天 （手术日）	住院第4~6天 （术后第1日）
主要诊疗工作	□ 手术 □ 完成手术记录 □ 术后病程记录 □ 上级医师查房 □ 向患者及家属交代术后注意事项	□ 上级医师查房 □ 完成术后病程记录 □ 查看患肢情况及伤口 □ 观察生命体征变化
重点医嘱	**长期医嘱** □ 今日在硬膜外麻醉/全身麻醉下行左/右/双下肢大隐静脉高位结扎剥脱，曲张静脉切除/环缝/刨吸/激光闭锁治疗 □ 下肢静脉功能不全术后护理常规 □ 一级护理、心电监护、吸氧等 □ 6小时后合理饮食 □ 气压治疗 □ 雾化治疗 □ 抬高患肢30° □ 观察患肢血运情况 □ 抗菌药物 **临时医嘱** □ 补液（酌情） □ 膀胱冲洗	**长期医嘱** □ 二级护理 □ 视情况而定 **临时医嘱** □ 止吐、镇痛药物 □ 根据情况决定是否补液 □ 膀胱冲洗
主要护理工作	□ 观察生命体征、胃肠道反应及麻醉恢复情况 □ 观察患肢情况 □ 伤口渗出情况 □ 心理和生活护理	□ 指导患者术后功能锻炼 □ 观察患肢情况 □ 伤口渗出情况 □ 心理和生活护理
病情变异记录	□ 无 □ 有，原因： 1. 2.	□ 无 □ 有，原因： 1. 2.
护士签名		
医师签名		

时间	住院第 5~7 天 （术后第 2 日）	住院第 6~8 天 （术后第 3 日）	住院第 7~14 天 （出院日）
主要诊疗工作	□ 上级医师查房 □ 术后病程记录书写 □ 查看患肢情况及伤口 □ 观察生命体征变化	□ 上级医师查房 □ 术后病程记录书写 □ 查看患肢情况及伤口 □ 观察生命体征变化	□ 上级医师查房，进行伤口评估，决定是否可以出院 □ 完成出院记录、病案首页、出院证明等文件 □ 交代出院后注意事项如复查时间、出现手术相关意外情况时的处理等
重点医嘱	**长期医嘱** □ 二级护理 □ 视情况而定 **临时医嘱** □ 视情况而定	**长期医嘱** □ 二级护理 □ 视情况而定 **临时医嘱** □ 手术切口换药 □ 开具术后复查指标医嘱 □ 开具术后口服药物	**临时医嘱** □ 拆线、换药 □ 出院带药
主要护理工作	□ 指导患者术后功能锻炼 □ 观察患肢情况 □ 伤口渗出情况 □ 心理和生活护理	□ 指导患者术后功能锻炼 □ 观察患肢情况 □ 伤口渗出情况 □ 心理和生活护理	□ 指导办理出院手续
病情变异记录	□ 无　□ 有，原因： 1. 2.	□ 无　□ 有，原因： 1. 2.	□ 无　□ 有，原因： 1. 2.
护士签名			
医师签名			

第三十四章

下肢血栓性浅静脉炎临床路径释义

【医疗质量控制指标】

指标一、诊断需临床表现和辅助检查。

指标二、诊断明确在保守治疗基础上根据病情行手术治疗。

一、下肢血栓性浅静脉炎编码

1. 原编码：

疾病名称及编码：下肢血栓性静脉炎

手术操作名称及编码：小隐静脉结扎、联合静脉剥脱、腔静脉闭合技术（ICD-38.080002, ICD-38.590002）

2. 修改编码：

疾病名称及编码：下肢血栓性浅静脉炎（ICD-10：I80.0）

二、临床路径检索方法

I80.0［不包括：下肢静脉曲张结扎术和剥脱术（ICD-9-CM-3：38.59）］

三、国家医疗保障疾病诊断相关分组（CHS-DRG）

MDCF 循环系统疾病及功能障碍

FF3 静脉系统复杂手术

四、下肢血栓性浅静脉炎临床路径标准住院流程

（一）适用对象

第一诊断为下肢血栓性浅静脉炎，行手术治疗（ICD-9-CM-3：38.080002，ICD-38.590002）。

释义

■ 本路径主要适用对象为各种原因导致的血栓性浅静脉炎，包括静脉曲张合并血栓性浅静脉炎、创伤后血栓性静脉炎、细菌性和化脓性血栓性静脉炎、游走性血栓性静脉炎、Mondor 病、小隐静脉血栓性浅静脉炎、上肢血栓性浅静脉炎。

■ 治疗手段主要针对减轻疼痛和急性炎症反应，预防严重的并发症如 DVT 和 PE。包括步行、应用弹力袜、温水浸泡（温盐水或硫酸镁）、应用 NSAID、应用低分子肝素和手术治疗（包括小隐静脉结扎、联合静脉剥脱、腔内静脉闭合技术）。

（二）诊断依据

根据《临床诊疗指南·外科学分册》（中华医学会编，人民卫生出版社，2005 年，第 1 版）。

1. 明显的临床症状：肢体出现条索状发红、局部皮温高、疼痛等症状。

2. 典型体征：沿静脉走行区域出现触痛性条索状物。

3. 排除局部感染病史。

4. 血管彩色多普勒超声检查或下肢静脉造影检查明确。

释义

■ 排除局部感染病史，如蜂窝织炎、淋巴管炎。

■ 血管彩色多普勒超声，下肢静脉造影，闪烁扫描法和计算机断层扫描静脉造影。价廉和无创的多普勒超声扫描评估深浅静脉系统十分可靠，常规用于确定 SVT 伴发 DVT 的部位和累计范围，精确而实用。D-二聚体水平升高。

■ 下肢静脉造影检查明确但可能引发静脉炎，闪烁扫描法和计算机断层扫描静脉造影特异性较差。

（三）治疗方案的选择

根据《临床诊疗指南·外科学分册》（中华医学会编，人民卫生出版社，2006 年，第 1 版）。

1. 内科保守治疗：抗菌药物、抗血小板、抗凝、改善血管功能药物应用。

2. 手术：外科手术切除或经皮透光旋切去除病变静脉。

治疗方式选择：根据患者血栓性浅静脉炎病变范围、严重程度及是否合并感染等选择内科药物治疗或手术治疗。

释义

■ 治疗方式的选择取决于 SVT 的病因和部位。

■ 对发生于大隐静脉的分支和远端大隐静脉的 SVT 主要采用内科保守治疗，包括步行、温水浸泡、应用弹力袜、应用 NSAID、应用抗凝药物（低分子肝素治疗或许更有效），减轻疼痛和急性炎症反应，预防 DVT 和 PE 发生，应予长期随访或抗凝治疗。

■ 对周期性发作或保守治疗无效或 SVT 引起的血栓延伸、继发性 DVT（评估方式主要是多普勒超声随访 SVT 进展），应采用手术治疗，包括远端静脉切除、交通支结扎剥脱、交通支硬化剂注入，对 SVT 血栓延伸进展或继发 DVT 的患者可采取大隐静脉高位结扎剥脱术。

■ 抗凝治疗适用于所有无抗凝禁忌的患者。对有反复发作、保守治疗后无进展，应采取外科手术治疗，比内科保守治疗（包括镇痛、抗凝）具有更明显和快速的缓解疼痛效果。

（四）标准住院日

不超过 10 天。

释义

■ 评估或手术准备 3 天，抗凝、镇痛、消肿或根据情况使用抗菌药物 5~7 天。

（五）进入路径标准

1. 第一诊断必须符合 ICD-10：80.000 下肢血栓浅静脉炎疾病编码。

2. 当患者同时具有其他疾病诊断，但在住院期间不需要特殊处理也不影响第一诊断的临床路径流程实施时，可以进入路径。
3. 通过多普勒超声等检查判断发病部位，决定保守治疗或者手术治疗。

释义

■ 对多普勒超声显示无 DVT 的孤立型浅静脉血栓形成患者，如无明显抗凝禁忌证，建议予抗凝治疗，包括依诺肝素或低分子肝素，预防进展 DVT 或 PE 发生。

■ 拟采用大隐静脉高位结扎剥脱术的患者（可能累及深静脉和引起栓塞，距离股隐静脉交界处 1cm 以内的 SVT）不进入本临床路径。

■ 患者如果合并高血压、冠状动脉粥样硬化性心脏病、糖尿病、房颤等其他慢性疾病，需要术前对症治疗时，如果不影响麻醉和手术，不延长术前贮备的时间可以进入本路径。上述慢性疾病如需经治疗稳定后才能手术，术前准备过程先进入其他相应内科疾病的诊疗路径。

（六）术前准备

不超过 3 天。
1. 必须检查的项目：
（1）血常规、尿常规、大便常规。
（2）肝肾功能、电解质、血糖、血脂、血型、凝血功能、感染性疾病（乙型肝炎、丙型肝炎、艾滋病、梅毒等）。
（3）X 线胸片、心电图、下肢动静脉血管彩超。
2. 根据患者病情选择：下肢静脉超声或造影。

（七）选择用药

抗菌药物：按照《抗菌药物临床应用指导原则（2015 年版）》（国卫办医发〔2015〕43 号）执行，并结合患者的病情决定抗菌药物的选择。

释义

■ 经过详细评估后，决定保守治疗或手术结扎隐静脉（属于Ⅰ甲切口）的患者，一般不需要抗菌药物，如果存在下肢感染、住院期间呼吸道感染等可按规定适当预防性或术后（3~7 天）应用抗菌药物。

（八）手术日

入院第 3~5 天。
1. 麻醉方式：全身麻醉、硬膜外麻醉、硬膜外蛛网膜下腔联合阻滞麻醉或腰麻或局部麻醉。
2. 术中用药：麻醉常规用药、术后镇痛用药。
3. 输血：视术中情况而定。

释义

■ 经过详细评估，再发 SVT 或血栓进展至 DVT 或 PE 可能患者采用手术治疗，基本手术方式为大隐静脉高位结扎或联合大隐静脉剥脱术、腔内静脉闭合技术。术中仔细分离结扎隐静脉交通支，是否输血依照出血量决定。

（九）术后住院恢复

5~7 天。

1. 必须复查的检查项目：血常规、肝肾功能、电解质、凝血功能，下肢静脉血管彩超。

2. 术后用药：抗菌药物按照《抗菌药物临床应用指导原则（2015 年版）》（国卫办医发〔2015〕43 号）执行。

释义

■ 建议保守治疗患者监测凝血相关化验指标，随访多普勒超声监测 SVT 进展。

■ 术后患者出院前复查相关多普勒超声，根据具体情况决定是否应用抗凝药物、抗菌药物。鼓励术后第二天即下地活动，预防 DVT 发生，疼痛严重者可适当给予镇痛药物。

（十）出院标准

1. 患者体温正常，切口无感染迹象，能正常下床活动。

2. 没有需要住院处理的并发症。

释义

■ 根据复查情况决定能否出院，通常出现严重感染、切口愈合不良、DVT 发生时，均需继续留院治疗，则退出此路径。

（十一）变异及原因分析

1. 严重基础疾病可能对手术造成影响者，影响保守治疗的药物选择，或术前准备时间会延长。

2. 术后出现切口感染、局部感染加重、下肢深静脉血栓形成等并发症时，住院恢复时间相应延长。

五、下肢血栓性浅静脉炎临床路径给药方案

1. 用药选择：

入院时：宜选：七叶皂苷类药物。

可选：胰激肽原酶肠溶片 240IU pot id。

羟苯磺酸钙 0. 5g po tid。

香豆素类，如 α-苯并吡喃酮。

黄酮类，如 γ-苯并吡喃酮、曲克芦丁或曲克芦丁脑蛋白水解物。

手术前 1 天：宜选：七叶皂苷类药物。

可选：胰激肽原酶肠溶片 240IU pot id。

羟苯磺酸钙 0.5g po tid。

香豆素类，如α-苯并吡喃酮。

黄酮类，如γ-苯并吡喃酮、曲克芦丁或曲克芦丁脑蛋白水解物。

手术前1晚：宜选：七叶皂苷类药物。

可选：胰激肽原酶肠溶片 240IU pot id。

羟苯磺酸钙 0.5g po tid。

香豆素类，如α-苯并吡喃酮。

黄酮类，如γ-苯并吡喃酮、曲克芦丁或曲克芦丁脑蛋白水解物。

入手术室后：可选：术前30分钟，第一代或第二代头孢菌素静脉输入。

手术中：可选：止血药。

麻醉科用药：依照麻醉科相关规定。

住院期间：使用所有常规术后用药后。

宜选：适量活血药物（疏血通、马来酸桂哌齐特等）。

七叶皂苷类药物。

可选：胰激肽原酶肠溶片 240IU pot id。

羟苯磺酸钙 0.5g po tid。

香豆素类，如α-苯并吡喃酮。

黄酮类，如γ-苯并吡喃酮、曲克芦丁或曲克芦丁脑蛋白水解物。

出院后：宜选：七叶皂苷类药物。

可选：胰激肽原酶肠溶片 240IU pot id。

羟苯磺酸钙 0.5g po tid。

香豆素类，如α-苯并吡喃酮。

2. 药学提示：

（1）入院后，常规给予不影响相关检查或手术治疗的患者常用药，此外，可常规给予七叶皂苷类药物，也可根据情况给予适量活血药物（疏血通、马来酸桂哌齐特等）。

（2）下肢大隐静脉高位结扎联合剥脱术切口为Ⅰ类切口，无需常规预防应用抗菌药物，如创面较大或有其他可能导致感染因素可适当应用抗菌药物。

（3）术后预防深静脉血栓可适当应用抗凝或活血药物。

（4）给药方案仅为用药种类的参考指导，具体药物需在符合治疗原则的情况下根据不同医院的药物情况使用。

3. 注意事项：

（1）头孢菌素类：注意皮试。

（2）抗凝或活血药的使用需根据围手术期情况决定，如术前是否合并静脉溃疡，是否合并静脉溃疡，是否有静脉炎，是否有深静脉等损伤等。

六、下肢血栓性浅静脉炎临床路径护理规范

1. 术前护理：

（1）合理饮食：嘱患者多饮水，多进食新鲜蔬菜、水果，多吃粗粮，少吃辛辣刺激性食物，忌烟酒，养成良好生活习惯。

（2）促进下肢静脉回流：卧床时抬高患肢，高于心脏水平20~30cm，活动时穿医用弹力袜或使用弹力绷带。

（3）皮肤观察与护理：观察患者局部静脉有无红、肿、热、痛及硬化，如有异常给予热敷、温盐水或硫酸镁湿敷或理疗，遵医嘱使用抗菌药物及蛋白酶类药物。输入高渗液体或刺激性

药物时注意观察是否有肿胀，一旦出现外漏，及时更换输注部位，保护静脉。

(4) 心理护理：详细向患者手术的目的，方法和注意事项，充分告知，解除思想顾虑，增加手术信任感，以取得患者配合。

(5) 术前准备：做好下肢皮肤护理，术前一日予患者手术区域备皮，嘱患者术前禁食、禁水6~12小时。

2. 术后护理：

(1) 体位：麻醉后护理常规，去枕平卧4~6小时，休息或卧床时抬高患肢，高于心脏20~30cm。指导患者做足背伸屈运动，促进静脉血回流，防止下肢深静脉血栓形成。术后12小时鼓励患者早期下床活动，促进静脉回流。

(2) 伤口护理：使用弹力绷带，观察绷带表面有无出血、渗血等情况，观察伤口局部有无红肿、压痛等感染征象，发现异常及时通知医生给予对症处理。

(3) 观察患者远端皮温、皮色、足背动脉搏情况，以及观察患肢肿胀情况。

(4) 应用弹性绷带：注意保持弹性绷带松紧适宜，以能扪及足背动脉搏动和保持足部正常皮肤温度为宜，使用弹性绷带2周左右，如患肢出现苍白、青紫、温度低提示静脉回流受阻，应立即拆掉弹力绷带，通知医护人员及时调整弹力绷带松紧度。伤口拆线后继续穿医用弹力袜3~6个月，穿着时长因个体差异，需进行术后复诊，听从医师指导。

(5) 饮食指导：术后6小时禁食、禁水，可进食后普通饮食，饮食应注意不可油腻或辛辣、生冷，应多注重维生素、膳食纤维等的摄入，多吃新鲜蔬菜和水果，保持清淡易消化原则，保持大便通畅，维持标准体重，注意加强体育锻炼，增强血管壁弹性，保持正确的健康生活方式。

(6) 心理护理：关心、体贴、理解患者，消除患者的焦虑，向患者及家属耐心解释各项治疗和护理操作措施的必要性，鼓励患者及家属积极参与治疗护理。

七、下肢血栓性浅静脉炎临床路径营养治疗规范

患者术日禁食、禁水，术后禁食、禁水6小时后无恶心、呕吐等胃肠道反应即可食用易消化流质饮食或半流质饮食，术后1天可过渡至普通饮食。患者多食高蛋白、高维生素饮食及新鲜蔬菜水果，保持大便通畅，切忌食用辛辣刺激性食物，影响伤口愈合。

八、下肢血栓性浅静脉炎临床路径患者健康宣教

1. 行为指导：指导患者保持良好坐姿，避绝久站、久坐，坐时避免双腿交叉过久，以免压迫腘窝的血管，影静脉血回流，休息时抬高患肢，坚持踝泵运动。
2. 充分休息，避免过早从事体力劳动。指导患者进行适当的体育锻炼，增强血管壁弹性。
3. 避免用过紧的腰带和穿紧身衣裤，积极治疗慢性咳嗽，避免提重物等增加腹压的因素。
4. 合理膳食，多食新鲜水果蔬菜，保持大便通畅，维持正常体重，避免肥胖。
5. 继续应用弹力绷带或穿弹力袜至少3~6个月。

九、推荐表单

（一）医师表单

下肢血栓性浅静脉炎临床路径医师表单

适用对象：第一诊断为下肢浅表脉管静脉炎和血栓静脉炎（ICD-10：80.000）

行手术治疗（ICD-9-CM-3：38.080002，ICD-9-CM-3：38.590002）

患者姓名：	性别：　　年龄：　　门诊号：	住院号：
住院日期：　　年　月　日	**出院日期：**　　年　月　日	**标准住院日：7~10 天**

时间	住院第 1 天	住院第 1~3 天	住院第 2~5 天（手术日）
主要诊疗工作	□ 询问病史、体格检查 □ 病历书写 □ 开具实验室检查单 □ 上级医师查房及术前评估 □ 初步确定手术日期	□ 上级医师查房，决定手术治疗还是保守治疗 □ 完成术前准备及评估 □ 完成术前小结、上级医师查房记录等书写 □ 根据体检以及辅助检查结果讨论制订手术方案 □ 必要的相关科室会诊 □ 签署手术同意书、自费用品同意书、输血同意书等文件 □ 向患者及家属交代围手术期注意事项	□ 手术 □ 完成手术记录书写 □ 术后病程记录书写 □ 上级医师查房 □ 向患者及家属交代术后注意事项
重点医嘱	**长期医嘱** □ 外科疾病护理常规 □ 二级护理 □ 低盐、低脂、优质蛋白饮食 □ 内科治疗选择相应的药物 □ 抗凝药物的选择 **临时医嘱** □ 血常规、尿常规、大便常规 □ 肝肾功能、电解质、血糖、血脂、血型、凝血功能、感染性疾病筛查 □ X 线胸片、心电图、下肢动静脉血管彩超 □ 必要时下肢静脉超声或造影	**长期医嘱** □ 患者既往基础用药 **临时医嘱** □ 必要的会诊意见及处理 □ 术前禁食、禁水 □ 备皮 □ 术前用药 □ 预防用药抗菌药物 □ 一次性导尿包（必要时）	**长期医嘱** □ 今日在全身麻醉、硬膜外麻醉/腰硬联合麻醉下行外科手术或经皮透光旋切去除病变静脉 □ 下肢血栓性静脉炎术后护理常规 □ 一级护理 □ 6 小时后低盐、低脂、优质蛋白饮食 □ 抬高患肢 30° □ 观察患肢血运 **临时医嘱** □ 吸氧 □ 补液（视情况而定） □ 抗菌药物
病情变异记录	□ 无　□ 有，原因： 1. 2.	□ 无　□ 有，原因： 1. 2.	□ 无　□ 有，原因： 1. 2.
医师签名			

时间	住院第 3~6 天 （术后第 1 日）	住院第 5~7 天 （术后第 2 日）
主要诊疗工作	□ 上级医师查房 □ 术后病程记录书写 □ 查看患肢情况及伤口 □ 观察生命体征变化	□ 上级医师查房 □ 术后病程记录书写 □ 查看患肢情况及伤口 □ 观察生命体征变化
重点医嘱	**长期医嘱** □ 低盐、低脂、优质蛋白饮食 □ 二级护理 **临时医嘱** □ 止吐、镇痛药物 □ 根据情况决定是否补液	**长期医嘱** □ 二级护理 □ 低盐、低脂、优质蛋白饮食 **临时医嘱** □ 伤口换药
病情变异记录	□ 无　□ 有，原因： 1. 2.	□ 无　□ 有，原因： 1. 2.
医师签名		

时间	住院第 6~8 天 （术后第 3 日）	住院第 7~10 天 （出院日）
主要诊疗工作	□ 上级医师查房 □ 术后病程记录书写 □ 查看患肢情况及伤口 □ 观察生命体征变化	□ 上级医师查房，进行伤口评估，决定是否可以出院 □ 完成出院记录、病案首页、出院证明等文件 □ 交代出院后注意事项如复查时间、出现手术相关意外情况时的处理等
重点医嘱	**长期医嘱** □ 二级或三级护理 □ 无特殊 **临时医嘱** □ 视具体情况而定	**临时医嘱** □ 拆线、换药 □ 复查：血常规、肝肾功能、电解质、凝血功能，下肢静脉彩超 □ 出院带药
病情变异记录	□ 无 □ 有，原因： 1. 2.	□ 无 □ 有，原因： 1. 2.
医师签名		

（二）护士表单

下肢血栓性浅静脉炎临床路径护士表单

适用对象：第一诊断为下肢浅表脉管静脉炎和血栓静脉炎（ICD-10：80.000）
行手术治疗（ICD-9-CM-3：38.080002，ICD-9-CM-3：38.590002）

患者姓名：	性别：　年龄：　门诊号：	住院号：
住院日期：　年　月　日	出院日期：　年　月　日	标准住院日：7~10 天

时间	住院第 1 天	住院第 1~3 天	住院第 3~5 天 （手术日）
健康宣教	□ 介绍主管医师、护士 □ 介绍医院内相关制度 □ 介绍环境、设施 □ 介绍住院注意事项 □ 介绍疾病知识 □ 介绍陪护及探视制度	□ 术前宣教，宣教疾病知识 □ 数千用药的药理作用及注意事项 □ 介绍记录尿量及口服药碎服和软食的原因 □ 术前准备（备皮、配血），介绍手术过程 □ 告知术前禁食禁水、沐浴，物品的准备 □ 告知签字及麻醉科访视事宜 □ 告知术后饮食、活动及术后可能出现的情况及应对方式 □ 强调术前陪护及探视制度	□ 告知家属等候区域 □ 告知手术当天禁食、禁水 □ 告知体位要求 □ 告知术后疼痛处理方法 □ 给予患者及家属心理支持 □ 介绍术后注意事项，告知术后可能出现的情况及应对方式 □ 告知氧气，监护设备、管路功能及注意事项 □ 再次明确探视陪护须知
护理处置	□ 核对患者姓名，配对腕带 □ 建立入院护理病历 □ 卫生处置：剪指（趾）甲、沐浴，更换病号服 □ 遵医嘱完成特殊检查 □ 了解患者基础疾病，遵医嘱予以对应处理或检测	□ 协助完善相关检查，做好解释说明 □ 遵医嘱完成治疗及用药	□ 核对患者并摘除衣物，保护患者 □ 核对资料及带药 □ 填写手术交接单 □ 术后 核对患者及资料填写手术交接单 遵医嘱完成治疗用药
基础护理	□ 二级护理 □ 晨晚间护理 □ 患者安全护理	□ 二级护理 □ 晨晚间护理 □ 患者安全护理	□ 特级护理 □ 晨晚间护理 □ 患者安全护理 □ 协助患者采取正确体位
专科护理	□ 护理查体 □ 填写跌倒及压疮防范表 □ 请患者家属陪护（需要时） □ 普通饮食 □ 心理护理	□ 遵医嘱协助患者完善相关检查 □ 监测血常规、肝肾功能，凝血功能 □ 普通饮食 □ 心理护理	□ 观察记录患者生命体征、意识、伤口辅料、肢体活动、皮肤情况 □ 准确记录 24 小时出入量，观察每小时尿量 □ 尿管护理
重点医嘱	□ 详见医嘱执行单	□ 详见医嘱执行单	□ 详见医嘱执行单

续　表

时间	住院第 1 天	住院第 1~3 天	住院第 3~5 天 （手术日）
病情变异记录	□无　□有，原因： 1. 2.	□无　□有，原因： 1. 2.	□无　□有，原因： 1. 2.
护士签名			

时间	住院第 4~6 天 （术后第 1 日）	住院第 5~7 天 （术后第 2 日）
健康宣教	□ 告知禁食、禁水 □ 告知尿管的名称、位置和作用 □ 告知氧气、监护仪的作用 □ 术后药物作用及频率 □ 告知术后排痰的方法和重要性 □ 相关检查及化验的目的、注意事项	□ 下地活动注意事项及安全指导 □ 术后药物作用及频率 □ 饮食宣教 □ 疾病恢复期注意事项 □ 拔除胃管、尿管后注意事项 □ 复查患者对术前宣教内容的掌握程度 □ 再次明确探视陪护须知
护理处置	□ 遵医嘱完成治疗、用药 □ 遵医嘱完成相关检查 □ 测量记录生命体征	□ 遵医嘱完成治疗、用药 □ 夹闭尿管，锻炼膀胱功能 □ 遵医嘱完成相关检查
基础护理	□ 特级护理 □ 晨晚间护理 □ 床上温水擦浴，协助更衣 □ 协助生活护理 □ 安全护理措施到位 □ 心理护理	□ 一级护理 □ 晨晚间护理 □ 床上温水擦浴，协助更衣 □ 协助或指导生活护理 □ 安全护理措施到位 □ 二级护理 □ 心理护理
专科护理	□ 监测记录患者生命体征、意识，观察伤口敷料、腹部体征、肢体活动、皮肤情况 □ 监测记录引流液性质及量 □ 准确记录 24 小时出入量，观察每小时尿量 □ 妥善固定引流管及输液管路，防止管路滑脱 □ 询问患者有无排气 □ 协助患者咳痰 □ 协助翻身，指导床上活动	□ 监测生命体征及腹部体征 □ 观察有无感染症状及吻合口瘘 □ 观察引流管是否通畅，记录引流量 □ 妥善固定引流管及输液管路，防止管路滑脱 □ 监测血常规、肝肾功能、电解质及凝血化验值，动态掌握患者病情变化 □ 询问患者有无排气、排便 □ 观察患者自行排尿情况 □ 协助或指导床旁活动
重点医嘱	□ 详见医嘱执行单	□ 详见医嘱执行单
病情变异记录	□ 无　□ 有，原因： 1. 2.	□ 无　□ 有，原因： 1. 2.
护士签名		

时间	住院第 3~8 天 （术后第 3 日）	住院第 7~10 天
健康宣教	□ 术后药物作用及频率 □ 疾病恢复期注意事项 □ 指导肠内营养液服用方法 □ 饮食指导，少食多餐护理处置	□ 指导办理出院手续 □ 定时复查 □ 出院带药服用方法 □ 注意休息 □ 饮食指导
护理处置	□ 遵医嘱完成治疗 □ 遵医嘱完成相关检查	□ 办理出院手续 □ 书写出院小结
基础护理	□ 二级护理 □ 晨晚间护理 □ 指导生活护理 □ 安全护理措施到位 □ 心理护理	□ 三级护理 □ 晨晚间护理 □ 安全护理措施到位 □ 心理护理
专科护理	□ 观察病情变化 □ 观察患者进食、进水后有无呕吐症状	□ 观察尿量情况 □ 观察病情变化
重点医嘱	□ 详见医嘱执行单	□ 详见医嘱执行单
病情变异记录	□ 无　□ 有，原因： 1. 2.	□ 无　□ 有，原因： 1. 2.
护士签名		

（三）患者表单

下肢血栓性浅静脉炎临床路径患者表单

适用对象：第一诊断为下肢浅表脉管静脉炎和血栓静脉炎（ICD-10：80.000）
行手术治疗（ICD-9-CM-3：38.080002，ICD-9-CM-3：38.590002）

患者姓名：	性别：　年龄：　门诊号：	住院号：
住院日期：　年　月　日	**出院日期：**　年　月　日	**标准住院日：7~10 天**

时间	住院第 1 天	住院第 1~3 天	住院第 2~5 天
医患配合	□ 医师询问现病史、既往病史、用药情况（如服用抗凝剂，请明确告知意识），收集资料并进行体格检查 □ 环境介绍、住院制度 □ 配合完善术前相关检查 □ 有任何不适请告知医师	□ 配合完善术前相关检查，如采血、留尿、心电图、X 线胸片、胃镜、CT □ 医师向患者及家属介绍病情，进行手术谈话签字 □ 麻醉师与患者进行术前访视	□ 如病情需要，配合术后转入监护病房 □ 配合评估手术效果 □ 配合检查意识、肢体、胸腹部 □ 需要时，配合复查血液指标 □ 有任何不适请告知医师
护患配合	□ 配合测量体温、脉搏、呼吸、血压、体重 1 次 □ 配合完成入院护理评估 □ 接收入院宣教 □ 有任何不适请告知护士	□ 配合测量体温、脉搏、呼吸、询问排便情况 □ 接受术前宣教 □ 接受配血，以备术中需要时用 □ 接受备皮 □ 接受药物灌肠 □ 自行沐浴，加强头部清洁 □ 准备好必要用物，吸水管、奶瓶、纸巾等 □ 义齿、饰品等交家属保管 □ 配合执行探视及陪护	□ 清晨测量体温、脉搏、呼吸、血压 1 次 □ 送手术室前，协助完成核对，带齐资料，脱去衣物，上手术车 □ 返回病房后，协助完成核对，配合抬患者上病床 □ 配合检查意识、肢体、各引流管，记出入量 □ 配合术后吸氧、监护仪监测、输液，注意各引流情况 □ 遵医嘱采取正确体位 □ 配合缓解疼痛 □ 有任何不适请告知护士
饮食	□ 普通饮食	□ 术前 12 小时禁食、禁水	□ 禁食、禁水
排泄	□ 正常排尿便 □ 记录尿量	□ 正常排尿便 □ 记录尿量	□ 保留尿管
活动	□ 正常活动	□ 卧床休息	□ 卧床休息，保护管路 □ 双下肢活动

时间	住院第3~8天 （术后第1~3日）	住院第7~10天 （出院日）
医患配合	□ 配合检查腹部体征、引流 □ 需要时，配合伤口换药 □ 配合拔除胃管、引流管、尿管 □ 配合伤口拆线	□ 接受出院前指导 □ 知道复查程序 □ 继续抗凝治疗
护患配合	□ 配合定时测量生命体征，每日记录排气、排便情况 □ 配合检查腹部体征、引流，记录出入量 □ 接受排痰、输液、服药等治疗 □ 后期接受进食、进水、排便等生活护理 □ 配合活动，预防皮肤压力伤 □ 注意活动安全，避免坠床或跌倒 □ 配合执行探视及陪护	□ 接受出院宣教 □ 办理出院手续 □ 获取出院诊断书 □ 获取出院带药 □ 知道服药方法、作用、注意事项 □ 知道护理伤口方法 □ 知道复印病历方法
饮食	□ 根据医嘱，由禁食、清流质饮食逐渐过渡到流质饮食	□ 根据医嘱，饮食调整
排泄	□ 保留尿管过渡到正常排尿 □ 避免便秘	□ 正常排尿便 □ 避免便秘
活动	□ 根据医嘱，平卧→半坐→床边站立→下床活动 □ 注意保护管路，勿牵拉、脱出等	□ 正常适度活动，避免疲劳

附：原表单（2016 年版）

下肢血栓性浅静脉炎临床路径表单

适用对象：第一诊断为下肢浅表脉管静脉炎和血栓静脉炎（ICD-10：80.000）
行手术治疗（ICD-9-CM-3：38.080002，ICD-9-CM-3：38.590002）

患者姓名：	性别：　　年龄：　　门诊号：	住院号：
住院日期：　　年　月　日	**出院日期：**　　年　月　日	**标准住院日：7~10 天**

时间	住院第 1 天	住院第 1~3 天
主要诊疗工作	□ 询问病史、体格检查 □ 病历书写 □ 开具实验室检查单 □ 上级医师查房及术前评估 □ 初步确定手术日期	□ 上级医师查房，决定手术治疗还是保守治疗 □ 完成术前准备及评估 □ 完成术前小结、上级医师查房记录等书写 □ 根据体检以及辅助检查结果讨论制订手术方案 □ 必要的相关科室会诊 □ 签署手术同意书、自费用品同意书、输血同意书等文件 □ 向患者及家属交代围手术期注意事项
重点医嘱	**长期医嘱** □ 外科疾病护理常规 □ 二级护理 □ 低盐、低脂、优质蛋白饮食 □ 内科治疗选择相应的药物 □ 抗凝药物的选择 **临时医嘱** □ 血常规、尿常规、大便常规 □ 肝肾功能、电解质、血糖、血脂、血型、凝血功能、感染性疾病筛查 □ X 线胸片、心电图、下肢动静脉血管彩超 □ 必要时下肢静脉超声或造影	**长期医嘱** □ 患者既往基础用药 **临时医嘱** □ 必要的会诊意见及处理 □ 术前禁食、禁水 □ 备皮 □ 术前用药 □ 预防用药抗菌药物 □ 一次性导尿包（必要时）
主要护理工作	□ 介绍病房环境及设施 □ 告知手术相关注意事项 □ 告知医院规章制度 □ 入院护理评估	□ 宣传教育及心理护理 □ 执行术前医嘱 □ 心理护理
病情变异记录	□ 无　□ 有，原因： 1. 2.	□ 无　□ 有，原因： 1. 2.
护士签名		
医师签名		

时间	住院第 2~5 天 （手术日）	住院第 3~6 天 （术后第 1 日）
主要诊疗工作	□ 手术 □ 完成手术记录书写 □ 术后病程记录书写 □ 上级医师查房 □ 向患者及家属交代术后注意事项	□ 上级医师查房 □ 术后病程记录书写 □ 查看患肢情况及伤口 □ 观察生命体征变化
重点医嘱	**长期医嘱** □ 今日在全身麻醉、硬膜外麻醉/腰硬联合麻醉下行外科手术或经皮透光旋切去除病变静脉 □ 下肢血栓性静脉炎术后护理常规 □ 一级护理 □ 6 小时后低盐、低脂、优质蛋白饮食 □ 抬高患肢 30° □ 观察患肢血运 **临时医嘱** □ 吸氧 □ 补液（视情况而定） □ 抗菌药物	**长期医嘱** □ 低盐、低脂、优质蛋白饮食 □ 二级护理 **临时医嘱** □ 止吐、镇痛药物 □ 根据情况决定是否补液
主要护理工作	□ 观察生命体征、胃肠道反应及麻醉不良反应 □ 观察患肢情况 □ 伤口渗出情况 □ 心理和生活护理	□ 指导患者术后功能锻炼 □ 观察患肢情况 □ 伤口渗出情况 □ 心理和生活护理
病情变异记录	□ 无 □ 有，原因： 1. 2.	□ 无 □ 有，原因： 1. 2.
护士签名		
医师签名		

时间	住院第 5~7 天 （术后第 2 日）	住院第 6~8 天 （术后第 3 日）	住院第 7~10 天 （出院日）
主要诊疗工作	□ 上级医师查房 □ 术后病程记录书写 □ 查看患肢情况及伤口 □ 观察生命体征变化	□ 上级医师查房 □ 术后病程记录书写 □ 查看患肢情况及伤口 □ 观察生命体征变化	□ 上级医师查房，进行伤口评估，决定是否可以出院 □ 完成出院记录、病案首页、出院证明等文件 □ 交代出院后注意事项如复查时间、出现手术相关意外情况时的处理等
重点医嘱	**长期医嘱** □ 二级护理 □ 低盐、低脂、优质蛋白饮食 **临时医嘱** □ 伤口换药	**长期医嘱** □ 二级或三级护理 □ 无特殊 **临时医嘱** □ 视具体情况而定	**临时医嘱** □ 拆线、换药 □ 复查：血常规、肝肾功能、电解质、凝血功能，下肢静脉彩超 □ 出院带药
主要护理工作	□ 指导患者术后功能锻炼 □ 观察患肢情况 □ 伤口渗出情况 □ 心理和生活护理	□ 指导患者术后功能锻炼 □ 观察患肢情况 □ 伤口渗出情况 □ 心理和生活护理	□ 指导办理出院手续
病情变异记录	□ 无　□ 有，原因： 1. 2.	□ 无　□ 有，原因： 1. 2.	□ 无　□ 有，原因： 1. 2.
护士签名			
医师签名			

第三十五章

下肢动脉栓塞临床路径释义

【医疗质量控制指标】

指标一、诊断需临床表现和辅助检查。

指标二、保守治疗仍进展或者已经达到手术程度的患者尽早行手术治疗。

指标三、治疗过程中预防肌肾代谢综合征及骨筋膜室综合征。

一、下肢动脉栓塞编码

疾病名称及编码：下肢动脉栓塞（ICD-10：I74.301）

手术操作名称及编码：经皮下肢动脉取栓术（ICD-9-CM-3：39.7900x042）

下肢动脉溶栓术（ICD-9-CM-3：99.1001）

下肢动脉探查术（ICD-9-CM-3：38.0800x003）

股动脉取栓术（ICD-9-CM-3：38.0801）

腘动脉取栓术（ICD-9-CM-3：38.0802）

二、临床路径检索方法

（I74.301）伴（39.7900x042、99.1001 或 38.08）

三、国家医疗保障疾病诊断相关分组（CHS-DRG）

MDCF 循环系统疾病及功能障碍

FN1 外周动脉经皮血管内检查和/或治疗

FF2 外周动脉其他手术

四、下肢动脉栓塞临床路径标准住院流程

（一）适用对象

第一诊断为下肢动脉栓塞（ICD-10：I74.301），行经皮下肢动脉取栓术（ICD-9-CM-3：39.7900x042）、下肢动脉溶栓术（ICD-9-CM-3：99.1001）、下肢动脉探查术（ICD-9-CM-3：38.0800x003）、股动脉取栓术（ICD-9-CM-3：38.0801）、腘动脉取栓术（ICD-9-CM-3：38.0802）。

释义

■ 适用对象编码参见第一部分。

■ 本路径适用对象为临床诊断为急性下肢动脉栓塞，并危及肢体安全的患者，影像学检查发现栓塞导致下肢动脉闭塞的患者。如为下肢动脉血栓形成、下肢动脉硬化性闭塞症等，需进入其他相应路径。

（二）诊断依据

根据《临床诊疗指南·外科学分册》（中华医学会编，人民卫生出版社，2006 年，第 1 版）。

1. 病史：患者主诉患肢剧烈疼痛、发冷、麻木、运动障碍。
2. 体格检查：患肢苍白、厥冷，动脉栓塞部位远端的搏动减弱或消失。
3. 实验室检查：血常规、凝血功能检查。
4. 辅助检查：彩色多普勒超声检查、CTA、MRA 或 DSA 动脉造影。
5. 鉴别诊断：急性动脉血栓形成、主动脉夹层动脉瘤、股青肿、腘动脉窘迫综合征、动脉外压迫性病变、肢体动脉外伤等。

释义

■ 遇到任何突发剧烈下肢或者下腹部疼痛的患者，都要考虑可能是下肢动脉栓塞。

■ 风湿性心脏病、冠状动脉粥样硬化性心脏病以及甲状腺功能亢进等伴心房纤颤的患者，如果有典型的“5P”征，就要考虑急性下肢动脉栓塞。患肢皮温降低的平面通常比栓塞平面低一掌宽至一个关节，患肢皮色、运动和感觉障碍的平面通常比栓塞平面低一至二个关节平面。进行彩色多普勒超声检查、CTA、MRA 或 DSA 动脉造影，可以明确患肢有无缺血、急性缺血的原因是否为动脉栓塞、栓塞的部位等，还能作为手术前后的比较。如果能根据病史、体格检查和无损伤检查明确诊断，尽量不用动脉造影。

■ 考虑是否有心脏瓣膜赘生物、主动脉附壁血栓、心房黏液瘤、心脏室壁瘤等疾病。

（三）进入路径标准

1. 第一诊断符合 ICD-10：I74.301 疾病编码。
2. 有手术适应证，无手术禁忌证。
3. 当患者合并其他疾病，但住院期间不需要特殊处理也不影响第一诊断的临床路径流程实施时，可以进入路径。

释义

■ 本路径适用对象为临床诊断为下肢动脉栓塞的患者，如为下肢动脉血栓形成、下肢动脉硬化性闭塞症等，需进入其他相应路径。

■ 入院后常规检查发现有基础疾病，如高血压、冠状动脉粥样硬化性心脏病、糖尿病、肝肾功能不全等，经系统评估后对下肢动脉栓塞手术治疗无特殊影响且无特殊专科治疗者，可进入路径。但可能加重基础疾病，增加医疗费用，延长住院时间。

（四）标准住院日

7~14 天。

释义

■ 怀疑下肢动脉栓塞的患者入院后，完善相关病史采集、专科查体、术前检查，明确是否符合路径要求，完善术前准备后行下肢动脉栓塞手术治疗。术后康复及复查1~7天。总住院时间不超过14天符合本路径要求。

注：因合并基础疾病，如高血压、冠状动脉粥样硬化性心脏病、糖尿病、肝肾功能不全等明显增加住院时间者应退出路径。

（五）住院期间的检查项目

1. 必须的检查项目：

（1）血常规、血生化、凝血、D-dimer、感染指标、血型、肌酶谱、肌红蛋白。

（2）心电图、X线胸片。

（3）下肢动脉超声。

（4）下肢动脉CTA或DSA。

2. 根据患者病情进行的检查项目：

（1）超声心动。

（2）主动脉CTA。

（3）心肌酶谱。

（4）血气。

释义

■ 血常规、血生化、凝血、D-dimer是最基本的常规检查，进入路径的患者均需完成。肌酶谱、肌红蛋白、心电图、X线胸片可评估有无基础疾病、重要脏器功能障碍等，是否影响住院时间、费用及其治疗预后；血型、感染性疾病筛查用于手术前准备；所有患者均应行下肢动脉超声，明确病变部位及程度，如有需要可以进一步行下肢动脉CTA或DSA。

■ 本病需与其他相关疾病相鉴别，如主动脉夹层动脉瘤，行主动脉CTA检查进行鉴别；因本病多有心脏疾病导致，故超声心动和心肌酶谱可明确是否患有心脏相关疾病；因本病多伴有肺动脉栓塞，可测血气以明确是否合并肺动脉栓塞。

（六）治疗方案的选择

根据Rutherford急性下肢缺血分级进行治疗方案选择：

1. Rutherford Ⅰ级：择期血管重建。

2. Rutherford Ⅱa级：急诊动脉切开取栓或导管溶栓/血栓清除。

3. Rutherford Ⅱb级：急诊动脉切开取栓。

4. Rutherford Ⅲ级：截肢。

释义

■ 诊断明确的患者，建议手术治疗。Rutherford Ⅰ级，患肢无即刻坏死风险，患肢尚可运动具有知觉，此时可择期行血管重建术。Rutherford Ⅱa 级，患肢轻微感觉缺失，可运动，多普勒超声提示动脉血流消失，静脉血流存在，此时即刻行急诊动脉切开取栓或导管溶栓/血栓清除治疗可保肢。Rutherford Ⅱb 级，患肢感觉缺失，轻中度运动障碍，多普勒超声提示动静脉血流消失，此时即刻行急诊动脉切开取栓治疗可保肢。Rutherford Ⅲ级，患肢重度感觉缺失，肌肉僵硬，此时神经和肌肉组织不可逆性坏死，截肢治疗。

■ 对于明确手术禁忌无法手术的患者，充分向患者及家属告知病情。

（七）预防性抗菌药物选择与使用时机

没有明显合并感染证据，可以不需要预防性抗菌。

释义

■ 没有明显合并感染证据，可以不预防性抗菌治疗。

（八）手术日

手术取栓：1 天。

溶栓或血栓清除：3~7 天。

释义

■ 手术取栓，多为急诊手术，手术当天即刻见效，一般为腰麻，若患者不适合腰麻，行其他麻醉可能增加手术费用。

■ 溶栓或血栓清除治疗通常需要 24~72 小时，是一种缓和的开通血管的方法，降低了肢体缺血再灌注的损伤程度，从而减少骨筋膜室切开的风险，但在观察和治疗期间可能发生更多组织变性和坏死，从而增加住院时间和费用。

（九）术后恢复

1~7 天。

释义

■ 下肢动脉栓塞术后恢复需要一段时间的休养。时间长短要根据患者的具体情况而定，比如手术效果、患者的饮食、休息情况、心态、身体等，因人而异。

■ 患者在术后仍应进行抗凝、抗板治疗。

■ 患者术后应进行超声复查，以明确治疗效果。

（十）出院标准

肢体血运改善或恢复；截肢者伤口稳定。

各种伴随疾病、复杂情况可能会影响术后恢复和出院时间。

释义

■ 出院前，患者应血常规正常，D-dimer 降低或正常，截肢者伤口无明显感染指征。患者切口恢复良好，血运改善。

■ 患者无明显并发症，或并发症得到控制。

（十一）变异及原因分析

1. 全身性动脉硬化、伴随疾病、肢体血运情况、伤口并发症、小腿骨筋膜室综合征、肌肾综合征、心梗、脑梗、心脏内或主动脉附壁血栓等

2. 手术后出现继发性切口感染或其他并发症，导致住院时间延长于费用增加。

释义

■ 存在明显手术禁忌证患者，按标准保守治疗方案治疗。

■ 认可的变异原因主要是指患者入选路径后，在检查及治疗过程中发现患者合并存在事前未预知的、对本路径治疗可能产生影响的情况，需要中止执行路径或延长治疗时间、增加治疗费用。医师需在表单中明确说明。

■ 因患者方面的主观原因导致执行路径出现变异，需医师在表单中予以说明。

五、下肢动脉栓塞临床路径给药方案

1. 用药选择：

（1）抗凝治疗。抗凝治疗能防止栓塞节段动脉近远端血栓延伸，心房附壁血栓的再发生，以及深静脉继发形成血栓。常用药物为肝素，急性期应采用全身肝素化 3~5 天（首次剂量 50~100μg/kg 体重），之后根据病情单独使用双香豆素衍生物或其他药物维持。

（2）溶栓治疗在血栓栓塞后 3 天内最佳，多选用尿激酶和重组组织型纤溶酶原激活物。

（3）抗血小板治疗。抗血小板药物能抑制血小板黏附、聚集和释放。常用药物包括低分子右旋糖酐、阿司匹林、双嘧达莫（潘生丁）等。

（4）解除血管痉挛的治疗。常用药物包括 0.1%普鲁卡因，血管扩张及如罂粟碱、利血平等。

2. 药学提示：经导管溶栓治疗首先将导管缓慢移向血管阻塞的近心端，前 4 小时采用大剂量溶栓剂，然后采用小剂量维持 48 小时。定时行动脉血管造影以评价溶栓效果，如果疗效满意则治疗于 48 小时后结束。

3. 注意事项：溶栓治疗的禁忌证包括胃肠或脑损伤、妊娠初 3 个月或产后 3~5 天和严重肝、肾功能不全者。

六、下肢动脉栓塞临床路径护理规范

1. 术前护理：

（1）心理护理：由于肢端疼痛和坏死使患者产生痛苦抑郁心理，医护人员应关心、同情、体贴患者，给予患者心理支持，讲解疾病有关知识，改变患者认知，介绍成功案例，帮助患者

消除悲观情绪，树立战胜疾病的信心，主动配合治疗和护理。

（2）术前准备：尽快做好术前准备，严密监测患者生命体征及血压、血氧饱和度等变化。

（3）疼痛护理：疼痛是下肢动脉栓塞较为突出的临床表现，使用疼痛评分工具评估患者的疼痛程度。观察患者疼痛的部位、性质，根据疼痛评分遵医嘱使用镇痛药，用药后观察患者有无不良反应。

（4）避免患肢受冷、热刺激、避免外伤，避免使用热水袋、热宝等取暖，以免加重组织需氧量增加。

2. 术后护理：

（1）体位：执行全身麻醉或硬膜外麻醉后护理常规。取栓术后患者平卧 24 小时，患肢肢体伸直制动 12 小时；置管溶栓期间，患者需卧床休息，保持穿刺处肢体及溶栓侧肢体伸直制动，防止溶栓导管打折，影响药物泵入。协助患者轴式翻身，予身下垫软枕，防止发生压力性损伤。

（2）病情观察：

1）严密监测患者神志、心率、心律、血压、血氧饱和度等生命体征变化，防止术后出现因电解质紊乱、酸中毒等原因导致的心律失常。

2）患肢观察：观察患者双下肢皮肤温度、皮肤颜色及双足背搏动情况，疼痛及感觉较术前有无缓解，并作详细记录。一般术后 24 小时内动脉搏动不能触及或搏动较弱，但皮肤颜色、温度和静脉充盈时间可于手术当天恢复。如患者出现肢体肿胀、疼痛较前加剧、皮肤颜色发绀，温度降低，肢体远端动脉搏动减弱或消失，提示血管痉挛或继发血栓形成，及时通知医师，给予对症处理。

（3）伤口护理：观察患者手术切口情况，有无渗血、血肿等情况，必要时遵医嘱予砂袋压迫止血。若发现伤口红、肿、热、痛等感染现象，遵医嘱使用抗菌药物。

（4）导管护理：导管和鞘管妥善固定，在导管出口处做一标记，将导管用透明敷料固定，便于观察导管有无移位。护士观察溶栓导管是否有移位、堵塞、折叠现象，以及观察药物泵入是否顺畅。严格执行无菌操作。

（5）用药护理：遵医嘱抗凝或溶栓治疗，准确调节注射泵泵入速度，按时巡视，注意观察导管通路是否通畅。按时抽血监测凝血功能，及时通知医师调整用药剂量。用药期间观察患者有无局部或全身出血倾向。

（6）疼痛护理：疼痛是下肢动脉栓塞较为突出的临床表现，使用疼痛评分工具评估患者的疼痛程度。观察患者疼痛的部位、性质，根据疼痛评分遵医嘱使用镇痛药，用药后观察患者有无不良反应。

（7）饮食护理：指导患者合理饮食，低脂、低胆固醇、清淡饮食，保持大便通畅。

（8）并发症的观察与护理：

1）出血或血肿：密切观察切口部位尤其是腹股沟及耻骨上区是否有肿胀、瘀斑、疼痛、发热等；观察伤口敷料有无渗血，观察溶栓导管置管处敷料有无出血、血肿，重视患者主诉，观察患者有无腹痛、腹胀情况，及时发现腹膜后出血等严重并发症。发现异常及时通知医师，给予对症处理。

2）动脉再栓塞：观察患者有无疼痛及疼痛的严重程度，观察术侧肢体皮肤温度、皮肤颜色及动脉搏动情况。术后若患者出现疼痛、麻木、皮肤颜色发绀，温度降低，足背动脉搏动减弱或消失，提示再栓塞可能，及时通知医师，给予对症处理。

3）再灌注损伤综合征：是一种较常见的并发症。其机理比较复杂，表现为肌肉和肌间组织水肿，导致骨筋膜间隙张力逐渐增高，患肢水肿，进而压迫血管和神经，引起剧烈疼痛。其临床表现与肢体缺血严重程度有关，常见于小腿，大腿较少见。表现为动脉再通后数小时，已减轻或消失的患肢疼痛再次出现，疼痛甚至较术前更为剧烈，检查时发现患肢肿胀，张力增加及浅静脉怒张，患肢压痛明显且广泛。严重时，远端动脉搏动减弱或消失。护士应严密观察患肢情况，当遇有上述情况时，应考虑此综合征的可能性，严重时应尽早配合医师行骨筋膜室切开减压术，以挽救患肢。

4）肌病肾病代谢综合征：是急性周围动脉栓塞的严重并发症。由于栓塞时间过长，组织发生变性坏死，取出栓子后，坏死组织的代谢产物释放入血，出现重度酸中毒、高钾血症、低血压、休克及肾衰竭。术后护士应密切观察患者全身状况、神志状况、呼吸情况、肌红蛋白尿等，每小时观察记录尿量、颜色及酸碱度，尿量应> 30ml/h。监测电解质、血气分析、肾功能和尿常规情况，发现异常，应及时给予相应处理。

七、下肢动脉栓塞临床路径营养治疗规范

低盐低脂低糖低胆固醇饮食为主，多食富含维生素 C 和优质蛋白的食物，如菠菜、柠檬、西兰花等，在烹调上尽量使用豆油、菜油、玉米油等植物油为主，应避免经常食用过多的动物性脂肪和含饱和脂肪酸的植物油。术后前 6~12 小时，应禁食、禁水。术后根据麻醉方式恢复饮食。

八、下肢动脉栓塞临床路径患者健康宣教

1. 指导患者建立健康的生活方式，戒烟、限酒。
2. 患肢注意保暖，避免久站、久坐，穿宽松衣裤、鞋袜。
3. 指导患者合理饮食，低脂、低胆固醇、清淡饮食，保持大便通畅。
4. 定时、规律口服抗凝药物，不可擅自停药。服用抗凝药期间应观察全身皮肤、牙龈、各种分泌物有无出血情况。定期复查血常规、凝血功能、肝及肾功能等。
5. 治疗基础病，包括房颤、糖尿病、高血压等。
6. 出院后每月门诊随诊，病情平稳后每 3 个月随诊 1 次，如有不适请随诊。

九、推荐表单

（一）医师表单

下肢动脉栓塞临床路径医师表单（以动脉切开取栓为例）

适用对象：第一诊断下肢急性动脉栓塞（ICD-10：I74.301）
　　　　　行股动脉切开取栓术

患者姓名：	性别：　　年龄：　　门诊号：		住院号：
住院日期：　　年　月　日	**出院日期：**　　年　月　日		**标准住院日：7~14 天**

注：下肢动脉栓塞患者，多伴有直接或间接相关的伴随疾病，治疗中需要根据病情选择相应伴随疾病的检查和治疗，同时各种伴随疾病会影像路径的实施，情况比较复杂。

时间	住院第 1 天	住院第 2~4 天	住院第 4~6 天 （手术日）
诊疗工作	□ 询问病史、体格检查 □ 病历书写 □ 开具实验室检查单 □ 上级医师查房及术前评估 □ 初步确定手术日期（急诊或限期手术）	□ 上级医师查房 □ 完成术前准备及评估 □ 完成术前小结、上级医师查房记录等书写 □ 根据体检以及辅助检查结果讨论制订手术方案 □ 必要的相关科室会诊 □ 签署手术同意书、自费用品同意书、输血同意书等文件 □ 向患者及家属交代围手术期注意事项	□ 手术 □ 完成手术记录书写 □ 术后病程记录书写 □ 上级医师查房 □ 向患者及家属交代术后注意事项
重点医嘱	**长期医嘱** □ 外科疾病护理常规 □ 二级护理 □ 低盐低脂饮食 □ 活血化瘀、扩血管 □ 抗凝、抗血小板、降脂 □ 血糖监测（必要时） **临时医嘱** □ 血常规、尿常规、大便常规 □ 肝肾功能、电解质、血糖、血脂、凝血功能、D-dimer、感染性疾病筛查 □ X 线胸片、心电图、下肢动脉超声、下肢动脉 CTA、超声心电图 □ 必要时行肺功能检查、下肢动脉造影	**长期医嘱** □ 患者既往基础用药 **临时医嘱** □ 必要的会诊意见及处理 □ 术前禁食、禁水 □ 灌肠（必要时） □ 备皮 □ 术前用药 □ 预防用药抗菌药物 □ 一次性导尿包（必要时）	**长期医嘱** □ 一级护理 □ 心电监护 □ 吸氧 □ 禁食、禁水（全身麻醉患者） □ 禁下地（1~7 天） □ 记 24 小时引流液量（必要时） □ 观察双下肢末梢血运 □ 活血化瘀、扩血管 □ 抗凝、抗血小板、降脂 **临时医嘱** □ 补液（视情况而定） □ 输血（必要时）

续 表

时间	住院第 1 天	住院第 2~4 天	住院第 4~6 天 （手术日）
病情变异记录	□无 □有，原因： 1. 2.	□无 □有，原因： 1. 2.	□无 □有，原因： 1. 2.
医师签名			

时间	住院第 5~7 天 （手术后第 1 日）	住院第 6~8 天 （手术后第 2 日）
诊疗工作	□ 上级医师查房 □ 术后病程记录书写 □ 查看下肢情况及切口/穿刺点 □ 观察生命体征变化	□ 上级医师查房 □ 术后病程记录书写 □ 查看下肢血运情况及切口 □ 观察生命体征变化
重点医嘱	**长期医嘱** □ 视情况改饮食 □ 一级护理 □ 心电监测 **临时医嘱** □ 止吐、镇痛药物 □ 根据情况决定是否静脉营养、补液支持治疗 □ 换药	**长期医嘱** □ 一级护理 □ 饮食 **临时医嘱** □ 换药
病情变异记录	□ 无　□ 有，原因： 1. 2.	□ 无　□ 有，原因： 1. 2.
医师签名		

时间	住院第 7~9 天 （手术后第 3 日）	住院第 9~14 天 （出院日）
诊疗工作	□ 上级医师查房 □ 术后病程记录书写 □ 查看下肢血运情况及切口愈合情况 □ 观察生命体征变化	□ 上级医师查房，进行切口及病情恢复情况评估，决定是否可以出院 □ 完成出院记录、病案首页、出院证明等文件 □ 交代出院后注意事项如复查时间、出现手术相关意外情况时的处理等
重点医嘱	**长期医嘱：** □ 二级护理 □ 饮食 **临时医嘱** □ 视具体情况而定 □ 可考虑拔除引流管（如果有引流管） □ 复查血常规、D-dimer、肝肾功能、电解质、血糖、下肢动脉超声等	**临时医嘱** □ 拆线、换药 □ 出院带药 □ 必要时复查下肢动脉 CTA
病情变异记录	□ 无 □ 有，原因： 1. 2.	□ 无 □ 有，原因： 1. 2.
医师签名		

（二）患者表单

下肢动脉栓塞临床路径患者表单（以动脉切开取栓为例）

适用对象：第一诊断下肢急性动脉栓塞（ICD-10：I74.301）
行股动脉切开取栓术

患者姓名：	性别：　年龄：　门诊号：	住院号：
住院日期：　年　月　日	出院日期：　年　月　日	标准住院日：7~14 天

注：下肢动脉栓塞患者，多伴有直接或间接相关的伴随疾病，治疗中需要根据病情选择相应伴随疾病的检查和治疗，同时各种伴随疾病会影像路径的实施，情况比较复杂。

时间	住院第 1 天	住院第 2~4 天	住院第 4~6 天 （手术日）
医患配合	□ 医师询问现病史、既往病史、用药情况（如服用抗凝剂，请明确告知医师），收集资料并进行体格检查 □ 环境介绍、住院制度 □ 配合完善术前相关检查 □ 有任何不适请告知医师	□ 配合完善术前相关检查 □ 医师向患者及家属介绍病情，进行手术谈话签字 □ 麻醉师与患者进行术前访视	□ 如病情需要，配合术后转入监护病房 □ 配合评估手术效果 □ 配合检查意识、肢体、胸腹部 □ 需要时，配合复查血液指标 □ 有任何不适请告知医师
护患配合	□ 配合测量体温、脉搏、呼吸、血压、体重 1 次 □ 配合完成入院护理评估（简单询问病史、过敏史、用药史） □ 接受入院宣教（环境介绍、病室规定、订餐制度、贵重物品保管等） □ 有任何不适请告知护士	□ 配合测量体温、脉搏、呼吸、询问排便情况 □ 接受配血，以备术中需要时用 □ 接受备皮 □ 接受药物灌肠 □ 自行沐浴，加强头部清洁 □ 准备好必要用物，吸水管、奶瓶、纸巾等 □ 义齿、饰品等交家属保管 □ 配合执行探视及陪护	□ 清晨测量体温、脉搏、呼吸、血压 1 次 □ 送手术室前，协助完成核对，带齐资料，脱去衣物，上手术车 □ 返回病房后，协助完成核对，配合抬患者上病床 □ 配合检查意识、肢体、各引流管，记出入量 □ 配合术后吸氧、监护仪检测、输液，注意各引流情况 □ 遵医嘱采取正确体位 □ 配合缓解疼痛 □ 有任何不适请告知护士
饮食	□ 低盐低脂饮食 □ 糖尿病饮食（必要时）	□ 术前 12 小时禁食、禁水	□ 禁食、禁水
排泄	□ 正常排尿便 □ 记录尿量	□ 正常排尿便 □ 记录尿量	□ 保留尿管
活动	□ 卧床	□ 卧床	□ 卧床休息，保护管路 □ 双下肢适当活动

时间	住院第5~9天 （术后第1~3日）	住院第9~14天 （出院日）
医患配合	□ 配合检查体征、引流 □ 需要时，配合切口换药 □ 配合拔除胃管、引流管、尿管 □ 配合切口拆线	□ 接受出院前指导 □ 知道复查程序 □ 继续药物治疗
护患配合	□ 配合定时测量生命体征、每日记录排气、排便情况 □ 配合检查腹部体征、引流，记录出入量 □ 接受排痰、输液、服药等治疗 □ 后期接受进食、进水、排便等生活护理 □ 配合活动，预防皮肤压力伤 □ 注意活动安全，避免坠床或跌倒 □ 配合执行探视及陪护	□ 接受出院宣教 □ 办理出院手续 □ 获取出院诊断书 □ 知道服药方法、作用、注意事项 □ 知道护理切口方法 □ 知道复印病历方法
饮食	□ 根据医嘱，由禁食、清流质饮食逐渐过渡到流质饮食	□ 根据医嘱，饮食调整
排泄	□ 保留尿管过渡到正常排尿 □ 避免便秘	□ 正常排尿便 □ 避免便秘
活动	□ 根据医嘱，平卧→半坐→床边站立→下床活动 □ 注意保护管路，勿牵拉、脱出等	□ 正常适度活动，避免疲劳

第二篇

普通外科
临床路径释义药物信息表

Therapeutic Drugs

第一章

H_2受体阻断剂

■ 药品名称	西咪替丁　Cimetidine
适应证	本品用于应激性溃疡
制剂与规格	西咪替丁片[保(甲)]：①200mg；②400mg；③800mg 西咪替丁胶囊[保(甲)]：200mg
用法与用量	1. 口服：①十二指肠溃疡或病理性高分泌状态一次 200～400mg；②预防溃疡复发一次 400mg，睡前服用 2. 肌内注射：一次 200mg 3. 静脉注射：将本品用葡萄糖注射液或葡萄糖氯化钠注射液 20ml 稀释后缓慢静脉注射（超过 5 分钟），一次 200mg 4. 静脉滴注：将本品用葡萄糖注射液或葡萄糖氯化钠注射液稀释后静脉滴注，一次 200～600mg 5. 肾功能不全者应减量 6. 肝功能不全者：最大剂量为一日 600mg 7. 老年人：剂量酌减
注意事项	严重心脏及呼吸系统疾病、慢性炎症、器质性脑病、幼儿、老年人、有使用本品引起血小板减少史的患者、高三酰甘油血症者慎用
禁忌	对本品过敏者、严重肾功能不全者、妊娠及哺乳期妇女禁用；急性胰腺炎禁用
不良反应	皮疹、荨麻疹；头痛、头晕、乏力、幻觉；口干、恶心、呕吐、便秘、腹泻、轻度 AST（GOT）及 ALT（GPT）增高；罕见腹部胀满感及食欲缺乏；偶见白细胞减少；罕见心率增加，血压上升；罕见耳鸣、面部潮红、月经不调；胃内细菌繁殖、感染；突发性心律失常、心动过缓、心源性休克及轻度的房室传导阻滞、心搏骤停；维生素 B_{12}缺乏、男性乳房女性化、女性溢乳、性欲减退、阳痿、急性血卟啉病；视物模糊；关节痛、肌肉疼痛；肾功能损伤
特殊人群用药	肝功能、肾功能不全患者：严重肾功能不全者禁用 儿童：幼儿慎用 老年人：慎用 妊娠与哺乳期妇女：禁用
药典	Eur. P.、USP、Chin. P.
国家处方集	CNF
其他推荐依据	

续 表

■ 药品名称	雷尼替丁 Ranitidine
适应证	本品用于应激性溃疡
制剂与规格	雷尼替丁片：①150mg[基,保(甲)]；②300mg[保(甲)] 雷尼替丁胶囊[基,保(甲)]：150mg
用法与用量	1. 口服：①预防用药一次 150mg，一日 2 次，或 300mg 夜间顿服；②Mendelson 综合征预防：手术患者麻醉前 2 小时服 150mg，最好麻醉前一日晚上服 150mg 2. 肌内注射：溃疡病出血一次 25~50mg，每 4~8 小时 1 次 3. 静脉注射：将本品注射液 50mg 用 0.9%氯化钠注射液或 5%葡萄糖稀释至 20ml，做缓慢静脉注射（超过 2 分钟），术前用药于术前 1.5 小时静脉注射 100mg 4. 静脉滴注：术前用药，加入 5%葡萄糖注射液 100ml，静脉滴注 100~300mg，30 分钟滴完 5. 肾功能不全者：严重肾功能损坏患者（肌酐清除率< 50ml/min），口服剂量一次 75mg，一日 2 次；注射推荐剂量 25mg 6. 肝功能不全者剂量应减少。老年人的肝肾功能降低，为保证用药安全，剂量应进行调整。长期非卧床腹透或长期血透的患者，于透析后应立即口服 150mg
注意事项	1. 本品可影响某些检验值，如肝功能 2. 长期使用本品须定期检查肝肾功能及血常规
禁忌	1. 对本品过敏者禁用 2. 严重肾功能不全者禁用 3. 妊娠及哺乳期妇女禁用 4. 8 岁以下儿童禁用 5. 苯丙酮尿症者禁用 6. 急性间歇性血卟啉病禁用
不良反应	参见“西咪替丁”
特殊人群用药	肝功能、肾功能不全患者：肝功能、肾功能不全患者慎用；严重肾功能不全者禁用 儿童：8 岁以下儿童禁用 妊娠与哺乳期妇女：禁用
药典	Eur. P.、USP、Jpn. P.、Chin. P.
国家处方集	CNF
其他推荐依据	
■ 药品名称	法莫替丁 Famotidine
适应证	本品用于应激性溃疡
制剂与规格	1. 法莫替丁片[保(甲)]：①10mg；②20mg[基]；③40mg 2. 法莫替丁胶囊：20mg[基,保(甲)]
用法与用量	1. 口服：十二指肠溃疡的维持治疗或预防复发一日 20mg，睡前顿服 2. 静脉注射：消化性溃疡出血或应激性溃疡出血，一次 20mg，每 12 小时 1 次，一次不能超过 20mg，把药物溶解于 0.9%的氯化钠溶液 5~10ml 中，然后缓慢注射（至少 2 分钟）

续　表

	3. 静脉滴注：剂量同静脉注射，应把本品溶解于5%葡萄糖溶液100ml中，滴注时间为15~30分钟 4. 肾功能不全者：应酌情减量或延长用药间隔时间。肌酐清除率≤30ml/min时，可予一日20mg，睡前顿服 5. 老年人：剂量酌减
注意事项	1. 心脏病患者慎用 2. 胃溃疡患者应先排除胃癌后才使用 3. 用药期间可能出现中性粒细胞和血小板计数减少 4. 长期使用应定期监测肝肾功能及血常规
禁忌	对本品过敏者、严重肾功能不全者、妊娠及哺乳期妇女禁用
不良反应	皮疹、荨麻疹；头痛、头晕、乏力、幻觉；口干、恶心、呕吐、便秘、腹泻、轻度ALT（GPT）及AST（GOT）增高、罕见腹部胀满感及食欲缺乏；偶见白细胞减少：罕见心率增加，血压上升；罕见耳鸣、面部潮红、月经不调
特殊人群用药	肝功能、肾功能不全患者：肝肾功能不全者慎用，严重肝功能不全者禁用 儿童：小儿用药的安全性尚未确定 老年人：慎用 妊娠与哺乳期妇女：禁用
药典	Chin. P.
国家处方集	CNF
其他推荐依据	
■ 药品名称	尼扎替丁　Nizatidine
适应证	本品用于应激性溃疡
制剂与规格	尼扎替丁胶囊：①150mg；②300mg 尼扎替丁片：150mg
用法与用量	口服：预防十二指肠溃疡复发，一日150mg，睡前顿服。肾功能不全者酌情减量
注意事项	治疗之前先排除恶性胃癌后方可使用
禁忌	对本品过敏者、严重肾功能不全者、妊娠及哺乳期妇女禁用
不良反应	参见“法莫替丁”
特殊人群用药	肝功能、肾功能不全患者：肝功能、肾功能不全者慎用，严重肝功能不全者禁用 儿童：本品不建议儿童使用 妊娠与哺乳期妇女：禁用
药典	Eur. P. 、USP
国家处方集	CNF
其他推荐依据	
■ 药品名称	注射用盐酸罗沙替丁醋酸酯　Roxatidine Acetate Hydrochloride for Injection
适应证	上消化道出血（由消化道溃疡、急性应激性溃疡、出血性胃炎等引起）的低危患者

续 表

制剂与规格	注射用盐酸罗沙替丁醋酸酯[部分省份[保(乙)]]：75mg
用法与用量	成人1日2次（间隔12小时），每次75mg，用20ml的生理盐水或葡萄糖注射液溶解，缓慢静脉推注，或用输液混合后静脉滴注。一般可在1周内显示疗效，能够口服后应改用口服药物进行治疗。由于肾功能障碍患者的药物血药浓度可能持续，因此应减少剂量或延长给药间隔
注意事项	1. 注意患者的肝功能、肾功能及血常规的变化 2. 治疗期间应密切观察，使用的剂量应为治疗所需的最低剂量，并在本品治疗无效时改用其他药物 3. 本品仅用于静脉注射，使用本品时，每支药物用20ml稀释液稀释后给予患者，注入时间应在2分钟以上 4. 偶见因静脉给药导致的注射部位暂时性疼痛，因此应注意注射部位、注射方法等。另外应注意注射时不要漏到血管外 5. 使用本品可能掩盖胃癌的症状，因此给药前应首先排除恶性肿瘤的可能性
禁忌	对本品过敏者禁用；肝肾功能异常者及老年人慎用
不良反应	1. 常见的不良反应：AST（GOT）、ALT（GPT）、LDH升高等肝脏、胆囊系统障碍 2. 偶见不良反应：休克、再生障碍性贫血、全血细胞减少症、粒细胞缺乏症、血小板减少、史-约综合征、中毒性表皮坏死症（Lyell综合征）、肝功能障碍、黄疸、横纹肌溶解 3. 罕见不良反应：白细胞减少、嗜酸性粒细胞增多、网状内皮系统障碍等 4. 使用其他H_2受体阻断剂时偶见过敏样反应、间质性肾炎、房室传导阻滞等心脏传导阻滞、心搏骤停等严重的不良反应，因此服用本品出现上述异常情况时应停止给药，并采取适当的措施处置
特殊人群用药	肝功能、肾功能不全患者：慎用，采取减少剂量或延长给药间隔的措施 儿童：儿童用药的安全性尚未确立 老年人：老年患者用药应减少给药剂量或延长给药间隔 妊娠与哺乳期妇女：孕妇慎用；哺乳妇女使用时应停止授乳
药典	Jpn. P.
国家处方集	
其他推荐依据	张万岱，李军祥，陈治水，等．慢性胃炎中西医结合诊疗共识意见（2011年天津）[J]．中国中西医结合杂志，2012，32（6）：738-743.
■ 药品名称	**枸橼酸铋雷尼替丁 Ranitidine Bismuth Citrate**
适应证	本品用于应激性溃疡
制剂与规格	枸橼酸铋雷尼替丁胶囊：0.35g 枸橼酸铋雷尼替丁片：0.4g
用法与用量	口服：一次0.35~0.40g，一日2次，餐前服用。与抗菌药物合用的剂量和疗程应遵医嘱
注意事项	1. 服用本品后可见粪便变黑、舌发黑，属正常现象 2. 不宜长期大剂量、连续使用，疗程不宜超过6周
禁忌	对枸橼酸铋雷尼替丁或其任何成分过敏者、重度肾功能损害者禁用。孕妇和哺乳期妇女禁用

续　表

不良反应	常见肝功能（ALT 及 AST）异常、恶心、腹痛、腹部不适、腹泻及便秘，偶有头痛或关节痛，罕见皮肤瘙痒、皮疹、粒细胞减少
特殊人群用药	肝功能、肾功能不全患者：重度肾功能损害者禁用 儿童：对儿童不建议使用 妊娠与哺乳期妇女：禁用
药典	
国家处方集	CNF
其他推荐依据	

第二章

质子泵抑制剂

■ 药品名称	奥美拉唑　Omeprazole
适应证	1. 消化性溃疡出血、吻合口溃疡出血 2. 应激状态时并发的急性胃黏膜损害、非甾体抗炎药引起的急性胃黏膜损伤 3. 预防重症疾病（如脑出血、严重创伤等）应激状态及胃手术后引起的上消化道出血等 4. 作为当口服疗法不适用时下列病症的替代疗法：十二指肠溃疡、胃溃疡、反流性食管炎及佐林格-埃利森综合征
制剂与规格	奥美拉唑片[保(甲)]：①10mg；②20mg 奥美拉唑肠溶片[基,保(甲)]：①10mg；②20mg 奥美拉唑缓释胶囊：①10mg；②20mg 奥美拉唑肠溶胶囊[基,保(甲)]：①10mg；②20mg 注射用奥美拉唑钠：①20mg；②40mg[基,保(乙)] 注：注射剂[保(乙)]限有禁食医嘱或吞咽困难的患者
用法与用量	1. 成人常规剂量剂型：口服。本品不能咀嚼或压碎服用，应整片吞服。①活动性十二指肠溃疡，一次10~20mg，一日1次，早晨服用，疗程4~8周；②活动性胃溃疡，一次20mg，一日1次，早晨服用，疗程6~12周；③胃食管反流症，一次20mg，一日1次，早晨服用，疗程4~8周；④重症肝炎患者应慎用本品，必须使用时应从小剂量开始并监测肝功能。肝功能正常的老年人无需调整剂量 2. 静脉滴注：一次40mg，每日1~2次，临用前将10ml专用溶剂注入冻干小瓶内，禁止用其他溶剂溶解。溶解后及时加入0.9%氯化钠注射液100ml或5%葡萄糖注射液100ml中稀释后进行静脉滴注，经稀释后的奥美拉唑钠溶液滴注时间不得少于20分钟 3. 依据急性非静脉曲张性上消化道出血诊治指南：出血量大时可首剂80mg静脉滴注，之后改为每小时8mg静脉输注72小时，并可适当延长大剂量疗程，然后改为标准剂量静脉滴注，2次/日，3~5天，此后口服标准剂量至溃疡愈合
注意事项	1. 口服：①药物可对诊断产生影响，使血中促胃液素水平升高，尿素呼气试验（UBT）假阴性；②用药前后及用药时应当检查或检测的项目：内镜检查了解溃疡是否愈合，UBT试验了解幽门螺杆菌是否已被根除，基础胃酸分泌检查了解治疗佐林格-埃利森综合征的效果，肝功能检查。长期服用者定期检查胃黏膜有无肿瘤增生；③首先排除癌症的可能后才能使用本品；④不宜再服用其他抗酸剂或抑酸剂 2. 注射：①本品仅供静脉滴注用，不能用于静脉注射；②本品抑制胃酸分泌的作用强，时间长，故应用本品时不宜同时再服用其他抗酸剂或抑酸剂。为防止抑酸过度，一般消化性溃疡等疾病，不建议大剂量应用（佐林格-埃利森综合征患者除外）；③因本品能显著升高胃内pH值，可能影响许多药物的吸收。替代疗法：十二指肠溃疡、胃溃疡、反流性食管炎及佐林格-埃利森综合征；④肾功能受损者不须调整剂量；肝功能受损者慎用，根据需要酌情减量；⑤治疗胃溃疡时应排除胃癌后才能使用本品，以免延误诊断和治疗；⑥动物实验中，长期大量使用本品后，观察到高胃泌素血症及继发胃嗜铬样细胞肥大和良性肿瘤的发生，这种变化在应用其他抑酸剂及施行胃大部切除术后亦可出现；⑦本品不影响驾驶和操作机器

续　表

禁忌	对本品过敏者禁用 与其他质子泵抑制剂一样，本品不应与阿扎那韦合用
不良反应	口干、轻度恶心、呕吐、腹胀、便秘、腹泻、腹痛、ALT（GPT）及 AST（GOT）升高、胆红素升高、萎缩性胃炎；感觉异常、头晕、头痛、嗜睡、失眠、外周神经炎；维生素 B_{12} 缺乏；致癌性，如肠嗜铬细胞增生、胃部类癌；皮疹、男性乳房发育、溶血性贫血
特殊人群用药	肝功能、肾功能不全患者：慎用 儿童：目前尚无儿童使用本品的经验 老年人：无须调整剂量 妊娠与哺乳期妇女：建议妊娠期和哺乳期妇女尽可能不用本品
药典	Eur. P、Chin. P.
国家处方集	CNF
其他推荐依据	中华内科杂志，中华医学杂志，中华消化杂志，等．急性非静脉曲张性上消化道出血诊治指南（2015 年，南昌）［J］．中华消化杂志，2015，35（12）：793-798.
■ 药品名称	艾司奥美拉唑（埃索美拉唑）　Esomeprazole
适应证	胃及十二指肠溃疡、反流性食管炎、佐林格-埃利森综合征、消化性溃疡急性出血、急性胃黏膜病变出血；与抗菌药物联合用于幽门螺杆菌根除治疗
制剂与规格	艾司奥美拉唑镁肠溶片[保(乙)]：①20mg；②40mg 注射用艾司奥美拉唑钠[保(乙)]：①20mg；②40mg 注：注射剂[保(乙)]限有禁食或吞咽困难的患者
用法与用量	1. 口服：①糜烂性食管炎一次 40mg，一日 1 次，疗程 4 周，如食管炎未治愈或症状持续的患者建议再治疗 4 周；②食管炎维持治疗一次 20mg，一日 1 次；胃食管反流，一次 20mg，一日 1 次，如果用药 4 周后症状未得到控制，应对患者进一步检查，一旦症状消除，即按需治疗 2. 注射：①对于不能口服用药的胃食管反流患者，推荐每日 1 次静脉注射或静脉滴注 20～40mg。反流性食管炎患者应使用 40mg，每日 1 次；通常应短期用药（不超过 7 天），一旦可能，转为口服治疗；②对于不能口服用药的 Forrest 分级Ⅱc～Ⅲ的急性胃或十二指肠溃疡出血患者，推荐静脉滴注 40mg，每 12 小时 1 次，用药 5 天。依据急性非静脉曲张上消化道出血诊治指南，首次大剂量静脉给药 80mg 后，以 8mg/h 维持输液 72 小时，并可适当延长大剂量疗程，然后改为标准剂量静脉滴注，2 次/日，3～5 天，此后口服标准剂量至溃疡愈合
注意事项	1. 当患者被怀疑患有胃溃疡或已患有胃溃疡时，如果出现异常症状（如明显的非有意识的体重减轻、反复呕吐、吞咽困难、呕血或黑便），应先排除恶性肿瘤的可能性。因为使用本品治疗可减轻症状，延误诊断 2. 使用质子泵抑制剂可能会使胃肠道感染（如沙门菌和弯曲菌）的危险略有增加 3. 口服不适用的患者推荐使用注射液剂
禁忌	1. 已知对艾司奥美拉唑、奥美拉唑、其他苯并咪唑类化合物或该药的任何其他成分过敏者禁用 2. 禁止与奈非那韦（nelfinavir）联合使用；不推荐与阿扎那韦（atazanavir）、沙奎那韦联合使用

续 表

不良反应	感觉异常，嗜睡，失眠，眩晕；可逆性精神错乱，激动，易攻击，抑郁和幻觉，主要存在于严重疾病患者；男子女性型乳房；口腔炎和胃肠道念珠菌病；白细胞减少症，血小板减少症，粒细胞缺乏症，全血细胞减少症；脑病（先前有严重肝病者），黄疸或非黄疸性肝炎，肝衰竭；关节痛，肌无力和肌肉疼痛；皮疹，光过敏，多形性红斑，史-约综合征，中毒性上皮坏死，脱发；多汗，外周水肿，视物模糊，味觉障碍和低钠血症；过敏反应，如发热、支气管痉挛、间质性肾炎
特殊人群用药	肝功能、肾功能不全患者：轻至中度肝功能损害的患者无需调整剂量；严重肝功能损害的患者每日剂量不应超过 20mg。轻至中度肾功能损害的患者无需调整剂量；对于严重肾功能不全的患者，由于使用该药的经验有限，治疗时应慎重 儿童：不应使用 老年人：无需调整剂量 妊娠与哺乳期妇女：妊娠期妇女使用应慎重，哺乳期不应使用
药典	Chin. P.、USP、BP
国家处方集	CNF
其他推荐依据	
■ 药品名称	泮托拉唑　Pantoprazole
适应证	适用于十二指肠溃疡、胃溃疡、急性胃黏膜病变、复合性溃疡等引起的急性上消化道出血
制剂与规格	注射用泮托拉唑钠[保(乙)]：40mg 注：[保(乙)]限有禁食医嘱或吞咽困难的患者
用法与用量	静脉滴注。一次 1 瓶（40mg），每日 1~2 次，每次用 0.9%氯化钠溶液 100ml 溶解后，1 小时内滴完。本品不宜用上述之外的液体配制，配制液的 pH≥9
注意事项	用前需排除胃与食管的恶性病变，以免因症状缓解而延误诊断
禁忌	对本品过敏者、哺乳期、妊娠期妇女禁用
不良反应	参见“奥美拉唑”
特殊人群用药	肝功能、肾功能不全患者：肝功能、肾功能不全者慎用，严重肝功能损害的应减少剂量并定期测定肝脏酶谱的变化 儿童：不宜应用 妊娠与哺乳期妇女：禁用
药典	
国家处方集	CNF
其他推荐依据	

第三章

围手术期镇静用药

■ 药品名称	咪达唑仑　Midazolam
适应证	本品用于麻醉前给药，全身麻醉诱导和维持，椎管内麻醉及局部麻醉时辅助用药，诊断或治疗性操作（如心血管造影、心律转复、支气管镜检查、消化道内镜检查等）患者镇静，ICU 患者镇静
制剂与规格	咪达唑仑注射液[基,保(甲)]：①1ml：5mg；②2ml：10mg
用法与用量	1. 肌内注射时用 0.9%氯化钠注射液稀释 2. 静脉注射时用 0.9%氯化钠注射液、5%或 10%葡萄糖注射液、5%果糖注射液、复方氯化钠注射液稀释 3. 在麻醉诱导前 20~60 分钟使用剂量为 0.05~0.075mg/kg 肌内注射，老年患者剂量酌减；全身麻醉诱导常用 5~10mg（0.10~0.15mg/kg） 4. 局部麻醉或椎管内麻醉辅助用药，分次静脉注射 0.03~0.04mg/kg 5. ICU 患者镇静，先静脉注射 2~3mg，继之以每小时 0.05mg/kg 静脉滴注维持
注意事项	1. 体质衰弱者或慢性病、肺阻塞性疾病或充血性心力衰竭患者慎用 2. 用作全身麻醉诱导术后常有较长时间再睡眠现象，应注意保持患者的气道通畅 3. 本品不能用 6%葡聚糖注射液或碱性注射液稀释或混合 4. 肌内注射或静脉注射咪达唑仑后至少 3 个小时不能离开医院或诊室，至少 12 个小时内不得开车或操作机器等
禁忌	对苯二氮䓬类药过敏者、重症肌无力患者、精神分裂症患者、严重抑郁状态患者禁用
不良反应	1. 麻醉或外科手术时常见的不良反应为降低潮气量和呼吸频率，发生率为 10.8%~23.3%；静脉注射后，有 15%的患者可发生呼吸抑制。严重的呼吸抑制易见于老年人，特别是长期用药的老年人，可表现为呼吸暂停、窒息、心脏停搏，甚至死亡 2. 咪达唑仑静脉注射，特别当与阿片类镇痛剂合用时，可发生呼吸抑制，甚至呼吸停止，有些患者可因缺氧性脑病而死亡 3. 长期用作镇静后，患者可发生精神运动障碍。亦可出现肌肉颤动，躯体不能控制的运动或跳动，罕见的兴奋、不能安静等。当出现这些症状时应适当处理。较常见的不良反应有：①低血压，静脉注射的发生率约为 1%；②急性谵妄、朦胧、失定向、幻觉、焦虑、神经质或下肢不宁综合症等。此外还有心率加快且心律不齐、静脉炎、皮肤红肿、皮疹、过度换气、呼吸急促等；③肌内注射局部硬块、疼痛；静脉注射后，静脉触痛等。较少见的症状有：视物模糊、轻度头痛、头晕、咳嗽、欣快感；手脚无力、麻、痛或针刺样感等
特殊人群用药	肝功能、肾功能不全患者：慢性肾衰竭、肝功能损害者慎用 老年人：老年人危险性手术推荐应用咪达唑仑 妊娠与哺乳期妇女：本品不能用于孕妇；本品可随乳汁分泌，通常不用于哺乳期妇女
药典	Eur. P.

续 表

国家处方集	CNF
其他推荐依据	
■ 药品名称	地西泮 Diazepam
适应证	本品用于麻醉前给药
制剂与规格	地西泮注射液[基,保(甲)]：2ml：10mg
用法与用量	静脉注射可用于全身麻醉的诱导和麻醉前给药 1. 成人静脉注射或肌内注射用于静脉麻醉或基础全身麻醉，剂量为 10~30mg 2. 老年人应使用最小有效剂量，缓慢增量，以减少头晕、共济失调及过度镇静等反应
注意事项	1. 危重、肺功能不全以及心血管功能不稳定等患者易发生中枢抑制 2. 静脉注射易发生静脉血栓或静脉炎 3. 本品有可能沉淀在静脉输液器管壁上或吸附在塑料输液袋的容器和导管上
禁忌	对本品过敏者、妊娠期妇女、新生儿禁用
不良反应	常见嗜睡、乏力等；大剂量可有共济失调、震颤。罕见皮疹、白细胞减少；个别患者发生兴奋、多语、睡眠障碍甚至幻觉；本品有依赖性；长期应用后停药，可能发生撤药症状，表现为激动或抑郁，精神症状恶化，甚至惊厥；本品静脉注射速度宜慢，否则可引起心脏停搏和呼吸抑制；本品静脉注射用于口腔内镜检查时，若有咳嗽、呼吸抑制、喉头痉挛等反射活动，应同时应用局部麻醉药
特殊人群用药	肝功能、肾功能不全患者：肝病患者对本类药的中枢性抑制较敏感 儿童：新生儿禁用 老年人：高龄衰老患者易发生中枢抑制 妊娠与哺乳期妇女：禁用
药典	Chin. P. 、Eur. P. 、Int. P. 、Jpn. P. 、Pol. P. 、USP、Viet. P.
国家处方集	CNF
其他推荐依据	
■ 药品名称	劳拉西泮 Lorazepam
适应证	本品用于手术前给药，外科手术前夜或手术前 1~2 小时效果良好
制剂与规格	劳拉西泮片[基,保(甲)]：①0. 5mg；②1mg
用法与用量	常用作大手术前夜的术前给药，手术当日清晨若手术开始延迟则可能需补充小剂量或者在手术当日清晨第一次给药。用法：口服，成人每次 1~2mg，一日 2~3 次，年老或体弱者减少用量
注意事项	1. 可能引起血质不调，或损害肝或肾功能 2. 不能与麻醉药、巴比妥类或酒精合用
禁忌	对苯二氮䓬类药物过敏者、青光眼患者、重症肌无力者禁用
不良反应	1. 常见镇静、眩晕、乏力，步态不稳

续　表

	2. 少见头痛、恶心、激越、皮肤症状，一过性遗忘。一般发生在治疗之初，随着治疗的继续而逐渐减轻或消失 3. 静脉注射可发生静脉炎或形成静脉血栓
特殊人群用药	肝功能、肾功能不全患者：肝功能不全者偶可引起本品清除半衰期延长 妊娠与哺乳期妇女：怀孕初期3个月禁用
药典	Eur. P.、Jpn. P.、USP
国家处方集	CNF
其他推荐依据	
■ 药品名称	苯巴比妥　Phenobarbital
适应证	本品用于术前镇静
制剂与规格	苯巴比妥片[基,保(甲)]：①15mg；②30mg；③100mg 注射用苯巴比妥钠[保(甲)]：①50mg；②100m[基]g；③200mg
用法与用量	1. 口服：①成人：镇静，一次15~30mg，一日2~3次。极量一次250mg，一日500mg。老年人或虚弱患者应减量。②儿童：用药应个体化。镇静，按体重一次2mg/kg或60mg/m^2，一日2~3次 2. 肌内注射：①成人常用量：催眠，一次100mg；极量一次250mg，一日500mg；②儿童常用量：镇静，一次16~100mg
注意事项	1. 神经衰弱者、甲状腺功能亢进、糖尿病、严重贫血、发热、轻微脑功能障碍、低血压、高血压、高空作业、精细和危险作业者慎用 2. 过敏体质者服用后可出现荨麻疹、血管神经性水肿、皮疹及哮喘等，甚至可发生剥脱性皮炎
禁忌	严重肺功能不全、肝硬化、卟啉病、贫血、未控制的糖尿病、过敏等禁用
不良反应	可有过敏性皮疹、环形红斑，眼睑、口唇、面部水肿；严重者发生剥脱性皮炎和重症多形红斑；老年、儿童和糖尿病患者可发生意识模糊，抑郁或逆向反应（兴奋）；也可见粒细胞减少、低血压、血栓性静脉炎、血小板减少、黄疸、骨骼疼痛、肌肉无力等、笨拙或行走不稳、眩晕或头晕、恶心、呕吐、语言不清；突然停药后发生惊厥或癫痫发作、昏厥、幻觉、多梦、梦魇、震颤、不安、入睡困难等，则提示可能为停药综合征
特殊人群用药	肝功能、肾功能不全患者：肾上腺功能减退患者慎用；肝硬化患者禁用 儿童：新生儿服用本品可发生低凝血酶原血症及出血，维生素K有治疗或预防作用 老年人：慎用 妊娠与哺乳期妇女：临产及产后慎用
药典	Chin. P.、Eur. P.、Int. P.、Jpn. P.、Pol. P.、USP、Viet. P.
国家处方集	CNF
其他推荐依据	
■ 药品名称	司可巴比妥　Secobarbital
适应证	本品用于术前镇静

续 表

制剂与规格	司可巴比妥钠胶囊[保(乙)]：100mg 注射用司可巴比妥钠：100mg
用法与用量	1. 口服：①成人常用量，镇静：一次 30~50mg，一日 3~4 次；麻醉前用药：200~300mg，术前 1 小时服，或成人极量一次 300mg；②小儿常用量，镇静：每次按体重 2mg/kg，或按体重表面积 60mg/m²，一日 3 次；麻醉前用药：50~100mg，术前 1 小时给药 2. 静脉注射：用于麻醉前催眠，一次不超过 250mg，速度不超过 200mg/min（不超过 15 秒 50mg）
注意事项	轻微脑功能障碍症、低血压、高血压、贫血、甲状腺功能减退、心功能损害、高空作业、驾驶员、精细和危险工种作业者慎用
禁忌	严重肺功能不全、肝硬化、血卟啉病史、贫血、哮喘史、未控制的糖尿病、对本品过敏者禁用
不良反应	参见“苯巴比妥”
特殊人群用药	肝功能、肾功能不全患者：肝功能不全者，用量应从小量开始；肾上腺功能减退患者慎用；肝功能、肾功能损害患者慎用；肝硬化患者禁用
药典	Chin. P. 、USP
国家处方集	CNF
其他推荐依据	

第四章

围手术期镇痛药

■ 药品名称	芬太尼　Fentanyl
适应证	用于麻醉前给药及诱导麻醉，并作为辅助用药与全身麻醉及局部麻醉药合用于各种手术。氟哌利多 2.5mg 和本品 0.05mg 的混合液，麻醉前给药，能使患者安静，对外界环境漠不关心，但仍能合作；用于手术前、后及术中等各种剧烈疼痛
制剂与规格	枸橼酸芬太尼注射液[保(甲)]：①1ml：0.05mg；②2ml：0.1mg[基]；③10ml：0.5g（均以芬太尼计） 芬太尼透皮贴剂[保(乙)]：①2.5 毫克/贴；②5 毫克/贴 注：贴剂[保(乙)]限癌症疼痛或其他方法难以控制的重度疼痛
用法与用量	1. 成人静脉注射：全身麻醉时初量，①小手术按体重 1~2μg/kg；②大手术按体重 2~4μg/kg；③全身麻醉同时吸入氧化亚氮按体重 1~2μg/kg 2. 成人麻醉前或手术后镇痛：按体重肌内或静脉注射 0.7~1.5μg/kg 3. 儿童镇痛：2~12 岁按体重 2~3μg/kg 4. 成人手术后镇痛：硬膜外给药，初量 0.1mg，加 0.9%氯化钠注射液稀释到 8ml，每 2~4 小时可重复，维持量一次为初量的一半
注意事项	1. 下列情况慎用：心律失常、慢性阻塞性肺部疾患，呼吸储备力降低及脑外伤昏迷、颅内压增高、脑肿瘤等易陷入呼吸抑制的患者及运动员 2. 按麻醉药品管理 3. 硬膜外注入本品镇痛时，可有全身瘙痒，而且仍有呼吸频率减慢和潮气量减小的可能，处理应及时 4. 本品务必在单胺氧化酶抑制药停用 14 日以上方可给药，而且应先试用小剂量（1/4 常用量），否则会发生严重不良反应甚至死亡
禁忌	支气管哮喘、呼吸抑制、呼吸道梗阻、对本品特别敏感的患者及重症肌无力患者禁用
不良反应	1. 严重不良反应为呼吸抑制、窒息、肌肉僵直及心动过缓，如不及时治疗，可发生呼吸停止、循环抑制及心脏停搏等 2. 一般不良反应为眩晕、视物模糊、恶心、呕吐、低血压、胆道括约肌痉挛、喉痉挛及出汗等；偶有肌肉抽搐；本品有成瘾性
特殊人群用药	肝功能、肾功能不全患者：肝功能、肾功能不良者慎用 老年人：首次剂量应适当减量 妊娠与哺乳期妇女：妊娠期妇女慎用
药典	Eur. P.、Chin. P.、Jpn. P.、USP
国家处方集	CNF
其他推荐依据	

续 表

■ 药品名称	瑞芬太尼 Remifentanil
适应证	用于全身麻醉诱导和全身麻醉中维持镇痛
制剂与规格	注射用瑞芬太尼[基,保(乙)]：①1mg；②2mg；③5mg
用法与用量	1. 麻醉诱导：本品只能用于静脉给药。给药前须用以下注射液之一溶解并定量稀释成25μg/ml、50μg/ml 或 250μg/ml 浓度的溶液：①灭菌注射用水；②5%葡萄糖注射液；③0.9%氯化钠注射液；④5%葡萄糖氯化钠注射液；⑤0.45%氯化钠注射液。本品应与麻醉、催眠药（如丙泊酚、硫喷妥、咪达唑仑、氧化亚氮、七氟烷或氟烷等）一并给药，用于诱导麻醉。成人按 0.5～1.0μg/kg 的剂量持续静脉滴注。也可在滴注前给予 0.5～1.0μg/kg 的初始剂量静脉推注，推注时间应大于 60 秒 2. 气管插管患者的麻醉维持：给药速率可以在 2～5 分钟增加 25%～100%或减小 25%～50%。患者反应麻醉过浅时，每隔 2～5 分钟给予 0.5～1μg/kg 剂量静脉推注给药，以加深麻醉深度
注意事项	1. 下列情况慎用：运动员，心律失常、慢性阻塞性肺部疾患、呼吸储备力降低及脑外伤昏迷、颅内压增高、脑肿瘤等易陷入呼吸抑制的患者 2. 按照麻醉药品管理 3. 禁与单胺氧化酶抑制药合用；本品务必在单胺氧化酶抑制药停用 14 天以上方可给药，而且应先试用小剂量 4. 本品处方中含有甘氨酸，因而不能于硬膜外和鞘内给药 5. 禁与血、血清、血浆等血制品经同一路径给药
禁忌	已知对本品中各种组分或其他芬太尼类药物过敏的患者禁用；重症肌无力及易致呼吸抑制患者禁用；支气管哮喘患者禁用
不良反应	1. 常见恶心、呕吐、呼吸抑制、心动过缓、低血压和肌肉强直，上述不良反应在停药或降低输注速度后几分钟内即可消失 2. 临床中还发现有寒战、发热、晕眩、视觉障碍、头痛、呼吸暂停、瘙痒、心动过速、高血压、激动、低氧血症、癫痫、皮肤潮红与过敏 3. 较少见：便秘、腹部不适、口干、胃食管反流、吞咽困难、肠梗阻。心肌缺血、晕厥、肌肉强直、胸痛。咳嗽、呼吸困难、支气管痉挛、喉痉挛、喘鸣、鼻充血、胸腔积液、肺水肿、焦虑、不自主运动、震颤等
特殊人群用药	肝功能、肾功能不全患者：肝功能、肾功能受损的患者不需调整剂量；肝功能、肾功能严重受损的患者对瑞芬太尼呼吸抑制的敏感性增强，使用时应监测 儿童：2～12 岁儿童用药与成人一致；2 岁以下儿童不推荐使用 老年人：65 岁以上老年患者用药时，初始剂量为成人剂量的一半，持续静脉滴注给药数量应酌减 妊娠与哺乳期妇女：本品可通过胎盘屏障，产妇应用时有引起新生儿呼吸抑制的危险；孕妇用药，医师应权衡利弊。本品能经母乳排泄，因而哺乳期妇女不推荐使用；在必须使用时，医师应权衡利弊
药典	
国家处方集	CNF
其他推荐依据	

续　表

■ 药品名称	舒芬太尼　Sufentanil
适应证	用于气管内插管，使用人工呼吸的全身麻醉；作为复合麻醉的镇痛用药；作为全身麻醉大手术的麻醉诱导和维持用药
制剂与规格	舒芬太尼注射液[保(乙)]：①1ml：75μg（相当于舒芬太尼 50μg）；②2ml：150μg（相当于舒芬太尼 100μg）；③5ml：375μg（相当于舒芬太尼 250μg）
用法与用量	成人： 1. 当作为复合麻醉的一种镇痛成分应用时，按体重 0.1~5.0μg/kg 做静脉推注，或者加入输液管中，在 2~10 分钟滴完。当临床表现显示镇痛效应减弱时，可按体重 0.15~0.70μg/kg 追加维持剂量 2. 在以本品为主用于静脉给药的全身麻醉诱导时，用药总量可为 8~30μg/kg，当临床表现显示镇痛效应减弱时可按体重 0.35~1.40μg/kg 追加维持剂量 儿童：用于 2~12 岁儿童以本品为主的全身麻醉诱导和维持中总量建议为 10~20μg/kg。如果临床表现镇痛效应降低时，可给予追加剂量 1~2μg/kg
注意事项	1. 下列情况慎用：甲状腺功能低下、肺部疾患、肥胖，酒精中毒和使用过其他已知对中枢神经系统有抑制作用的药物的患者，在使用本品时均需特别注意，其用药量应酌情给予。建议对这些患者做较长时间的术后观察 2. 本品按麻醉药品管理 3. 大剂量给予本品以后可产生显著的呼吸抑制并持续至术后，可用特异性拮抗药纳洛酮逆转其呼吸抑制作用，必要时重复给药 4. 舒芬太尼可导致肌肉僵直，包括胸壁肌肉的僵直，可使用苯二氮䓬类药物及肌松药对抗 5. 在麻醉诱导期间可以加用氟哌利多，以防止恶心和呕吐的发生 6. 对接受过阿片类药物治疗或有过阿片类滥用史的患者，则可能需要使用较大的剂量
禁忌	对本品或其他阿片类药物过敏者禁用。分娩期间或实施剖宫产手术期间婴儿剪断脐带之前，静脉内禁用本品。本品禁用于新生儿、妊娠期和哺乳期妇女。在使用舒芬太尼前 14 日内用过单胺氧化酶抑制药者、急性肝卟啉症者、重症肌无力患者禁用。因用其他药物而存在呼吸抑制者或患有呼吸抑制疾病者禁用。低血容量、低血压患者禁用
不良反应	常见胃肠道不良反应（消化不良、腹痛、恶心和腹泻）
特殊人群用药	肝功能、肾功能不全患者：肝和/或肾功能不全者慎用 儿童：新生儿禁用 老年人：慎用 妊娠与哺乳期妇女：妊娠期和哺乳期妇女禁用
药典	Eur. P.、USP
国家处方集	CNF
其他推荐依据	
■ 药品名称	曲马多　Tramadol
适应证	用于癌症疼痛，骨折或术后疼痛等各种急、慢性疼痛
制剂与规格	盐酸曲马多片[保(乙)]：50 毫克/片
用法与用量	口服：一次 50~100mg，必要时可重复，日剂量不超过 400mg

续 表

注意事项	1. 对阿片类药物敏感者、有心脏疾病患者慎用 2. 对阿片类药依赖、有头部损伤、休克、不明原因的神志模糊、呼吸中枢及呼吸功能异常、颅内压升高的患者，应用本品应特别小心 3. 不得与单胺氧化酶抑制剂同用 4. 长期使用不能排除产生耐药性或药物依赖性的可能 5. 有药物滥用或依赖性倾向的患者只能短期使用
禁忌	对曲马多及其赋形剂过敏者，妊娠期妇女，1 岁以下儿童，乙醇、镇静剂、镇痛剂、阿片类或者精神类药物急性中毒患者，正在接受单胺氧化酶抑制药治疗或在过去 14 日服用过此类药物者禁用；本品不得用于戒毒治疗
不良反应	1. 常见恶心、呕吐、便秘、口干、头晕、嗜睡、出汗 2. 少见过敏反应、低血压、心动过速、胃肠功能紊乱、头痛、视觉异常、情绪不稳、欣快、活动减退、功能亢进、认知和感觉障碍、惊厥、精神错乱、药物依赖性、幻觉、戒断症状、瘙痒、皮疹、荨麻疹、血管神经性水肿、排尿障碍、尿潴留、呼吸困难、支气管痉挛、呼吸抑制 3. 罕见高血压和心动过缓
特殊人群用药	肝功能、肾功能不全患者：慎用 儿童：1 岁以下儿童禁用 老年人：慎用 妊娠与哺乳期妇女：妊娠期妇女禁用；哺乳期妇女使用时约有 0.1%剂量可经乳汁分泌，故单次应用不必中断授乳
药典	Eur. P. 、Chin. P.
国家处方集	CNF
其他推荐依据	
■ 药品名称	布桂嗪 Bucinnazine
适应证	适用于手术后疼痛、癌痛
制剂与规格	盐酸布桂嗪片[保(乙)]：①30mg；②60mg 盐酸布桂嗪注射液：①1ml：50mg；②2ml：100mg
用法与用量	1. 口服：①成人，一次 30~60mg，一日 3~4 次；②儿童，一次 1mg/kg，疼痛剧烈时用量可酌增 2. 皮下或肌内注射：成人，一次 50~100mg，一日 1~2 次。疼痛剧烈时用量可酌增。首次及总量可以不受常规剂量的限制
注意事项	本品为国家特殊管理的麻醉药品
禁忌	对本品过敏者
不良反应	少数患者可见有恶心、眩晕或困倦、黄视、全身发麻感等，停药后可消失。本品引起依赖性的倾向与吗啡类药相比为低，据临床报道，连续使用本品，可产生耐受性和成瘾，故不可滥用
特殊人群用药	
药典	

续　表

国家处方集	CNF
其他推荐依据	
■ 药品名称	对乙酰氨基酚　Paracetamol
适应证	缓解轻度至中度疼痛
制剂与规格	对乙酰氨基酚片[保(甲)]：①0.1g；②0.3g；③0.5g[基] 对乙酰氨基酚控释片[保(乙)]：0.65g 对乙酰氨基酚混悬液[基,保(乙)]：15ml：1.5g
用法与用量	口服： 1. 成人：一次0.3g~0.6g，一日3~4次；一日量不超过2g，不宜超过10天 2. 儿童：按体重一次10~15mg/kg，每4~6小时1次。或按体表面积一天1.5g/m^2，分次服，每4~6小时1次；12岁以下的小儿每24小时不超过5次量
注意事项	1. 不宜大量或长期用药，以防引起造血系统和肝功能、肾功能损害 2. 长期大剂量用药应定期进行肝功能、肾功能和血常规检查
禁忌	严重肝功能、肾功能不全患者及对本品过敏者禁用
不良反应	常规剂量下的不良反应很少，少见恶心、呕吐、出汗、腹痛、皮肤苍白等；罕见过敏性皮炎（如皮疹、皮肤瘙痒等）、粒细胞缺乏、血小板减少、高铁血红蛋白血症、贫血、肝肾功能损害和胃肠道出血等
特殊人群用药	肝功能、肾功能不全患者：肝病者尽量避免长期使用；肾功能不全者长期大量使用本品有增加肾脏毒性的危险，故建议减量使用 儿童：3岁以下儿童因其肝功能、肾功能发育不全慎用 妊娠与哺乳期妇女：孕妇及哺乳期妇女慎用
药典	Eur. P.、Chin. P.、Jpn. P.、USP、Viet. P.
国家处方集	CNF
其他推荐依据	
■ 药品名称	布洛芬　Ibuprofen
适应证	急性疼痛如手术后、创伤后、劳损后、原发性痛经、牙痛、头痛等
制剂与规格	布洛芬片[基,保(甲)]：①0.1g；②0.2g 布洛芬胶囊[保(甲)]：①0.1g；②0.2g[基] 布洛芬缓释胶囊[基,保(乙)]：0.3g 布洛芬口服液[保(乙)]：10ml∶0.1g 布洛芬混悬液[基,保(乙)]：100ml∶2g 布洛芬滴剂：15ml∶600mg
用法与用量	成人：轻中度疼痛：胶囊，一次0.2~0.4g，每4~6小时1次。一日最大剂量为2.4g；缓释剂型，一次0.3g，一日2次 儿童用量：一次按体重5~10mg/kg，一日3次；儿童日最大剂量为2.0g

续 表

注意事项	1. 对阿司匹林或其他非甾体抗炎药过敏者对本品可有交叉过敏反应 2. 本品可能增加胃肠道出血的风险并导致水钠潴留 3. 避免本品与小剂量的阿司匹林同用以防后者减效 4. 有消化道溃疡病史、支气管哮喘、心功能不全、高血压、血友病或其他出血性疾病、有骨髓功能减退病史的患者慎用 5. 长期用药时应定期检查血常规及肝功能、肾功能
禁忌	活动性消化性溃疡，对阿司匹林或其他非甾体抗炎药过敏者，服用此类药物诱发哮喘、鼻炎或荨麻疹患者，严重肝病患者及中重度肾功能不全者禁用
不良反应	常规剂量下的不良反应很少，少见恶心、呕吐、出汗、腹痛、皮肤苍白等；罕见过敏性皮炎（如皮疹、皮肤瘙痒等）、粒细胞缺乏、血小板减少、高铁血红蛋白血症、贫血、肝肾功能损害和胃肠道出血等
特殊人群用药	肝功能、肾功能不全患者：轻度肾功能不全者可使用最小有效剂量并密切监测肾功能和水钠潴留情况；严重肝病患者及中重度肾功能不全者禁用 妊娠与哺乳期妇女：孕妇及哺乳期妇女尽量避免使用
药典	Eur. P. 、Chin. P. 、Int. P. 、Jpn. P. 、Pol. P. 、USP、Viet. P.
国家处方集	CNF
其他推荐依据	
■ 药品名称	**塞来昔布　Celecoxib**
适应证	缓解骨关节炎，类风湿关节炎，强直性脊柱炎的肿痛症状，缓解手术前后的急性疼痛
制剂与规格	塞来昔布胶囊[保(乙)]：①100mg；②200mg
用法与用量	口服：成人一次 400mg，一日 1 次，疗程不超过 7 天
注意事项	1. 本品导致胃肠黏膜损伤而引起消化性溃疡和出血的风险较其他传统非甾体抗炎药为少。适用于有消化性溃疡、肠道溃疡、胃肠道出血病史者 2. 有心血管风险患者慎用 3. 本品长期服用可引起血压升高、水钠潴留、水肿等。故长期服用宜监测血压、血常规、肝肾功能 4. 有支气管哮喘病史、过敏性鼻炎、荨麻疹病史者慎用 5. 服用本品时不能停服因防治心血管病所需服用的小剂量阿司匹林，但两者同服会增加胃肠道不良反应
禁忌	对磺胺过敏者、对阿司匹林或其他非甾体抗炎药物过敏或诱发哮喘者及对本品过敏者、有心肌梗死史或脑卒中史者、严重心功能不全者及重度肝功能损害、孕妇及哺乳期妇女均禁用本品
不良反应	1. 常见胃肠胀气、腹痛、腹泻、消化不良、咽炎、鼻窦炎；由于水钠潴留可出现下肢水肿、头痛、头晕、嗜睡、失眠 2. 少见口炎、便秘、心悸、疲乏、四肢麻木、肌肉痉挛、血压升高 3. 偶见 ALT（GPT）、AST（GOT）升高 4. 罕见味觉异常、脱发 5. 非常罕见癫痫恶化

续　表

特殊人群用药	肝功能、肾功能不全患者：有中度肝肾损害者，本品剂量应减低而慎用 妊娠与哺乳期妇女：孕妇及哺乳期妇女禁用本品
药典	
国家处方集	CNF
其他推荐依据	
■ 药品名称	氟比洛芬　Flurbiprofen
适应证	术后及癌症的镇痛
制剂与规格	氟比洛芬酯注射液[保(乙)]：5ml：50mg 注：[保(乙)]限不能口服药物或口服药物效果不理想的术后镇痛
用法与用量	通常成人每次静脉给予氟比洛芬酯 50mg，尽可能缓慢给药（1 分钟以上），根据需要使用镇痛泵，必要时可重复应用。并根据年龄、症状适当增减用量
注意事项	1. 以下情况慎用：有消化道溃疡既往史的患者，有出血倾向、血液系统异常或有既往史的患者，心功能不全或有既往史的患者及高血压患者，有过敏史患者，有支气管疾病的患者 2. 尽量避免与其他非甾体抗炎药合用 3. 不能用于发热患者的解热和腰痛症患者的镇痛
禁忌	消化道溃疡患者，严重的肝功能、肾及血液系统功能障碍患者，严重的心力衰竭、高血压患者，对本制剂成分有过敏史的患者，阿司匹林哮喘或有既往史的患者，正在使用依洛沙星、洛美沙星、诺氟沙星的患者
不良反应	1. 严重不良反应：罕见休克、急性肾衰竭、肾病综合征、胃肠道出血、伴意识障碍的抽搐、再生障碍性贫血等 2. 一般的不良反应注射部位：偶见注射部位疼痛及皮下出血；消化系统：有时出现恶心、呕吐，转氨酶升高，偶见腹泻，罕见胃肠出血；精神和神经系统：有时出现发热，偶见头痛、倦怠、嗜睡、畏寒；循环系统：偶见血压上升、心悸；皮肤：偶见瘙痒、皮疹等过敏反应；血液系统：罕见血小板减少，血小板功能低下
特殊人群用药	肝功能、肾功能不全患者：肝功能、肾功能不全或有既往史的患者慎用 儿童：用药安全性尚未确定，儿童不宜使用 老年人：要特别当心老年患者出现不良反应，要从小剂量开始慎重给药 妊娠与哺乳期妇女：妊娠期妇女应用的安全性尚未确立，尽量不在妊娠末期应用；应用本品过程中避免授乳（可能会转移到母乳中）
药典	Eur. P. 、Jpn. P. 、USP
国家处方集	CNF
其他推荐依据	
■ 药品名称	洛索洛芬　Loxoprofen
适应证	类风湿关节炎，骨关节炎等疾病的抗炎、镇痛，手术后的镇痛
制剂与规格	洛索洛芬钠片[保(乙)]：60mg 洛索洛芬钠胶囊[保(乙)]：60mg

续 表

用法与用量	口服：不宜空腹服药，成人一次顿服 60mg，应随年龄及症状适宜增减。但原则上一日 2 次，一日最大剂量不超过 180mg，或遵医嘱
注意事项	1. 以下情况慎用：有消化道溃疡既往史的患者，血液异常或有其既往史患者，心功能异常患者，有过敏史患者，支气管哮喘患者，高龄者 2. 用于急性疾患时，应考虑急性炎症、疼痛及发热程度而给药 3. 原则上避免长期使用同一药物 4. 有长期使用非甾体抗炎药可导致女性暂时性不孕的报道 5. 伴有高热的高龄者或合并消耗性疾患的患者，密切观察病情
禁忌	有消化性溃疡、严重血液学异常和肝肾功能损害、心功能不全者，对本品成分有过敏反应者、阿司匹林哮喘者、妊娠晚期妇女禁用
不良反应	1. 严重不良反应：休克、溶血性贫血、重症多形红斑、急性肾衰竭、肾病综合征、间质性肺炎、消化道出血、肝功能障碍、黄疸、哮喘发作 2. 其他不良反应：皮疹、瘙痒感、荨麻疹、腹痛胃部不适感、食欲减退、恶心及呕吐、腹泻、便秘、胃灼热、口内炎、消化不良、嗜睡、头痛、贫血、白细胞计数减少、血小板减少、嗜酸性粒细胞增加、肝酶升高、水肿、心悸、面部潮红
特殊人群用药	肝功能、肾功能不全患者：肝损害或有其既往史患者慎用；肾损害或有其既往史患者慎用 妊娠与哺乳期妇女：妊娠期妇女用药应权衡利弊，妊娠晚期妇女禁用；哺乳期妇女用药时停止授乳
药典	Jpn. P.
国家处方集	CNF
其他推荐依据	
■ 药品名称	氯诺昔康 Lornoxicam
适应证	用于急性轻度至中度疼痛
制剂与规格	氯诺昔康片[保(乙)]：8mg
用法与用量	一日 8～16mg。如需反复用药，一日最大剂量为 16mg
注意事项	以下情况慎用：有胃肠道出血或十二指肠溃疡病史者，凝血障碍者，老年人及哮喘患者
禁忌	已知对非甾体抗炎药（如阿司匹林）过敏者、由水杨酸诱发的支气管哮喘者、急性胃肠出血或急性胃或肠溃疡者、严重心功能不全者、严重肝功能不全者、血小板计数明显减低者、妊娠和哺乳期妇女、年龄<18 岁者禁用
不良反应	常见头晕、头痛、胃肠功能障碍（如胃痛、腹泻、消化不良、恶心和呕吐等）
特殊人群用药	肝功能、肾功能不全患者：肝功能、肾功能受损者慎用，严重肝功能不全者禁用 儿童：年龄<18 岁者禁用 妊娠与哺乳期妇女：禁用
药典	Jpn. P.
国家处方集	CNF
其他推荐依据	

续　表

■ 药品名称	帕瑞昔布　Parecoxib
适应证	用于手术后疼痛的短期治疗
制剂与规格	注射用帕瑞昔布钠[保(乙)]：①20mg；②40mg（以帕瑞昔布钠计） 注：[保(乙)]限不能口服药物或口服效果不理想的术后镇痛
用法与用量	1. 静脉或肌内注射推荐剂量为 40mg，随后视需要间隔 6~12 小时给予 20mg 或 40mg，每天总剂量不超过 80mg。肌内注射应选择深部肌内缓慢推注。疗程不超过 3 天 2. 可使用氯化钠溶液 9mg/ml（0.9%）、葡萄糖注射液 50g/L（5%）、氯化钠 4.5mg/ml（0.45%）和葡萄糖 50g/L（5%）注射液作为溶媒 3. 对于老年患者（≥65 岁）不必进行剂量调整。对于体重< 50kg 的老年患者，本品的初始剂量应减至常规推荐剂量的一半且每日最高剂量应减至 40mg 4. 肝功能、肾功能损伤者：中度肝功能损伤者应慎用，剂量应减至常规用量的一半，且每日最高剂量降至 40mg。对肾功能损伤者不必调整剂量
注意事项	1. 具有发生心血管事件的高危因素者（如高血压、高血脂、糖尿病、吸烟等）、服用其他非甾体抗炎药或阿司匹林或有过胃肠道疾病病史者（如溃疡或胃肠道出血）、脱水患者、口服华法林或其他口服抗凝血药者慎用 2. 建议临床连续使用不超过 3 天 3. 治疗期间不能中止抗血小板治疗
禁忌	禁用于：对本品有过敏史者；有严重药物过敏史，尤其是皮肤反应，如重症多形红斑（Stevens-Johnson syndrome）、中毒性表皮坏死松解症、多形性红斑等，或已知对磺胺类药物超敏者；活动性消化道溃疡或胃肠道出血；支气管痉挛、急性鼻炎、鼻息肉、血管神经性水肿、荨麻疹以及服用阿司匹林或非甾体抗炎药（包括 COX-2 抑制药）后出现其他过敏反应的患者；处于妊娠后 1/3 孕程或正在授乳者；严重肝功能损伤（血清白蛋白< 25g/L 或 Child-Pugh 评分≥10）；炎症性肠病；充血性心力衰竭；冠状动脉旁路移植术后用于治疗术后疼痛；已确定的缺血性心脏疾病，外周动脉血管和/或脑血管疾病
不良反应	1. 常见术后贫血、低钾血症、焦虑、失眠、感觉减退、高血压、低血压、呼吸功能不全、咽炎、眼干燥症、消化不良、胃肠气胀、瘙痒、背痛、少尿、外周水肿、肌酐升高 2. 胸骨伤口异常浆液状引流物，伤口感染、血小板减少、脑血管疾病、心动过缓、高血压加重、胃及十二指肠溃疡、淤斑、ALT（GPT）和 AST（GOT）升高，血液尿素氮升高 3. 罕见：急性肾衰竭、心肌梗死、充血性心力衰竭、腹痛、恶心、呕吐、呼吸困难、心动过速和重症多形红斑 4. 非常罕见：多形红斑，剥脱性皮炎及超敏反应（包括过敏反应和血管性水肿）
特殊人群用药	儿童：不推荐使用 妊娠与哺乳期妇女：妊娠期妇女不推荐在妊娠前 2/3 阶段或分娩期使用本品；哺乳期妇女不宜使用本品
药典	Jpn. P.
国家处方集	CNF
其他推荐依据	

第五章

肠外营养药

■ 药品名称	脂肪乳注射液（$C_{14\sim24}$） Fat Emulsion Injection（$C_{14\sim24}$）
适应证	本品用于肠外营养补充能量及必需脂肪酸
制剂与规格	脂肪乳注射液（$C_{14\sim24}$）[保(乙)]：①10% 100ml；②10% 250ml；③10% 500ml；④20% 100ml；⑤20% 250ml；⑥20% 500ml；⑦30% 100ml；⑧30% 250ml
用法与用量	本品常用于配制含葡萄糖、脂肪、氨基酸、电解质、维生素和微量元素等的“全合一”营养混合液。本品也可与葡萄糖氨基酸混合注射液通过 Y 型管混合后输入体内，适用于中心静脉和适用于外周静脉 静脉滴注： 1. 成人按脂肪量计，剂量在一日三酰甘油 2g/kg 内为宜。10%和 20%脂肪乳注射液（$C_{14\sim24}$）500ml 的输注时间分别不少于 5 小时和 10 小时；30%脂肪乳注射液（$C_{14\sim24}$）250ml 的输注时间不少于 8 小时 2. 新生儿和婴儿：脂肪乳注射液（$C_{14\sim24}$）使用剂量为一日三酰甘油 0.5～4.0g/kg，输注速度不超过每小时 0.17g/kg。对早产儿及低体重新生儿，应 24 小时连续输注，开始剂量为按体重一日 0.5～1.0g/kg，以后逐渐增加至一日 2g/kg。应征求儿科医师的意见
注意事项	1. 本品慎用于脂肪代谢功能减退的患者 2. 连续使用本品 1 周以上者，或在临床上有需要时，应做脂肪廓清观察 3. 脂肪乳输注期间，血脂以不从原来水平有明显增加为佳
禁忌	休克和严重脂质代谢紊乱、低钾血症、水钠潴留、低渗性脱水、不稳定代谢、酸中毒等、失代偿性糖尿病、急性心肌梗死、脑卒中、栓塞、不明原因昏迷的患者、重度肝功能障碍和凝血功能障碍患者、伴有酮症的糖尿病患者、对本品中各成分（如大豆油、卵磷脂等）有过敏反应的患者禁用
不良反应	输入速度过快可引起体温升高，偶见发冷、恶心和呕吐等。其他不良反应较罕见，包括：①即刻和早期不良反应：高过敏反应（如变态反应、皮疹、荨麻疹等），呼吸影响（如呼吸急促等）及循环影响（如高血压/低血压等）。溶血、网织红细胞增多、腹痛、头痛、疲倦、阴茎异常勃起等；②迟发不良反应：长期输注本品，婴儿可能发生血小板减少。偶见静脉炎、血管痛及出血倾向；③患者脂肪廓清能力减退时，尽管输注速度正常仍可致脂肪超载综合征
特殊人群用药	肝功能、肾功能不全患者：重度肝功能障碍者禁用 儿童：新生儿和未成熟儿伴高胆红素血症或可疑肺动脉高压者应慎用本品
药典	
国家处方集	CNF
其他推荐依据	

续 表

■ 药品名称	ω-3 鱼油脂肪乳注射液 ω-3 Fish Oil Fat Emulsion Injection
适应证	本品用于肠外营养支持时，补充长链 ω-3 脂肪酸。常用于调整患者 ω-3 脂肪酸和 ω-6 脂肪酸的比例到 1∶3 左右
制剂与规格	ω-3 鱼油脂肪乳注射液[保(乙)]：①50ml∶5g（精制鱼油）与 0.6g（卵磷脂）；②100ml∶10g（精制鱼油）与 1.2g（卵磷脂） 注：[保(乙)]限重度炎症及感染的患者
用法与用量	本品应与其他脂肪乳同时使用。一日剂量：按体重一日输注本品 1～2ml/kg，相当于鱼油 0.1～0.2g/kg。最大滴注速度，按体重每小时的滴注速度不可超过 0.5ml/kg，相当于不超过鱼油 0.05g/kg。应严格控制最大滴注速度，否则血清三酰甘油会出现升高。本品临床应用不应超过 4 周，延长应用时间时，需由医师根据临床需要来定
注意事项	1. 使用本品有可能延长出血时间，抑制血小板聚集，因此接受抗凝治疗的患者应慎用本品 2. 临床应用本品应在 4 周以内，当医疗需要超过 4 周时间，应由主治医师结合临床情况进行分析和评估后继续使用
禁忌	对鱼蛋白过敏、肝肾功能异常、早产儿、新生儿、婴幼儿、儿童禁用
不良反应	本品有可能造成患者出血时间延长及抑制血小板聚集。极少数患者可能感觉鱼腥味，阴茎异常勃起（极罕见）。余参见“脂肪乳注射液（$C_{14\sim24}$）”
特殊人群用药	肝功能、肾功能不全患者：肝功能、肾功能异常者禁用 儿童：早产儿、新生儿、婴幼儿、儿童禁用 妊娠与哺乳期妇女：不推荐使用
药典	
国家处方集	CNF
其他推荐依据	
■ 药品名称	长链脂肪乳注射液（OO） Long Chain Fat Emulsion Injection（OO）
适应证	参见“脂肪乳注射液（$C_{14\sim24}$）”
制剂与规格	长链脂肪乳注射液（OO）20%：①100ml∶20g（脂肪）与 1.2g（卵磷脂）；②250ml∶50g（脂肪）与 3g（卵磷脂）；③1000ml∶200g（脂肪）与 12g（卵磷脂）
用法与用量	适用于进行肠外营养补充脂肪。本品为橄榄油及大豆油混合物。橄榄油的单不饱和脂肪酸（MUFA）含量较高，但没有短期输入后改善临床结局的随机对照临床研究报告
注意事项	参见“脂肪乳注射液（$C_{14\sim24}$）”
禁忌	参见“脂肪乳注射液（$C_{14\sim24}$）”
不良反应	参见“脂肪乳注射液（$C_{14\sim24}$）”
特殊人群用药	参见“脂肪乳注射液（$C_{14\sim24}$）”
药典	
国家处方集	CNF

续 表

其他推荐依据	
■ 药品名称	**中/长链脂肪乳注射液（$C_{6\sim24}$）（$C_{8\sim24}$） Medium and Long Chain Fat Emulsion Injection（$C_{6\sim24}$）（$C_{8\sim24}$）**
适应证	本品基本参见"脂肪乳注射液（$C_{14\sim24}$）"。适用于肝功能轻度受损和创伤后患者
制剂与规格	中/长链脂肪乳注射液（$C_{6\sim24}$）（$C_{8\sim24}$）[保(乙)]：①10% 250ml：大豆油 12.5g 与中链三酰甘油 12.5g 与卵磷脂 1.5g；②10% 500ml：大豆油 25g 与中链三酰甘油 25g 与卵磷脂 3g；③20% 250ml：大豆油 25g 与中链三酰甘油 25g 与卵磷脂 3g；④20% 500ml：大豆油 50g 与中链三酰甘油 50g 与卵磷脂 6g
用法与用量	参见"脂肪乳注射液（$C_{14\sim24}$）"
注意事项	参见"脂肪乳注射液（$C_{14\sim24}$）"
禁忌	参见"脂肪乳注射液（$C_{14\sim24}$）"
不良反应	参见"脂肪乳注射液（$C_{14\sim24}$）"
特殊人群用药	肝功能、肾功能不全患者：重度肝功能障碍者禁用，肝功能轻度受损和创伤患者可应用 儿童：新生儿和未成熟儿伴高胆红素血症或可疑肺功动脉高压者应慎用本品
药典	
国家处方集	CNF
其他推荐依据	
■ 药品名称	**中/长链脂肪乳注射液（$C_{8\sim24}$ Ve） Medium and Long Chain Fat Emulsion Injection（$C_{8\sim24}$ Ve）**
适应证	本品加入维生素 E，有抗注射液中甘油三酸酯被氧化的作用。余参见"中/长链脂肪乳注射液（$C_{6\sim24}$）（$C_{8\sim24}$）"
制剂与规格	中/长链脂肪乳注射液（$C_{8\sim24}$ Ve）[保(乙)]：①10%：500ml；②20%：100ml；③20%：250ml
用法与用量	静脉滴注，按脂肪量计算，剂量一日按体重三酰甘油 1～2g/kg，滴注速度每小时三酰甘油 0.125g/kg。余参见"中/长链脂肪乳注射液（$C_{6\sim24}$）（$C_{8\sim24}$）"
注意事项	参见"中/长链脂肪乳注射液（$C_{6\sim24}$）（$C_{8\sim24}$）"
禁忌	参见"中/长链脂肪乳注射液（$C_{6\sim24}$）（$C_{8\sim24}$）"
不良反应	参见"中/长链脂肪乳注射液（$C_{6\sim24}$）（$C_{8\sim24}$）"
特殊人群用药	参见"中/长链脂肪乳注射液（$C_{6\sim24}$）（$C_{8\sim24}$）"
药典	
国家处方集	CNF
其他推荐依据	

续　表

■ 药品名称	结构脂肪乳注射液（$C_{6\sim24}$）　Structural Fat Emulsion Injection（$C_{6\sim24}$）
适应证	参见“中/长链脂肪乳注射液（$C_{6\sim24}$）（$C_{8\sim24}$）”
制剂与规格	结构脂肪乳注射液（$C_{6\sim24}$）[保(乙)]：①20% 250ml：结构三酰甘油 50g；②20% 500ml：结构三酰甘油 100g 注：[保(乙)]限肝功能不全（严重肝功能不全者除外）患者的二线用药
用法与用量	静脉滴注：按体重三酰甘油 1~1.5g/kg，三酰甘油每小时 0.15g/kg，余见“中/长链脂肪乳注射液（$C_{6\sim24}$）（$C_{8\sim24}$）”
注意事项	参见“中/长链脂肪乳注射液（$C_{6\sim24}$）（$C_{8\sim24}$）”
禁忌	参见“中/长链脂肪乳注射液（$C_{6\sim24}$）（$C_{8\sim24}$）”
不良反应	参见“中/长链脂肪乳注射液（$C_{6\sim24}$）（$C_{8\sim24}$）”
特殊人群用药	参见“中/长链脂肪乳注射液（$C_{6\sim24}$）（$C_{8\sim24}$）”
药典	
国家处方集	CNF
其他推荐依据	
■ 药品名称	复方氨基酸（18AA）　Compound Amino Acid（18AA）
适应证	改善外科手术前、后患者的营养状态
制剂与规格	复方氨基酸注射液（18AA）[保(甲)]：①250ml：12.5g（总氨基酸）[基]；②500ml：25g（总氨基酸）；③250ml：30g（总氨基酸）
用法与用量	均需缓慢静脉滴注。根据年龄、病情、症状、体重等决定用量。一般一日按体重输入氮 0.1~0.2g/kg 较适宜，非蛋白热卡氮之比约为（120~150）：1，应同时给予足够的能量、适量的电解质、维生素及微量元素
注意事项	1. 本品须缓慢输入 2. 包装破损或药液变色浑浊等不能使用 3. 本制剂中含有抗氧化剂，偶可引起过敏反应
禁忌	严重氮质血症、严重肝功能不全、肝性脑病昏迷或有向肝性脑病昏迷发展、严重肾衰竭或尿毒症、对氨基酸有代谢障碍等的患者、对本品过敏者禁用
不良反应	1. 滴速过快可引起恶心、呕吐、发热及头痛，也可能导致血栓性静脉炎 2. 长期大量输注可导致胆汁淤积、黄疸 3. 偶尔引起发疹样过敏反应肝功能损害等，此时应中止给药
特殊人群用药	肝功能、肾功能不全患者：严重肝功能不全、肝性脑病昏迷或有向肝性脑病昏迷发展、严重肾衰竭或尿毒症患者禁用 老年人：对于高龄患者，由于生理功能减退，应用本品应减小剂量，或减慢给药速度 妊娠与哺乳期妇女：本品对孕妇安全性的评价尚不明确，必须权衡利弊后，方可决定是否应用。哺乳期妇女应避免使用
药典	

续 表

国家处方集	CNF
其他推荐依据	
■ 药品名称	**复方氨基酸注射液（18AA-Ⅰ） Compound Amino Acid Injection（18AA-Ⅰ）**
适应证	本品参见“复方氨基酸注射液（18AA）”
制剂与规格	复方氨基酸注射液（18AA-Ⅰ）[保(甲)]：①250ml：17.5g（总氨基酸）；②500ml：35g（总氨基酸）
用法与用量	根据病情，缓慢滴注。高龄及重症患者更需缓慢。在配伍合理性得到保证的前提下，可与葡萄糖注射液、脂肪乳注射液及其他营养要素按照适当的比例混合后经中心或周围静脉连续输注，并根据年龄、症状、体重等情况决定用量。余同“复方氨基酸注射液（18AA）”。 儿童剂量：本品用于新生儿和婴儿患者时，应在开始使用1周内逐渐增加剂量，最大剂量为按体重一日30ml/kg
注意事项	参见“复方氨基酸注射液（18AA）”
禁忌	参见“复方氨基酸注射液（18AA）”
不良反应	参见“复方氨基酸注射液（18AA）”
特殊人群用药	参见“复方氨基酸注射液（18AA）”
药典	
国家处方集	CNF
其他推荐依据	
■ 药品名称	**复方氨基酸注射液（18AA-Ⅱ） Compound Amino Acid Injection（18AA-Ⅱ）**
适应证	本品参见“复方氨基酸注射液（18AA）”
制剂与规格	复方氨基酸注射液（18AA-Ⅱ）[保(甲)]：①250ml：12.5g（总氨基酸）；②500ml：25g（总氨基酸）；③250ml：21.25g（总氨基酸）；④500ml：42.5g（总氨基酸）；⑤250ml：28.5g（总氨基酸）；⑥500ml：57g（总氨基酸）
用法与用量	参见“复方氨基酸注射液（18AA）”
注意事项	参见“复方氨基酸注射液（18AA）”
禁忌	参见“复方氨基酸注射液（18AA）”
不良反应	参见“复方氨基酸注射液（18AA）”
特殊人群用药	参见“复方氨基酸注射液（18AA）”
药典	
国家处方集	CNF
其他推荐依据	

续 表

■ 药品名称	复方氨基酸注射液（18AA-Ⅲ） Compound Amino Acid Injection（18AA-Ⅲ）
适应证	本品参见“复方氨基酸注射液（18AA）”
制剂与规格	复方氨基酸注射液（18AA-Ⅲ）[保(甲)]：250ml：25.90g（总氨基酸）
用法与用量	参见“复方氨基酸注射液（18AA）”
注意事项	本品含 60mmol/L 的醋酸根，大量应用或并用电解质输液时应注意电解质与酸碱平衡。参见“复方氨基酸注射液（18AA）”
禁忌	参见“复方氨基酸注射液（18AA）”
不良反应	参见“复方氨基酸注射液（18AA）”
特殊人群用药	参见“复方氨基酸注射液（18AA）”
药典	
国家处方集	CNF
其他推荐依据	
■ 药品名称	复方氨基酸注射液（18AA-Ⅴ） Compound Amino Acid Injection（18AA-Ⅴ）
适应证	本品参见“复方氨基酸注射液（18AA）”
制剂与规格	复方氨基酸注射液（18AA-Ⅴ）[保(甲)]：10ml：3.244g（总氨基酸）
用法与用量	本品参见“复方氨基酸注射液（18AA）”
注意事项	本品含盐酸盐，大量输入可能导致酸碱失衡
禁忌	参见“复方氨基酸注射液（18AA）”
不良反应	参见“复方氨基酸注射液（18AA）”
特殊人群用药	参见“复方氨基酸注射液（18AA）”
药典	
国家处方集	CNF
其他推荐依据	
■ 药品名称	复方氨基酸注射液（18AA-Ⅶ） Compound Amino Acids Injection（18AA-Ⅶ）
适应证	本品参见“复方氨基酸注射液（18AA）”
制剂与规格	复方氨基酸注射液（18AA-Ⅶ）[保(乙)]：200ml：20.65g（总氨基酸）
用法与用量	1. 周围静脉给药：成人一次 200~400ml，缓慢静脉滴注，用量可根据年龄、症状、体重适当增减。本品最好与糖类同时输注 2. 中心静脉给药：成人一日 400~800ml。可与糖类等混合，由中心静脉 24 小时持续滴注
注意事项	本品含有 80mmol/L 醋酸根，大量给药或与电解质液并用时应注意酸碱平衡。参见“复方氨基酸注射液（18AA）”

续 表

禁忌	参见“复方氨基酸注射液（18AA）”
不良反应	参见“复方氨基酸注射液（18AA）”
特殊人群用药	参见“复方氨基酸注射液（18AA）”
药典	
国家处方集	CNF
其他推荐依据	
■ 药品名称	**氨基酸葡萄糖注射液** Amino Acid and Glucose Injection
适应证	本品为静脉输注营养用药，适用于不能经胃肠摄取营养、经胃肠摄取营养不足或对肠内营养禁忌的患者
制剂与规格	氨基酸葡萄糖注射液：2000毫升/袋，每袋含5.5%平衡氨基酸电解质注射液1000ml，15%葡萄糖电解质注射液1000ml。电解质包括钾、钠、氯、钙、镁、磷酸盐等
用法与用量	根据患者的代谢需要、能量消耗及患者的临床状况选择剂量。输注速度根据剂量、输注溶液的性质、24小时输注的总液量及输注时间调节。输注时间应长于12小时。建议应该加脂肪乳均匀输入（参考脂肪乳的输入方法）。本品可用作中心静脉营养开始时的初始液，与脂肪乳混输适用于术后患者的低氮低热卡肠外营养
注意事项	1. 菌血症患者，高渗性脱水患者，心力衰竭患者，由于梗阻性泌尿系疾病造成尿量减少的患者，糖尿病患者，尿崩症患者，有胰腺功能障碍的患者应慎用 2. 给药期间，患者的排尿量每天不少于800ml 3. 肠外营养治疗时，如果怀疑严重酸中毒是由于缺乏维生素 B_1 而引起的，应停止肠外营养治疗 4. 临用前即刻混合，药液混浊或包装破损时禁止使用。如果两个腔袋之间的隔膜部分已经被打开，不能使用
禁忌	高钠血症、高氯血症、高钾血症、高钙血症、少尿症患者、艾迪生病等患者。高磷酸血症的患者或者甲状旁腺功能减退者（本品电解质成分可能加重高磷酸血症患者的症状）。高镁血症患者或甲状腺功能减退患者
不良反应	使用本品后，葡萄糖超负荷综合征偶有报道，肝功能异常有少量报道。可能发生严重的酸中毒、高钙血症。大量快速给药可能引起脑水肿、肺水肿、外周水肿或水中毒。由于本品是高浓度葡萄糖制剂，输注时有时可能出现高血糖症、高渗尿糖症和口渴，一旦出现这种情况，需采取相应举措如使用胰岛素。余参见“复方氨基酸注射液（18AA）”
特殊人群用药	肝功能、肾功能不全患者：肾衰竭患者慎用
药典	
国家处方集	CNF
其他推荐依据	
■ 药品名称	**脂肪乳氨基酸（17）葡萄糖（11%）注射液** Fat Emulsion, Amino Acids (17) and Glucose (11) Injection
适应证	本品原则同肠外营养的适应证，如短肠综合征患者和有营养风险的患者

续　表

制剂与规格	脂肪乳氨基酸（17）葡萄糖（11%）注射液[保(乙)]：塑料输液袋装，2400毫升/袋，1920毫升/袋，1440毫升/袋。每袋三腔中分别包装葡萄糖（11%）注射液、氨基酸（17种）注射液和脂肪乳（长链）注射液
用法与用量	可经周围静脉或中心静脉进行输注。开通腔室间的封条，使三腔内液体混匀，混合液在25℃下可放置24小时。适量添加微量元素及维生素。本品输注速率不宜超过每小时3.7ml/kg。推荐输注时间为12~24小时
注意事项	参见“脂肪乳注射液（$C_{14\sim24}$）”和“复方氨基酸注射液（18AA）”
禁忌	参见“脂肪乳注射液（$C_{14\sim24}$）”和“复方氨基酸注射液（18AA）”
不良反应	参见“脂肪乳注射液（$C_{14\sim24}$）”和“复方氨基酸注射液（18AA）”
特殊人群用药	参见“脂肪乳注射液（$C_{14\sim24}$）”和“复方氨基酸注射液（18AA）”
药典	
国家处方集	CNF
其他推荐依据	
■ 药品名称	**脂肪乳氨基酸（17）葡萄糖（19%）注射液** Fat Emulsion，Amino Acids（17）and Glucose（19）Injection
适应证	本品参见“脂肪乳氨基酸（17）葡萄糖（11%）注射液”
制剂与规格	脂肪乳氨基酸（17）葡萄糖（19%）注射液[保(乙)]：塑料输液袋装，2566毫升/袋，2053毫升/袋，1540毫升/袋，1026毫升/袋。每袋三腔中分别包装葡萄糖（19%）注射液、氨基酸（17种）注射液和脂肪乳（20%长链）注射液。容积渗透压约1060mOsm/L，pH约5.6
用法与用量	仅推荐经中心静脉进行输注。输注速率不宜超过每小时2.6ml/kg。推荐输注时间为12~24小时。余同“脂肪乳氨基酸（17）葡萄糖（11%）注射液”
注意事项	参见“脂肪乳氨基酸（17）葡萄糖（11%）注射液”
禁忌	参见“脂肪乳氨基酸（17）葡萄糖（11%）注射液”
不良反应	参见“脂肪乳氨基酸（17）葡萄糖（11%）注射液”
特殊人群用药	参见“脂肪乳氨基酸（17）葡萄糖（11%）注射液”
药典	
国家处方集	CNF
其他推荐依据	

第六章

肠内营养药

第一节　氨基酸型肠内营养药

■ 药品名称	肠内营养粉（AA）　Enteral Nutritional Powder（AA）
适应证	本品与肠内营养的适应证基本相同，包括：①意识障碍及昏迷患者，如老年痴呆不能经口进食和精神失常或不愿经口进食的患者；②吞咽因难和失去咀嚼能力的患者；③严重创伤、大面积烧伤、多发性骨折及各种原因所致的严重感染等患者；④适宜用肠内营养的胃肠道瘘患者；⑤适宜用肠内营养的溃疡性结肠炎及克罗恩病患者；⑥消化吸收不良患者，如慢性胰腺功能不全及短肠综合征的患者；⑦营养不良（营养不足）的患者，如恶性肿瘤或慢性消耗性疾病；⑧器官衰竭患者，如心力衰竭、肝衰竭、胃肠衰竭、肾衰竭及多器官衰竭等。对这类患者的肠内营养支持应慎重；⑨特殊患者营养支持，如有并发症的糖尿病、急性放射病、器官移植等；⑩家庭肠内营养支持患者。但更侧重于消化道有部分功能的患者
制剂与规格	肠内营养粉（AA）[保(乙)]：本品为原味粉剂，易溶于水，pH 5.3。其主要成分为结晶氨基酸、脂质、碳水化合物、电解质、维生素和微量元素等。每包 80.4g（300ml），总能量为 300kcal，能量密度为 1kcal/ml 注：[保(乙)]限重症患者
用法与用量	配制 300ml 全浓度本品方法如下：将 250ml 温水倒入适量容器中，加入 1 袋（80.4g）本品，盖上盖振荡 20 秒，静置 5~10 分钟后，颗粒充分溶解后使用。成人常用量：管饲连续滴入第一天先用 80.4 克/袋，化水 300ml，一小时 20ml，根据患者消化道情况逐日增加至维持一日 5~6 包 口服：80.4 克/袋，化水 300ml，一小时 50ml。一般口服只能达到 2 袋，很难达到全量
注意事项	1. 静脉使用，请依医师或营养师指示使用 2. 用 50℃以上的热水配制营养剂；糖尿病患者应注意控制和监测血糖 3. 肠功能异常者慎用 4. 可室温保存，配制好的制剂可在室温下贮藏 8 小时，配制后冰箱中 4℃下冷藏可贮藏 48 小时
禁忌	肠梗阻及肠功能紊乱的患者禁用
不良反应	少见腹胀、腹痛和腹泻
特殊人群用药	肝功能、肾功能不全患者：肝功能、肾功能异常者慎用 儿童：不宜用于 10 岁以下儿童
药典	
国家处方集	CNF

续　表

其他推荐依据	
■ 药品名称	谷氨酰胺颗粒　Glutamine Granules
适应证	本品用于需要补充谷氨酰胺患者的肠内营养补充剂。谷氨酰胺为肠黏膜修复和免疫细胞增殖所需要的营养素
制剂与规格	谷氨酰胺颗粒：2.5g（袋）
用法与用量	口服：一日 15～30g，加入肠内营养剂中均匀输入。也可根据医嘱，成人一次 5～10g，一日 3 次；温开水溶解后服用，即配即用。儿童每千克体重一次 0.1～0.2g，一日 3 次
注意事项	本品中加入肠内营养剂后，24 小时内使用。其水溶液在室温中每天分解量约为 1%～2%
禁忌	严重肝肾功能不全患者禁用
不良反应	尚未见不良反应的报道
特殊人群用药	肝功能、肾功能不全患者：对于代偿性肝功能不全的患者，定期监测肝功能；严重肝肾功能不全患者禁用
药典	
国家处方集	CNF
其他推荐依据	

第二节　短肽型肠内营养液

■ 药品名称	肠内营养混悬液（SP）　Enteral Nutritional Suspension（SP）
适应证	本品用于有胃肠功能或有部分胃肠道功能有营养风险的住院患者。主要用于：①代谢性胃肠道功能障碍（胰腺炎、肠道炎症性疾病、放射性肠炎和化疗、肠瘘、短肠综合征、艾滋病）；②危重疾病（大面积烧伤、创伤、脓毒血症、大手术后的恢复期）；③营养不良患者的手术前喂养、肠道准备
制剂与规格	肠内营养混悬液[保(乙)]：500ml 注：[保(乙)]限重症患者
用法与用量	口服或肠道喂养。置入一根喂养管到胃、十二指肠或空肠上段部分，连接喂养管与本品容器。本品能量密度为 1kcal/ml，正常滴速为每小时 100～125ml（开始时滴速宜慢）。①一般患者，一天给以 2000kcal（4 袋），即可满足机体对营养的需求；②高代谢患者（烧伤，多发性创伤），一天 4000kcal（8 袋）；③初次肠道喂养的患者，初始剂量从 1000kcal（2 袋）开始，在 2～3 日逐渐增加至需要量
注意事项	1. 不能经静脉输注 2. 严重糖代谢异常的患者慎用 3. 严重肝肾功能不全的患者慎用

续 表

禁忌	禁用于：胃肠衰竭；完全性小肠梗阻；严重的腹腔内感染；对本品中任一成分过敏的患者；对本品中任一成分有先天性代谢障碍的患者；顽固性腹泻等需要进行肠道休息处理的患者
不良反应	使用本品可能会出现腹泻、腹痛等胃肠道不适反应
特殊人群用药	肝功能、肾功能不全患者：慎用
药典	
国家处方集	CNF
其他推荐依据	
■ 药品名称	短肽型肠内营养粉剂　Short Peptide Enteral Nutrition Powder
适应证	参见“氨基酸型肠内营养药”
制剂与规格	短肽型肠内营养粉剂[保(乙)]：其主要成分为：麦芽糊精、水解乳清蛋白、植物油、中链三酰甘油（MCT）、乳化剂、稳定剂、矿物质、维生素和微量元素等，能量密度为 1kcal/ml 注：[保(乙)]限重症患者
用法与用量	混悬剂打开前先摇匀，适应全浓度输注无需稀释。操作中注意洗手，避免交叉感染。粉剂在容器中注入 50ml 温开水，加入 1 袋，充分混匀，待粉剂完全溶解后，再加温开水至 500ml，轻轻搅拌混匀即可。具体用法：①一般患者，一天给以 2000kcal（4 袋），即可满足机体对营养的需求；②高代谢患者（烧伤、多发性创伤），一天 4000kcal（8 袋）；③初次肠道喂养的患者，初始剂量从 1000kcal（2 袋）开始，在 2~3 日逐渐增加至需要量
注意事项	非供静脉使用，请遵医嘱使用
禁忌	不能用于 5 岁以内的婴幼儿。余参见“氨基酸型肠内营养药”
不良反应	参见“氨基酸型肠内营养药”
特殊人群用药	肝功能、肾功能不全患者：参见“氨基酸型肠内营养药” 儿童：不能用于 5 岁以内的婴幼儿 妊娠与哺乳期妇女：用药具体使用由医师处方决定
药典	
国家处方集	CNF
其他推荐依据	

第三节　整蛋白型肠内营养药

■ 药品名称	肠内营养乳剂（TP）　Enteral Nutritional Emulsion（TP）
适应证	①意识障碍及昏迷患者，如老年痴呆不能经口进食和精神失常或不愿经口进食的患者；②吞咽困难和失去咀嚼能力的患者；③严重创伤、大面积烧伤、多发性骨折及各种原因所致的严重感染等患者；④适宜用肠内营养的胃肠道瘘患者；⑤适宜用肠内营养的溃疡性结

续 表

	肠炎及克罗恩病患者；⑥消化吸收不良患者，如慢性胰腺功能不全及短肠综合征的患者；⑦营养不良（营养不足）的患者，如恶性肿瘤或慢性消耗性疾病；⑧器官衰竭患者，如心力衰竭、肝衰竭、胃肠衰竭、肾衰竭及多器官衰竭等。对这类患者的肠内营养支持应慎重；⑨特殊患者营养支持，如有并发症的糖尿病、急性放射病、器官移植等；⑩家庭肠内营养支持患者。本品不含膳食纤维，可用于严重胃肠道狭窄和肠瘘患者
制剂与规格	肠内营养乳剂（TP）[保(乙)]：每 500ml 含蛋白质 19g、脂肪 17g、碳水化合物 69g，以及钠、钾、氯、钙等电解质、多种维生素和微量元素，提供 500kcal 热量，能量密度为 1kcal/ml 注：[保(乙)]限重症患者
用法与用量	本品通过管饲或口服使用，应按照患者体重和营养状况计算每日剂量。①以本品为唯一营养来源的患者：推荐剂量为按体重一日 30ml（30kcal）/kg；②以本品补充营养的患者：根据患者需要，一日使用 500~1000ml。管饲给药时，应逐渐增加剂量，第一天滴速为一小时 20ml，以后逐日增加一小时 20ml，最大滴速一小时 125ml
注意事项	1. 对于以本品为唯一营养来源的患者，必须监测其液体平衡 2. 应根据患者不同的代谢状况决定是否需要另外补钠 3. 本品提供长期营养时，只适用于禁用膳食纤维的患者。否则应选用含纤维的营养制剂 4. 使用前摇匀，有效期内使用 5. 25℃以下密闭保存。开启后冷处（2~10℃）保存 24 小时 6. 不可应用于消化道功能严重障碍和对本品所含营养物质有先天性代谢障碍，以及 1 岁以下婴儿
禁忌	不可应用于消化道功能严重障碍和对本品所含营养物质有先天性代谢障碍，以及 1 岁以下婴儿。禁忌静脉内输入
不良反应	输注过快或严重超量时，可能出现恶心、呕吐或腹泻等胃肠道反应
特殊人群用药	儿童：1 岁以下婴儿禁用 妊娠与哺乳期妇女：处于妊娠期初期 3 个月的妇女和育龄妇女一日摄入维生素 A 不应超过 10 000U。本品与含维生素 A 的其他营养制剂一起使用时，应考虑这一因素
药典	
国家处方集	CNF
其他推荐依据	
■ 药品名称	肠内营养粉剂（TP） Enteral Nutritional Powder（TP）
适应证	①意识障碍及昏迷患者，如老年痴呆不能经口进食和精神失常或不愿经口进食的患者；②吞咽困难和失去咀嚼能力的患者；③严重创伤、大面积烧伤、多发性骨折及各种原因所致的严重感染等患者；④适宜用肠内营养的胃肠道瘘患者；⑤适宜用肠内营养的溃疡性结肠炎及克罗恩病患者；⑥消化吸收不良患者，如慢性胰腺功能不全及短肠综合征的患者；⑦营养不良（营养不足）的患者，如恶性肿瘤或慢性消耗性疾病；⑧器官衰竭患者，如心力衰竭、肝衰竭、胃肠衰竭、肾衰竭及多器官衰竭等。对这类患者的肠内营养支持应慎重；⑨特殊患者营养支持，如有并发症的糖尿病、急性放射病、器官移植等；⑩家庭肠内营养支持患者

续 表

制剂与规格	肠内营养粉剂（TP）[保(乙)]：每罐400g，可加水溶解为1750ml，提供1750kcal热量，能量密度为1kcal/ml。含有蛋白质、碳水化合物、脂肪、维生素和矿物质，不含麸质。本品具有渗透性，重量渗克分子浓度为443mOsm/kg水，容积渗克分子浓度为379mOsm/L。热氮比为177：1，非蛋白热氮比为152：1 注：[保(乙)]限重症患者
用法与用量	1. 同肠内营养输注的基本原则；混合方法：在杯中加入本品55.8g，用温开水200ml，缓慢地搅拌直到溶解为250ml，400g粉剂分7份。可口服或管饲，遵照医嘱使用 2. 管饲：根据患者的病情和耐受性调整滴速、用量和浓度。额外需要的液体应通过每餐和两餐之间给予温水补足，连续管饲时，给药速度应从20ml/h增至正常速度 3. 一日输注前检查胃内残留物，如胃液>100ml，应注意调整速度。间歇管饲时，如果患者仍不能忍受可将配方稀释。同时也要定期检查胃内残留物，根据情况调整灌注
注意事项	参见“肠内营养乳剂（TP）”。如不耐受果糖患者及对牛乳或大豆蛋白过敏者慎用
禁忌	参见“肠内营养乳剂（TP）”。半乳糖血症患者禁用
不良反应	参见“肠内营养乳剂（TP）”
特殊人群用药	参见“肠内营养乳剂（TP）”
药典	
国家处方集	CNF
其他推荐依据	
■ 药品名称	**肠内营养乳剂（TPF）　Enteral Nutritional Emulsion（TPF）**
适应证	①意识障碍及昏迷患者，如老年痴呆不能经口进食和精神失常或不愿经口进食的患者；②吞咽困难和失去咀嚼能力的患者；③严重创伤、大面积烧伤、多发性骨折及各种原因所致的严重感染等患者；④适宜用肠内营养的胃肠道瘘患者；⑤适宜用肠内营养的溃疡性结肠炎及克罗恩病患者；⑥消化吸收不良患者，如慢性胰腺功能不全及短肠综合征的患者；⑦营养不良（营养不足）的患者，如恶性肿瘤或慢性消耗性疾病；⑧器官衰竭患者，如心力衰竭、肝衰竭、胃肠衰竭、肾衰竭及多器官衰竭等，对这类患者的肠内营养支持应慎重；⑨特殊患者营养支持，如有并发症的糖尿病、急性放射病、器官移植等；⑩家庭肠内营养支持患者，尤其是不能耐受大容量喂养或需要高能量的患者
制剂与规格	肠内营养乳剂（TPF）[保(乙)]：每500ml中的主要成分包括蛋白质28g、脂肪29g、碳水化合物94g、膳食纤维10g、电解质、多种维生素和微量元素等，能量密度为1.5kcal/ml 注：[保(乙)]限重症患者
用法与用量	参见“肠内营养乳剂（TP）”
注意事项	参见“肠内营养乳剂（TP）”
禁忌	参见“肠内营养乳剂（TP）”
不良反应	参见“肠内营养乳剂（TP）”
特殊人群用药	参见“肠内营养乳剂（TP）”
药典	
国家处方集	CNF

续 表

其他推荐依据	
■ 药品名称	肠内营养混悬液（TPF） Enteral Nutritional Suspension (TPF)
适应证	本品适用于有胃肠道功能或部分胃肠道功能，而不能或不愿进食足够数量的常规食物患者。主要用于：危重疾病（大面积烧伤、创伤、脓毒症、大手术后的恢复期）；营养不良患者的手术期前喂养
制剂与规格	肠内营养混悬液（TPF）[保(乙)]：本品为灰白色至微黄棕色乳状混悬液，含膳食纤维，味微甜。每 500ml 含蛋白质、脂肪、碳水化合物、膳食纤维（11g），以及钠、钾、氯、钙等电解质和多种维生素。有 0.75kcal/ml、1kcal/ml、1.5kcal/ml 三种能量密度 注：[保(乙)]限重症患者
用法与用量	口服或管饲喂养。管饲喂养时，先置入一根喂养管到胃、十二指肠或空肠上段部分，连接喂养管与本品容器。本品能量密度为 1kcal/ml，正常滴速为每小时 100~125ml（开始时滴速宜慢）。①一般患者，一天给以 2000kcal，即可满足机体对营养的需求；②高代谢患者（烧伤、多发性创伤），一天 4000kcal；③初次肠道喂养的患者，初始剂量从 1000kcal 开始，在 2~3 日逐渐增加至需要量；④若患者不能摄入过多的液体，如心肾功能不全患者，可酌情使用能量密度为 1.5kcal/ml 的产品
注意事项	1. 不宜用于要求低渣膳食的患者 2. 严禁静脉输注 3. 在使用过程中，需注意液体平衡，保证足够的液体输入，以补充由纤维素排泄所带走的水分 4. 严重糖代谢异常的患者慎用
禁忌	肠道衰竭；完全性肠梗阻；严重腹腔内感染；对本品中任一成分过敏；对本品中任一成分有先天性代谢障碍
不良反应	可能出现腹泻、腹痛等胃肠道不适反应
特殊人群用药	肝功能、肾功能不全患者：严重肝功能、肾功能不全的患者慎用
药典	
国家处方集	CNF
其他推荐依据	
■ 药品名称	整蛋白型肠内营养剂（粉剂） Intacted Protein Enteral Nutrition Powder
适应证	本品参见“肠内营养粉剂（TP）”
制剂与规格	整蛋白型肠内营养剂（粉剂）[保(乙)]：整蛋白型肠内营养剂（粉剂），每听 320g，加水混合易成白色乳状液体 1500ml，提供 1500kcal 热量。主要成分：麦芽糊精、酪蛋白、植物油、矿物质、维生素和微量元素等 注：[保(乙)]限重症患者
用法与用量	混合方法：在容器中注入 500ml 温开水，加入 320g，充分混合。待粉剂完全溶解后，再加温开水至 1500ml，轻轻搅拌混匀，或用所附的小匙，取 9 平匙，溶于 50ml 温开水中充分混合，待完全溶解后，加温开水至 200ml 以满足少量使用的要求。具体用法为：

续 表

	1. 口服：一次 50ml/h 2. 管饲喂养：先置入一根喂养管到胃、十二指肠或空肠上段部分，连接喂养管与本品容器。正常滴速为每小时 100~125ml（开始时滴速宜慢）。①一般患者，一天给予 2000kcal，即可满足机体对营养的需求；②高代谢患者（烧伤、多发性创伤），一天 4000kcal；③初次肠道喂养的患者，初始剂量从 1000kcal 开始，在 2~3 日逐渐增加至需要量
注意事项	参见“肠内营养粉剂（TP）”
禁忌	参见“肠内营养粉剂（TP）”
不良反应	参见“肠内营养粉剂（TP）”
特殊人群用药	参见“肠内营养粉剂（TP）”
药典	
国家处方集	CNF
其他推荐依据	

第七章

局部麻醉药

■ 药品名称	利多卡因 Lidocaine
适应证	盐酸利多卡因：主要用于浸润麻醉，硬膜外麻醉，表面麻醉及神经传导阻滞 碳酸利多卡因：低位硬膜外麻醉及臂丛神经阻滞麻醉
制剂与规格	盐酸利多卡因注射液[基,保(甲)]：①2ml∶4mg；②5ml∶0.1g；③10ml∶0.2g 碳酸利多卡因注射液[基,保(甲)]：①5ml∶86.5mg；②10ml∶173mg（均按利多卡因计算）
用法与用量	1. 成人常用量：①表面麻醉：2%～4%溶液一次不超过 100mg。注射给药时一次量不超过 4.5mg/kg（不用肾上腺素）或 7mg/kg（用 1∶200 000 浓度的肾上腺素）；②骶管阻滞用于分娩镇痛：用 1.0%溶液，以 200mg 为限；③硬脊膜外阻滞：胸腰段用 1.5%～2.0%溶液，250～300mg；④浸润麻醉或静脉注射区域阻滞：用 0.25%～0.50%溶液，50～300mg；⑤外周神经阻滞：臂丛（单侧）用 1.5%溶液，250～300mg；牙科用 2%溶液，20～100mg；肋间神经（每支）用 1%溶液，30mg，300mg 为限；宫颈旁浸润用 0.5%～1.0%溶液，左右侧各 100mg；椎旁脊神经阻滞（每支）用 1.0%溶液，30～50mg，300mg 为限；阴部神经用 0.5%～1.0%溶液，左右侧各 100mg；⑥交感神经节阻滞：颈星状神经用 1.0%溶液，50mg；蛛网膜下腔麻醉用 1.0%溶液，50～100mg；⑦一次限量，不加肾上腺为 200mg（4mg/kg），加肾上腺素为 300～350mg（6mg/kg）；静脉注射区域阻滞，极量 4mg/kg；治疗用静脉注射，第一次初量 1～2mg/kg，极量 4mg/kg，成人静脉滴注每分钟以 1mg 为限；反复多次给药，间隔时间不得短于 45～60 分钟 2. 儿童常用量：随个体而异，一次给药总量不得超过 4.0～4.5mg/kg，常用 0.25%～0.5%溶液，特殊情况才用 1%溶液
注意事项	1. 误入血管可引起严重的中毒反应 2. 超量使用可引起惊厥和心搏骤停
禁忌	对本品过敏者及阿-斯综合征和严重心传导阻滞者禁用
不良反应	头晕、眩晕、恶心、呕吐、倦怠、言语不清、感觉异常、肌肉震颤、惊厥、神志不清、呼吸抑制；低血压、窦性心动过缓、心脏停搏、房室传导阻滞、心肌收缩力减弱、心输出量下降，红斑皮疹、血管神经性水肿
特殊人群用药	肝功能、肾功能不全患者：肝肾功能障碍者慎用 儿童：新生儿用药可引起中毒，早产儿慎用 老年人：应根据需要和耐受程度调整剂量，70 岁以上的患者剂量应减半 妊娠与哺乳期妇女：妊娠期妇女慎用
药典	Eur. P.、Chin. P.、Int. P.、Pol. P.、USP、Viet. P.
国家处方集	CNF
其他推荐依据	

续 表

■ 药品名称	布比卡因 Bupivacaine
适应证	用于局部浸润麻醉、外周神经阻滞和椎管内阻滞
制剂与规格	盐酸布比卡因注射液[保(甲)]：① 5ml ∶ 12.5mg；② 5ml ∶ 25mg[基]；③ 5ml ∶ 37.5mg[基]；④2ml∶15mg
用法与用量	1. 臂丛神经阻滞：0.25%溶液 20～30ml 或 0.375%溶液 20ml（50～70mg） 2. 骶管阻滞：0.25%溶液 15～30ml（37.5～75.0mg）或 0.5%溶液 15～20ml（75～100mg） 3. 硬脊膜外间隙阻滞：0.25%～0.375%溶液可以镇痛，0.5%可用于一般的腹部手术等 4. 局部浸润：总用量一般以 175～200mg（0.25%，70～80ml）为限，24 小时内分次给药，一日极量 400mg 5. 交感神经节阻滞的总用量：50～125mg（0.25%，20～50ml） 6. 蛛网膜下腔阻滞常用量：5～15mg，并加 10%葡萄糖成高密度液或用脑脊液稀释成近似等密度液
注意事项	1. 使用过量或误入血管可致严重毒性反应，一旦发生心肌毒性，几乎无复苏希望 2. 少数患者用药后可出现头痛、恶心、呕吐、尿潴留及心率减慢等症状
禁忌	对本品过敏者禁用
不良反应	1. 少数患者可出现头痛、恶心、呕吐、尿潴留及心率减慢等。如果出现再重不良反应，可静脉注射麻黄碱或阿托品 2. 过量或误入血管可产生严重的毒性反应，一旦发生心肌毒性几乎无复苏希望
特殊人群用药	肝功能、肾功能不全患者：禁用 儿童：12 岁以下儿童慎用
药典	
国家处方集	CNF
其他推荐依据	
■ 药品名称	左布比卡因 Levobupivacaine
适应证	主要用于外科硬膜外阻滞麻醉
制剂与规格	盐酸左布比卡因注射液[保(乙)]：①5ml∶37.5mg；②10ml∶50mg 注：[保(乙)]限布比卡因注射液不能耐受的患者
用法与用量	成人：用于神经阻滞或浸润麻醉，一次最大剂量 150mg。外科硬膜外阻滞，0.50%～0.75%，10～20ml，50～150mg 部分至完全运动阻滞
注意事项	1. 使用时不得过量，过量可导致低血压、抽搐、心脏停搏、呼吸抑制及惊厥 2. 不宜静脉注射 3. 不用于蛛网膜下腔阻滞麻醉
禁忌	1. 低蛋白血症、对本品过敏患者或对酰胺类局部麻醉药过敏者禁用 2. 若本品与盐酸肾上腺素混合使用时，禁用于毒性甲状腺肿，严重心脏病或服用三环抗抑郁药等患者

续　表

不良反应	低血压、恶心、术后疼痛、发热、呕吐、贫血、瘙痒、疼痛、头痛、便秘、眩晕、胎儿窘迫等，偶见哮喘、水肿、少动症，不随意肌收缩，痉挛、震颤、晕厥、心律失常、期前收缩、心房颤动、心脏停搏、肠梗阻、胆红素升高、意识模糊、窒息、支气管痉挛、呼吸困难、肺水肿、呼吸功能不全、多汗、皮肤变色等
特殊人群用药	肝功能、肾功能不全患者：禁用 儿童：本品不用于12岁以下儿童，其安全性有待证实 妊娠与哺乳期妇女：妊娠期妇女应用本品应权衡利弊；大部分局部麻醉药能进入母体乳汁中，故哺乳期妇女应用本品时需注意
药典	
国家处方集	CNF
其他推荐依据	
■ 药品名称	普鲁卡因　Procaine
适应证	用于浸润麻醉，神经阻滞麻醉，蛛网膜下腔麻醉，硬膜外麻醉及封闭疗法等
制剂与规格	盐酸普鲁卡因注射液[基,保(甲)]：①2ml：40mg；②10ml：100mg；③20ml：50mg；④20ml：100mg 注射用盐酸普鲁卡因：150mg
用法与用量	1. 局部浸润麻醉：注射范围较大的，一般用0.25%~0.50%溶液；注射范围较小的，用1%溶液。本品一次用量，不加肾上腺素时不得超过0.5g，加肾上腺素时不得超过1g。每小时不得超过1.5g 2. 神经传导阻滞麻醉：使用本品1%~2%溶液。本品一次用量，不加肾上腺素时不得超过0.5g，加肾上腺素时不得超过1g（指、趾的麻醉不得加肾上腺素）。每小时不得超过1g 3. 蛛网膜下腔阻滞麻醉：一次不宜超过150mg，麻醉作用约可持续1小时，主要用于腹部以下持续时间不长的手术 4. 硬膜外麻醉：2%溶液，一般一次注射20~25ml。每小时不得超过0.75g 5. 封闭疗法：将本品液注射于与病变有关的神经周围或病变部位，用量同局部浸润麻醉
注意事项	1. 使用过量或误入血管可致严重毒性反应，一旦发生心肌毒性，几乎无复苏希望 2. 少数患者用药后可出现头痛、恶心、呕吐、尿潴留及心率减慢等症状
禁忌	对本品过敏者禁用
不良反应	1. 少数患者可出现头痛、恶心、呕吐、尿潴留及心率减慢等。如果出现再重不良反应，可静脉注射麻黄碱或阿托品 2. 过量或误入血管可产生严重的毒性反应，一旦发生心肌毒性几乎无复苏希望
特殊人群用药	心功能、肾功能不全患者：禁用 儿童：儿童应用本品的毒性反应比成人严重，故慎用 妊娠与哺乳期妇女：妊娠期妇女应用本品应权衡利弊
药典	Eur. P.、Chin. P.、Jpn. P.、Int. P.、Pol. P.、USP、Viet. P.
国家处方集	CNF
其他推荐依据	

续 表

■ 药品名称	罗哌卡因 Ropivacaine
适应证	外科手术麻醉：硬膜外麻醉、区域阻滞；急性疼痛控制：持续硬膜外输注或间歇性单次用药（如术后或分娩疼痛）、区域阻滞
制剂与规格	盐酸罗哌卡因注射液[保(乙)]：①10ml：20mg；②10ml：75mg[基]；③10ml：100mg[基]；④20ml：40mg；⑤20ml：150mg；⑥20ml：200mg
用法与用量	区域阻滞（如末梢神经阻滞和浸润麻醉）：浓度7.5mg/ml，容量1~30ml，总用量7.5~225mg，用于外科手术；或浓度2.0mg/ml，容量1~100ml，总用量2~200mg，用于疼痛控制
注意事项	1. 本品在pH 6.0以上碱性环境中会出现沉淀 2. 将本品误注入血管中可致毒性反应 3. 对于高龄或伴有其他严重疾患诸如患有心脏传导部分或完全阻滞、严重肝病或严重肾功能不全等疾病而需施用区域麻醉的患者，在实施麻醉前，应尽力改善患者的状况，药物剂量也应随之调整
禁忌	对本品过敏者禁用
不良反应	最常见的不良反应为低血压和恶心
特殊人群用药	儿童：本品不用于12岁以下的患者 妊娠与哺乳期妇女：妊娠期妇女慎用
药典	USP
国家处方集	CNF
其他推荐依据	
■ 药品名称	丁卡因 Tetracaine
适应证	用于硬膜外阻滞、蛛网膜下腔阻滞、神经传导阻滞、黏膜表面麻醉
制剂与规格	注射用盐酸丁卡因[保(甲)]：①10mg；②15mg；③20mg；④50mg 盐酸丁卡因注射液[保(甲)]：①3ml：30mg；②5ml：50mg；③10ml：30mg
用法与用量	本品为粉针剂，需加氯化钠注射液或灭菌注射用水溶解使用。药液浓度及用量按用途分别如下：①硬膜外阻滞：常用浓度为0.15%~0.30%溶液，与盐酸利多卡因合用，最高浓度为0.3%，一次常用量为40~50mg，极量为80mg；②蛛网膜下腔阻滞：常用其混合液（1%盐酸丁卡因1ml与10%葡萄糖注射液1ml、3%盐酸麻黄碱1ml混合使用），一次常用量为10mg，15mg为限量，20mg为极量；③神经传导阻滞：常用浓度0.1%~0.2%，一次常用量为40~50mg，极量为100mg；④黏膜表面麻醉：常用浓度1%，眼科用1%等渗溶液，耳鼻喉科用1%~2%溶液，一次限量为40mg
注意事项	1. 禁用于浸润麻醉、静脉注射和静脉滴注 2. 皮肤或黏膜表面损伤、感染严重的部位需慎用 3. 对儿童、年老体弱、营养不良、饥饿状态易出现毒性反应，应减量 4. 注射部位不能遇碘 5. 避免误入血管引发严重反应
禁忌	对本品过敏者、严重过敏性体质者；心功能、肾功能不全及重症肌无力等患者禁用

续　表

不良反应	1. 毒性反应：过量中毒症状表现为头晕、目眩，继之寒战、震颤、恐慌，最后可致惊厥和昏迷，并出现呼吸衰竭和血压下降，需及时抢救 2. 变态反应：对过敏患者可引起猝死，即使表面麻醉时也需注意 3. 可产生皮疹或荨麻疹，颜、口和/或舌咽区水肿等
特殊人群用药	肝功能、肾功能不全患者：肾功能不全者禁用；肝功能不全，血浆胆碱酯酶活动减弱时应减量 儿童：5 岁以内儿童需慎用 老年人：年老体弱者应减量 妊娠与哺乳期妇女：妊娠期妇女使用局部麻醉药做硬膜外阻滞时用量需减少；对于哺乳期妇女，尚未见药物进入乳汁的报道
药典	USP
国家处方集	CNF
其他推荐依据	

第八章

口服泻药

■ 药品名称	欧车前亲水胶　Psyllium Hydrophilic Mucilloid
适应证	1. 便秘及相关疾病：功能性便秘、肠易激综合征、憩室病、痔疮、肛裂、肛肠手术及其他外科手术后，维持正常的排便功能 2. 非特异性腹泻 3. 高胆固醇血症 4. 非胰岛素依赖型糖尿病的辅助治疗
制剂与规格	欧车前亲水胶散：6g
用法与用量	口服：成人一次 6g，一日 1~3 次，以 300ml 水搅匀后，于餐后半小时服用
注意事项	体弱、肠道狭窄、胃肠动力不足者应认真监护
禁忌	1. 原因不明的腹痛、炎症性肠道病变、肠梗阻、肠麻痹、胃肠出血及粪便嵌塞禁用 2. 对本品过敏者禁用 3. 妊娠与哺乳期妇女、婴幼儿禁用 4. 长期卧床者或吞咽困难者禁用
不良反应	常见腹胀、恶心、肠胀气、肠梗阻、粪便嵌塞、肠绞痛等，从小剂量开始可避免，坚持服用症状可消失。对车前子敏感者，吸入或摄入本品可能会引起过敏反应。亦有支气管痉挛、鼻炎等变态反应
特殊人群用药	儿童：婴幼儿禁用 老年人：应认真监护 妊娠与哺乳期妇女：禁用
药典	Eur. P. 、Pol. P. 、USP
国家处方集	CNF
其他推荐依据	
■ 药品名称	硫酸镁　Magnesium Sulfate
适应证	本品用于导泻、肠道清洗；十二指肠引流及治疗胆绞痛
制剂与规格	硫酸镁溶液：100ml：33g 硫酸镁注射液（可用于口服）[基,保(甲)]：①10ml：1g；②10ml：2. 5g
用法与用量	口服：用于导泻，一次 5~20g，一日 1 次，用水 100~400ml 溶解后顿服。用于利胆，服用 33%的溶液剂，一次 10ml，一日 3 次

续　表

注意事项	1. 呼吸系统疾病患者，特别是呼吸功能不全者慎用 2. 严重心血管疾病患者慎用 3. 服用中枢抑制药中毒需导泻时，应避免使用硫酸镁，改用硫酸钠 4. 本品的致泻作用一般在服药后 2~8 小时出现，故宜早晨空腹服药，并同时大量饮水以加强导泻作用，防止脱水
禁忌	急腹症、肠道失血、妊娠及经期妇女禁用
不良反应	可能引起嗳气、腹痛、食欲减退等。连续服用硫酸镁可引起便秘，部分患者可出现麻痹性肠梗阻，停药后好转
特殊人群用药	肝功能、肾功能不全患者：肾功能不全者慎用 儿童：慎用 老年人：慎用 妊娠与哺乳期妇女：妊娠期妇女禁用
药典	Chin. P. 、Eur. P. 、Jpn. P. 、Pol. P. 、USP、BP
国家处方集	CNF
其他推荐依据	
■ 药品名称	比沙可啶　Bisacodyl
适应证	本品用于便秘的治疗，腹部 X 线检查或内镜检查前以及手术前后清洁肠道
制剂与规格	1. 比沙可啶片：①5mg；②10mg 2. 比沙可啶栓：①5mg；②10mg
用法与用量	1. 口服：成人一次 5~10mg，一日 1 次 2. 直肠给药：一次 10mg，一日 1 次。造影检查和手术前服用，手术前一日晚上口服或直肠用栓 10~20mg，早上再服 10mg（片剂起效时间 10~12 小时，栓剂起效时间 20~60 分钟）
注意事项	1. 本品有较强刺激性，应避免将本品吸入或与眼睛、皮肤黏膜接触 2. 为避免胃肠道刺激，应用肠溶片在服药时不得咀嚼或压碎 3. 进餐 1 小时内不宜服用本品，服药前 2 小时不得服牛奶或抗酸药 4. 不宜长期使用（不超过 7 天）
禁忌	1. 对本品过敏者 2. 急腹症（如阑尾炎、肠梗阻和胃肠炎等），炎症性肠病，严重水、电解质紊乱者 3. 6 岁以下儿童不建议用此药；新生儿禁忌直肠给药
不良反应	偶见明显的腹部绞痛，停药后即消失；直肠给药有时有刺激性，反复应用可能引起直肠炎；可引起过度腹泻；可出现尿色异常和低钾血症
特殊人群用药	儿童：6 岁以下儿童不建议用此药；新生儿禁忌直肠给药 妊娠与哺乳期妇女：妊娠期妇女慎用，哺乳期妇女在用药期间应停止授乳
药典	Chin. P. 、Eur. P. 、Jpn. P. 、Pol. P. 、USP、BP
国家处方集	CNF
其他推荐依据	

续 表

■ 药品名称	酚酞 Phenolphthalein
适应证	本品用于治疗便秘，也可在结肠镜检查或 X 线检查时用作肠道清洁剂
制剂与规格	酚酞片[保(甲)]：①50mg；②100mg
用法与用量	口服：成人一日 50~200mg，根据患者情况而增减；2~5 岁儿童，一日 15~20mg，6 岁以上儿童，一日 30~60mg。一般应睡前顿服，服药后约 8 小时排便
注意事项	1. 避免过量或长期应用 2. 药物过量处理应马上洗胃，并给予药用炭 3. 禁用导泻药
禁忌	1. 对本品过敏者禁用 2. 阑尾炎、肠梗阻、直肠出血未明确诊断的患者、充血性心力衰竭和高血压、粪块阻塞者禁用 3. 婴儿和哺乳期妇女禁用
不良反应	偶见肠绞痛、出血倾向；罕见过敏反应
特殊人群用药	儿童：幼儿慎用，婴儿禁用 妊娠与哺乳期妇女：妊娠期妇女慎用；哺乳期妇女禁用
药典	Chin. P. 、Eur. P.
国家处方集	CNF
其他推荐依据	
■ 药品名称	蓖麻油 Oleum Ricini
适应证	本品用于外科手术前或诊断检查前清洁肠道之用；用于器械润滑
制剂与规格	蓖麻油[保(乙)]：20 毫升/瓶
用法与用量	口服：成人一次 10~20ml，总量不超过 60ml；儿童一次 5~15ml，小于 2 岁的婴幼儿，一次 1~5ml
注意事项	不宜作为治疗便秘长期用药；忌与脂溶性驱肠虫药同用
禁忌	妊娠及经期妇女禁用
不良反应	泻后可有短期便秘，常见不良反应为恶心、呕吐等。蓖麻油在小肠内可引起形态学改变，并改变黏膜的通透性。可发生腹痛、脱水和电解质失衡
特殊人群用药	妊娠与哺乳期妇女：妊娠妇女禁用
药典	Eur. P. 、Jpn. P. 、USP
国家处方集	CNF
其他推荐依据	

续　表

■ 药品名称	乳果糖 Lactulose
适应证	本品用于慢性或习惯性便秘，并预防和治疗各种肝病引起的高血氨症以及高血氨所致的肝性脑病
制剂与规格	乳果糖粉：①5g；②100g 乳果糖溶液[保(乙)]：①10ml：6.7g；②100ml：66.7g[基]；③300ml：200g 乳果糖口服溶液[保(乙)]：①10ml：5g；②100ml：50g；③15ml：10g[基]
用法与用量	1. 用于便秘，口服，成人一次5~10g，一日1~2次；6~12岁儿童一次5g，1~5岁儿童一次3g，婴儿一次1.5g，均一日1~2次 2. 用于肝性脑病，①成人常规用药，口服：起初1~2日，一次10~20g，一日2~3次，后改为一次3~5g，一日2~3次，以一日排软便2~3次为宜。灌肠：200g加适量水，保留或流动灌肠30~60分钟，每4~6小时1次；②儿童和婴儿的初始量为1.7~6.7g，分次给予；年龄较大的儿童和青少年一日27~60g，后调整剂量到每天2~3次软便
注意事项	1. 以下情况慎用：乳果糖不耐受者、糖尿病患者 2. 本品疗效有个体差异性，须调节剂量
禁忌	1. 本品过敏者禁用 2. 胃肠道梗阻和急腹症者禁用 3. 对乳糖或半乳糖不耐受者、乳酸血症者禁用 4. 尿毒症和糖尿病酸中毒者禁用
不良反应	偶见腹部不适、胀气或腹痛；剂量大时偶见恶心、呕吐。长期大量使用致腹泻时可出现水电解质失衡。不良反应在减量或停药不久后消失
特殊人群用药	妊娠与哺乳期妇女：妊娠初始3个月妇女慎用
药典	Eur. P.、Jpn. P.、Chin. P.、USP
国家处方集	CNF
其他推荐依据	
■ 药品名称	聚乙二醇4000 Macrogol 4000
适应证	本品用于成人及8岁以上儿童（包括8岁）便秘的症状治疗
制剂与规格	聚乙二醇4000粉剂[基,保(甲)]：10g
用法与用量	口服：成人和8岁以上儿童一次10g、一日1~2次，或一日20g、一次顿服，将每袋本品溶解在一杯水中服用
注意事项	1. 出现水、电解质紊乱者停药 2. 建议不要长期使用
禁忌	1. 对本品过敏者 2. 炎症性器质性肠病（溃疡性结肠炎、克罗恩病）、肠梗阻、肠穿孔、胃潴留、消化道出血、中毒性肠炎、中毒性巨结肠和肠扭转患者 3. 未确诊的腹痛

续 表

不良反应	因为在消化道内不被吸收或吸收量极少，潜在毒性极低。可能会导致腹泻，少数甚至腹胀、腹痛，恶心，停药后 24~48 小时将恢复正常。重新再服用小剂量即可。罕有过敏反应，如皮疹、荨麻疹和水肿。特例报道有过敏性休克
特殊人群用药	儿童：应为短期治疗，疗程最好不超过 3 个月，可配合其他通便措施 妊娠与哺乳期妇女：慎用
药典	Eur. P. 、USP
国家处方集	CNF
其他推荐依据	
■ 药品名称	**液状石蜡　Liquid Paraffin**
适应证	本品用于肠梗阻、肠粪块嵌塞、便秘，也用于器械润滑
制剂与规格	液体石蜡原液[保(乙)]：①500 毫升/瓶；②30 毫升/瓶 液体石蜡灭菌原液[保(乙)]：10 毫升/瓶
用法与用量	口服：成人一次 15~45ml，一日 2 次；6 岁以上儿童，一次 10~15ml，睡前服用
注意事项	本品不可久用，因口服可妨碍脂溶性维生素和钙、磷的吸收，并有吸入肺部的危险。在摄用后保持直立位至少 2 小时以减少脂肪性肺炎的危险。对有吞咽异常者不宜给予口服液状石蜡
禁忌	婴幼儿禁用
不良反应	曾有报道，全身性吸收液状石蜡后在肝、脾或肠系膜淋巴结内发生异物肉芽肿或液状石蜡瘤
特殊人群用药	儿童：婴幼儿禁用
药典	Chin. P. 、Eur. P. 、Jpn. P. 、Pol. P. 、USP
国家处方集	CNF
其他推荐依据	

第九章

人血白蛋白

■ 药品名称	人血白蛋白　Human Serum Albumin
适应证	本品用于失血创伤引起的休克，肝硬化引起的水肿或腹水，低蛋白血症的防治
制剂与规格	人血白蛋白注射液[保(乙)]：①20%，25ml；②20%，50ml；③25%，50ml 冻干人血白蛋白：①5g；②10g 注：[保(乙)]限抢救、重症或因肝硬化、癌症引起胸腔积液腹水的患者且白蛋白低于30g/L
用法与用量	1. 用法：一般采用静脉滴注或静脉注射。为防止大量注射时组织脱水，可采用5%葡萄糖注射液或氯化钠注射液适当稀释作静脉滴注。滴注速度应以每分钟不超过2ml为宜，但在开始15分钟内，应特别注意速度缓慢，逐渐加速至上述速度 2. 用量：使用剂量由医师酌情考虑，一般因严重烧伤或失血等所致休克，可直接注射本品5~10g，隔4~6小时重复注射1次。在治疗肾病及肝硬化等慢性白蛋白缺乏症时，可每日注射本品5~10g，直至水肿消失，血清白蛋白含量恢复正常为止
注意事项	1. 药液呈现混浊、沉淀、异物或瓶子有裂纹、瓶盖松动、过期失效等情况不可使用 2. 本品开启后，应一次输注完毕，不得分次或给第二人输用 3. 输注过程中如发现患者有不适反应，应立即停止输用 4. 有明显脱水者应同时补液 5. 运输及贮存过程中严禁冻结
禁忌	1. 对白蛋白有严重过敏者禁用 2. 高血压、急性心脏病、正常血容量及高血容量的心力衰竭患者禁用 3. 严重贫血患者禁用 4. 肾功能不全者禁用
不良反应	使用本品一般不会产生不良反应，偶可出现寒战、发热、颜面潮红、皮疹、恶心呕吐等症状，快速输注可引起血管超负荷导致肺水肿，偶有变态反应
特殊人群用药	肝功能、肾功能不全患者：肾功能不全者禁用 妊娠与哺乳期妇女：对孕妇或可能妊娠妇女的用药应慎重，如有必要应用时，应在医师指导和严密观察下使用
药典	Eur. P. 、USP
国家处方集	CNF
其他推荐依据	

第十章

利尿剂

■ 药品名称	氢氯噻嗪 Hydrochlorithiazide
适应证	用于水肿性疾病、高血压、中枢性或肾性尿崩症、肾石症（预防含钙盐成分形成的结石）
制剂与规格	氢氯噻嗪片[保(甲)]：①6.25mg[基]；②10mg；③25mg[基]；④50mg
用法与用量	成人：水肿性疾病，一次 50mg，一日 1~2 次，或隔日治疗，或 1 周连服 3~5 日；高血压，一日 25~100mg，分 1~2 次服用，并按降压效果调整剂量 儿童：按体重一日 1~2mg/kg 或按体表面积一日 30~60mg/m^2，分 1~2 次服，并按疗效调整剂量；小于 6 个月的婴儿剂量可达一日 3mg/kg
注意事项	1. 以下情况慎用：无尿、糖尿病、高尿酸血症或痛风、高钙血症、低钠血症、红斑狼疮、胰腺炎、交感神经切除者、婴儿黄疸、哺乳期妇女 2. 应从最小剂量开始用药，以减少不良反应的发生，减少反射性肾素和醛固酮分泌 3. 在用药期间，应定期检查血电解质、血糖、血尿酸、血肌酶、尿素氮和血压 4. 有低钾血症倾向的患者，应酌情与补钾利尿药合用
禁忌	对磺酰胺类、噻嗪类药物过敏者禁用
不良反应	低钾血症，低氯性碱中毒，低氯低钾性碱中毒，低钠血症，及上述水、电解质紊乱导致的口干、烦渴、肌肉痉挛、恶心、呕吐和极度疲乏无力，高糖血症，高尿酸血症，少见过敏反应（皮疹、荨麻疹），血白细胞减少或缺乏症、血小板减少性紫癜，罕见胆囊炎、胰腺炎、性功能减退、光敏感、色觉障碍
特殊人群用药	肝功能、肾功能不全患者：严重肝功能损害者，水、电解质紊乱可诱发肝昏迷；严重肾功能减退者慎用 儿童：黄疸婴儿慎用 老年人：应用本类药物较易发生低血压、电解质紊乱和肾功能损害 妊娠与哺乳期妇女：本品能通过胎盘屏障，对妊娠高血压综合征无预防作用，妊娠期妇女慎用；哺乳期妇女慎用
药典	Eur. P.、Chin. P.、Jpn. P.、USP、Viet. P.
国家处方集	CNF
其他推荐依据	
■ 药品名称	呋塞米 Furosemide
适应证	充血性心力衰竭、肝硬化、肾脏疾病（肾炎、肾病及各种原因所致的急慢性肾衰竭）、与其他药物合用治疗急性肺水肿和急性脑水肿等；预防急性肾衰竭，用于各种原因导致的肾脏血流灌注不足，如失水、休克、中毒、麻醉意外以及循环功能不全等；高血压，仅当噻嗪类药物疗效不佳并伴有肾功能不全或出现高血压危象时；高钾血症、高钙血症、稀释性低钠血症（尤其是当血钠浓度<120mmol/L 时）；抗利尿激素分泌过多症；急性药物及毒物中毒

续　表

制剂与规格	呋塞米片[基,保(甲)]：20mg 呋塞米注射液[基,保(甲)]：2ml∶20mg 复方呋塞米片：每片含呋塞米 20mg，盐酸阿米洛利 2.5mg
用法与用量	口服： 1. 成人：水肿性疾病，起始 20~40mg，一日 1 次，必要时 6~8 小时后追加 20~40mg，直至出现满意利尿效果。最大剂量虽可达一日 600mg，但一般应控制在 100mg 以内，分 2~3 次服，以防过度利尿和不良反应发生。部分患者剂量可减少至 20~40mg，隔日 1 次，或 1 周中连续服药 2~4 日，一日 20~40mg；高血压，起始一日 40~80mg，分 2 次服用，并酌情调整剂量；高钙血症，一日 80~120mg，分 1~3 次服 2. 儿童：治疗水肿性疾病，起始按体重 2mg/kg，必要时 4~6 小时追加 1~2mg/kg。一日最高不超过 40mg，新生儿应延长用药间隔 静脉注射： 1. 水肿性疾病：紧急情况或不能口服者，可静脉注射，开始 20~40mg，必要时每 2 小时追加剂量，直至出现满意疗效。维持用药阶段可分次给药 2. 急性左心衰竭：起始 40mg 静脉注射，必要时每小时追加 80mg，直至出现满意疗效 3. 急性肾衰竭：可 200~400mg 加入 100ml 氯化钠注射液内静脉滴注，滴注速度不超过 4mg/min，有效者可按原剂量重复应用或酌情调整剂量，一日总剂量不超过 1g。利尿效果差时不宜再增加剂量，以免出现肾毒性，对急性肾衰竭功能恢复不利 4. 慢性肾功能不全：通常一日 40~120mg 5. 高钙血症：一次 20~80mg 6. 高血危象：起始 40~80mg，伴急性左心衰竭或急性肾衰竭时，可酌情增加剂量 复方呋塞米片：口服，一日 1 次，一次 1 片，早晨服用，必要时可增至一日 2 片，或遵医嘱
注意事项	1. 以下情况慎用：无尿或严重肾功能减退者、糖尿病、高尿酸血症或痛风病史、严重肝功能损害、急性心肌梗死、胰腺炎、有低钾血症倾向者、红斑狼疮、前列腺肥大 2. 应从最小剂量开始 3. 不主张肌内注射 4. 不宜用葡萄糖注射液稀释
禁忌	对磺酰胺类、噻嗪类药物过敏者以及低钾血症、肝性脑病、超量服用洋地黄者禁用
不良反应	1. 常见与水、电解质紊乱的有关症状 2. 在高钙血症时，可引起肾结石。尚有报道本药可加重特发性水肿
特殊人群用药	肝功能、肾功能不全患者：严重肝功能损害者慎用 儿童：本药在新生儿的半衰期明显延长，故新生儿用药间隔应延长 老年人：应用本药发生低血压、电解质紊乱，血栓形成和肾功能损害的机会增多 妊娠与哺乳期妇女：可通过胎盘屏障，妊娠期妇女尤其是妊娠期初期 3 个月应尽量避免应用；可经乳汁分泌，哺乳期妇女应慎用
药典	Eur. P.、Chin. P.、Int. P.、Pol. P.、Jpn. P.、USP
国家处方集	CNF
其他推荐依据	
■ 药品名称	布美他尼　Bumetanide
适应证	水肿性疾病：充血性心力衰竭、肝硬化、肾脏疾病（肾炎、肾病及各种原因所致的急慢性肾衰竭）与其他药物合用治疗急性肺水肿和急性脑水肿等；预防急性肾衰竭；高钾血症、

续 表

	高钙血症、稀释性低钠血症（尤其是当血钠浓度< 120mmol/L 时）；抗利尿激素分泌过多症；对某些呋塞米无效的病例仍可能有效；高血压危象；急性药物及毒物中毒
制剂与规格	布美他尼片[保(乙)]：1mg 布美他尼钠注射液[保(乙)]：①2ml：0.5mg；②2ml：1mg 注射用布美他尼钠[保(乙)]：①0.5mg；②1mg
用法与用量	1. 水肿性疾病： （1）口服：成人：初始剂量一次 0.5~2.0mg，一日 1 次，必要时每隔 4~5 小时重复，最大剂量一日 10~20mg。也可间隔用药，即隔 1~2 日用药 1 日。儿童：口服按体重一次 0.01~0.02mg/kg，一日 1 次，必要时 4~6 小时 1 次 （2）肌内注射或静脉注射：成人：起始一次 0.5~1.0mg，必要时每隔 2~3 小时重复，最大剂量一日 10mg；儿童：按体重一次 0.01~0.02mg/kg，必要时 4~6 小时 1 次 2. 急性肺水肿及左侧心力衰竭： （1）静脉注射：起始一次 1~2mg，必要时隔 20 分钟重复 （2）静脉滴注：一次 2~5mg，加入 0.9%氯化钠注射液 500ml 中稀释后，缓慢静脉滴注，滴注时间不短于 30~60 分钟
注意事项	以下情况慎用：无尿或严重肾功能减退者、糖尿病、高尿酸血症或有痛风病史、严重肝功能损害、急性心肌梗死、胰腺炎、有低钾血症倾向者、前列腺肥大
禁忌	对磺酰胺类、噻嗪类药物过敏者，低钾血症、肝性脑病、超量服用洋地黄者禁用
不良反应	1. 常见与水、电解质紊乱的有关症状 2. 在高钙血症时，可引起肾结石。尚有报道本药可加重特发性水肿 3. 有报道本药偶见未婚男性遗精和阴茎勃起困难。大剂量时可发生肌肉酸痛、胸痛、男性乳腺发育
特殊人群用药	肝功能、肾功能不全患者：严重肾功能减退者慎用；严重肝功能损害慎用 儿童：本药在新生儿的半衰期明显延长，故新生儿用药间隔应延长 老年人：老年人应用本药时发生低血压、电解质紊乱、血栓形成和肾功能损害的机会增多 妊娠与哺乳期妇女：可通过胎盘屏障，妊娠妇女尤其是妊娠初期 3 个月应尽量避免使用；可经乳汁分泌，哺乳期妇女应慎用
药典	
国家处方集	CNF
其他推荐依据	
■ 药品名称	**托拉塞米　Torasemide**
适应证	本品用于充血性心力衰竭引起的水肿，肝硬化腹水，肾脏疾病所致水肿，原发性高血压
制剂与规格	托拉塞米片[保(乙)]：①5mg；②10mg；③20mg 托拉塞米胶囊[保(乙)]：10mg 托拉塞米注射液[保(乙)]：①1ml：10mg；②2ml：20mg；③5ml：50mg 注射用托拉塞米[保(乙)]：①10mg；②20mg 注：注射液[保(乙)]限需迅速利尿或不能口服利尿的充血性心力衰竭患者、重症患者

续　表

用法与用量	1. 口服：①充血性心力衰竭：初始剂量一次 10mg，一日 1 次，根据病情需要可增至一次 20mg，一日 1 次；②原发性高血压：起始剂量一次 5mg，一日 1 次，4~6 周内降压作用不理想可增至一次 10mg，一日 1 次，若一日 10mg 仍未取得足够的降压作用，可考虑合用其他降压药 2. 注射：①充血性心力衰竭所致的水肿、肝硬化腹水：一般初始剂量为一次 5mg 或 10mg，一日 1 次，缓慢静脉注射，也可以用 5%葡萄糖注射液或 0.9%氯化钠注射液稀释后进行静脉注射；如疗效不满意可增加剂量至一次 20mg，一日 1 次，一日最大剂量为 40mg，疗程不超过 1 周；②肾脏疾病所致的水肿，初始剂量一次 20mg，一日 1 次，以后根据需要可逐渐增加剂量至最大剂量一日 100mg，疗程不超过 1 周
注意事项	1. 在用药期间，应定期检查电解质（特别是血钾）、血糖、尿酸、肌酐、血脂等 2. 本品与醛固酮拮抗剂一起使用可防止低钾血症和代谢性碱中毒 3. 前列腺肥大的患者排尿困难，使用本品尿量增多可导致尿潴留和膀胱扩张 4. 本品必须缓慢静脉注射，不应与其他药物混合后静脉注射，但可根据需要用 0.9%氯化钠注射液或 5%葡萄糖注射液稀释 5. 如需长期用药，建议尽早从静脉给药转为口服用药，静脉给药疗程限于 1 周
禁忌	肾衰竭无尿患者、肝昏迷前期或肝昏迷患者、对本品或磺酰脲类药过敏患者、低血压、低血容量、低钾或低钠血症患者、严重排尿困难（如前列腺肥大）者禁用
不良反应	常见头痛，头晕，乏力，失眠，鼻炎，咳嗽，腹泻，胸痛，心电图异常，便秘，恶心，消化不良，食欲缺乏，关节痛，咽喉痛，肌肉痛，水肿，神经质，排尿过度；高血糖症，低钾血症（多见于低钾饮食、呕吐、腹泻、快速给药、肝功能异常等）；偶见瘙痒，皮疹，光敏反应；罕见口干，肢体感觉异常，视觉障碍
特殊人群用药	肝功能、肾功能不全患者：肝硬化和肝腹水患者慎用本品，以防止由于体液和电解质平衡突然改变可能导致的肝性脑病 儿童：对儿童患者是否安全有效尚不明确 老年人：老年人使用本品的疗效和安全性与年轻人无区别，但老年患者使用本品初期尤其需注意监测血压、电解质和有无血容量不足、有无排尿困难 妊娠与哺乳期妇女：未在妊娠期妇女中进行过充分的对照试验，妊娠期妇女服用本品时需权衡利弊；目前尚不知本品是否能在人乳汁分泌，哺乳期妇女应慎用本品
药典	Eur. P.、USP
国家处方集	CNF
其他推荐依据	
■ 药品名称	螺内酯　Spironolactone
适应证	1. 水肿性疾病：与其他利尿药合用，治疗充血性水肿、肝硬化腹水、肾性水肿等水肿性疾病，也用于特发性水肿的治疗 2. 高血压：作为治疗高血压的辅助药物；低钾血症的预防与噻嗪类利尿药合用，增强利尿效应和预防低钾血症
制剂与规格	螺内酯片[基,保(甲)]：20mg 螺内酯胶囊[保(甲)]：20mg

续 表

用法与用量	口服： 1. 成人：①水肿性疾病：一日 40~120mg，分 2~4 次服，至少连服 5 日。以后酌情调整剂量；②高血压：开始一日 40~80mg，分 2~4 次服，至少 2 周，以后酌情调整剂量，不宜与血管紧张素转换酶抑制剂与规格合用，以免增加发生高钾血症的机会；③原发性醛固酮增多症：手术前患者一日 100~400mg，分 2~4 次服用。不宜手术的患者，则选用较小剂量维持；④诊断原发性醛固酮增多症：螺内酯试验，一日 400mg，分 2~4 次服，连续 3~4 周。老年人开始用量宜偏小；⑤慢性心力衰竭：初始剂量一日 10mg，最大剂量一日 20mg 2. 儿童：治疗水肿性疾病，开始按体重一日 1~3mg/kg 或按体表面积一日 30~90mg/m^2，单次或分 2~4 次服，连服 5 日后酌情调整剂量，最大剂量为一日 3~9mg/kg 或 90~270mg/m^2
注意事项	1. 应于进食时或餐后服药，以减少胃肠道反应，并可能提高本药的生物利用度 2. 宜从最小有效剂量开始，宜在早晨服药 3. 本品起效慢、维持时间较长，故首日剂量可增加至常规剂量的 2~3 倍 4. 服药期间监测血钾，出现高钾血症后立即停药 5. 下列情况慎用：无尿、低钠血症、酸中毒、乳房增大或月经失调
禁忌	高钾血症、低钠血症患者禁用
不良反应	1. 常见高钾血症、胃肠道反应 2. 少见低钠血症、抗雄激素样作用或对其他内分泌系统的影响、中枢神经系统表现 3. 罕见过敏反应、暂时性血清肌酐及尿素氮升高、轻度高氯性酸中毒、肿瘤
特殊人群用药	肝功能、肾功能不全患者：肝功能不全者慎用，因本药引起电解质紊乱，可诱发肝昏迷；肾功能不全者慎用 老年人：用药较易发生高钾血症和利尿过度 妊娠与哺乳期妇女：本药可通过胎盘，但对胎儿的影响尚不清楚。孕妇应在医师指导下用药，且用药时间应尽量短
药典	USP、Eur. P.、BP、Jpn. P.
国家处方集	CNF
其他推荐依据	
■ 药品名称	氨苯蝶啶 Triamterene
适应证	治疗水肿性疾病，包括慢性心力衰竭、肝硬化腹水、肾病综合征、肾上腺糖皮质激素治疗过程中发生的水钠潴留；特发性水肿；亦用于对氢氯噻嗪或螺内酯无效者
制剂与规格	氨苯蝶啶片[基,保(甲)]：50mg 氨苯蝶啶-氢氯噻嗪片：每片含氨苯蝶啶 50mg、氢氯噻嗪 25mg
用法与用量	口服： 1. 成人：初始剂量一日 25~100mg，分 2 次服用，与其他利尿药合用时，剂量可减少，维持阶段可改为隔日疗法，最大剂量不超过一日 300mg 2. 儿童：初始剂量按体重一日 2~4mg/kg 或按体表面积 120mg/m^2，分 2 次服用，一日或隔日疗法，以后酌情调整剂量，最大剂量不超过一日 6mg/kg 或 300mg/m^2

续 表

注意事项	1. 宜从最小有效剂量开始，宜在早晨服药 2. 服药期间监测血钾，出现高钾血症后立即停药 3. 下列情况下慎用：无尿、糖尿病、低钠血症、酸中毒、高尿酸血症或有痛风病史者、肾结石或有病史者 4. 用药期间应随时注意血常规、肝功能或其他特异反应，随时调整剂量
禁忌	高钾血症患者禁用
不良反应	1. 常见高钾血症 2. 偶见恶心、呕吐、嗜睡、轻度腹泻、软弱、口干及皮疹、肝损害、肝功能异常等 3. 少见低钠血症、头晕、头痛、光敏感 4. 罕见过敏反应、血液系统损害、肾结石
特殊人群用药	肝功能、肾功能不全患者：慎用 老年人：应用本药时可能发生高钾血症和肾损害 妊娠与哺乳期妇女：慎用
药典	USP、Eur. P. 、BP、Jpn. P. 、Chin. P.
国家处方集	CNF
其他推荐依据	
■ 药品名称	阿米洛利 Amiloride
适应证	主要治疗水肿性疾病，亦可用于难治性低钾血症的辅助治疗
制剂与规格	盐酸阿米洛利片[保(乙)]：①2. 5mg；②5mg 复方盐酸阿米洛利片：每片含盐酸阿米洛利 2. 5mg，氢氯噻嗪 25mg
用法与用量	口服：一次 2. 5~5mg，一日 1 次，必要时一次 2. 5mg，一日 2 次，与食物同服 复方盐酸阿米洛利片：用于一日口服 1~2 次，每次 1~2 片，必要时早晚各 1 次，与食物同服
注意事项	1. 下列情况慎用：少尿、糖尿病、酸中毒和低钠血症 2. 用药期间应定期查血钾、钠、氯。如发生高钾血症，应立即停药，并作相应处理 3. 从最小有效剂量开始使用，以减少电解质紊乱等不良反应
禁忌	严重肾功能不全及高钾血症者禁用
不良反应	常见高钾血症，偶见低钠血症，高钙血症，轻度代谢性酸中毒，胃肠道反应，头痛，头晕，胸闷，性功能低下，过敏反应（皮疹、呼吸困难）
特殊人群用药	肝功能、肾功能不全患者：肝功能不全者慎用；肾功能损害者慎用 儿童：用药尚不明确 老年人：应用本药较易出现高钾血症和肾损害等 妊娠与哺乳期妇女：本品对妊娠期妇女有无不良作用尚不明确；哺乳期妇女慎用
药典	USP、BP
国家处方集	CNF
其他推荐依据	

续 表

■ 药品名称	吲达帕胺 Indapamide
适应证	原发性高血压
制剂与规格	吲达帕胺片[基,保(甲)]：2.5mg 吲达帕胺胶囊[保(甲)]：2.5mg 吲达帕胺滴丸：2.5mg 吲达帕胺缓释片[基,保(甲)]：1.5mg 吲达帕胺缓释胶囊[保(甲)]：1.5mg
用法与用量	普通制剂：一次 2.5mg，一日 1 次 缓释制剂：一日 1.5mg，宜早晨服用，药片不能掰开或嚼碎
注意事项	1. 交感神经切除术后慎用 2. 用药期间监测血钾、钠和尿酸，注意维持水与电解质平衡 3. 宜从最小有效剂量开始使用，宜在早晨服药 4. 加大剂量并不能提高吲达帕胺的抗高血压疗效，只能增加利尿作用
禁忌	对磺胺过敏者；严重肾功能不全；肝性脑病或严重肝功能不全；低钾血症
不良反应	腹泻，头痛、食欲缺乏、失眠、反胃、直立性低血压；有皮疹、瘙痒等过敏反应；低血钾、低血钠、低氯性碱中毒
特殊人群用药	肝功能、肾功能不全患者：禁用 老年人：慎用 妊娠与哺乳期妇女：妊娠期妇女应避免服用；因为药物可能进入乳汁，哺乳期妇女应避免服用
药典	Eur. P.、Chin. P.、USP
国家处方集	CNF
其他推荐依据	

第十一章

止血与抗纤溶药物

■ 药品名称	维生素 K_1　Vitamin K_1
适应证	本品用于维生素 K 缺乏引起的出血，如梗阻性黄疸、胆瘘、慢性腹泻等所致出血，香豆素类、水杨酸钠等所致的低凝血酶原血症以及长期应用广谱抗菌药物所致的体内维生素 K 缺乏
制剂与规格	维生素 K_1 片[保(乙)]：10mg 维生素 K_1 注射液[基,保(甲)]：1ml：10mg
用法与用量	1. 口服：一次 10mg，一日 3 次或遵医嘱 2. 注射：低凝血酶原血症，肌内或深部皮下注射，一次 10mg，一日 1~2 次，24 小时内总量不超过 40mg
注意事项	1. 对肝素引起的出血倾向无效 2. 静脉注射宜缓慢，给药速度不应超过每分钟 1mg 3. 对严重梗阻性黄疸、小肠吸收不良所致腹泻者等，不宜使用
禁忌	肝脏疾患或肝功能不良者禁用
不良反应	静脉注射偶可发生过敏样反应，速度过快可出现面部潮红、出汗、支气管痉挛心动过速、低血压等，曾有因快速静脉注射致死的报道；肌内注射可引起局部红肿和疼痛；新生儿可能出现高胆红素血症、黄疸和溶血性贫血
特殊人群用药	肝功能、肾功能不全患者：肝脏疾患或肝功能不良者禁用
药典	Chin. P.、Eur. P.、Int. P.、Jpn. P.、USP、Viet. P.
国家处方集	CNF
其他推荐依据	
■ 药品名称	注射用白眉蛇毒血凝酶　Hemocoagulase For Injection
适应证	本品可用于需减少流血或止血的各种医疗情况，如外科、内科、妇产科、眼科、耳鼻喉科、口腔科等临床科室的出血及出血性疾病；也可用来预防出血，如手术前用药，可避免或减少手术部位及手术后出血
制剂与规格	注射用白眉蛇毒血凝酶[保(乙)]：①0.5kU；②1kU；③2kU 注：[保(乙)]限出血性疾病治疗的二代用药；预防使用不予支付
用法与用量	静脉注射、肌内注射或皮下注射，也可局部用药 1. 一般出血：成人 1~2kU；儿童 0.3~0.5kU 2. 紧急出血：立即静脉注射 0.25~0.5kU，同时肌内注射 1kU 各类外科手术：术前一天晚肌内注射 1kU，术前 1 小时肌注 1kU，术前 15 分钟静脉注射 1kU，术后 3 天，每天肌内注射 1kU 3. 异常出血：剂量加倍，间隔 6 小时肌内注射 1kU，至出血完全停止

续 表

注意事项	1. 动脉、大静脉受损的出血，必须及时外科手术处理 2. 弥散性血管内凝血（DIC）及血液病所致的出血不是白眉蛇毒血凝酶的适应证 3. 血中缺乏血小板或某些凝血因子（如凝血酶原）时，白眉蛇毒血凝酶没有代偿作用，宜在补充血小板、缺乏的凝血因子或输注新鲜血液的基础上应用白眉蛇毒血凝酶 4. 在原发性纤溶系统亢进（如内分泌腺、癌症手术等）的情况下，白眉蛇毒血凝酶宜与抗血纤溶酶的药物联合应用 5. 使用期间还应注意观察患者的出、凝血时间 6. 本品溶解后，如发生浑浊或者沉淀，禁止使用
禁忌	1. 虽无关于血栓的报道，为安全计，有血栓病史者禁用 2. 对本品或同类药品过敏者禁用
不良反应	不良反应发生率较低，偶见过敏样反应。如出现此类情况，可按一般抗过敏处理方法，给予抗组胺药和/或糖皮质激素及对症治疗
特殊人群用药	肝功能、肾功能不全患者：尚不明确 儿童：用量酌减 老年人：无禁忌 妊娠与哺乳期妇女：除非紧急情况，孕期妇女不宜使用
药典	
国家处方集	CNF
其他推荐依据	《中国国家处方集》编委会．中国国家处方集：化学药品与生物制品卷［M］．北京：人民军医出版社，2011：321-322.
■ 药品名称	**卡络磺钠氯化钠注射液 Carbazochrome Sodium Sulfonate and Sodium Chloride Injection**
适应证	用于泌尿系统、上消化道、呼吸道和妇产科出血疾病。对泌尿系统疗效较显著，亦可用于手术出血的预防及治疗等
制剂与规格	卡络磺钠氯化钠注射液：100ml［保(乙)］：卡络磺钠 80mg 与氯化钠 0.9g 注：［保(乙)］限无法口服卡络磺钠的患者
用法与用量	静脉滴注：每次 80mg
注意事项	尚不明确
禁忌	对本品过敏者禁用
不良反应	个别患者出现恶心、眩晕及注射部红、痛，未见严重不良反应
特殊人群用药	尚不明确
药典	Chin. P.、Jpn. P.
国家处方集	
其他推荐依据	陈新谦，金有豫，汤光．新编药物学［M］．17 版．北京：人民卫生出版社，2011：529.

第十二章

调节水电解质紊乱和酸碱平衡药

■ 药品名称	葡萄糖　Glucose
适应证	用于补充能量和体液；低血糖症；高钾血症；高渗溶液用作组织脱水剂；配制腹膜透析液
制剂与规格	葡萄糖注射液[保(甲)]：①10ml：0.5g；②20ml：1g[基]；③500ml：25g[基]；④500ml：50g[基]；⑤500ml：125g[基]；⑥20ml：10g[基]；⑦100ml：50g[基]；⑧250ml：125g[基]
用法与用量	静脉滴注： 1. 补充热能，应根据所需热能计算葡萄糖用量，一般可给予10%~25%葡萄糖注射液静脉滴注，并同时补充体液 2. 静脉营养治疗时，在非蛋白质热能中，葡萄糖供能高于脂肪供能，必要时每5~10g葡萄糖加入胰岛素1U。低血糖症重者可予以50%葡萄糖静脉注射
注意事项	1. 应用高渗葡萄糖溶液时选用大静脉滴注 2. 水肿及严重心肾功能不全、肝硬化腹水者，易致水潴留，应控制输注量，心功能不全者尤其应该控制滴速
禁忌	糖尿病酮症酸中毒未控制者禁用；高血糖非酮症性高渗状态禁用
不良反应	静脉炎；高浓度葡萄糖注射液外渗可致局部肿痛；反应性低血糖，高血糖非酮症昏迷，长期单纯补给葡萄糖时易出现低钾、低钠及低磷血症，原有心功能不全者补液过快可致心悸、心律失常，甚至急性左心衰竭，1型糖尿病患者应用高浓度葡萄糖时偶有发生高钾血症
特殊人群用药	儿童：补液过快、过多，可致心悸、心律失常，甚至急性左心衰竭 老年人：补液过快、过多，可致心悸、心律失常，甚至急性左心衰竭 妊娠及哺乳期妇女：分娩时注射过多葡萄糖，可刺激胎儿胰岛素分泌，发生产后婴儿低血糖
药典	USP、Eur. P.、Chin. P.
国家处方集	CNF
其他推荐依据	
■ 药品名称	氯化钠　Sodium Chloride
适应证	用于各种原因所致的低渗性、等渗性和高渗性脱水，高渗性非酮症糖尿病昏迷，低氯性代谢性碱中毒。外用可冲洗眼部、伤口等。浓氯化钠主要用于各种原因所致的水中毒及严重的低钠血症
制剂与规格	1. 氯化钠注射液[基,保(甲)]：①50ml：0.45g；②100ml：0.9g；③250ml：2.25g；④500ml：4.5g；⑤1000ml：9g 2. 浓氯化钠注射液[保(甲)]：10ml：1g

续 表

	3. 复方氯化钠注射液（林格液）[保(甲)]：100ml 含氯化钠 0.85g、氯化钾 0.03g、氯化钙 0.003g。①250ml[基]；②500ml[基]；③1000ml 4. 乳酸钠林格注射液[基,保(甲)]：500ml 内含氯化钠 1.5g、氯化钾 0.75g、氯化钙 0.05g、乳酸钠 1.55g
用法与用量	静脉滴注： 1. 高渗性脱水：所需补液总量（L）=［血钠浓度（mmol/L）-142］/血钠浓度（mmol/L）×0.6×体重（kg），第一日补给半量，余量在以后 2~3 日补给，并根据心肺肾功能酌情调节。在治疗开始的 48 小时内，血 Na^+浓度每小时下降不超过 0.5mmol/L。若患者存在休克，应先予氯化钠注射液，并酌情补充胶体，待休克纠正，血钠> 155mmol/L，血浆渗透浓度> 350mOsm/L，可予低渗氯化钠注射液。待血浆渗透浓度< 330mOsm/L，改用 0.9%氯化钠注射液 2. 等渗性脱水：原则给予等渗溶液，但应注意防止高氯血症出现 3. 低渗性脱水：血钠< 120mmol/L 或出现中枢神经系统症状时，给予 3%~5%氯化钠注射液缓慢滴注，在 6 小时内将血钠浓度提高至 120mmol/L 以上。待血钠回升至 120~125mmol/L 以上，可改用等渗溶液或等渗溶液中酌情加入高渗葡萄糖注射液或 10%氯化钠注射液 4. 低氯性碱中毒：给予 0.9%氯化钠注射液或复方氯化钠注射液（林格液）500~1000ml，以后根据碱中毒情况决定用量
注意事项	1. 根据临床需要，检查血清中的钠、钾、氯离子浓度；血液中酸碱浓度平衡指标，肾功能及血压和心肺功能 2. 浓氯化钠不可直接静脉注射或滴注，应加入液体稀释后应用 3. 下列情况慎用：水肿性疾病，如肾病综合征、肝硬化、腹水、充血性心力衰竭、急性左心衰竭、脑水肿及特发性水肿等，急性肾衰竭少尿期，慢性肾衰竭尿量减少而对利尿药反应不佳者；高血压；低钾血症
禁忌	妊娠高血压者禁用
不良反应	输液容量过多和滴速过快，可致水钠潴留，引起水肿、血压升高、心率加快、胸闷、呼吸困难、急性左心衰竭。不适当给予高渗氯化钠可致高钠血症。过多、过快输注低渗氯化钠，可致溶血及脑水肿
特殊人群用药	儿童：补液量和速度应严格控制 老年人：补液量和速度应严格控制
药典	USP、Eur. P.、Chin. P.
国家处方集	CNF
其他推荐依据	
■ 药品名称	**口服补液盐 Oral Rehydration Salts**
适应证	防治腹泻、呕吐、经皮肤和呼吸道等液体丢失引起的轻、中度脱水，可补充水、钾和钠
制剂与规格	口服补液盐Ⅰ[基,保(甲)]：每包 14.75g（大袋氯化钠 1.75g，葡萄糖 11g；小袋氯化钾 0.75g，碳酸氢钠 1.25g） 口服补液盐Ⅱ[基,保(甲)]：每包 13.95g（氯化钠 1.75g，葡萄糖 10g，枸橼酸钠 1.45g，氯化钾 0.75g）
用法与用量	口服：将每包散剂溶于 1000ml 的凉开水中，搅匀，充分溶解后口服 1. 成人轻至中度脱水：一次 500ml

续　表

	2. 儿童轻度脱水：开始时 50ml/kg，4 小时内服用，直至腹泻停止；或按一日每千克体重口服 50～160ml，分次于 6 小时内服完
注意事项	1. 各种水肿性疾病、忌钠盐性疾病、高钾血症、高血糖症患者慎用 2. 严重脱水时应用静脉输液法 3. 应注意随访检查：血压、体重、血电解质（主要为 Na^+ 和 K^+）、失水体征、粪便量
禁忌	禁用于：少尿或无尿；严重脱水、有休克征象；严重腹泻，粪便量超过每小时 30ml/kg；葡萄糖吸收障碍；由于严重呕吐等原因不能口服者；肠梗阻、肠麻痹和肠穿孔
不良反应	常见恶心、呕吐、咽部不适、胸痛等、高钠血症、水钠潴留
特殊人群用药	儿童：一般不用于早产儿；婴幼儿应用本品时需少量多次给予，并在口服补液盐应用间期予以哺乳或日常喂养 老年人：应用无特殊注意事项 妊娠与哺乳期妇女：用药资料尚不明确
药典	USP、BP、Chin. P.
国家处方集	CNF
其他推荐依据	
■ 药品名称	**果糖注射液　Fructose Injection**
适应证	注射剂的稀释剂，用于烧创伤、术后及感染等胰岛素抵抗状态下或不适宜使用葡萄糖时需补充水分或能源的患者的补液治疗
制剂与规格	果糖注射液[保(乙)]：①250ml：12.5g；②250ml：25g；③500ml：25g；④500ml：50g 注：[保(乙)]限因胰岛素抵抗无法使用葡萄糖的抢救患者，果糖总量每日不超过 50g
用法与用量	缓慢静脉滴注：一般一日 5%～10%果糖注射液 500～1000ml。剂量根据患者的年龄、体重和临床症状调整
注意事项	1. 警告：使用时应警惕本品过量使用有可能引起危及生命的乳酸性酸中毒，未诊断的遗传性果糖不耐受症患者使用本品时可能有致命危险 2. 有酸中毒倾向患者慎用 3. 本品过量使用可引起严重的酸中毒，故不推荐肠外营养中替代葡萄糖 4. 使用过程中应检测临床和实验室指标以评价体液平衡、电解质浓度和酸碱平衡 5. 慎用于预防水过多和电解质紊乱 6. 过量输注无钾果糖可引起低钾血症，本品不用于纠正高钾血症 7. 本品能加剧甲醇氧化成甲醛，故本品不得用于甲醇中毒治疗 8. 本品注射速度宜缓慢，以下不超过每小时 0.5g/kg 为宜
禁忌	遗传性果糖不耐受症、痛风和高尿酸血症患者禁用
不良反应	1. 循环和呼吸系统：过量输入可引起水肿，包括周围水肿和肺水肿 2. 内分泌和代谢：滴速过快（每小时注 1g/kg）可引起乳酸性酸中毒、高尿酸血症以及脂代谢异常 3. 电解质紊乱：稀释性低钾血症 4. 胃肠道反应：偶有上腹部不适、疼痛或痉挛性疼痛 5. 偶有发热、荨麻疹 6. 局部不良反应包括注射部位感染、血栓性静脉炎等

续 表

特殊人群用药	肝功能、肾功能不全患者：肾功能不全者慎用
药典	USP、BP、Eur. P.、Jpn. P.
国家处方集	CNF
其他推荐依据	
■ 药品名称	混合糖电解质注射液 Carbohydrate and Electrolyte Injection
适应证	不能口服给药或口服给药不能充分摄取时，补充和维持水分和电解质，并补给能量
制剂与规格	混合糖电解质注射液：500ml
用法与用量	缓慢静脉滴注：通常，成人每次 500~1000ml。给药速度（按葡萄糖计），通常成人每小时不得超过 0.5g/kg 体重。根据年龄、症状及体重等不同情况可酌量增减
注意事项	1. 以下患者必须谨慎给药：心功能不全的患者；因闭塞性尿路疾病引起的尿量减少的患者；糖尿病患者 2. 对于只能通过使用胰岛素控制血糖的患者（胰岛素依赖性糖尿病），建议使用葡萄糖制剂；配置时，磷酸根离子和碳酸根离子会产生沉淀，所以不能混入含有磷酸盐及碳酸盐的制剂；给药前尿液量最好在每天 500ml 或每小时 20ml 以上，寒冷季节应注意保持一定体温后再用药，包装启封后立刻使用，残液绝不能使用
禁忌	禁用于：有严重肝功能障碍和肾功能障碍的患者；电解质代谢异常的患者；高钾血症（如尿液过少、肾上腺皮质功能减退、严重灼伤及氮质血症等）；高钙血症患者；高磷血症患者；高镁血症患者；遗传性果糖不耐受者
不良反应	快速大量给药时，可能出现水肿、血压升高、心率加快、胸闷、呼吸困难，甚至急性左心衰竭。静脉滴注浓度较高，速度较快或静脉较细时，易刺激静脉内膜引起疼痛。滴注速度较快或原有肾功能损害时，应注意发生高钾血症
特殊人群用药	肝功能、肾功能不全患者：肾功能不全的患者慎用；肝功能、肾功能障碍的患者慎用 儿童：尚不明确 老年人：通常高龄患者的生理功能降低，易于引起水分、电解质异常及高血糖，所以应减慢给药速度，并密切观察 孕妇及哺乳期妇女：尚不明确
药典	Jpn. P.
国家处方集	CNF
其他推荐依据	
■ 药品名称	醋酸钠林格注射液 Sodium Acetate Ringer's Injection
适应证	用于补充体液，调节电解质平衡、纠正酸中毒
制剂与规格	醋酸钠林格注射液：500ml 部分省份[保(乙)]：氯化钠 3.0g、醋酸钠 1.90g、氯化钾 0.15g、氯化钙 0.1g
用法与用量	静脉滴注：常用量一次 500~1000ml

续　表

注意事项	1. 下列情况慎用：①水肿性疾病患者，如肾病综合征、肝硬化腹水、充血性心力衰竭、急性左心衰竭、脑水肿及特发性水肿等；②急性肾衰竭少尿期，慢性肾衰竭尿量减少而对利尿药反应不佳者；③高渗性脱水患者；④患有闭塞性泌尿系统疾病尿量减少的患者；⑤高血压患者；⑥低钾血症患者 2. 输注过程中应注意监测：①血清钠、钾、氯浓度；②血液酸碱平衡指标；③肾功能；④血压和心肺功能 3. 治疗脱水时，应根据其脱水程度、类型等决定补液量、种类、途径和速度 4. 使用前应仔细检查，若药液浑浊或有异物、包装破损或有渗漏切勿使用
禁忌	对本品中任何成分过敏者禁用
不良反应	输注或口服过多、过快，可致水钠潴留，引起水肿、血压升高、心率加快、胸闷、呼吸困难，甚至急性左心衰竭
特殊人群用药	儿童：补液量和速度应严格控制 老年人：补液量和速度应严格控制 妊娠与哺乳期妇女：用药的安全有效性尚未确立
药典	
国家处方集	CNF
其他推荐依据	刘冬．醋酸钠林格液纠正失血性休克代谢性酸中毒的随机对照临床研究［D］．河北大学，2015.
■ 药品名称	门冬氨酸钾注射液　Potassium Aspartate Injection
适应证	电解质补充药，用于： 1. 各种原因引起的低钾血症 2. 低钾血症引起的周期性四肢麻痹 3. 洋地黄中毒引起的心律失常
制剂与规格	门冬氨酸钾注射液部分省份[保(乙)]：①10ml：1.712g，含钾离子 10mEq；②20ml：3.424g，含钾离子 20mEq
用法与用量	静脉滴注：一日 1.71~5.14g，溶于注射用水、5%葡萄糖溶液或生理盐水中，稀释成浓度为 0.68%（含钾 40mEq/L）以下，每分钟滴速不超过 8ml，每日给药剂量不得超过 17.1g（含钾 100mEq）。补钾剂量、浓度和速度根据临床病情、血钾浓度及心电图缺钾图形改善而定
注意事项	1. 本品不得直接静脉注射，未经稀释不得进行静脉滴注 2. 肾功能损害、房室传导阻滞患者慎用 3. 注意血中电解质及心电图的变化，特别是长期给药时，要定期检查血中钾浓度、肾功能、心电图，表现为高钾血症时，终止给药
禁忌	高血钾、急性和慢性严重肾功能障碍患者禁用；肾上腺功能低下或者障碍、三度房室传导阻滞、心源性休克、急性脱水、易患高血钾症的患者慎用
不良反应	1. 静脉滴注浓度较高、速度较快或静脉较细时，易刺激静脉引起疼痛，甚至引起静脉炎 2. 应用过量、速度较快或原有肾功能损害时易发生高钾血症，可表现为软弱、乏力、手足口唇麻木、焦虑、意识模糊、呼吸困难、心率减慢、心律失常、传导阻滞甚至心搏骤停；心电图表现为高而尖的 T 波、P-R 间期延长等

续 表

特殊人群用药	肝功能、肾功能不全患者：肾功能损害慎用 儿童：早产儿、新生儿、乳儿慎用 老年人：老年人肾脏清除钾能力下降，易发生高钾血症 妊娠与哺乳期妇女：尚不明确
药典	
国家处方集	
其他推荐依据	曲文秀，陈列，谭昊，等．门冬氨酸钾注射液联合氯化钾缓释片治疗重度低钾血症的临床观察［J］．实用药物与临床，2012，15（4）：202-203.

第十三章

其他治疗药物

■ 药品名称	七叶皂苷钠　Sodium Aescinate
适应证	七叶皂苷钠注射剂：用于脑水肿，创伤或手术所致肿胀，也用于静脉回流障碍性疾病 七叶皂苷钠片：各种原因所致的软组织肿胀、静脉性水肿
制剂与规格	注射用七叶皂苷钠[保(乙)]：①5mg；②10mg；③15mg 七叶皂苷钠片[保(乙)]：30mg 注：注射液[保(乙)]限脑水肿的二线治疗，支付不超过 10 天
用法与用量	静脉注射或静脉滴注：成人按体重一日 0.1～0.4mg/kg，或取本品 5～10mg，溶于 10%葡萄糖注射液或 0.9%氯化钠注射液 250ml 中供静脉滴注。也可取本品 5～10mg 溶于 10～20ml 的 10%葡萄糖注射液或 0.9%氯化钠注射液中供静脉推注。重症患者可多次给药，但一日总量不得超过 20mg，疗程 7～10 天 口服：饭后口服。成人用量每次 1～2 片，早、晚各 1 次，20 天为 1 个疗程。或遵医嘱
注意事项	1. 《马丁代尔药物大典》推荐成人静脉使用七叶皂苷钠最大日剂量应为 20mg；如使用更大剂量则可能出现急性肾衰竭，如联合应用其他具有肾毒性的药物也可导致急性肾衰竭。因此本品应严格限制日用量。若一旦出现肾功能受损，应立即停止用药，并作全面的肾功能检查，根据检查结果，按受损伤程度进行治疗 2. 本品只能用于静脉注射和滴注，禁用于动脉、肌内或皮下注射 3. 注射时宜选用较粗静脉，切勿漏出血管外，如出现红、肿，用 0.25%普鲁卡因封闭或热敷 4. 用药前后须检查肾功能 5. 放置在儿童不易触及的地方
禁忌	1. 肾损伤、肾衰竭、肾功能不全患者禁用 2. 孕妇禁用 3. 对本品任何成分过敏者禁用
不良反应	1. 可见注射部位局部疼痛、肿胀，经热敷可使症状消失 2. 偶有过敏反应，可按药物过敏处理原则治疗 3. 服用片剂个别情况下出现轻微胃肠道不适，不需要停药
特殊人群用药	肾功能不全患者：肾损伤、肾衰竭、肾功能不全患者禁用 儿童：注射剂不宜用于治疗儿童心脏手术后肿胀；片剂尚缺乏儿童用药的安全性研究资料 老年：尚不明确 妊娠及哺乳期妇女用药：孕妇禁用，哺乳期妇女慎用
药典	BP
国家处方集	CNF（注射剂）
其他推荐依据	《中国国家处方集》编委会．中国国家处方集：化学药品与生物制品卷［M］．北京：科学出版社，2020.

续 表

■ 药品名称	复方阿嗪米特肠溶片 Compound Azintamide Enteric-coated Tablets
适应证	用于因胆汁分泌不足或消化酶缺乏而引起的症状
制剂与规格	复方阿嗪米特肠溶片[保(乙)]：每片中含阿嗪米特75mg，胰酶100mg，纤维素酶$_{4000}$10mg
用法与用量	成人：一日3次，餐后服用，每次1~2片
注意事项	目前尚不明确
禁忌	肝功能障碍患者、因胆石症引起胆绞痛的患者、胆管阻塞患者、急性肝炎患者等禁用
不良反应	尚未见严重的不良反应
特殊人群用药	肝功能、肾功能不全患者：尚不明确 儿童：未进行该项实验且无可靠参考文献 老年人：未进行该项实验且无可靠参考文献 妊娠与哺乳期妇女：未进行该项实验且无可靠参考文献
药典	
国家处方集	CNF
其他推荐依据	中华医学会外科学分会胆道外科学组．胆囊切除术后常见并发症的诊断与治疗专家共识［J］．中华消化外科杂志．2018，17（4）：325-328.
■ 药品名称	注射用核糖核酸Ⅱ Ribonucleic Acid for Injection Ⅱ
适应证	免疫调节药。适用于胰腺癌、肝癌、胃癌、肺癌、乳腺癌、软组织肉瘤及其他癌症的辅助治疗，对乙型肝炎的辅助治疗有较好的效果。本品亦可用于其他免疫功能低下引起的各种疾病
制剂与规格	注射用核糖核酸Ⅱ[部分省份][保(乙)]：①50mg；②100mg
用法与用量	静脉注射或肌内注射：以5%葡萄糖注射液或0.9%氯化钠注射液溶解后静脉注射，100~300mg（2~6支），一日1次；以2ml无菌生理盐水或无菌注射用水溶解后肌内注射，50~100mg（1~2支），一日1次
注意事项	1. 给药后如出现荨麻疹、体温升高者应停止使用 2. 注射部位红肿直径在10cm以上者应停止使用 3. 过敏性体质患者慎用 4. 据文献报道，本品与甲磺酸培氟沙星葡萄糖注射液、硫酸依替米星注射液、葡萄糖酸依诺沙星注射液序贯使用时，可出现浑浊现象，在临床用药中应避免与上述药物直接接触，两种药物使用应间隔一段时间 5. 药品与稀释液配药后，应即配即用，不可长时间放置。静脉滴注时，建议滴速<40滴/分钟。首次用药，宜选用小剂量，慢速滴注 6. 本品应在有抢救条件的医疗机构使用，应对患者用药全过程监护（特别是前30分钟），防止突发事件，对有严重过敏史或首次用药的患者用药应慎重。若出现皮肤瘙痒、心悸、口唇发绀等症状，应立即停药并积极救治，以避免过敏性休克等严重不良反应的发生。一旦发生过敏性休克，除立即停药外，可给予抗组胺药或激素等抗过敏治疗
禁忌	对本品过敏者禁用

续　表

不良反应	上市后监测收集到以下不良事件： 1. 过敏反应：皮疹、瘙痒、潮红、发绀、血压下降、喉头水肿、过敏性休克等 2. 全身性反应：头晕、畏寒、寒战、发热、乏力、面色苍白、多汗、抽搐、意识模糊等 3. 呼吸系统：咳嗽、呼吸急促、咽喉痛等 4. 心脑血管系统：心悸、胸闷、心律失常、血压升高等 5. 皮肤及其附件：局部红肿、红斑疹、斑丘疹、荨麻疹等 6. 消化系统：恶心、呕吐、口干、腹泻、胃部不适等 7. 用药部位：注射部位疼痛、红肿、麻木、静脉炎等
特殊人群用药	肝功能、肾功能不全患者：尚不明确 儿童：本品未进行该项实验且无可靠参考文献 老年人：本品未进行该项实验且无可靠参考文献 妊娠与哺乳期妇女：本品未进行该项实验且无可靠参考文献
药典	
国家处方集	
其他推荐依据	陈宗义，王慧静，胡小池．注射用核糖核酸Ⅱ在乳腺癌化疗的临床效果［J］．吉林医学，2012，33（18）：3892-3892.
■ 药品名称	醋酸去氨加压素注射液　Desmopressin Acetate Injection
适应证	1. 在介入性治疗或诊断性手术前，使延长的出血时间缩短或恢复正常；适用于先天性或药物诱发的血小板功能障碍、尿毒症、肝硬化及不明病因所致出血时间延长的患者 2. 对本品试验剂量呈阳性反应的轻度甲型血友病及血管性血友病的患者，可用于控制及预防小型手术时的出血。在个别情况下，本品甚至会对中度病情的患者产生疗效 3. 可用于治疗中枢性尿崩症：给药后可增加尿渗透压，降低血浆渗透压，从而减少尿液排出，减少排尿次数和夜尿 4. 可用作测试肾尿液浓缩功能：有助于对肾功能的诊断；对于诊断尿道感染的程度尤其有效；膀胱炎有别于肾盂肾炎，因此并不会引起低于正常值的肾尿液浓缩功能
制剂与规格	醋酸去氨加压素注射液[基,保(甲)]：①1ml：4μg；②1ml：15μg
用法与用量	1. 控制出血或手术前预防出血：①按体重0.3μg/kg的剂量，用生理盐水稀释到50~100ml，在15~30分钟静脉滴注；若效果显著，可间隔时间为6~12小时重复给药1~2次；若再次重复给药可能会降低疗效；②血友病患者Ⅷ：C患者的预期增加值应按使用第Ⅷ因子浓缩物的同一标准来衡量。一些病例在重复给药后疗效降低，因此应定期监测Ⅷ：C的水平，同时必须监测患者的血压。如果给药后血浆内Ⅷ：C的浓度并未达到预期的增加值，则可协同使用第Ⅷ因子浓缩物。治疗血友病患者时，应与血液检验室配合 2. 中枢性尿崩症：①静脉注射，成人每天1~2次，每次1~4μg；一岁以上儿童每天1~2次，每次0.1~1μg；由于1岁以下儿童的用药经验有限，建议首剂量为0.05μg，然后根据患者的尿量和电解质状态进行调整；②如果需要，也可进行肌内或皮下给药 3. 肾尿液浓缩功能试验：成人肌内注射或皮下注射的常用剂量为4μg；1岁以上的儿童剂量为1~2μg；1岁以下的婴儿剂量为0.4μg。建议对儿童首先使用鼻腔给药的制剂
注意事项	1. 由于水中毒的危险性，本品在下述情况时应慎用：①年幼及老年患者；②体液或电解质失衡患者；③具有颅内压升高危险的患者。必须特别注意水潴留的危险性，应尽量减少水的摄入量并定期测体重。如体重逐渐增加，血清钠< 130mmol/L或血浆渗透压< 270mOsm/kg体重时，应大量减少水的摄入量并停止使用本品

续 表

	2. 对于止血：对于需要服用利尿剂的患者，应采取措施防止体液蓄积过多。本品不能缩短因血小板明显减少而引起的出血时间延长 3. 用于肾尿液浓缩功能试验：在用药前 1 小时至用药后 8 小时，饮水量不可超过 0.5 L。在 1 岁以下的患儿，需要住院并在严密监测下使用
禁忌	下列患者禁用本品： 1. 习惯性及精神性烦渴症者 2. 不稳定型心绞痛患者 3. 代偿失调的心功能不全患者 4. $Ⅱ_B$型血管性血友病的患者 5. 需服用利尿剂的其他疾病患者
不良反应	1. 常见（>1/100）的不良反应：①一般反应：头痛、疲劳；②循环系统：血压一过性降低及反射性心动过速，面部潮红；③肠胃系统：胃痛及恶心 2. 偶见（<1/1000）的不良反应：①一般反应：眩晕；②使用时不限制饮水可能会引起水潴留/低钠血症及其并发症状（头痛、恶心/呕吐、血清钠降低和体重增加，更严重者可引起惊厥）；③个别出现皮肤过敏和全身过敏反应；④少见情绪障碍
特殊人群用药	肝功能、肾功能不全患者：尚不明确 儿童：慎用于年幼患者 老年人：慎用 妊娠与哺乳期妇女：①一位研究学者曾报道母亲因尿崩症在妊娠期间使用去氨加压素而出现过 3 例畸形发育的儿童，但其他发表的超过 120 例的病例报告表明，在妊娠期内使用去氨加压素的孕妇并不会出生畸形的儿童；②去氨加压素可分泌入母乳，但应用治疗剂量时不可能对儿童产生影响
药典	Chin. P.
国家处方集	CNF
其他推荐依据	Rossaint R, Bouillon B, Cerny V, et al. The European guideline on management of major bleeding and coagulopathy following trauma: fourth edition [J]. Crit Care, 2016, 20: 100.
■ 药品名称	**脑苷肌肽注射液　Cattle Encephalon Glycoside and Ignotin Injection**
适应证	用于治疗脑卒中、老年性痴呆、新生儿缺氧缺血性脑病、颅脑损伤、脊髓损伤及其他原因引起的中枢神经损伤。用于治疗创伤性周围神经损伤、糖尿病周围神经病变、压迫性神经病变等周围神经损伤
制剂与规格	脑苷肌肽注射液[部分省份[保(乙)]]：①2ml；②5ml；③10ml
用法与用量	1. 成人患者：①肌内注射，一次 2~4ml，一日 2 次，或遵医嘱；②静脉滴注，一次 5~20ml，一日 1 次，2 周为一疗程。或遵医嘱 2. 儿童患者：①肌内注射，儿童按体重一次 0.04~0.08ml/kg，一日 2 次，或遵医嘱；②静脉滴注，儿童按体重一次 0.1~0.4ml/kg，一日 1 次，2 周为一疗程。或遵医嘱
注意事项	1. 肾功能不全者慎用 2. 当药品性状发生改变时禁用
禁忌	对本品过敏者、神经节苷脂贮积病（如家族性黑矇性痴呆）患者禁用

续　表

不良反应	有个别患者静点3~4小时出现发冷、体温略有升高、头晕、烦躁；个别病例可出现过敏性皮疹，调慢滴速或停药后症状可自行消失
特殊人群用药	肝功能、肾功能不全患者：慎用 儿童：临床应用中，儿童患者使用推荐剂量的本品，其疗效及安全性与普通人群比较未发现显著差异 老年人：临床应用中，老年患者使用推荐剂量的本品，其疗效及安全性与普通人群比较未发现显著差异 妊娠与哺乳期妇女：目前尚无有关妊娠妇女使用本品的临床资料，接受本品治疗的妇女不应授乳
药典	
国家处方集	
其他推荐依据	刘青．脑苷肌肽注射液治疗急性颅脑损伤临床效果观察［J/CD］．世界最新医学信息文摘，2015，15（100）：94，204.
■ 药品名称	曲克芦丁脑蛋白水解物注射液　Troxerutin and Cerebropotein Hydrolysate Injection
适应证	用于治疗脑血栓、脑出血、脑痉挛等急慢性脑血管疾病，以及颅脑外伤及脑血管疾病（如脑供血不全、脑梗死、脑出血等）所引起的脑功能障碍等后遗症；闭塞性周围血管疾病、血栓性静脉炎、毛细血管出血以及血管通透性升高引起的水肿
制剂与规格	曲克芦丁脑蛋白水解物注射液[部分省份[保(乙)]]：①2ml；②5ml
用法用量	1. 肌内注射，一次2~4ml，一日2次，或遵医嘱 2. 静脉滴注，一次5~20ml，加入0.9%氯化钠注射液或5%葡萄糖注射液250ml中缓慢滴注，一日1次，2周为一疗程，或遵医嘱
注意事项	1. 过敏体质者慎用 2. 加强对首次用药患者和老年患者，及肝肾功能障碍患者的监护 3. 用药后一旦出现潮红、皮疹、心悸、胸闷、憋气、血压下降等可能与严重不良反应有关的症状时，应立即停药并及时救治
禁忌	1. 对本品过敏者禁用 2. 严重肾功能不全者禁用 3. 癫痫持续状态或癫痫大发作患者禁用
不良反应	1. 偶可发生寒战、轻度发热等反应 2. 个别病例可出现过敏性皮疹，调慢滴速或停药后症状可自行消失
特殊人群用药	肝功能、肾功能不全患者：严重肾功能不全者禁用 儿童：本品未进行该项试验且无可靠参考文献 老年人：临床应用中，老年患者使用推荐剂量的本品，其疗效及安全性与普通人群比较未发现显著差异 妊娠与哺乳期妇女：目前尚无有关妊娠妇女使用本品的临床资料，接受本品治疗的妇女不应授乳
药典	
国家处方集	

续 表

其他推荐依据	王作伟，常会民，黄腾，等．曲克芦丁脑蛋白水解物治疗颅脑创伤的多中心随机对照临床研究［J］．中华神经外科杂志，2017，33（7）：669-672.
■ 药品名称	**脾多肽注射液　Lienal Polypeptide Injection**
适应证	用于原发和继发性免疫缺陷病（如湿疹、血小板减少、多次感染综合症等）、呼吸道及肺部感染，可在治疗放化疗引起的白细胞减少症、白血病、再生障碍性贫血、淋巴瘤及其他恶性肿瘤，改善肿瘤患者恶病质、改善术后或重症患者身体虚弱时的辅助使用
制剂与规格	脾多肽注射液[部分省份[保(乙)]]：2ml
用法与用量	肌内注射：一次 2~8ml，一日 1 次，或遵医嘱 静脉滴注：一次 10ml，溶于 500ml 的 0.9%氯化钠注射液或 5%~10%葡萄糖注射液中，一日 1 次，或遵医嘱 儿童酌减或遵医嘱
注意事项	发现溶液混浊、颜色异常或有沉淀异物、瓶身细微破裂、瓶口松动或漏气，不得使用
禁忌	对本品过敏者禁用
不良反应	本品一般耐受性良好，偶有发热、皮疹等反应，停药后症状可消失
特殊人群用药	肝功能、肾功能不全患者：尚不明确 儿童：疗效及安全性与普通人群相比未发现显著差异 老年人：使用推荐剂量的本品，疗效与安全性与普通人群相比未发现显著差异 妊娠与哺乳期妇女：目前尚无有关妊娠妇女使用本品的临床资料，接受本品治疗的妇女不应授乳
药典	
国家处方集	
其他推荐依据	张毅勋，王海波，江波，等．脾多肽注射液对进展期直肠癌患者术后外周血调节性 T 细胞水平的影响［J］．世界华人消化杂志，2016，24（13）：2102-2107.
■ 药品名称	**斑蝥酸钠维生素 B_6 注射液　Disodium Canthardinate and Vitamin B_6 Injection**
适应证	适用于原发性肝癌、肺癌及白细胞低下症，亦可用于肝炎、肝硬化及乙型肝炎携带者
制剂与规格	斑蝥酸钠维生素 B_6 注射液[保(乙)]：①5ml：0.05mg；②10ml：0.1mg
用法用量	静脉滴注，一日 1 次。每次 10~50ml，以 0.9%氯化钠或 5%~10%葡萄糖注射液适量稀释后滴注
注意事项	1. 肾功能不全者慎用，泌尿系统出现刺激症状应暂停用药 2. 孕妇及哺乳期妇女慎用
禁忌	尚不明确
不良反应	偶见患者局部静脉炎

续　表

特殊人群用药	肾功能不全患者：慎用 儿童：尚不明确 老年人：尚不明确 妊娠与哺乳期妇女：慎用
药典	
国家处方集	
其他推荐依据	汪晓凤，罗新华．斑蝥酸钠维生素 B_6 注射液辅助治疗肝癌随机对照的 Meta 分析［J］．国际肿瘤学杂志，2014，41（1）：69-73.
■ 药品名称	复方多黏菌素 B 软膏　Compound Polymyxin B Ointment
适应证	用于预防皮肤割伤、擦伤、烧烫伤、手术伤口等皮肤创面的细菌感染和临时解除疼痛和不适
制剂与规格	复方多黏菌素 B 软膏[保(乙)]：①1 克/袋；②3 克/支；③5 克/支；④10 克/支；⑤15 克/支（每克含硫酸多黏菌素 B 5000 单位、硫酸新霉素 3500 单位、杆菌肽 500 单位以及盐酸利多卡因 40mg）
用法用量	外用，局部涂于患处。一日 2~4 次，5 天为一疗程
注意事项	1. 应避免在大面积烧伤面、肉芽组织或表皮脱落的巨大创面使用本品 2. 当患者有肾功能减退或全身应用其他肾毒性或耳毒性药物时，应注意有产生毒性的可能 3. 患者如有血尿、排尿次数减少、尿量减少或增多等肾毒性症状或耳鸣、听力减退等耳毒性症状时应慎用本品 4. 本制剂不适于眼内使用
禁忌	对本品任一组分过敏者禁用
不良反应	偶见过敏反应、瘙痒、烧灼感、红肿等
特殊人群用药	儿童：两岁以下儿童用药需遵医嘱 老年人：尚不明确 妊娠与哺乳期妇女：尚不明确
药典	
国家处方集	CNF
其他推荐依据	中华医学会创伤学分会创伤急救与多发伤学组，创伤感染学组，组织修复学组．创面局部用药防治感染规范［J］．中华创伤杂志，2013，29（10）：905-907.

第十四章

普通外科疾病中成药治疗及其他辅助用药

■ 药品名称	一清颗粒　Yiqing Keli
药物组成	大黄、黄芩、黄连
功能与主治	清热泻火解毒，化瘀凉血止血。用于火毒血热所致的身热烦躁、目赤口疮、咽喉及牙龈肿痛、大便秘结、吐血、咯血、衄血、痔血；咽炎、扁桃体炎、牙龈炎见上述证候者
临床应用	1. 暴风客热：火毒血热上攻于目所致的目赤肿痛，口渴咽干，大便秘结，小便黄赤，舌红苔黄，脉数；急性结膜炎见上述证候者 2. 口疮：心脾火毒熏蒸口舌所致的口舌发红，起小疱或溃烂，疼痛，灼热，口臭，便秘，舌红苔黄，脉数；急性口炎、口疮见上述证候者 3. 喉痹：肺胃火毒客于咽喉所致的咽喉红肿疼痛，声音嘶哑，口干喜饮，便秘，尿赤，舌红苔黄，脉数；急性咽炎见上述证候者 4. 乳蛾：肺胃火毒熏灼喉核所致的喉核红肿疼痛，吞咽时疼痛加重，口干喜饮，便秘，尿赤，舌红苔黄，脉数；急性扁桃体炎见上述证候者 5. 便秘：火毒内热结于胃肠所致的大便干燥，小便黄赤，烦躁，兼有腹胀，腹痛，口干口臭，舌红苔黄燥，脉滑数 6. 牙宣：胃火炽盛，熏蒸牙龈所致的牙龈红肿疼痛，烦渴多饮，口臭，便秘，尿黄，舌红苔黄，脉数；牙龈（周）炎见上述证候者 7. 吐血：火毒血热灼伤胃络所致的吐血，血色鲜红，夹有食物残渣，身热烦躁，牙龈肿痛，便秘，尿赤，舌红苔黄，脉数有力；胃及十二指肠溃疡出血见上述证候者 8. 咯血：火毒血热灼伤肺络所致的咯血，血色鲜红，夹有痰涎，咽痒，咳嗽，舌红苔黄，脉数有力；支气管扩张见上述证候者 9. 衄血：肺胃热盛，灼伤络脉所致的鼻出血，齿龈或牙缝出血，血色鲜红，身热，烦躁，口鼻干燥，牙龈肿痛，大便秘结，小便黄赤，舌红苔黄，脉数有力；干燥性鼻炎、萎缩性鼻炎、牙周炎见上述证候者 10. 便血：火热壅遏肠道，灼伤络脉所致的大便带血，血色鲜红，肛门肿胀，舌红苔黄，脉数；胃及十二指肠溃疡出血、痔疮、肛裂出血见上述证候者
制剂与规格	一清颗粒[基,保(乙)]：每袋装 7.5g
用法与用量	开水冲服。一次 7.5g，一日 3~4 次剂型规格每袋装 7.5g
注意事项	1. 阴虚火旺者慎用 2. 服药期间忌食辛辣、油腻食物，戒烟酒 3. 出现腹泻时可酌情减量 4. 出血量多者，应采取综合急救措施
禁忌	孕妇禁用
不良反应	尚不明确

续　表

特殊人群用药	老年人：体弱年迈者慎服；中病即止，不可过量、久用 妊娠与哺乳期妇女：孕妇禁用
药典	Chin. P.
其他推荐依据	国家药典委员会．中华人民共和国药典临床用药须知（2010 年版）［M］．北京：中国医药科技出版社，2011.
■ 药品名称	**抗癌平丸　Kang'aiping Wan**
药物组成	半枝莲、珍珠菜、香茶菜、藤梨根、肿节风、蛇莓、白花蛇舌草、石上柏、兰香草、蟾酥
功能与主治	清热解毒，散瘀止痛。用于热毒瘀血壅滞所致的胃癌、食管癌、贲门癌、直肠癌等消化道肿瘤
临床应用	1. 胃癌：因邪毒伤胃，瘀血壅滞所致。症见胃脘灼痛或刺痛，恶心呕吐，或伴呃逆，食欲不振，苔黄腻或黄燥，脉弦数或细数 2. 食管癌：因热毒瘀血壅滞，梗塞不利而致。症见吞咽困难，胸骨后灼痛，进行性消瘦，口干口苦，烦躁不安，大便干燥，小便短赤，或伴发热。舌红或紫黯，苔黄腻或黄燥，脉弦数或细数 3. 直肠癌：因邪毒瘀血阻滞，大肠传导失司所致。症见便频便细，或便鲜血，或伴里急后重，肛门坠胀，口干口苦，烦躁不安，舌红或红绛，苔黄腻，脉弦数
制剂与规格	抗癌平丸：每瓶装 1g
用法与用量	口服。一次 0.5~1.0g，一日 3 次。饭后半小时服，或遵医嘱
注意事项	1. 脾胃虚寒者慎用 2. 服药期间忌食辛辣、油腻、生冷食物 3. 本品含蟾酥有毒，不可过量、久用
禁忌	孕妇禁用
不良反应	尚不明确
特殊人群用药	妊娠与哺乳期妇女：孕妇禁用
药典	
其他推荐依据	国家药典委员会．中华人民共和国药典临床用药须知（2010 年版）［M］．北京：中国医药科技出版社，2011.
■ 药品名称	**平消胶囊（片）　Pingxiao Jiaonang（Pian）**
药物组成	郁金、五灵脂、干漆（制）、麸炒枳壳、马钱子粉、白矾、硝石、仙鹤草
功能与主治	活血化瘀，散结消肿，解毒止痛。对毒瘀内结所致的肿瘤患者具有缓解症状，缩小瘤体，提高机体免疫力，延长患者生存时间的作用
临床应用	1. 肿瘤：因热毒瘀结所致。症见胸腹疼痛，痛有定处，或有肿块，面色晦黯，舌质紫黯，或有瘀斑、瘀点，脉沉涩；食管癌、胃肠道肿瘤、肝癌、乳腺癌见上述证候者 2. 本品尚可用于乳腺增生症
制剂与规格	平消胶囊［基,保(甲)］：每粒袋 0.23g 平消片［基,保(甲)］：①薄膜衣片，每片重 0.24g；②糖衣片，片芯重 0.23g

续 表

用法与用量	1. 胶囊剂：口服。一次4~8粒，一日3次 2. 片剂：口服。一次4~8片，一日3次
注意事项	1. 本品所含马钱子、干漆有毒，不可过量、久用 2. 用药期间饮食宜清淡，忌食辛辣食物
禁忌	孕妇禁用
不良反应	少数患者服用会有恶心、胃肠不适等不良反应
特殊人群用药	妊娠与哺乳期妇女：孕妇禁用
药典	
其他推荐依据	国家药典委员会．中华人民共和国药典临床用药须知（2010年版）［M］．北京：中国医药科技出版社，2011.
■ 药品名称	消炎利胆片（胶囊、颗粒）　Xiaoyan Lidan Pian（Jiaonang，Keli）
药物组成	溪黄草、穿心莲、苦木
功能与主治	清热，祛湿，利胆。用于肝胆湿热所致的胁痛、口苦；急性胆囊炎、胆管炎见上述证候者
临床应用	1. 胁痛：因湿热蕴结肝胆，疏泄失职所致，症见胁痛，口苦，厌食油腻，尿黄，舌苔黄腻，脉弦滑数；急、慢性肝炎见上述证候者 2. 胆胀：因肝胆湿热所致，症见右胁胀痛，口苦，厌食油腻，小便黄，舌红苔黄腻，脉弦滑数；急性胆囊炎、胆管炎见上述证候者
制剂与规格	消炎利胆片[基,保(甲)]：①薄膜衣小片（0.26g，相当于饮片2.6g）；②薄膜衣大片（0.52g，相当于饮片5.2g）；③糖衣片（片芯重0.25g，相当于饮片2.6g） 消炎利胆胶囊[基,保(甲)]：每粒装0.45g 消炎利胆颗粒[基,保(甲)]：每袋装2.5g
用法与用量	1. 片剂：口服。一次6片（小片）或3片（大片），一日3次 2. 胶囊剂：口服。一次4粒，一日3次。或遵医嘱 3. 颗粒剂：温开水送服，一次1袋，一日3次
注意事项	1. 脾胃虚寒者慎用 2. 服药期间饮食宜清淡，忌食辛辣食物，并戒酒 3. 用于治疗急性胆囊炎感染时，应密切观察病情变化，若发热、黄疸、上腹痛等症加重时应及时请外科诊治 4. 本品所含苦木有一定毒性，不宜久服
禁忌	尚不明确
不良反应	尚不明确
特殊人群用药	妊娠与哺乳期妇女：孕妇慎用
药典	Chin. P.
其他推荐依据	国家药典委员会．中华人民共和国药典临床用药须知（2010年版）［M］．北京：中国医药科技出版社，2011.

续　表

■ 药品名称	十香丸　Shixiang Wan
药物组成	香附（制）、小茴香（炒）、乌药、沉香、丁香、荔枝核（炒）、木香、陈皮、猪牙皂、泽泻（盐水炒）
功能与主治	疏肝行气，散寒止痛。用于气滞寒凝所致的疝气、腹痛
临床应用	1. 疝气：因寒凝气滞所致。症见少腹痛引阴囊，遇寒或劳累时加重，局部肤色正常，舌淡苔白，脉弦 2. 腹痛：由腹部受凉，寒性收引，气滞不通所致。症见腹胀窜痛，得暖则舒，喜按；肠功能紊乱见上述证候者
制剂与规格	十香丸：每丸重 9g
用法与用量	口服。一次 1 丸，一日 1~2 次
注意事项	1. 湿热内侵、瘀血阻滞、气虚下陷所致的疝气不宜使用 2. 猪牙皂有毒，不宜过量、久用
禁忌	尚不明确
不良反应	尚不明确
特殊人群用药	尚不明确
药典	
其他推荐依据	国家药典委员会．中华人民共和国药典临床用药须知（2010 年版）［M］．北京：中国医药科技出版社，2011.
■ 药品名称	越鞠丸　Yueju Wan
药物组成	醋香附、川芎、炒栀子、苍术（炒）、六神曲（炒）
功能与主治	理气解郁，宽中除满。用于胸脘痞闷，腹中胀满，饮食停滞，嗳气吞酸
临床应用	1. 郁证：因肝气郁结导致精神抑郁，情绪不宁，胸胁胀痛，脘闷嗳气，腹胀纳呆，女子月经不调，脉弦；围绝经期综合征、月经不调、痛经见上述证候者 2. 胁痛：单侧或双侧胁痛，并因情志不遂而疼痛加重，胸膈痞闷，呕恶嗳气，嘈杂吞酸；肝炎、胆囊炎、胆石症、肋间神经痛见上述证候者 3. 胃脘痛：肝胃失和导致胃脘胀痛，腹胀，纳呆；慢性胃炎，功能性消化不良见上述证候者 4. 乳癖：因肝郁气滞，痰凝血瘀而致乳房胀痛，月经量少色黯，腹胀嗳气，喜叹息；乳腺增生见上述证候者 5. 呕吐：肝气不舒，肝胃失和导致恶心呕吐，厌食嘈杂，呃逆不畅，或嗳气吞酸，舌苔白腻，脉弦滑；胃神经官能症、胃及十二指肠溃疡、慢性胃炎见上述证候者
制剂与规格	水丸[保(乙)]：每 100 粒重 6g
用法与用量	口服。一次 6~9g，一日 2 次
注意事项	1. 阴虚火旺者慎用 2. 忌忧思恼怒，避免情志刺激
禁忌	尚不明确

续 表

不良反应	尚不明确
特殊人群用药	尚不明确
药典	Chin. P.
其他推荐依据	国家药典委员会. 中华人民共和国药典临床用药须知（2010年版）［M］. 北京：中国医药科技出版社，2011.
■ 药品名称	左金丸（胶囊） Zuojin Wan（Jiaonang）
药物组成	黄连、吴茱萸
功能与主治	泻火、疏肝、和胃、止痛。用于肝火犯胃，脘胁疼痛，口苦嘈杂，呕吐酸水，不喜热饮
临床应用	1. 胃痛：肝火犯胃所致胃脘疼痛，胁肋胀满，烦躁易怒，吞酸，胃中嘈杂，呕吐酸水，口苦，不喜热饮，舌质红苔黄，脉弦或数；急慢性胃炎、胃及十二指肠溃疡见上述证候者 2. 胁痛：肝火犯胃，肝络失和，肝失疏泄所致胁肋胀痛，烦躁易怒，口干口苦，呕吐吞酸，脘痞，嗳气，舌红苔黄，脉弦数；急、慢性胃炎，胃及十二指肠溃疡，慢性肝炎见上述证候者
制剂与规格	水丸[保(乙)]：每70丸重3.1g 胶囊[保(乙)]：每粒装0.35g
用法与用量	1. 丸剂：口服。一次3~6g，一日2次 2. 胶囊剂：口服。一次2~4粒，一日2次 3. 饭后服用。15日为一疗程
注意事项	1. 脾胃虚寒胃痛及肝阴不足胁痛者慎用 2. 保持心情舒畅
禁忌	尚不明确
不良反应	尚不明确
特殊人群用药	尚不明确
药典	Chin. P.
其他推荐依据	国家药典委员会. 中华人民共和国药典临床用药须知（2010年版）［M］. 北京：中国医药科技出版社，2011.
■ 药品名称	归脾丸（合剂） Guipi Wan（Heji）
药物组成	炙黄芪、龙眼肉、党参、炒白术、当归、茯苓、炒酸枣仁、制远志、木香、炙甘草、大枣（去核）
功能与主治	益气健脾，养血安神。用于心脾两虚，气短心悸，失眠多梦，头晕头昏，肢倦乏力，食欲缺乏，崩漏便血
临床应用	1. 心脾两虚证：因思虑过度，劳伤心脾，气血两虚而致气短懒言，失眠多梦，健忘，头晕头昏，肢倦乏力，精神疲惫，食欲缺乏，大便溏薄，舌淡苔白，脉细弱；慢性疲劳综合征见上述证候者 2. 心悸：系心脾两虚，心失所养而致心慌不安，失眠健忘，神疲食少，面色萎黄，舌淡苔白，脉细弱；贫血、神经衰弱见上述证候者

续 表

	3. 失眠：由心脾两虚，心神失养所致的失眠多梦，健忘，纳呆食少，肢倦乏力，精神萎靡，舌淡苔白，脉细弱；神经衰弱见上述证候者 4. 眩晕：因气血虚弱，脑失所养而致头晕头昏，心悸少寐，神疲乏力，食少纳呆，面色萎黄，舌淡苔白，脉细弱；贫血见上述证候者 5. 崩漏：因脾虚气弱不能统血而致妇女经血非时而下，淋漓不断，甚或血流如涌，色淡质清，神疲体倦，面色萎黄，舌淡苔白，脉细弱；功能性子宫出血见上述证候者 6. 便血：因脾虚气弱不能统血，血溢肠内而致便血，血色紫暗，甚至色黑，肢体倦怠，食欲不振，面色萎黄，舌淡苔白，脉细弱；胃、十二指肠溃疡出血见上述证候者 7. 此外，还有本品治疗特发性血小板减少性紫癜、甲状腺功能减退、胺碘酮致心动过缓、顽固性早搏、功能性消化不良伴抑郁症、肝硬化继发脾功能亢进症、小儿急性肾小球肾炎恢复期血尿、心脏神经官能症，减轻化疗所致骨髓抑制的报道
制剂与规格	浓缩丸[基,保(甲)]：每 8 丸相当于原药材 3g 水蜜丸[基,保(甲)]：每 100 粒重 10g 小蜜丸[基,保(甲)]：每瓶装 120g 大蜜丸[基,保(甲)]：每丸重 9g 合剂[基,保(甲)]：每支 10ml
用法与用量	1. 浓缩丸：口服一次 8~10 丸，一日 3 次 2. 丸剂：用温开水或生姜汤送服，水蜜丸一次 6g，小蜜丸一次 9g，大蜜丸一次 1 丸，一日 3 次 3. 合剂：口服一次 10~20ml，一日 3 次，用时摇匀
注意事项	1. 阴虚火旺者慎用 2. 忌食辛辣、生冷、油腻食物
禁忌	尚不明确
不良反应	尚不明确
特殊人群用药	尚不明确
药典	Chin. P.
其他推荐依据	国家药典委员会．中华人民共和国药典临床用药须知（2010 年版）［M］．北京：中国医药科技出版社，2011.
■ 药品名称	**如意金黄散 Ruyi Jinhuang San**
药物组成	黄柏、大黄、姜黄、白芷、天花粉、陈皮、厚朴、苍术、生天南星、甘草
功能与主治	清热解毒，消肿止痛。用于热毒瘀滞肌肤所致疮疡肿痛、丹毒流注，症见肌肤红、肿、热、痛，亦可用于跌打损伤
临床应用	1. 疮疡：由于热毒瘀滞肌肤所致，症见疮形高肿，皮肤色红，灼热疼痛；急性蜂窝织炎、急性化脓性淋巴结炎、肛周脓肿见上述证候者 2. 丹毒：由于热毒瘀滞皮肤所致，症见突发全身发热，患部色红如染丹，边缘微隆起，边界清楚，疼痛，手压之红色减退，抬手复赤，舌红苔黄，脉滑数 3. 流注：由于热毒瘀滞肌肤所致，症见疮形高突，皮温微热，疼痛，可见一处或多处发生；体表多发性脓肿见上述证候者 4. 有报道用于外伤瘀血肿胀、内痔出血、压疮、药液外渗、输卵管梗阻性不孕、慢性前列腺炎、慢性盆腔炎

续 表

制剂与规格	如意金黄散[基,保(甲)]：每袋装 12g
用法与用量	外用。红肿，烦热，疼痛，用清茶调敷；漫肿无头，用醋或葱酒调敷；亦可用植物油或蜂蜜调敷。一日数次
注意事项	1. 皮肤过敏者慎用 2. 不可内服 3. 忌食辛辣、油腻食物及海鲜等发物
禁忌	疮疡阴证者禁用
不良反应	文献报道，如意金黄散外敷可引起过敏性皮疹
特殊人群用药	妊娠与哺乳期妇女：孕妇慎用
药典	Chin. P.
其他推荐依据	国家药典委员会．中华人民共和国药典临床用药须知（2010 年版）［M］．北京：中国医药科技出版社，2011.
■ 药品名称	**伤疖膏　Shangjie Gao**
药物组成	黄芩、连翘、生天南星、白芷、薄荷脑、冰片、水杨酸甲酯
功能与主治	清热解毒，消肿止痛。用于热毒蕴结肌肤所致的疮疡，症见红、肿、热、痛、未溃破。亦用于乳腺炎、静脉炎及其他皮肤创伤
临床应用	1. 疮疡：由热毒蕴结肌肤所致，症见局部红赤，肿胀高凸，灼热，疼痛；体表急性感染性疾病见上述证候者 2. 乳痈：乳络不通，热毒蕴结所致，症见乳房肿胀疼痛，皮肤微红，肿块或有或无，或乳汁不畅，舌红，苔薄黄或黄腻，脉弦数；急性乳腺炎见上述证候者 3. 恶脉：由于下肢浅筋脉瘀滞不通，热毒蕴结所致，症见局部红肿热痛；下肢静脉曲张见上述证候者
制剂与规格	贴剂：①5cm×6. 5cm；②5cm×7cm；③7cm×10cm
用法与用量	外用，贴于患处，每日更换 1 次
注意事项	1. 皮肤过敏者慎用 2. 不可内服 3. 忌食辛辣，油腻食物及海鲜等发物
禁忌	肿疡阴证者禁用
不良反应	尚不明确
特殊人群用药	尚不明确
药典	
其他推荐依据	国家药典委员会．中华人民共和国药典临床用药须知（2010 年版）［M］．北京：中国医药科技出版社，2011.

续　表

■ 药品名称	痔宁片　Zhining Pian
药物组成	地榆炭、侧柏叶炭、黄芩、刺猬皮（制）、槐米、地黄、酒白芍、当归、乌梅、荆芥炭、枳壳、甘草
功能与主治	清热凉血，润燥疏风。用于实热内结或湿热瘀滞所致的痔疮出血、肿痛
临床应用	痔疮：因实热内结或湿热瘀滞所致，症见大便出血或有痔核脱出可自行回纳或不可自行回纳、肛缘有肿物者，色红或青紫而疼痛；Ⅰ期和Ⅱ期内痔、血栓性外痔、炎性外痔见上述证候者
制剂与规格	痔宁片：每片重 0.48g
用法与用量	口服。一次 3~4 片，一日 3 次
注意事项	1. 肠胃虚寒者慎用 2. 忌食辛辣、油腻食物及海鲜等发物
禁忌	孕妇禁用
不良反应	尚不明确
特殊人群用药	妊娠与哺乳期妇女：孕妇禁用
药典	Chin. P.
其他推荐依据	国家药典委员会．中华人民共和国药典临床用药须知（2010 年版）［M］．北京：中国医药科技出版社，2011.
■ 药品名称	小金丸（胶囊）　Xiaojin Wan（Jiaonang）
药物组成	制草乌、地龙、木鳖子（去壳去油）、酒当归、五灵脂（醋炒）、乳香（制）、没药（制）、枫香脂、香墨、人工麝香
功能与主治	散结消肿，化瘀止痛。用于痰气凝滞所致的瘰疬、瘿瘤、乳岩、乳癖，症见肌肤或肌肤下肿块一处或数处、推之能动，或骨及骨关节肿大、皮色不变、肿硬作痛
临床应用	1. 瘰疬：由痰气凝滞所致，症见颈项及耳前耳后结核、一个或数个、皮色不变、推之能动、不热不痛者；淋巴结结核见上述证候者 2. 瘿瘤：由痰气凝滞所致，症见颈部正中皮下肿块、不热不痛、随吞咽上下活动；甲状腺腺瘤、结节性甲状腺肿见上述证候者 3. 乳癖：由肝郁痰凝所致，症见乳部肿块、一个或多个、皮色不变、经前疼痛；乳腺增生病见上述证候者
制剂与规格	小金丸[基,保(乙)]：①每 100 丸重 3g；②每 100 丸重 6g；③每 10 丸重 6g 小金胶囊[基,保(乙)]：每粒装 0.3g
用法与用量	1. 丸剂：打碎后内服。一次 1.2~3.0g，一日 2 次；小儿酌减 2. 胶囊剂：口服。一次 4~10 粒，一日 2 次；小儿酌减
注意事项	1. 脾胃虚弱者慎用 2. 不宜长期使用 3. 忌食辛辣、油腻及海鲜等发物

续 表

禁忌	1. 孕妇、哺乳期妇女禁用 2. 疮疡阳证者禁用
不良反应	有文献报道小金丸可引起比较严重的皮肤过敏性反应
特殊人群用药	肝功能、肾功能不全患者：慎用 妊娠与哺乳期妇女：禁用
药典	Chin. P.
其他推荐依据	国家药典委员会. 中华人民共和国药典临床用药须知（2010年版）［M］. 北京：中国医药科技出版社，2011.
■ 药品名称	乳癖消胶囊（颗粒、片） Rupixiao Jiaonang (Keli, Pian)
药物组成	鹿角、鸡血藤、红花、三七、牡丹皮、赤芍、蒲公英、连翘、天花粉、玄参、夏枯草、漏芦、昆布、海藻、木香
功能与主治	软坚散结，活血消痈，清热解毒。用于痰热互结所致的乳癖、乳痈，症见乳房结节、数目不等、大小形态不一、质地柔软，或产后乳房结块、红热疼痛；乳腺增生、乳腺炎早期见上述证候者
临床应用	1. 乳癖：因痰热互结所致，症见单侧或双侧乳房胀痛、肿块明显、皮温微热；乳腺增生病见上述证候者 2. 乳痈：因痰热互结或乳汁淤积所致，症见产后乳房结块无波动、皮肤微红、胀痛；急性乳腺炎见上述证候者 3. 有报道本品用于甲状腺囊肿
制剂与规格	乳癖消胶囊[基,保(甲)]：每粒装0.32g 乳癖消颗粒[基,保(甲)]：每袋装8g 乳癖消片[基,保(甲)]：①薄膜衣片，每片重0.34g；②薄膜衣片，每片重0.67g；③糖衣片（片芯重0.34g）
用法与用量	1. 胶囊：口服。一次5~6粒，一日3次 2. 颗粒：口服。一次8g，一日3次 3. 片剂：口服。小片一次5~6片，大片一次3片，一日3次
注意事项	若因服该药引起全身不适者需及时停药
禁忌	尚不明确
不良反应	文献报道有患者连续服用常规剂量的本品后出现颜面、双睑水肿，上下肢凹陷性水肿，伴全身不适感和胸闷
特殊人群用药	妊娠与哺乳期妇女：孕妇慎用
药典	Chin. P.
其他推荐依据	国家药典委员会. 中华人民共和国药典临床用药须知（2010年版）［M］. 北京：中国医药科技出版社，2011.
■ 药品名称	云南白药胶囊 Yunnan Baiyao Jiaonang
药物组成	国家保密方，本品含草乌（制），其余成分略

续　表

功能与主治	化瘀止血，活血止痛，解毒消肿。用于跌打损伤，瘀血肿痛，吐血，咯血，便血，痔血，崩漏下血，手术出血，疮疡肿毒及软组织挫伤，闭合性骨折，支气管扩张及肺结核咳血，溃疡病出血，以及皮肤感染性疾病
临床应用	1. 软组织挫伤：因软组织损伤所致瘀血阻滞，症见伤处青红紫斑，痛如针刺，焮肿闷胀，不敢触摸，活动受限，舌质紫暗 2. 手术出血：非心脑血管手术的围手术期出血 3. 吐血：因热毒灼伤胃络所致的吐血，血色鲜艳，夹有食物残渣，身热，烦躁，牙龈肿痛，便秘，尿赤；胃及十二指肠溃疡出血、食管炎、胃炎出血见上述证候者，还可用于肝硬化食管胃底静脉曲张破裂出血、食管及胃部手术等各种原因引起的上消化道出血 4. 便血：因热毒壅遏肠道，灼伤络脉所致的大便带血，血色鲜红，肛门肿胀；胃及十二指肠溃疡出血、结肠炎出血、痔疮、肛裂出血见上述证候者 5. 疮疡：因热毒蕴结肌肤所致，症见肌肤红赤、肿胀、微热、疼痛，舌尖红，脉浮数；皮炎、压疮、带状疱疹等疾病见上述证候者
制剂与规格	云南白药胶囊[基,保(甲)]：每粒装 0.25g
用法与用量	刀、枪、跌打诸伤，无论轻重，出血者用温开水送服；瘀血肿痛与未流血者用酒送服；妇科各症，用酒送服；但月经过多、红崩，用温水送服。毒疮初起，服 1 粒，另取药粉，用酒调匀，敷患处，如已化脓，只需内服。其他内出血各症均可内服 口服。一次 1~2 粒，一日 4 次（2~5 岁按 1/4 剂量服用；6~12 岁按 1/2 剂量服用） 凡遇较重的跌打损伤可先服保险子 1 粒，轻伤及其他病症不必服
注意事项	1. 服药 1 日内，忌食蚕豆、鱼类及酸冷食物 2. 外用前务必清洁创面 3. 临床上确需使用大剂量给药，一定要在医师的安全监控下应用 4. 用药后若出现过敏反应，应立即停用，视症状轻重给予抗过敏治疗，若外用可先清除药物 5. 运动员慎用 6. 保险子放置在泡罩的中间处 7. 本品所含草乌（制）为炮制后的乌头属类药材，通过独特的炮制、生产工艺，其毒性成分可基本消除，在安全范围内
禁忌	孕妇忌用；过敏体质及有用药过敏史的患者应慎用
不良反应	极少数患者服药后导致过敏性药疹，出现胸闷、心慌、腹痛、恶心呕吐、全身奇痒、躯干及四肢等部位出现荨麻疹
特殊人群用药	肝功能、肾功能不全患者：尚不明确 儿童：2~5 岁按 1/4 剂量服用；6~12 岁按 1/2 剂量服用 老年人：尚不明确 妊娠与哺乳期妇女：孕妇忌用
药典	Chin. P.
其他推荐依据	非创伤性出血急诊处理专家组．非创伤性出血的急诊处理专家共识/意见［J］．中华急诊医学杂志，2017，26（8）：850-856.

续 表

■ 药品名称	乳宁颗粒 Runing Keli
药物组成	柴胡、当归、醋香附、丹参、炒白芍、王不留行、赤芍、炒白术、茯苓、青皮、陈皮、薄荷
功能与主治	疏肝养血，理气解郁。用于肝气郁结所致的乳癖，症见经前乳房胀痛、两胁胀痛、乳房结节、经前疼痛加重；乳腺增生见上述证候者
临床应用	乳癖：因肝郁气滞血瘀所致；单侧或双侧乳房疼痛、肿块、肿块边界欠清、与周围组织不粘连、乳房可有胀痛、每随喜怒而消长、常在月经前加重、月经后缓解；乳腺增生见上述证候者 尚可治疗月经周期性乳房疼痛
制剂与规格	乳宁颗粒[保(乙)]：①每袋装 5g（无蔗糖）；②每袋装 15g
用法与用量	开水冲服：一次 1 袋，一日 3 次；20 天为 1 个疗程。或遵医嘱
注意事项	孕妇慎服
禁忌	尚不明确
不良反应	尚不明确
特殊人群用药	妊娠与哺乳期妇女：孕妇慎服
药典	Chin. P.
其他推荐依据	国家药典委员会．中华人民共和国药典临床用药须知（2015 年版）：中药成方制剂卷［M］．北京：中国医药科技出版社，2017.
■ 药品名称	复方黄柏液涂剂 Fufang Huangbaiye Tuji
药物组成	连翘、黄柏、金银花、蒲公英、蜈蚣
功能与主治	清热解毒，消肿祛腐。用于疮疡溃后，伤口感染，属阳证者
临床应用	疮疡：由热毒、火毒引起，症见局部红、肿、热、痛，溃后脓液稠厚，或外伤所致溃疡，可伴见发热、口渴、苔黄、脉数；软组织急性化脓性感染溃后见上述症状者 此外，有报道用于治疗糖尿病足溃疡、压疮、下肢静脉溃疡、烧烫伤、痔疮术后、肛周脓肿术后、痔瘘术后、前列腺炎等
制剂与规格	复方黄柏液涂剂[基,保(乙)]：每 1ml 相当于饮片 0.2g
用法与用量	外用。浸泡纱布条外敷于感染伤口内，或破溃的脓肿内。若溃疡较深，可用直径 0.5～1.0cm 的无菌胶管，插入溃疡深部，以注射器抽取本品进行冲洗。用量一般 10～20ml，每日 1 次。或遵医嘱
注意事项	1. 本品供外用，不可内服 2. 使用本品前应注意按常规换药法清洁或清创病灶 3. 过敏体质者慎用 4. 用药期间出现过敏反应者应及时停药，出现严重过敏反应者，应立刻停药并及时就医
禁忌	对本品及所含成分过敏者禁用

续　表

不良反应	监测数据显示，本品有局部皮肤出现瘙痒、红肿、疼痛、皮疹灼热刺激感等过敏反应的不良反应报告
特殊人群用药	妊娠与哺乳期妇女：孕妇慎用
药典	Chin. P.
其他推荐依据	汤灵娇，何羽，姚齐贤．复方黄柏液对肛周脓肿术后创面愈合的临床研究［J］．中国临床药理学杂志，2021，37（6）：4.

第十五章

手术预防用抗菌药物

第一节 抗菌药物预防性应用的基本原则*

一、非手术患者抗菌药物的预防性应用

(一) 预防用药目的

预防特定病原菌所致的或特定人群可能发生的感染。

(二) 预防用药基本原则

1. 用于尚无细菌感染征象但暴露于致病菌感染的高危人群。
2. 预防用药适应证和抗菌药物选择应基于循证医学证据。
3. 应针对一种或二种最可能细菌的感染进行预防用药，不宜盲目地选用广谱抗菌药或多药联合预防多种细菌多部位感染。
4. 应限于针对某一段特定时间内可能发生的感染，而非任何时间可能发生的感染。
5. 应积极纠正导致感染风险增加的原发疾病或基础状况。可以治愈或纠正者，预防用药价值较大；原发疾病不能治愈或纠正者，药物预防效果有限，应权衡利弊决定是否预防用药。
6. 以下情况原则上不应预防使用抗菌药物：普通感冒、麻疹、水痘等病毒性疾病；昏迷、休克、中毒、心力衰竭、肿瘤、应用肾上腺皮质激素等患者；留置导尿管、留置深静脉导管以及建立人工气道（包括气管插管或气管切口）患者。

(三) 对某些细菌性感染的预防用药指征与方案

在某些细菌性感染的高危人群中，有指征的预防性使用抗菌药物，预防对象和推荐预防方案，见附录 1：抗菌药物在预防非手术患者某些特定感染中的应用。此外，严重中性粒细胞缺乏（ANC $\leqslant 0.1\times10^9$/L）持续时间超过 7 天的高危患者和实体器官移植及造血干细胞移植的患者，在某些情况下也有预防用抗菌药物的指征，但由于涉及患者基础疾病、免疫功能状态、免疫抑制剂等药物治疗史等诸多复杂因素，其预防用药指征及方案需参阅相关专题文献。

二、围手术期抗菌药物的预防性应用

围手术期抗菌药物预防用药，应根据手术切口类别（表 1）、手术创伤程度、可能的污染细菌种类、手术特续时间、感染发生机会和后果严重程度、抗菌药物预防效果的循证医学证据、对细菌耐药性的影响和经济学评估等因素，综合考虑决定是否预防用抗菌药物。但抗菌药物的预防性应用并不能代替严格的消毒、灭菌技术和精细的无菌操作，也不能代替术中保温和血糖控制等其他预防措施。

1. 清洁手术（Ⅰ类切口）：手术脏器为人体无菌部位，局部无炎症、无损伤，也不涉及呼吸道、

*内容引自：《关于印发抗菌药物临床应用指导原则（2015 年版）的通知》（国卫办医发〔2015〕43 号）

消化道、泌尿生殖道等人体与外界相通的器官。手术部位无污染，通常不需预防用抗菌药物。但在下列情况时可考虑预防用药：①手术范围大、手术时间长、污染机会增加；②手术涉及重要脏器，一旦发生感染将造成严重后果者，如头颅手术、心脏手术等；③异物植入手术，如人工心瓣膜植入、永久性心脏起搏器放置、人工关节置换等；④有感染高危因素如高龄、糖尿病、免疫功能低下（尤其是接受器官移植者）、营养不良等患者。

2. 清洁-污染手术（Ⅱ类切口）：手术部位存在大量人体寄殖菌群，手术时可能污染手术部位引致感染，故此类手术通常需预防用抗菌药物。

3. 污染手术（Ⅲ类切口）：已造成手术部位严重污染的手术。此类手术需预防用抗菌药物。

4. 污秽-感染手术（Ⅳ类切口）：在手术前即已开始治疗性应用抗菌药物，术中、术后继续，此不属预防应用范畴。

表1　手术切口类别

切口类别	定义
Ⅰ类切口（清洁手术）	手术不涉及炎症区，不涉及呼吸道、消化道、泌尿生殖道等人体与外界相通的器官
Ⅱ类切口（清洁-污染手术）	上、下呼吸道，上、下消化道，泌尿生殖道手术，或经以上器官的手术，如经口咽部手术、胆道手术、子宫全切除术、经直肠前列腺手术，以及开放性骨折或创伤手术等
Ⅲ类切口（污染手术）	造成手术部位严重污染的手术，包括：手术涉及急性炎症但未化脓区域；胃肠道内容物有明显溢出污染；新鲜开放性创伤但未经及时扩创；无菌技术有明显缺陷如开胸、心脏按压者
Ⅳ类切口（污秽-感染手术）	有失活组织的陈旧创伤手术；已有临床感染或脏器穿孔的手术

注：1. 本指导原则均采用以上分类。而目前我国在病案首页中将手术切口分为Ⅰ类、Ⅱ类、Ⅲ类，其Ⅰ类与本指导原则中Ⅰ类同，Ⅱ类相当于本指导原则中Ⅱ、Ⅲ类，Ⅲ类相当于本指导原则中Ⅳ类。参考本指导原则时应注意两种分类的区别

2. 病案首页0类系指体表无切口或经人体自然腔道进行的操作以及经皮腔镜操作，其预防用药参考附录3

（一）抗菌药物品种选择

1. 根据手术切口类别、可能的污染菌种类及其对抗菌药物敏感性、药物能否在手术部位达到有效浓度等综合考虑。

2. 选用对可能的污染菌针对性强、有充分的预防有效的循证医学证据、安全、使用方便及价格适当的品种。

3. 应尽量选择单一抗菌药物预防用药，避免不必要的联合使用。预防用药应针对手术路径中可能存在的污染菌。如心血管、头颈、胸腹壁、四肢软组织手术和骨科手术等经皮肤的手术，通常选择针对金黄色葡萄球菌的抗菌药物。结肠、直肠和盆腔手术，应选用针对肠道革兰阴性菌和脆弱拟杆菌等厌氧菌的抗菌药物。

4. 头孢菌素类药物过敏者，针对革兰阳性菌可用万古霉素、去甲万古霉素、克林霉素；针对革兰阴性杆菌可用氨曲南、磷霉素或氨基糖苷类。

5. 对某些手术部位感染会引起严重后果者，如心脏人工瓣膜置换术、人工关节置换术等，若术前发现有耐甲氧西林金黄色葡萄球菌（MRSA）定植的可能或者该机构MRSA发生率高，可选用万古霉素、去甲万古霉素预防感染，但应严格控制用药持续时间。

6. 不应随意选用广谱抗菌药物作为围手术期预防用药。鉴于国内大肠埃希菌对氟喹诺酮类药物耐药率高，应严格控制氟喹诺酮类药物作为外科围手术期预防用药。

7. 常见围手术期预防用抗菌药物的品种选择，见附录2：抗菌药物在围手术期预防应用的品种选择。

（二）给药方案

1. 给药方法：给药途径大部分为静脉输注，仅有少数为口服给药。静脉输注应在皮肤、黏膜切开前0.5~1小时内或麻醉开始时给药，在输注完毕后开始手术，保证手术部位暴露时局部组织中抗菌药物已达到足以杀灭手术过程中沾染细菌的药物浓度。万古霉素或氟喹诺酮类等由于需输注较长时间，应在手术前1~2小时开始给药。
2. 预防用药维持时间：抗菌药物的有效覆盖时间应包括整个手术过程。手术时间较短（<2小时）的清洁手术术前给药一次即可。如手术时间超过3小时或超过所用药物半衰期的2倍以上，或成人出血量超过1500ml，术中应追加1次。清洁手术的预防用药时间不超过24小时，心脏手术可视情况延长至48小时。清洁-污染手术和污染手术的预防用药时间亦为24小时，污染手术必要时延长至48小时。过度延长用药时间并不能进一步提高预防效果，且预防用药时间超过48小时，耐药菌感染机会增加。

三、侵入性诊疗操作患者的抗菌药物的预防应用

随着放射介入和内镜诊疗等微创技术的快速发展和普及，我国亟待规范诊疗操作患者的抗菌药物预防应用。根据现有的循证医学证据、国际有关指南推荐和国内专家的意见，对部分常见特殊诊疗操作的预防用药提出了建议，见附录3：特殊诊疗操作抗菌药物预防应用的建议。

第二节　第一代头孢菌素类

■ 药品名称	头孢唑林　Cefazolin
□ 其他名称	新泰林
抗菌谱与适应证	第一代头孢菌素。除肠球菌属、耐甲氧西林葡萄球菌属外，对其他革兰阳性球菌均有良好抗菌活性，肺炎链球菌和溶血性链球菌对其高度敏感，对部分大肠埃希菌、奇异变形杆菌和肺炎克雷伯菌有良好抗菌活性。临床用于敏感菌所致的呼吸道感染、尿路感染、皮肤软组织感染、骨和关节感染、肝胆系统感染、感染性心内膜炎、败血症及眼、耳、鼻、咽喉部感染；外科手术预防用药
制剂与规格	注射用头孢唑林钠[保(甲)]：①0.5g[基]；②1g[基]；③1.5g；④2g 注射用五水头孢唑林钠[保(甲乙)]：①0.5g[基]；②1g[基]；③1.5g；④2g
用法与用量	成人常用剂量：一次0.5~1.0g，一日2~4次，严重感染可增至一日6g，分2~4次静脉给予，或遵医嘱 用于预防外科手术后感染时，一般为术前0.5~1小时肌内注射或静脉给药1g，手术时间超过6小时者术中加用0.5~1.0g，术后每6~8小时给药0.5~1.0g，至手术后24小时止 儿童：一日50~100mg/kg，分2~3次静脉缓慢推注，静脉滴注或肌内注射
注意事项	1. 交叉过敏反应：对青霉素过敏患者应用本品时应根据患者情况充分权衡利弊后决定 2. 对诊断的干扰：应用本品和其他头孢菌素的患者抗球蛋白（Coombs）试验可出现阳性；孕妇产前应用这类药物，此阳性反应也可出现于新生儿。当应用本品的患者尿中头孢类含量超过10mg/ml时，以磺基水杨酸进行尿蛋白测定可出现假阳性反应。以硫酸铜法测定尿糖可呈假阳性反应。血清谷丙转氨酶、谷草转氨酶、碱性磷酸酶和血尿素氮在应用本品过程中皆可升高。如采用Jaffe反应进行血清和尿肌酐值测定时可有假性增高

续　表

	3. 有胃肠道疾病史者，特别是溃疡性结肠炎、局限性肠炎或抗菌药物相关性结肠炎（头孢菌素类很少产生假膜性结肠炎）者和有肾功能减退者应慎用头孢菌素类
禁忌	对头孢菌素类药物过敏者及有青霉素过敏性休克或即刻反应史者禁用本品
不良反应	应用头孢唑林的不良反应发生率低，静脉注射发生的血栓性静脉炎和肌内注射区域疼痛均较头孢噻吩少而轻。药疹发生率为 1.1%，嗜酸性粒细胞增多的发生率为 1.7%，单独以药物热为表现的过敏反应仅偶有报道。本品与氨基糖苷类抗菌药合用是否增加后者的肾毒性尚不能肯定。临床上本品无肝损害现象，但个别患者可出现暂时性血清氨基转移酶、碱性磷酸酶升高。肾功能减退患者应用高剂量（每日 12g）的头孢唑林时可出现脑反应。白念珠菌二重感染偶见
特殊人群用药	肝功能、肾功能不全患者：因本品部分在肝脏代谢，因此肝功能损害患者应慎用；对肾功能减退患者应在减少剂量情况下谨慎使用；肾功能减退者的肌酐清除率> 50ml/min 时，仍可按正常剂量给药；与庆大霉素或其他肾毒性抗菌药合用有增加肾损害的危险性 儿童：早产儿及 1 个月以下的新生儿不推荐应用本品 老年人：本品在老年人中消除半衰期较年轻人明显延长，应按肾功能适当减量或延长给药间期 妊娠与哺乳期妇女：头孢菌素类可经乳汁排出，哺乳期妇女应用头孢菌素类虽尚无发生问题报道，但其应用仍需权衡利弊后决定
药典	Chin. P.
国家处方集	CNF
推荐依据	单爱莲，马序竹，童荣生，等.《抗菌药物超说明书专家共识》解读［J］. 中国临床药理学杂志，2015，24（31）：2489-2491.
■ 药品名称	头孢拉定　Cefradine
适应证	第一代头孢菌素，适用于外科手术预防用药
制剂与规格	注射用头孢拉定：①0.5g；②1.0g
用法与用量	静脉给药，常规单次剂量：1～2g
注意事项	应用头孢拉定的患者以硫酸铜法测定尿糖时可出现假阳性反应
禁忌	对头孢菌素类药物过敏者及有青霉素过敏性休克或即刻反应史者禁用
不良反应	恶心、呕吐、腹泻、上腹部不适等胃肠道反应较为常见
特殊人群用药	肝功能、肾功能不全患者：头孢拉定主要经肾排出，肾功能减退者需减少剂量或延长给药间期 儿童：慎用 老年人：肾功能减退的老年患者应适当减少剂量或延长给药时间 妊娠与哺乳期妇女：孕妇及哺乳期妇女慎用，妊娠安全性分级为 B 级，哺乳期妇女应用时需权衡利弊
药典	USP、Eur. P.、Chin. P.
国家处方集	CNF
其他推荐依据	

续 表

■ 药品名称	头孢硫脒 Cefathiamidine
适应证	第一代头孢菌素，适用于外科手术预防用药
制剂与规格	注射用头孢硫脒[保(乙)]：①0.5g；②1.0g；③2.0g
用法与用量	静脉滴注，一次 2g，一日 2~4 次
注意事项	1. 有胃肠道疾病史者，特别是溃疡性结肠炎、局限性肠炎或抗生素相关性结肠炎者应慎用 2. 应用本品的患者抗球蛋白试验可出现阳性
禁忌	对头孢菌素类抗生素过敏者或对青霉素过敏性休克者禁用
不良反应	偶见荨麻疹、哮喘、瘙痒、寒战、高热、血管神经性水肿、非蛋白氮、ALT（GPT）及 AST（GOT）升高
特殊人群用药	肝功能、肾功能不全患者：肾功能减退者需适当减量 老年人：老年患者肾功能减退，应用时需适当减量 妊娠与哺乳期妇女：妊娠早期妇女慎用；哺乳妇女使用需权衡利弊
药典	Chin. P.
国家处方集	CNF
其他推荐依据	
■ 药品名称	头孢西酮钠 Cefazedone Sodium
适应证	第一代头孢菌素，适用于外科手术预防用药。本品对金黄色葡萄球菌、凝固酶阴性葡萄球菌、肺炎链球菌、β-溶血链球菌等革兰阳性菌具有良好的抗菌活性
制剂与规格	注射用头孢西酮钠：①0.5g；②1.0g
用法与用量	静脉给药，成人一日 1~4g，分2~3 次用药。4 周以上儿童一日 50mg/kg，分 2~3 次，静脉注射或静脉滴注
注意事项	青霉素过敏者慎用
禁忌	对本品或其他头孢菌素类抗生素过敏者禁用；早产儿及新生儿禁用
不良反应	发热、皮疹、红斑等过敏反应
特殊人群用药	肝功能、肾功能不全患者：肾功能不全者慎用 儿童：早产儿及新生儿禁用 妊娠与哺乳期妇女：孕妇、哺乳期妇女用药要权衡利弊
药典	
国家处方集	韩国抗生物质医药品基准（韩抗基）
其他推荐依据	
■ 药品名称	头孢替唑钠 Ceftezole Sodium
适应证	第一代头孢菌素，适用于外科手术预防用药。本品对革兰阳性菌，尤其是球菌，包括产青霉素酶和不产生青霉素酶的金黄色葡萄球菌、化脓性链球菌、肺炎球菌、B 组溶血性链球菌、草绿色链球菌、表皮葡萄球菌，以及白喉杆菌、炭疽杆菌皆比较敏感

续　表

制剂与规格	注射用头孢替唑钠：①0.5g；②0.75g；③1.0g；④1.5g；⑤2.0g
用法与用量	静脉给药，成人一次0.5~4.0g，一日2次。儿童日用量为20~80mg/kg体重，分1~2次静脉给药
注意事项	青霉素过敏者慎用
禁忌	对本品或其他头孢菌素类抗生素过敏者禁用；对利多卡因或酰基苯胺类局部麻醉剂有过敏史者禁用本品肌注
不良反应	少见过敏反应，如皮疹、荨麻疹、皮肤发红、瘙痒、发热等；偶见血肌酐升高；罕见严重肾功能异常、粒细胞计数减少、白细胞计数减少等
特殊人群用药	肝功能、肾功能不全患者：肾功能不全者慎用 妊娠与哺乳期妇女：孕妇、哺乳期妇女用药要权衡利弊
药典	Chin. P.
国家处方集	日本抗生物质医药品基准（日抗基）
其他推荐依据	

第三节　第二代头孢菌素类

■ 药品名称	头孢呋辛钠　Cefuroxime Sodium
适应证	第二代头孢菌素，适用于颅脑手术，周围血管外科手术，胃十二指肠手术，阑尾手术，结、直肠手术，肝胆系统手术，胸外科手术、心脏大血管手术，泌尿外科手术，应用人工植入物的骨科手术，妇科手术的预防用药
制剂与规格	注射用头孢呋辛钠：①0.25g[基]；②0.5g[基]；③0.75g[基]；④1.0g；⑤1.5g[基]；⑥2.0g；⑦2.25g；⑧2.5g；⑨3.0g
用法与用量	静脉给药，常规单次剂量：1.5g
注意事项	1. 对青霉素类药物过敏者，慎用 2. 使用时应注意监测肾功能，特别是对接受高剂量的重症患者 3. 肾功能不全者应减少一日剂量 4. 头孢呋辛能引起抗生素相关性肠炎，应警惕。抗生素相关性肠炎诊断确立后，应给予适宜的治疗。轻度者停药即可，中、重度者应给予液体、电解质、蛋白质补充，并需选用对梭状芽胞杆菌有效的抗生素类药物治疗 5. 有报道少数患儿使用本品时出现轻、中度听力受损
禁忌	对头孢菌素类药物过敏者及有青霉素过敏性休克史者禁用
不良反应	过敏反应（如皮疹、瘙痒、荨麻疹等），局部反应（如血栓性静脉炎），胃肠道反应（如腹泻，恶心、抗生素相关性肠炎等）
特殊人群用药	肝功能、肾功能不全患者：严重肝功能、肾功能不全者慎用 儿童：5岁以下小儿禁用 老年人：老年患者口服本药，不必根据年龄调整剂量

续 表

	妊娠与哺乳期妇女：妊娠安全性分级为B级；哺乳妇女用药应权衡利弊，如需使用，应暂停哺乳
药典	USP、Eur. P.、Chin. P.
国家处方集	CNF
其他推荐依据	
■ 药品名称	头孢替安 Cefotiam
适应证	第二代头孢菌素，适用于颅脑手术，周围血管外科手术，胃十二指肠手术，阑尾手术，结、直肠手术，肝胆系统手术，胸外科手术、心脏大血管手术，泌尿外科手术，应用人工植入物的骨科手术，妇科手术的预防用药
制剂与规格	注射用盐酸头孢替安[保(乙)]：①0.5g；②1g
用法与用量	静脉给药，常规单次剂量：1~2g
注意事项	1. 有胃肠道疾病史者，特别是溃疡性结肠炎、局限性肠炎或抗生素相关性结肠炎者慎用 2. 本品可引起血常规改变，严重时应立即停药
禁忌	对头孢菌素类药物过敏者及有青霉素过敏性休克史者禁用
不良反应	偶见过敏、胃肠道反应、血常规改变及一过性AST（GOT）及ALT（GPT）升高；可致肠道菌群改变，造成维生素B和维生素K缺乏；偶可致继发感染；大量静脉注射可致血管和血栓性静脉炎
特殊人群用药	肝功能、肾功能不全患者：肾功能不全者应减量并慎用 儿童：早产儿和新生儿使用本药的安全性尚未确定 老年人：老年患者用药剂量应按其肾功能减退情况酌情减量 妊娠与哺乳期妇女：孕妇或可能已妊娠的妇女、哺乳妇女应权衡利弊后用药
药典	USP、Eur. P.、Chin. P.
国家处方集	CNF
其他推荐依据	
■ 药品名称	头孢西丁 Cefoxitin
适应证	第二代头孢菌素，适用于颅脑手术，周围血管外科手术，胃十二指肠手术，阑尾手术，结、直肠手术，肝胆系统手术，胸外科手术、心脏大血管手术，泌尿外科手术，应用人工植入物的骨科手术，妇科手术的预防用药
制剂与规格	注射用头孢西丁钠[保(乙)]：①1g；②2g
用法与用量	静脉给药，常规单次剂量：1~2g
注意事项	1. 青霉素过敏者慎用 2. 肾功能损害者及有胃肠疾病史（特别是结肠炎）者慎用 3. 本品与氨基糖苷类抗生素配伍时，会增加肾毒性
禁忌	对头孢菌素类药物过敏者及有青霉素过敏性休克史者禁用

续 表

不良反应	最常见的为局部反应，静脉注射后可出现血栓性静脉炎，肌内注射后可有局部硬结压痛；偶见变态反应、低血压、腹泻等
特殊人群用药	儿童：3个月以内婴儿不宜使用本药 妊娠与哺乳期妇女：妊娠安全性分级为B级；哺乳妇女应权衡利弊后用药
药典	USP、Eur. P.、Chin. P.
国家处方集	CNF
其他推荐依据	

■ 药品名称	头孢美唑 Cefmetazole
适应证	第二代头霉素类，性能类似第二代头孢菌素，适用于颅脑手术，周围血管外科手术，胃十二指肠手术，阑尾手术，结、直肠手术，肝胆系统手术，胸外科手术、心脏大血管手术，泌尿外科手术，应用人工植入物的骨科手术，妇科手术的预防用药
制剂与规格	注射用头孢美唑钠[保(乙)]：①1g；②2g
用法与用量	静脉给药，常规单次剂量：1~2g
注意事项	1. 下述患者慎用：对青霉素类抗生素有过敏史者，或双亲、兄弟姐妹等血缘亲属属于过敏体质者，严重肾损害者（有可能出现血药浓度升高、半衰期延长），经口摄食不足患者或非经口维持营养者、全身状态不良者（通过摄食，可能出现维生素K缺乏）等 2. 给药期间及给药后至少1周内避免饮酒
禁忌	对本品有过敏性休克史者禁用
不良反应	过敏反应（如皮疹、瘙痒、荨麻疹、红斑、发热等），罕见休克、肝功能异常等
特殊人群用药	肝功能、肾功能不全患者：严重肝功能、肾功能障碍者慎用 儿童：早产儿、新生儿慎用 老年人：慎用 妊娠与哺乳期妇女：慎用
药典	USP、Eur. P.、Chin. P.
国家处方集	CNF
其他推荐依据	

第四节 第三代头孢菌素类

■ 药品名称	头孢曲松 Ceftriaxone
适应证	第三代头孢菌素，适用于颅脑手术，结、直肠手术，有反复感染史患者的肝胆系统手术，胸外科手术，应用人工植入物的骨科手术，妇科手术的预防用药

续 表

制剂与规格	注射用头孢曲松钠[保(甲)]：①0.25g；②0.5g；③0.75g；④1.0g；⑤1.5g；⑥2.0g；⑦3.0g；⑧4.0g
用法与用量	静脉给药，成人：每 24 小时 1~2g 或每 12 小时 0.5~1.0g，最高剂量一日 4g。小儿常用量，按体重一日 20~80mg/kg
注意事项	1. 对青霉素过敏患者应用本品时应根据患者情况充分权衡利弊后决定。有青霉素过敏性休克或即刻反应者，不宜再选用头孢菌素类 2. 有胃肠道疾病史者，特别是溃疡性结肠炎、局限性肠炎或抗生素相关性结肠炎（头孢菌素类很少产生抗生素相关性肠炎）者应慎用
禁忌	1. 禁用于对本品及其他头孢菌素抗生素过敏的患者。有青霉素过敏性休克史的患者避免应用本品 2. 头孢曲松不得用于高胆红素血症的新生儿和早产儿的治疗。体外研究显示头孢曲松可从血清蛋白结合部位取代胆红素，从而引起这些患者的胆红素脑病 3. 在新生儿中，不得与补钙治疗同时进行，否则可能导致头孢曲松的钙盐沉降的危险
不良反应	胃肠道反应、过敏反应等
特殊人群用药	儿童：出生体重＜2kg 的新生儿使用本药的安全性尚未确定。本药可将胆红素从血清白蛋白上置换下来，患有高胆红素血症的新生儿（尤其是早产儿），应避免使用本药 老年人：除非患者虚弱、营养不良或有重度肾功能损害时，老年人应用头孢曲松一般不需调整剂量 妊娠与哺乳期妇女：妊娠安全性分级为 B 级；哺乳期妇女应权衡利弊后应用
药典	USP、Eur. P.、Chin. P.
国家处方集	CNF
其他推荐依据	
■ 药品名称	头孢噻肟 Cefotaxime
适应证	第三代头孢菌素，适用于颅脑手术，结、直肠手术，有反复感染史患者的肝胆系统手术，胸外科手术，应用人工植入物的骨科手术，妇科手术的预防用药
制剂与规格	注射用头孢噻肟钠[保(甲)]：①0.5g；②1g；③2g
用法与用量	1. 成人静脉给药一日 2~6g，分 2~3 次给药 2. 儿童：静脉给药：新生儿一次 50mg/kg；7 日内新生儿每 12 小时 1 次；7~28 日新生儿每 8 小时 1 次
注意事项	1. 有胃肠道疾病者慎用 2. 用药前需确定是否需进行过敏试验 3. 本品与氨基糖苷类抗生素不可同瓶滴注
禁忌	对头孢菌素类药物过敏者及有青霉素过敏性休克史者禁用
不良反应	不良反应发生率低（3%~5%），包括皮疹和药物热、静脉炎、腹泻、恶心、呕吐、食欲缺乏等
特殊人群用药	肝功能、肾功能不全患者：严重肾功能减退患者应用本药时需根据肌酐清除率调整剂量 儿童：婴幼儿不宜做肌内注射 老年人：老年患者应根据肾功能适当减量 妊娠与哺乳期妇女：妊娠安全性分级为 B 级；哺乳期妇女用药时宜暂停授乳

续　表

药典	USP、Eur. P.、Chin. P.
国家处方集	CNF
其他推荐依据	
■ 药品名称	头孢哌酮　Cefoperazone
适应证	第三代头孢菌素，适用于有反复感染史患者的肝胆系统手术的预防用药
制剂与规格	注射用头孢哌酮钠：①0.5g；②1.0g；③1.5g；④2.0g
用法与用量	1. 成人：一次 1~2g，每 12 小时 1 次 2. 儿童：一日 50~200mg/kg，分 2~3 次给药
注意事项	1. 肝病、胆道梗阻严重或同时有肾功能减退者，用药剂量应予以适当调整 2. 部分患者可引起维生素 K 缺乏和低凝血酶原血症，用药期间应进行出血时间、凝血酶原时间监测
禁忌	对头孢菌素类药物过敏者及有青霉素过敏性休克史者禁用
不良反应	皮疹较为多见；少数患者尚可发生腹泻、腹痛；嗜酸性粒细胞增多，轻度中性粒细胞减少；暂时导性 AST（GOT）及 ALT（GPT）、碱性磷酸酶、尿素氮或血肌酐升高等
特殊人群用药	儿童：新生儿和早产儿用药需权衡利弊 妊娠与哺乳期妇女：妊娠安全性分级为 B 级；哺乳期妇女用药时宜暂停授乳
药典	USP、Eur. P.、Chin. P.
国家处方集	CNF
其他推荐依据	
■ 药品名称	头孢哌酮舒巴坦
适应证	第三代头孢菌与含 β-内酰胺酶抑制剂适用于有反复感染史患者的肝胆系统手术的预防用药
制剂与规格	注射用头孢哌酮钠舒巴坦钠（1∶1）[保(乙)]：①1.0g；②2.0g
用法与用量	成人：一次 2~4g，每 12 小时 1 次
注意事项	接受 β-内酰胺类或头孢菌素类抗生素治疗的患者可发生严重的及偶可发生的致死性过敏反应。一旦发生过敏反应，应立即停药并给予适当的治疗
禁忌	对头孢菌素类药物过敏者及有青霉素过敏性休克史者禁用
不良反应	皮疹较为多见；少数患者尚可发生腹泻、腹痛；嗜酸性粒细胞增多，轻度中性粒细胞减少；暂时性 AST（GOT）及 ALT（GPT）、碱性磷酸酶、尿素氮或血肌酐升高等
特殊人群用药	肝功能、肾功能不全患者：根据患者情况调整用药剂量 儿童：新生儿和早产儿用药须权衡利弊 老年人：老年人呈生理性的肝功能、肾功能减退，因此应慎用本药并需调整剂量 妊娠与哺乳期妇女：妊娠安全性分级为 B 级；哺乳期妇女用药时宜暂停授乳
药典	USP、Eur. P.、Chin. P.
国家处方集	CNF

续 表

其他推荐依据	

第五节　其他类别抗菌药

■ 药品名称	环丙沙星　Ciprofloxacin
适应证	适用于泌尿外科手术预防用药
制剂与规格	环丙沙星注射液[保(甲)]：100ml：0.2g 环丙沙星葡萄糖注射液[保(乙)]：100ml：0.2g 乳酸环丙沙星注射液：①100ml：0.1g；②100ml：0.2g；③250ml：0.25g 乳酸环丙沙星0.9%氯化钠注射液：①100ml：0.2g；②200ml：0.4g 注射用乳酸环丙沙星：①0.2g；②0.4g
用法与用量	一次0.1~0.2g，每12小时1次
注意事项	1. 宜空腹服用 2. 患中枢神经系统疾病者（如癫痫、脑动脉硬化患者）慎用
禁忌	对环丙沙星及任何一种氟喹诺酮类药过敏的患者禁用；孕妇、哺乳期妇女及18岁以下患者禁用
不良反应	胃肠道反应较为常见，可表现为腹部不适或疼痛、腹泻、恶心或呕吐；中枢神经系统反应可有头晕、头痛、嗜睡或失眠；过敏反应有皮疹、皮肤瘙痒、面部潮红、胸闷等
特殊人群用药	肝功能、肾功能不全患者：慎用 儿童：18岁以下患者禁用 老年人：应减量给药 妊娠与哺乳期妇女：禁用
药典	USP、Eur. P.、Chin. P.
国家处方集	CNF
其他推荐依据	
■ 药品名称	甲硝唑　Metronidazole
适应证	适用于经口咽部黏膜切口的大手术，阑尾手术，结、直肠手术，涉及阴道的妇科手术
制剂与规格	甲硝唑注射液[保(甲)]：①20ml：100mg；②100ml：0.2g；③100ml：0.5g；④250ml：0.5g；⑤250ml：1.25g 甲硝唑葡萄糖注射液[保(乙)]：250ml，内含甲硝唑0.5g、葡萄糖12.5g 注射用甲硝唑磷酸二钠：0.915g
用法与用量	静脉给药，常规单次剂量：0.5g
注意事项	1. 出现运动失调或其他中枢神经系统症状时应停药 2. 用药期间应戒酒，饮酒后出现腹痛、呕吐、头痛等症状

续　表

禁忌	对本药或其他硝基咪唑类药物过敏或有过敏史者、活动性中枢神经系统疾病者、血液病者、孕妇及哺乳期妇女禁用
不良反应	1. 消化系统：恶心、呕吐、食欲缺乏、腹部绞痛，一般不影响治疗 2. 神经系统：头痛、眩晕，偶有感觉异常、肢体麻木、共济失调、多发性神经炎等，大剂量可致抽搐 3. 少数病例发生荨麻疹、面部潮红、瘙痒、膀胱炎、排尿困难、口中金属味及白细胞减少等，均属可逆性，停药后自行恢复
特殊人群用药	肝功能、肾功能不全患者：肝功能不全患者慎用 老年人：老年患者应注意监测血药浓度并调整剂量 妊娠与哺乳期妇女：孕妇及哺乳期妇女禁用，妊娠安全性分级为 B 级
药典	USP、Eur. P.、Chin. P.
国家处方集	CNF
其他推荐依据	
■ 药品名称	克林霉素　Clindamycin
适应证	适用于对 β-内酰胺类抗菌药物过敏者，预防葡萄球菌、链球菌感染的外科手术
制剂与规格	盐酸克林霉素注射液[保(甲)]：①4ml : 0.3g；②8ml : 0.6g；③2ml : 0.3g 注射用盐酸克林霉素[保(甲)]：0.5g 克林霉素磷酸酯注射液[保(甲)]：①2ml : 0.3g；②4ml : 0.6g 注射用克林霉素磷酸酯[保(甲)]：①0.3g；②0.6g；③1.2g
用法与用量	静脉给药，常规单次剂量：0.6~0.9g
注意事项	1. 有胃肠疾病或病史者，特别是溃疡性结肠炎、克罗恩病或假膜性肠炎患者、有哮喘或其他过敏史者慎用 2. 本品不能通过血-脑脊液屏障，故不能用于脑膜炎 3. 不同细菌对本品的敏感性可有相当大的差异，故药敏试验有重要意义
禁忌	本品与林可霉素有交叉耐药性，对克林霉素或林可霉素有过敏史者禁用
不良反应	1. 消化系统：恶心、呕吐、食欲缺乏、腹部绞痛，一般不影响治疗 2. 血液系统：偶可发生白细胞减少、中性粒细胞减少、嗜酸性粒细胞增多和血小板减少等 3. 少数病例发生荨麻疹、潮红、瘙痒、膀胱炎、排尿困难、口中金属味及白细胞减少等，均属可逆性，停药后自行恢复
特殊人群用药	肝功能、肾功能不全患者：肝功能不全者、严重肾功能障碍者慎用 儿童：新生儿禁用，4 岁以内儿童慎用，16 岁以内儿童应用应注意重要器官功能监测 老年人：老年患者用药时需密切观察 妊娠与哺乳期妇女：孕妇应用需充分权衡利弊，FDA 妊娠安全性分级为 B 级；哺乳期妇女慎用，用药时宜暂停授乳
药典	USP、Eur. P.、Chin. P.
国家处方集	CNF
其他推荐依据	

续 表

■ 药品名称	氨曲南 Aztreonam
抗菌谱与适应证	适用于对β-内酰胺类抗菌药物过敏者，预防革兰阴性杆菌感染的外科手术
制剂与规格	注射用氨曲南[保(乙)]：①0.5g；②1.0g；③2.0g
用法与用量	静脉给药，常规单次剂量：1~2g
注意事项	1. 氨曲南与青霉素之间无交叉过敏反应，但对青霉素、头孢菌素过敏及过敏体质者仍需慎用 2. 有不同程度的抗生素相关性肠炎
禁忌	对氨曲南有过敏史者禁用
不良反应	常见为恶心、呕吐、腹泻及皮肤过敏反应等
特殊人群用药	老年人：老年人用药剂量应按其肾功能减退情况酌情减量 妊娠与哺乳期妇女：妊娠安全性分级为B级，哺乳期妇女使用时应暂停授乳
药典	USP、Eur. P.、Chin. P.
国家处方集	CNF
其他推荐依据	
■ 药品名称	万古霉素 Vancomycin
适应证	适用于耐甲氧西林葡萄球菌检出率高的医疗机构进行工人材料植入手术（如人工心脏瓣膜置换、永久性心脏起搏器置入、人工关节置换等）预防感染
制剂与规格	注射用盐酸万古霉素[保(乙)]：①0.5g（50万U）；②1.0g（100万U）
用法与用量	静脉给药，一次1g，每12小时给药1次
注意事项	1. 听力减退或有耳聋病史者慎用 2. 不宜肌内注射，静脉滴注时尽量避免药液外漏，且应经常更换注射部位，滴速不宜过快 3. 在治疗过程中应监测血药浓度
禁忌	对万古霉素过敏者，严重肝功能、肾功能不全者，孕妇及哺乳期妇女禁用
不良反应	休克、过敏样症状、急性肾功能不全等
特殊人群用药	肝功能、肾功能不全患者：严重肝功能、肾功能不全者禁用 儿童：儿童（尤其是低体重出生儿、新生儿）应监测血药浓度，慎重给药 老年人：老年患者确有指征使用时必须调整剂量或调整用药间隔 妊娠与哺乳期妇女：禁用
药典	USP、Eur. P.、Chin. P.
国家处方集	CNF
其他推荐依据	
■ 药品名称	去甲万古霉素 Norvancomycin
适应证	适用于耐甲氧西林葡萄球菌检出率高的医疗机构进行工人材料植入手术（如人工心脏瓣膜置换、永久性心脏起搏器置入、人工关节置换等）预防感染

续　表

制剂与规格	注射用盐酸去甲万古霉素[保(乙)]：①0.4g（40万U）；②0.8g（80万U）
用法与用量	静脉给药，一次400~800mg，每12小时给药1次
注意事项	1. 听力减退或有耳聋病史者慎用 2. 不可肌内注射或静脉注射 3. 治疗期间应定期检查听力，检查尿液中蛋白、管型、细胞数及测定尿相对密度等
禁忌	对本药或万古霉素类抗生素过敏者禁用
不良反应	可出现皮疹、恶心、静脉炎等；可引致耳鸣、听力减退、肾功能损害等
特殊人群用药	肝功能、肾功能不全患者：肾功能不全患者慎用，如有应用指征时需在治疗药物浓度监测下，根据肾功能减退程度减量应用 儿童：新生儿、婴幼儿用药必须充分权衡利弊 老年人：用于老年患者有引起耳毒性与肾毒性的危险（听力减退或丧失）。老年患者即使肾功能测定在正常范围内，使用时应采用较小治疗剂量 妊娠与哺乳期妇女：妊娠期患者避免应用；哺乳期妇女慎用
药典	Chin. P.
国家处方集	CNF
其他推荐依据	

注：1. Ⅰ类切口手术常用预防抗菌药物为第一代头孢菌素：头孢唑林或头孢拉定等

2. Ⅰ类切口手术常用预防抗菌药物单次使用剂量：头孢唑林1~2g；头孢拉定1~2g；头孢呋辛1.5g；头孢曲松1~2g；甲硝唑0.5g；其他详见具体药品表单。头孢菌素应在30分钟内滴完

3. 对β-内酰胺类抗菌药物过敏者，可选用克林霉素预防葡萄球菌、链球菌感染，可选用氨曲南预防革兰阴性杆菌感染。必要时可联合使用

4. 耐甲氧西林葡萄球菌检出率高的医疗机构，如进行人工材料植入手术（如人工心脏瓣膜置换、永久性心脏起搏器置入、人工关节置换等），也可选用万古霉素或去甲万古霉素预防感染

第十六章

治疗用抗感染药物

第一节 青霉素类

■ 药品名称	青霉素 Benzylpenicillin
抗菌谱与适应证	适用于溶血性链球菌、肺炎链球菌、不产青霉素酶葡萄球菌的感染；炭疽、破伤风、气性坏疽等梭状芽孢杆菌感染及梅毒、钩端螺旋体病、回归热、白喉。与氨基糖苷类药物联合用于治疗草绿色链球菌心内膜炎。亦可用于流行性脑脊髓膜炎、放线菌病、淋病、樊尚咽峡炎、莱姆病、鼠咬热、李斯特菌病、除脆弱拟杆菌以外的厌氧菌感染。风湿性心脏病或先天性心脏病患者手术前预防用药
制剂与规格	注射用青霉素钠[保(甲)]：①0.12g（2 万 U）；②0.24g（40 万 U）[基]；③0.48g（80 万 U）[基]；④0.6g（100 万 U）；⑤0.96g（160 万 U）[基]；⑥2.4g（400 万 U） 注射用青霉素钾[保(甲)]：①0.125g（20 万 U）；②0.25g（40 万 U）[基]；③0.5g（80 万 U）[基]；④0.625g（100 万 U）
用法与用量	1. 肌内注射：成人：一日（80~200）万 U，分 3~4 次给药；小儿：按体重 2.5 万 U/kg，每 12 小时给药 1 次 2. 静脉滴注：成人一日（200~2000）万 U，分 2~4 次给药；小儿每日按体重（5~20）万 U/kg，分 2~4 次给药
注意事项	1. 应用前询问药物过敏史并进行青霉素皮肤试验 2. 对一种青霉素过敏者可能对其他青霉素类药物、青霉胺过敏，有哮喘、湿疹、花粉症、荨麻疹等过敏性疾病患者应慎用 3. 大剂量使用时应定期检测电解质
禁忌	有青霉素类药物过敏史或青霉素皮肤试验阳性患者禁用
不良反应	青霉素过敏反应较常见，包括荨麻疹等各类皮疹、白细胞减少、间质性肾炎、哮喘发作等和血清病样反应
特殊人群用药	肝功能、肾功能不全患者：轻、中度肾功能损害者使用常规剂量不需减量，严重肾功能损害者应延长给药间隔或调整剂量 妊娠与哺乳期妇女：妊娠期妇女给药属 FDA 妊娠风险 B 级；哺乳期妇女用药时宜暂停授乳
药典	USP、Eur. P.、Chin. P.
国家处方集	CNF
其他推荐依据	

续　表

■ 药品名称	青霉素 V　Phenoxymethylpenicillin
抗菌谱与适应证	1. 青霉素敏感菌株所致的轻、中度感染，包括链球菌所致的扁桃体炎、咽喉炎、猩红热、丹毒等 2. 肺炎球菌所致的支气管炎、肺炎、中耳炎、鼻窦炎及敏感葡萄球菌所致的皮肤软组织感染等 3. 螺旋体感染和作为风湿热复发和感染性心内膜炎的预防用药
制剂与规格	青霉素 V 钾片[保(甲)]：①100 万 U；②60 万 U；③0.25g（40 万 U）；④0.5g（80 万 U）
用法与用量	口服：①成人：链球菌感染：一次 125~250mg，每 6~8 小时 1 次，疗程 10 日。肺炎球菌感染：一次 250~500mg，每 6 小时 1 次，疗程至退热后至少 2 日。葡萄球菌感染、螺旋体感染：一次250~500mg，每6~8 小时 1 次。预防风湿热复发：一次 250mg，一日 2 次。预防心内膜炎：在拔牙或上呼吸道手术前 1 小时口服 2g，6 小时后再加服 1g（27kg 以下小儿剂量减半）。②小儿：按体重，一次 2.5~9.3mg/kg，每 4 小时 1 次；或一次 3.75~14mg/kg，每 6 小时 1 次；或一次 5~18.7mg/kg，每 8 小时 1 次
注意事项	1. 对头孢菌素类药物过敏者及有哮喘、湿疹、花粉症、荨麻疹等过敏性疾病患者应慎用 2. 患者一次开始服用前，必须先进行青霉素皮试 3. 长期或大剂量服用者，应定期检查肝、肾、造血系统功能和检测血清钾或钠
禁忌	青霉素皮试阳性反应者、对青霉素类药物过敏者及传染性单核细胞增多症患者禁用
不良反应	常见恶心、呕吐、上腹部不适、腹泻等胃肠道反应及黑毛舌；皮疹、荨麻疹等过敏反应
特殊人群用药	肝功能、肾功能不全患者：肾功能减退者应根据血浆肌酐清除率调整剂量或给药间期 老年人：老年患者应根据肾功能情况调整用药剂量或用药间期 妊娠与哺乳期妇女：妊娠期妇女给药属 FDA 妊娠风险 B 级；哺乳期妇女慎用或用药时暂停授乳
药典	USP、Eur. P.
国家处方集	CNF
其他推荐依据	
■ 药品名称	普鲁卡因青霉素　Procaine Benzylpenicillin
抗菌谱与适应证	1. 与青霉素相仿，但由于血药浓度较低，故仅限于青霉素高度敏感病原体所致的轻、中度感染，如 A 组链球菌所致的扁桃体炎、猩红热、肺炎链球菌肺炎、青霉素敏感金黄色葡萄球菌所致皮肤软组织感染、樊尚咽峡炎等 2. 可用于治疗钩端螺旋体病、回归热和早期梅毒等
制剂与规格	注射用普鲁卡因青霉素[保(乙)]：①40 万 U［普鲁卡因青霉素 30 万 U，青霉素钠（钾）10 万 U］；②80 万 U［普鲁卡因青霉素 60 万 U，青霉素钠（钾）20 万 U］
用法与用量	肌内注射，每次（40~80）万 U，每日 1~2 次
注意事项	1. 哮喘、湿疹、花粉症、荨麻疹等过敏性疾病患者应慎用本品 2. 应用前需详细询问药物过敏史并进行青霉素、普鲁卡因皮肤试验
禁忌	有青霉素类药物或普鲁卡因过敏史者禁用；青霉素或普鲁卡因皮肤试验阳性患者禁用
不良反应	过敏反应（如荨麻疹、间质性肾炎、白细胞减少等）；赫氏反应和治疗矛盾；二重感染等

续 表

特殊人群用药	妊娠与哺乳期妇女：妊娠期妇女给药属 FDA 妊娠风险 B 级；哺乳期妇女用药时宜暂停授乳
药典	USP、Eur. P.、Chin. P.
国家处方集	CNF
其他推荐依据	
■ 药品名称	苄星青霉素 Benzathine Benzylpenicillin
抗菌谱与适应证	用于预防风湿热、治疗各期梅毒也可用于控制链球菌感染的流行
制剂与规格	注射用苄星青霉素[基,保(甲)]：①30 万 U；②60 万 U；③120 万 U
用法与用量	肌内注射：成人，一次（60~120）万 U，2~4 周 1 次；小儿一次（30~60）万 U，2~4 周 1 次
注意事项	同“青霉素”
禁忌	有青霉素类药物过敏史者或青霉素皮肤试验阳性患者禁用
不良反应	过敏反应（同青霉素）；二重感染等
特殊人群用药	妊娠与哺乳期妇女：妊娠期妇女给药属 FDA 妊娠风险 B 级；哺乳期妇女用药时宜暂停授乳
药典	USP、Eur. P.、Chin. P.
国家处方集	CNF
其他推荐依据	
■ 药品名称	阿莫西林 Amoxicillin
抗菌谱与适应证	适用于治疗敏感菌所致的下列感染：①中耳炎、鼻窦炎、咽炎、扁桃体炎等上呼吸道感染；②急性支气管炎、肺炎等下呼吸道感染；③泌尿、生殖道感染；④皮肤、软组织感染；⑤适用于治疗急性单纯性淋病；⑥尚可用于治疗伤寒、伤寒带菌者及钩端螺旋体病；⑦亦可与克拉霉素、兰索拉唑联合治疗幽门螺杆菌感染
制剂与规格	片剂[基,保(甲)]：①0. 125g；②0. 25g 胶囊[基,保(甲)]：①0. 125g；②0. 25g 干混悬剂[基,保(甲)]：袋装，①0. 125g；②0. 25g。瓶装，①1. 25g；②2. 5g 颗粒剂[保(甲)]：125mg 注射用阿莫西林钠：①0. 5g；②2g
用法与用量	口服：成人一次 0. 5g，每 6~8 小时 1 次，日剂量不超过 4g；小儿每日按体重 20~40mg/kg，每 8 小时 1 次；3 个月以下婴儿：一日 30mg/kg，每 12 小时 1 次 肌内注射或稀释后静脉滴注：成人一次 0. 5~1. 0g，每 6~8 小时 1 次；小儿一日 50~100mg/kg，分3~4 次给药 肾功能不全时剂量：肌酐清除率为 10~30ml/min 者，一次 0. 25~0. 50g，每 12 小时 1 次；肌酐清除率＜10ml/min 者，一次 0. 25~0. 50g，每 24 小时 1 次 透析时剂量：每次血液透析后应补充给予 1g 剂量
注意事项	1. 巨细胞病毒感染、淋巴细胞白血病、淋巴瘤等患者不宜使用 2. 传染性单核细胞增多症患者应避免使用 3. 哮喘、湿疹、花粉症、荨麻疹等过敏性疾病史者慎用

续 表

禁忌	有青霉素类药物过敏史者或青霉素皮肤试验阳性患者禁用
不良反应	恶心、呕吐、腹泻及抗生素相关性肠炎等胃肠道反应；皮疹、药物热和哮喘等过敏反应；贫血、血小板减少、嗜酸性粒细胞增多等
特殊人群用药	肝功能、肾功能不全患者：肾功能严重损害者慎用 老年人：老年人用药时可能需要调整剂量 妊娠与哺乳期妇女：妊娠期妇女应仅在确有必要时应用本品；由于乳汁中可分泌少量阿莫西林，哺乳期妇女服用后可能导致婴儿过敏
药典	Eur. P、Chin. P.
国家处方集	CNF
其他推荐依据	
■ 药品名称	磺苄西林 Sulbenicillin
抗菌谱与适应证	适用于敏感的铜绿假单胞菌、某些变形杆菌属以及其他敏感革兰阴性菌所致肺炎、尿路感染、复杂性皮肤软组织感染和败血症等。对本品敏感菌所致腹腔感染、盆腔感染宜与抗厌氧菌药物联合应用
制剂与规格	注射用磺苄西林钠：1.0g：100万U
用法与用量	静脉滴注或静脉注射；中度感染成人一日剂量8g，重症感染或铜绿假单胞菌感染时剂量需增至一日20g，分4次静脉给药；儿童根据病情每日剂量按体重80~300mg/kg，分4次给药
注意事项	1. 使用本品前需详细询问药物过敏史并进行青霉素皮肤试验，呈阳性反应者禁用 2. 对一种青霉素过敏者可能对其他青霉素类药物、青霉胺过敏
禁忌	有青霉素类药物过敏史者或青霉素皮肤试验阳性患者禁用
不良反应	过敏反应较常见，包括皮疹、发热等，偶见过敏性休克，一旦发生必须就地抢救，保持气道畅通、吸氧并给予肾上腺素、糖皮质激素等治疗措施；恶心、呕吐等胃肠道反应；实验室检查异常包括白细胞或中性粒细胞减少，ALT（GPT）及AST（GOT）一过性增高等
特殊人群用药	肝功能、肾功能不全患者：严重肝功能、肾功能不全者慎用 妊娠与哺乳期妇女：妊娠期妇女应仅在确有必要时应用本品
药典	Chin. P.
国家处方集	CNF
其他推荐依据	
■ 药品名称	替卡西林 Ticarcillin
抗菌谱与适应证	对大肠埃希菌、奇异变形杆菌、普通变形杆菌等肠杆菌属、流感嗜血杆菌、沙门菌属、铜绿假单胞菌等具有良好的抗菌活性。①适用于治疗敏感菌所致的下呼吸道感染、骨和骨关节感染、皮肤及软组织感染、尿路感染及败血症等；②与氨基糖苷类、喹诺酮类等抗菌药联用，可用于治疗铜绿假单胞菌所致感染
制剂与规格	注射用替卡西林钠：①0.5g；②1g；③3g；④6g

续 表

用法与用量	成人：肌内注射：泌尿系统感染，一次1g，一日4次；静脉给药：一日200~300mg/kg，分次给药。儿童：①静脉给药：一日200~300mg/kg，分次给药；②婴儿：一日225mg/kg，分次给药；③对7日龄以下新生儿：一日150mg/kg，分次给药
注意事项	对头孢菌素类药物过敏者、凝血功能异常者慎用
禁忌	对本品或其他青霉素类过敏者禁用
不良反应	低钾血症及出血时间延长；皮疹、瘙痒、药物热等过敏反应较多见
特殊人群用药	肝功能、肾功能不全患者：严重肝功能、肾功能不全者慎用 妊娠与哺乳期妇女：妊娠期妇女慎用，妊娠安全性分级为B级；哺乳期妇女慎用
药典	USP、Eur. P.
国家处方集	CNF
其他推荐依据	
■ **药品名称**	**注射用哌拉西林 Piperacillin for Injection**
抗菌谱与适应证	1. 治疗铜绿假单胞菌和敏感革兰阴性杆菌所致的各种感染，如败血症、尿路感染、呼吸道感染、胆道感染、腹腔感染、盆腔感染以及皮肤、软组织感染等 2. 与氨基糖苷类药联用治疗粒细胞减少症免疫缺陷患者的感染
制剂与规格	注射用哌拉西林钠（按哌拉西林计）[基,保(甲)]：①0.5g；②1g；③2g
用法与用量	成人：中度感染一日8g，分2次给药；严重感染一次3~4g，每6小时1次。一日最大剂量不可超过24g 儿童：①婴幼儿和12岁以下儿童：一日100~200mg/kg；②新生儿：体重<2kg者：出生后第1周内，一次50mg/kg，每12小时1次；1周以上，一次50mg/kg，每8小时1次；体重2kg以上者：出生后第1周内，一次50mg/kg，每8小时1次；1周以上，一次50mg/kg，每6小时1次
注意事项	1. 有出血史者，溃疡性结肠炎、克罗恩病或假膜性肠炎者，体弱者慎用 2. 哌拉西林不可加入碳酸氢钠溶液中静脉滴注
禁忌	对青霉素、头孢菌素或其他β-内酰胺类抗生素过敏或有过敏史者禁用
不良反应	青霉素类药物过敏反应较常见；局部注射部位疼痛、血栓性静脉炎等；腹泻、稀便、恶心、呕吐等
特殊人群用药	肝功能、肾功能不全患者：慎用 儿童：12岁以下儿童的用药安全性剂量尚未正式确定，应慎用 老年人：慎用 妊娠与哺乳期妇女：妊娠期妇女应仅在确有必要时才能使用本药，妊娠安全性分级为B级；哺乳期妇女用药应权衡利弊或暂停授乳
药典	USP、Eur. P.、Chin. P.
国家处方集	CNF
其他推荐依据	

续　表

■ 药品名称	注射用阿洛西林　Azlocillin for Injection
抗菌谱与适应证	敏感的革兰阳性及革兰阴性菌（包括铜绿假单胞菌）所致的呼吸道、泌尿道、生殖器官、胆道、胃肠道、败血症、脑膜炎、心内膜炎等严重感染，手术、烧伤后感染，骨、皮肤及软组织感染
制剂与规格	注射用阿洛西林钠[保(乙)]：①0.5g；②1g；③2g；④3g
用法与用量	成人：一日 6~10g，严重病例可增至 10~16g，分 2~4 次滴注。儿童：一次 75mg/kg，一日 2~4 次。婴儿及新生儿：一次 100mg/kg，一日 2~4 次
注意事项	同美洛西林
禁忌	对青霉素类抗生素过敏者禁用
不良反应	恶心、呕吐、腹泻及抗生素相关性肠炎等胃肠道反应；皮疹，药物热和哮喘等过敏反应
特殊人群用药	肝功能、肾功能不全患者：肾功能减退患者应适当降低用量 老年人：老年患者肾功能减退，须调整剂量 妊娠与哺乳期妇女：妊娠安全性分级为 B 级；哺乳期妇女应权衡利弊用药
药典	Pol. P.
国家处方集	CNF
其他推荐依据	

第二节　头孢菌素类

一、第一代头孢菌素类

■ 药品名称	头孢唑林　Cefazolin
□ 其他名称	新泰林
抗菌谱与适应证	第一代头孢菌素。除肠球菌属、耐甲氧西林葡萄球菌属外，对其他革兰阳性球菌均有良好抗菌活性，肺炎链球菌和溶血性链球菌对其高度敏感，对部分大肠埃希菌、奇异变形杆菌和肺炎克雷伯菌有良好抗菌活性。临床用于敏感菌所致的呼吸道感染、尿路感染、皮肤软组织感染、骨和关节感染、肝胆系统感染、感染性心内膜炎、败血症及眼、耳、鼻、咽喉部感染；外科手术预防用药
制剂与规格	注射用头孢唑林钠[保(甲)]：①0.5g[基]；②1g[基]；③1.5g；④2g 注射用五水头孢唑林钠[保(甲)]：①0.5g[基]；②1g[基]；③1.5g；④2g
用法与用量	成人常用剂量：一次 0.5~1.0g，一日 2~4 次，严重感染可增至一日 6g，分 2~4 次静脉给予，或遵医嘱 用于预防外科手术后感染时，一般为术前 0.5~1.0 小时肌内注射或静脉给药 1g，手术时间超过 6 小时者术中加用 0.5~1.0g，术后每 6~8 小时给药 0.5~1.0g，至手术后 24 小时止 儿童：一日 50~100mg/kg，分 2~3 次静脉缓慢推注，静脉滴注或肌内注射

续 表

注意事项	1. 交叉过敏反应：对青霉素过敏患者应用本品时应根据患者情况充分权衡利弊后决定 2. 对诊断的干扰：应用本品和其他头孢菌素的患者抗球蛋白（Coombs）试验可出现阳性；孕妇产前应用这类药物，此阳性反应也可出现于新生儿。当应用本品的患者尿中头孢类含量超过 10mg/ml 时，以磺基水杨酸进行尿蛋白测定可出现假阳性反应。以硫酸铜法测定尿糖可呈假阳性反应。谷丙转氨酶、谷草转氨酶、碱性磷酸酶和血尿素氮在应用本品过程中皆可升高。如采用 Jaffe 反应进行血清和尿肌酐值测定时可有假性增高 3. 有胃肠道疾病史者，特别是溃疡性结肠炎、局限性肠炎或抗菌药物相关性结肠炎（头孢菌素类很少产生假膜性结肠炎）者和有肾功能减退者应慎用头孢菌素类
禁忌	对头孢菌素类药物过敏者及有青霉素过敏性休克或即刻反应史者禁用本品
不良反应	应用头孢唑林的不良反应发生率低，静脉注射发生的血栓性静脉炎和肌内注射区域疼痛均较头孢噻吩少而轻。药疹发生率为 1.1%，嗜酸性粒细胞增多的发生率为 1.7%，单独以药物热为表现的过敏反应仅偶有报道。本品与氨基糖苷类抗菌药合用是否增加后者的肾毒性尚不能肯定。临床上本品无肝损害现象，但个别患者可出现暂时性血清氨基转移酶、碱性磷酸酶升高。肾功能减退患者应用高剂量（每日 12g）的头孢唑林时可出现脑反应。白念珠菌二重感染偶见
特殊人群用药	肝功能、肾功能不全患者：因本品部分在肝脏代谢，因此肝功能损害患者应慎用；对肾功能减退患者应在减少剂量情况下谨慎使用；肾功能减退者的肌酐清除率> 50ml/min 时，仍可按正常剂量给药；与庆大霉素或其他肾毒性抗菌药合用有增加肾损害的危险性 儿童：早产儿及 1 个月以下的新生儿不推荐应用本品 老年人：本品在老年人中消除半衰期较年轻人明显延长，应按肾功能适当减量或延长给药间期 妊娠与哺乳期妇女：头孢菌素类可经乳汁排出，哺乳期妇女应用头孢菌素类虽尚无发生问题报道，但其应用仍需权衡利弊后决定
药典	Chin. P.
国家处方集	CNF
推荐依据	单爱莲，马序竹，童荣生，等.《抗菌药物超说明书专家共识》解读［J］. 中国临床药理学杂志，2015，24（31）：2489-2491.
■ 药品名称	**头孢拉定 Cefradine**
抗菌谱与适应证	第一代头孢菌素。适用于治疗敏感菌所致的轻、中度感染，如急性咽炎、扁桃体炎、中耳炎、支气管炎急性发作、肺炎等呼吸道感染、泌尿生殖道感染及皮肤软组织感染等
制剂与规格	头孢拉定胶囊[基,保(甲)]：①0.25g；②0.5g 头孢拉定片[基,保(甲)]：①0.25g；②0.5g 头孢拉定颗粒[保(乙)]：①0.125g；②0.25g 头孢拉定干混悬剂：①0.125g；②0.25g；③1.5g；④3g 注射用头孢拉定[保(乙)]：①0.5g；②1g
用法与用量	1. 成人：口服给药，一次 0.25~0.50g，每 6 小时 1 次；严重感染时可增至一次 1g，一日最高剂量为 4g。肌内注射及静脉给药，一次0.5~1.0g，每 6 小时 1 次。一日最高剂量为 8g 2. 儿童：口服给药，一次 6.25~12.50mg/kg，每 6 小时 1 次。肌内注射及静脉给药，1 周岁以上小儿，一次 12.5~25.0mg/kg，每 6 小时 1 次 3. 肌酐清除率> 20ml/min 时，其推荐剂量为每 6 小时 0.5g；肌酐清除率为 5~20ml/min 时，其剂量为每 6 小时 0.25g；肌酐清除率< 5ml/min 时，其剂量为每 12 小时 0.25g

续　表

注意事项	应用头孢拉定的患者以硫酸铜法测定尿糖时可出现假阳性反应
禁忌	对头孢菌素类药物过敏者及有青霉素过敏性休克或即刻反应史者禁用
不良反应	恶心、呕吐、腹泻、上腹部不适等胃肠道反应较为常见
特殊人群用药	肝功能、肾功能不全患者：头孢拉定主要经肾排出，肾功能减退者需减少剂量或延长给药间期 儿童：慎用 老年人：肾功能减退的老年患者应适当减少剂量或延长给药时间 妊娠与哺乳期妇女：慎用。妊娠安全性分级为 B 级，哺乳期妇女应用时需权衡利弊
药典	USP、Eur. P.、Chin. P.
国家处方集	CNF
其他推荐依据	
■ 药品名称	注射用头孢硫脒　Cefathiamidine for Injection
抗菌谱与适应证	第一代头孢菌素。用于敏感菌所引起呼吸系统、肝胆系统、五官、尿路感染及心内膜炎、败血症
制剂与规格	注射用头孢硫脒[保(乙)]：①0.5g；②1g；③2g
用法与用量	1. 成人：肌内注射，一次 1.5～1g，一日 4 次；静脉滴注，一次 2g，一日 2～4 次 2. 儿童：肌内注射，一日 50～150mg/kg，分 3～4 次给药；静脉滴注，一日 50～100mg/kg，分 2～4 次给药
注意事项	1. 有胃肠道疾病史者，特别是溃疡性结肠炎、局限性肠炎或抗生素相关性结肠炎者应慎用 2. 应用本品的患者抗球蛋白试验可出现阳性
禁忌	对头孢菌素类抗生素过敏者或对青霉素过敏性休克者禁用
不良反应	偶见荨麻疹、哮喘、瘙痒、寒战、高热、血管神经性水肿、非蛋白氮、ALT（GPT）及 AST（GOT）升高
特殊人群用药	肝功能、肾功能不全患者：肾功能减退者须适当减量 老年人：老年患者肾功能减退，应用时需适当减量 妊娠与哺乳期妇女：妊娠早期妇女慎用；哺乳期妇女慎用，用药需权衡利弊
药典	
国家处方集	CNF
其他推荐依据	
■ 药品名称	头孢氨苄　Cefalexin
抗菌谱与适应证	第一代口服头孢菌素。用于金黄色葡萄球菌、大肠埃希菌、肺炎杆菌、流感杆菌等敏感菌所致的下列感染： 1. 扁桃体炎、扁桃体周炎、咽喉炎、支气管炎、肺炎、支气管扩张感染以及手术后胸腔感染 2. 急性及慢性肾盂肾炎、膀胱炎、前列腺炎及泌尿生殖系感染 3. 中耳炎、外耳炎、鼻窦炎

续 表

	4. 上颌骨周炎、上颌骨骨膜炎、上颌骨骨髓炎、急性腭炎、牙槽脓肿、根尖性牙周炎、智齿周围炎、拔牙后感染 5. 睑腺炎、睑炎、急性泪囊炎 6. 毛囊炎、疖、丹毒、蜂窝织炎、脓疱、痈、痤疮感染、皮下脓肿、创伤感染、乳腺炎、淋巴管炎等
制剂与规格	头孢氨苄胶囊[基,保(甲)]：①125mg；②250mg 头孢氨苄片[基,保(甲)]：①125mg；②250mg 头孢氨苄颗粒[基,保(甲)]：①50mg；②125mg 头孢氨苄干混悬剂：1.5g 头孢氨苄泡腾片：125mg
用法与用量	1. 成人：口服，一般剂量一次 250~500mg，每 6 小时 1 次。一日最高剂量为 4g。单纯性膀胱炎、单纯皮肤软组织感染以及链球菌咽峡炎一次 500mg，每 12 小时 1 次 2. 儿童：口服，一日 25~50mg/kg，一日 4 次。皮肤软组织感染及链球菌咽峡炎一次 12.5~50mg/kg，每 12 小时 1 次
注意事项	有胃肠道疾病史者，特别是溃疡性结肠炎、局限性肠炎或抗生素相关性结肠炎者应慎用
禁忌	对头孢菌素类药物过敏者及有青霉素过敏性休克或即刻反应史者禁用
不良反应	恶心、呕吐、腹泻和腹部不适较为多见；皮疹、药物热等过敏反应
特殊人群用药	肝功能、肾功能不全患者：慎用 儿童：6 岁以下小儿慎用 老年人：老年患者应根据肾功能情况调整用药剂量或用药间期 妊娠与哺乳期妇女：妊娠早期妇女慎用；哺乳妇女慎用，用药需权衡利弊
药典	USP、Eur. P.、Chin. P.
国家处方集	CNF
其他推荐依据	
■ 药品名称	**头孢羟氨苄 Cefadroxil**
抗菌谱与适应证	第一代口服头孢菌素。主要用于敏感菌所致的尿路感染，呼吸道感染，皮肤软组织感染，骨关节感染
制剂与规格	头孢羟氨苄胶囊[保(乙)]：①0.125g；②0.25g；③0.5g 头孢羟氨苄片[保(乙)]：①0.125g；②0.25g 头孢羟氨苄颗粒[保(乙)]：①0.125g；②0.25g
用法与用量	1. 成人：口服，一次 0.5~1.0g，一日 2 次。肾功能不全者首次给予 1g 负荷剂量，然后根据肌酐清除率（Ccr）调整剂量。Ccr 为 25~50ml/min 者，一次 0.5g，每 12 小时 1 次；Ccr 为 10~25ml/min 者，一次 0.5g，每 24 小时 1 次；Ccr 为 0~10ml/min 者，一次 0.5g，每 36 小时 1 次 2. 儿童：口服，一次 15~20mg/kg，一日 2 次。A 组溶血性链球菌咽炎或扁桃体炎：一次 15mg/kg，每 12 小时 1 次，共 10 日
注意事项	有胃肠道疾病史者，特别是溃疡性结肠炎、局限性肠炎或抗生素相关性结肠炎者应慎用
禁忌	对头孢菌素类药物过敏者及有青霉素过敏性休克或即刻反应史者禁用

续　表

不良反应	以恶心、上腹部不适等胃肠道反应为主；少数患者尚可发生皮疹等过敏反应
特殊人群用药	肝功能、肾功能不全患者：慎用 老年人：老年患者肾功能减退，用药时需调整剂量 妊娠与哺乳期妇女：妊娠安全性分级为 B 级；哺乳期妇女需权衡利弊后应用
药典	USP
国家处方集	CNF
其他推荐依据	

二、第二代头孢菌素类

■ 药品名称	头孢呋辛　Cefuroxim
抗菌谱与适应证	第二代注射用头孢菌素。对革兰阳性球菌的活性与第一代头孢菌素相似或略差，但对葡萄球菌和革兰阴性杆菌产生的 β-内酰胺酶显得相当稳定。适用于治疗敏感菌或敏感病原体所致的下列感染：①呼吸系统感染；②泌尿生殖系统感染；③骨和关节感染；④皮肤软组织感染；⑤预防手术感染；⑥其他，如败血症、脑膜炎等严重感染
制剂与规格	注射用头孢呋辛钠[保(甲)]：①0.25g[基]；②0.5g[基]；③0.75g[基]；④1.0g；⑤1.5g[基]；⑥2.0g；⑦2.25g；⑧2.5g；⑨3.0g
用法与用量	深部肌内注射，静脉注射或滴注 1. 成人为每 8 小时 0.75～1.50g，疗程 5～10 日。对于生命受到威胁的感染或罕见敏感菌所引起的感染，每 6 小时 1.5g 2. 预防手术感染：术前 0.5～1 小时静脉注射 1.5g，若手术时间过长，则每隔 8 小时静脉或肌内注射 0.75g 3. 儿童：3 个月以上患儿，按体重一日 50～100mg/kg，分 3～4 次给药。重症感染，按体重一日用量不低于 0.1g/kg，但不能超过成人使用的最高剂量 4. 肾功能不全患者应根据肌酐清除率调整
注意事项	1. 对青霉素药物过敏者慎用 2. 使用时应注意监测肾功能，特别是对接受高剂量的重症患者
禁忌	对头孢菌素类药物过敏者及有青霉素过敏性休克史者禁用
不良反应	过敏反应（如皮疹、瘙痒、荨麻疹等），局部反应（如血栓性静脉炎），胃肠道反应（如腹泻、恶心、抗生素相关性肠炎等）等
特殊人群用药	肝功能、肾功能不全患者：严重肝功能、肾功能不全者慎用 儿童：5 岁以下小儿禁用 老年人：老年患者口服本药，不必根据年龄调整剂量 妊娠与哺乳期妇女：妊娠安全性分级为 B 级；哺乳妇女用药应权衡利弊，如需使用，应暂停授乳
药典	USP、Eur. P.、Chin. P.
国家处方集	CNF
其他推荐依据	

续 表

■ 药品名称	注射用头孢替安 Cefotiam for Injection
抗菌谱与适应证	第二代注射用头孢菌素。用于敏感菌所致的肺炎、支气管炎、胆道感染、腹膜炎、尿路感染以及手术和外伤所致的感染和败血症
制剂与规格	注射用盐酸头孢替安[保(乙)]：①0.5g；②1g
用法与用量	肌内注射或静脉给药。成人：一日1~2g，分2~4次给予；败血症时可增至一日4g。儿童：一日40~80mg/kg，分3~4次给予，重症感染时可增至一日160mg/kg。肌酐清除率≥16.6ml/min者，不需调整剂量；肌酐清除率＜16.6ml/min者，每6~8小时用量应减为常用剂量的75%
注意事项	1. 有胃肠道疾病史者，特别是溃疡性结肠炎、局限性肠炎或抗生素相关性结肠炎者慎用 2. 本品可引起血常规改变，严重时应立即停药
禁忌	对头孢菌素类药物过敏者及有青霉素过敏性休克史者禁用
不良反应	偶见过敏、胃肠道反应、血常规改变及一过性AST（GOT）及ALT（GPT）升高；可致肠道菌群改变，造成维生素B和维生素K缺乏；偶可致继发感染；大量静脉注射可致血管和血栓性静脉炎
特殊人群用药	肝功能、肾功能不全患者：肾功能不全者应减量并慎用 儿童：早产儿和新生儿使用本药的安全性尚未确定 老年人：老年患者用药剂量应按其肾功能减退情况酌情减量 妊娠与哺乳期妇女：孕妇或可能妊娠的妇女、哺乳妇女应权衡利弊后用药
药典	USP、Jpn. P.
国家处方集	CNF
其他推荐依据	
■ 药品名称	头孢丙烯 Cefprozil
抗菌谱与适应证	第二代口服头孢菌素。用于敏感菌所致的下列轻、中度感染： 1. 呼吸道感染，如化脓性链球菌性咽炎或扁桃体炎；肺炎链球菌、流感嗜血杆菌和卡他莫拉菌引起的中耳炎或急性鼻窦炎、急性支气管炎继发细菌感染和慢性支气管炎急性发作 2. 金黄色葡萄球菌（包括产青霉素酶菌株）和化脓性链球菌等引起的非复杂性皮肤和皮肤软组织感染
制剂与规格	头孢丙烯片[保(乙)]：①0.25；②0.5g 头孢丙烯分散片[保(乙)]：0.25g 头孢丙烯咀嚼片[保(乙)]：0.25g 头孢丙烯胶囊[保(乙)]：①0.125g；②0.25g 头孢丙烯颗粒[保(乙)]：0.125g 头孢丙烯干混悬剂：①0.125g；②0.75g；③1.5g；④3.0g

续　表

用法与用量	口服。成人：呼吸道感染，一次 0.5g，一日 1~2 次；皮肤或皮肤软组织感染，一日 0.5g，分 1~2 次给药；严重病例，一次 0.5g，一日 2 次。儿童：①对 0.5~12 岁患儿：中耳炎，一次 15mg/kg，一日 2 次；急性鼻窦炎，一次 7.5mg/kg，一日 2 次；严重感染，一次 15mg/kg，一日 2 次。②对2~12 岁患儿：急性扁桃体炎、咽炎，一次 7.5mg/kg，一日 2 次；皮肤或皮肤软组织感染，一次 20mg/kg，一日 1 次。肾功能不全时，根据肌酐清除率进行剂量调整。肝功能不全患者无须调整剂量
注意事项	1. 有青霉素过敏史者慎用。对青霉素类药物所致过敏性休克或其他严重过敏反应者不宜使用 2. 如发生过敏反应，应停止用药 3. 长期使用可诱发二重感染，尤其是抗生素相关性肠炎 4. 同时服用强利尿药治疗的患者使用头孢菌素应谨慎，因这些药物可能会对肾功能产生有害影响 5. 患有胃肠道疾病，尤其是肠炎患者慎用
禁忌	对头孢丙烯及其头孢菌素类过敏患者禁用
不良反应	1. 胃肠道反应：软便、腹泻、胃部不适、食欲减退、恶心、呕吐、嗳气等 2. 过敏反应，常见为皮疹、荨麻疹、嗜酸性粒细胞增多、药物热等。儿童发生过敏反应较成人多见，多在开始治疗后几天内出现，停药后几天内消失
特殊人群用药	儿童：慎用 老年人：65 岁以上老人使用本药，与健康成人志愿者对比，药物浓度-时间曲线下面积增高 35%~60%，肌酐清除率下降 40% 妊娠与哺乳期妇女：妊娠安全性分级为 B 级。哺乳妇女应慎用或暂停授乳
药典	USP
国家处方集	CNF
其他推荐依据	
■ 药品名称	注射用头孢尼西　Cefonicid for Injection
抗菌谱与适应证	适用于敏感菌引起的下列感染：下呼吸道感染、尿路感染、败血症、皮肤软组织感染、骨和关节感染，也可用于手术预防感染。在外科手术前单剂量注射 1g 头孢尼西可以减少由于手术过程中污染或潜在污染而导致的术后感染发生率。在剖宫产手术中使用头孢尼西（剪断脐带后）可以减少某些术后感染发生率
制剂与规格	注射用头孢尼西钠：①0.5g；②1.0g
用法与用量	肾功能正常患者： 1. 一般轻度至中度感染：成人每日剂量为 1g，每 24 小时 1 次；在严重感染或危及生命的感染中，可每日 2g，每 24 小时给药 1 次 2. 无并发症的尿路感染：每日 0.5g，每 24 小时 1 次 3. 手术预防感染：手术前 1 小时单剂量给药 1g，术中和术后没有必要再用。必要时如关节成形手术或开胸手术可重复给药 2 天；剖宫产手术中，应脐带结扎后才给予本品。疗程依病情而定 肾功能不全患者：对于肾功能损害患者使用本品必须严格依据患者的肾功能损害程度调整剂量。初始剂量为 7.5mg/kg，维持剂量应根据肌酐清除率进行调整，患者在进行透析之后，无须再追加剂量

续 表

注意事项	1. 有青霉素过敏史或其他药物过敏病史者应慎用。对麻醉药过敏患者禁止使用利多卡因作为溶剂 2. 本品治疗开始和治疗中可引起肠道紊乱，严重的导致假膜性肠炎，出现腹泻时应引起警惕。一旦出现，轻度停药即可，中、重度患者应给予补充电解质、蛋白质以及适当的抗生素（如万古霉素）治疗 3. 重症患者在大剂量给药或合用氨基糖苷类抗生素治疗时，必须经常注意肾功能情况
禁忌	对头孢菌素类抗生素过敏者禁用
不良反应	1. 对青霉素过敏患者也可能对本品过敏 2. 长期使用任何广谱抗生素都可能导致其他非敏感菌过度生长，可诱发二重感染
特殊人群用药	肝功能、肾功能不全患者：肾脏或肝脏损害患者在使用该药物时，应加倍小心
药典	USP、Eur. P.、Chin. P.
国家处方集	
其他推荐依据	
■ 药品名称	**头孢克洛 Cefaclor**
抗菌谱与适应证	第二代口服头孢菌素。适用于敏感菌所致下列部位的轻、中度感染： 1. 呼吸系统感染 2. 泌尿生殖系统感染 3. 皮肤软组织感染 4. 口腔科感染 5. 眼科感染
制剂与规格	头孢克洛胶囊[保(乙)]：125mg；250mg 头孢克洛缓释胶囊[保(乙)]：187.5mg 头孢克洛片[保(乙)]：250mg 头孢克洛缓释片[保(乙)]：375mg 头孢克洛分散片[保(乙)]：①125mg；②375mg 头孢克洛颗粒[保(乙)]：①100mg；②125mg；③250mg 头孢克洛混悬液[保(乙)]：①30ml∶0.75g；②60ml∶1.5g
用法与用量	1. 成人：口服，一次250mg，每8小时1次；较重的感染或敏感性较差的细菌引起的感染，剂量可加倍，但一日总量不超过4g 2. 儿童：口服，一日20mg/kg，分3次（每8小时1次）给药，宜空腹服用；重症感染可增至一日40mg/kg，但一日总量不超过1g
注意事项	1. 对于有胃肠道病史（特别是结肠炎）的患者、使用抗生素（包括头孢菌素）要慎重 2. 长期使用的患者应细心观察，如发生二重感染，必须采取适当措施
禁忌	禁用于已知对头孢菌素类药物过敏者
不良反应	过敏反应（如皮疹、瘙痒、荨麻疹等）；腹泻等胃肠道反应
特殊人群用药	肝功能、肾功能不全患者：肾功能轻度不全者可不减量；肾功能中度和重度减退者的剂量应分别减为正常剂量的1/2和1/4 儿童：新生儿用药的安全性尚未确定

续　表

	老年人：老年患者除虚弱、营养不良或严重肾功能损害外，一般不需要调整剂量 妊娠与哺乳期妇女：妊娠安全性分级为 B 级；哺乳期妇女应慎用或用药时暂停授乳
药典	USP、Eur. P.、Chin. P.
国家处方集	CNF
其他推荐依据	
■ 药品名称	头孢呋辛酯　Cefuroxime Axetil
抗菌谱与适应证	第二代口服头孢菌素。适用于溶血性链球菌、金黄色葡萄球菌（耐甲氧西林株除外）及流感嗜血杆菌、大肠埃希菌、肺炎克雷伯菌、奇异变形杆菌等肠杆菌科细菌敏感菌株所致成人急性咽炎或扁桃体炎、急性中耳炎、上颌窦炎、慢性支气管炎急性发作、急性支气管炎、单纯性尿路感染、皮肤软组织感染及无并发症淋病奈瑟菌性尿道炎和宫颈炎。儿童咽炎或扁桃体炎、急性中耳炎及脓疱病等
制剂与规格	头孢呋辛酯片[基,保(甲)]：①0. 125g；②0. 25g
用法与用量	口服。①成人：一般一日 0. 5g；下呼吸道感染患者一日 1g；单纯性下尿路感染患者一日 0. 25g。均分 2 次服用。单纯性淋球菌尿道炎单剂疗法剂量为 1g。②5～12 岁小儿：急性咽炎或急性扁桃体炎，按体重一日 20mg/kg，分 2 次服用，一日不超过 0. 5g；急性中耳炎、脓疱病，按体重一日 30mg/kg，分 2 次服用，一日不超过 1g
注意事项	1. 有胃肠道疾病史者，特别是溃疡性结肠炎、局限性肠炎或抗生素相关性结肠炎者慎用 2. 应于餐后服用，以增加吸收，提高血药浓度，并减少胃肠道反应
禁忌	对本品及其他头孢菌素类过敏者、有青霉素过敏性休克或即刻反应史者及胃肠道吸收障碍者禁用
不良反应	常见腹泻、恶心和呕吐等胃肠反应；少见皮疹、药物热等过敏反应
特殊人群用药	肝功能、肾功能不全患者：肾功能减退及肝功能损害者慎用 儿童：5 岁以下小儿禁用胶囊剂、片剂，宜服用头孢呋辛酯干混悬液 老年人：85 岁以上的老年患者的血浆消除半衰期可延至约 3. 5 小时，因此应在医师指导下根据肾功能情况调整用药剂量或用药间期 妊娠与哺乳期妇女：仅在有明确指征时，孕妇方可慎用；哺乳期妇女应慎用或暂停授乳
药典	USP、Eur. P.、Chin. P.、Jpn. P.
国家处方集	CNF
其他推荐依据	

三、第三代头孢菌素类

■ 药品名称	注射用头孢唑肟　Ceftizoxime for Injection
抗菌谱与适应证	第三代注射用头孢菌素。用于治疗由敏感菌引起的下呼吸道感染、胆道感染、腹腔感染、盆腔感染。尿路感染、脑膜炎、皮肤软组织感染、骨和关节感染、败血症、感染性心内膜炎及创伤、烧伤、烫伤后的严重感染
制剂与规格	注射用头孢唑肟钠[保(乙)]：①0. 5g；②1g；③2g

续 表

用法与用量	静脉滴注。成人：一次 1~2g，每8~12 小时 1 次；严重感染，剂量可增至一次 3~4g，每 8 小时 1 次。治疗非复杂性尿路感染，一次 0.5g，每 12 小时 1 次。儿童：6 个月及 6 个月以上的婴儿和儿童常用量，按体重一次 50mg/kg，每 6~8 小时 1 次。肾功能损害的患者在给予 0.5~1.0g 的首次负荷剂量后，需根据其损害程度调整剂量
注意事项	1. 青霉素类过敏史患者，有指征应用本品时，必须充分权衡利弊后在严密观察下慎用 2. 有胃肠道疾病病史者，特别是结肠炎患者慎用
禁忌	对本品及其他头孢菌素类药物过敏者禁用
不良反应	皮疹、瘙痒和药物热等变态反应、腹泻、恶心、呕吐、食欲缺乏等
特殊人群用药	儿童：6 个月以下小儿使用本药的安全性和有效性尚未确定 老年人：老年患者常伴有肾功能减退，应适当减少剂量或延长给药时间 妊娠与哺乳期妇女：妊娠期妇女仅在有明确指征时应用，妊娠安全性分级为 B 级；哺乳期妇女应用本药时应暂停授乳
药典	USP
国家处方集	CNF
其他推荐依据	
■ 药品名称	**注射用头孢噻肟 Cefotaxime for Injection**
抗菌谱与适应证	第三代注射用头孢菌素。用于敏感细菌所致的肺炎及其他下呼吸道感染、尿路感染、脑膜炎、败血症、腹腔感染、盆腔感染、皮肤软组织感染、生殖道感染、骨和关节感染等。头孢噻肟可以作为小儿脑膜炎的选用药物
制剂与规格	注射用头孢噻肟钠[保(甲)]：①0.5g；②1g；③2g
用法与用量	肌内注射或静脉给药。成人：肌内注射 0.5~2.0g，每 8~12 小时 1 次。静脉给药一日 2~6g，分 2~3 次给药；严重感染者，每 6~8 小时 2~3g，一日最高剂量为 12g。无并发症的肺炎链球菌肺炎或急性尿路感染：每 12 小时 1g。儿童：静脉给药，新生儿一次 50mg/kg，7 日内新生儿每 12 小时 1 次，7~28 日新生儿每 8 小时 1 次
注意事项	1. 有胃肠道疾病者慎用 2. 用药前需确定是否需进行过敏试验 3. 本品与氨基糖苷类抗生素不可同瓶滴注
禁忌	对头孢菌素类药物过敏者及有青霉素过敏性休克或即刻反应史者禁用
不良反应	不良反应发生率低，3%~5%。有皮疹和药物热、静脉炎、腹泻、恶心、呕吐、食欲缺乏等
特殊人群用药	肝功能、肾功能不全患者：严重肾功能减退患者应用本药时须根据肌酐清除率调整减量 儿童：婴幼儿不宜做肌内注射 老年人：老年患者应根据肾功能适当减量 妊娠与哺乳期妇女：妊娠安全性分级为 B 级；哺乳期妇女用药时宜暂停授乳
药典	USP、Eur. P.、Chin. P.
国家处方集	CNF
其他推荐依据	

续　表

■ 药品名称	注射用头孢曲松　Ceftriaxone for Injection
抗菌谱与适应证	第三代注射用头孢菌素。用于敏感致病菌所致的下呼吸道感染、尿路、胆道感染，以及腹腔感染、盆腔感染、皮肤软组织感染、骨和关节感染、败血症、脑膜炎等及手术期感染预防。本品单剂可治疗单纯性淋病
制剂与规格	注射用头孢曲松钠[保(甲)]：①0.25g[基]；②0.5g[基]；③0.75g；④1g[基]；⑤1.5g；⑥2g[基]；⑦3g；⑧4g
用法与用量	成人：肌内注射或静脉给药，每24小时1~2g或每12小时0.5~1.0g。最高剂量一日4g。小儿：常用量静脉给药，按体重一日20~80mg/kg
注意事项	1. 对青霉素过敏患者应用本品时应根据患者情况充分权衡利弊后决定。有青霉素过敏性休克或即刻反应者，不宜再选用头孢菌素类 2. 有胃肠道疾病史者，特别是溃疡性结肠炎、局限性肠炎或抗生素相关性结肠炎（头孢菌素类很少产生抗生素相关性肠炎）者应慎用
禁忌	1. 禁用于对本品及其他头孢菌素类抗生素过敏的患者。有青霉素过敏性休克史的患者避免应用本品 2. 头孢曲松不得用于高胆红素血症的新生儿和早产儿的治疗。体外研究显示头孢曲松可从血清蛋白结合部位取代胆红素，从而引起这些患者的胆红素脑病 3. 在新生儿中，不得与补钙治疗同时进行，否则可能导致头孢曲松的钙盐沉降的危险
不良反应	胃肠道反应、过敏反应等
特殊人群用药	儿童：出生体重＜2kg的新生儿使用本药的安全性尚未确定。本药可将胆红素从血清白蛋白上置换下来，患有高胆红素血症的新生儿（尤其是早产儿），应避免使用本药 老年人：除非患者虚弱、营养不良或有重度肾功能损害时，老年人应用头孢曲松一般不需调整剂量 妊娠与哺乳期妇女：妊娠安全性分级为B级；哺乳期妇女应权衡利弊后应用
药典	USP、Eur. P.、Chin. P.
国家处方集	CNF
其他推荐依据	
■ 药品名称	注射用头孢哌酮　Cefoperazone for Injection
抗菌谱与适应证	第三代注射用头孢菌素。用于治疗敏感菌所致的呼吸道感染、泌尿道感染、胆道感染、皮肤软组织感染、败血症、脑膜炎、创伤及手术后感染。与抗厌氧菌药联用，用于治疗敏感菌所致的腹膜炎、盆腔感染
制剂与规格	注射用头孢哌酮钠：①0.5g；②1g；③1.5g；④2g
用法与用量	肌内注射或静脉给药。成人：一般感染：一次1~2g，每12小时1次；严重感染：一次2~3g，每8小时1次。一日剂量不宜超过9g，但免疫缺陷患者伴严重感染时剂量可增至一日12g。儿童：一日50~200mg/kg，分2~3次给药
注意事项	1. 肝病、胆道梗阻严重或同时有肾功能减退者，用药剂量应予以适当调整 2. 部分患者可引起维生素K缺乏和低凝血酶原血症，用药期间应进行出血时间、凝血酶原时间监测

续 表

禁忌	对头孢菌素类药物过敏者及有青霉素过敏性休克史者禁用
不良反应	皮疹较为多见；少数患者尚可发生腹泻、腹痛；嗜酸性粒细胞增多，轻度中性粒细胞减少；暂时性 AST（GOT）及 ALT（GPT）、碱性磷酸酶、尿素氮或血肌酐升高等
特殊人群用药	儿童：新生儿和早产儿用药须权衡利弊 妊娠与哺乳期妇女：妊娠安全性分级为 B 级；哺乳期妇女用药时宜暂停授乳
药典	USP、Eur. P.、Chin. P.
国家处方集	CNF
其他推荐依据	
■ 药品名称	注射用头孢他啶 Ceftazidime for Injection
抗菌谱与适应证	第三代注射用头孢菌素。用于敏感革兰阴性杆菌所致的败血症、下呼吸道感染、腹腔和胆道感染、复杂性尿路感染和严重皮肤软组织感染等。对于由多种耐药革兰阴性杆菌引起的免疫缺陷者感染、医院内感染以及革兰阴性杆菌或铜绿假单胞菌所致中枢神经系统感染尤为适用
制剂与规格	注射用头孢他啶[保(乙)]：①0.25g；②0.5g[基]；③1g[基]；④2g
用法与用量	静脉注射或静脉滴注。①败血症、下呼吸道感染、胆道感染等，一日 4~6g，分 2~3 次静脉滴注或静脉注射；②泌尿系统感染和重度皮肤软组织感染等，一日 2~4g，分 2 次静脉滴注或静脉注射；③对于某些危及生命的感染、严重铜绿假单胞菌感染和中枢神经系统感染，可酌情增量至一日 0.15~0.20g/kg，分 3 次静脉滴注或静脉注射；④婴幼儿常用剂量为一日 30~100mg/kg，分 2~3 次静脉滴注
注意事项	在应用头孢他啶治疗前应仔细询问对头孢菌素类、青霉素类或其他药物的过敏反应史
禁忌	禁用于对本品及其他头孢菌素类药物过敏的患者
不良反应	感染和侵袭性疾病，血液和淋巴系统紊乱，免疫系统紊乱等
特殊人群用药	肝功能、肾功能不全患者：肾功能不全患者用药时，剂量需根据肾功能的降低程度而相应减少 儿童：早产儿及 2 个月以内新生儿慎用 妊娠与哺乳期妇女：妊娠初期和妊娠早期 3 个月妇女应慎用，妊娠安全性分级为 B 级；哺乳期妇女需权衡利弊后用药
药典	USP、Eur. P.、Chin. P.
国家处方集	CNF
其他推荐依据	
■ 药品名称	头孢地尼 Cefdinir
抗菌谱与适应证	第三代口服头孢菌素。用于对本品敏感的葡萄球菌、大肠埃希菌、克雷伯菌、奇异变形杆菌等引起的下列感染： 1. 咽喉炎、扁桃体炎、支气管炎急性发作、肺炎 2. 中耳炎、鼻窦炎 3. 肾盂肾炎、膀胱炎、淋病奈瑟球菌性尿道炎 4. 附件炎、宫内感染、前庭大腺炎

续　表

	5. 乳腺炎、肛门周围脓肿、外伤或手术伤口的继发感染 6. 皮肤软组织感染 7. 眼睑炎、睑板腺炎、猩红热
制剂与规格	头孢地尼胶囊[保(乙)]：①50mg；②100mg 头孢地尼分散片[保(乙)]：①50mg；②100mg
用法与用量	口服：成人一次 100mg，一日 3 次。儿童 9~18mg/kg，分 3 次服用。严重肾功能障碍者应酌减剂量及延长给药间隔时间。血液透析患者，建议剂量为一次 100mg，一日 1 次
注意事项	1. 因有出现休克等过敏反应的可能，应详细询问过敏史 2. 下列患者应慎重使用：对青霉素类抗生素有过敏史者；本人或亲属中有易发生支气管哮喘、皮疹、荨麻疹等过敏症状体质者；患有严重基础疾病、不能很好进食或非经口摄取营养者、恶病质等患者
禁忌	对本品有休克史者禁用；对青霉素或头孢菌素类药物有过敏史者慎用
不良反应	常见腹泻、腹痛、皮疹、瘙痒、AST（GOT）及 ALT（GPT）升高等
特殊人群用药	肝功能、肾功能不全患者：严重的肾功能障碍者慎用 儿童：新生儿和小于 6 个月婴儿的安全性和疗效尚未确定；可用于儿童急性上颌鼻窦炎 老年人：高龄者慎用；老年患者可能会有出血倾向，应根据对患者的临床观察调整剂量和给药间隔 妊娠与哺乳期妇女：妊娠安全性分级为 B 级；哺乳期妇女仅在利大于弊时，才能使用
药典	Chin. P.
国家处方集	CNF
其他推荐依据	
■ 药品名称	头孢克肟　Cefixime
抗菌谱与适应证	第三代口服头孢菌素。用于敏感菌所致的咽炎、扁桃体炎、急性支气管炎和慢性支气管炎急性发作、中耳炎、尿路感染、单纯性淋病等
制剂与规格	头孢克肟片[保(乙)]：①0.05g；②0.1g 头孢克肟分散片[保(乙)]：0.1g 头孢克肟咀嚼片[保(乙)]：①0.05g；②0.1g 头孢克肟胶囊[保(乙)]：①0.05g；②0.1g 头孢克肟颗粒[保(乙)]：0.05g
用法与用量	口服。成人：一次 50~100mg，一日 2 次；严重感染时，可增加至一次 200mg，一日 2 次。儿童：体重 30kg 以下一次 1.5~3mg/kg，一日 2 次；严重感染时，一次 6mg/kg，一日 2 次
注意事项	1. 因有出现休克等过敏反应的可能，应详细询问过敏史 2. 下列患者应慎重使用：对青霉素类抗生素有过敏史者；本人或亲属中有易发生支气管哮喘、皮疹、荨麻疹等过敏症状体质者；经口给药困难或非经口摄取营养者、恶病质等患者
禁忌	对头孢克肟及其成分或其他头孢菌素类药物过敏者禁用

续 表

不良反应	主要不良反应有腹泻等消化道反应、皮疹等皮肤症状、临床检查值异常，包括肝功能指标升高、嗜酸性粒细胞增多等
特殊人群用药	肝功能、肾功能不全患者：严重的肾功能障碍者应根据肾功能状况适当减量，给药间隔应适当增大 儿童：6个月以下儿童使用本药的安全性和有效性尚未确定 老年人：老年人使用本药的血药浓度峰值和AUC可较年轻人分别高26%和20%，老年患者可以使用本品 妊娠与哺乳期妇女：妊娠安全性分级为B级；哺乳期妇女使用时应暂停授乳
药典	USP、Eur. P.
国家处方集	CNF
其他推荐依据	
■ 药品名称	头孢泊肟酯 Cefpodoxime Proxetil
抗菌谱与适应证	第三代口服头孢菌素。适用于敏感菌引起的下列轻至中度感染：①呼吸系统感染；②泌尿、生殖系统感染；③皮肤及皮肤附件感染：如毛囊炎、疖、痈、丹毒、蜂窝织炎、淋巴管（结）炎、化脓性甲沟（周）炎、皮下脓肿、汗腺炎、感染性粉瘤、肛周脓肿等；④耳鼻喉感染：中耳炎、鼻窦炎等；⑤其他：乳腺炎等
制剂与规格	头孢泊肟酯片：①100mg；②200mg 头孢泊肟酯分散片：100mg 头孢泊肟酯胶囊：100mg 头孢泊肟酯颗粒：40mg 头孢泊肟酯干混悬剂：①50mg；②100mg
用法与用量	餐后口服。成人：上呼吸道感染；一次0.1g，一日2次，疗程5~10天；下呼吸道感染：慢性支气管炎急性发作：一次0.2g，一日2次，疗程10天；急性社区获得性肺炎：一次0.2g，一日2次，疗程14天；单纯性泌尿道感染：一次0.1g，一日2次，疗程7天；急性单纯性淋病：单剂0.2g；皮肤和皮肤软组织感染：一次0.4g，一日2次，疗程7~14天。儿童：急性中耳炎：每日剂量10mg/kg，一次5mg/kg，每12小时1次，疗程10天。每日最大剂量不超过0.4g。扁桃体炎、鼻窦炎：每日剂量10mg/kg，一次5mg/kg，每12小时1次，疗程5~10天。每日最大剂量不超过0.2g
注意事项	1. 避免与抗酸药、H_2受体阻断药、质子泵抑制药同时服用 2. 下列患者应慎重使用：易引起支气管哮喘、荨麻疹、湿疹等过敏症状体质的患者，全身营养状态不佳者
禁忌	对头孢菌素类药物过敏者及有青霉素过敏性休克或即刻反应史者禁用
不良反应	严重不良反应包括休克、严重肠炎等，其他不良反应包括腹泻等消化道反应、皮疹等过敏反应等
特殊人群用药	肝功能、肾功能不全患者：严重的肾功能损害者应慎用，如必须使用时，应调节给药剂量和给药间隔 老年人：老年患者多见生理功能降低，易出现不良反应及维生素K缺乏引起的出血倾向，应慎用 妊娠与哺乳期妇女：妊娠安全性分级为B级；哺乳期妇女使用时应停止授乳或换用其他药物

续　表

药典	USP、Jpn. P.
国家处方集	CNF
其他推荐依据	

四、第四代头孢菌素类

■ 药品名称	注射用头孢吡肟　Cefepime for Injection
抗菌谱与适应证	第四代头孢菌素。用于治疗敏感菌所致的下列中、重度感染： 1. 下呼吸道感染，如肺炎、支气管炎等 2. 泌尿系统感染 3. 非复杂性皮肤或皮肤软组织感染 4. 复杂性腹腔内感染 5. 妇产科感染 6. 其他，如败血症、儿童脑脊髓膜炎及中性粒细胞减少性发热患者的经验治疗
制剂与规格	注射用盐酸头孢吡肟[保(乙)]：①0.5g；②1g
用法与用量	肌内注射或静脉滴注。成人：一次 1~2g，每 12 小时 1 次；轻、中度感染：一次 0.5~1.0g，每 12 小时 1 次；重度泌尿道感染：一次 2g，每 12 小时 1 次；严重感染、中性粒细胞减少性发热的经验治疗：一次 2g，每 8 小时 1 次。儿童：对 2 月龄至 12 岁儿童或体重＜40kg 的患儿：最大剂量不可超过成人剂量，按体重一次 40mg/kg，每 12 小时 1 次，疗程 7~14 日
注意事项	1. 可诱发抗生素相关性肠炎 2. 有胃肠道疾患，尤其是肠炎患者慎用
禁忌	禁用于对头孢吡肟或 *L*-精氨酸，头孢菌素类药物，青霉素或其他 β-内酰胺类抗生素有过敏反应的患者
不良反应	常见腹泻，皮疹和注射局部反应，如静脉炎，注射部位疼痛和炎症；其他可见呕吐、恶心、过敏、瘙痒等
特殊人群用药	肝功能、肾功能不全患者：肝功能、肾功能不全患者应监测凝血酶原时间；对肾功能不全的患者，用量应根据肾功能调整 儿童：对 13 岁以下儿童的疗效尚不明确，必须慎用 老年人：老年患者使用本药的半衰期延长，且 65 岁及以上老年患者的药物总清除率下降 妊娠与哺乳期妇女：妊娠安全性分级为 B 级；哺乳期妇女应慎用或用药时暂停授乳
药典	USP、Jpn. P.
国家处方集	CNF
其他推荐依据	
■ 药品名称	注射用头孢匹罗　Cefpirome for Injection
抗菌谱与适应证	第四代头孢菌素。适用于治疗敏感菌引起的下列严重感染： 1. 严重的下呼吸道感染（如大叶性肺炎、肺脓肿、支气管扩张合并感染等）

续 表

	2. 严重的泌尿道感染（如复杂性尿路感染） 3. 严重的皮肤及软组织感染 4. 中性粒细胞减少患者所患严重感染 5. 败血症、化脓性脑膜炎、腹腔内感染、肝胆系统感染、盆腔内感染
制剂与规格	注射用头孢匹罗[保(乙)]：①0.25g；②0.5g；③1g；④2.0g
用法与用量	静脉给药。成人：上、下泌尿道合并感染，严重皮肤及软组织感染：一次 1g，每 12 小时 1 次；严重下呼吸道感染：一次 1~2g，每 12 小时 1 次；败血症：一次 2g，每 12 小时 1 次；中性粒细胞减少患者所患严重感染：一次 2g，每 12 小时 1 次。肾功能不全时剂量：先给予 1~2g 负荷剂量，再根据肌酐清除率进行剂量调整。血液透析患者（肌酐清除率＜5ml/min），一次 0.5~1.0g，一日 1 次，透析后再给予 0.25~0.50g 的补充剂量
注意事项	1. 本品与氨基糖苷类或袢利尿药合用时应监测肾功能 2. 一旦发生假膜性结肠炎，应立即停止用药并开始特异性的抗生素治疗 3. 应事先询问患者是否有 β-内酰胺抗生素过敏史 4. 疗程超过 10 日，应监测血常规
禁忌	对头孢菌素类药物过敏者、儿童、妊娠及哺乳期妇女禁用
不良反应	1. 超敏反应：过敏性皮肤反应如皮疹、荨麻疹、瘙痒、药物热；有可能发生严重的急性过敏反应；血管性水肿、支气管痉挛 2. 胃肠道反应：恶心、呕吐、腹泻 3. 局部反应：静脉壁炎性刺激及注射部位疼痛
特殊人群用药	儿童：小于 12 岁儿童用药的有效性及安全性尚未确定。不推荐在该年龄组使用本药 妊娠与哺乳期妇女：妊娠期间用药应权衡利弊；哺乳妇女用药应权衡利弊
药典	Jpn. P.
国家处方集	CNF
其他推荐依据	

第三节　其他 β-内酰胺类

■ 药品名称	注射用头孢美唑　Cefmetazole for Injection
抗菌谱与适应证	第二代注射用头霉素类，抗菌活性与第二代头孢菌素相近。适用于葡萄球菌、大肠埃希菌、克雷伯菌、变形杆菌、脆弱拟杆菌、消化球菌等所致的下列感染：①呼吸道感染；②尿路感染；③胆管炎、胆囊炎；④腹膜炎；⑤女性生殖系统感染；⑥败血症；⑦颌骨周围蜂窝织炎、颌炎
制剂与规格	注射用头孢美唑钠[保(乙)]：①1g；②2g
用法与用量	静脉给药。成人：一日 1~2g，分 2 次给药；重度感染剂量可至一日 4g，分 2~4 次静脉滴注。儿童：一日 25~100mg/kg，分 2~4 次给药；重度感染一日 150mg/kg，分 2~4 次静脉滴注。肾功能不全者本药血药浓度升高，半衰期延长，应调整用量

续　表

注意事项	1. 下述患者慎用：对青霉素类抗生素有过敏史者，或双亲、兄弟姐妹等血缘亲属属于过敏体质者，严重肾损害者（有可能出现血药浓度升高、半衰期延长），经口摄食不足患者或非经口维持营养者、全身状态不良者（通过摄食，可能出现维生素K缺乏）等 2. 给药期间及给药后至少1周内避免饮酒
禁忌	对本品有过敏性休克史者禁用
不良反应	过敏反应（如皮疹、瘙痒、荨麻疹、红斑、发热等），罕见休克，肝功能异常等
特殊人群用药	儿童：早产儿、新生儿慎用 老年人：慎用 妊娠与哺乳期妇女：妊娠安全性分级为B级。哺乳期妇女慎用
药典	USP
国家处方集	CNF
其他推荐依据	
■ 药品名称	注射用头孢西丁　Cefoxitin for Injection
抗菌谱与适应证	第二代注射用头霉素类。适用于治疗敏感菌所致的下呼吸道、泌尿生殖系统、骨、关节、皮肤软组织、心内膜感染以及败血症。尤适用于需氧菌和厌氧菌混合感染导致的吸入性肺炎、糖尿病患者下肢感染及腹腔或盆腔感染
制剂与规格	注射用头孢西丁钠[保(乙)]：①1g；②2g
用法与用量	肌内注射或静脉给药。成人，一次1~2g，每6~8小时1次。①单纯感染：每6~8小时1g，一日总量3~4g；②中、重度感染：每4小时1g或每6~8小时2g，一日总量6~8g；③严重感染：每4小时2g或每6小时3g，一日总量12g；④肾功能不全者首次剂量为1~2g，此后按其肌酐清除率制订给药方案
注意事项	1. 青霉素过敏者慎用 2. 有胃肠疾病史（特别是结肠炎）者慎用 3. 本品与氨基糖苷类抗生素配伍时，会增加肾毒性
禁忌	对本品及头孢菌素类抗生素过敏者禁用
不良反应	最常见的为局部反应，静脉注射后可出现血栓性静脉炎，肌内注射后可有局部硬结压痛；偶见变态反应、低血压、腹泻等
特殊人群用药	肝功能、肾功能不全患者：肾功能损害者慎用 儿童：3个月以内婴儿不宜使用本药 妊娠与哺乳期妇女：妊娠安全性分级为B级；哺乳妇女应权衡利弊后用药
药典	USP、Eur. P.
国家处方集	CNF
其他推荐依据	
■ 药品名称	注射用头孢米诺　Cefminox for Injection
抗菌谱与适应证	第三代头霉素类，抗菌活性与第三代头孢菌素相近。用于治疗敏感菌所致的下列感染：①呼吸系统感染；②腹腔感染；③泌尿生殖系统感染：肾盂肾炎、膀胱炎、盆腔腹膜炎、子宫附件炎、子宫内感染、子宫旁组织炎；④其他：败血症等

续 表

制剂与规格	注射用头孢米诺钠[保(乙)]：①0.5g；②1g；③1.5g；④2g
用法与用量	静脉给药。成人：一次1g，一日2次。败血症和重症感染，一日6g，分3~4次给药。儿童：一次20mg/kg，一日3~4次
注意事项	1. 对β-内酰胺类抗生素有过敏史的患者慎用 2. 本人或双亲、兄弟姐妹等血缘亲属为支气管哮喘、皮疹、荨麻疹等过敏体质者慎用 3. 用药期间及用药后至少1周避免饮酒
禁忌	对头孢米诺或头孢烯类抗生素过敏的患者禁用
不良反应	严重不良反应包括休克、全血细胞减少症、假膜性肠炎、史-约综合征、中毒性表皮坏死症、急性肾衰竭、溶血性贫血、间质性肺炎、肺嗜酸性粒细胞浸润症、变态反应（如皮疹、发红、瘙痒、发热等）等
特殊人群用药	肝功能、肾功能不全患者：肾功能不全者可调整剂量使用，严重肾功能损害患者慎用 儿童：新生儿、早产儿的用药安全尚未确定，满月后的小儿可参照体重用药 老年人：老年患者有可能出现维生素K缺乏引起的出血倾向 妊娠与哺乳期妇女：孕妇、哺乳期妇女用药应权衡利弊
药典	Jpn. P.
国家处方集	CNF
其他推荐依据	
■ 药品名称	注射用拉氧头孢　Latamoxef for Injection
抗菌谱与适应证	第三代注射用头霉素类，抗菌性能与第三代头孢菌素相近。适用于治疗敏感菌所致的下列感染： 1. 呼吸系统感染，如肺炎、支气管炎、支气管扩张症继发感染、肺脓肿、脓胸等 2. 消化系统感染，如胆囊炎、胆管炎等 3. 腹腔内感染，如肝脓肿、腹膜炎等 4. 泌尿生殖系统感染 5. 骨、关节、皮肤和软组织感染等 6. 其他严重感染，如败血症、脑膜炎等
制剂与规格	注射用拉氧头孢钠[保(乙)]：①1g；②2g
用法与用量	静脉给药。成人：一次0.5~1.0g，一日2次。重度感染，一日剂量可增加至4g。儿童：一日60~80mg/kg，分3~4次给药。危重病例剂量可递增至一日150mg/kg
注意事项	1. 对青霉素有过敏史者、胆道阻塞患者慎用 2. 大量静脉注射应选择合适部位，缓慢注射，以减轻对管壁的刺激及减少静脉炎的发生
禁忌	对本品过敏者禁用
不良反应	常见皮疹、荨麻疹、瘙痒、恶心、呕吐、腹泻、腹痛等；少见过敏性休克，偶见AST（GOT）及ALT（GPT）升高，停药后均可自行消失
特殊人群用药	肝功能、肾功能不全患者：严重肾功能不全者慎用 儿童：新生儿、早产儿慎用 妊娠与哺乳期妇女：妊娠安全性分级为C级；哺乳期妇女慎用

续 表

药典	Jpn. P.
国家处方集	CNF
其他推荐依据	
■ 药品名称	注射用舒巴坦 Sulbactam for Injection
抗菌谱与适应证	β-内酰胺酶抑制剂，与青霉素类或头孢菌素类药合用，治疗敏感菌所致的尿路感染、肺部感染、支气管感染、胆道感染、腹腔和盆腔感染、耳鼻喉科感染、皮肤软组织感染、骨和关节感染、周围感染、败血症等
制剂与规格	注射用舒巴坦[保(乙)]：①0.25g；②0.5g；③1.0g
用法与用量	舒巴坦与氨苄青霉素以 1∶2 剂量比应用。一般感染，成人剂量为舒巴坦每日 1~2g，氨苄西林每日 2~4g，一日量分 2~3 次，静脉滴注或肌注；轻度感染可舒巴坦每日 0.5g，氨苄青霉素 1g，分 2 次，静脉滴注或肌注；重度感染可增大剂量至每日舒巴坦 3~4g，氨苄青霉素 6~8g，一日量分 3~4 次，静脉滴注
注意事项	1. 本品必须和 β-内酰胺类抗生素联合使用，单独使用无效 2. 本品配成溶液后必须及时使用，不宜久置 3. 当与青霉素类药物合用时，用药前必须做青霉素皮肤试验，阳性者禁用
禁忌	对青霉素类药物过敏者禁用
不良反应	注射部位疼痛、皮疹，静脉炎、腹泻、恶心等反应偶有发生。偶见一过性嗜酸性粒细胞增多，血清 ALT（GPT）、AST（GOT）升高等。极个别患者发生剥脱性皮炎、过敏性休克
特殊人群用药	肝功能、肾功能不全患者：肾功能减退者，根据血浆肌酐清除率调整用药 老年人：老年患者肾功能减退，需调整剂量 妊娠与哺乳期妇女：妊娠及哺乳期妇女应用仍需权衡利弊
药典	USP、Eur. P.、Chin. P.、Jpn. P.
国家处方集	CNF
其他推荐依据	
■ 药品名称	注射用氨曲南 Aztreonam for Injection
抗菌谱与适应证	单环 β-内酰胺类，适用于治疗敏感需氧革兰阴性菌所致的多种感染，如败血症、下呼吸道感染、尿路感染、腹腔内感染、子宫内膜炎、盆腔炎、术后伤口及烧伤、溃疡等皮肤软组织感染等
制剂与规格	注射用氨曲南[保(乙)]：①0.5g；②1.0g；③2.0g
用法与用量	肌内注射或静脉给药。成人：泌尿道感染，一次 0.5~1.0g，每 8~12 小时 1 次；中度感染，一次 1~2g，每 8~12 小时 1 次；危重患者或由铜绿假单胞菌所致的严重感染，一次 2g，每 6~8 小时 1 次，一日最大剂量不宜超过 8g。肾功能不全时剂量：应根据肌酐清除率调整剂量；每次血液透析后，除维持量外，应另给予起始量的 1/8
注意事项	1. 氨曲南与青霉素之间无交叉过敏反应，但对青霉素、头孢菌素过敏及过敏体质者仍需慎用 2. 有不同程度的抗生素相关性肠炎
禁忌	对氨曲南有过敏史者禁用

续 表

不良反应	常见为恶心、呕吐、腹泻及皮肤过敏反应等
特殊人群用药	儿童：婴幼儿的安全性尚未确立应慎用 老年人：老年人用药剂量应按其肾功能减退情况酌情减量 妊娠与哺乳期妇女：妊娠安全性分级为 B 级，哺乳期妇女使用时应暂停授乳
药典	USP、Jpn. P.
国家处方集	CNF
其他推荐依据	

第四节　碳青霉烯类

■ 药品名称	注射用亚胺培南西司他丁　Imipenem and Cilastatin for Injection
抗菌谱与适应证	对大多数革兰阳性、革兰阴性的需氧菌和厌氧菌有抗菌作用。适用于治疗敏感革兰阳性菌及革兰阴性杆菌所致的严重感染（如败血症、感染性心内膜炎、下呼吸道感染、腹腔感染、盆腔感染、皮肤软组织感染、骨和关节感染、尿路感染等）以及多种细菌引起的混合感染
制剂与规格	注射用亚胺培南西司他丁钠（1：1）[保(乙)]：①0. 5g；②1g；③2g
用法与用量	静脉滴注。成人：轻度感染，每 6 小时 0. 25g；中度感染，一次 1g，一日 2 次；严重感染，每 8 小时 1g。日最高剂量不超过 4g。儿童：体重＜40kg，一次 15mg/kg，每 6 小时 1 次。一日总剂量不超过 2g。肾功能不全时剂量：肌酐清除率为30～70ml/min 者，每 6～8 小时用 0. 5g；肌酐清除率为 20～30ml/min 者，每 8～12 小时用 0. 25～0. 5g；肌酐清除率＜20ml/min 者，每 12 小时用 0. 25g。透析时建议血液透析后补充 1 次用量
注意事项	1. 患过胃肠道疾病尤其是结肠炎的患者，需慎用 2. 有癫痫史或中枢神经系统功能障碍者发生痉挛、意识障碍等不良反应增加
禁忌	本品禁用于对本品任何成分过敏的患者
不良反应	局部反应（如红斑、局部疼痛和硬结、血栓性静脉炎）；过敏反应/皮肤（如皮疹、瘙痒、荨麻疹、多形性红斑、史-约综合征等）；胃肠道反应（如恶心、呕吐、腹泻等）等
特殊人群用药	肝功能、肾功能不全患者：严重肾功能不全患者应根据肌酐清除率调节用量 儿童：婴儿及肾功能不全的儿童使用本药需权衡利弊 妊娠与哺乳期妇女：妊娠安全性分级为 C 级，哺乳期妇女使用时应暂停授乳
药典	USP、Eur. P.、Jpn. P.
国家处方集	CNF
其他推荐依据	
■ 药品名称	注射用帕尼培南倍他米隆　Panipenem Betamipron for Injection
抗菌谱与适应证	用于敏感的金黄色葡萄球菌、表皮葡萄球菌、大肠埃希菌、肺炎杆菌、流感杆菌、阴沟杆菌、变形杆菌、枸橼酸杆菌、类杆菌属、铜绿假单胞菌等所致的下列感染：①呼吸系统感染；

续　表

	②腹腔感染；③泌尿、生殖系统感染；④眼科感染、皮肤、软组织感染；⑤耳、鼻、喉感染；⑥骨、关节感染；⑦其他严重感染，如败血症、感染性心内膜炎等
制剂与规格	注射用帕尼培南倍他米隆（1：1）：①250mg（以帕尼培南计）；②500mg（以帕尼培南计）
用法与用量	静脉滴注：成人，一日 1g，分 2 次给药；重症或顽固性感染疾病，剂量可增至一日 2g，分 2 次静滴，儿童，一日 30~60mg/kg，分 3 次静滴；重症或顽固性感染疾病，剂量可增至一日 100mg/kg，分 3~4 次静滴。一日总量不超过 2g
注意事项	1. 既往对碳青霉烯类、青霉素类及头孢菌素类等抗生素有过敏体质者，经口摄食品不足患者或非经口维持营养患者，全身状态不良者需慎用 2. 推荐使用前需进行皮试 3. 本品禁止与丙戊酸钠合并使用
禁忌	既往对本品的成分发生过休克反应或正在使用丙戊酸钠的患者
不良反应	腹泻、恶心、呕吐，肝功能损害，皮疹，抽搐等；临床检验值异常，如 ALT（GPT）及 AST（GOT）上升，嗜酸性粒细胞增多等
特殊人群用药	肝功能、肾功能不全患者：严重肾功能损害患者慎用 儿童：用药的安全性尚未确定，早产儿、新生儿不宜使用 老年人：慎用 妊娠与哺乳期妇女：孕妇用药的安全性尚未确定，用药应权衡利弊；对哺乳的影响尚不明确
药典	Jpn. P.
国家处方集	CNF
其他推荐依据	
■ 药品名称	注射用厄他培南　Ertapenem for Injection
抗菌谱与适应证	用于敏感菌引起的下列感染： 1. 社区获得性肺炎 2. 复杂性皮肤和/或皮下组织感染 3. 复杂性腹部感染 4. 复杂性泌尿道感染 5. 急性盆腔感染
制剂与规格	注射用厄他培南[保(乙)]：1g
用法与用量	13 岁及以上患者中的常用剂量为 1g，每日 1 次。3 个月至 12 岁患者中的剂量是 15mg/kg，每日 2 次（每天不超过 1g）。静脉输注给药，最长可使用 14 天；肌内注射给药，最长可使用 7 天
注意事项	1. 治疗以前必须向患者仔细询问有关对青霉素、头孢菌素、其他 β-内酰胺类抗生素及其他过敏原的过敏情况 2. 肌内注射本品时应避免误将药物注入血管 3. 已知或怀疑中枢神经系统障碍（包括）癫痫病史者慎用

续 表

禁忌	1. 对本品中任何成分或对同类的其他药物过敏者 2. 由于使用盐酸利多卡因作为稀释剂，所以对酰胺类局麻药过敏的患者、伴有严重休克或心脏传导阻滞的患者禁止肌内注射本品
不良反应	最常见的有腹泻、输药静脉的并发症、恶心和头痛；常见的有头痛、静脉炎、血栓性静脉炎、腹泻、恶心、呕吐、皮疹、阴道炎；偶见的有头晕、嗜睡、失眠、癫痫发作等
特殊人群用药	儿童：不推荐用于儿童脑膜炎患者 妊娠与哺乳期妇女：妊娠安全性分级为 B 级；哺乳期妇女使用时应权衡利弊
药典	USP、Eur. P.、Jpn. P.
国家处方集	CNF
其他推荐依据	
■ 药品名称	法罗培南　Faropenem
抗菌谱与适应证	用于由葡萄球菌、链球菌、肺炎球菌、肠球菌、柠檬酸杆菌、肠杆菌、消化链球菌、拟杆菌等所致的下列感染：①泌尿系统感染；②呼吸系统感染；③子宫附件炎、子宫内感染、前庭大腺炎；④浅表性皮肤感染症、深层皮肤感染症、痤疮；⑤淋巴管炎、淋巴结炎、乳腺炎、肛周脓肿、外伤、烫伤和手术创伤等继发性感染
制剂与规格	法罗培南钠片[保(乙)]：①0.15g；②0.2g 法罗培南钠胶囊[保(乙)]：0.1g
用法与用量	口服。成人：①浅表性皮肤感染症、深层皮肤感染症等轻度感染：一次 150~200mg，一日 3 次；②肺炎、肺脓肿、肾盂肾炎、膀胱炎、前列腺炎、睾丸炎、中耳炎、鼻窦炎：一次 200~300mg，一日 3 次。老年人剂量：老年患者应从一次 150mg 开始用药
注意事项	1. 对青霉素类、头孢菌素类或碳青霉烯类药有过敏史者慎用 2. 本人或血缘亲属为易于发生支气管哮喘、皮疹、荨麻疹等过敏反应体质者慎用 3. 经口摄取不良的患者或正接受非口服营养疗法患者、全身状态不良患者（有时会出现维生素 K 缺乏症）慎用
禁忌	对本品过敏者禁用
不良反应	常见腹泻、腹痛、稀便、皮疹、恶心、ALT（GPT）及 AST（GOT）升高、嗜酸性粒细胞增多；偶见休克、过敏样症状、急性肾功能不全、假膜性肠炎、史-约综合征、中毒性表皮坏死症、间质性肺炎、肝功能不全、黄疸、粒细胞缺乏症、横纹肌溶解症
特殊人群用药	儿童：儿童的安全性尚未确立 老年人：老年患者用药可能因维生素 K 缺乏而发生出血倾向，应慎用 妊娠与哺乳期妇女：孕妇用药应权衡利弊；哺乳期用药应避免授乳
药典	Jpn. P.
国家处方集	CNF
其他推荐依据	

第五节　β-内酰胺类复方制剂

■ 药品名称	阿莫西林克拉维酸钾　Amoxicillin and Clavulanate Potassium
抗菌谱与适应证	1. 上呼吸道感染：鼻窦炎、扁桃体炎、咽炎等 2. 下呼吸道感染：急性支气管炎、慢性支气管炎急性发作、肺炎、肺脓肿和支气管合并感染等 3. 泌尿系统感染：膀胱炎、尿道炎、肾盂肾炎、前列腺炎、盆腔炎、淋病奈瑟球菌尿路感染 4. 皮肤和软组织感染：疖、脓肿、蜂窝织炎、伤口感染、腹内脓毒症等 5. 其他感染：中耳炎、骨髓炎、败血症、腹膜炎和手术后感染等
制剂与规格	阿莫西林克拉维酸钾片[保(甲)]：①375mg；②1g 阿莫西林克拉维酸钾分散片[保(甲)]：①156. 25 mg；②228. 5mg 阿莫西林克拉维酸钾咀嚼片[保(甲)]：228. 5mg 阿莫西林克拉维酸钾颗粒[保(甲)]：①156. 25 mg；②187. 5mg；③228. 5 mg 阿莫西林克拉维酸钾干混悬剂[保(甲)]：①1g∶156. 25mg；②1. 5g∶228. 5mg；③2g∶156. 25mg 阿莫西林克拉维酸钾混悬液[保(甲)]：①5ml∶228mg；②5ml∶312. 5mg 注射用阿莫西林钠克拉维酸钾[保(乙)]：①0. 6g；②1. 2g
用法与用量	1. 口服。成人：轻至中度感染，一次 375mg，每 8 小时 1 次，疗程 7~10 日；肺炎及其他中度严重感染，一次 625mg，每 8 小时 1 次，疗程 7~10 日。3 个月以下婴儿：每 12 小时 15mg/kg。儿童（40kg 以下）：一般感染，每 12 小时 25mg/kg，或每 8 小时 20mg/kg；严重感染，每 12 小时 45mg/kg，或每 8 小时 40mg/kg，疗程 7~10 日。儿童（40kg 以上）：可按成人剂量给药 2. 静脉滴注。成人及 12 岁以上儿童：一次 1. 2g，一日2~3 次，疗程 7~14 日；严重感染者可增加至一日 4 次。3 个月以下婴儿：一次 30mg/kg，每 12 小时 1 次，随后加至每 8 小时 1 次。3 个月至 12 岁儿童：一次 30mg/kg，一日 2~3 次，疗程 7~14 日
注意事项	1. 对头孢菌素类药物过敏者及有哮喘、湿疹、花粉症、荨麻疹等过敏性疾病史者慎用 2. 长期使用本品，应定期检查肝、肾、造血系统功能和检测血清钾或钠
禁忌	青霉素皮试阳性反应者、对本品及其他青霉素类药物过敏者及传染性单核细胞增多症患者禁用；孕妇禁用
不良反应	少数患者可见恶心、呕吐、腹泻等胃肠道反应；偶见荨麻疹、皮疹；可见过敏性休克、药物热和哮喘等
特殊人群用药	肝功能、肾功能不全患者：严重肝功能障碍者、中度或中度肾功能障碍者慎用，肾功能减退者应根据肌酐清除率调整剂量 老年人：老年患者应根据肾功能情况调整剂量 妊娠与哺乳期妇女：孕妇禁用；哺乳期妇女慎用或用药期间暂停授乳
药典	USP、Eur. P.、Chin. P.、Jpn. P.
国家处方集	CNF
其他推荐依据	

续　表

■ 药品名称	注射用氨苄西林钠舒巴坦钠　Ampicillin Sodium and Sulbactam Sodium for Injection
抗菌谱与适应证	1. 用于治疗敏感菌（包括产β-内酰胺酶菌株）所致的呼吸道感染、肝胆系统感染、泌尿系统感染、皮肤软组织感染 2. 用于治疗需氧菌与厌氧菌混合感染（特别是腹腔感染和盆腔感染）
制剂与规格	注射用氨苄西林钠舒巴坦钠[保(乙)]：①0.75g（氨苄西林钠0.5g、舒巴坦钠0.25g）；②1.5g（氨苄西林钠1g、舒巴坦钠0.5g）；③2.25g（氨苄西林1.5g、舒巴坦0.75g）；④3g（氨苄西林钠2g、舒巴坦钠1g）
用法与用量	深部肌内注射、静脉注射或静脉滴注。成人一次1.5~3.0g，每6小时1次。肌内注射一日剂量不超过6g，静脉用药一日剂量不超过12g（舒巴坦一日剂量最高不超过4g）。儿童按体重一日100~200mg/kg，分次给药
注意事项	1. 传染性单核细胞增多症、巨细胞病毒感染、淋巴细胞白血病、淋巴瘤等患者不宜应用 2. 下列患者应慎用：有哮喘、湿疹、花粉症、荨麻疹等过敏性疾病史者
禁忌	禁用于对任何青霉素类抗生素有过敏反应史的患者
不良反应	注射部位疼痛，过敏性反应和过敏性休克，胃肠道反应（如恶心、呕吐、腹泻等），皮肤反应（如瘙痒、皮疹）等
特殊人群用药	肝功能、肾功能不全患者：肾功能减退者应根据血浆肌酐清除率调整剂量 老年人：老年患者肾功能减退，需调整剂量 妊娠与哺乳期妇女：孕妇及哺乳期妇女应用仍需权衡利弊
药典	USP、Eur. P.、Chin. P.、Jpn. P.
国家处方集	CNF
其他推荐依据	
■ 药品名称	注射用替卡西林钠克拉维酸钾　Ticarcillin Disodium and Clavulanate Potassium for Injection
抗菌谱与适应证	适用于治疗敏感菌所致的败血症、腹膜炎、呼吸道感染、胆道感染、泌尿系统感染、骨和关节感染、术后感染、皮肤和软组织感染、耳鼻喉感染等
制剂与规格	注射用替卡西林钠克拉维酸钾[保(乙)]：①1.6g（替卡西林钠1.5g、克拉维酸钾0.1g）；②3.2g（替卡西林钠3g、克拉维酸钾0.2g）
用法与用量	1. 成人：静脉滴注，一次1.6~3.2g，每6~8小时1次；最大剂量，一次3.2g，每4小时1次 2. 肾功能不全时剂量：肌酐清除率>30ml/min者，每8小时3.2g；肌酐清除率为10~30ml/min者，每8小时1.6g；肌酐清除率<10ml/min者，每16小时1.6g 3. 儿童：小儿用量，一次80mg/kg，每6~8小时1次 4. 早产儿及足月新生儿：一次80mg/kg，每12小时1次
注意事项	1. 对头孢菌素类药物过敏者、凝血功能异常者慎用 2. 注射用溶液应随用随配，配制好的注射液应立即使用 3. 与氨基糖苷类抗生素合用治疗，两种药物应分别给药
禁忌	对β-内酰胺类抗生素过敏者禁用
不良反应	低钾血症及出血时间延长；皮疹、瘙痒、药物热等过敏反应较多见；可发生胃肠道反应

续 表

特殊人群用药	肝功能、肾功能不全患者：严重肝功能、肾功能不全患者慎用 老年人：老年患者肾功能减退，需调整剂量 妊娠与哺乳期妇女：孕妇用药应权衡利弊；可用于哺乳期妇女
药典	USP、Eur. P.、Jpn. P.
国家处方集	CNF
其他推荐依据	
■ 药品名称	注射用哌拉西林舒巴坦 Piperacillinand Sulbactam for Injection
抗菌谱与适应证	用于对哌拉西林耐药对本品敏感的产 β-内酰胺酶致病菌引起的感染： 1. 呼吸系统感染（如急性支气管炎、肺炎、慢性支气管炎急性发作、支气管扩张伴感染等） 2. 泌尿生殖系统感染（如单纯型泌尿系感染、复杂型泌尿系感染等）
制剂与规格	注射用哌拉西林钠舒巴坦钠[保(乙)]：①1. 25g；②2. 5g
用法与用量	1. 成人：静脉滴注一次 2. 5~5. 0g，每 12 小时 1 次；严重或难治性感染时，每 8 小时 1 次。一日最大用量不得超过 20g（舒巴坦最大剂量为一日 4g）。疗程通常为 7~14 日 2. 肾功能不全时应酌情调整剂量 3. 老年患者剂量酌减
注意事项	1. 用前需做青霉素皮肤试验 2. 哌拉西林可能引起出血，有出血倾向的患者应检查凝血时间、血小板聚集时间和凝血酶原时间 3. 哌拉西林钠与溶栓药合用时可能发生严重出血，不宜同时使用
禁忌	对青霉素类、头孢菌素类或 β-内酰胺酶抑制药过敏或对上述药物有过敏史者禁用
不良反应	仅少数患者可能发生，包括胃肠道反应、皮肤反应、变态反应等
特殊人群用药	肝功能、肾功能不全患者：肾功能不全者慎用 老年人：老年患者（>65 岁）由于肾功能减退，用药剂量宜酌减 妊娠与哺乳期妇女：用药应权衡利弊
药典	USP、Eur. P.、Chin. P.
国家处方集	CNF
其他推荐依据	
■ 药品名称	注射用哌拉西林钠他唑巴坦钠 Piperacillin Sodium and Tazobactam Sodium for Injection
抗菌谱与适应证	用于对哌拉西林耐药，但对哌拉西林他唑巴坦敏感的产 β-内酰胺酶的细菌引起的中、重度感染： 1. 大肠埃希菌和拟杆菌属所致的阑尾炎、腹膜炎 2. 金黄色葡萄球菌所致的中、重度医院获得性肺炎、非复杂性和复杂性皮肤软组织感染 3. 大肠埃希菌所致的产后子宫内膜炎或盆腔炎性疾病 4. 流感嗜血杆菌所致的社区获得性肺炎
制剂与规格	注射用哌拉西林钠他唑巴坦钠：①1. 125g（哌拉西林钠 1g、他唑巴坦钠 0. 125g）；②2. 25g（哌拉西林钠 2g、他唑巴坦钠 0. 25g）[基]；③3. 375g（哌拉西林钠 3g、他唑巴坦钠 0. 375g）；④4. 5g（哌拉西林钠 4g、他唑巴坦钠 0. 5g）[基]

续 表

用法与用量	1. 成人：静脉滴注。一般感染，一次3.375g，每6小时1次，或4.5g，每8小时1次，疗程7~10日。医院获得性肺炎，起始量3.375g，每4小时1次，疗程7~14日，也可根据病情及细菌学检查结果进行调整 2. 肾功能不全者应根据肌酐清除率调整剂量 3. 血液透析者一次最大剂量为2.25g，每8小时1次，并在每次血液透析后可追加0.75g
注意事项	1. 有出血史，溃疡性结肠炎、克罗恩病或假膜性肠炎慎用 2. 用药期间应定期检查血清电解质水平、造血功能等
禁忌	对青霉素类、头孢菌素类抗生素或β-内酰胺酶抑制药过敏者禁用
不良反应	皮肤反应（如皮疹、瘙痒等）；消化道反应（如腹泻、恶心、呕吐等）；过敏反应；局部反应（如注射局部刺激反应、疼痛等）
特殊人群用药	肝功能、肾功能不全患者：严重肝功能、肾功能障碍者慎用 妊娠与哺乳期妇女：妊娠安全性分级为B级；哺乳期妇女慎用
药典	USP、Eur. P.、Chin. P.
国家处方集	CNF
其他推荐依据	
■ 药品名称	**注射用头孢哌酮舒巴坦　Cefoperazone and Sulbactam for Injection**
抗菌谱与适应证	用于治疗敏感细菌所致的下列感染： 1. 呼吸系统感染 2. 腹内感染，如腹膜炎、胆囊炎、胆管炎 3. 泌尿、生殖系统感染，如尿路感染、盆腔炎、子宫内膜炎、淋病等 4. 皮肤、软组织感染 5. 骨、关节感染 6. 其他严重感染，如败血症、脑膜炎等
制剂与规格	注射用头孢哌酮钠舒巴坦钠（1：1）[保(乙)]：①1g（头孢哌酮钠0.5g、舒巴坦钠0.5g）；②2g（头孢哌酮钠1g、舒巴坦钠1g） 注射用头孢哌酮钠舒巴坦钠（2：1）[保(乙)]：①1.5g（头孢哌酮钠1g、舒巴坦钠0.5g）；③3g（头孢哌酮钠2g、舒巴坦钠1g）
用法与用量	静脉滴注： 1. 成人：一日2~4g，严重或难治性感染可增至一日8g。分等量每12小时静脉滴注1次。舒巴坦每日最高剂量不超过4g 2. 儿童：常用量一日40~80mg/kg，等分2~4次滴注。严重或难治性感染可增至一日160mg/kg。等分2~4次滴注。新生儿出生第一周内，应每隔12小时给药1次。舒巴坦每日最高剂量不超过80mg/kg
注意事项	接受β-内酰胺类或头孢菌素类抗生素治疗的患者可发生严重的及偶可发生的致死性过敏反应。一旦发生过敏反应，应立即停药并给予适当的治疗
禁忌	已知对青霉素类，舒巴坦、头孢哌酮及其他头孢菌素类抗生素过敏者禁用
不良反应	皮疹较为多见；少数患者尚可发生腹泻、腹痛；一过性嗜酸性粒细胞增多，轻度中性粒细胞减少；暂时性AST（GOT）及ALT（GPT）、碱性磷酸酶、尿素氮或血肌酐升高等

续　表

特殊人群用药	肝功能、肾功能不全患者：根据患者情况调整用药剂量 儿童：新生儿和早产儿用药须权衡利弊 老年人：老年人呈生理性的肝功能、肾功能减退，因此应慎用本药并需调整剂量 妊娠与哺乳期妇女：妊娠安全性分级为 B 级；哺乳期妇女用药时宜暂停授乳
药典	USP、Eur. P.、Chin. P.
国家处方集	CNF
其他推荐依据	

第六节　氨基糖苷类

■ 药品名称	注射用链霉素　Streptomycin for Injection
抗菌谱与适应证	1. 与其他抗结核药联合用于治疗结核分枝杆菌所致的各种结核病或其他分枝杆菌感染 2. 用于治疗土拉菌病，或与其他抗菌药物联合用于治疗鼠疫、腹股沟肉芽肿、布鲁菌病、鼠咬热 3. 与青霉素联合用于预防或治疗草绿色链球菌或肠球菌所致的心内膜炎
制剂与规格	注射用硫酸链霉素[保(甲)]：①0.75g（75 万 U）[基]；②1g（100 万 U）[基]；③2g（200 万 U）；④5g（500 万 U）
用法与用量	肌内注射。成人：①结核病：一次 0.5g，每 12 小时 1 次；或一次 0.75g，一日 1 次；②草绿色链球菌心内膜炎：一次 1g，每 12 小时 1 次，连续用药 1 周；然后一次 0.5g，每 12 小时 1 次，连续用药 1 周；③肠球菌心内膜炎：一次 1g，每 12 小时 1 次，连续用药 2 周；然后一次 0.5g，每 12 小时 1 次，连续用药 4 周；④土拉菌病、鼠疫：一次 0.5～1.0g，每 12 小时 1 次；⑤布鲁菌病：一日 1～2g，分 2 次给药
注意事项	下列情况应慎用链霉素：①脱水，可使血药浓度增高，易产生毒性反应；②第Ⅷ对脑神经损害，因本品可导致前庭神经和听神经损害；③重症肌无力或帕金森病，因本品可引起神经肌肉阻滞作用，导致骨骼肌软弱；④肾功能损害，因本品具有肾毒性
禁忌	对链霉素或其他氨基糖苷类过敏的患者禁用
不良反应	血尿、排尿次数减少或尿量减少、食欲减退、口渴等肾毒性症状，少数可产生血液中尿素氮及肌酐值增高。影响前庭功能时可有步履不稳、眩晕等症状；影响听神经出现听力减退、耳鸣、耳部饱满感
特殊人群用药	肝功能、肾功能不全患者：肾功能不全患者慎用 儿童：慎用 老年人：老年患者应采用较小治疗量，并且尽可能在疗程中监测血药浓度 妊娠与哺乳期妇女：妊娠安全性分级为 D 级；哺乳期妇女用药期间暂停授乳
药典	USP、Eur. P.、Chin. P.、Jpn. P.
国家处方集	CNF
其他推荐依据	

续 表

■ 药品名称	庆大霉素 Gentamicin
抗菌谱与适应证	1. 适用于治疗敏感革兰阴性杆菌，如大肠埃希菌、克雷伯菌属、肠杆菌属、铜绿假单胞菌以及甲氧西林敏感的葡萄球菌所致的严重感染，如败血症、下呼吸道感染、肠道感染、盆腔感染、腹腔感染、皮肤软组织感染、复杂性尿路感染等。治疗腹腔感染及盆腔感染应与抗厌氧菌药物合用。与青霉素（或氨苄西林）合用治疗肠球菌属感染 2. 用于敏感细菌所致中枢神经系统感染，可鞘内注射作为辅助治疗
制剂与规格	硫酸庆大霉素片（每 10mg 相当于 1 万 U）[保(乙)]：①20mg；②40mg 硫酸庆大霉素注射液[保(甲)]：①1ml：20mg；②1ml：40mg[基]；③2ml：80mg[基] 硫酸庆大霉素颗粒：10mg
用法与用量	1. 肌内注射、静脉滴注：①成人，一次 80mg，或按体重一次 1~1.7mg/kg，每 8 小时 1 次；体重＜60kg 者，一日 1 次给药 3mg/kg；体重＞60kg 者，总量不超过 160mg，每 24 小时 1 次。疗程为 7~10 日；②小儿，一次 2.5mg/kg，每 12 小时 1 次；或一次 1.7mg/kg，每 8 小时 1 次。疗程为 7~10 日 2. 鞘内及脑室内给药：成人一次 4~8mg，小儿（3 个月以上）一次 1~2mg，每 2~3 日 1 次 3. 肾功能减退患者根据肌酐清除率调整剂量
注意事项	1. 下列情况应慎用：①脱水，可使血药浓度增高，易产生毒性反应；②第Ⅷ对脑神经损害，因本品可导致前庭神经和听神经损害；③重症肌无力或帕金森病，因本品可引起神经肌肉阻滞作用，导致骨骼肌软弱；④肾功能损害，因本品具有肾毒性 2. 长期应用可能导致耐药菌过度生长 3. 不宜用于皮下注射；本品有抑制呼吸作用，不得静脉注射
禁忌	对本品或其他氨基糖苷类过敏者禁用
不良反应	用药过程中可能引起听力减退、耳鸣或耳部饱满感等耳毒性反应，影响前庭功能时可发生步态不稳、眩晕。也可能发生血尿、排尿次数显著减少或尿量减少、食欲减退、极度口渴等肾毒性反应。发生率较低者有因神经肌肉阻滞或肾毒性引起的呼吸困难、嗜睡、软弱无力等。偶有皮疹、恶心、呕吐、肝功能减退、白细胞减少、粒细胞减少、贫血、低血压等
特殊人群用药	肝功能、肾功能不全患者：肾功能不全患者慎用 儿童：慎用 老年人：应采用较小治疗量且尽可能在疗程中监测血药浓度 妊娠与哺乳期妇女：妊娠安全性分级为 D 级；哺乳期妇女用药期间暂停授乳
药典	USP、Eur. P.
国家处方集	CNF
其他推荐依据	
■ 药品名称	妥布霉素 Tobramycin
抗菌谱与适应证	1. 适用于铜绿假单胞菌、大肠埃希菌、克雷伯菌属、沙雷菌属所致的新生儿脓毒血症、败血症、中枢神经系统感染、泌尿生殖系统感染、肺部感染、胆道感染、腹腔感染及腹膜炎、骨髓感染、烧伤感染、皮肤软组织感染、急性及慢性中耳炎、鼻窦炎等 2. 与其他抗菌药物联合用于治疗葡萄球菌所致感染（耐甲氧西林菌株感染除外）
制剂与规格	硫酸妥布霉素注射液（每 10mg 相当于 1 万 U）[保(乙)]：2ml：80mg

续　表

用法与用量	肌内注射或静脉滴注。成人：一次1.0~1.7mg/kg，每8小时1次，疗程7~14日。儿童：早产儿或0~7日小儿，一次2mg/kg，每12~24小时1次；大于7日小儿，一次2mg/kg，每8小时1次
注意事项	1. 前庭功能或听力减退者、脱水、重症肌无力或帕金森病慎用 2. 本品不宜皮下注射；不能静脉注射
禁忌	对本品或其他氨基糖苷类过敏者、本人或家族中有人因使用链霉素引起耳聋或其他耳聋者禁用；肾衰竭者禁用；孕妇禁用
不良反应	发生率较多者有听力减退、耳鸣或耳部饱满感（耳毒性）、血尿、排尿次数显著减少或尿量减少、食欲减退、极度口渴（肾毒性）、步态不稳、眩晕（耳毒性、影响前庭、肾毒性）。发生率较低者有呼吸困难、嗜睡、极度软弱无力（神经肌肉阻滞或肾毒性）。本品引起肾功能减退的发生率较庆大霉素低
特殊人群用药	肝功能、肾功能不全患者：肾功能不全、肝功能异常患者慎用 儿童：儿童慎用 老年人：慎用，老年患者应采用较小治疗量且尽可能在疗程中监测血药浓度 妊娠与哺乳期妇女：孕妇禁用；哺乳期妇女慎用或用药期间暂停授乳
药典	USP
国家处方集	CNF
其他推荐依据	
■ 药品名称	阿米卡星　Amikacin
抗菌谱与适应证	1. 对大肠埃希菌、铜绿假单胞菌及其他假单胞菌、变形杆菌、克雷伯菌、不动杆菌、沙雷杆菌和肠杆菌等敏感革兰阴性杆菌与葡萄球菌属所致严重感染，如下呼吸道感染，腹腔感染，胆道感染，骨、关节、皮肤及软组织感染，泌尿系统感染，细菌性心内膜炎，菌血症或败血症等 2. 对庆大霉素、妥布霉素和卡那霉素耐药菌株所致的严重感染
制剂与规格	硫酸阿米卡星注射液[基,保(甲)]：①1ml：100mg（10万U）；②2ml：200mg（20万U） 注射用硫酸阿米卡星[保(甲)]：200mg
用法与用量	肌内注射或静脉滴注。①成人：单纯性尿路感染：每12小时200mg；其他全身感染：每8小时5mg/kg，或每12小时7.5mg/kg，一日不超过1.5g；烧伤合并感染：一次5~7.5mg/kg，每6小时1次；②肾功能不全者根据肌酐清除率调整剂量；③儿童：首剂10mg/kg，然后每12小时7.5mg/kg
注意事项	脱水患者、重症肌无力或帕金森患者慎用。其他见链霉素
禁忌	对阿米卡星或其他氨基糖苷类过敏的患者禁用
不良反应	患者可发生听力减退、耳鸣或耳部饱满感，少数患者亦可发生眩晕、步态不稳等症状。听力减退一般于停药后症状不再加重，但个别在停药后可能继续发展至耳聋
特殊人群用药	肝功能、肾功能不全患者：肾功能损害患者慎用 儿童：慎用 老年人：老年患者应用本药后较易产生各种毒性反应

续 表

	妊娠与哺乳期妇女：孕妇使用前应充分权衡利弊，妊娠安全性分级为D级；哺乳期妇女在用药期间暂停授乳
药典	USP、Eur. P.、Chin. P.
国家处方集	CNF
其他推荐依据	
■ 药品名称	注射用奈替米星 Netilmicin for Injection
抗菌谱与适应证	1. 主要适用于治疗敏感革兰阴性杆菌所致的严重感染。如大肠埃希菌、肠杆菌属、变形杆菌、铜绿假单胞菌等所致的下呼吸道感染、复杂性尿路感染、腹腔感染、胃肠感染、骨及关节感染、皮肤软组织感染、烧伤或创伤感染、手术感染、败血症等 2. 与其他抗菌药物联合用于治疗葡萄球菌感染（耐甲氧西林葡萄球菌除外） 3. 某些耐庆大霉素菌株所致严重感染
制剂与规格	注射用硫酸奈替米星[保(乙)]：①1ml（5万U）；②2ml（10万U）
用法与用量	肌内注射或静脉滴注。成人1.3~2.2mg/(kg·8h）或2.00~3.25mg/（kg·12h)，疗程7~14日。一日最高剂量不超过7.5mg/kg；复杂性尿路感染：一次1.5~2.0mg/kg，每12小时1次，疗程7~14日。一日最高剂量不超过7.5mg/kg；肾功能不全者：按照血药浓度进行调整，或根据肌酐清除率计算调整剂量
注意事项	脱水、第Ⅷ对脑神经损害、重症肌无力或帕金森病患者慎用
禁忌	对奈替米星或任何一种氨基糖苷类抗生素过敏或有严重毒性反应者禁用；孕妇和新生儿禁用
不良反应	1. 肾毒性轻微并较少见。常发生于原有肾功能损害者，或应用剂量超过一般常用剂量的感染患者 2. 神经系统毒性：可发生第Ⅷ对脑神经的毒性反应，但本品的毒性发生率较低，程度亦较轻，易发生在原有肾功能损害者，或治疗剂量过高、疗程过长的感染患者，表现为前庭及听力受损的症状，如出现头晕、眩晕、听觉异常等 3. 其他：偶可出现头痛、全身不适、视觉障碍、心悸、皮疹、发热、呕吐及腹泻等
特殊人群用药	肝功能、肾功能不全患者：肝功能、肾功能损害者慎用 儿童：儿童（尤其是早产儿及新生儿）慎用。新生儿禁用 老年人：老年患者使用时按轻度肾功能减退者减量用药，且尽可能在疗程中监测血药浓度 妊娠与哺乳期妇女：妊娠安全性分级为D级，孕妇禁用；哺乳期妇女在用药期间暂停授乳
药典	USP、Eur. P.、Chin. P.
国家处方集	CNF
其他推荐依据	
■ 药品名称	注射用依替米星 Etimicin for Injection
抗菌谱与适应证	用于敏感菌所致的感染： 1. 呼吸系统感染：如急性支气管炎、慢性支气管炎急性发作、社区肺部感染、支气管扩张并发肺部感染等

续　表

	2. 泌尿生殖系统感染：如急性肾盂肾炎、膀胱炎、前列腺炎、慢性肾盂肾炎或慢性膀胱炎急性发作等 3. 皮肤软组织感染 4. 创伤和手术后感染
制剂与规格	注射用硫酸依替米星[保(乙)]：①50mg（5 万 U）；②100mg（10 万 U）
用法与用量	静脉滴注：一次 100~150mg，每 12 小时 1 次，疗程为 5~10 日；肾功能不全者：应调整剂量，并应监测本药血药浓度
注意事项	1. 在用本品治疗过程中应密切观察肾功能和第Ⅷ对脑神经功能的变化，并尽可能进行血药浓度检测 2. 本品可能发生神经肌肉阻滞现象 3. 大面积烧伤患者、脱水患者慎用
禁忌	对本品及其他氨基糖苷类抗生素过敏者禁用
不良反应	不良反应为耳、肾的毒性，发生率和严重程度与奈替米星相似
特殊人群用药	肝功能、肾功能不全患者：肾功能不全患者慎用 儿童：用药需权衡利弊 老年人：老人需调整给药剂量与用药间期 妊娠与哺乳期妇女：孕妇用药须权衡利弊；哺乳期妇女在用药期间暂停授乳
药典	
国家处方集	CNF
其他推荐依据	
■ 药品名称	新霉素　Neomycin
抗菌谱与适应证	1. 敏感菌所致肠道感染 2. 用于肠道感染和结肠手术前准备
制剂与规格	硫酸新霉素片（以新霉素计）[保(乙)]：①100mg（10 万 U）；②250mg（25 万 U）
用法与用量	口服给药。①成人：常用剂量一次 250~500mg，一日 4 次；感染性腹泻，一次 8.75mg/kg，每 6 小时 1 次，疗程 2~3 日；结肠手术前准备，每小时 700mg，用药 4 小时；继以每 4 小时 700mg，共 24 小时；肝性脑病的辅助治疗，一次 500~1000mg，每 6 小时 1 次，疗程 5~6 日；②儿童：一日 25~50mg/kg，分 4 次服用
注意事项	下列情况应慎用：脱水、第Ⅷ对脑神经损害、重症肌无力、帕金森病、溃疡性结肠炎及有口腔牙病患者（新霉素可引起口腔刺激或疼痛）
禁忌	对本品及其他氨基糖苷类抗生素过敏者、肠梗阻者禁用
不良反应	1. 可引起食欲减退、恶心、腹泻等 2. 较少发现听力缺乏、耳鸣或耳部饱满感；头晕或步态不稳；尿量或排尿次数显著减少或极度口渴 3. 偶可引起肠黏膜萎缩而导致吸收不良综合征及脂肪性腹泻，甚至抗生素相关性肠炎

续　表

特殊人群用药	肝功能、肾功能不全患者：肾功能损害患者慎用 儿童：慎用 老年人：应采用较小治疗量且尽可能在疗程中监测血药浓度 妊娠与哺乳期妇女：妊娠安全性分级为D级；哺乳期妇女用药期间暂停授乳
药典	USP、Eur. P.、Chin. P.、Jpn. P.
国家处方集	CNF
其他推荐依据	
■ 药品名称	异帕米星　Isepamicin
抗菌谱与适应证	用于治疗敏感菌所致肺炎、支气管炎、肾盂肾炎、膀胱炎、腹膜炎、败血症、外伤或烧伤创口感染
制剂与规格	硫酸异帕米星注射液[保(乙)]：①2ml：200mg（20万U）；②2ml：400mg（40万U）
用法与用量	肌内注射或静脉滴注。成人：一日400mg，分1~2次注射。静脉滴注时一日400mg，分1~2次滴注
注意事项	1. 前庭功能或听力减退者、脱水、依靠静脉高营养维持生命的体质衰弱者、重症肌无力或帕金森病患者慎用 2. 本品不能静脉注射
禁忌	对本品或其他氨基糖苷类及杆菌肽过敏者、本人或家族中有人因使用其他氨基糖苷类抗生素引起耳聋者禁用；肾衰竭者及妊娠期妇女禁用；早产儿、新生儿和婴幼儿禁用
不良反应	常见听力减退、耳鸣或耳部饱满感（耳毒性）、血尿、排尿次数显著减少或尿量减少、食欲减退、极度口渴（肾毒性）、步态不稳、眩晕（耳毒性，影响前庭）、恶心或呕吐（耳毒性，影响前庭；肾毒性）
特殊人群用药	肝功能、肾功能不全患者：严重肝功能、肾功能不全者慎用，肾衰竭者禁用 儿童：儿童慎用。早产儿、新生儿和婴幼儿禁用 老年人：年老体弱者慎用 妊娠与哺乳期妇女：孕妇禁用；哺乳期妇女应慎用或暂停授乳
药典	Jpn. P.
国家处方集	CNF
其他推荐依据	

第七节　四环素类

■ 药品名称	四环素　Tetracycline
抗菌谱与适应证	1. 立克次体病，包括流行性斑疹伤寒、地方性斑疹伤寒、落基山斑疹热、恙虫病和Q热 2. 支原体属感染

续　表

	3. 回归热 4. 布鲁菌病（与氨基糖苷类联合应用） 5. 霍乱 6. 鼠疫（与氨基糖苷类联合应用） 7. 兔热病
制剂与规格	盐酸四环素片：①0.125g；②0.25g 盐酸四环素胶囊：0.25g 注射用盐酸四环素：①0.125g；②0.25g；③0.5g
用法与用量	1. 口服给药：成人一次0.25~0.50g，每6小时1次；8岁以上小儿一日25~50mg/kg，分4次服用，疗程一般为7~14日 2. 静脉滴注：成人一日1.0~1.5g，分2~3次给药；8岁以上小儿一日10~20mg/kg，分2次给药，一日剂量不超过1g 3. 支原体肺炎、布鲁菌病需3周左右
注意事项	长期用药期间应定期随访检查血常规及肾功能
禁忌	有四环素类药物过敏史者禁用
不良反应	胃肠道症状如恶心、呕吐、上腹不适、腹胀、腹泻等，偶可发生胰腺炎等；可致肝毒性；变态反应，多为斑丘疹和红斑等
特殊人群用药	肝功能、肾功能不全患者：肝功能、肾功能不全者慎用 儿童：8岁以下儿童不宜使用 老年人：慎用 妊娠与哺乳期妇女：孕妇应避免使用本药，如确有指征应用时每日静滴剂量以1g为宜，不应超过1.5g，其血药浓度应保持在15μg/ml以下；妊娠安全性分级为D级。哺乳期妇女用药须权衡利弊或暂停授乳
药典	USP、Eur. P.
国家处方集	CNF
其他推荐依据	
■ 药品名称	**土霉素　Oxytetracycline**
抗菌谱与适应证	1. 立克次体病，包括流行性斑疹伤寒、地方性斑疹伤寒、落基山斑疹热、恙虫病和Q热 2. 支原体属感染 3. 衣原体属感染，包括鹦鹉热、性病淋巴肉芽肿、非特异性尿道炎、输卵管炎、宫颈炎及沙眼 4. 回归热 5. 布鲁菌病（与氨基糖苷类药联用） 6. 霍乱 7. 鼠疫（与氨基糖苷类药联用） 8. 兔热病 9. 软下疳
制剂与规格	土霉素片：0.25g

续 表

用法与用量	口服给药：①成人：一次250~500mg，每6小时1次；②儿童：8岁以上患儿，一次6.25~12.5mg/kg，每6小时1次
注意事项	1. 长期用药期间应定期随访检查血常规及肝肾功能 2. 口服本品时，宜饮用足量水（约240ml） 3. 本品宜空腹口服，即餐前1小时或餐后2小时服用
禁忌	有四环素类药物过敏史者禁用；本品可导致恒牙黄染，牙釉质发育不良和骨生长抑制，8岁以下小儿禁用；妊娠及哺乳期妇女禁用
不良反应	胃肠道症状如恶心、呕吐、上腹不适、腹胀、腹泻等，偶可发生胰腺炎等；可致肝毒性；变态反应，多为斑丘疹和红斑等；偶可引起溶血性贫血、血小板减少等
特殊人群用药	肝功能、肾功能不全患者：慎用 儿童：8岁以下小儿禁用 老年人：慎用 妊娠与哺乳期妇女：孕妇应避免使用本药，妊娠安全性分级为D级；哺乳期妇女禁用
药典	USP、Eur. P.
国家处方集	CNF
其他推荐依据	
■ 药品名称	多西环素 Doxycycline
抗菌谱与适应证	1. 首选药用于：立克次体病、支原体属感染、衣原体属感染、回归热、布鲁菌病（与氨基糖苷类药联用）、霍乱、鼠疫（与氨基糖苷类药联用）、兔热病、软下疳 2. 可用于治疗对青霉素类过敏患者的破伤风、气性坏疽、梅毒、淋病和钩端螺旋体病 3. 中、重度痤疮患者的辅助治疗
制剂与规格	盐酸多西环素片[基,保(甲)]：①50mg；②100mg 盐酸多西环素胶囊[保(甲)]：①250mg；②100mg
用法与用量	口服给药。成人：一般感染，首次200mg，以后一次100mg，一日1~2次，疗程为3~7日；抗寄生虫感染，第1日，一次100mg，每12小时1次；以后一次100~200mg，一日1次（或一次50~100mg，每12小时1次）；淋病奈瑟菌性尿道炎和宫颈炎、沙眼衣原体所致的单纯性尿道炎、宫颈炎或直肠感染，一次100mg，一日2次，疗程至少7日；梅毒，一次150mg，每12小时1次，疗程至少10日
注意事项	1. 应用本品时可能发生耐药菌的过度繁殖。一旦发生二重感染，即停用本品并予以相应治疗 2. 长期用药时应定期随访检查血常规及肝功能
禁忌	有四环素类药物过敏史者禁用
不良反应	胃肠道症状如恶心、呕吐、上腹不适、腹胀、腹泻等，偶可发生胰腺炎等；可致肝毒性；变态反应，多为斑丘疹和红斑等；偶可引起溶血性贫血、血小板减少等

续 表

特殊人群用药	肝功能、肾功能不全患者：原有肝病患者慎用；肾功能减退患者可以应用，不必调整剂量，应用时通常亦不引起血尿素氮的升高 儿童：8岁以下小儿禁用 妊娠与哺乳期妇女：孕妇不宜使用本药，妊娠安全性分级为D级；本药可分泌入乳汁，哺乳期妇女应用时应暂停授乳
药典	USP、Eur. P.
国家处方集	CNF
其他推荐依据	
■ 药品名称	米诺环素 Minocycline
抗菌谱与适应证	用于对本品敏感的葡萄球菌、链球菌、肺炎球菌、淋病奈瑟菌、大肠埃希菌、克雷伯菌、变形杆菌、衣原体、梅毒螺旋体等引起的感染： 1. 浅表性化脓性感染 2. 深部化脓性疾病：乳腺炎、淋巴管（结）炎、骨髓炎、骨炎等 3. 呼吸道感染 4. 痢疾、肠炎、感染性食物中毒、胆管炎、胆囊炎等 5. 泌尿生殖道感染等 6. 败血症、菌血症
制剂与规格	盐酸米诺环素片[保(乙)]：①50mg（5万U）[基]；②100mg（10万U） 盐酸米诺环素胶囊[基,保(乙)]：①50mg（5万U）；②100mg（10万U）
用法与用量	口服给药： 1. 成人：每12小时100mg；或每6小时50mg 2. 儿童：8岁以上儿童，每日2~4mg/kg，分1~2次口服，首剂量4mg/kg
注意事项	1. 食管通过障碍者、口服吸收不良或不能进食者及全身状态恶化患者（因易引发维生素K缺乏症）慎用 2. 用药期间应定期检查肝功能、肾功能
禁忌	对本品及其他四环素类药物过敏者禁用
不良反应	米诺环素引起菌群失调较为多见；消化道反应如食欲减退、恶心、呕吐、腹痛、腹泻、口腔炎、舌炎、肛门周围炎等；影响牙齿和骨发育等
特殊人群用药	肝功能、肾功能不全患者：肝功能、肾功能不全者慎用 儿童：8岁以下小儿禁用 老年人：老年患者慎用本药，对有肾功能障碍者，推荐减少给药剂量 妊娠与哺乳期妇女：妊娠安全性分级为D级；哺乳期妇女需权衡利弊后用药或暂停授乳
药典	USP、Eur. P.、Jpn. P.
国家处方集	CNF
其他推荐依据	

第八节 大环内酯类

■ 药品名称	红霉素 Erythromycin
抗菌谱与适应证	1. 作为青霉素过敏患者治疗下列感染的替代用药：溶血性链球菌、肺炎链球菌所致的急性扁桃体炎、急性咽炎、鼻窦炎；溶血性链球菌所致的猩红热、蜂窝织炎；白喉及白喉带菌者；气性坏疽、炭疽、破伤风；放线菌病；梅毒；李斯特菌病等 2. 肺炎支原体肺炎、肺炎衣原体肺炎 3. 军团菌病 4. 百日咳 5. 泌尿生殖系统感染 6. 沙眼衣原体结膜炎 7. 空肠弯曲菌肠炎 8. 厌氧菌所致口腔感染
制剂与规格	红霉素片[基,保(甲)]：①0. 125g；②0. 25g 红霉素软膏[保(甲)]：①1%[基]；②0. 5% 红霉素栓剂：①0. 1g；②0. 2g 红霉素硬脂酸红霉素片[保(甲)]：①0. 05g；②0. 125g；③0. 25g 红霉素硬脂酸红霉素胶囊[保(甲)]：①0. 1g；②0. 125g 红霉素硬脂酸红霉素颗粒：50mg 注射用乳糖酸红霉素[基,保(甲)]：①0. 25g；②0. 3g
用法与用量	口服给药： 1. 成人：一日 0. 75~2g，分 3~4 次；军团菌病，一日 1~4g，分 3 次服用；风湿热复发的预防，一次 250mg，一日 2 次；感染性心内膜炎的预防，术前 1 小时口服 1g，术后 6 小时再服用 500mg 2. 儿童：一日 20~40mg/kg，分 3~4 次服用 静脉滴注： 1. 成人：一次 0. 5~1. 0g，一日 2~3 次。军团菌病，一日 3~4g，分 4 次 2. 儿童：一日 20~30mg/kg，分 2~3 次 栓剂直肠给药：成人一次 0. 1g，一日 2 次；儿童一日 20~30mg/kg
注意事项	用药期间定期随访肝功能
禁忌	对红霉素类药物过敏者禁用
不良反应	胃肠道反应多见，有腹泻、恶心、呕吐、中上腹痛、口舌疼痛等；肝毒性少见，偶见黄疸；过敏性反应表现为药物热、皮疹等
特殊人群用药	肝功能、肾功能不全患者：慎用 妊娠与哺乳期妇女：孕妇用药应权衡利弊，妊娠安全性分级为 B 级；哺乳期妇女应慎用
药典	USP、Eur. P.、Chin. P.、Jpn. P.
国家处方集	CNF
其他推荐依据	

续　表

■ 药品名称	阿奇霉素　Azithromycin
抗菌谱与适应证	1. 用于化脓性链球菌引起的急性咽炎、急性扁桃体炎以及敏感细菌引起的鼻窦炎、急性中耳炎、急性支气管炎、慢性支气管炎急性发作 2. 用于肺炎链球菌、流感杆菌以及肺炎支原体所致的肺炎 3. 用于衣原体及非多种耐药淋病奈瑟菌所致的尿道炎、宫颈炎及盆腔炎 4. 用于敏感菌所致的皮肤软组织感染
制剂与规格	阿奇霉素片（每 100mg 相当于 10 万 U）[保(甲)]：①250mg[基]；②500mg 阿奇霉素分散片[保(甲)]：①125mg；②250mg[基] 阿奇霉素胶囊[保(甲)]：①125mg；②250mg[基] 阿奇霉素颗粒[保(甲)]：①100mg[基]；②250mg；③500mg 阿奇霉素干混悬剂：2g：0. 1g 阿奇霉素混悬剂：①0. 125g；②0. 25g 阿奇霉素糖浆[保(乙)]：25ml：500mg 注射用乳糖酸阿奇霉素（以阿奇霉素计）[保(乙)]：①125mg；②250mg；③500mg 阿奇霉素注射液[保(乙)]：①2ml：125mg；②2ml：250mg；③5ml：500mg 阿奇霉素葡萄糖注射液[保(乙)]：①100ml（阿奇霉素 125mg、葡萄糖 5g）；②100ml（阿奇霉素 200mg、葡萄糖 5g）
用法与用量	口服：饭前 1 小时或餐后 2 小时服用。成人：沙眼衣原体、杜克嗜血杆菌或敏感淋球菌所致的性传播疾病，仅需单次口服 1g；其他感染的治疗，第一日，0. 5g 顿服，第 2~5 日，一日 0. 25g 顿服；或一日 0. 5g 顿服，连服 3 日；儿童：中耳炎、肺炎，第 1 日 10mg/kg 顿服，一日最大量不超过 500mg；第 2~5 日，一日 5mg/kg 顿服，一日最大量不超过 250mg；咽炎、扁桃体炎，一日 12mg/kg 顿服（一日最大量不超过 0. 5g），连用 5 日 静脉滴注：成人社区获得性肺炎，静脉滴注至少 2 日后转为口服给药，一次 500mg，一日 1 次，7~10 日为一疗程；盆腔炎，静脉滴注 1~2 日后转为口服给药，一次 250mg，一日 1 次，7 日为一疗程
注意事项	1. 用药期间如果发生过敏反应（如血管神经性水肿、皮肤反应、史-约综合征及中毒性表皮坏死松解症等），应立即停药，并采取适当措施 2. 进食可影响阿奇霉素的吸收，口服用药需在饭前 1 小时或餐后 2 小时服用
禁忌	对阿奇霉素、红霉素或其他任何一种大环内酯类药物过敏者禁用
不良反应	常见反应为胃肠道反应如腹泻、腹痛、稀便、恶心、呕吐等；局部反应如注射部位疼痛、局部炎症等；皮肤反应如皮疹、瘙痒；其他反应如畏食、头晕或呼吸困难等
特殊人群用药	肝功能、肾功能不全患者：严重肝功能不全者、严重肾功能不全者不应使用 儿童：用于 6 个月以下幼儿中耳炎或社区获得性肺炎及 2 岁以下小儿咽炎或扁桃体炎的疗效与安全性尚未确定 妊娠与哺乳期妇女：孕妇需充分权衡利弊后用药，妊娠安全性分级为 B 级；哺乳期妇女需充分权衡利弊后用药
药典	USP、Eur. P.、Chin. P.
国家处方集	CNF
其他推荐依据	

续 表

■ 药品名称	地红霉素 Dirithromycin
抗菌谱与适应证	用于12岁以上患者，对本品敏感菌所致的轻、中度感染：慢性阻塞性肺疾病急性加重或慢性支气管炎急性发作、急性支气管炎、社区获得性肺炎、咽炎和扁桃体炎、单纯性皮肤和软组织感染
制剂与规格	地红霉素肠溶胶囊：250mg
用法与用量	口服给药： 1. 慢性支气管炎急性发作：一次500mg，一日1次，疗程5~7日 2. 急性支气管炎：一次500mg，一日1次，疗程7日 3. 社区获得性肺炎：一次500mg，一日1次，疗程14日 4. 咽炎和扁桃体炎：一次500mg，一日1次，疗程10日 5. 单纯性皮肤和软组织感染：一次500mg，一日1次，疗程5~7日
注意事项	可能产生假膜性结肠炎。轻度者停药即能奏效，对于中度至严重病例，应采取适当的治疗措施
禁忌	对地红霉素、红霉素和其他大环内酯类抗生素严重过敏的患者禁用；可疑或潜在菌血症患者禁用
不良反应	常见的有头痛、腹痛、腹泻、恶心、消化不良、眩晕/头晕、皮疹、呕吐等
特殊人群用药	肝功能、肾功能不全患者：轻度肝损伤、肾功能不全者，不必调整剂量。肝功能不全者慎用 妊娠与哺乳期妇女：孕妇慎用，妊娠安全性分级为C级；哺乳期妇女用药应权衡利弊后
药典	USP、Eur. P.
国家处方集	CNF
其他推荐依据	
■ 药品名称	琥乙红霉素 Erythromycin Ethylsuccinate
抗菌谱与适应证	适用于治疗敏感菌或敏感病原体引起的下列感染性疾病： 1. 呼吸系统感染：轻、中度呼吸道感染；肺炎支原体及肺炎衣原体所致的肺炎；白喉（辅助抗毒素作用）；军团菌病；李斯特菌病；百日咳 2. 泌尿生殖系统感染：淋球菌引起的急性盆腔炎；梅毒；沙眼衣原体、衣原体引起的孕期泌尿生殖器感染及成人无并发症的尿道、宫颈或直肠感染等 3. 轻、中度皮肤和软组织感染 4. 其他：肠阿米巴病；空肠弯曲菌肠炎；厌氧菌所致口腔感染；沙眼衣原体结膜炎；放线菌病；猩红热；气性坏疽、炭疽；破伤风。预防风湿热初发或复发；细菌性心内膜炎
制剂与规格	琥乙红霉素片[保(乙)]：①200mg；②400mg
用法与用量	口服给药： 1. 成人：一般用量，每6小时400mg；预防链球菌感染，一次400mg，一日2次；军团菌，一次400~1000mg，一日4次；沙眼衣原体和解脲脲原体引起的尿道炎，一次800mg，一日3次，连服7日 2. 儿童：一般感染，一日30~50mg/kg，分4次服用，每6小时服1次；可每12小时服药1次，一次服日剂量的一半；也可每8小时服药1次，一次服日剂量的1/3；对于更严重的感染，剂量可加倍；百日咳，一次10~12.5mg/kg，一日4次，疗程14日；肠阿米巴，一日40~50mg/kg，分4次服，连服5~14日

续　表

注意事项	用药期间定期检查肝功能
禁忌	对本品或其他红霉素制剂过敏者、慢性肝病患者、肝功能损害者及孕妇禁用
不良反应	服药数日或1~2周后患者可出现乏力、恶心、呕吐、腹痛、皮疹、发热等，有时出现黄疸，停药后常可恢复；胃肠道反应有腹泻、恶心、呕吐、中上腹痛、口舌疼痛、胃纳减退等
特殊人群用药	肝功能、肾功能不全患者：轻度肝功能不全者慎用，严重肝功能不全者禁用 妊娠与哺乳期妇女：孕妇用药应权衡利弊，妊娠安全性分级为B级；哺乳期妇女慎用或暂停授乳
药典	USP、Eur. P.、Chin. P.、Jpn. P.
国家处方集	CNF
其他推荐依据	
■ 药品名称	罗红霉素　Roxithromycin
抗菌谱与适应证	1. 呼吸道感染：化脓性链球菌引起的咽炎及扁桃体炎；敏感菌所致的鼻窦炎、中耳炎、急性支气管炎、慢性支气管炎急性发作；肺炎支原体或肺炎衣原体所致的肺炎 2. 泌尿生殖系统感染：沙眼衣原体引起的尿道炎和宫颈炎 3. 皮肤软组织感染
制剂与规格	罗红霉素片[保(乙)]：150mg 罗红霉素胶囊[保(乙)]：①50mg；②150mg 罗红霉素细粒剂[保(乙)]：50mg
用法与用量	口服给药： 1. 成人一次150mg，一日2次；或一次300mg，一日1次。疗程一般为5~12日 2. 肾功能不全者可发生累计效应，肾功能轻度减退者不需调整剂量，严重肾功能不全者给药时间延长1倍（一次150mg，一日1次） 3. 严重肝硬化者的半衰期延长至正常水平2倍以上，如确实需要使用，则150mg一日1次给药 4. 儿童一次2.5~5.0mg/kg，一日2次
注意事项	1. 进食后服药会减少吸收，与牛奶同服可增加吸收 2. 服用本品后可影响驾驶及机械操作
禁忌	对本药过敏者禁用
不良反应	常见腹痛、腹泻、呕吐等胃肠道反应；偶见皮疹、头晕、头痛等
特殊人群用药	肝功能、肾功能不全患者：慎用 妊娠与哺乳期妇女：慎用
药典	Eur. P.、Chin. P.、Jpn. P.
国家处方集	CNF
其他推荐依据	

续 表

■ 药品名称	乙酰螺旋霉素 Acetylspiramycin
抗菌谱与适应证	1. 适用于治疗敏感菌所致的呼吸系统感染和皮肤软组织感染，包括：咽炎、扁桃体炎、急性支气管炎、慢性支气管炎急性发作、肺炎、脓皮病、丹毒和猩红热等 2. 适用于治疗敏感菌所致的口腔及耳鼻咽喉科感染，如中耳炎、牙周炎、急性鼻窦炎等 3. 可作为治疗隐孢子虫病以及弓形虫病的选用药物
制剂与规格	乙酰螺旋霉素片：100mg（10 万 U）
用法与用量	口服给药。成人：一日 800~1200mg，分 3~4 次服；重症一日可用至 1600~2000mg；儿童：一日量为 20~30mg/kg，分 2~4 次给药
注意事项	如有变态反应，立即停药
禁忌	对本品、红霉素及其他大环内酯类药物过敏的患者禁用
不良反应	腹痛、恶心、呕吐等胃肠道反应，常发生于大剂量用药时，程度大多轻微，停药后可自行消失。变态反应极少，主要为药疹
特殊人群用药	肝功能、肾功能不全患者：严重肝功能、肾功能不全者慎用 妊娠与哺乳期妇女：本品可透过胎盘屏障，故孕妇慎用，妊娠安全性分级为 C 级；哺乳期妇女应用时应暂停授乳
药典	Eur. P.、Jpn. P.
国家处方集	CNF
其他推荐依据	
■ 药品名称	克拉霉素 Clarithromycin
抗菌谱与适应证	适用于敏感菌所致下列感染：①耳鼻咽喉感染：急性中耳炎、扁桃体炎、咽炎、鼻窦炎；②下呼吸道感染：急性支气管炎、慢性支气管炎急性发作、肺炎；③皮肤软组织感染：脓疱病、丹毒、蜂窝织炎、毛囊炎、疖及伤口感染；④沙眼衣原体感染的尿道炎及宫颈炎；⑤与其他药物联用，可根除幽门螺杆菌，减低十二指肠溃疡复发率
制剂与规格	克拉霉素片[基,保(乙)]：①125mg；②250mg 克拉霉素分散片[保(乙)]：①50mg；②125mg[基]；③250mg[基] 克拉霉素缓释片：500mg 克拉霉素胶囊[基,保(乙)]：①125mg；②250mg 克拉霉素颗粒[保(乙)]：①2g：125mg；②2g：100mg 克拉霉素干混悬剂：①1g：125mg；②2g：125mg；③2g：250mg
用法与用量	口服给药。①成人：轻症一次 250mg，一日 2 次；重症，一次 500mg，一日 2 次。疗程 5~14 日；②儿童：6 个月以上的小儿，一般感染可一次 7.5mg/kg，一日 2 次。根据感染的严重程度应连续服用 5~10 日
注意事项	1. 与红霉素及其他大环内酯类药物之间有交叉过敏和交叉耐药性 2. 可能出现真菌或耐药细菌导致的严重感染 3. 可空腹口服，也可与食物或牛奶同服，与食物同服不影响其吸收

续　表

禁忌	对克拉霉素或大环内酯类药物过敏者禁用；孕妇、哺乳期妇女禁用；严重肝功能损害者、水电解质紊乱患者、服用特非那丁者禁用；某些心脏病（包括心律失常、心动过缓、QT 间期延长、缺血性心脏病、充血性心力衰竭等）患者禁用
不良反应	主要有口腔异味，腹痛、腹泻、恶心、呕吐等胃肠道反应，头痛，AST（GOT）及 ALT（GPT）短暂升高
特殊人群用药	肝功能、肾功能不全患者：肝功能不全者、中度至重度肾功能不全者慎用 儿童：6 个月以下小儿中的疗效和安全性尚未确定 妊娠与哺乳期妇女：妊娠安全性分级为 C 级，孕妇禁用；可分泌入乳汁，哺乳期妇女使用应暂停授乳
药典	USP、Eur. P.、Chin. P.、Jpn. P.
国家处方集	CNF
其他推荐依据	

第九节　酰胺醇类

■ 药品名称	氯霉素　Chloramphenicol
抗菌谱与适应证	1. 用于敏感菌所致伤寒、副伤寒 2. 用于沙门菌属感染的胃肠炎合并败血症 3. 用于耐氨苄西林的 B 型流感杆菌脑膜炎、青霉素过敏者的肺炎链球菌脑膜炎、脑膜炎球菌脑膜炎及敏感的革兰阴性杆菌脑膜炎 4. 用于需氧菌和厌氧菌混合感染的耳源性脑脓肿 5. 可与氨基糖苷类药联用治疗腹腔感染、盆腔感染以及敏感菌所致的其他严重感染，如败血症及肺部感染 6. 用于 Q 热、落基山斑疹热、地方性斑疹伤寒和立克次体病
制剂与规格	氯霉素片：0.25g 棕榈氯霉素片：0.05g 氯霉素胶囊：0.25g 棕榈氯霉素颗粒：0.1g 棕榈氯霉素混悬液：1ml：25mg 氯霉素注射液[保(甲)]：①1ml：0.125g；②2ml：0.25g 注射用琥珀氯霉素：①0.125g；② 0.25g；③ 0.5g 氯霉素甘油滴耳液：10ml：0.25g
用法与用量	1. 成人：口服给药一日 1.5~3.0g，分 3~4 次给药；静脉静滴一次0.5~1g，一日 2 次 2. 儿童：口服给药一日 25~50mg/kg，分 3~4 次给药；新生儿必需用药时，一日不能超过 25mg/kg，分 4 次给药；静脉静滴一日 25~50mg/kg，分次给药
注意事项	1. 可能发生不可逆性骨髓抑制，应避免重复疗程使用 2. 体弱患者慎用

续 表

禁忌	对本品过敏者禁用；精神病患者禁用；孕妇和哺乳期妇女禁用
不良反应	血液系统反应如贫血、瘀点、瘀斑、鼻出血等；灰婴综合征；周围神经炎和视神经炎；过敏反应较少见；消化道反应如腹泻、恶心及呕吐等
特殊人群用药	肝功能、肾功能不全患者：肝功能、肾功能损害者慎用 儿童：新生儿（尤其早产儿）不宜应用本药，确有指征必须用药时应在监测血药浓度条件下使用 老年人：慎用 妊娠与哺乳期妇女：妊娠期尤其是妊娠末期或分娩期禁用，妊娠安全性分级为 C 级；禁用于哺乳期妇女，必须应用时应暂停授乳
药典	USP、Eur. P.、Chin. P.、Jpn. P.
国家处方集	CNF
其他推荐依据	

第十节 林可霉素类

■ 药品名称	林可霉素 Lincomycin
抗菌谱与适应证	1. 适用于治疗敏感葡萄球菌属、链球菌属、肺炎球菌及厌氧菌所致的呼吸道感染、腹腔感染、女性生殖道感染、盆腔感染、皮肤软组织感染等 2. 用于对青霉素过敏的或不适于用青霉素类药物的感染性疾病的治疗
制剂与规格	盐酸林可霉素片：①0.25g；②0.5g 盐酸林可霉素胶囊：①0.25g；②0.5g 盐酸林可霉素口服溶液：①10ml：0.5g；②100ml：5g 盐酸林可霉素注射液：[保(甲)]①1ml：0.2g；②2ml：0.6g
用法与用量	1. 成人：口服给药，一日 1.5~2.0g，分 3~4 次给药；肌内注射，一日 0.6~1.2g，分次注射；静脉滴注，严重感染时一次 0.6~1.0g，每 8~12 小时 1 次 2. 儿童：口服给药，一日 30~60mg/kg，分 3~4 次给药；肌内注射，一日 10~20mg/kg，分次注射；静脉滴注，剂量同肌内注射，分 2~3 次给药
注意事项	肠道疾病或有既往史者（特别如溃疡性结肠炎、局限性肠炎或抗生素相关肠炎）、既往有哮喘或其他过敏史者慎用，白念珠菌阴道炎和鹅口疮患者慎用。用药期间需密切注意抗生素相关性肠炎的可能
禁忌	对林可霉素和克林霉素有过敏史的患者禁用；新生儿、深部真菌感染者禁用
不良反应	消化系统反应如恶心、呕吐、腹痛、腹泻等症状，严重者有腹绞痛、腹部压痛、严重腹泻等；偶可发生白细胞减少、中性粒细胞减低等；过敏反应可见皮疹、瘙痒等；静脉给药可引起血栓性静脉炎，快速滴注可能发生低血压、心电图变化甚至心搏、呼吸停止

续　表

特殊人群用药	肝功能、肾功能不全患者：肝功能减退和肾功能严重减退者慎用 儿童：新生儿禁用 老年人：患有严重基础疾病的老年人用药时需密切观察 妊娠与哺乳期妇女：妊娠安全性分级为 C 级；哺乳期妇女用药时应暂停授乳
药典	USP、Eur. P.、Chin. P.、Jpn. P.
国家处方集	CNF
其他推荐依据	
■ 药品名称	克林霉素　Clindamycin
抗菌谱与适应证	用于革兰阳性菌和厌氧菌引起的感染： 1. 呼吸系统感染 2. 泌尿系统感染 3. 厌氧菌所致的妇产科感染如子宫内膜炎、非淋病奈瑟球菌性卵巢-输卵管脓肿、盆腔炎等 4. 皮肤软组织感染 5. 骨、关节感染，如骨髓炎（是金黄色葡萄球菌性骨髓炎的首选治疗药物）、化脓性关节炎 6. 腹腔内感染 7. 其他如心内膜炎、败血症、扁桃体炎和口腔感染等
制剂与规格	盐酸克林霉素胶囊[基,保(甲)]：①75mg；②150mg 注射用盐酸克林霉素[保(甲)]：0.5g 盐酸克林霉素注射液[保(甲)]：①2ml：0.3g；②4ml：0.3g；③8ml：0.6g 注射用克林霉素磷酸酯[保(甲)]：①0.3g；②0.6g；③1.2g 克林霉素磷酸酯注射液[保(甲)]：①2ml：0.3g；②4ml：0.6g；③1ml：0.15g 盐酸克林霉素棕榈酸酯颗粒[保(乙)]：①1g：37.5mg；②2g：75mg；③24g：0.9g 盐酸克林霉素棕榈酸酯分散片[基,保(甲)]：75mg
用法与用量	1. 成人：肌内注射或静脉滴注，一次量不宜超过 600mg；中度感染或革兰阳性需氧菌感染，一日 0.6~1.2g，分 2~4 次给药，每 12 或 8 或 6 小时 1 次；严重感染或厌氧菌感染，一日 1.2~2.4g，分 2~4 次给药，每 12 或 8 或 6 小时 1 次 2. 轻中度肾功能损害的患者不需调整剂量，无尿及重度肾功能损害患者的剂量应减至正常剂量的一半 3. 中度以上肝功能损害患者应避免使用本药，如确有指征使用时应减量 4. 儿童：用于 4 周及 4 周以上患儿。静脉滴注，一日 15~25mg/kg，分3~4 次给药，每 8 或 6 小时 1 次；重度感染，一日 25~40mg/kg，分 3~4 次给药，每 8 或 6 小时 1 次
注意事项	有胃肠疾病或病史者，特别是溃疡性结肠炎、克罗恩病或假膜性肠炎患者，有哮喘或其他过敏史者慎用
禁忌	本品与林可霉素、克林霉素有交叉耐药性，对克林霉素或林可霉素有过敏史者禁用
不良反应	消化系统反应如恶心、呕吐、腹痛、腹泻等症状，严重者有腹绞痛、腹部压痛、严重腹泻等；偶可发生白细胞减少、中性粒细胞减低等；过敏反应可见皮疹、瘙痒等；肝肾功能异常；静脉滴注可能引起静脉炎，肌内注射局部可能出现疼痛、硬结和无菌性脓肿；其他如耳鸣、眩晕、念珠菌感染等

续 表

特殊人群用药	肝功能、肾功能不全患者：肝功能不全者、严重肾功能障碍者慎用 儿童：新生儿禁用，4岁以内儿童慎用，16岁以内儿童应用时应注意重要器官功能监测 老年人：用药时需密切观察 妊娠与哺乳期妇女：孕妇用药需充分权衡利弊，妊娠安全性分级为B级；哺乳妇女慎用，用药时宜暂停授乳
药典	USP、Eur. P.、Chin. P.、Jpn. P.
国家处方集	CNF
其他推荐依据	

第十一节　多肽类抗生素

■ 药品名称	万古霉素　Vancomycin
抗菌谱与适应证	1. 用于耐甲氧西林金黄色葡萄球菌、肠球菌所致严重感染（如心内膜炎、脑膜炎、骨髓炎、肺炎、败血症或软组织感染等）；亦用于对β-内酰胺类抗生素过敏者的上述严重感染 2. 用于血液透析患者发生葡萄球菌属所致的动静脉分流感染 3. 口服适用于对甲硝唑无效的难辨梭状芽胞杆菌相关性肠炎或葡萄球菌性肠炎
制剂与规格	注射用盐酸万古霉素[保(乙)]：①500mg（50万U）；②1000mg（100万U） 盐酸万古霉素胶囊：①125mg（12.5万U）；②250mg（25万U）
用法与用量	1. 成人：口服给药，难辨梭状芽孢杆菌引起的假膜性结肠炎，经甲硝唑治疗无效者一次125~500mg，每6小时1次，治疗5~10日，每日剂量不宜超过4g；静脉滴注，通常用盐酸万古霉素每天2g（效价），可分为每6小时500mg或每12小时1g，每次静滴在60分钟以上，可根据年龄、体重、症状适量增减。老年人每12小时500mg或每24小时1g，每次静滴在60分钟以上 2. 儿童：口服给药，肠道感染一次10mg/kg，每6小时1次，治疗5~10日。静脉滴注，一次10mg/kg，每6小时1次；或一次20mg/kg，每12小时1次
注意事项	1. 听力减退或有耳聋病史者慎用 2. 不宜肌内注射，静脉滴注时尽量避免药液外漏，且应经常更换注射部位，滴速不宜过快 3. 在治疗过程中应监测血药浓度 4. 治疗葡萄球菌性心内膜炎，疗程应不少于4周
禁忌	对万古霉素过敏者，严重肝功能、肾功能不全者，孕妇及哺乳期妇女禁用
不良反应	休克、过敏样症状、急性肾功能不全等
特殊人群用药	肝功能、肾功能不全患者：严重肝功能、肾功能不全者禁用 儿童：儿童（尤其是低体重出生儿、新生儿）应监测血药浓度，慎重给药 老年人：老年患者确有指征使用时必须调整剂量或调整用药间隔 妊娠与哺乳期妇女：应充分权衡利弊
药典	USP、Eur. P.、Jpn. P.

续　表

国家处方集	CNF
其他推荐依据	
■ 药品名称	去甲万古霉素　Norvancomycin
抗菌谱与适应证	1. 可用于对青霉素过敏的肠球菌、棒状杆菌属心内膜炎患者的治疗 2. 可用于对青霉素类或头孢菌素类药物过敏，或经上述抗生素治疗无效的严重葡萄球菌感染所致心内膜炎、骨髓炎、肺炎、败血症或软组织感染患者的治疗 3. 可用于治疗血液透析患者发生葡萄球菌属所致动静脉分流感染
制剂与规格	注射用盐酸去甲万古霉素[保(乙)]：①400mg（40 万 U）；②800mg（80 万 U）
用法与用量	1. 成人：静脉滴注一日 800~1600mg，分 2~3 次给药 2. 肾功能减退者需减少维持剂量。可延长给药间期，每次剂量不变，或减少每次剂量，给药间期不变 3. 儿童：静脉滴注一日 16~24mg/kg，一次或分次给药
注意事项	1. 听力减退或有耳聋病史者慎用 2. 不可肌内注射或静脉注射 3. 治疗期间应定期检查听力、尿液中蛋白、管型、细胞数及测定尿相对密度等
禁忌	对万古霉素类抗生素过敏者禁用
不良反应	可出现皮疹、恶心、静脉炎等；可引致耳鸣、听力减退，肾功能损害等
特殊人群用药	肝功能、肾功能不全患者：肾功能不全患者慎用，如有应用指征时需在治疗药物浓度监测下，根据肾功能减退程度减量应用 儿童：新生儿、婴幼儿用药必须充分权衡利弊 老年人：用于老年患者有引起耳毒性与肾毒性的危险（听力减退或丧失）。老年患者即使肾功能测定在正常范围内，使用时应采用较小治疗剂量 妊娠与哺乳期妇女：妊娠期患者避免应用；哺乳期妇女慎用
药典	Chin. P.
国家处方集	CNF
其他推荐依据	
■ 药品名称	替考拉宁　Teicoplanin
抗菌谱与适应证	1. 用于治疗严重的革兰阳性菌感染，尤其是不能用青霉素类及头孢菌素类抗生素治疗或用上述抗生素治疗失败的严重葡萄球菌感染，或对其他抗生素耐药的葡萄球菌感染。皮肤和软组织感染、泌尿道感染、呼吸道感染、骨和关节感染、败血症、心内膜炎及持续不卧床腹膜透析相关性腹膜炎 2. 作为万古霉素和甲硝唑的替代药
制剂与规格	注射用替考拉宁[保(乙)]：200mg
用法与用量	1. 成人肌内、静脉滴注或静脉注射：中度感染，负荷量为第 1 日单次给药 400mg；维持量为一次 200mg，一日 1 次；严重感染，负荷量为一次 400mg，每 12 小时 1 次，共给药 3 次；维持量为一次 400mg，一日 1 次；严重烧伤感染或金黄色葡萄球菌心内膜炎，维持量可能需达一日 12mg/kg

续　表

	2. 儿童肌内、静脉滴注或静脉注射：中度感染，推荐前3次剂量为10mg/kg，每12小时1次，随后剂量为6mg/kg，一日1次；严重感染和中性粒细胞减少的患儿（2个月以上），推荐前3次剂量为10mg/kg，每12小时1次，随后维持量为一次10mg/kg，一日1次；严重感染和中性粒细胞减少的新生儿，第1日的推荐剂量为16mg/kg，只用1剂；以后维持剂量为一次8mg/kg，一日1次
注意事项	治疗期间定期做血液及肝功能、肾功能的检查
禁忌	对本药过敏者，对万古霉素、去甲万古霉素等糖肽类抗生素过敏者禁用
不良反应	局部反应可见注射部位疼痛、血栓性静脉炎；过敏反应可见皮疹、瘙痒、支气管痉挛、药物热等；胃肠道反应可见恶心、呕吐、腹泻等；神经系统反应可见头痛、嗜睡等
特殊人群用药	肝功能、肾功能不全患者：肾功能不全患者慎用 儿童：可用于2个月以上儿童的革兰阳性菌感染 老年人：除非有肾损害，否则老年患者无需调整剂量 妊娠与哺乳期妇女：本药一般不应用于妊娠期或可能妊娠的妇女，除非权衡利弊后必须使用；建议哺乳期妇女用药时暂停授乳
药典	Jpn. P.
国家处方集	CNF
其他推荐依据	
■ 药品名称	**黏菌素　Colistin**
抗菌谱与适应证	用于肠道手术前准备，用于大肠埃希菌性肠炎和对其他药物耐药的菌痢
制剂与规格	硫酸黏菌素片[保(乙)]：①50万U；②100万U；③300万U 硫酸黏菌素颗粒：1g∶100万U 注射用黏菌素：50mg
用法与用量	1. 成人：口服一日（100~150）万U，分2~3次服用；肌内注射或静脉滴注，一日（100~150）万U 2. 儿童：口服一日（2~3）万U/kg，分2~3次服用。肌内注射或静脉滴注一日（2~3）万U/kg
注意事项	不宜与其他肾毒性药物合用
禁忌	对黏菌素过敏者禁用
不良反应	食欲减退、恶心和呕吐等胃肠道反应和皮疹、瘙痒等过敏反应
特殊人群用药	肝功能、肾功能不全患者：肾功能不全患者慎用 妊娠与哺乳期妇女：孕妇用药应权衡利弊，妊娠安全性分级为B级
药典	USP、Eur. P.、Chin. P.、Jpn. P.
国家处方集	CNF
其他推荐依据	

第十二节　其他抗菌药物

■ 药品名称	呋喃妥因　Nitrofurantoin
抗菌谱与适应证	1. 用于治疗敏感菌如大肠埃希菌、肠球菌属以及克雷伯菌属、肠杆菌属所致的急性单纯性下尿路感染 2. 也可用于尿路感染的预防
制剂与规格	呋喃妥因片[保(甲)]：50mg 呋喃妥因肠溶胶囊[保(甲)]：50mg 呋喃妥因栓：①50mg；②100mg
用法与用量	口服给药。①成人：尿路感染，一次 50~100mg，一日 3~4 次；单纯性下尿路感染用低剂量，疗程不低于 1 周，或用至尿培养阴性后至少 3 日，不宜超过 14 日；预防尿路感染，对尿路感染反复发作者，可一日 50~100mg 作预防应用，临睡前服用。②儿童：尿路感染，1 个月以上儿童，一日 5~7mg/kg，分 4 次服；疗程不低于 1 周，或用至尿培养阴性后至少 3 日；预防尿路感染，一日 1mg/kg，临睡前服用
注意事项	1. 宜与食物同服，以减少对胃肠道的刺激 2. 疗程至少 7 日，或继续用药至尿液中细菌清除 3 日以上 3. 葡萄糖-6-磷酸脱氢酶缺乏症患者、周围神经病变者、肺部疾病患者慎用
禁忌	新生儿、孕妇、哺乳期妇女、肾功能减退及对硝基呋喃类药过敏者禁用
不良反应	常见恶心、呕吐、食欲减退和腹泻；少见药物热、皮疹、粒细胞减少等变态反应；偶见头痛、头晕、嗜睡、肌痛等
特殊人群用药	肝功能、肾功能不全患者：肾功能减退者禁用 儿童：新生儿禁用 老年人：慎用，必须使用时宜根据肾功能调整给药剂量。老年患者的前列腺感染不宜使用本药 妊娠与哺乳期妇女：孕妇不宜应用，妊娠晚期妇女禁用，妊娠安全性分级为 B 级；哺乳期妇女用药期间应暂停授乳
药典	Eur. P.、Chin. P.
国家处方集	CNF
其他推荐依据	
■ 药品名称	呋喃唑酮　Furazolidone
抗菌谱与适应证	主要用于治疗细菌性痢疾、肠炎、霍乱。也可用于治疗伤寒、副伤寒、梨形鞭毛虫病和阴道滴虫病。还可与制酸剂等药物合用于治疗幽门螺杆菌所致的胃窦炎
制剂与规格	呋喃唑酮片[保(甲)]：①10mg；②30mg；③100mg
用法与用量	口服给药：肠道感染疗程为 5~7 日，梨形鞭毛虫病疗程为 7~10 日。成人一次 100mg，一日 3~4 次；儿童一日 5~10mg/kg，分 4 次服用

续 表

注意事项	1. 不宜用于溃疡病或支气管哮喘患者 2. 用药期间和停药后 5 日内禁止饮酒 3. 葡萄糖-6-磷酸脱氢酶缺乏症患者、溃疡病患者、支气管哮喘患者慎用
禁忌	对本药或其他硝基呋喃类药过敏者、新生儿、哺乳妇女禁用
不良反应	主要有恶心、呕吐、腹泻、头痛、头晕、药物热、皮疹、肛门瘙痒、哮喘、直立性低血压、低血糖、肺浸润等，偶可出现溶血性贫血、黄疸及多发性神经炎
特殊人群用药	肝功能、肾功能不全患者：肾功能不全者慎用 儿童：新生儿禁用 妊娠与哺乳期妇女：妊娠安全性分级为 C 级；哺乳期妇女禁用
药典	USP、BP、Fr. P.
国家处方集	CNF
其他推荐依据	
■ 药品名称	**甲硝唑　Metronidazole**
抗菌谱与适应证	1. 用于治疗阴道滴虫病 2. 可用于治疗肠道及组织内阿米巴病 3. 可用于治疗小袋虫病和皮肤利什曼病、麦地那龙线虫感染、贾第鞭毛虫病等 4. 适用于治疗各种厌氧菌感染
制剂与规格	甲硝唑注射液[保(甲)]：①20ml：100mg；②100ml：200mg；③100ml：500mg[基]；④250ml：500mg；⑤250ml：1250mg 甲硝唑葡萄糖注射液[保(乙)]：250ml（甲硝唑 0.5g、葡萄糖 12.5g） 甲硝唑片[基,保(甲)]：0.2g 甲硝唑胶囊[基,保(甲)]：0.2g 甲硝唑阴道泡腾片[保(甲)]：0.5g 甲硝唑栓[保(甲)]：①0.5g[基]；②1g 甲硝唑口含片[保(甲)]：①2.5mg；②3mg
用法与用量	1. 成人口服给药：滴虫病，一次 0.2g，一日 4 次，疗程 7 日，可同时使用栓剂。厌氧菌感染，一次 0.5g，一日 3 次，疗程不低于 7 日。一日最大剂量不宜超过 4g 2. 成人静脉滴注：厌氧菌感染，首次剂量为 15mg/kg，继以 7.5mg/kg 维持，一次最大剂量不超过 1g，每 6~8 小时 1 次，疗程不低于 7 日 3. 成人阴道栓剂：用于滴虫病，每晚 0.5g 置入阴道内，连用 7~10 日 4. 儿童口服给药：滴虫病，一日 15~25mg/kg，分 3 次给药，服用 7~10 日。厌氧菌感染，一日 20~50mg/kg 5. 儿童静脉滴注剂量同成人
注意事项	1. 出现运动失调或其他中枢神经系统症状时应停药 2. 用药期间应戒酒，饮酒后出现腹痛、呕吐、头痛等症状
禁忌	对本药或其他硝基咪唑类药物过敏或有过敏史者、活动性中枢神经系统疾病者、血液病者、孕妇及哺乳期妇女禁用

续　表

不良反应	1. 消化系统：恶心、呕吐、食欲缺乏、腹部绞痛，一般不影响治疗 2. 神经系统：头痛、眩晕，偶有感觉异常、肢体麻木、共济失调、多发性神经炎等，大剂量可致抽搐 3. 少数病例发生荨麻疹、潮红、瘙痒、膀胱炎、排尿困难、口中金属味及白细胞减少等，均属可逆性，停药后自行恢复
特殊人群用药	肝功能、肾功能不全患者：肝功能不全患者慎用 老年人：应注意监测血药浓度并调整剂量 妊娠与哺乳期妇女：禁用，妊娠安全性分级为 B 级
药典	USP、Eur. P.、Chin. P.
国家处方集	CNF
其他推荐依据	
■ 药品名称	替硝唑　Tinidazole
抗菌谱与适应证	1. 用于治疗多种厌氧菌感染，如败血症、骨髓炎、腹腔感染、盆腔感染、鼻窦炎、支气管感染、肺炎、皮肤蜂窝织炎、口腔感染及术后伤口感染 2. 用于结肠或直肠手术、妇产科手术及口腔手术的术前预防用药 3. 也可用于肠道及肠道外阿米巴病、阴道滴虫病、贾第鞭毛虫病的治疗 4. 还可作为甲硝唑的替代药，用于治疗幽门螺杆菌所致的胃窦炎及消化性溃疡
制剂与规格	替硝唑片[基,保(甲)]：0.5g 替硝唑注射液[保(乙)]：①100ml：0.4g；②200ml：0.8g 替硝唑葡萄糖注射液[保(乙)]：①100ml：0.2g；②100ml：0.4g；③200ml：0.4g 替硝唑栓[保(乙)]：0.2g
用法与用量	成人：口服给药：厌氧菌感染，常用量为一次 1g，一日 1 次，首剂加倍，疗程多为 5~6 日，口腔感染时疗程 3 日；外科预防用药，一次 2g，术前 12 小时单次服用。阴道滴虫病、贾第鞭毛虫病，一次 2g，单次服用。必要时 3~5 日可重复 1 次。滴虫感染时也可一次 1g，一日 1 次，首剂加倍，连服 3 日。静脉滴注：厌氧菌感染，一次 0.8g，一日 1 次。疗程为 5~6 日。外科预防用药，总量为 1.6g，分 1~2 次给药，第一次于术前 2 小时，第二次于术中或术后12~24 小时内给药。阴道给药：一次 0.2g，一日 2 次
注意事项	1. 如疗程中发生中枢神经系统不良反应，应及时停药 2. 用药期间不应饮用含乙醇的饮料，因可引起体内乙醇蓄积，干扰乙醇的氧化过程，导致双硫仑样反应，患者可出现腹部痉挛、恶心、呕吐、头痛、面部潮红等 3. 念珠菌感染者应用本品，其症状会加重，需同时抗真菌治疗 4. 治疗阴道滴虫病时，需同时治疗其性伴侣
禁忌	1. 对替硝唑或吡咯类药物过敏患者 2. 有活动性中枢神经疾病和血液病者
不良反应	1. 不良反应少见而轻微，主要为恶心、呕吐、上腹痛、食欲下降及口腔金属味，可有头痛、眩晕、皮肤瘙痒、皮疹、便秘及全身不适 2. 高剂量时也可引起癫痫发作和周围神经病变

续 表

特殊人群用药	肝功能、肾功能不全患者：肝功能不全者慎用 儿童：12 岁以下禁用 老年人：用药时应注意监测血药浓度并调整剂量 妊娠与哺乳期妇女：妊娠早期禁用本药，妊娠中、晚期应充分权衡利弊后谨慎使用。FDA 妊娠安全性分级为 C 级。哺乳妇女暂停授乳，治疗结束 3 日后方可重新授乳
药典	USP、Eur. P.、Chin. P.
国家处方集	CNF
其他推荐依据	
■ 药品名称	奥硝唑 Ornidazole
抗菌谱与适应证	1. 用于由厌氧菌感染引起的多种疾病 2. 用于男女泌尿生殖道毛滴虫、贾第鞭毛虫感染引起的疾病（如阴道滴虫病） 3. 用于肠、肝阿米巴病（如阿米巴痢疾、阿米巴肝脓肿等） 4. 用于手术前预防感染和手术后厌氧菌感染的治疗 5. 阴道栓用于细菌性阴道病、滴虫性阴道炎
制剂与规格	奥硝唑注射液[保(乙)]：5ml：500mg 注射用奥硝唑[保(乙)]：250mg 奥硝唑氯化钠注射液[保(乙)]：100ml（奥硝唑 250mg、氯化钠 825mg） 奥硝唑葡萄糖注射液[保(乙)]：100ml（奥硝唑 500mg、葡萄糖 5g）
用法与用量	成人：静脉滴注：①厌氧菌感染：手术前后预防感染，术前 1~2 小时滴注 1000mg，术后 12 小时滴注 500mg，术后 24 小时滴注 500mg。治疗厌氧菌引起的感染，初始剂量为 500~1000mg。然后每 12 小时滴注 500mg，连用 3~6 日；②治疗严重阿米巴病：初始剂量为500~1000mg，以后每 12 小时滴注 500mg，连用 3~6 日。阴道给药：一次 500mg，每晚 1 次，连续 5~7 日。儿童：静脉滴注，一日 20~30mg/kg，每 12 小时滴注 1 次，时间为 30 分钟
注意事项	中枢神经系统疾病患者、肝脏疾病患者、多毛性硬化症患者、酗酒者慎用
禁忌	对本药或其他硝基咪唑类药物过敏者、各种器官硬化症、造血功能低下、慢性酒精中毒患者、有脑和脊髓病变的患者禁用
不良反应	1. 消化系统：胃部不适、胃痛、口腔异味 2. 神经系统：头痛及困倦、眩晕、颤抖、运动失调、周围神经病、癫痫发作、痉挛等 3. 过敏反应：皮疹、瘙痒等 4. 局部反应：刺感、疼痛等
特殊人群用药	儿童：慎用，建议 3 岁以下儿童不用 妊娠与哺乳期妇女：建议孕妇（特别是妊娠早期）、哺乳期妇女慎用本药
药典	USP、Eur. P.、Chin. P.
国家处方集	CNF
其他推荐依据	

续 表

■ 药品名称	磷霉素 Fosfomycin
抗菌谱与适应证	1. 口服制剂适用于治疗敏感菌所致的单纯性下尿路感染、肠道感染（包括细菌性痢疾）、呼吸道感染、皮肤软组织感染、眼科感染及妇科感染等 2. 注射制剂适用于治疗敏感菌所致的呼吸道感染、尿路感染、皮肤软组织感染等。也可与其他抗菌药物联合用于治疗敏感菌所致的严重感染（如败血症、腹膜炎、骨髓炎等）
制剂与规格	磷霉素钙片[保(乙)]：①0.1g；②0.2g；③0.5g 磷霉素钙胶囊[保(乙)]：0.1g 磷霉素钙颗粒：0.5g 注射用磷霉素钠[基,保(甲)]：①1.0g；②2.0g；③4.0g
用法与用量	成人：口服给药，治疗尿路感染等轻症感染，一日2~4g，分3~4次服用。静脉给药，治疗中度或重度系统感染，一日4~12g，严重感染可增至16g，分2~3次静脉滴注或缓慢静脉推注。肌内注射，一日2~8g，分3~4次肌内注射。儿童：口服给药，一日0.05~0.10g/kg，分3~4次服用。静脉滴注，一日0.1~0.3g/kg，分2~3次静脉滴注。肌内注射，一日0.05~0.20g/kg，分3~4次肌内注射
注意事项	1. 静脉滴注速度宜缓慢，静脉滴注时间1~2小时 2. 应用较大剂量时应监测肝功能
禁忌	对磷霉素过敏者、妊娠及哺乳期妇女、5岁以下儿童
不良反应	主要有恶心、食欲减退、腹部不适、稀便或轻度腹泻；偶见皮疹，嗜酸性粒细胞增多，红细胞、血小板、白细胞计数降低，头晕、头痛等反应；注射部位静脉炎等
特殊人群用药	肝功能、肾功能不全者：肝功能、肾功能减退者慎用 儿童：5岁以上儿童应减量及慎用 老年人：应酌减剂量并慎用 妊娠与哺乳期妇女：建可通过胎盘屏障，迅速进入胎儿循环，但对胎儿的影响尚无足够和严密的对照观察，妊娠安全性分级为B级；哺乳期妇女应避免使用，必须用药时暂停授乳
药典	Eur. P.、Chin. P.、Jpn. P.
国家处方集	CNF
其他推荐依据	
■ 药品名称	夫西地酸 Fusidic Acid
抗菌谱与适应证	1. 用于敏感菌所致的骨髓炎或皮肤、软组织感染 2. 用于其他抗菌药治疗失败的深部感染，如败血症、肺炎、心内膜炎等
制剂与规格	夫西地酸片：250mg 注射用夫西地酸[保(乙)]：①0.125g；②0.5g 夫西地酸混悬液：5ml：250mg 夫西地酸乳膏[保(乙)]：15g：0.3g
用法与用量	口服给药：成人：一次500mg，一日3次；重症加倍。对1岁以下患儿：一日50mg/kg，分3次给药。对1~5岁患儿：一次250mg，一日3次。对5~12岁患儿：用法与用量同成人 局部给药：一日2~3次，涂于患处，疗程为7日。治疗疖疮时可根据病情需要延长疗程 静脉注射：成人一次500mg，一日3次；儿童及婴儿一日按体重20mg/kg，分3次给药

续 表

注意事项	1. 早产儿、黄疸、酸中毒及严重病弱的新生儿使用时需留意有无胆红素脑病症状 2. 静脉注射时不能与卡那霉素、庆大霉素、万古霉素、头孢噻啶或阿莫西林混合；亦不可与全血、氨基酸溶液或含钙溶液混合
禁忌	对夫西地酸过敏者禁用；妊娠初始3个月内禁用
不良反应	静脉滴注可能导致血栓性静脉炎和静脉痉挛等
特殊人群用药	肝功能、肾功能不全者：肝功能不全者慎用 儿童：早产儿、严重病弱的新生儿使用时需留意有无胆红素脑病症状 妊娠与哺乳期妇女：在动物实验中有致胎仔畸形的报道，但目前尚无临床对照研究；可经皮肤吸收，哺乳期妇女禁止局部用于乳房部位的皮肤感染
药典	Eur. P.
国家处方集	CNF
其他推荐依据	
■ 药品名称	利奈唑胺 Linezolid
抗菌谱与适应证	1. 用于由肺炎链球菌（包括多重耐药株）或金黄色葡萄球菌（甲氧西林敏感株）引起的社区获得性肺炎 2. 用于由肺炎链球菌（包括多重耐药株）或金黄色葡萄球菌（甲氧西林敏感和耐药株）引起的医院内获得性肺炎 3. 用于由金黄色葡萄球菌、化脓性链球菌或无乳链球菌引起的复杂性皮肤和皮肤组织感染 4. 用于由金黄色葡萄球菌或化脓性链球菌引起的非复杂性皮肤和皮肤组织感染 5. 用于耐万古霉素的粪肠球菌感染
制剂与规格	利奈唑胺注射液：①100ml：200mg；②300ml：600mg 利奈唑胺片[保(乙)]：①200mg；②600mg 利奈唑胺口服混悬液：5ml：100mg
用法与用量	口服或静脉滴注。①复杂性皮肤或皮肤软组织感染、社区获得性肺炎，包括伴发的菌血症、院内获得性肺炎、甲氧西林耐药金葡菌感染：成人和青少年（12岁及以上）每12小时，600mg。儿童患者（出生至11岁）每8小时，10mg/kg；②万古霉素耐药的屎肠球菌感染，包括伴发的菌血症，成人和青少年（12岁及以上）每8小时，10mg/kg。儿童患者（出生至11岁）每8小时，10mg/kg；③非复杂性皮肤和皮肤软组织感染，成人每12小时口服400mg，青少年每12小时口服600mg；＜5岁，每8小时，10mg/kg口服；5~11岁，每12小时，10mg/kg口服
注意事项	有骨髓抑制病史者、苯丙酮尿症患者、类癌综合征患者、未控制的高血压患者、嗜铬细胞瘤患者、未治疗的甲状腺功能亢进患者慎用
禁忌	对本药过敏者禁用
不良反应	常见失眠、头晕、头痛、腹泻、恶心、呕吐、便秘、皮疹、瘙痒、发热、口腔念珠菌病、阴道念珠菌病、真菌感染等
特殊人群用药	肝功能、肾功能不全者：肾功能不全者慎用 儿童：不推荐本品经验性用于儿童患者的中枢神经系统感染 妊娠与哺乳期妇女：孕妇慎用，妊娠安全性分级为C级；哺乳期妇女慎用

续　表

药典	
国家处方集	CNF
其他推荐依据	
■ 药品名称	小檗碱　Berberine
抗菌谱与适应证	主要用于治疗敏感病原菌所致的胃肠炎、细菌性痢疾等胃肠道感染
制剂与规格	盐酸小檗碱片[保(甲)]：①50mg；②100mg
用法与用量	成人：口服，胃肠道感染，一次0.1~0.3g，一日3次
注意事项	本品静脉注射后可发生严重溶血性贫血和循环障碍，严格禁止静脉给药
禁忌	对本药过敏者禁用；溶血性贫血患者禁用；对葡萄糖-6-磷酸脱氢酶缺乏儿童禁用
不良反应	口服给药时有令人不快的鱼腥味，也偶见皮疹等过敏反应症状，但停药后可自行消退；静脉给药时有出现呼吸困难、过敏性休克的报道
特殊人群用药	妊娠与哺乳期妇女：慎用
药典	Chin. P.、Jpn. P.
国家处方集	CNF
其他推荐依据	
■ 药品名称	利福昔明　Rifaximin
抗菌谱与适应证	治疗由敏感菌所致的肠道感染，包括急慢性肠道感染、腹泻综合征、夏季腹泻、旅行者腹泻和小肠结肠炎等
制剂与规格	利福昔明胶囊[保(乙)]：100mg
用法与用量	口服给药。①成人：一次200mg，一日3~4次；②儿童：6~12岁，一次100~200mg，一日4次；12岁以上儿童，剂量同成人。一般连续用药不宜超过7日
注意事项	长期大剂量用药或肠黏膜受损时，会有极少量（<1%）被吸收，导致尿液呈粉红色
禁忌	对本药或其他利福霉素类药过敏者、肠梗阻者、严重的肠道溃疡性病变者禁用
不良反应	常见恶心、呕吐、腹胀、腹痛；少见荨麻疹、足部水肿等
特殊人群用药	儿童：连续服用本药不能超过7日；6岁以下儿童不要服用本药 妊娠与哺乳期妇女：妊娠期妇女需权衡利弊后用药；哺乳期妇女可在有适当医疗监测的情况下服用本药
药典	USP、Eur. P.、Chin. P.、Jpn. P.
国家处方集	CNF
其他推荐依据	

第十三节 磺胺类与甲氧苄啶

■ 药品名称	磺胺甲噁唑 Sulfamethoxazole
抗菌谱与适应证	1. 治疗敏感菌所致的急性单纯性尿路感染 2. 与甲氧苄啶联用，治疗对其敏感的流感杆菌、肺炎链球菌和其他链球菌所致的中耳炎 3. 与乙胺嘧啶联用，治疗鼠弓形虫引起的弓形虫病 4. 治疗星形奴卡菌病 5. 作为治疗沙眼衣原体所致宫颈炎、尿道炎、新生儿包含体结膜炎的次选药物 6. 作为治疗杜克雷嗜血杆菌所致软下疳的可选药物 7. 预防敏感脑膜炎球菌所致的流行性脑脊髓膜炎 8. 作为对氯喹耐药的恶性疟疾治疗的辅助用药
制剂与规格	磺胺甲噁唑片：0.5g 复方磺胺甲噁唑片[基,保(甲)]：磺胺甲噁唑 0.4g 和甲氧苄啶 80mg
用法与用量	口服给药： 1. 成人：一般感染，首次剂量为 2g，以后一日 2g，分 2 次服用。治疗尿路感染时疗程至少为 7 日 2. 肾功能不全患者用量应调整为常用量的 1/2 3. 儿童：2 个月以上患儿的一般感染，首次剂量为 50~60mg/kg（总量不超过 2g），以后一日 50~60mg/kg，分 2 次服用
注意事项	1. 葡萄糖-6-磷酸脱氢酶缺乏者、血卟啉病患者、艾滋病患者、休克患者慎用 2. 治疗中须注意检查：全血常规，尿液，肝功能、肾功能
禁忌	对磺胺类药过敏者、巨幼红细胞性贫血患者、孕妇、哺乳期妇女、小于 2 个月的婴儿和重度肝肾功能损害者禁用
不良反应	过敏反应较为常见，可表现为药疹、剥脱性皮炎等；中性粒细胞减少或缺乏症、血小板减少症及再生障碍性贫血等
特殊人群用药	肝功能、肾功能不全患者：肝功能、肾功能损害者慎用 儿童：2 个月以下婴儿禁用 老年人：慎用 妊娠与哺乳期妇女：妊娠安全性分级为 C 级，孕妇、哺乳妇女禁用
药典	USP、Eur. P.、Chin. P.、Jpn. P.
国家处方集	CNF
其他推荐依据	
■ 药品名称	磺胺嘧啶 Sulfadiazine
抗菌谱与适应证	1. 用于预防、治疗敏感脑膜炎球菌所致的流行性脑膜炎 2. 用于治疗敏感菌所致的急性支气管炎、轻症肺炎、中耳炎及皮肤软组织等感染 3. 用于治疗星形诺卡菌病 4. 作为治疗沙眼衣原体所致宫颈炎和尿道炎的次选药物

续　表

	5. 作为治疗由沙眼衣原体所致的新生儿包含体结膜炎的次选药物 6. 可作为对氯喹耐药的恶性疟疾治疗的辅助用药 7. 与乙胺嘧啶联合用药治疗鼠弓形虫引起的弓形虫病
制剂与规格	磺胺嘧啶片[基,保(甲)]：0.5g 注射用磺胺嘧啶钠[保(甲)]：①0.4g；②1g 磺胺嘧啶混悬液：10%（g/ml）
用法与用量	成人：①口服给药：一般感染，首剂量为2g，以后一次1g，一日2次。治疗流行性脑膜炎，首次量为2g，维持量一次1g，一日4次。②静脉给药：一般感染，一次1~1.5g，一日3次。治疗流行性脑膜炎，首剂量为50mg/kg，维持量一日100mg/kg，分3~4次静脉滴注或缓慢静脉注射 儿童：①口服给药：2个月以上婴儿及儿童的一般感染，首次剂量为50~60mg/kg（总量不超过2g），以后一次25~30mg/kg，一日2次；②静脉给药：一般感染，一日50~75mg/kg，分2次静脉滴注或缓慢静脉注射。流行性脑膜炎，一日100~150mg/kg，分3~4次静脉滴注或缓慢静脉注射
注意事项	葡萄糖-6-磷酸脱氢酶缺乏者、血卟啉病患者、艾滋病患者、休克患者慎用
禁忌	对本药或其他磺胺类药过敏者、严重肝肾功能不全者、孕妇、哺乳期妇女、小于2个月的婴儿禁用
不良反应	过敏反应较为常见，可表现为药疹、剥脱性皮炎等；中性粒细胞减少或缺乏症、血小板减少症及再生障碍性贫血等；溶血性贫血及血红蛋白尿；高胆红素血症和新生儿胆红素脑病
特殊人群用药	肝功能、肾功能不全患者：轻、中度肝肾功能损害者慎用 儿童：2个月以下婴儿禁用 老年人：慎用 妊娠与哺乳期妇女：孕妇、哺乳妇女禁用，妊娠安全性分级为B级（妊娠早、中期）、D级（妊娠晚期）
药典	USP、Eur. P.、Chin. P.
国家处方集	CNF
其他推荐依据	
■ 药品名称	**甲氧苄啶　Trimethoprim**
抗菌谱与适应证	1. 可单独用于治疗敏感菌所致的急性单纯性尿路感染和细菌性前列腺炎 2. 与磺胺甲噁唑或磺胺嘧啶联用，可用于治疗敏感菌所致的败血症、脑膜炎、中耳炎、肺部感染、急慢性支气管炎、菌痢、尿路感染、肾盂肾炎、肠炎、伤寒等 3. 与磺胺-2, 6-二甲氧嘧啶联用，还可用于治疗对氯喹耐药的疟疾
制剂与规格	甲氧苄啶片[保(乙)]：100mg 甲氧苄啶颗粒：1g：50mg
用法与用量	口服给药。①成人：治疗急性单纯性尿路感染，一次0.1g，每12小时1次；或一次0.2g，每12小时1次。疗程为7~10日。预防尿路感染，一次0.1g，一日1次。②肾功能不全者根据肌酐清除率调整剂量。肌酐清除率＜15ml/min，不宜使用。③儿童：对6个月至5岁患儿，甲氧苄啶颗粒一次1g（含甲氧苄啶50mg）；一日2次；对6~12岁患儿，甲氧苄啶颗粒一次2g（含甲氧苄啶100mg）；一日2次

续 表

注意事项	1. 由于叶酸缺乏的巨幼细胞贫血或其他血液系统疾病患者慎用 2. 用药期间应定期进行外周血常规检查
禁忌	对本药过敏者、早产儿、新生儿、严重肝肾疾病患者、严重血液病患者禁用
不良反应	可出现白细胞减少，血小板减少或高铁血红蛋白性贫血等；过敏反应：可发生瘙痒、皮疹，偶可呈严重的渗出性多形红斑；恶心、呕吐、腹泻等胃肠道反应等
特殊人群用药	肝功能、肾功能不全患者：轻、中度肝肾功能损害者慎用 儿童：早产儿、新生儿、2 个月以下婴儿禁用 老年人：老年患者应减少用量 妊娠与哺乳期妇女：妊娠期间应权衡利弊后用药，妊娠安全性分级为 C 级；哺乳期妇女用药应权衡利弊
药典	USP、Eur. P.、Chin. P.
国家处方集	CNF
其他推荐依据	

第十四节　氟喹诺酮类

■ 药品名称	吡哌酸　PipemidicAcid
抗菌谱与适应证	用于治疗敏感菌所致的尿路感染及肠道感染
制剂与规格	吡哌酸片[保(甲)]：①0.25g；②0.5g 吡哌酸胶囊[保(甲)]：0.25g
用法与用量	口服给药：成人一次 0.5g，一日总量 1~2g，疗程不宜超过 10 日
注意事项	1. 本品可与饮食同服，以减少胃肠道反应 2. 长期应用，宜定期监测血常规和肝功能、肾功能 3. 有中枢神经系统疾病患者慎用
禁忌	禁用于对本品和萘啶酸过敏的患者；孕妇、哺乳期妇女禁用；18 岁以下小儿及青少年禁用
不良反应	主要为恶心、嗳气、上腹不适、食欲减退、稀便或便秘等胃肠道反应；皮疹或全身瘙痒少见，偶见眩晕、头痛等。停药后可自行恢复
特殊人群用药	肝功能、肾功能不全患者：严重肝功能、肾功能损害者慎用 儿童：婴幼儿及 18 岁以下青少年不宜使用 老年人：应减少用量 妊娠与哺乳期妇女：禁用
药典	USP、Chin. P.、Jpn. P.
国家处方集	CNF
其他推荐依据	

续　表

■ 药品名称	诺氟沙星　Norfloxacin
抗菌谱与适应证	主要用于敏感菌所致的下列感染：泌尿生殖道感染，消化系统感染，呼吸道感染如急性支气管炎、慢性支气管炎急性发作、肺炎，急慢性肾盂肾炎，膀胱炎，伤寒等
制剂与规格	诺氟沙星片[基,保(甲)]：100mg 诺氟沙星胶囊[基,保(甲)]：100mg 诺氟沙星注射液：100ml：200mg 诺氟沙星葡萄糖注射液：100ml（诺氟沙星 200mg、葡萄糖 5g） 诺氟沙星栓：200mg 诺氟沙星药膜：20mg
用法与用量	成人口服给药：①一般用法：一次 100~200mg，一日 3~4 次；②下尿路感染：一次 400mg，一日 2 次；③复杂性尿路感染：剂量同上，疗程 10~21 日；④单纯性淋菌性尿道炎：单次 800~1200mg；⑤急、慢性前列腺炎：一次 400mg，一日 2 次，疗程 28 日；⑥一般肠道感染：一次300~400mg，一日 2 次，疗程 5~7 日 成人静脉滴注：一日 200mg，分 2 次，急性感染 7~14 日为一疗程，慢性感染 14~21 日为一疗程
注意事项	1. 不宜静脉注射，静脉滴注速度不宜过快 2. 本类药物可引起中、重度光敏反应，应避免过度暴露于阳光，发生后需停药 3. 有癫痫病史者、有胃溃疡史者、重症肌无力患者慎用
禁忌	对本药及其他喹诺酮类药过敏者、糖尿病患者、孕妇、哺乳期妇女、18 岁以下儿童禁用
不良反应	胃肠道反应较为常见，可表现为腹部不适或疼痛、腹泻、恶心或呕吐；中枢神经系统反应可有头晕、头痛、嗜睡或失眠；过敏反应有皮疹、皮肤瘙痒、面部潮红、胸闷等
特殊人群用药	肝功能、肾功能不全患者：肝功能、肾功能减退者慎用 儿童：不宜用于 18 岁以下患者。如感染由多重耐药菌引起者，细菌仅对喹诺酮类药呈敏感时，可在充分权衡利弊后应用 老年人：老年患者常有肾功能减退，因本品部分经肾排出，须减量应用 妊娠与哺乳期妇女：妊娠安全性分级为 C 级；哺乳期妇女应用时应停止授乳
药典	USP、Eur. P.、Chin. P.、Jpn. P.
国家处方集	CNF
其他推荐依据	
■ 药品名称	氧氟沙星　Ofloxacin
抗菌谱与适应证	用于敏感菌所致的下列感染： 1. 泌尿生殖系统感染，包括单纯性及复杂性尿路感染、细菌性前列腺炎、淋病奈瑟球菌尿道炎、宫颈炎（包括产酶株所致者）等 2. 呼吸系统感染，包括急性支气管炎、慢性支气管炎急性发作、肺炎及其他肺部感染等 3. 消化系统感染，包括胃肠道、胆道、腹腔的沙门菌属感染等 4. 骨、关节、皮肤软组织感染及败血症 5. 结核病，作为抗结核病的二线药物，多与异烟肼、利福平等合用

续 表

制剂与规格	氧氟沙星片：0.1g 氧氟沙星颗粒：0.1g 氧氟沙星注射液：100ml：200mg 氧氟沙星氯化钠注射液：100ml（氧氟沙星200mg、氯化钠900mg）
用法与用量	口服或静脉给药。成人： 1. 下呼吸道感染：一次300mg，一日2次，疗程7~14日 2. 急性单纯性下尿路感染：一次200mg，一日2次，疗程5~7日 3. 复杂性尿路感染：一次200mg，一日2次，疗程10~14日。缓释片，一次400mg，一日1次，疗程10日 4. 细菌性前列腺炎：一次300mg，一日2次，疗程6周 5. 衣原体宫颈炎或尿道炎：一次300mg，一日2次，疗程7~14日 6. 单纯性淋病：单次口服400mg 7. 铜绿假单胞菌感染或重度感染：一次400mg，一日2次 8. 抗结核：一日300mg，一日1次
注意事项	患有中枢神经系统疾病者（如癫痫、脑动脉硬化者）慎用
禁忌	对本药及其他喹诺酮类药过敏者、妊娠期及哺乳期妇女、18岁以下儿童禁用
不良反应	胃肠道反应较为常见，可表现为腹部不适或疼痛、腹泻、恶心或呕吐；中枢神经系统反应可有头晕、头痛、嗜睡或失眠；过敏反应有皮疹、皮肤瘙痒、面部潮红、胸闷等
特殊人群用药	肝功能、肾功能不全患者：严重肝功能减退者、严重肾功能不全者慎用 儿童：18岁以下患者用药的安全性尚未确立，不宜使用 老年人：老年患者多有肾功能减退，应减量给药 妊娠与哺乳期妇女：妊娠安全性分级为C级；哺乳期妇女全身用药时，应暂停授乳
药典	USP、Eur. P.、Chin. P.、Jpn. P.
国家处方集	CNF
其他推荐依据	
■ 药品名称	环丙沙星 Ciprofloxacin
抗菌谱与适应证	可用于敏感菌所致的下列感染： 1. 泌尿生殖系统感染：包括单纯性或复杂性尿路感染、细菌性前列腺炎、淋病奈瑟球菌尿道炎、肾盂肾炎、宫颈炎（包括产酶株所致者）等 2. 呼吸系统感染：包括扁桃体炎、咽炎、急性支气管炎及肺部感染等 3. 消化系统感染：包括胃肠道感染、胆囊炎、肛周脓肿等 4. 其他：还可用于骨关节感染、皮肤软组织感染及败血症等
制剂与规格	盐酸环丙沙星片[基,保(甲)]：0.25g 盐酸环丙沙星胶囊[基,保(甲)]：0.25g 乳酸环丙沙星注射液[保(甲)]：①100ml：0.1g；②100ml：0.2g；③250ml：0.25g 注射用乳酸环丙沙星[保(甲)]：0.2g 盐酸环丙沙星栓：0.2g 乳酸环丙沙星阴道泡腾片：0.1g

续　表

用法与用量	成人：口服，①常用量：一日 0.5～1.5g，分 2～3 次口服；②骨、关节感染：一日 1.0～1.5g，分 2～3 次服，疗程不低于 4～6 周；③肺炎、皮肤软组织感染：一日 1.0～1.5g，分 2～3次服，疗程 7～14 日；④肠道感染：一日 1g，分 2 次服，疗程 5～7 日；⑤伤寒：一日 1.5g，分 2～3 次服，疗程 10～14 日；⑥急性单纯性下尿路感染：一日 0.5g，分 2 次服，疗程 5～7 日；复杂性尿路感染：一日 1g，分 2 次服，疗程 7～14 日。静脉滴注，常用量：一次 0.1～0.2g，每 12 小时 1 次。严重感染或铜绿假单胞菌感染可加大剂量至一次 0.4g，一日 2～3次
注意事项	1. 宜空腹服用 2. 患中枢神经系统疾病者（如癫痫、脑动脉硬化患者）慎用
禁忌	对环丙沙星及任何一种氟喹诺酮类药过敏的患者禁用；孕妇、哺乳期妇女及 18 岁以下者禁用
不良反应	胃肠道反应较为常见，可表现为腹部不适或疼痛、腹泻、恶心或呕吐；中枢神经系统反应可有头晕、头痛、嗜睡或失眠；过敏反应有皮疹、皮肤瘙痒、面部潮红、胸闷等
特殊人群用药	肝功能、肾功能不全患者：肝功能、肾功能不全患者慎用 儿童：18 岁以下患者禁用 老年人：应减量给药 妊娠与哺乳期妇女：禁用
药典	USP、Eur. P.、Chin. P.
国家处方集	CNF
其他推荐依据	
■ 药品名称	左氧氟沙星　Levofloxacin
抗菌谱与适应证	用于敏感细菌引起的下列中、重度感染：①呼吸系统感染；②泌尿系统感染；③生殖系统感染：急性前列腺炎、急性附睾炎、宫腔感染、子宫附件炎、盆腔炎（疑有厌氧菌感染时可合用甲硝唑）；④皮肤软组织感染；⑤肠道感染；⑥败血症、粒细胞减少及免疫功能低下患者的各种感染；⑦其他感染：乳腺炎、外伤、烧伤及手术后伤口感染、腹腔感染（必要时合用甲硝唑）、胆囊炎、胆管炎、骨与关节感染以及五官科感染等
制剂与规格	左氧氟沙星片[保(甲)]：①0.1g；②0.2g；③0.5g 甲磺酸左氧氟沙星片：100mg 盐酸左氧氟沙星片：100mg 盐酸左氧氟沙星分散片：100mg 盐酸左氧氟沙星胶囊：0.1g 盐酸左氧氟沙星注射液：①2ml：0.1g；②2ml：0.2g[基]；③3ml：0.3g；④100ml：0.1g；⑤100ml：0.2g；⑥100ml：0.3g 左氧氟沙星注射液[保(甲)]：100ml 乳酸左氧氟沙星注射液：①100ml：100mg；②100ml：200mg 乳酸左氧氟沙星氯化钠注射液：100ml 甲磺酸左氧氟沙星注射液 100ml：200mg 甲磺酸左氧氟沙星氯化钠注射液：250ml：500mg 注射用盐酸左氧氟沙星：①100mg；②200mg

续 表

用法与用量	成人：口服，一日 300~400mg，分 2~3 次服用，如感染较重或感染病原敏感性较差者剂量可增至一日 600mg，分 3 次服用。①呼吸道感染：一次 200mg，一日 2 次；或一次 100mg，一日 3 次，疗程为 7~14 日；②急性单纯性下尿路感染：一次 100mg，一日 2 次，疗程 5~7 日；③复杂性尿路感染：一次 200mg，一日 2 次；或一次 100mg，一日 3 次，疗程 10~14 日；④细菌性前列腺炎：一次 200mg，一日 2 次，疗程 6 周。静脉滴注，一次 100~200mg，一日 2 次。重度感染患者或病原菌对本药敏感性较差者，一日剂量可增至 600mg，分 2 次静脉滴注
注意事项	1. 癫痫史者、低钾血症或心肌病患者避免使用 2. 皮肤有药物过敏使者禁用本药软膏 3. 有中枢神经系统疾病史者慎用
禁忌	对左氧氟沙星及氟喹诺酮类药过敏者、妊娠及哺乳期妇女、18 岁以下儿童禁用
不良反应	胃肠道反应较为常见，可表现为腹部不适或疼痛、腹泻、恶心或呕吐；中枢神经系统反应可有头晕、头痛、嗜睡或失眠；过敏反应有皮疹、皮肤瘙痒、面部潮红、胸闷等
特殊人群用药	肝功能、肾功能不全患者：肝功能、肾功能受损者慎用 儿童：18 岁以下儿童禁用 老年人：应减量给药 妊娠与哺乳期妇女：禁用，妊娠安全性分级为 C 级
药典	USP、Eur. P.、Chin. P.
国家处方集	CNF
其他推荐依据	
■ 药品名称	氟罗沙星　Fleroxacin
抗菌谱与适应证	用于敏感菌所致的下列感染： 1. 呼吸系统感染：急性支气管炎，慢性支气管炎急性发作及肺炎等 2. 泌尿生殖系统感染：膀胱炎、肾盂肾炎、前列腺炎、附睾炎、淋病奈瑟菌性尿道炎等 3. 消化系统感染：伤寒沙门菌感染、细菌性痢疾等 4. 其他：皮肤软组织、骨、关节、耳鼻喉、腹腔及盆腔感染
制剂与规格	氟罗沙星片：①100mg；②150mg；③200mg
用法与用量	口服。成人，一次 200mg，一日 1~2 次，一般疗程为 7~14 日。重症患者一次 300~400mg，3~5 日后剂量减至常用量
注意事项	有中枢神经系统疾病（包括脑动脉硬化或抽搐及癫痫史）者慎用
禁忌	对本品或喹诺酮类药物过敏者禁用；妊娠、哺乳期妇女及 18 岁以下儿童禁用
不良反应	胃肠道反应较为常见，可表现为腹部不适或疼痛、腹泻、恶心呕吐、食欲缺乏等；中枢神经系统反应可有头晕、头痛、兴奋、嗜睡或失眠；变态反应有皮疹、皮肤瘙痒等
特殊人群用药	肝功能、肾功能不全患者：肝功能、肾功能损害者慎用 儿童：18 岁以下儿童禁用 老年人：高龄患者慎用 妊娠与哺乳期妇女：禁用
药典	Chin. P.

续　表

国家处方集	CNF
其他推荐依据	
■ 药品名称	**吉米沙星　Gemifloxacin**
抗菌谱与适应证	1. 慢性支气管炎急性发作 2. 社区获得性肺炎 3. 急性鼻窦炎
制剂与规格	甲磺酸吉米沙星片[保(乙)]：320mg
用法与用量	口服。成人：一次320mg，一日1次，慢性支气管炎急性发作、社区获得性肺炎和急性鼻窦炎的疗程分别为5日、7日和5日。不应超过推荐的剂量和疗程
注意事项	1. 以下情况慎用：Q-T间期延长、心动过缓、急性心肌缺血等心脏疾病患者，葡萄糖-6-磷酸脱氢酶缺乏症患者，患中枢神经系统疾病者，未治疗的电解质紊乱（低血钾或低血镁）者 2. 用药前后及用药时应当检查或监测：全血细胞计数及白细胞分类、细菌培养及药敏试验、血药浓度监测、尿液分析
禁忌	对本品或其他氟喹诺酮类抗生素过敏者，妊娠及哺乳期妇女，18岁以下患者禁用
不良反应	可引起头痛、眩晕等中枢神经系统反应；腹泻、恶心、腹痛、呕吐等胃肠道症状；ALT（GPT）、AST（GOT）升高，皮疹等
特殊人群用药	儿童：18岁以下患者用药的安全性及有效性未确定 妊娠与哺乳期妇女：妊娠安全性分级为C级；哺乳期妇女用药应权衡利弊
药典	USP
国家处方集	CNF
其他推荐依据	
■ 药品名称	**洛美沙星　Lomefloxacin**
抗菌谱与适应证	用于敏感菌所致的下列感染： 1. 泌尿生殖系统感染 2. 呼吸系统感染 3. 消化系统感染，包括肠炎、胆囊炎、肛周脓肿等 4. 如结膜炎、角膜炎、角膜溃疡、泪囊炎等 5. 中耳炎、外耳道炎、鼓膜炎 6. 其他：伤寒、骨和关节、皮肤软组织感染以及败血症等全身感染
制剂与规格	盐酸洛美沙星片：①0.1g；②0.2g；③0.3g；④0.4g 盐酸洛美沙星胶囊：①0.1g；②0.2g 盐酸洛美沙星注射液：①2ml：100mg；②10ml：100mg；③10ml：200mg；④100ml：200mg；⑤250ml：200mg
用法与用量	口服：成人一次400mg，一日1次；或一次300mg，一日2次；急性单纯性尿路感染：一次400mg，一日1次；单纯性淋病：一次300mg，一日2次。静脉滴注：一次200mg，一日2次；尿路感染：一次100mg，每12小时1次

续 表

注意事项	1. 中枢神经系统疾病患者（包括脑动脉硬化或癫痫病史者）慎用 2. 本品每次滴注时间不少于60分钟 3. 本品可引起光敏反应 4. 当出现皮肤灼热、发红、肿胀、水疱、皮疹、瘙痒及皮炎时应停药
禁忌	对本品或其他氟喹诺酮类抗生素过敏者，妊娠及哺乳期妇女，18岁以下患者
不良反应	口服时个别患者可出现中上腹部不适、食欲缺乏、恶心、口干、轻微头痛、头晕等症状，偶可出现皮疹、皮肤瘙痒等过敏反应和心悸、胸闷等，偶有ALT（GPT）、AST（GOT）或尿素氮（BUN）值升高
特殊人群用药	肝功能、肾功能不全患者：肝功能不全者、肾功能减退者慎用 儿童：18岁以下患者禁用 妊娠与哺乳期妇女：禁用。妊娠安全性分级为C级
药典	USP、Eur. P.、Chin. P.
国家处方集	CNF
其他推荐依据	
■ 药品名称	莫西沙星 Moxifloxacin
抗菌谱与适应证	用于敏感菌所致的呼吸道感染，如慢性支气管炎急性发作、社区获得性肺炎（包括青霉素耐药的社区获得性肺炎）、急性鼻窦炎等。也可用于皮肤及软组织感染
制剂与规格	盐酸莫西沙星片[基,保(乙)]：0.4g 盐酸莫西沙星氯化钠注射液[保(乙)]：250ml（莫西沙星0.4g、氯化钠2.25g）
用法与用量	成人：口服给药：一次0.4g，一日1次。慢性支气管炎急性发作疗程为5日；急性鼻窦炎、皮肤及软组织感染的疗程为7日；社区获得性肺炎的疗程为10日。静脉滴注：推荐剂量为一次0.4g，一日1次，滴注时间为90分钟。慢性支气管炎急性发作疗程为5日；急性鼻窦炎、皮肤及软组织感染的疗程为7日；社区获得性肺炎采用序贯治疗，疗程为7~14日
注意事项	1. 避免用于QT间期延长的患者、患有低钾血症及接受Ⅰa类（如奎尼丁、普鲁卡因胺）或Ⅲ类（如胺碘酮、索托洛尔）抗心律失常药物治疗的患者 2. 转氨酶高于正常值上限5倍以上者禁用 3. 在致心律失常的条件（如严重的心动过缓或急性心肌缺血）存在时慎用 4. 有或怀疑有可导致癫痫发作或降低癫痫发作阈值的中枢神经系统疾病的患者慎用
禁忌	对莫西沙星任何成分或其他喹诺酮类或任何辅料过敏者；妊娠和哺乳期妇女；18岁以下儿童禁用
不良反应	常见腹痛、头痛、恶心、腹泻、呕吐、消化不良、肝功能实验室检查异常、眩晕等；少见乏力、口干、胃肠失调、便秘等
特殊人群用药	肝功能、肾功能不全患者：严重肝功能损害者禁用 儿童：18岁以下儿童禁用 妊娠与哺乳期妇女：禁用。妊娠安全性分级为C级
药典	USP、Eur. P.、Chin. P.
国家处方集	CNF

续　表

其他推荐依据	
■ 药品名称	帕珠沙星　pazufloxacinctam
适应证	本品适用于敏感细菌引起的下列感染： 1. 慢性呼吸道疾病继发性感染，如慢性支气管炎、弥漫性细支气管炎、支气管扩张、肺气肿、肺间质纤维化、支气管哮喘、陈旧性肺结核、肺炎、肺脓肿 2. 肾盂肾炎、复杂性膀胱炎、前列腺炎 3. 烧伤创面感染，外科伤口感染 4. 胆囊炎、胆管炎、肝脓肿 5. 腹腔内脓肿、腹膜炎 6. 生殖器官感染，如子宫附件炎、子宫内膜炎、盆腔炎
制剂与规格	甲磺酸帕珠沙星注射液：①100ml：0.3g；② 100ml：0.5g
用法与用量	静脉滴注。①（100ml：0.3g）一次0.3g，一日2次，静脉滴注时间为30~60分钟，疗程为7~14天。可根据患者的年龄和病情酌情调整剂量；②（100ml：0.5g）一次0.5g，一日2次，静脉滴注时间为30~60分钟。可根据患者的年龄和病情酌情减量，如一次0.3g，一日2次。疗程为7~14天
注意事项	下列情况下慎用：支气管哮喘、皮疹、荨麻疹等过敏性疾病家族史的患者，心脏或循环系统功能异常者，有抽搐或癫痫等中枢神经系统疾病的患者，葡萄糖-6-磷酸脱氢酶缺乏患者，有休克病史者
禁忌	对帕珠沙星及喹诺酮类药物有过敏史的患者禁用
不良反应	腹泻、皮疹、恶心、呕吐，实验室检查可见ALT（GPT）、AST（GOT）、ALP、r-GTP升高，嗜酸性粒细胞增加等
特殊人群用药	肝功能、肾功能不全患者：肾功能不全患者慎用或调整剂量 儿童：用药的安全性尚未确立，建议儿童禁用本品 老年人：应用本品时应注意剂量 妊娠与哺乳期妇女：孕妇及有可能怀孕的妇女禁用；因药物可通过乳汁分泌，哺乳期妇女应用时应停止授乳
药典	USP、Eur. P.、Chin. P.
国家处方集	
其他推荐依据	

第十五节　抗结核药

■ 药品名称	利福平　Rifampicin
抗菌谱与适应证	1. 与其他抗结核药联用于结核病初治与复治，包括结核性脑膜炎的治疗 2. 可与其他药物联合用于麻风、非结核分枝杆菌感染的治疗 3. 与万古霉素可联合用于耐甲氧西林金黄色葡萄球菌（MRSA）所致的感染

续 表

	4. 可与红霉素合用治疗军团菌感染 5. 可用于无症状脑膜炎奈瑟球菌带菌者，以消除鼻咽部脑膜炎奈瑟球菌
制剂与规格	利福平片[基,保(甲)]：150mg 利福平胶囊[基,保(甲)]：①150mg；②300mg 利福平注射液[保(甲)]：5ml：0.3g 注射用利福平[保(甲)]：①0.15g；②0.45g；③0.6g
用法与用量	1. 成人口服给药：抗结核，与其他抗结核药合用，一日450~600mg，早餐前顿服；脑膜炎奈瑟球菌带菌者（无症状），成人5mg/kg，每12小时1次，连续2日；其他感染，一日600~1000mg，分2~3次，餐前1小时服用 2. 肝功能不全：一日不超过8mg/kg。严重肝功能不全者禁用 3. 老年人一日口服10mg/kg，顿服 4. 儿童口服给药：抗结核，1个月以上患儿，一日10~20mg/kg，顿服；新生儿，一次5mg/kg，一日2次；脑膜炎奈瑟球菌带菌者（无症状），1个月以上患儿一日10mg/kg，每12小时1次，连服4次
注意事项	1. 酒精中毒者慎用 2. 可能引起白细胞和血小板减少，并导致齿龈出血和感染、伤口愈合延迟等。用药期间应避免拔牙等手术，并注意口腔卫生、刷牙及剔牙。用药期间应定期检查外周血常规 3. 应于餐前1小时或餐后2小时服用，最好清晨空腹一次服用，因进食影响吸收
禁忌	对本药及其他利福霉素类药物过敏者、严重肝功能不全者、胆道阻塞者、3个月以内孕妇禁用
不良反应	1. 多见消化道反应，如厌食、恶心、呕吐、上腹部不适、腹泻等胃肠道反应，但均能耐受 2. 肝毒性为主要不良反应 3. 变态反应
特殊人群用药	肝功能、肾功能不全患者：肝功能不全者慎用，肾功能减退者不需减量 儿童：婴儿慎用，5岁以下小儿慎用 老年人：老年患者肝功能有所减退用药应酌减 妊娠与哺乳期妇女：妊娠早期妇女禁用，妊娠中、晚期妇女应慎用，妊娠安全性分级为C级；哺乳期妇女慎用
药典	USP、Eur. P.、Chin. P.、Jpn. P.
国家处方集	CNF
其他推荐依据	
■ 药品名称	**异烟肼 Isoniazid**
抗菌谱与适应证	1. 与其他抗结核药联合用于治疗重症或不能口服给药的多型结核病，包括结核性脑膜炎以及部分非结核分枝杆菌感染 2. 单用或与其他抗结核药联合用于预防结核病
制剂与规格	异烟肼片[基,保(甲)]：①50mg；②100mg；③300mg 异烟肼注射液[基,保(甲)]：①2ml：50mg；②2ml：100mg 异福片（胶囊）0.25g 异福酰胺片（胶囊）0.45g

续　表

	异烟肼/利福平片[保(甲)]：用于结核病的治疗。①利福平 150mg，异烟肼 75mg；体重＜50kg，一日 3 片；②利福平 300mg，异烟肼 150mg
用法与用量	成人：口服治疗，结核病：①预防：一日 300mg，顿服；②治疗：与其他抗结核药合用时，一日 5mg/kg，最高日剂量为 300mg。或一次 15mg/kg，最高 900mg，一周 2~3 次；③急性粟粒型肺结核、结核性脑膜炎：适当增加剂量，一日 400~600mg；④间歇疗法：一日最高剂量为 900mg 或10~15mg/kg，一周 2~3 次，用前亦可先用正规剂量 1~3 个月。肌内注射，结核病：一日 5mg/kg，最高日剂量为 300mg；或一日 15mg/kg，最高 900mg，一周 2~3 次。静脉滴注：一日 300~400mg，或 5~10mg/kg。儿童：口服给药，一日 10~20mg/kg，最高日剂量为 300mg，顿服。肌内注射和静脉滴注，治疗剂量为一日 10~20mg/kg，最高日剂量为 300mg；某些严重结核病患儿，一日剂量可增加至 30mg/kg，但最高日剂量为 500mg
注意事项	1. 有精神病史者、癫痫病史者、嗜酒者慎用本品或剂量酌减 2. 如疗程中出现视神经炎症状，需立即进行眼部检查，并定期复查 3. 慢乙酰化患者较易产生不良反应，故宜用较低剂量
禁忌	对本药及乙硫异烟胺、吡嗪酰胺、烟酸及其他化学结构相关的药物过敏者，精神病患者，癫痫患者，有本药引起肝炎病史者禁用
不良反应	常用剂量的不良反应发生率低。剂量加大至 6mg/kg 时，不良反应发生率显著增加，主要为周围神经炎及肝脏毒性，加用维生素 B_6 虽可减少毒性反应，但也可影响疗效
特殊人群用药	肝功能、肾功能不全患者：有严重肾功能损害者慎用 儿童：新生儿用药时应密切观察不良反应 老年人：50 岁以上患者使用本药肝炎的发生率较高 妊娠与哺乳期妇女：本品可透过胎盘，导致胎儿血药浓度高于母体血药浓度；孕妇应用时须权衡利弊，妊娠安全性分级为 C 级。在乳汁中浓度可达 12μg/ml，与血药浓度相近，哺乳期妇女用药需权衡利弊，如需使用应暂停哺乳
药典	USP、Eur. P.、Chin. P.、Jpn. P.
国家处方集	CNF
其他推荐依据	
■ 药品名称	利福霉素　Rifamycin
抗菌谱与适应证	1. 用于治疗结核杆菌感染 2. 用于治疗耐甲氧西林的金黄色葡萄球菌、表皮葡萄球菌的重症感染 3. 用于难治性军团菌感染的联合治疗
制剂与规格	利福霉素钠注射液[保(乙)]：5ml : 0. 25g（25 万 U，以利福霉素计）
用法与用量	1. 成人：静脉滴注：轻度感染，一次 500mg，用 5%葡萄糖注射液 250ml 溶解，一日 2 次；中、重度感染，一次 1000mg，一日 2 次。静脉注射：一次 500mg，一日 2~3 次 2. 儿童：静脉滴注：一日 10~30mg/kg，一日 2 次
注意事项	1. 胆道阻塞者、慢性酒精中毒者慎用 2. 用药期间应监测肝功能 3. 本品不宜与其他药物混合使用，以免药物析出 4. 用药后患者尿液呈红色，属于正常现象
禁忌	对本药过敏者、肝病或严重肝损害者禁用

续 表

不良反应	滴注过快时可出现暂时性巩膜或皮肤黄染；少数患者可出现一过性肝脏损害、黄疸及肾损害；其他不良反应有恶心、食欲缺乏及眩晕，偶见耳鸣及听力下降、过敏性皮炎等
特殊人群用药	肝功能、肾功能不全患者：肝功能不全者慎用，肝病或严重肝损害者禁用 妊娠与哺乳期妇女：用药应权衡利弊
药典	Eur. P.
国家处方集	CNF
其他推荐依据	
■ 药品名称	**乙胺丁醇 Ethambutol**
抗菌谱与适应证	1. 与其他抗结核药联合治疗结核分枝杆菌所致的肺结核和肺外结核，也适用于不能耐受链霉素注射的患者 2. 可用于治疗结核性脑膜炎及非典型结核分枝杆菌感染
制剂与规格	盐酸乙胺丁醇片[基,保(甲)]：0.25g 盐酸乙胺丁醇胶囊[基,保(甲)]：0.25g
用法与用量	成人：口服给药： 1. 结核初治：①一次 0.015g/kg，一日 1 次，顿服；②一次 0.025～0.030g/kg，最高 2.5g，一周 3 次；③一次 0.05g/kg，最高 2.5g，一周 2 次 2. 结核复治：一次 0.025g/kg，一日 1 次，连续 60 日，继以一次 0.015g/kg，一日 1 次，顿服 3. 非结核分枝杆菌感染：一日 0.015～0.025g/kg，顿服 儿童：口服，13 岁以上用量与成人相同，13 岁以下不宜应用本药
注意事项	1. 痛风患者、视神经炎患者、糖尿病已发生眼底病变者慎用 2. 治疗期间应检查眼部，如视野、视力、红绿鉴别力等，以及血清尿酸浓度 3. 单用时可迅速产生耐药性，必须与其他抗结核药联合应用
禁忌	对本药过敏者、已知视神经炎患者、酒精中毒者禁用
不良反应	常见视物模糊、眼痛、红绿色盲或视力减退、视野缩小等；少见畏寒、关节肿痛等
特殊人群用药	肝功能、肾功能不全患者：肝功能、肾功能减退患者慎用 儿童：13 岁以下儿童禁用 老年人：老年患者因生理性肾功能减退，应按肾功能调整用量 妊娠与哺乳期妇女：妊娠安全性分级为 B 级；哺乳期妇女用药时须权衡利弊
药典	USP、Eur. P.、Chin. P.、Jpn. P.
国家处方集	CNF
其他推荐依据	
■ 药品名称	**吡嗪酰胺 Pyrazinamide**
抗菌谱与适应证	本药对人型结核杆菌有较好的抗菌作用，而对其他非结核分枝杆菌不敏感。与其他抗结核药（如链霉素、异烟肼、利福平及乙胺丁醇）联合用于治疗结核病，也可用于结核性脑膜炎

续 表

制剂与规格	吡嗪酰胺片[保(甲)]：①0.25g[基]；②0.5g 吡嗪酰胺胶囊[基,保(甲)]：0.25g
用法与用量	成人：口服，与其他抗结核药联合，一日15~30mg/kg，顿服，或者一次50~70mg/kg，每周2~3次。每日服用者最大剂量为一日3g，每周服2次者最大剂量为一次4g。亦可采用间歇给药法，一周用药2次，一次50mg/kg
注意事项	糖尿病患者、痛风患者、血卟啉病患者、慢性肝病患者慎用
禁忌	对本药及乙硫异烟胺、异烟肼、烟酸或其他与本药化学机构相似的药物过敏者不宜使用，急性痛风患者、高尿酸血症患者、儿童禁用
不良反应	常见肝损害、关节痛，偶见过敏反应
特殊人群用药	肝功能、肾功能不全患者：慢性肝病及严重肝功能减退者、肾功能不全患者慎用 儿童：禁用 妊娠与哺乳期妇女：妊娠安全性分级为C级
药典	USP、Eur. P.、Chin. P.、Jpn. P.
国家处方集	CNF
其他推荐依据	
■ 药品名称	利福喷汀 Rifapentine
抗菌谱与适应证	1. 与其他抗结核药联合用于治疗各类型、各系统初治与复治的结核病；对骨关节结核疗效较好，但不宜用于治疗结核性脑膜炎 2. 可用于治疗非结核性分枝杆菌感染 3. 可与其他抗麻风药联合治疗麻风病 4. 也可用于对其他抗金黄色葡萄球菌抗生素耐药的重症金黄色葡萄球菌感染
制剂与规格	利福喷汀胶囊[保(甲)]：①100mg；②150mg；③200mg；④300mg
用法与用量	成人口服给药，抗结核：一次600mg，一日1次，空腹时用水送服（体重＜55kg者应酌减）；一周服药1~2次。需与其他抗结核药物联合应用，疗程6~9个月
注意事项	1. 嗜酒者及酒精中毒者慎用 2. 应用过程中，应经常检查血常规和肝功能的变化情况 3. 应在空腹时（餐前1小时）用水送服；服利福平出现胃肠道刺激症状时患者可改服利福喷汀 4. 单独用于治疗结核病可能迅速产生细菌耐药性，必须与其他抗结核药合用
禁忌	对本药或其他利福霉素类抗菌药过敏者、胆道阻塞者、肝病及肝功能异常者（尤其是黄疸患者）、血细胞显著减少者、孕妇禁用
不良反应	少数病例可出现白细胞、血小板减少；AST（GOT）及ALT（GPT）升高；皮疹、头晕、失眠等。少见胃肠道反应
特殊人群用药	儿童：5岁以下小儿应用的安全性尚未确定 老年人：老年患者肝功能有所减退，用药量应酌减 妊娠与哺乳期妇女：孕妇禁用，妊娠安全性分级为C级；哺乳期妇女使用时须权衡利弊后决定，用药应暂停授乳

续 表

药典	
国家处方集	CNF
其他推荐依据	
■ 药品名称	利福布汀 Rifabutin
抗菌谱与适应证	1. 用于耐药、复发性结核病治疗 2. 用于鸟复合型分枝杆菌（MAC）感染 3. 用于预防及治疗早期 HIV 感染患者中的 MAC 复合体疾病
制剂与规格	利福布汀胶囊[保(乙)]：150mg
用法与用量	成人：口服给药，抗结核：一日 150~300mg，一日 1 次。抗鸟复合型分枝杆菌：一日 300mg，一日 1 次
注意事项	1. 中性粒细胞减少或血小板减少患者，肌炎或眼葡萄膜炎患者慎用 2. 胆管梗阻、慢性酒精中毒患者应适当减量
禁忌	对本药或其他利福霉素类药物过敏者、用药后出现过血小板减少性紫癜的患者禁用
不良反应	常见皮疹、胃肠道反应、中性粒细胞减少症等
特殊人群用药	肝功能、肾功能不全患者：肝功能不全患者慎用 妊娠与哺乳期妇女：慎用。妊娠初始 3 个月内应避免使用
药典	USP、Eur. P.
国家处方集	CNF
其他推荐依据	
■ 药品名称	对氨基水杨酸钠 Sodium Aminosalicylate
抗菌谱与适应证	适用于结核分枝杆菌所致的肺及肺外结核病。静脉滴注可用于治疗结核性脑膜炎及急性血行播散型结核病
制剂与规格	对氨水杨酸钠片[保(甲)]：0.5g 对氨水杨酸钠肠溶片[基,保(甲)]：0.5g 注射用对氨水杨酸钠[保(甲)]：①2g[基]；②4g
用法与用量	成人：口服给药，结核病一日8~12g，分 4 次服。静脉滴注，结核性脑膜炎及急性血行播散型结核病一日 4~12g。儿童：口服给药，一日 0.2~0.3g/kg，分 3~4 次服，一日剂量不超过 12g。静脉滴注，一日 0.2~0.3g/kg
注意事项	充血性心力衰竭患者、消化性溃疡患者、葡萄糖-6-磷酸脱氢酶缺乏者慎用
禁忌	对本药及其他水杨酸类药过敏者禁用
不良反应	常见食欲缺乏、恶心、呕吐、腹痛、腹泻；过敏反应有瘙痒、皮疹、药物热、哮喘、嗜酸性粒细胞增多
特殊人群用药	肝功能、肾功能不全患者：严重肝功能、肾功能损害者慎用 妊娠与哺乳期妇女：妊娠安全性分级为 C 级；哺乳期妇女使用时须权衡利弊

续　表

药典	USP
国家处方集	CNF
其他推荐依据	
■ 药品名称	帕司烟肼　Pasiniazid
适应证	1. 常与其他抗结核药合用于治疗结核病 2. 可作为与结核相关手术的预防用药
制剂与规格	帕司烟肼片[保(乙)]：①100mg；②140mg 帕司烟肼胶囊[保(乙)]：100mg
用法与用量	成人：与其他抗结核药合用，一日 10~20mg/kg，顿服。儿童：一日20~40mg/kg，顿服。预防：一日按体重 10~15mg/kg，顿服
注意事项	1. 精神病及癫痫患者、充血性心力衰竭患者、消化性溃疡患者、葡萄糖-6-磷酸脱氢酶缺乏者慎用 2. 用药期间应定期进行肝功能检查 3. 如疗程中出现视神经炎症状，需立即进行眼部检查，并定期复查
禁忌	对本药过敏者、曾因使用异烟肼而致肝炎的患者禁用
不良反应	偶见头晕、头痛、失眠、发热、皮疹、恶心、乏力、黄疸、周围神经炎、视神经炎及血细胞减少等不良反应发生
特殊人群用药	肝功能、肾功能不全患者：慢性肝病及肾功能不全患者慎用 儿童：12 岁以下儿童慎用 妊娠与哺乳期妇女：孕妇使用应权衡利弊；哺乳期妇女应暂停授乳
药典	
国家处方集	CNF
其他推荐依据	
■ 药品名称	卷曲霉素　Capreomycin
抗菌谱与适应证	主要用于经一线抗结核药（如链霉素、异烟肼、利福平和乙胺丁醇等）治疗失败者，或用于因药物毒性或细菌产生耐药性而不适用上述一线抗结核药者
制剂与规格	注射用硫酸卷曲霉素[保(乙)]：①0.5g（50 万 U）；②0.75g（75 万 U）
用法与用量	成人：肌内注射，一日 1g，连用60~120 日，然后改为一次 1g，每周 2~3 次。现多推荐一次 0.75g，一日 1 次
注意事项	1. 脱水患者、听力减退者、重症肌无力患者、帕金森病患者慎用 2. 用药期间应注意检查：听力、前庭功能、肝肾功能、血钾浓度 3. 卷曲霉素单用时细菌可迅速产生耐药，故只能与其他抗菌药物联合用于结核病的治疗 4. 注射时需作深部肌内注射，注射过浅可加重疼痛并发生无菌性脓肿
禁忌	对本药过敏者、孕妇、哺乳期妇女禁用
不良反应	具有肾毒性、对第Ⅷ对脑神经有损害、有一定神经肌肉阻滞作用等

续 表

特殊人群用药	肝功能、肾功能不全患者：肾功能不全患者慎用 儿童：不推荐在儿童患者中使用 老年人：需根据肾功能调整剂量 妊娠与哺乳期妇女：禁用
药典	USP、Chin. P.
国家处方集	CNF
其他推荐依据	
■ 药品名称	丙硫异烟胺 Protionamide
抗菌谱与适应证	与其他抗结核药联合用于结核病经一线药物（如链霉素、异烟肼、利福平和乙胺丁醇等）治疗无效者。本药仅对分枝杆菌有效
制剂与规格	丙硫异烟胺肠溶片[保(乙)]：100mg
用法与用量	成人：口服给药，与其他抗结核药合用，一次 250mg，每 8~12 小时 1 次；儿童：口服给药，与其他抗结核药合用，一次 4~5mg/kg，每 8 小时 1 次
注意事项	1. 糖尿病患者、营养不良者、酗酒者、卟啉病患者慎用 2. 治疗期间须进行谷丙转氨酶、谷草转氨酶及眼部检查
禁忌	对本药及异烟肼、吡嗪酰胺、烟酸或其他与本化学结构相近的药物过敏者禁用
不良反应	精神忧郁、步态不稳或麻木、针刺感、烧灼感等
特殊人群用药	肝功能、肾功能不全患者：严重肝功能减退者慎用 儿童：12 岁以下儿童不宜服用 妊娠与哺乳期妇女：本药可致畸胎，孕妇禁用
药典	Jpn. P.、Chin. P.
国家处方集	CNF
其他推荐依据	

第十六节 抗病毒药

■ 药品名称	阿德福韦酯 Adefovir Dipivoxil
适应证	用于治疗乙型肝炎病毒活动复制并伴有 ALT（GPT）或 AST（GOT）持续升高的肝功能代偿的成年慢性乙型肝炎患者
制剂与规格	阿德福韦酯片[保(乙)]：10mg
用法与用量	用法：口服，饭前或饭后均可。用量：成人（18~65 岁）推荐剂量为每日 1 粒，每粒 10mg

续 表

注意事项	1. 患者停止治疗会发生急性加重，停止治疗的患者应密切监测肝功能，若必要，应重新进行抗乙肝治疗 2. 使用前应进行人类免疫缺陷病毒（HIV）抗体检查。使用药物，可能出现 HIV 耐药 3. 单用核苷类似物或合用其他抗逆转录病毒药物会导致乳酸性酸中毒和严重的伴有脂肪变性的肝大，包括致命事件 4. 建议用阿德福韦酯治疗的育龄妇女要采取有效的避孕措施
禁忌	对阿德福韦酯过敏者禁用
不良反应	常见虚弱、头痛、恶心、腹痛、腹胀、腹泻和消化不良
特殊人群用药	肝功能、肾功能不全患者：肾功能不全者慎用 儿童：不宜使用本药 老年人：65 岁以上患者用药的安全及有效性尚未确定 妊娠与哺乳期妇女：妊娠安全性分级为 C 级；哺乳妇女用药期间应暂停授乳
药典	
国家处方集	CNF
其他推荐依据	
■ 药品名称	拉米夫定 Lamivudine
适应证	1. 用于乙型肝炎病毒（HBV）感染：治疗伴有 HBV 复制的慢性乙型肝炎；用于慢性肝硬化活动期 2. 与其他抗逆转录病毒药联用于治疗人类免疫缺陷病毒（HIV）感染
制剂与规格	拉米夫定片[保(乙)]：100mg
用法与用量	用于治疗 HBV：每日口服 1 次，每次 100mg。儿童剂量每日 3mg/kg。艾滋病患者合并慢性乙型肝炎时剂量需加大至每日口服 2 次，每次 150mg；并需与其他抗 HIV 药联合应用。拉米夫定-齐多夫定片：齐多夫定 300mg，拉米夫定 150mg。用于治疗 HIV 感染。口服：12 岁以上患者，一次 1 片，一日 2 次
注意事项	1. 治疗期间应对患者的临床情况及病毒学指标进行定期检查 2. 少数患者停止使用后，肝炎病情可能加重。因此如果停用，需对患者进行严密观察，若肝炎恶化，应考虑重新使用拉米夫定治疗 3. 肌酐清除率＜30ml/min 者，不建议使用。肝脏损害者不影响拉米夫定的药物代谢过程 4. 拉米夫定治疗期间不能防止患者感染他人，故应采取适当保护措施
禁忌	对拉米夫定或制剂中任何成分过敏者及妊娠早期 3 个月内的患者禁用
不良反应	常见上呼吸道感染样症状、头痛、恶心、身体不适、腹痛和腹泻，症状一般较轻并可自行缓解
特殊人群用药	肝功能、肾功能不全患者：严重肝大和肝脏脂肪变性者慎用 妊娠与哺乳期妇女：妊娠早期 3 个月内禁用；哺乳期妇女用药期间应暂停授乳；妊娠安全性分级为 C 级
药典	USP、Eur. P.
国家处方集	CNF
其他推荐依据	

续 表

■ 药品名称	恩夫韦地 Enfuvirtide
适应证	本药为 HIV 融合抑制药，为 HIV-1 跨膜融合蛋白 gp41 内高度保守序列衍生而来的一种合成肽类物质，可防止病毒融合及进入细胞内。用于 HIV 感染，常与其他抗逆转录病毒药联用
制剂与规格	注射用恩夫韦地：每瓶内含恩夫韦肽 108mg
用法与用量	成人：恩夫韦地的推荐剂量为每次 90mg，每日 2 次。注射于上臂、前股部或腹部皮下。每次注射的部位应与前次不同，并且此部位当时没有局部注射反应 儿童：对 6~16 岁儿童患者推荐剂量为一次 2mg/kg，最大剂量为一次 90mg，一日 2 次
注意事项	1. 与其他抗逆转录病毒药物一样，本品必须作为联合方案中的一部分使用 2. 对非 HIV-1 感染个体（如用于暴露后预防）使用可能会诱导产生抗恩夫韦肽抗体，可能导致抗 HIV ELISA 测试出现假阳性结果
禁忌	已知对本品或所含成分过敏的患者禁用
不良反应	注射部位轻至中度疼痛或不适，不影响日常活动。少量引起的过敏反应，包括皮疹、发热、恶心呕吐、颤抖、僵直、低血压和血清 ALT（GPT）及 AST（GOT）升高等
特殊人群用药	肝功能、肾功能不全患者：慎用 儿童：6 岁以下儿童用药的安全性及有效性尚未确定 妊娠与哺乳期妇女：妊娠安全性分级为 B 级。正在使用本品者停止母乳喂养
药典	
国家处方集	CNF
其他推荐依据	
■ 药品名称	恩曲他滨 Emtricitabine
适应证	1. 用于成人人类免疫缺陷病毒 1 型（HIV-1）感染，常与其他抗逆转录病毒药联用 2. 用于慢性乙型肝炎
制剂与规格	恩曲他滨胶囊[保(乙)]：200mg
用法与用量	成人：口服给药，一次 200mg，一日 1 次或 2 次，空腹或餐后服用
注意事项	心功能不全者慎用
禁忌	对本品过敏者禁用
不良反应	常见有恶心、呕吐、腹泻、嗜睡、咽炎、疲乏、无力、感染、咳嗽、鼻炎等反应
特殊人群用药	肝功能、肾功能不全患者：肾功能不全者慎用 儿童：不推荐使用 老年人：慎用 妊娠与哺乳期妇女：妊娠安全性分级为 B 级；哺乳期妇女用药期间应避免授乳
药典	
国家处方集	CNF
其他推荐依据	

续　表

■ 药品名称	恩替卡韦　Entecavir
适应证	用于治疗病毒复制活跃、血清 GPT 持续升高或肝脏组织学显示有活动性病变的慢性成人乙型肝炎
制剂与规格	恩替卡韦片[基,保(乙)]：0.5mg
用法与用量	口服给药，一次 0.5mg，一日 1 次，餐前或餐后至少 2 小时空腹服用。拉米夫定治疗时发生病毒血症或出现耐药突变者，一次 1mg，一日 1 次
注意事项	1. 有慢性乙型肝炎患者停止治疗后，出现重度急性肝炎发作的报道。应在医师的指导下改变治疗方法 2. 核苷类药物在单独或与其他抗逆转录病毒药物联合使用时，已经有乳酸型酸中毒和重度的脂肪性肝大，包括死亡病例的报道 3. 使用恩替卡韦治疗并不能降低经性接触或污染血源传播 HBV 的危险性。因此，需要采取适当的防护措施
禁忌	对恩替卡韦或制剂中任何成分过敏者禁用
不良反应	常见 ALT（GPT）升高、疲乏、眩晕、恶心、腹痛、腹部不适、肝区不适、肌痛、失眠和皮疹
特殊人群用药	肝功能、肾功能不全患者：接受肝移植者，脂肪性肝大者，肾功能损害者慎用 儿童：16 岁以下患儿用药的安全性和有效性尚未建立 妊娠与哺乳期妇女：妊娠安全性分级为 C 级；不推荐哺乳期妇女使用
药典	
国家处方集	CNF
其他推荐依据	
■ 药品名称	替比夫定　Telbivudine
适应证	本药用于有病毒复制证据以及有血清氨基转移酶（ALT 或 AST）持续升高或肝组织活动性病变证据的慢性乙型肝炎成人患者
制剂与规格	替比夫定片[保(乙)]：600mg
用法与用量	口服给药：推荐剂量为一次 600mg，一日 1 次。本品可用于有肾功能受损的慢性乙型肝炎患者。对于肌酐清除率≥50ml/min 的患者，无须调整推荐剂量。对于肌酐清除率＜50ml/min 的患者及正接受血透治疗的终末期肾病（ESRD）患者需要调整给药间隔。对于终末期肾病患者，应在血透后服用本品 替比夫定在肾功能不全患者中的给药间隔调整：肌酐清除率≥50ml/min，600mg，每天 1 次；肌酐清除率 30~49ml/min，600mg，每 48 小时 1 次；肌酐清除率＜30ml/min（无须透析），600mg，每 72 小时 1 次；终末期肾疾病患者，600mg，每 96 小时 1 次
注意事项	1. 停止治疗可能发生肝炎急性加重，停止治疗时应密切监测肝功能，若必要，应重新进行抗乙肝治疗 2. 单用核苷类药物或合用其他抗逆转录病毒药物会导致乳酸性酸中毒和严重的伴有脂肪变性的肝大，包括致命事件 3. 在治疗过程中可出现肌无力、触痛或疼痛，应及时报告医师

续 表

	4. 使用替比夫定治疗并不能降低经性接触或污染血源传播 HBV 的危险性，需要采取适当的防护措施 5. 服用本品期间，应当定期监测乙型肝炎生化指标、病毒学指标和血清标志物，至少每 6 个月 1 次
禁忌	对替比夫定及本品的其他任何成分过敏的患者禁用
不良反应	常见恶心、腹泻、腹胀、消化不良、头晕、头痛、皮疹、血淀粉酶升高、脂肪酶升高、ALT（GPT）升高、CK 升高等
特殊人群用药	肝功能、肾功能不全患者：在肾功能障碍或潜在肾功能障碍风险的患者，使用时应调整给药间隔，并密切监测肾功能 儿童：不推荐儿童使用本药 老年人：慎用 妊娠与哺乳期妇女：妊娠安全性分级为 B 级。对妊娠妇女只有在利益大于风险时，方可使用。建议用药时停止授乳
药典	
国家处方集	CNF
其他推荐依据	
■ 药品名称	奥司他韦　Oseltamivir
适应证	1. 用于治疗成人和 1 岁及以上儿童的甲型和乙型流行性感冒 2. 用于预防成人和 13 岁及以上青少年的甲型和乙型流行性感冒
制剂与规格	磷酸奥司他韦胶囊[基,保(乙)]：75mg
用法与用量	成人和青少年（13 岁以上）：口服给药，①预防：推荐用量为一次 75mg，一日 1 次。与感染者密切接触后，预防用药的时间不少于 7 日，流感流行期间则应为 6 周；②治疗：推荐用量为一次 75mg，一日 2 次，连用 5 日。儿童（1 岁以上）治疗用药：体重≤15kg，一次 30ml，一日 2 次，共 5 日。体重23~40kg，一次 60ml，一日 2 次，共 5 日。体重> 40kg，一次 75mg，一日 2 次，共 5 日
注意事项	1. 奥司他韦不能取代流感疫苗；其使用不应影响每年接种流感疫苗；只有在可靠的流行病学资料显示社区出现了流感病毒感染后才考虑用于治疗和预防 2. 对肌酐清除率 10~30ml/min 的患者，用于治疗和预防的推荐剂量应做调整。不推荐用于肌酐清除率< 10ml/min 的患者和严重肾衰竭需定期进行血液透析和持续腹膜透析的患者 3. 应对患者自我伤害和谵妄事件进行密切监测
禁忌	对奥司他韦及其制剂中任何成分过敏者禁用
不良反应	极少见皮肤发红、皮疹、皮炎和大疱疹、肝炎和 AST（GOT）及 ALT（GPT）升高、胰腺炎、血管性水肿、喉部水肿、支气管痉挛、面部水肿、嗜酸性粒细胞增多、白细胞减少和血尿
特殊人群用药	肝功能、肾功能不全患者：肌酐清除率（Ccr）< 10ml/min 或严重肾衰竭需定期血液透析或持续腹膜透析者不推荐使用，肾功能不全者（Ccr 为 10~30ml/min）慎用 儿童：慎用 妊娠与哺乳期妇女：妊娠安全性分级为 C 级；哺乳期妇女应权衡利弊后使用
药典	

续　表

国家处方集	CNF
其他推荐依据	
■ 药品名称	利巴韦林　Ribavirin
适应证	1. 主要用于呼吸道合胞病毒（RSV）引起的病毒性肺炎与支气管炎 2. 用于流感病毒感染 3. 用于皮肤疱疹病毒感染 4. 局部用于单纯疱疹病毒性角膜炎 5. 与干扰素 α-2b 联用，用于治疗慢性丙型肝炎
制剂与规格	利巴韦林片[保(甲)]：①20mg；②50mg；③100mg[基] 利巴韦林含片[保(甲)]：①20mg；②100mg[基] 利巴韦林分散片[基,保(甲)]：100mg 利巴韦林胶囊[保(甲)]：①100mg[基]；②150mg 利巴韦林颗粒：①50mg；②100mg；③150mg 利巴韦林泡腾颗粒：①50mg；②150mg 利巴韦林口服液：5ml：150mg 利巴韦林滴眼液[保(甲)]：0.1%（8ml：8mg）
用法与用量	成人：口服，①体重＜65kg 者，一次 400mg，一日 2 次；②体重 65～85kg 者早 400mg，晚 600mg；③体重＞85kg 者一次 600mg，一日 2 次
注意事项	长期或大剂量服用对肝功能、血常规有不良反应。有严重贫血、肝功能异常者慎用
禁忌	对本药过敏者，有心脏病史或心脏病患者，肌酐清除率＜50ml/min 的患者，有胰腺炎症状或胰腺炎患者，自身免疫性肝炎患者，活动性结核患者，地中海贫血和镰状细胞贫血患者，孕妇和可能妊娠的妇女，计划妊娠妇女的男性配偶禁用
不良反应	常见贫血、乏力等，停药后即消失。少见疲倦、头痛、失眠、食欲减退、恶心、呕吐、轻度腹泻、便秘等
特殊人群用药	肝功能、肾功能不全患者：肝功能、肾功能异常者慎用 老年人：不推荐使用 妊娠与哺乳期妇女：妊娠安全性分级为 X 级。孕妇及可能妊娠的妇女禁用，不推荐哺乳期妇女使用
药典	USP、Eur. P.、Chin. P.
国家处方集	CNF
其他推荐依据	
■ 药品名称	金刚烷胺　Amantadine
适应证	1. 用于原发性帕金森病，脑炎、一氧化碳中毒、老年人合并脑动脉硬化所致的帕金森叠加综合征及药物诱发的锥体外系反应 2. 也用于预防或治疗亚洲 A-Ⅱ型流感病毒引起的呼吸道感染
制剂与规格	盐酸金刚烷胺片[基,保(甲)]：100mg 盐酸金刚烷胺胶囊[保(甲)]：100mg

续 表

用法与用量	成人：口服给药，抗帕金森病：一次 100mg，一日 1~2 次。一日最大剂量为 400mg；抗病毒，一次 200mg，一日 1 次；或一次 100mg，每 12 小时 1 次。儿童：口服给药，①1~9 岁儿童，抗病毒，每 8 小时用 1.5~3.0mg/kg，或每 12 小时用 2.2~4.4mg/kg，也有推荐每 12 小时用 1.5mg/kg。一日最大量不宜超过 150mg。疗程 3~5 日，不宜超过 10 日。②9~12 岁儿童，抗病毒，每 12 小时口服 100mg；③12 岁或 12 岁以上儿童，抗病毒，同成人用量
注意事项	1. 有癫痫史、精神错乱、幻觉、充血性心力衰竭、肾功能不全、外周血管性水肿或直立性低血压的患者应在严密监护下使用 2. 治疗帕金森病时不应突然停药 3. 用药期间不宜驾驶车辆、操纵机械或高空作业 4. 每日最后一次服药时间应在下午 4 时前，以避免失眠
禁忌	对金刚烷胺过敏、新生儿和 1 岁以下婴儿、哺乳期妇女禁用
不良反应	常见眩晕、失眠和神经质，恶心、呕吐、畏食、口干、便秘
特殊人群用药	肝功能、肾功能不全患者：肾功能不全者，肝脏疾病患者慎用 老年人：慎用 妊娠与哺乳期妇女：妊娠安全性分级为 C 级；孕妇慎用；哺乳妇女禁用
药典	USP、Eur. P.、Chin. P.、Jpn. P.
国家处方集	CNF
其他推荐依据	
■ 药品名称	金刚乙胺 Rimantadine
适应证	1. 本药适用于预防成人 A 型（包括 H1N1、H2N2、H3N2）流感病毒感染 2. 本药适用于预防儿童 A 型流感病毒感染
制剂与规格	盐酸金刚乙胺片[保(乙)]：0.1g 盐酸金刚乙胺口服颗粒[保(乙)]：2g：50mg
用法与用量	成人及 10 岁以上儿童：口服给药，①预防：一次 100mg，一日 2 次；②治疗：一次 100mg，一日 2 次。从症状开始连续治疗约 7 日。肾功能不全时剂量：对于肾衰竭（Ccr≤10ml/min）患者，推荐剂量为一日 100mg。肝功能不全时剂量：对于严重的肝功能不全患者，推荐剂量为一日 100mg。老年人剂量：对于中老年家庭护理患者，推荐剂量为一日 100mg。儿童（10 岁以下）：口服给药用于预防：5mg/kg，一日 1 次，但总量不超过 150mg
注意事项	癫痫患者慎用。金刚烷类药物可改变患者的注意力和反应性
禁忌	对金刚烷类药物过敏者及严重肝功能不全者禁用
不良反应	1. 胃肠道反应：恶心、呕吐、腹痛、食欲缺乏、腹泻 2. 神经系统障碍：神经过敏、失眠、集中力差、头晕、头痛、老年人步态失调 3. 其他：无力、口干
特殊人群用药	肝功能、肾功能不全者：慎用 儿童：本药用于 1 岁以下儿童的有效性和安全性尚不明确 老年人：慎用 妊娠与哺乳期妇女：妊娠安全性分级为 C 级；哺乳期妇女用药应权衡利弊
药典	USP

续　表

国家处方集	CNF
其他推荐依据	
■ 药品名称	伐昔洛韦　Valaciclovir
适应证	1. 主要用于带状疱疹 2. 用于治疗单纯疱疹病毒感染及预防复发，包括生殖器疱疹的初发和复发
制剂与规格	盐酸伐昔洛韦片[保(乙)]：①150mg；②300mg
用法与用量	口服给药：一次 0.3g，一日 2 次，饭前空腹服用。带状疱疹连续服药 10 日。单纯性疱疹连续服药 7 日
注意事项	1. 严重免疫功能缺陷者长期或多次应用本品治疗后可能引起单纯疱疹和带状疱疹病毒对本品耐药 2. 服药期间应给予患者充分的水，防止药物在肾小管内沉淀 3. 生殖器复发性疱疹感染以间歇短程疗法给药有效。生殖器复发性疱疹的长期疗法也不应超过 6 个月
禁忌	对本品及阿昔洛韦过敏者禁用
不良反应	偶有头晕、头痛、关节痛、恶心、呕吐、腹泻、胃部不适、食欲减退、口渴、白细胞减少、蛋白尿及尿素氮轻度升高、皮肤瘙痒等
特殊人群用药	肝功能、肾功能不全患者：慎用 儿童：2 岁以下儿童禁用，2 岁以上儿童慎用 老年人：老年患者由于生理性肾功能衰退，剂量与用药间期需调整 妊娠与哺乳期妇女：孕妇禁用。妊娠安全性分级为 B 级；哺乳妇女应慎用
药典	Chin. P.
国家处方集	CNF
其他推荐依据	
■ 药品名称	沙奎那韦　Saquinavir
适应证	与其他抗逆转录病毒药物联用，治疗 HIV-1 感染
制剂与规格	甲磺酸沙奎那韦片：600mg
用法与用量	口服给药：一次 600mg，一日 3 次，饭后服用
注意事项	糖尿病或高血糖症患者，A 型和 B 型血友病患者慎用
禁忌	对本药过敏者，严重肝功能受损者禁用
不良反应	腹泻、恶心和腹部不适
特殊人群用药	肝功能、肾功能不全患者：严重肝功能受损者禁用；中度肝功能受损者，严重肾功能不全者慎用 儿童：16 岁以下患者使用本药的安全性及有效性尚不明确 老年人：60 岁以上老年患者用药研究尚不充分 妊娠与哺乳期妇女：妊娠安全性分级为 B 级；用药妇女应暂停授乳
药典	USP

续 表

国家处方集	CNF
其他推荐依据	
■ 药品名称	阿昔洛韦 Aciclovir
适应证	1. 单纯疱疹病毒（HSV）感染：①口服用于生殖器疱疹病毒感染初发和复发患者；对反复发作患者可用作预防；②静脉制剂用于免疫缺陷者初发和复发性皮肤黏膜 HSV 感染的治疗以及反复发作患者的预防；也用于单纯疱疹性脑炎的治疗；③外用可用于 HSV 引起的皮肤和黏膜感染 2. 带状疱疹病毒（HZV）感染：①口服用于免疫功能正常者带状疱疹和免疫缺陷轻症患者的治疗；②静脉制剂用于免疫缺陷者严重带状疱疹或免疫功能正常者弥散型带状疱疹的治疗；③外用可用于 HZV 引起的皮肤和黏膜感染 3. 免疫缺陷者水痘的治疗 4. 眼部疾病：①结膜下注射或全身用药（口服或静脉滴注）：用于急性视网膜坏死综合征（ARN）、视网膜脉络膜炎、HSV 性葡萄膜炎；②局部用药：滴眼液或眼膏，用于 HZV 性角膜炎、结膜炎、眼睑皮炎及 HSV 性角膜炎
制剂与规格	阿昔洛韦片[保(甲)]：①100mg；②200mg[基]；③400mg 阿昔洛韦咀嚼片[保(甲)]：①400mg；②800mg 阿昔洛韦胶囊[保(甲)]：①100mg；②200mg[基] 注射用阿昔洛韦[保(乙)]：①250mg；②500mg 阿昔洛韦氯化钠注射液：①100ml（阿昔洛韦 100mg、氯化钠 900mg）；②250ml（阿昔洛韦 250mg、氯化钠 2.25g） 阿昔洛韦眼膏[保(甲)]：2g：60mg 阿昔洛韦滴眼液[基,保(甲)]：8ml：8mg
用法与用量	口服给药： 1. 急性带状疱疹：①片剂、分散片、咀嚼片：一次 200～800mg，每 4 小时 1 次，一日 5 次，连用 7～10 日；②缓释片：一次 1600mg，每 8 小时 1 次，连用 10 日 2. 生殖器疱疹： （1）初发：①片剂、分散片、咀嚼片：一次 200mg，每 4 小时 1 次，一日 5 次，连用 10 日；②缓释片、缓释胶囊：一次 400mg，每 8 小时 1 次，连用 10 日 （2）慢性复发：①片剂、分散片、咀嚼片：一次 200～400mg，一日 2 次，持续治疗 4～6 个月或 12 个月，然后进行再评价。根据再评价结果，选择一次 200mg，一日 3 次，或一次 200mg、一日 5 次的治疗方案。在症状初期，可及时给予间歇性治疗：一次 200mg，每 4 小时 1 次，一日 5 次，连用 5 日以上；②缓释片、缓释胶囊：一次 200～400mg，一日 3 次，持续治疗6～12 个月，然后进行再评价。根据再评价结果，选择适宜的治疗方案 3. 水痘：①片剂、分散片、咀嚼片：一次 800mg，一日 4 次，连用 5 日；②缓释片：一次 1600mg，一日 2 次，连用 5 日 静脉滴注：一日最大剂量为 30mg/kg 1. 重症生殖器疱疹初治：一次 5mg/kg，每 8 小时 1 次，共 5 日 2. 免疫缺陷者皮肤黏膜单纯疱疹或严重带状疱疹：一次 5～10mg/kg，每 8 小时 1 次，滴注 1 小时以上，共 7～10 日 3. 单纯疱疹性脑炎：一次 10mg/kg，每 8 小时 1 次，共 10 日 4. 急性视网膜坏死综合征：一次 5～10mg/kg，每 8 小时 1 次，滴注 1 小时以上，连用 7～10 日，然后改为口服给药，一次 800mg，一日 5 次，连续用药 6～14 周

续　表

注意事项	1. 对本品不能耐受者，精神异常或对细胞毒性药出现精神反应者（因静脉应用本药易产生精神症状），脱水者慎用 2. 宜缓慢静脉滴注，以避免本品在肾小管内沉淀，导致肾功能损害，并应防止药液漏至血管外，以免引起疼痛及静脉炎
禁忌	对阿昔洛韦过敏者禁用
不良反应	常见注射部位的炎症或静脉炎、皮肤瘙痒或荨麻疹、皮疹、发热、轻度头痛、恶心、呕吐、腹泻、蛋白尿、血液尿素氮和血清肌酐值升高、肝功能异常如 AST（GOT）、ALT（GPT）、碱性磷酸酶、乳酸脱氢酶、总胆红素轻度升高等
特殊人群用药	肝功能、肾功能不全者：慎用 儿童：儿童用药尚未发现特殊不良反应，但仍应慎用 老年人：无充分的研究资料表明对 65 岁以上老人用药和年轻人用药有明显不同，但老年人用药仍应谨慎 妊娠与哺乳期妇女：能透过胎盘，孕妇用药应权衡利弊，妊娠安全性分级为 B 级；哺乳妇女用药应权衡利弊
药典	USP、Eur. P.、Chin. P.
国家处方集	CNF
其他推荐依据	
■ 药品名称	泛昔洛韦　Famciclovir
适应证	用于治疗带状疱疹和原发性生殖器疱疹
制剂与规格	泛昔洛韦片[保(乙)]：①125mg；②250mg 泛昔洛韦胶囊[保(乙)]：125mg
用法与用量	口服给药：一次 250mg，每 8 小时 1 次。治疗带状疱疹的疗程为 7 日，治疗急性原发性生殖器疱疹的疗程为 5 日
注意事项	乏昔洛韦不能治愈生殖器疱疹，是否能够防止疾病传播尚不清楚
禁忌	对泛昔洛韦及喷昔洛韦过敏者禁用
不良反应	常见头痛、恶心。此外尚可见头晕、失眠、嗜睡、感觉异常、腹泻、腹痛、消化不良、疲劳、发热、寒战、皮疹、皮肤瘙痒等
特殊人群用药	肝功能、肾功能不全患者：肾功能不全者慎用 儿童：不推荐使用 老年人：需注意调整剂量 妊娠与哺乳期妇女：本药的妊娠安全性分级为 B 级；哺乳期妇女用药时应暂停授乳
药典	Chin. P.
国家处方集	CNF
其他推荐依据	
■ 药品名称	喷昔洛韦　Penciclovir
适应证	用于口唇及面部单纯疱疹、生殖器疱疹等

续 表

制剂与规格	喷昔洛韦乳膏[保(乙)]：①2g：20mg；②5g：50mg；③10g：100mg 注射用喷昔洛韦：250mg
用法与用量	局部给药：外涂患处，一日4~5次，应尽早（有先兆或损害出现时）开始治疗。静脉滴注：一次5mg/kg，每12小时1次
注意事项	1. 仅用静脉滴注给药，且应缓慢（1小时以上），防止局部浓度过高，引起疼痛及炎症 2. 溶液配制后应立即使用，不能冷藏，用剩溶液应废弃，稀释药液时出现白色浑浊或结晶则不能使用 3. 软膏不用于黏膜，因刺激作用，勿用于眼内及眼周
禁忌	对喷昔洛韦及泛昔洛韦过敏者禁用
不良反应	注射后可见头痛、头晕、肌酐清除率少量增加，血压轻度下降等。外用时偶见头痛、用药局部灼热感、疼痛、瘙痒等
特殊人群用药	儿童：12岁以下儿童用药的安全性和有效性尚未确立 妊娠与哺乳期妇女：妊娠安全性分级为B级
药典	
国家处方集	CNF
其他推荐依据	
■ 药品名称	**更昔洛韦　Ganciclovir**
适应证	1. 主要用于免疫缺陷患者（包括艾滋病患者）并发巨细胞病毒（CMV）视网膜炎的诱导期和维持期治疗 2. 也用于接受器官移植的患者预防CMV感染 3. 用于单纯疱疹病毒性角膜炎
制剂与规格	更昔洛韦胶囊[保(乙)]：250mg 更昔洛韦注射液[保(乙)]：①10ml：500mg；②5ml：250mg 注射用更昔洛韦[保(乙)]：①50mg[基]；②150mg[基]；③250mg[基]；④500mg 更昔洛韦滴眼液：8ml：8mg 更昔洛韦眼膏：2g：20mg 更昔洛韦眼用凝胶[保(乙)]：5g：7.5mg
用法与用量	静脉滴注： 1. 治疗CMV视网膜炎：①初始剂量：5mg/kg，每12小时1次，连用14~21日；②维持剂量：5mg/kg，一日1次，一周5日；或6mg/kg，一日1次，一周5日 2. 预防器官移植受者的CMV感染：①初始剂量：5mg/kg，每12小时1次，连用7~14日；②维持剂量：5mg/kg，一日1次，一周7日；或6mg/kg，一日1次，一周5日 口服给药： 1. CMV视网膜炎的维持治疗：在诱导治疗后，推荐维持量为一次1000mg，一日3次。也可在非睡眠时一次服500mg，每3小时1次，一日6次。维持治疗时若CMV视网膜炎有发展，则应重新进行诱导治疗 2. 晚期HIV感染患者CMV感染的预防：预防剂量为一次1000mg，一日3次 3. 器官移植受者CMV感染的预防：预防剂量为一次1000mg，一日3次。用药疗程根据免疫抑制的时间和程度确定。经眼给药：一次1滴，一日4次，疗程3周

续 表

注意事项	1. 本品可引起中性粒细胞减少、血小板减少，并易引起出血和感染，用药期间应注意口腔卫生 2. 用药期间应每 2 周进行血清肌酐或肌酐清除率的测定
禁忌	对本药或阿昔洛韦过敏者，严重中性粒细胞减少（$<0.5\times10^9/L$）或严重血小板减少（$<25\times10^9/L$）的患者禁用
不良反应	1. 常见的为骨髓抑制 2. 可出现中枢神经系统症状，如精神异常、紧张、震颤等 3. 可出现皮疹、瘙痒、药物热、头痛、头晕、呼吸困难等
特殊人群用药	儿童：由于本药有致癌和影响生殖能力的远期毒性，在儿童中静脉或口服使用本药应充分权衡利弊后再决定是否用药 妊娠与哺乳期妇女：孕妇应充分权衡利弊后再决定是否用药。妊娠安全性分级为 C 级；哺乳妇女在用药期间应停止授乳
药典	USP、Chin. P.
国家处方集	CNF
其他推荐依据	
■ 药品名称	碘苷 Idoxuridine
适应证	用于治疗带状疱疹病毒感染、单纯疱疹性角膜炎和牛痘病毒性角膜炎
制剂与规格	碘苷滴眼液：①8ml∶8mg；②10ml∶10mg
用法与用量	经眼给药：滴于患侧结膜囊内，一次 1~2 滴，每 1~2 小时 1 次
注意事项	1. 碘苷对单纯疱疹病毒Ⅱ型感染无效 2. 可与睫状肌麻痹药、抗生素及肾上腺皮质激素合用。激素能促使病毒感染扩散，故禁用于浅层角膜炎，但可用于基质性角膜炎、角膜水肿或虹膜炎
禁忌	眼外科手术创伤愈合期，对本药及碘制剂过敏的患者禁用
不良反应	有畏光、局部充血、水肿、痒或疼痛等不良反应；也可发生过敏反应眼睑水肿。长期滴用，可引起接触性皮炎、点状角膜病变、滤泡性结膜炎、泪点闭塞等
特殊人群用药	儿童：儿童用药尚缺乏资料，一般不用于婴幼儿 妊娠与哺乳期妇女：孕妇不宜使用；哺乳期妇女不宜使用
药典	USP、Eur. P.、Chin. P.、Jpn. P.
国家处方集	CNF
其他推荐依据	
■ 药品名称	阿糖腺苷 Vidarabine
适应证	用于治疗疱疹病毒感染所致的口炎、皮疹、脑炎及巨细胞病毒感染
制剂与规格	注射用阿糖腺苷：200mg 注射用单磷酸阿糖腺苷：①100mg；②200mg
用法与用量	肌内注射或缓慢静脉注射：成人，按体重一次 5~10mg/kg，一日 1 次

续 表

注意事项	如注射部位疼痛，必要时可加盐酸利多卡因注射液解除疼痛症状
禁忌	妊娠与哺乳期妇女禁用
不良反应	可见注射部位疼痛
特殊人群用药	肝功能、肾功能不全患者：慎用 妊娠与哺乳期妇女：孕妇禁用。妊娠安全性分级为C级；哺乳妇女禁用
药典	USP
国家处方集	CNF
其他推荐依据	
■ 药品名称	酞丁安 Ftibamzone
适应证	1. 用于各型沙眼 2. 用于单纯疱疹、带状疱疹 3. 用于尖锐湿疣、扁平疣 4. 用于浅部真菌感染，如体癣、股癣、手足癣等
制剂与规格	酞丁安滴眼液：0.1%（8ml：8mg） 酞丁安搽剂：5ml：25mg 酞丁安软膏：①10g：100mg；②10g：300mg
用法与用量	经眼给药：摇匀后滴眼，一次1滴，一日2~4次。局部给药：①单纯疱疹、带状疱疹：涂于患处，一日3次；②尖锐湿疣、扁平疣：涂于患处，一日3次；③浅部真菌感染：涂于患处，早晚各1次，体癣、股癣连用3周，手足癣连用4周
注意事项	1. 软膏剂、搽剂使用时注意勿入口内和眼内 2. 涂布部位有灼烧感、瘙痒、红肿等，应停止用药，洗净
禁忌	对制剂药品中任何成分过敏者禁用
不良反应	少数病例有局部瘙痒刺激反应，如皮肤红斑、丘疹及刺痒感
特殊人群用药	儿童：儿童用药尚缺乏资料，一般不用于婴幼儿 妊娠与哺乳期妇女：哺乳期妇女不宜使用；孕妇禁用，育龄妇女慎用
药典	
国家处方集	CNF
其他推荐依据	
■ 药品名称	膦甲酸钠 Foscarnet Sodium
适应证	1. 主要用于免疫缺陷者（如艾滋病患者）的巨细胞病毒性视网膜炎 2. 免疫功能损害患者耐阿昔洛韦单纯疱疹病毒性皮肤黏膜感染
制剂与规格	膦甲酸钠注射液[保(乙)]：①100ml：2.4g；②250ml：3g；③250m：6g；④500ml：6g 膦甲酸钠氯化钠注射液[保(乙)]：①100ml：2.4g；②250ml：3g 膦甲酸钠乳膏：①5g：150mg；②10g：300mg

续　表

用法与用量	静脉滴注： 1. 艾滋病患者巨细胞病毒性视网膜炎：①诱导期，推荐初始剂量 60mg/kg，每 8 小时 1 次，连用 2~3 周，视治疗后的效果而定，也可每 12 小时 90mg/kg；②维持期，维持剂量一日 90~120mg/kg，滴注时间不得少于 2 小时。如患者在维持期视网膜炎症状加重时，应仍恢复诱导期剂量 2. 艾滋病患者巨细胞病毒性鼻炎：初始剂量 60mg/kg，每 8 小时 1 次，滴注时间至少 1 小时，连用 2~3 周。根据患者肾功能和耐受程度调整剂量和给药时间。维持量一日 90~120mg/kg，滴注 2 小时 3. 耐阿昔洛韦的皮肤黏膜单纯疱疹病毒感染和带状疱疹病毒感染：推荐剂量一次 40mg/kg，每 8 小时（或 12 小时）1 次，滴注时间不得少于 1 小时，连用 2~3 周或直至治愈。外用：耐阿昔洛韦的皮肤黏膜单纯疱疹病毒感染：乳膏，一日 3~4 次，连用 5 日为一疗程
注意事项	1. 用药期间必须密切监测肾功能，根据肾功能情况调整剂量 2. 不能与其他肾毒性药物同时使用，不能与喷他脒联合静脉滴注，以免发生低钙血症 3. 注射剂避免与皮肤、眼接触，若不慎接触，应立即用清水洗净 4. 乳膏剂严格限用于免疫功能损害患者耐阿昔洛韦的单纯疱疹病毒性皮肤、黏膜感染
禁忌	对膦甲酸钠过敏者禁用
不良反应	肾功能损害、电解质紊乱、惊厥、贫血或血红蛋白降低、注射部位静脉炎、生殖泌尿道刺激症状或溃疡等
特殊人群用药	肝功能、肾功能不全患者：肌酐清除率< 0.4ml/min 者（以 kg 计）禁用。肝肾功能不全者慎用 儿童：用药应权衡利弊 老年人：老年患者的肾小球滤过率下降，故用药前及用药期间应检查肾功能 妊娠与哺乳期妇女：妊娠安全性分级为 C 级；哺乳期妇女用药期间应暂停授乳
药典	Eur. P.
国家处方集	CNF
其他推荐依据	

第十七节　抗真菌药

■ 药品名称	两性霉素 B　Amphotericin B
抗菌谱与适应证	1. 用于治疗隐球菌病、北美芽生菌病、播散性念珠菌病、球孢子菌病、组织胞质菌病 2. 用于治疗由毛霉菌、根霉属、犁头霉菌属、内胞霉属和蛙粪霉属等所致的毛霉病 3. 用于治疗由申克孢子丝菌引起的孢子丝菌病 4. 用于治疗由烟曲菌所致的曲菌病 5. 外用制剂适用于着色真菌病、烧伤后皮肤真菌感染、呼吸道念珠菌、曲菌或隐球菌感染、真菌性角膜溃疡
制剂与规格	注射用两性霉素 B[基,保(甲)]：①5mg（5000U）；②25mg（2.5 万 U）；③50mg（5 万 U） 注射用两性霉素 B 脂质体[保(乙)]：①2mg（2000U）；②10mg（1 万 U）；③50mg（5 万 U）；④100mg（10 万 U）

续 表

用法与用量	静脉滴注：①起始剂量为1~5mg或按体重一次0.02~0.10mg/kg，以后根据患者耐受情况每日或隔日增加5mg，当增加至一次0.6~0.7mg/kg时即可暂停增加剂量；②最高单次剂量不超过1mg/kg，每日或隔1~2日给药1次，总累积量1.5~3.0g，疗程1~3个月，视患者病情也可延长至6个月。治疗鼻脑毛霉病时，累积治疗量至少3~4g，治疗白念珠菌感染，疗程总量约为1g；治疗隐球菌脑膜炎，疗程总量约为3g；③对敏感真菌所致的感染宜采用较小剂量，即一次20~30mg，疗程也宜较长。鞘内注射对隐球菌脑膜炎，除静脉滴注外尚需鞘内给药。首次剂量为0.05~0.10mg，以后逐渐增至一次0.5mg，最大量一次不超过1mg，每周2~3次，总量15mg左右。雾化吸入：5~10mg，一日分2次喷雾，疗程1个月。两性霉素B脂质体：静脉注射，起始剂量一日0.1mg/kg，如无不良反应，第2日开始增加一日0.25~0.50mg/kg，剂量逐日递增至维持剂量一日1~3mg/kg。输液速度以不大于0.15mg/ml为宜
注意事项	1. 治疗期间定期严密随访血、尿常规，肝肾功能，血钾，心电图等，如血尿素氮或血肌酐明显升高时，则需减量或暂停治疗，直至肾功能回复 2. 为减少不良反应，给药前可给非类固醇抗炎药和抗组胺药 3. 本品宜缓慢避光滴注，每剂滴注时间至少6小时 4. 药液静脉滴注时应避免外漏，因其可致局部刺激
禁忌	对两性霉素B过敏及严重肝病患者禁用
不良反应	1. 静脉滴注过程中或静脉滴注后发生寒战、高热、严重头痛、食欲缺乏、恶心、呕吐，有时可出现血压下降、眩晕等 2. 几乎所有患者在疗程中均可出现不同程度的肾功能损害，尿中可出现红细胞、白细胞、蛋白和管型、血尿素氮和肌酐增高，肌酐清除率降低，也可引起肾小管性酸中毒 3. 低钾血症 4. 血液系统毒性反应有正常红细胞性贫血，偶有白细胞或血小板减少
特殊人群用药	肝功能、肾功能不全患者：肝病患者，肾功能损害者慎用。严重肝病患者禁用 老年人：减量慎用 妊娠与哺乳期妇女：妊娠安全性分级为B级。哺乳期妇女应避免应用本药或用药时暂停授乳
药典	USP、Eur. P.、Chin. P.、Jpn. P.
国家处方集	CNF
其他推荐依据	
■ 药品名称	氟康唑 Fluconazol
抗菌谱与适应证	1. 念珠菌病：①全身性念珠菌病：如念珠菌败血症、播散性念珠菌病及其他非浅表性念珠菌感染等，包括腹膜、心内膜、肺部、尿路的感染；②黏膜念珠菌病：包括口咽部及食管感染、非侵入性肺及支气管感染、念珠菌尿症等；③阴道念珠菌病 2. 隐球菌病：用于治疗脑膜以外的新型隐球菌病；也用于两性霉素B与氟胞嘧啶联用初治后的维持治疗 3. 皮肤真菌病：如体癣、手癣、足癣、头癣、指（趾）甲癣、花斑癣等，还可用于皮肤着色真菌病 4. 用于真菌感染所引起的睑缘炎、结膜炎、角膜炎等 5. 预防真菌感染的发生，常见于恶性肿瘤、免疫抑制、骨髓移植、接受细胞毒类药化疗或放疗等患者 6. 球孢子菌病、芽生菌病、组织胞质菌病等

续　表

制剂与规格	氟康唑片[保(甲)]：①50mg[基]；②100mg[基]；③150mg；④200mg 氟康唑胶囊[保(甲)]：①50mg[基]；②100mg[基]；③150mg 氟康唑注射液[保(乙)]：①50ml：100mg；②100ml：200mg[基]
用法与用量	静脉滴注： 1. 念珠菌败血症、播散性念珠菌病及其他非浅表性念珠菌感染：常用剂量为第 1 日 400mg，以后一日 200mg。根据临床症状，可将日剂量增至 400mg 2. 口咽部念珠菌病：常用剂量为一次 50mg，一日 1 次，连用 7~14 日 3. 食管感染、非侵入性肺及支气管感染、念珠菌尿症等：剂量为一次 50mg，一日 1 次，连用 14~30 日。对异常难以治愈的黏膜念珠菌感染，剂量可增至一次 100mg，一日 1 次 4. 阴道念珠菌病：单剂 150mg 5. 隐球菌性脑膜炎及其他部位隐球菌感染：常用剂量为第 1 日 400mg，以后一日 200~400mg，疗程根据临床症状而定，但对隐球菌性脑膜炎，疗程至少为 6~8 周。为防止艾滋病患者的隐球菌性脑膜炎的复发，在完成基本疗程治疗后，可继续给予维持量，一日 200mg 6. 预防真菌感染（如恶性肿瘤患者等）：患者在接受化疗或放疗时，一次 50mg，一日 1 次
注意事项	1. 需定期监测肝肾功能，用于肝肾功能减退者需减量应用 2. 在免疫缺陷者中的长期预防用药，已导致念珠菌属等对氟康唑等吡咯类抗真菌药耐药性的增加，应避免无指征预防用药 3. 与肝毒性药物合用、需服用氟康唑 2 周以上或接受多倍于常用剂量的本品时，可使肝毒性的发生率增高，需严密观察
禁忌	对氟康唑或其他吡咯类药物有过敏史者禁用
不良反应	1. 常见恶心、呕吐、腹痛或腹泻等 2. 过敏反应，可表现为皮疹，偶可发生严重的剥脱性皮炎、渗出性多形红斑 3. 肝毒性，治疗过程中可发生轻度一过性 AST（GOT）及 ALT（GPT）升高 4. 可见头晕、头痛
特殊人群用药	肝功能、肾功能不全患者：肝功能、肾功能损害者慎用 儿童：本药对小儿的影响缺乏充足的研究资料，用药需谨慎 妊娠与哺乳期妇女：孕妇用药须权衡利弊。妊娠安全性分级为 C 级；不推荐哺乳期妇女使用
药典	USP、Chin. P.
国家处方集	CNF
其他推荐依据	
■ 药品名称	伊曲康唑　Itraconazole
抗菌谱与适应证	1. 注射液：用于全身性真菌感染，如曲霉病、念珠菌病、隐球菌病（包括隐球菌性脑膜炎）、组织胞质菌病、孢子丝菌病、巴西副球孢子菌病、芽生菌病和其他多种少见的全身性或热带真菌病。用于口腔、咽部、食管、阴道念珠菌感染以及真菌性结膜炎、真菌性角膜炎 2. 胶囊剂：适用于治疗肺部及肺外芽生菌病；组织胞质菌病，包括慢性空洞性肺部疾病和非脑膜组织胞质菌病，以及不能耐受两性霉素 B 或两性霉素 B 治疗无效的肺部或肺外曲霉病。浅部真菌感染，如手足癣、体癣、股癣、花斑癣等。口腔、咽部、食管、阴道念珠菌感染，以及真菌性结膜炎、真菌性角膜炎。用于皮肤癣菌和/或酵母菌所致甲真菌病

续 表

	3. 口服液：适用于粒细胞缺乏患者怀疑真菌感染的经验治疗，口咽部和食管念珠菌病的治疗 4. 静脉注射液：适用于粒细胞缺乏患者怀疑真菌感染的经验治疗，还适用于治疗肺部及肺外芽生菌病；组织胞质菌病，包括慢性空洞性肺部疾病和非脑膜组织胞质菌病；以及不能耐受两性霉素 B 或两性霉素 B 治疗无效的肺部或肺外曲霉病
制剂与规格	伊曲康唑胶囊[基,保(乙)]：100mg 伊曲康唑口服液[基,保(乙)]：150ml：1.5g 伊曲康唑注射液[基,保(乙)]：25ml：250mg
用法与用量	口服给药： 1. 体癣、股癣：一日 100mg，疗程 15 日；手足癣：一次 200mg，一日 2 次，疗程 7 日，或一日 100mg，疗程 30 日 2. 花斑癣：一次 200mg，一日 1 次，疗程 7 日 3. 甲真菌病：①冲击疗法：一次 200mg，一日 2 次，连服 1 周。指（趾）甲感染分别需要 2 个和 3 个冲击疗程，每个疗程间隔 3 周；②连续治疗：一次 200mg，一日 1 次，连用 3 个月 4. 真菌性角膜炎：一次 200mg，一日 1 次，疗程 21 日 5. 曲霉病：一次 200mg，一日 1 次，疗程 2~5 个月；对侵袭性或播散性感染者，可增加剂量至一次 200mg，一日 2 次 6. 念珠菌病：①常用量一次 100~200mg，一日 1 次，疗程 3 周至 7 个月；②口腔念珠菌病：一次 100mg，一日 1 次，疗程 15 日；③念珠菌性阴道炎：一次 200mg，一日 1 次，疗程 3 日 7. 非隐球菌性脑膜炎：一次 200mg，一日 1 次，疗程 2 个月至 1 年 8. 隐球菌性脑膜炎：一次 200mg，一日 2 次，疗程 2 个月至 1 年。维持量一日 1 次
注意事项	1. 对持续用药超过 1 个月者，及治疗过程中出现畏食、恶心、呕吐、疲劳、腹痛或尿色加深的患者，建议检查肝功能。如出现异常，应停止用药 2. 发生神经系统症状时应终止治疗 3. 对有充血性心力衰竭危险因素的患者，应谨慎用药，并严密监测
禁忌	1. 禁用于已知对伊曲康唑及辅料过敏的患者 2. 注射液禁用于不能注射 0.9%氯化钠注射液的患者 3. 注射液禁用于肾功能损伤患者肌酐清除率＜30ml/min 者 4. 禁止与特非那定、阿司咪唑、咪唑斯汀、西沙比利、多非利特、奎尼丁等合作
不良反应	1. 常见畏食、恶心、腹痛和便秘 2. 已有潜在病理改变并同时接受多种药物治疗的大多数患者，长疗程治疗时可见低钾血症、水肿、肝炎和脱发等症状
特殊人群用药	肝功能、肾功能不全患者：肝功能、肾功能不全者，肝酶升高、活动性肝病或有其他药物所致肝毒性史者不宜使用本药 儿童：用药应权衡利弊 老年人：慎用 妊娠与哺乳期妇女：孕妇用药应权衡利弊。本药的妊娠安全性分级为 C 级；哺乳期妇女用药应权衡利弊
药典	Eur. P.
国家处方集	CNF
其他推荐依据	

续 表

■ 药品名称	伏立康唑 Voriconazole
抗菌谱与适应证	1. 侵袭性曲霉病 2. 对氟康唑耐药的念珠菌（包括克柔念珠菌）引起的严重侵袭性感染 3. 由足放线病菌属和镰刀菌属引起的严重感染 4. 非中性粒细胞减少患者的念珠菌血症 5. 应主要用于治疗免疫功能减退患者的进展性、可能威胁生命的感染
制剂与规格	伏立康唑薄膜衣片[保(乙)]：①50mg；②200mg 伏立康唑干混悬剂：40mg/ml 注射用伏立康唑[保(乙)]：200mg
用法与用量	口服给药： 1. 患者体重≥40kg：①用药第 1 日给予负荷剂量：一次 400mg，每 12 小时 1 次；②开始用药 24 小时后给予维持剂量：一次 200mg，一日 2 次 2. 患者体重＜40kg：①用药第 1 日给予负荷剂量：一次 200mg，每 12 小时 1 次；②开始用药 24 小时后给予维持剂量：一次 100mg，一日 2 次 静脉给药： 1. 用药第 1 日给予负荷剂量：一次 6mg/kg，每 12 小时 1 次 2. 开始用药 24 小时后给予维持剂量：一次 4mg/kg，一日 2 次 3. 如果患者不能耐受维持剂量，可减为一次 3mg/kg，一日 2 次
注意事项	1. 治疗前或治疗期间应监测血电解质，如有电解质紊乱应及时纠正 2. 连续治疗超过 28 日者，需监测视觉功能 3. 片剂应在餐后或餐前至少 1 小时服用，其中含有乳糖成分，先天性的半乳糖不能耐受者、Lapp 乳糖酶缺乏或葡萄糖-半乳糖吸收障碍者不宜应用片剂 4. 在治疗中患者出现皮疹需严密观察，如皮损进一步加重则需停药。用药期间应避免强烈的、直接的阳光照射
禁忌	已知对伏立康唑或任何一种赋形剂有过敏史者、孕妇禁用
不良反应	常见视觉障碍、发热、皮疹、恶心、呕吐、腹泻、头痛、败血症、周围性水肿、腹痛及呼吸功能紊乱、肝功能试验值增高
特殊人群用药	肝功能、肾功能不全患者：严重肝功能减退患者慎用 儿童：12 岁以下儿童的用药安全性和有效性尚未建立 妊娠与哺乳期妇女：孕妇用药应权衡利弊。妊娠安全性分级为 D 级。哺乳期妇女用药应权衡利弊
药典	
国家处方集	CNF
其他推荐依据	
■ 药品名称	卡泊芬净 Caspofungin
抗菌谱与适应证	1. 用于对其他药物治疗无效或不能耐受的侵袭性曲霉菌病 2. 用于念珠菌所致的食管炎、菌血症、腹腔内脓肿、腹膜炎及胸膜腔感染 3. 用于考虑系真菌感染引起的发热、中性粒细胞减少患者的经验治疗
制剂与规格	注射用醋酸卡泊芬净[基,保(乙)]：①50mg；②70mg

续 表

用法与用量	静脉滴注：首日给予单次70mg的负荷剂量；之后给予一日50mg的维持剂量。对疗效欠佳且对本药耐受较好的患者，可将维持剂量加至一日70mg
注意事项	与环孢素同时使用，需权衡利弊
禁忌	对本品任何成分过敏者、哺乳期及妊娠期妇女禁用
不良反应	常见发热、头痛、腹痛、疼痛、恶心、腹泻、呕吐、AST（GOT）升高、ALT（GPT）升高、贫血、静脉炎/血栓性静脉炎。静脉输注并发症、皮肤皮疹、瘙痒等
特殊人群用药	肝功能、肾功能不全患者：肝功能不全或肝脏疾病患者，肾功能不全患者慎用 儿童：不推荐18岁以下的患者使用本药 妊娠与哺乳期妇女：除非必要，孕妇不得使用本药。妊娠安全性分级为C级；用药期间不宜授乳
药典	
国家处方集	CNF
其他推荐依据	
■ 药品名称	米卡芬净 Micafungin
抗菌谱与适应证	由曲霉菌和念珠菌引起的下列感染：真菌血症、呼吸道真菌病、胃肠道真菌病
制剂与规格	注射用米卡芬净钠[保(乙)]：50mg
用法与用量	静脉给药：成人一次50~150mg，一日1次，严重或难治性患者，可增加至一日300mg。切勿使用注射用水溶解本品。剂量增加至一日300mg用以治疗严重或难治性感染的安全性尚未完全确立。体重为50kg或以下的患者，一日剂量不应超过6mg/kg
注意事项	1. 可能出现肝功能异常或黄疸，应严密监测患者的肝功能 2. 溶解本品时勿用力摇晃输液袋，因易起泡，且泡沫不易消失 3. 本品在光线下可慢慢分解，给药时应避免阳光直射
禁忌	禁用于对本品任何成分有过敏史的患者
不良反应	1. 血液学异常：中性粒细胞减少症、血小板减少或溶血性贫血 2. 可能发生休克、过敏样反应 3. 可能出现肝功能异常或黄疸 4. 可能发生严重的肾功能不全如急性肾衰竭
特殊人群用药	儿童：儿童静脉使用本药的安全性和有效性尚未建立 妊娠与哺乳期妇女：妊娠安全性分级为C级；哺乳妇女用药需权衡利弊
药典	
国家处方集	CNF
其他推荐依据	
■ 药品名称	特比萘芬 Terbinafine
抗菌谱与适应证	1. 口服给药：①由毛癣菌、小孢子菌和絮状表皮癣菌等所致皮肤、头发和指（趾）甲的感染；由念珠菌所致皮肤酵母菌感染；②多种癣病，如体癣、股癣、手癣、足癣和头癣等；③由丝状真菌引起的甲癣

续　表

	2. 局部给药：由皮肤真菌、酵母菌及其他真菌所致体癣、股癣、手癣、足癣、头癣、花斑癣
制剂与规格	盐酸特比萘芬片[保(乙)]：①125mg；②250mg 特比萘芬乳膏：①1g：10mg（1%）；②10g：100mg（1%） 盐酸特比萘芬软膏[保(乙)]：①10g：100mg；②15g：150mg 特比萘芬溶液剂：30ml：300mg（1%） 盐酸特比萘芬搽剂：15ml：150mg 盐酸特比萘芬喷雾剂：15ml：150mg 盐酸特比萘芬散：10g：100mg
用法与用量	口服给药：一次 125mg～250mg，一日 1 次。疗程视感染程度及不同的临床应用而定：体、股癣2～4 周；手、足癣 2～6 周；皮肤念珠菌病 2～4 周；头癣 4 周；甲癣 6～12 周。局部给药：涂（或喷）于患处及其周围。①乳膏、搽剂、散剂：一日 1～2 次。一般疗程：体癣、股癣1～2 周；花斑癣 2 周；足癣 2～4 周；②溶液剂：用于体癣、股癣，一日 2 次，连用 1～2 周；用于手癣、足癣、花斑癣，一日 2 次，连用 2～4 周；③喷雾剂：一日 2～3 次，1～2 周为一疗程，喷于患处
注意事项	1. 口服对花斑癣无效 2. 使用过程中如出现不良反应症状，应停止用药 3. 软膏、凝胶及擦剂仅供局部皮肤使用皮肤涂敷后，可不必包扎。不宜用于开放性伤口，不能用于眼内，避免接触鼻、口腔及其他黏膜
禁忌	对特比萘芬或萘替芬及本药制剂中其他成分过敏者禁用
不良反应	1. 最常见胃肠道症状（腹满感、食欲减退、恶心、轻度腹痛及腹泻）或轻型的皮肤反应（如皮疹、荨麻疹等） 2. 个别严重的有皮肤反应病例，如史-约综合征、中毒性表皮坏死松解症
特殊人群用药	肝功能、肾功能不全患者：肝功能、肾功能不全者慎用；严重肝功能、肾功能不全者禁用 儿童：不推荐用于 2 岁以下的儿童 老年人：适当调整给药剂量 妊娠与哺乳期妇女：孕妇用药应权衡利弊。本药的妊娠安全性分级为 B 级；哺乳期妇女用药期间应暂停授乳
药典	Eur. P.
国家处方集	CNF
其他推荐依据	
■ 药品名称	氟胞嘧啶　Flucytosine
抗菌谱与适应证	用于治疗念珠菌属心内膜炎、隐球菌属脑膜炎、念珠菌属或隐球菌属真菌败血症、肺部感染和尿路感染
制剂与规格	氟胞嘧啶片[保(乙)]：①250mg；②500mg 氟胞嘧啶注射液[保(乙)]：250ml：2.5g
用法与用量	口服给药：一次 1000～1500mg，一日 4 次，用药疗程为数周至数月。为避免或减少恶心、呕吐，一次服药时间持续 15 分钟 静脉注射：一日 50～150mg/kg，分 2～3 次给药 静脉滴注：一日100～150mg/kg，分 2～3 次给药，静脉滴注速度为 4～10ml/min

续 表

注意事项	1. 单用氟胞嘧啶在短期内可产生真菌对本品的耐药菌株。治疗播散性真菌病时通常与两性霉素 B 联合应用 2. 骨髓抑制、血液系统疾病或同时接受骨髓移植药物者慎用 3. 用药期间应检查外周血常规、肝肾功能，肾功能减退者需监测血药浓度
禁忌	对本品过敏者禁用
不良反应	1. 可致恶心、呕吐、畏食、腹痛、腹泻等胃肠道反应 2. 皮疹、嗜酸性粒细胞增多等变态反应 3. 可发生肝毒性反应，一般表现为 ALT（GPT）及 AST（GOT）一过性升高，偶见血清胆红素升高 4. 可致白细胞或血小板减少，偶可发生全血细胞减少，骨髓抑制和再生障碍性贫血
特殊人群用药	肝功能、肾功能不全患者：肝功能、肾功能损害者，尤其是同时应用两性霉素 B 或其他肾毒性药物时慎用；严重肝功能、肾功能不全者禁用 儿童：不宜使用 老年人：需减量 妊娠与哺乳期妇女：孕妇用药应权衡利弊。妊娠安全性分级为 C 级；哺乳期妇女用药应暂停授乳
药典	USP、Eur. P.、Chin. P.、Jpn. P.
国家处方集	CNF
其他推荐依据	
■ 药品名称	**制霉菌素 Nystatin**
抗菌谱与适应证	用于念珠菌属引起的消化道、口腔、阴道、皮肤等念珠菌感染
制剂与规格	制霉菌素片：①10 万 U；②25 万 U；③50 万 U 制霉菌素阴道片：10 万 U 制霉菌素阴道泡腾片：10 万 U 制霉菌素阴道栓：10 万 U 制霉菌素口含片：10 万 U 制霉菌素软膏：①1g∶10 万 U；②1g∶20 万 U
用法与用量	口服给药：①消化道念珠菌病：一次（50~100）万 U，一日 3 次，连用 7~10 日。小儿按体重一日（5~10）万 U/kg；②口腔念珠菌病：取适量糊剂涂抹，2~3 小时一次；口含片一次 1~2 片，一日 3 次。 外用：皮肤念珠菌病，应用软膏，一日1~2 次，一次 1~2g 或适量涂抹于患处 阴道给药：①阴道片或栓剂：阴道念珠菌病，一次 10 万 U，一日 1~2 次；②阴道泡腾片：一次 10 万 U，一日 1~2 次，置于阴道深处，疗程 2 周或更久
注意事项	1. 本品对全身真菌感染无治疗作用 2. 本品混悬剂在室温中不稳定，临用前宜新鲜配制并于短期用完
禁忌	对本品过敏者禁用
不良反应	只服较大剂量时可发生腹泻、恶心、呕吐和上腹疼痛等消化道反应，减量或停药后迅速消失。局部应用可引起过敏性接触性皮炎

续　表

特殊人群用药	儿童：5 岁以下儿童慎用 妊娠与哺乳期妇女：妊娠安全性分级为 C 级。孕妇慎用；哺乳期妇女慎用
药典	USP、Eur. P.、Jpn. P.
国家处方集	CNF
其他推荐依据	

药品名称索引（汉英对照）

D

E

F

G

H

J

K

L

M

N

O

P

Q

R

S

T

W

X

Y

Z

名词缩略语

ADE6-TGN	6-硫鸟嘌呤核苷酸
AFP	甲胎蛋白
AI	芳香化酶抑制剂
AOSC	急性梗阻性化脓性胆管炎
BNF	英国国家处方集
BNFC	英国国家儿童处方集
BP	英国药典（未特殊标明系指2010版）
BPC	英国药方集
CA19-9	糖类抗原19-9
CEA	癌胚抗原
CEA	血清癌胚抗原
Chin	中国药典（2005版）
cN1a	颈部中央区淋巴结转移
cN1b	颈部非中央区淋巴结转移
CNF	中国国家处方集（2020版）
CNFC	中国国家处方集（儿童版）2013年版
COPD	慢性阻塞性肺病
CTE	CT肠道成像
DAAs	直接抗病毒药物
Eur	欧洲药典（2008版及补充本6.1~6.8）
Fr	法国药典（1982版及2003现版）
Ger	德国药典（2007版）
GnRH	促性腺激素释放激素
HCC	肝细胞癌
HCH	海绵状血管瘤
ICC	肝内胆管细胞癌
Int	国际药典（第4版及2008补充本1）
It	意大利药典（2002版）
Jpn	日本药典（2006版及补充本1）
LHRH	促黄体生成激素释放激素
MRE	磁共振肠道成像
ONS	口服营养补充
PDGFRα	血小板源性生长因子受体α
PICC	外周中心静脉导管
PLC	原发性肝癌
Pol	波兰药典（2002版及补充本2005）
Span	西班牙药典（2002版及补充本2.1）
Swiss	瑞士药典
TNF-α	肿瘤坏死因子α
TPMT	巯嘌呤甲基转移酶
T-SPOT	结核杆菌斑点试验
USNF	美国国家处方集（2010及补充本1）
USP	美国药典（2006版及补充本1）
Viet	越南药典（2002版）

参考文献

[1] Di Saverio S, Podda M, De Simone B, et al. Diagnosis and treatment of acute appendicitis：2020 update of the WSES Jerusalem guidelines [J]. World J Emerg Surg. 2020, 15 (1)：27.

[2] 李晨，周永坤．中药外敷法治疗阑尾炎研究进展 [J]．中国中西医结合外科杂志，2017，23 (1)：103-105.

[3] Kondrup J, Allison SP, Elia M, et al. Educational and Clinical Practice Committee, European Society of Parenteral and Enteral Nutrition (ESPEN). ESPEN guidelines for nutrition screening 2002 [J]. Clin Nutr. 2003, 22 (4)：415-421.

[4] Braga M, Ljungqvist O, Soeters P, et al. ESPEN. ESPEN Guidelines on Parenteral Nutrition：surgery [J]. Clin Nutr, 2009, 28 (4)：378-386.

[5] 中国研究型医院学会肠外肠内营养学专业委员会．克罗恩病围手术期营养支持指南（2021 版）[J]．中国实用外科杂志，2021，41（6）：646-652.

[6] 中国医师协会外科学分会肠瘘外科医师委员会．中国克罗恩病并发肠瘘诊治的专家共识意见 [J]．中华胃肠外科杂志，2018，21（12）：1337-1346.

[7] 中华医学会消化病学分会炎症性肠病协作组．中国炎症性肠病诊断治疗规范的共识意见 [J]．中华内科杂志，2008（1）：73-79.

[8] 中华医学会消化病学分会炎症性肠病学组．炎症性肠病外科治疗专家共识（2020 年版）[J]．中华炎性肠病杂志，2020，4（3）：180-199.

[9] 中华医学会．临床诊疗指南·普通外科分册 [M]．北京：人民卫生出版社，2006.

[10] 中华医学会消化病学分会炎症性肠病学组．炎症性肠病诊断与治疗的共识意见（2018 年，北京）[J]．中国实用内科杂志，2018，38（9）：796-813.

[11] 罗芳．结肠息肉患者应用内镜下切除的术后护理体会 [J]．实用临床护理学电子杂志，2020，5（15）：95+103.

[12] Tanaka S, Saitoh Y, Matsuda T, et al. Evidence-based clinical practice guidelines for management of colorectal polyps [J]. Journal of Gastroenterology, 2015. 50 (3)：p. 252-260.

[13] Rutter M, Bretthauer M, Hassan C, et al. Principles for Evaluation of Surveillance After Removal of Colorectal Polyps：Recommendations From the World Endoscopy Organization [J]. Gastroenterology, 2020. 158 (6)：p. 1529-1533. e4.

[14] Bernard Levin, David A. Lieberman, Beth McFarland, et al. Screening and Surveillance for the Early Detection of Colorectal Cancer and Adenomatous Polyps, 2008：A Joint Guideline from the American Cancer Society, the US Multi-Society Task Force on Colorectal Cancer, and the American College of Radiology [J]. CA：A Cancer Journal for Clinicians, 2008, 58 (3)：130-160.

[15] 黎介寿．肠外瘘 [M]．第 2 版．北京：人民军医出版社，2003.

[16] 任建安，王革非，王新波，等．肠外瘘病人肠内营养支持临床应用研究 [J]．肠外与肠内营养，2000，7（4）：204-209.

[31] 黎介寿，任建安，尹路，等．肠外瘘的治疗 [J]．中华外科杂志，2002，40（2）：100.

[17] 倪元红，任建安，黎介寿．肠外瘘患者肠内营养的护理 [J]．肠外与肠内营养，2003，10（2）：119-121.

[18] 黎介寿．以临床营养支持为基础治疗胃肠外科危重患者的历程 [J]．中华重症医学电子杂志（网络版），2018，4（1）：3-5.

[19] 郑涛，解好好，吴秀文，等．全国多中心肠外瘘诊治情况调查及预后风险因素分析［J］．中华胃肠外科杂志，2019，022（11）：1041-1050.

[20] 李乐之，路潜．外科护理学［M］．第6版．北京：人民卫生出版社，2017.

[21] 陈孝平，汪建平，赵继宗．外科学［M］．第9版．北京：人民卫生出版社，2018.

[22] 中华人民共和国卫生部．临床护理实践指南（2011版）［M］．北京：人民军医出版社，2011.

[23] 李世宽．成人肠梗阻围手术期的营养支持．肠外与肠内营养［J］，2016，23（6）：321-325.

[24] 彭南海，黄迎春．临床营养护理指南——肠内营养部分［M］．第2版．南京：东南大学出版社，2019.

[25] Mueller C, Compher C, Ellen DM. A. S. P. E. N. clinical guidelines: Nutrition screening, assessment, and intervention in adults [J]. Jpen Journal of Parenteral & Enteral Nutrition, 2011, 35 (1): 16-24.

[26]《肠外营养临床药学共识》起草专家组．肠外营养临床药学共识［J］．今日药学，2016，026（001）：1-14.

[27] Arved Weimann, Marco Braga, Franco Carli, et al. ESPEN guideline: Clinical nutrition in surgery [J]. Clinical Nutrition, 2017, 36 (3): 623-650.

[28] Akhrass R, Yaffe M B, Fischer C, et al. Small-bowel diverticulosis: perceptions and reality [J]. J Am Coll Surg, 1997, 184: 383-388.

[29] Makris Konstantinos, Tsiotos Gregory G, Stafyla Vania, et al. Small intestinal nonmeckelian diverticulosis [J]. J Clin Gastroenterol, 2009, 43: 201-207.

[30] Rangan Vikram, Lamont J Thomas. Small Bowel Diverticulosis: Pathogenesis, Clinical Management, and New Concepts [J]. Curr Gastroenterol Rep, 2020, 22: 4.

[31] 王健，沈朝勇，张波．胃肠间质瘤个体化治疗策略的探讨［J］．中华结直肠疾病电子杂志，2019，8（3）：217-220.

[32] 中国临床肿瘤学会胃肠间质瘤专家委员会．中国胃肠间质瘤诊断治疗共识（2017年版）［J］．肿瘤综合治疗电子杂志，2018，4（1）：31-43.

[33] 中华医学会外科学分会胃肠外科学组，中国医师协会外科医师分会胃肠道间质瘤诊疗专业委员会，中国临床肿瘤学会胃肠间质瘤专家委员会，中国抗癌协会胃肠间质瘤专业委员会．胃肠间质瘤全程化管理中国专家共识（2020版）［J］．中国实用外科杂志，2020，40（10）：1109-1119.

[34] 常立，周艳春，安娜．精细化护理在胃肠间质瘤患者围术期的应用研究［J］．中国保健营养，2019，29（2）：233.

[35] 印义琼，刘春娟，刘丽容，等．胃肠间质瘤住院病人营养风险筛查［J］．肠外与肠内营养，2014，21（4）：211-213.

[36] 中华医学会外科学分会疝与腹壁外科学组，中国医师协会外科医师分会疝和腹壁外科医师委员会．成人腹股沟疝诊断和治疗指南（2018年版）［J］．中华疝和腹壁外科杂志（电子版），2018，12（4）：244-246.

[37] 杨慧琪，刘敏，申英末．2018年国际腹股沟疝指南解读：成人腹股沟疝管理（一）［J］．中华疝和腹壁外科杂志（电子版），2018，12（5）：321-325.

[38] 王平．2018年国际腹股沟疝指南解读：成人腹股沟疝管理（二）［J］．中华疝和腹壁外科杂志（电子版），2018，12（6）：401-405.

[39] 储诚兵，刘子文，赵营，等．2018年国际腹股沟疝指南解读：质量、研究与全球管理（三）［J］．中华疝和腹壁外科杂志（电子版），2019，13（1）：1-5.

[40] 中华医学会小儿外科学分会内镜外科学组．小儿腹股沟疝腹腔镜手术操作指南（2017版）（上篇）［J］．中华疝和腹壁外科杂志（电子版），2018，12（1）：1-5.

[41] 中华医学会小儿外科学分会内镜外科学组．小儿腹股沟疝腹腔镜手术操作指南（2017版）（下篇）［J］．中华疝和腹壁外科杂志（电子版），2018，12（2）：81-85.

[42] 聂敏，李春雨．肛肠外科护理［M］．北京：人民卫生出版社，2018.
[43] 杨艳杰．护理心理学［M］．第3版．北京：人民卫生出版社，2016.
[44] 聂敏，李春雨．肛肠科护士手册［M］．北京：中国科学技术出版社，2018.
[45] 李春雨．肛肠病学［M］．北京：高等教育出版社，2013.
[46] 李春雨．肛肠外科学［M］．北京：科学出版社，2016.
[47] 李春雨，汪建平．肛肠外科手术学［M］．北京：人民卫生出版社，2016.
[48] 张燕生，刘仍海．肛肠病手册［M］．北京：人民卫生出版社，2004.
[49] 张有生，李春雨．实用肛肠外科学［M］．北京：人民军医出版社，2009.
[50] 张银铃．护理心理学［M］．北京：人民卫生出版社，2009.
[51] 魏素臻，李贵新，王爱红，等．肿瘤预防诊治与康复护理［M］．北京：人民军医出版社，2010.
[52] Marvin L. Corman主编，吕厚山主译．结肠与直肠外科学［M］．第4版．北京：人民卫生出版社，2002.
[53] 喻德洪．黄家驷外科学［M］．第6版．北京：人民卫生出版社，2000.
[54] M. C. Marty. Surgical Management of Anorectal and Colonic Diseases. 2nd Edition［J］. Berlin：Springer，1998：158-160.
[55] 中华医学会外科学分会结直肠肛门外科学组．痔临床诊治指南（2006版）［J］．中华胃肠外科杂志，2006，9（5）：461-463.
[56] 黄志强，黄晓强，宋青．黄志强胆道外科手术学．第2版［M］．北京：人民军医出版社，2010
[57] 顾树南．现代胆道外科学［M］．上海：复旦大学出版社，2017.
[58] 中华医学会．临床诊疗指南·普通外科分册［M］．北京：人民卫生出版社，2006，292-293.
[59] 陈孝平，石应康，邱贵兴，等．外科学［M］．第2版．北京：人民卫生出版社，2014.
[60] 中华消化杂志编辑委员会．中国慢性胆囊炎、胆囊结石内科诊疗共识意见（2014年，上海）［J］．临床肝胆病杂志．2015，31（1）：7-11.
[61] 王海飞，吴连平，史红军，等．慢性胆囊炎单病种临床路径使用抗菌药物的疗效与药物经济学评价［J］．中国医院用药评价与分析．2015，15（1）：34-36.
[62] 冯其柱，卢曼曼，王琦．临床路径联合加速康复外科在慢性胆囊炎伴胆囊结石患者中的应用效果［J］．国际外科学杂志．2019，46（2）：98-102.
[63] 杨丽霞，蔺辉，郭筱萍，等．图文式临床路径宣教在腹腔镜治疗胆囊结石患者中的应用［J］．中国实用护理杂志．2011，27（11）：64-66.
[64] 中国研究型医院学会加速康复外科专业委员会，中国日间手术合作联盟．胆道外科日间手术规范化流程专家共识（2018版）［J］．中华外科杂志．2018，56（5）：321-327.
[65] 赵森峰，李向军，豆松萌，等．5771例日间腹腔镜胆囊切除术的安全性和经济效益分析［J］．中华肝脏外科手术学电子杂志．2018，7（3）：193-196.
[66] 吴晓，赵芳，龚蕴珍．改进后护理临床路径在日间腹腔镜胆囊切除术中的应用评价［J］．实用临床护理学电子杂志．2020，5（31）：57.
[67] 郭强，吐尔干艾力·阿吉，段帅，等．加速康复外科措施在日间腹腔镜胆囊切除术中的应用［J］．中华普通外科杂志．2019，34（11）：972-975.
[68] 戴燕，李继平，刘素珍，等．华西医院日间手术服务模式的构建［J］．四川医学．2013，34（7）：1124-1126.
[69] 黄榕，陈宝梅，李青原，等．超声内镜引导下胰腺假性囊肿穿刺安全性和有效性的Meta分析［J］．临床超声医学杂志，2019，21（12）：917-921.
[70] 胡祖霞，刘翠，马苏，等．单纯内镜超声引导下置入哑铃样金属支架治疗胰腺假性囊肿的临床价值［J］．中华消化内镜杂志，2020，37（3）：208-210.
[71] 方斌，陈中朝，张宇华．腹腔镜胃前壁切开入路假性囊肿-胃吻合术治疗胰腺假性囊肿的体会

[J]. 肝胆胰外科杂志，2020，32（4）：211-214.
[72] 段小鹏，王汉宁，萧金丰，等. 腹腔镜序贯外内引流术治疗胰腺假性囊肿的疗效观察［J］. 腹腔镜外科杂志，2020，25（4）：259-262.
[73] 杨逸敏. 假性胰腺囊肿的外科整体护理研究［J］. 中外女性健康（下半月），2014，（9）：10-11.
[74] 支春平，秦红军，胡仁健，等. 经皮穿刺置管引流和内镜经十二指肠乳头引流治疗胰腺假性囊肿的有效性和安全性临床对照研究［J］. 中华胰腺病杂志，2019，19（4）：296-298.
[75] 金震东. 内镜超声引导下胰腺假性囊肿引流术的方法与价值［J］. 中华消化内镜杂志，2019，36（9）：629-631.
[76] 陈娜，周中银. 胰腺假性囊肿的治疗进展［J］. 胃肠病学和肝病学杂志，2018，27（11）：1308-1311.
[77] 康飞. 胰腺假性囊肿经皮穿刺置管引流术的护理对策探讨［J］. 中国医药指南，2017，15（3）：245-246.
[78] 杨玲，胡小亚. 胰腺假性囊肿术后的护理体会［J］. 山东大学学报（医学版），2014，52（S2）：172-173.
[79] 余波，魏云巍. 胰腺假性囊肿治疗的研究进展［J］. 中国微创外科杂志，2018，18（7）：636-638.
[80] 姚海艳，张华娟. 重症急性胰腺炎继发胰腺假性囊肿经皮穿刺置管引流的护理［J］. 广东医学，2015，36（11）：1786-1788.
[81] 赖敏. 重症胰腺炎并发胰腺假性囊肿的有效护理措施分析［J］. 养生保健指南，2016，（48）：95.
[82] 中国医师协会肿瘤医师分会，中国医疗保健国际交流促进会，胰腺疾病专家委员会中国医药教育协会腹部肿瘤专家委员会. 中国胰腺癌多学科综合治疗模式专家共识（2020版）［J］. 中华肿瘤杂志，2020，7：531-536.
[83] 赵玉沛，崔铭，张太平. 腹腔镜胰腺癌根治术的热点与展望［J］. 中华普外科手术学杂志（电子版），2019，4：325-327.
[84] 时霄，寒金钢. 胰腺癌精准医疗的实践与挑战［J］. 中华外科杂志，2020，1：37-41.
[85] 李雅娟，张占红. 综合护理干预与胰腺癌晚期化疗患者精神状态相关性分析［J］. 中华肿瘤防治杂志，2018，S2：196-197.
[86] 沈鸣雁，卢芳燕，王仁芳，等. 医护程序化随访方案的制订及在胰腺肿瘤患者中的应用［J］. 中华护理杂志，2016，11：1330-1334.
[87] 张蒙. 精细化护理干预在腹腔镜胰十二指肠切除患者围术期中的应用［J］. 临床医药实践，2020，3：236-238.
[88] 王婷婷，邓涵予，苟圣洁. 个体化综合护理模式对胰腺癌癌性疼痛影响［J］. 中华肿瘤防治杂志，2019，S1：228-229.
[89] 冉东辉，耿诚，娄子彦. 不同部位胰腺癌胰十二指肠切除术后预后分析［J］. 中华普通外科杂志，2020，5：357-361.
[90] 张太平，刘悦泽，曹喆. 新辅助治疗背景下胰腺癌扩大切除术的应用价值［J］. 中华外科杂志，2020，7：E001.
[91] 龚爵，牛天峰，谢华辉，等. 腹腔镜胰腺癌根治术后并发症及临床效果分析［J］. 中华普外科手术学杂志（电子版），2020，4：424-426.
[92] 沈鸣雁，卢芳燕，王仁芳，等. 针对胰腺癌患者的多学科专业化护理实践与成效［J］. 中华护理杂志，2016，51（5）：542-546.
[93] 杨华，高云梅，尹紫薇. 疼痛护理干预对胰腺癌患者术后生活质量的影响分析［J］. 贵州医药，2020，7：1169-1170.
[94] 白雪莉，李想，梁廷波. 胰腺癌新辅助治疗临床研究进展［J］. 中华肝胆外科杂志，2020，9：

645-650.
[95] 尤黎明．内科护理学［M］．第6版．北京：人民卫生出版社，2017.
[96] 葛均波，徐永健，王辰．内科学［M］．第9版．北京：人民卫生出版社，2018.
[97] 王华．结节性甲状腺肿的超声鉴别诊断［J］．中国实用医药，2014，(20)：88-89.
[98] 柯丹纯，叶小惠，黄素华，等．甲状腺良性肿瘤手术患者应用快速康复外科理念结合临床护理路径模式的效果观察［J］．海南医学，2017，28 (9)：1536-1539.
[99] 高丽珍．临床护理路径在甲状腺良性肿瘤手术患者健康教育中的应用［J］．世界最新医学信息文摘，2018，18 (44)：248-249.
[100] 孟昌炜．甲状腺良性肿瘤切除术后护理要点研究及分析［J］．心理月刊，2018，13 (6)：46-47.
[101] 中华医学会．临床诊疗指南・耳鼻咽喉头颈外科学分册．北京：人民卫生出版社，2009.
[102]《抗菌药物临床应用指导原则》修订工作组．抗菌药物临床应用指导原则：2015年版［M］．人民卫生出版社，2015.
[103] 伍耀清．腹腔镜甲状舌管囊肿切除术的护理配合［J］．临床医药文献电子杂志，2019，006 (025)：110-110.
[104] 蔡素占，孟燕秋．甲状舌管囊肿（瘘）50例术后护理总结［J］．张家口医学院学报，1995 (1)：226-226.
[105] 江萍，方如平．37例甲状舌管囊肿与瘘管的诊断和治疗［J］．医学信息：医学与计算机应用，2004，17 (3)：175-176.
[106] 中国医学会内分泌学会，中华医学会外科学会内分泌学组，中国抗癌协会头颈肿瘤专业委员会，等．甲状腺结节与分化型甲状腺癌诊治指南［J］．中华内分泌代谢杂志，2012，39 (17)：1249-1272.
[107] 中国医师协会外科医师分会甲状腺外科医师委员会．甲状腺及甲状旁腺手术中神经电生理监测临床指南（中国版）［J］．中国实用外科杂志，2013，33 (6)：470-474.
[108] 朱精强，苏安平．甲状腺手术中甲状旁腺保护专家共识［J］．中国实用外科杂志，2015，35 (7)：731-736.
[109] 孙辉，边学海．甲状腺外科科室规范管理与临床工作手册［M］．吉林：科学技术出版社，2018.
[110] 陈孝平，汪建平，赵继宗．外科学［M］．第9版．北京：人民卫生出版社，2018.
[111] 中华预防医学会妇女保健分会乳腺保健与乳腺疾病防治学组．乳腺纤维腺瘤诊治专家共识［J］．中国实用外科杂志，2016，36 (7)：752-754.
[112] EI-WAKEEL H, UMPLEBY H C. Systematic review of fibroadenoma as a risk factor for breast cancer [J]. Breast, 2003, 12 (5): 302-307.
[113] HUBBARD JL, CAGLE K, DAVIS JW, et al. Criteria for excision of suspected fibroadenomas of the breast [J]. Am J Surg, 2015, 209 (2): 297-301.
[114] GRADY I, GORSUCH H, WILBURN-BAILEY S. Long-term outcome of benign fibroadenomastreated by ultrasound-guided percutaneous excision [J]. Breast J, 2008, 14 (3): 275-278.
[115] FERRARA A. Benign breast disease [J]. Radiol Technol, 2011, 82 (5): 447M-462M.
[116] National Comprehensive Cancer Network. NCCN Clinical Practice Guidelines in Oncology Breast Cancer Screening and Diagnosis version1, 2019: Breast [S]. NCCN Clinical Practice Guidelines in Oncology. https: //www. nccn. org.
[117] 中国抗癌协会乳腺癌专业委员会．中国抗癌协会乳腺癌诊治指南与规范（2019年版）［J］．中国癌症杂志，2019，29 (8)：609-680.
[118] Krag DN, Anderson SJ, Julian TB, et al. Sentinel - lymph - node resection compared with conventional axillary-lymph-node dissection in clinically node-negative patients with breast cancer:

overall survival findings from the NSABP B-32 randomised phase 3 trial [J]. Lancet Oncol, 2010, 11 (10): 927-933.
[119] ROSSELLI DEL TURCO M, PALLI D, CARIDDI A, et al. Intensive diagnostic follow-up after treatment of primary breast cancer. a randomized trial. National Research Council Project on Breast Cancer follow-up [J]. JAMA, 1994, 271 (20): 1593-1597.
[120] EARLY BREAST CANCER TRIALISTS' COLLABORATIVE G (EBCTCG), DARBY S, MCGALE P, et al. Effect of radiotherapy after breast-conserving surgery on 10-year recurrence and 15-year breast cancer death: meta-analysis of individual patient data for 10, 801 women in 17 randomised trials [J]. Lancet, 2011, 378 (9804): 1707-1716.
[121] 赵玉沛，陈孝平. 外科学 [M]. 北京：人民卫生出版社，2015.
[122] 陈孝平，汪建平，赵继宗. 外科学 [M]. 北京：人民卫生出版社，2018.
[123] 段志泉，张强. 实用血管外科学 [M]. 沈阳：辽宁科学技术出版社，1999.
[124] 蒋米尔，张培华. 临床血管外科学 [M]. 北京：科学出版社，2011.
[125] 汪忠镐. 血管淋巴管外科学 [M]. 北京：人民卫生出版社，2014.
[126] 胡德英，田莳. 血管外科护理学 [M]. 北京：中国协和医科大学出版社，2008.
[127] 熊云新，叶英国. 外科护理学 [M]. 第3版. 北京：人民卫生出版社，2013.
[128] 张福先，张玮，陈忠. 血管外科手术并发症预防与处理 [M]. 北京：人民卫生出版社，2016.
[129] 李海燕，陆清声，莫伟. 血管疾病临床护理案例分析 [M]. 第2版. 上海：复旦大学出版社，2019.
[130] 辛世杰，张健. 静脉学 [M]. 沈阳：辽宁科学技术出版社，2018.
[131] 李春民，郑月宏，王路. 血管压力治疗 [M]. 北京：人民卫生出版社，2021.
[132] 党世民. 外科护理学 [M]. 第2版. 北京：人民卫生出版社，2011.
[133] 张万岱，李军祥，陈治水，等. 慢性胃炎中西医结合诊疗共识意见（2011年天津）[J]. 中国中西医结合杂志，2012，32（6）：738-743.
[134] 中华内科杂志，中华医学杂志，中华消化杂志，等. 急性非静脉曲张性上消化道出血诊治指南（2015年，南昌）[J]. 中华消化杂志，2015，35（12）：793-798.
[135] 刘冬. 醋酸钠林格液纠正失血性休克代谢性酸中毒的随机对照临床研究 [D]. 河北大学，2015.
[136] 曲文秀，陈列，谭昊，等. 门冬氨酸钾注射液联合氯化钾缓释片治疗重度低钾血症的临床观察 [J]. 实用药物与临床，2012，15（4）：202-203.
[137]《中国国家处方集》编委会. 中国国家处方集：化学药品与生物制品卷 [M]. 北京：科学出版社，2020.
[138] 中华医学会外科学分会胆道外科学组. 胆囊切除术后常见并发症的诊断与治疗专家共识 [J]. 中华消化外科杂志. 2018，17（4）：325-328.
[139] 陈宗义，王慧静，胡小池. 注射用核糖核酸Ⅱ在乳腺癌化疗的临床效果 [J]. 吉林医学，2012，33（18）：3892-3892.
[140] Rossaint R, Bouillon B, Cerny V, et al. The European guideline on management of major bleeding and coagulopathy following trauma: fourth edition [J]. Crit Care, 2016, 20: 100.
[141] 刘青. 脑苷肌肽注射液治疗急性颅脑损伤临床效果观察 [J/CD]. 世界最新医学信息文摘，2015，15（100）：94，204.
[142] 王作伟，常会民，黄腾，等. 曲克芦丁脑蛋白水解物治疗颅脑创伤的多中心随机对照临床研究 [J]. 中华神经外科杂志，2017，33（7）：669-672.
[143] 汪晓凤，罗新华. 斑蝥酸钠维生素 B_6 注射液辅助治疗肝癌随机对照的Meta分析 [J]. 国际肿瘤学杂志，2014，41（1）：69-73.
[144] 国家药典委员会. 中华人民共和国药典临床用药须知（2010年版）[M]. 北京：中国医药科

技出版社，2011.
[145] 汤灵娇，何羽，姚齐贤．复方黄柏液对肛周脓肿术后创面愈合的临床研究［J］．中国临床药理学杂志，2021，37（6）：4.
[146] 单爱莲，马序竹，童荣生，等．《抗菌药物超说明书专家共识》解读［J］．中国临床药理学杂志，2015，24（31）：2489-2491.

致读者

本系列图书中介绍的药物剂量和用法是编委专家根据当前医疗观点和临床经验并参考本书附录中的相关文献资料慎重制订的，并与通用标准保持一致，编校人员也尽了最大努力来保证书中所推荐药物剂量的准确性。必须强调的是，临床医师开出的每一个医嘱都必须以自己的理论知识、临床实践为基础，以高度的责任心对患者负责。本书列举的药物用法和用量主要供临床医师参考，并且主要针对疾病诊断明确、临床表现典型的患者。读者在选用药物时，还应该认真研读药品说明书中所列出的适应证、禁忌证、用法、用量、不良反应等，并参考《中华人民共和国药典》《中国国家处方集》等权威著作为据。此书仅为参考，我社不对使用此书所造成的医疗后果负责。

中国协和医科大学出版社

《临床路径治疗药物释义》专家组